Daniels-Worthingham's

PRUEBAS FUNCIONALES MUSCULARES

Técnicas de Exploración Manual

Daniels-Worthingham's

PRUEBAS FUNCIONALES MUSCULARES

6.ª Edición

Técnicas de Exploración Manual

Helen J. Hislop, Ph. D., Sc. D., FAPTA
Professor and Chair, Department of Biokinesiology and Physical Therapy
University of Southern California, Los Angeles
Los Angeles, California

Jacqueline Montgomery, M. A., P. T.
Director of Physical Therapy
Rancho Los Amigos Medical Center, Downey, California
Clinical Professor, Department of Biokinesiology and Physical Therapy
University of Southern California, Los Angeles
Los Angeles, California

Colaboradora:

Barbara Connolly, Ed. D., P. T.
Chairman, Department of Rehabilitation Sciences
University of Tennessee
Memphis, Tennessee

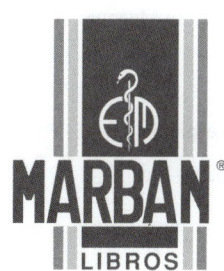

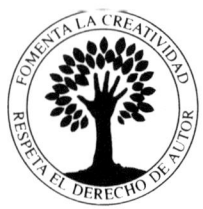

Edición en español de:

DANIELS AND WORTHINGHAM'S MUSCLE TESTING:
Techniques of Manual Examination

Hislop/Montgomery

© Edición original
W. B. SAUNDERS COMPANY
A division of
Harcourt Brace & Company
The Curtis Center
Independence Square West
Philadelphia, Pensilvania 19016
U.S.A.

© 2002, Reimpresión revisada

© **MARBÁN LIBROS, S.L.**
Joaquín María López, 72.28015 Madrid. España.
Teléf.: (34) 91 543 55 55

Fotocopiar es un delito. (Art. 270 C.P.)
Para que existan libros es necesario el trabajo de un importante colectivo (autores, traductores, dibujantes, correctores, impresores, editores...) El principal beneficiario de ese esfuerzo es el lector que aprovecha su contenido. Quien fotocopia un libro delinque y contribuye a la "no" existencia de nuevas ediciones. Además, a corto plazo, encarece el precio de los ya existentes.

Este libro está legalmente protegido por los derechos de propiedad intelectual. Cualquier uso, fuera de los límites establecidos por la legislación vigente, sin el consentimiento del editor, es ilegal. Esto se aplica en particular a la reproducción, fotocopia, traducción, grabación o cualquier otro sistema de recuperación de almacenaje de información.

Traducción al español:
Dra. Agustina González Guirado
Fundación Jiménez Díaz. Madrid

Los colaboradores en la revisión de esta traducción del Daniels-Worthingham son, respectivamente, profesores de fisioterapia de la Universidad Alfonso X el Sabio, Madrid, en la Escuela Universitaria de Fisioterapia de la Universidad Castilla La Mancha, Toledo y en la Universidad San Pablo CEU, Madrid:

Áurea del Amo Pérez, Ricardo Blanco Méndez, Pilar Borondo Vicente, Mª del Carmen Díaz del Campo Ocaña, Asunción Ferri Morales, Alicia Hernando Rosado, Dolores Hungría Rodríguez, Eva Mª José Gil, Manuel F. Lara Romero, Sofía Laguarta Val, Ana Belén Llesta León, Fernando Llorente Lobato, Francisco A. López Fernández, Álvaro López Rodríguez, Antonio López Román, Mª Teresa Martínez Chercoles, Juan Andrés Mesa Jiménez, Raquel Paniagua de la Calle, Carlos Pedrero Hernández, Nuria Piña Tejeiro, Mª Antonia Rey Varela, Almudena de los Reyes Castelo, Jorge Rodrigo Rodríguez, Antonio Roldán Álvarez, Jorge del Rosario García y Juan Ramón Ruiz Mezcua.

ISBN: 84-7101-204-9 (© **MARBÁN, S.L.** - Edición en español)

ISBN: 0-7216-6774-0 (© 1996 by W. B. Saunders Company, Ltd.)

BI-2358-98

Impreso en España. *Printed in Spain*

Prefacio

La sexta edición de «Pruebas Funcionales Musculares», de Daniels y Worthingham, constituye una especialización de las ediciones anteriores. Presenta nuevos capítulos dedicados a la exploración infantil, pacientes con trastornos de la motoneurona superior, así como sobre los músculos de la respiración y capítulos ampliados sobre la exploración de la región cervical y bulbar. El texto también incluye una sinopsis de la anatomía e inervación de los músculos; los lectores, en especial, los estudiantes, pueden repasar fácilmente sus conocimientos acerca de los detalles topográficos y funcionales de los músculos. Cada músculo lleva asignado un número de referencia, que facilita las consultas y su rápida localización (Capítulo 9, «Guía rápida de anatomía»).

Las autoras agradecen los esquemas básicos de este texto a **Lucille Daniels** y **Catherine Worthingham**. Ellas establecieron el formato, que también se mantiene en esta edición, así como las técnicas de exploración de los músculos, que han sido ligeramente modificadas.

Este libro es una guía de exploración manual de la fuerza muscular y no pretende ser utilizado como manual extenso para sentar la base fundamental y variaciones de este tipo de exploración. Ni tampoco su campo de aplicación incluye los métodos instrumentales de evaluación de la fuerza, trabajo y potencia muscular.

La intención principal de este libro es reunir un conjunto de técnicas ensayadas para valorar y clasificar la función de la musculatura esquelética. A pesar de la detallada descripción de estas técnicas, no es sencillo adquirir la destreza suficiente para ponerlas en práctica. La única forma de lograr habilidad en las técnicas de exploración clínica consiste en practicarlas una y otra vez. Como la experiencia con los pacientes madura con el tiempo, los matices que no pueden ser descritos aquí por falta de espacio, que se deben a la gran variedad de casos con los que tropezará el clínico, serán en parte intuitivos y en parte científicos. El clínico experimentado incluirá la exploración de los músculos en toda evaluación clínica de un paciente, tanto como complemento de una exploración minuciosa así como fase previa de un programa de planificación. Realmente se encuentra entre las técnicas más importantes que realiza un fisioterapeuta, así como el terapeuta ocupacional y otros clínicos. Se debe aprender bien y desarrollar un nivel alto de destreza y mantenerlo. El paciente será el principal beneficiario.

Queremos manifestar nuestro agradecimiento, por su imprescindible colaboración, a aquellas personas que han participado en la revisión del contenido, en la edición y aportando sugerencias. Entre ellas se encuentra **Barbara Connolly**, por su capítulo de exploración manual infantil; **Maureen Rodgers**, que revisó todas las secuencias de exploración y las nuevas ilustraciones incluidas en esta edición, siendo, la evaluadora muscular con más habilidad que conocemos; **Jacqueline Perry**, por su increíble conocimiento de anatomía funcional; **Arthur Hsu**, que no ha dejado sin repasar ni el más mínimo detalle de anatomía; a **Judy Burnfield** y **Ruth McCormick**, por su asesoramiento y revisión del capítulo 7; **Linda Wood**, por su intuición para la edición, que ha permitido a las autoras llegar con claridad al lector; a nuestros ilustradores, **Larry Ward**, que realizó todas las secuencias de exploración clínica, y **Walter Stuart**, por sus maravillosas figuras sobre inervación y las nuevas ilustraciones de anatomía, que incluyen los tres planos; a **Hazel Adkins** y a la memoria de **Viola Robins**, por su labor fundamental en la exploración de los músculos de la respiración y la exploración bulbar en los tiempos de la polio. Por último, queremos dar las gracias a **Florence Kendall**, no sólo por sentar los cimientos de la exploración de los músculos y su demanda constante de altos niveles de cuidados al paciente, sino también por su amistad y la revisión de los procedimientos de exploración incluidos aquí. Estamos profundamente agradecidas a todos ellos.

HELEN J. HISLOP, PH. D., P. T.
JACQUELINE MONTGOMERY, M. A., P. T.

Contenido

Capítulo 1
Principios de la evaluación manual de los músculos 1
- Sistema de puntuación por grados, 2
- Criterios para la asignación de un grado en el test muscular, 4
- Tests eliminatorios, 6
- Preparación para el test muscular, 6

Capítulo 2
Examen de los músculos del cuello 11
- Extensión de la cabeza, 12
- Extensión del cuello, 16
- Extensión conjunta del cuello (cabeza y cuello), 19
- Flexión de la cabeza, 21
- Flexión del cuello, 24
- Flexión conjunta del cuello (cabeza y cuello), 28
- Flexión conjunta para aislar un solo esternocleidomastoideo, 30
- Rotación del cuello, 31

Capítulo 3
Examen de los músculos del tronco 33
- Extensión del tronco, 34
- Elevación de la pelvis, 38
- Flexión del tronco, 41
- Rotación del tronco, 45
- Inspiración (tranquila), 50
- Expiración forzada, 54

Capítulo 4
Examen de los músculos de la extremidad superior 57
- Abducción escapular y rotación hacia arriba (serrato mayor), 58
- Elevación escapular (trapecio, fibras superiores), 65
- Aducción escapular (trapecio, fibras medias), 69
- Depresión y aducción escapular (trapecio, fibras inferiores), 73
- Aducción escapular y rotación hacia abajo (romboideos), 76
- Flexión del hombro (deltoides anterior, supraespinoso y coracobraquial), 81
- Extensión del hombro (dorsal ancho, redondo mayor, deltoides posterior), 84
- Circunducción del hombro (deltoides y supraespinoso), 88
- Abducción del hombro (deltoides medio y supraespinoso), 90
- Abducción horizontal del hombro (deltoides posterior), 94
- Aducción horizontal del hombro (pectoral mayor), 97
- Rotación externa del hombro (infraespinoso y redondo menor), 102
- Rotación interna del hombro (subescapular), 105
- Flexión del codo (bíceps, braquial anterior y supinador largo), 108
- Extensión del codo (tríceps braquial), 114
- Supinación del antebrazo (supinador corto y bíceps braquial), 118
- Pronación del antebrazo (pronador redondo y pronador cuadrado), 121
- Flexión de la muñeca (palmar mayor y cubital anterior), 124
- Extensión de la muñeca (primer radial, segundo radial y cubital posterior), 128
- Flexión MF de los dedos (lumbricales e interóseos dorsales), 132
- Flexión IFP e IFD de los dedos (flexor común superficial y flexor común profundo), 135
  - Tests de IFP, 136
  - Tests de IFD, 138
- Extensión MF de los dedos (extensor común, extensor propio del índice y extensor propio del meñique), 139
- Abducción de los dedos (interóseos dorsales), 142
- Aducción de los dedos (interóseos palmares), 146
- Flexión MF e IF del pulgar (flexor común corto del pulgar y flexor largo del pulgar), 148
  - Tests de flexión MF del pulgar (flexor común corto del pulgar), 149
  - Tests de flexión IF del pulgar (flexor largo del pulgar), 150
- Extensión MF e IF del pulgar (extensor común corto del pulgar y extensor largo del pulgar), 152
  - Tests de extensión MF del pulgar (extensor común corto del pulgar), 153
  - Tests de extensión IF del pulgar (extensor largo del pulgar), 153
- Abducción del pulgar (separador largo del pulgar y separador corto del pulgar), 156

Test del separador largo del pulgar, 157
Test del separador corto del pulgar, 158
Aducción del pulgar (aproximador del pulgar), 160
Oposición (pulgar hacia meñique) (oponente del pulgar y oponente del meñique), 163

Capítulo 5
Examen de los músculos de la extremidad inferior 167
Introducción a la evaluación de la cadera, 168
Flexión de la cadera (psoas mayor e Ilíaco), 169
Flexión, abducción y rotación externa de rodillas (sartorio), 173
Extensión de la cadera (glúteo mayor y músculos poplíteos), 176
  Tests de extensión de la cadera modificados por la tensión de la cadera en flexión, 181
Abducción de la cadera (glúteo mediano y menor), 182
Abducción de la cadera flexionada (tensor de la fascia lata), 186
Aducción de la cadera (aproximador mayor, menor y mediano del muslo), pectíneo y recto interno del muslo), 190
Rotación externa de la cadera (obturadores interno y externo, géminos superior e inferior, piramidal de la pelvis, cuadrado crural y glúteo mayor [posterior]), 194
Rotación interna de la cadera (glúteo menor y mediano, tensor de la fascia lata), 198
Flexión de la rodilla (todos los músculos de la región poplítea), 202
Extensión de la rodilla (cuadríceps crural), 207
Flexión plantar del tobillo (gemelos del tríceps sural y sóleo), 211
  Test del gemelo del tríceps sural y sóleo, 212
  Flexión plantar, sólo sóleo, 215
Dorsiflexión e inversión del pie (tibial anterior), 218
Inversión del pie (tibial posterior), 221
Eversión del pie con flexión plantar o dorsiflexión (peroneo lateral largo y breve), 224
Flexión MF del dedo grueso y dedos del pie (lumbricales y flexor corto del dedo grueso), 227
  Flexión MF del dedo grueso (flexor corto del dedo grueso), 228
  Flexión MF de los dedos del pie (lumbricales), 229
Flexión IFP e IFD del dedo grueso y dedos del pie (flexor largo común de los dedos, flexor corto plantar y flexor largo del dedo grueso), 230
Extensión MF e IF del dedo grueso y dedos del pie (extensor digital común y pedio; extensor del dedo grueso), 232

Capítulo 6
Evaluación infantil y pediátrica 235
Barbara Connolly, Ed. D., P. T.

Capítulo 7
Valoración de los músculos inervados por los nervios craneales 261
Introducción a la evaluación y gradación, 262
Músculos extrínsecos del ojo, 263
Músculos de la cara, 267
Músculos de los párpados, cejas y frente, 268
Músculos de la nariz, 276
Músculos de la boca, 278
Músculos de la masticación, 284
Músculos de la lengua, 290
Músculos del paladar, 298
Músculos de la faringe, 304
Músculos de la laringe, 308
Deglución, 314
  Acciones de los músculos durante la deglución, 314
  Evaluación de la deglución, 315

Capítulo 8
Control motor de la posición erecta 319
Test para el control de la posición erecta, 320
Test para el control de la flexión, 320
Test para el control de la extensión en partes 4, 5 y 6, 321

Capítulo 9
Guía rápida de anatomía 327
Cómo utilizar esta «Guía rápida», 328
PARTE I. ÍNDICE ALFABÉTICO DE MÚSCULOS ■ 328
PARTE II. ÍNDICE DE MÚSCULOS POR REGIONES ■ 331
PARTE III. MUSCULATURA ESQUELÉTICA DEL CUERPO HUMANO ■ 334
PARTE IV. MOVIMIENTOS Y MÚSCULOS QUE PARTICIPAN EN ELLOS (MOVIMIENTOS DEL CUELLO, TRONCO Y MIEMBROS) ■ 401
PARTE V. NERVIOS CRANEALES Y PERIFÉRICOS Y MÚSCULOS QUE INERVAN ■ 410
PARTE VI. MIOTOMOS, RAÍCES NERVIOSAS MOTORAS Y MÚSCULOS QUE INERVAN ■ 417

Bibliografía 427
Referencias citadas 427
Índice 429

A dos de las más ilustres y respetables fisioterapeutas de su época y de cualquier otra, en agradecimiento por su excepcional contribución a la fisioterapia.

CATHERINE A. WORTHINGHAM, P.T. PH.D.
JACQUELIN PERRY, P.T. M.D.

Introducción

Este libro representa una aproximación a la valoración de la fuerza y función muscular, como componentes fundamentales del movimiento y estado postural. La exploración muscular clásica incluye los métodos manuales y se basa en la labor y experiencia de un gran número de científicos clínicos, cuyos trabajos han sido en parte corroborados por la investigación oficial. La mayoría de los procedimientos de exploración muscular manual son de reciente comprobación científica, pero casi un siglo de utilización clínica ha proporcionado a estos métodos una gran validez empírica.

La utilización de la exploración muscular manual es válida para los individuos normales y para aquellos que presentan paresias o parálisis secundarias a trastornos motores (lesiones de la motoneurona inferior o lesiones musculares). Su utilización en pacientes con trastornos en los centros nerviosos superiores no es válida, debido a la interferencia de las sensaciones anormales o a los trastornos del tono o del control motor.

A pesar de ello, puede evaluarse la función muscular de estos pacientes, aunque las técnicas que se utilizan son muy diferentes. En este libro se incluye un estudio del análisis del movimiento global de estos pacientes, utilizado en las alteraciones de la motoneurona superior. Otros procedimientos para estos pacientes aún permanecen codificados, y otros, que requieren mayor tecnología, estarán disponibles como métodos de rutina a finales de siglo.

Este libro, como en las ediciones anteriores, se centra en las técnicas manuales. Su esquema se basa en los movimientos de las articulaciones (como en flexión de la cadera) más que en los músculos individuales (como el psoas ilíaco). El motivo de este estudio se debe a que cada movimiento suele ser el resultado de la actividad de más de un músculo, y aunque se pueden identificar los principales músculos motores de un movimiento, no debe despreciarse la importancia de los motores secundarios o accesorios. En escasas ocasiones, un motor principal es el único músculo activo, y pocas veces presenta un control aislado para un movimiento dado. Por ejemplo, la extensión de la rodilla se debe a la participación de cinco haces musculares que forman el cuádriceps crural, aunque ninguno de ellos puede extender la rodilla actuando aisladamente de sus músculos sinergistas. A pesar de ello, la actividad definitiva de cualquier músculo en un movimiento dado sólo puede determinarse con exactitud mediante electromiografía cinética; aunque estos estudios han sido numerosos, todavía no han sido completados.

Existen ejemplos de exploración manual en los que el examinador coloca previamente un miembro, con la finalidad de excluir un músculo determinado en la actuación de un movimiento dado. Sin embargo, los recientes trabajos de electromiografía realizados en los músculos que actúan en las exploraciones manuales arrojarán luz sobre el conocimiento de los músculos que actúan verdaderamente en un movimiento específico. Un ejemplo es la exploración utilizada para aislar el sóleo. Los gemelos del tríceps sural siempre intervienen en cualquier movimiento de flexión plantar; por consiguiente, interfieren las exploraciones que tratan de aislar el movimiento que produce el sóleo. Los gemelos disminuyen su actividad cuando la rodilla está flexionada, especialmente al flexionar más de 45 grados. Con esta postura los gemelos participan todavía en la flexión plantar, pero no lo hace el sóleo, de hecho, totalmente «aislado». Para mayor información, remitimos al lector a la exploración de la flexión plantar para mayor información.

En este texto la amplitud de los movimientos aparece sólo como información que requiere el fisioterapeuta para explorar los músculos correctamente. En cada exploración aparecen los valores típicos generales, pero los procedimientos de medición utilizados sobrepasan el ámbito de este libro.

Reseña histórica de la exploración muscular

Los pioneros del sistema de exploración muscular que incorporaba el efecto gravitatorio fueron Wilhelmine Wright y Robert W. Lovett, M. D., profesor de Cirugía Ortopédica en Harvard University Medical School. Janet Merrill, P. T., Directora de Fisioterapia en el Children's Hospital y en la Harvard Infantile Paralysis Commission en Boston, una de las primeras colegas del Dr. Lovett, afirmó que los tests fueron utilizados por vez primera por Wright en el gimnasio oficial de Lovett, en 1912[1]. La descripción originaria de los tests (que se ha utilizado hasta nuestros días) fue redactada por Wright y publicada en 1912[2]; a esta descripción le siguió un artículo de Lovett y Martin de 1916[3] y el libro de Wright de 1928[4]. Wright fue la precursora de la fisioterapia actual, cuando no existían programas de estudio sobre esta materia en aquellos años, pero

> *En la primavera de 1907, el Dr. Robert W. Lovett me encargó la dirección del gimnasio que mantenían él y el Dr. James S. Stone para sus pacientes ortopédicos. Un porcentaje relativamente amplio de estos pacientes presentaba músculos atrofiados por parálisis infantil; mi labor consistió en ejercitar estos músculos. Para ello debía conocer qué movimientos originaban la contracción de cada músculo; pero, ¿quién podía decirmelo?. Gray (anatomía) responsabilizaba al grupo de aductores de la rotación externa del muslo; pero cuando pedía a un paciente tumbado sobre su espalda que rotara el muslo hacia dentro, los aductores se contraían con fuerza. ¿Quién estaba en posesión de la verdad? ¿La naturaleza o Gray? ¿Era posible que ambos tuvieran razón?*
>
> *De nuevo todos los anatomistas, desde Duchenne, coincidían en que los músculos lumbricales flexionan las articulaciones proximales de los dedos y extienden las otras dos restantes. En ese caso ¿se puede afirmar que los lumbricales trabajan del mismo modo cuando las tres articulaciones digitales están flexionadas o cuando están extendidas? ¿Cómo se evalúa la fuerza de los lumbricales y cómo deben entrenarse en caso de lesión? Ésta era la clase de preguntas de las que carecía de respuesta inmediata...*
>
> *El gran número de pacientes con parálisis examinados en las clínicas me permitió la oportunidad de observar las múltiples combinaciones entre músculos paralizados y normales, un músculo izquierdo normal y otros dos de su grupo atrofiados o bien un músculo paralizado y el resto de su grupo con potencia normal, etc. Analicé estos casos con detenimiento; y de vez en cuando (cada uno o dos años) asomaba la explicación de alguna de mis dudas, y yo las tomaba con gran excitación...*
>
> *Encontré un pequeño libro... de Beevor (Croonian lectures on muscular movements)... y traté de aplicar sobre la extremidad inferior lo que Beevor había realizado con destreza en la superior. Posteriormente decidí completar mi trabajo evaluando también los movimientos del miembro superior, con la esperanza de poder arrojar algo más de luz sobre algunos problemas que Beevor no resolvió satisfactoriamente.*
>
> *El método de investigación de Beevor, que él denominaba «método fisiológico o natural», consistía en «ordenar la ejecución de un movimiento a una persona sana y después observar qué músculos participan en ese movimiento».*
>
> *La principal ventaja de este sistema respecto al método anatómico, en el que se mueven los músculos del cadáver o se atan cuerdas para desplazar el esqueleto, observándose el movimiento resultante, o respecto al método eléctrico, que consiste en aplicar corrientes eléctricas al músculo problema, es, como él mismo explica, que permite observar «no lo que un músculo puede realizar», sino «lo que realmente realiza el músculo»...*
>
> *Debo mostrar mi agradecimiento al Dr. Lovett, que tuvo la generosidad de inspirar ideas originales a los que estábamos a sus órdenes...*
>
> WILHELMINE WRIGHT
> Prefacio (1927) del libro *Muscle function*.
> New York. Paul Hoeber, 1928.

> *«El material... para este estudio ha sido aportado por mi asistente decana en mi ejercicio privado Wilhelmine G. Wright, que ha dedicado prácticamente todo su tiempo, durante varios años, a este departamento de fisioterapia, que ya ha publicado un artículo sobre este tema.*
> *Yo me siento en deuda con ella por formular en mi nombre los ejercicios y tests...»*
>
> ROBERT W. LOVETT, M. D.
> Prefacio del libro *Treatment of Infantile Paralysis*.
> Philadelphia. Blakiston's, 1917.

ella dirigía la clínica fisioterapéutica de Lovett. Lovett reconoce completamente sus méritos en su libro (de 1917) *Treatment of Infantile Paralysis*[5], en el que desarrolla el tema de la evaluación muscular en la polio (ver apartado anexo). En este texto los músculos se valoran dentro de una escala que comprende desde el 0 al 6. Otra de las primeras escalas numéricas utilizadas para la valoración muscular fue descrita por Charles L. Lowman, M. D., fundador y director médico del Orthopedic Hospital, Los Angeles. El sistema de Lowman (1927) contaba con los efectos gravitatorios e incluía la gama completa de movimientos de todas las articulaciones, que fue especialmente útil para valorar la miastenia grave[6]. Posteriormente Lowman describió las técnicas de exploración muscular en la revista *Physical Therapy Review* en 1940[7].

El físico H. S. Stewart publicó una descripción del método de evaluación de los músculos, en 1925, pero era demasiado concisa y no se relaciona anatómica ni técnicamente con las prácticas que se realizan en la actualidad[8]. Sus descripciones incluyen un sistema de escalas basado en la aplicación de resistencias, que difiere muy poco del sistema actual: la máxima resistencia corresponde al músculo normal, y la ejecución completa de un movimiento opuesto a la gravedad, sin ninguna otra resistencia, corresponde a un grado regular, y así sucesivamente.

Entre los primeros clínicos que aplicaron el método de valoración muscular y lo extendieron y ampliaron con técnicas cinéticas documentadas, tal como se realiza hoy en día, destacan Henry y Florence Kendall. Sus primeras publicaciones sobre el estudio de la evaluación manual de los músculos estuvieron disponibles entre 1936 y 1938[9, 10]. Una monografía de 1938, sobre la evaluación muscular, se publicó y distribuyó a todos los hospitales del Ejército de los Estados Unidos a través del U. S. Public Health Service. Otra de las primeras contribuciones corresponde a Signe Brunnstrom y Marjorie Dennen, en 1931; su compendio describía un sistema de escalas para medir los movimientos, más que referirse a los músculos individualmente, como una modificación del trabajo de Lovett con la gravedad y la resistencia[11].

En este mismo período, Elizabeth Kenny trasladó a los Estados Unidos sus experiencias únicas con víctimas de polio del atrasado medio rural australiano. Kenny no aportó nuevas ideas a la valoración muscular, y en su único libro y en sus ensayos, se manifestó claramente en contra de estos procedimientos de evaluación, los cuales consideraba perjudiciales[12]. Su mejor aportación fue la de extender la alerta a través de la organización médica sobre los peligros de la inmovilización prolongada e injustificada a la que se sometía a los pacientes con polio, algo que los fisioterapeutas de este país habían denunciado con anterioridad, pero entonces no se les escuchó[12, 13]. Kenny también se mostró partidaria de la utilización temprana de los «fomentos calientes» (compresas calientes) en las fases agudas de la enfermedad[12]. De hecho, proclamó a los cuatro vientos que la poliomielitis no era una enfermedad del sistema nervioso central que desemboca en una paresia o parálisis fláccida, sino que se trataba de un tipo de «alienación mental» de los músculos desde el cerebro[12, 14]. Mediante su técnica, «nunca se originaban deformaciones», pero no aportó datos concretos sobre la fuerza muscular o los altibajos de sus pacientes en ninguna fase del curso de su enfermedad[13, 14].

Otro texto sobre la evaluación de los músculos fue publicado por A. T. Legg y Janet Merrill en 1932 y fue utilizado con profusión en las escuelas durante los primeros años de la década de los 40[15]. Este texto aportó un método de estudio para la valoración muscular; los músculos se clasificaban en una escala del 0 al 5 y se añadía más o menos puntuación a todos los niveles, excepto al 1 y al cero.

El primer libro de texto sobre evaluación muscular que aún sigue editándose es el predecesor de esta sexta edición sobre este tema; fue escrito por Lucille Daniels, M. A., P. T., y Marian Williams, Ph. D., P. T. y Catherine Worthingham, Ph. D., P. T., publicado en 1946[16]. Estas tres autoras realizaron un libro de texto sobre las técnicas de evaluación manual, conciso y sencillo de utilizar. Hoy en día sigue siendo uno de los textos más consultados en el mundo. Williams murió en 1962, y sus dos coautoras revisaron la quinta edición posteriormente.

Los Kendall (juntos y más tarde sólo Florence, tras la muerte de Henry en 1979) desarrollaron y publicaron trabajos sobre la valoración de los músculos y temas relacionados a lo largo de más de seis décadas; de hecho, una de las sagas más notables de la fisioterapia e, incluso, de la historia de la medicina[10, 17-19]. La primera edición de su libro Muscles: *Testing and Function* vio la luz en 1949[17]. Con anterioridad los Kendall habían desarrollado un sistema de escalas de porcentaje, entre 0 y 100, para expresar los grados musculares respecto al estado normal; posteriormente restaron importancia a esta escala y sólo volvieron a referirse a ella en la última edición (1993), en la que Florence nuevamente defiende una escala comprendida entre 0 y 10[19]. Sin embargo, las aportaciones de los Kendall no se limitaron tan sólo a las escalas de gradación. Relacionaron la función muscular con la postura y el dolor, en dos libros distintos[17, 18], y después en un único libro[19], siendo una aportación única y de extremado valor a la ciencia clínica de la fisioterapia.

Los procedimientos de evaluación muscular utilizados en los ensayos de campo nacionales de la gammaglobulina para prevenir la poliomielitis paralítica fueron descritos por Carmella Gonnella, Georgiana Harmon y Miriam Jacobs, todas ellas fisioterapeutas[20]. El último ensayo de campo para la vacuna de Salk también requirió técnicas de valoración muscular[21]. Los equipos de epidemiología de los centros de control de la enfermedad se encargaron de medir la validez y fiabilidad de la vacuna. Se emplearon técnicas de exploración manual, ya que no existía ningún otro método para determinar con exactitud la presencia o ausencia de lesión muscular.

Un equipo procedente del D. T. Watson School of Physiatrics, cerca de Pittsburgh, al que pertenecían Jesse Wright, M. D., Mary Elizabeth Kolb, P. T. y Miriam Jacobs, P. T., proyectó un procedimiento de evaluación que fue utilizado con el tiempo en los ensayos de campo[22]. El test utilizado era una versión resumida del procedimiento de evaluación completo, pero valoraba los músculos clave de cada grupo funcional y de cada región corporal. Utilizaba valores numéricos, a los que se les asignaba grados, y cada músculo o grupo de músculos también llevaba asignado, de forma arbitraria, un factor que correspondía (con la mayor aproximación posible) al volumen del tejido. El factor volumétrico, multiplicado por el grado de la escala, daba como resultado un «índice de afectación» que se expresaba en forma de cociente.

Con anterioridad a los ensayos, Kolb y Jacobs fueron enviadas a Atlanta para entrenar a los físicos en la práctica de los tests musculares, pero se decidió que era preferible contar con fisioterapeutas experimentados para mantener la fiabilidad de los resultados de los tests[22]. A Lucy Blair, por entonces Poliomyelitis Consultant de la American Physical Therapy Association, le fue encomendada por Catherine Worthingham, de la National Foundation for Infantile Paralysis, la tarea de reunir un equipo de fisioterapeutas experimentados que dirigiera los tests musculares para los ensayos de campo. Un grupo de 67 fisioterapeutas fue entrenado por Kolb y Jacobs en la realización de este test muscular resumido. Una lista parcial de participantes apareció en la revista de Lilienfeld, la *Physical Therapy Review*, en 1954 (p. 289)[21]. Este estudio y evaluación realizados por los fisioterapeutas sobre la presencia o ausencia de paresia y parálisis en las muestras del ensayo de campo determinaron finalmente la aprobación completa de la vacuna de Salk.

A partir de los ensayos de campo de la vacuna de la polio se han realizado investigaciones esporádicas sobre la valoración manual de los músculos, así como logros continuados sobre su validez como instrumento de valoración clínica. Iddings y sus colaboradores señalaron que la fiabilidad de las valoraciones realizadas por los clínicos variaba en un 4%, porcentaje menos favorable que el 3% obtenido por los fisioterapeutas entrenados que participaron en los ensayos de campo de la vacuna[23].

Existe un creciente interés por establecer unas reglas para la valoración de la fuerza y función musculares. Los primeros esfuerzos en este sentido se iniciaron con Willis Beasley[24] (aunque su primer trabajo sólo fue presentado en congresos científicos) y continuaron con Marian Williams[25] y Helen Hislop[26, 27], que establecieron las bases de las mediciones objetivas, creadas por

Bohannon[28] y otros. El número de publicaciones sobre las valoraciones objetivas aumenta anualmente, esfuerzo deseable desde hace largo tiempo. Los datos obtenidos a partir de estos estudios deben aplicarse a la exploración manual, para conseguir la correlación entre la valoración instrumental de los músculos y la valoración manual.

Mientras tanto, hasta que los métodos instrumentales estén disponibles para todos los clínicos, seguirán empleándose las técnicas manuales. La destreza en esta práctica es un instrumento clínico fundamental que todo fisioterapeuta, no sólo debe aprender, sino dominar a fondo. Un fisioterapeuta que aspire a cierto reconocimiento como clínico experimentado nunca logrará ese estatus sin adquirir extraordinaria aptitud en los procedimientos manuales de exploración muscular y la capacidad de realizar una valoración exacta del funcionamiento muscular.

Cómo utilizar este libro

Los principios generales que rigen la exploración manual de los músculos se describen en el capítulo 1. Los capítulos 2 al 8 presentan las técnicas que se emplean para valorar la movilidad de los grupos de músculos esqueléticos en las regiones corporales correspondientes de cada capítulo. Cada test muscular se describe con detalles de sus fases de realización y va acompañado por ilustraciones que facilitan su puesta en práctica.

Para un acceso inmediato a la información anatómica, sin necesidad de llevar consigo a la sesión clínica un extenso manual de Anatomía, existe una «Guía rápida de anatomía» en el capítulo 9. Este capítulo es un compendio de anatomía muscular que incluye los músculos que participan en cada movimiento, la inervación muscular y los miotomos.

Para facilitar la tarea del lector, a cada músculo se le ha asignado un número de referencia basado en su orden regional, comenzando por la cabeza y cara y continuando por el cuello, tórax, abdomen, perineo, miembro superior y miembro inferior. Este número de referencia se mantiene a lo largo de todo el texto, con la finalidad de facilitar las consultas. Por ejemplo, el músculo transverso-espinoso (multifidus) lleva asignado el número 94; el músculo flexor corto del dedo meñique (flexor digiti minimi brevis) de la mano lleva el número 160; y al músculo del mismo nombre en el pie le corresponde el número 216. El propósito de esta numeración es permitir al lector dirigirse rápidamente desde un músculo que figura en un test hasta la sección donde se describe su anatomía y su inervación con mayor detalle en la «Guía rápida de anatomía».

Se incluyen dos listas de músculos con sus números de referencia: una ordenada alfabéticamente y otra por regiones, para facilitar al lector su búsqueda en la «Guía rápida de anatomía».

NOMBRES DE LOS MÚSCULOS

Los nombres de los músculos presentan reglas o convenios de utilización. La nomenclatura oficial (y forma correcta de denominarlos en los artículos) es la establecida por el International Anatomical Nomenclature Committee, aprobada o revisada en 1955, 1960 y 1965[29]. Sin embargo, a menudo estas denominaciones son relegadas por la terminología cotidiana, más corta o más sencilla de pronunciar. Las autoras de este texto no guardan estrictamente la nomenclatura oficial. La mayoría de los músculos citados siguen la Nómina Anatómica. Otros recogen la terminología más frecuente. La lista por orden alfabético de los músculos (ver p. 328) incluye las denominaciones correspondientes a la Nómina Anatómica y en castellano a continuación.

REFERENCIAS ANATÓMICAS

Las autoras de este libro han utilizada como referencia ambas versiones, americana y británica, del libro de anatomía de Gray, como fuentes de información más importantes respecto a los datos anatómicos; la edición británica (Williams *et al.*) ha sido siempre decisiva en caso de dudas, por sus descripciones tan detalladas y precisas.

INTERPRETACIÓN DE LAS FLECHAS EN EL TEXTO

Las flechas huecas del texto señalan la dirección del movimiento de una región corporal, tanto realizado activamente por el paciente, como pasivamente por el examinador. La longitud y dirección de la flecha indican la distancia relativa recorrida por el miembro.

Ejemplos:

Las flechas rellenas del texto indican la resistencia opuesta que aplica el examinador. La flecha señala la distancia y la anchura da una idea relativa de la mayor o menor resistencia.

Ejemplos:

REFERENCIAS

1. Merrill J. Carta personal fechada el 5 de enero de 1945 a Lucille Daniels.
2. Wright WG. Muscle training in the treatment of infantile paralysis. M. & S. J. 167: 567-574, 1912.
3. Lovett RW, Martin EG. Certain aspects of infantile paralysis and a description of a method of muscle testing. JAMA 66: 729-733, 1916.
4. Wright WG. *Muscle Function*. New York: Paul B. Hoeber, 1928.
5. Lovett RW. *Treatment of Infantile Paralysis*, 2nd ed. Philadelphia: Blakiston's Son & Co., 1917.
6. Lowman CL. A method of recording muscle tests. Am J Surg 3: 586-591, 1927.
7. Lowman CL. Muscle strength testing. Physiother Rev 20: 69-71, 1940.
8. Stewart HS. *Physiotherapy: Theory and Clinical Application*. New York: Paul B. Hoeber, 1925.
9. Kendall HO. Some interesting observations about the aftercare of infantile paralysis patients. J Excep Child 3: 107, 1936.
10. Kendall HO, Kendall FP. Care during the recovery period of paralytic poliomyelitis. U.S. Public Health Bulletin No. 242. Washington D.C.: U.S. Government Printing Office, 1938.
11. Brunnstrom S, Dennen M. Mesa redonda sobre evaluación muscular. New York: Conferencia Anual de la American Physical Therapy Association, Federation of Crippled and Disabled, Inc. (mimeografiado), 1931.
12. Kenny E. Discurso leido en la Northwest Pediatric Conference en St.Paul University Club: 14 de noviembre de 1940.
13. Plastridge AL. Informe personal para la National Foundation for Infantile Paralysis tras un viaje para inspeccionar la labor de la Hermana Kenny, 1941.
14. Kendall HO, Kendall FP. Informe sobre el método de la Hermana Kenny para el tratamiento de la poliomielitis anterior, realizado para la National Foundation for Infantile Paralysis. New York, 10 de marzo de 1941.
15. Legg AT, Merrill J. Physical Therapy in infantile paralysis. In: Mock. *Principles and Practice of Physical Therapy*, Vol. 2. Hagerstown, MD: W.F. Prior, 1932.
16. Daniels L, Williams M, Worthingham CA. *Muscle Testing: Techniques of Manual Examination*. Philadelphia: W.B. Saunders, 1946.
17. Kendall HO, Kendall FP. *Muscles: Testing and Function*. Baltimore: Williams & Wilkins, 1949.
18. Kendall HO, Kendall FP. *Posture and Pain*. Baltimore: Williams & Wilkins, 1952.
19. Kendall FP, McCreary EK, Provance PG. *Muscles: Testing and Function*, 4th ed. Baltimore: Williams & Wilkins, 1993.
20. Gonnella C, Harmon G, Jacobs M. The role of the physical therapist in the gamma globulin poliomyelitis prevention study. Phys Ther Rev 33: 337-345, 1953.
21. Lilienfeld AM, Jacobs M, Willis M. Study of the reproducibility of muscle testing and certain other aspects of muscle scoring. Phys Ther Rev 34: 279-289, 1954.
22. Kolb ME. Correo personal, octubre 1993.
23. Iddings DM, Smith LK, Spencer WA. Muscle testing. Part 2: Reliability in clinical use. Phys Ther Rev 41: 249-256, 1961.
24. Beasley W. Quantitative muscle testing: Principles and applications to research and clinical services. Arch Phys Med Rehabil 42: 398-425, 1961.
25. Williams M, Stutzman L. Strength variation through the range of joint motion. Phys Ther Rev 39: 145-152, 1959.
26. Hislop HJ. Quantitative changes in human muscular strength during isometric exercise. Phys Ther 43: 21-36, 1963.
27. Hislop HJ, Perrine JJ. Isokinetic concept of exercise. Phys Ther 47: 114-117, 1967.
28. Bohannon RW. Manual muscle test scores and dynamometer test scores of knee extension strength. Arch Phys Med Rehabil 67: 204, 1986.
29. International Anatomical Nomenclature Committee. *Nómina Anatómica*. Amsterdam: Excerpta Medica Foundation, 1965.

OTRA BIBLIOGRAFÍA

Bailey JC. Manual muscle testing in industry. Phys Ther Rev 41:165-169, 1961.

Bennett RL. Muscle testing: A discussion of the importance of accurate muscle testing. Phys Ther Rev 27:242-243, 1947.

Borden R, Colachis S. Quantitative measurement of the Good and Normal ranges in muscle testing. Phys Ther 48:839-843, 1968.

Brunnstrom S. Muscle group testing. Physiother Rev 21:3-21, 1941.

Currier DP. Maximal isometric tension of the elbow extensors at varied positions. Phys Ther 52:52, 1972.

Downer AH. Strength of the elbow flexor muscles. Phys Ther Rev 33:68-70, 1953.

Fisher FJ, Houtz SJ. Evaluation of the function of the gluteus maximus muscle. Am J Phys Med 47:182-191, 1968.

Frese E, Brown M, Norton BJ. Clinical reliability of manual muscle testing: Middle trapezius and gluteus medius muscles. Phys Ther 67:1072-1076, 1987.

Gonnella C. The manual muscle test in the patient's evaluation and program for treatment. Phys Ther Rev 34:16-18, 1954.

Granger CV. The clinical discernment of muscle weakness. Arch Phys Med 44:430-438, 1963.

Hoppenfeld S. *Physical Examination of the Spine and Extremities*. New York: Appleton-Century-Crofts, 1976.

Janda V. *Muscle Function Testing*. Boston: Butterworths, 1983.

Jarvis DK. Relative strength of hip rotator muscle groups. Phys Ther Rev 32:500-503, 1952.

Kendall FP. Testing the muscles of the abdomen. Phys Ther Rev 21:22-24, 1941.

Palmer ML, Epler ME. *Clinical Assessment Procedures in Physical Therapy*. Philadelphia: J.B. Lippincott, 1990.

Salter N, Darcus HD. Effect of the degree of elbow flexion on the maximum torque developed in pronation and supination of the right hand. J Anat 86-B:197, 1952.

Smidt GL, Rogers MW. Factors contributing to the regulation and clinical assessment of muscular strength. Phys Ther 62:1283-1289, 1982.

Wadsworth CT, Krishnan R, Sear M, et al. Intrarater reliability of manual muscle testing and hand held dynametric testing. Phys Ther 67:1342-1347, 1987.

Wintz M. Variations in current muscle testing. Phys Ther Rev 39:466-475, 1959.

Zimny N, Kirk C. Comparison of methods of manual muscle testing. Clin Manag 7:6-11, 1987.

Principios de la evaluación manual de los músculos

Sistema de puntuación por grados
    Test de ruptura
    Test de resistencia activa
    Aplicación de la resistencia
    El examinador y la validez de la evaluación muscular
    Influencia del paciente sobre el test
Criterios para la graduación muscular
    Músculo de grado 5 (normal)
    Músculo de grado 4 (bien)
    Músculo de grado 3 (regular)
    Músculo de grado 2 (mal)
    Músculo de grado 1 (escaso)
    Músculo de grado 0 (nulo)
    Grados más (+) y menos (−)
    Amplitud de movimiento disponible
Tests eliminatorios
Preparación para la evaluación muscular
Resumen

Capítulo **1**

SISTEMAS DE GRADACIÓN

Sistema de puntuación por grados

Los grados para una valoración manual muscular se registran en forma de puntuación numérica que oscila entre cero (0), que representa la ausencia de actividad, y cinco (5), que representa una respuesta normal al test, o tan normal como puede ser valorada en un test manual. Debido a que este texto se basa más en tests aplicados a un movimiento que a los músculos de forma individual, la puntuación representa la actividad de todos los músculos en ese movimiento. Esta escala del 0 al 5 es la que se acepta más habitualmente.

Cada puntuación numérica va acompañada por una palabra que expresa el resultado del test en términos cualitativos. Estos términos cualitativos, al ser escritos, se expresan con mayúscula para indicar que también representan una puntuación.

Puntuación numérica	Puntuación cualitativa
5	Normal (N)
4	Bien (B)
3	Regular (R)
2	Mal (M)
1	Actividad escasa (E)
0	Nula (sin actividad) (0)

Estos grados se basan en determinados factores de evaluación y respuesta.

TEST DE RUPTURA

Se aplica una resistencia manual a una extremidad o a otra parte del cuerpo tras haber completado su amplitud de movimiento o tras haber sido situada en su amplitud límite por el examinador. El término resistencia siempre se utiliza para expresar la fuerza que actúa de forma opuesta al músculo que se contrae. La resistencia manual siempre se debe aplicar en la dirección de la «línea de fuerza» del músculo o músculos que participan. Cuando se alcanza el límite del movimiento posible o cuando el músculo alcanza el punto máximo de estimulación se pide al paciente que mantenga esa posición y no permita al examinador «romper» esa postura al aplicar una resistencia manual. Por ejemplo, a un sujeto sentado se le pide que flexione el codo hasta su límite máximo; cuando alcanza esta posición, el examinador aplica una resistencia en la muñeca, intentando lograr que el codo «rompa» su postura y descienda para extenderse. Este test se denomina de ruptura, y es el procedimiento más utilizado hoy en día, dentro de las técnicas de exploración manual.

Como método alternativo, el examinador puede optar por colocar el grupo muscular a evaluar en su límite máximo de movimiento, en vez de ser el paciente quien lo lleve a esa posición activamente. Mediante este procedimiento, el examinador se asegura que la postura y la estabilidad para el test son las correctas.

TEST DE RESISTENCIA ACTIVA

Representa una alternativa al test de ruptura y consiste en la aplicación de una resistencia manual opuesta a la contracción activa de un músculo o grupo de músculos (por ejemplo, contra la dirección de un movimiento, como si se tratara de impedir ese movimiento). Se denomina test de resistencia activa. Durante la acción, el examinador va aumentando gradualmente la resistencia manual hasta que alcanza el nivel máximo que el sujeto puede tolerar y cesa el movimiento. Este tipo de exploración manual muscular requiere bastante destreza y experiencia para llevarla a cabo, y puede resultar equívoca con tanta frecuencia, que no se recomienda su utilización.

APLICACIÓN DE LA RESISTENCIA

Los principios de la evaluación manual de los músculos recogida en este texto y en todas las publicaciones a partir de 1921 siguen los dogmas básicos de las relaciones musculares de longitud-tensión, así como los de las articulaciones mecánicas[1,2]. En el caso del bíceps braquial, por ejemplo, cuando el codo está extendido, la palanca del bíceps es corta; la fuerza de palanca va aumentando cuando el codo se flexiona y se hace máxima (de máxima eficiencia) cuando alcanza los 90°, pero si la flexión sobrepasa este límite, la fuerza de palanca del brazo vuelve a disminuir en potencia y eficiencia.

En la valoración manual de los músculos, la aplicación de una fuerza externa (resistencia) en el límite del movimiento de los músculos de una articulación permite observar mejor el resultado de la técnica que tratar de determinar el punto medio de la amplitud del movimiento estimado. En los músculos que intervienen en dos articulaciones, la resistencia suele encontrarse en la amplitud media o próxima a ella (como los músculos mediales o laterales de la región poplítea).

El punto de una extremidad o porción donde el examinador debe aplicar resistencia se encuentra próximo al extremo distal del segmento al que se inserta el músculo. Existen dos excepciones frecuentes a esta regla: los músculos aproximadores del muslo y los músculos de la escápula. Cuando se evalúan los músculos aproximadores del muslo, la resistencia se debería aplicar en el extremo distal del fémur, inmediatamente por encima de la rodilla. No obstante, estos músculos son tan potentes, que la mayor parte de los examinadores prefieren aplicar la resistencia a nivel del tobillo, en aquellos pacientes que conservan una fuerza normal en la rodilla e integridad articular. La mayor fuerza de palanca que ejerce la resistencia a nivel del tobillo supone un estímulo mayor para los aproximadores y es más indicativa de las demandas

SISTEMAS DE GRADACIÓN

funcionales que se requieren al andar. En un paciente con la rodilla lesionada, la resistencia a los aproximadores debe aplicarse a nivel del fémur distal, inmediatamente por encima de la rodilla. Cuando se utiliza una palanca corta, la fuerza del aproximador no debe sobrepasar el grado 4 (bien), incluso aunque el músculo soporte la resistencia máxima.

Un ejemplo de evaluación utilizando una palanca corta ocurre en los pacientes con amputación por encima de la rodilla, en los que se otorga el grado 4 (bien), aunque el paciente pueda mantener la máxima resistencia. Esto se realiza debido a la pérdida de peso de la pierna, y es de especial importancia cuando se está evaluando al paciente para la colocación de una prótesis. La fuerza muscular disponible no debe ser sobreestimada al calcular la capacidad del paciente para utilizar la prótesis.

Cuando se evalúan los músculos vertebroescapulares (como el romboides), el punto de elección de aplicación de la resistencia se encuentra en el brazo y no en la escápula, donde se insertan estos músculos. Una palanca más larga refleja con mayor exactitud las demandas funcionales, ya que incorporan el peso del brazo. Otras excepciones de la regla general de aplicar una resistencia distal incluyen sus contraindicaciones, como en los estados con dolor o heridas en los puntos donde normalmente se aplicaría la resistencia.

La aplicación de una resistencia manual en un punto nunca debe ser brusca ni irregular (a sacudidas). El examinador debe aplicar la resistencia, en cierto modo, lenta y progresivamente, permitiendo que desarrolle la intensidad máxima tolerable.

EL EXAMINADOR Y LA VALIDEZ DE LA EVALUACIÓN MUSCULAR

El saber y la destreza del examinador determinan la exactitud y justificación de una exploración manual muscular. Entre los aspectos específicos de estas cualidades se encuentran las siguientes:

* Conocimiento de la localización y características anatómicas de los músculos en la exploración. Además de conocer las inserciones musculares, el examinador debe ser capaz de visualizar la localización del tendón y su relación con otros tendones y estructuras de la misma zona (por ejemplo, el tendón del primer radial se sitúa en el lado radial del tendón del segundo radial o radial corto, a nivel de la muñeca).
* Conocimiento de la dirección de las fibras musculares y sus «líneas de fuerza» en cada músculo.
* Conocimiento de la función de los músculos que intervienen (por ejemplo,. sinergistas, motores principales, accesorios).
* Estar habituado con la posición y estabilización que se requiere en cada procedimiento de exploración.
* Capacidad para identificar las pautas de sustitución en un test determinado y el modo de reconocerlo de forma inmediata basado en el conocimiento de los músculos que pueden ser sustituidos por aquel (o aquellos) que se están evaluando.
* Capacidad para detectar actividad contráctil, tanto durante la contracción como en la relajación, especialmente en músculos con actividad mínima.
* Sensibilidad para detectar las diferencias entre los contornos y volumen de los músculos explorados respecto a los del lado contralateral, o respecto a lo normal, según el tamaño corporal, el tipo de ocupación, etc.
* Conocimiento de cualquier desviación de la amplitud de movimiento respecto a los valores normales y la presencia de cualquier laxitud o deformación articular.
* Capacidad para identificar los músculos con la misma inervación, que asegura una exploración exhaustiva y una interpretación exacta de los resultados de la prueba (ya que la debilidad de un músculo perteneciente a un miotomo requiere el examen de todos los que pertenecen al mismo).
* Conocimiento de la relación entre el diagnóstico del paciente y la secuencia y extensión de la exploración a seguir (por ejemplo, un paciente tetrapléjico a nivel C7 requiere una valoración definitiva de las extremidades superiores, pero sólo de confirmación en las extremidades inferiores).
* Capacidad para modificar los procedimientos de la prueba cuando sea necesario, mientras que no comprometa el resultado del test, y conociendo la influencia de la modificación en este resultado.
* Conocimiento del efecto de la fatiga en los resultados de la exploración, especialmente en los últimos músculos explorados en una sesión larga, y la sensibilidad a la fatiga que presentan los músculos en ciertos procesos como la miastenia grave o el síndrome de Eaton-Lambert.
* Conocimiento del efecto de la pérdida de sensibilidad sobre el movimiento.

El examinador también puede influir de forma inadvertida sobre los resultados de la exploración y debe prestar especial atención a las siguientes circunstancias:

* Pacientes con heridas abiertas o con otros procesos que requieran el empleo de guantes, ya que éstos pueden dificultar la destreza en la palpación.
* Pacientes que deben ser examinados en condiciones difíciles, como los que se encuentran en una unidad de cuidados intensivos, con múltiples tubos y monitores, los pacientes en silla de ruedas, en las que está contraindicado moverlos, los pacientes con respiración asistida, y los postrados en cama.

El examinador muscular principiante debe evitar la tentación de utilizar «atajos» o «trucos del oficio» antes de dominar los procedimientos básicos, ya que estos atajos pueden llegar a ser una pauta personal incorrecta de trabajo. Uno de los peligros del examinador principiante es asignar de forma inexacta la puntuación inmediatamente inferior a un músculo que no eje-

CRITERIOS PARA LA ASIGNACIÓN DE UNA PRUEBA MUSCULAR DE GRADO

cuta correctamente el ejercicio, sin comprobar que realmente realiza el ejercicio de la puntuación asignada.

Por ejemplo, al evaluar la flexión del tronco se presenta un paciente en el que sobresale parcialmente la escápula, cuando coloca las manos cruzadas por detrás de la cabeza (posición del grado 5). Puede existir la tentación de asignarle el grado 4, pero esto puede sobrevalorar la fuerza de la flexión del tronco, a no ser que el paciente sea explorado realmente con el ejercicio correspondiente al grado 4, con los brazos cruzados sobre el pecho.

PRIMERA ÉPOCA DE LOS KENDALL

La exactitud para realizar las exploraciones depende principalmente de los conocimientos del examinador sobre las acciones aisladas y conjuntas de los músculos en los individuos normales, así como en los músculos con paresia o parálisis.

El hecho de que los músculos actúen de forma combinada permite que un músculo fuerte sustituya a otro más débil. Para realizar una evaluación precisa, no debe permitirse que se produzcan estas sustituciones; es decir, que el movimiento requerido para la exploración debe ser ejecutado sin desplazar todo el cuerpo o una región para que otros músculos lo ejecuten, sustituyendo al grupo lesionado o paralizado. El único modo de reconocer una sustitución es conociendo la función normal y distinguiendo la facilidad con que el músculo normal realiza el movimiento exacto.

KENDALL HO, KENDALL FP

Extraído del libro *Care during the recovery period in paralytic poliomyelitis*. Public Health Bulletin No. 242. Washington, D.C., U.S. Government Printing Office, 1937, 1939, p. 26.

Un buen clínico nunca ignora los comentarios de su paciente y debe ser un buen oyente, no sólo escuchando sus preguntas, sino también las palabras que utiliza y su significado. Esta virtud es el principio fundamental de una buena comunicación y la vía para mejorar la comprensión y el respeto entre el fisioterapeuta y el paciente. Éste debe considerarse el mejor guía para realizar una exploración muscular con éxito.

INFLUENCIA DEL PACIENTE SOBRE LA EVALUACIÓN

La intrusión de un sujeto que vive, respira y siente, dentro de una exploración técnicamente pura, puede distorsionar la evaluación muscular en un examinador imprudente. Deben tenerse en cuenta las siguientes situaciones:

* Pueden existir variaciones al valorar el esfuerzo que realmente ha realizado un paciente en una prueba determinada (que refleja el deseo por ejecutarla bien o para parecer peor de como realmente se encuentra).

* Puede variar la capacidad de los pacientes para soportar el malestar o el dolor (por ejemplo, los estoicos, los quejicas, los muy competitivos).
* En algunos casos la capacidad de comprensión de lo que se pide en la prueba puede estar muy limitada en el paciente debido a las barreras culturales e idiomáticas.
* La destreza motora necesaria para la exploración puede resultar insuficiente en algunos casos (pacientes torpes o incapacitados, que no pueden ejecutar lo que se les pide).
* La laxitud o depresión pueden originar que un paciente se muestre indiferente a la prueba y al examinador.
* Las costumbres culturales, sociales y sexuales pueden influir en la palpación y en la exposición de una parte del cuerpo durante la exploración.

PRINCIPIOS BÁSICOS DE LA EXPLORACIÓN (1925)

Los siguientes puntos pueden aplicarse a la mayoría de los casos que requieren una exploración muscular y son de suma importancia para lograr un resultado provechoso:
1. *Determinar exactamente los músculos afectados, mediante la exploración y registro del grado de potencia de cada músculo o grupo muscular de que se trate.*
2. *Perseverar en la reserva y disciplina como medios para lograr la cooperación y máxima atención del paciente ...*
3. *Utilizar algún método de precalentamiento de los músculos ... con mayor motivo si se trata de músculos fríos, cianóticos y lesionados ...*
4. *Mantener toda la región descubierta y bien sostenida para que no soporte tensiones ... de la gravedad ... o tensiones antagónicas.*

HARRY EATON STEWART, M.D.

Extraído del libro *Physiotherapy: Theory and clinical application*. New York. Paul B. Hoeber, 1925.

Criterios para la graduación muscular

La puntuación dada a una prueba manual de exploración muscular se basa en factores tanto subjetivos como objetivos. Entre los factores subjetivos se encuentran la impresión del examinador sobre la cantidad de resistencia que aplica antes de la prueba real y, después, la cantidad de resistencia que tolera realmente el paciente durante la prueba. Entre los factores objetivos están: la capacidad del paciente para ejecutar un movimiento completo o para mantener una posición determinada y para desplazar un miembro contra la fuerza de gravedad, o la incapacidad para mover una región. Todos estos factores requieren una interpretación clínica; por este motivo, para realizar una exploración manual es precisa una exquisita destreza, cuyo

CRITERIOS PARA LA ASIGNACIÓN DE UNA PRUEBA MUSCULAR DE GRADO

dominio requiere una experiencia considerable. Es importante realizar una graduación precisa, no sólo para poder establecer un diagnóstico funcional, sino también para poder evaluar los progresos lineales del paciente durante el período de recuperación y tratamiento.

MÚSCULO DE GRADO 5 (NORMAL)

Dentro de lo que se considera un músculo «normal», existe un amplio rango de comportamientos, y esto puede conducir a subestimar la capacidad de un músculo. Cuando el examinador no posee experiencia en la exploración de individuos normales, sin enfermedades ni lesiones, es poco probable que realice una interpretación real de lo que es normal y las variaciones que existen dentro de la normalidad. Generalmente los estudiantes de fisioterapia aprenden a realizar la exploración manual practicando con sus compañeros de clase, pero esto sólo proporciona una experiencia mínima, comparada con la que es necesaria para dominar la técnica. Debe reconocerse, por ejemplo, que la mayoría de los fisioterapeutas no es capaz de «romper» una extensión de rodilla de un individuo joven de talla razonable, ni siquiera apoyando la mano sobre la pierna. Esta y otras observaciones se derivan a partir de comparaciones objetivas sobre la ejecución de movimientos, obtenidas valorando la cantidad de resistencia aplicada, y después evaluando la capacidad máxima de un grupo muscular mediante un dinamómetro isocinético[3-6].

El examinador debe explorar músculos normales en todas las ocasiones que se le presenten, especialmente al explorar el miembro contralateral de los pacientes con lesiones unilaterales. En la mayoría de los casos en los que el examinador no puede desplazar la postura que mantiene un paciente, se le asigna un grado 5 (normal). Este valor debe ir acompañado de la capacidad para ejecutar un movimiento completo o de mantener una posición límite contra la máxima resistencia.

MÚSCULO DE GRADO 4 (BIEN)

El grado 4 (bien) corresponde a una lesión real durante las pruebas de exploración manual. Sharrard realizó un recuento de las motoneuronas alfa a partir de la médula de cadáveres de víctimas de poliomielitis[7]. Relacionó las puntuaciones otorgadas a estos músculos en las historias clínicas de estos pacientes con el número de motoneuronas íntegras en las astas anteriores. Sus datos revelaron que en el grado 4 (bien), más del 50% de las motoneuronas estaban destruidas. De este modo, cuando un músculo soporta una resistencia considerable, pero inferior a la «normal», significa que está privado de más de la mitad de su inervación.

El grado 4 se utiliza para designar a un grupo muscular capaz de ejecutar un movimiento completo contra la fuerza de gravedad y puede tolerar una resistencia fuerte sin modificar su postura para la exploración.

El músculo de grado 4 (bien) resiste hasta cierto punto su posición límite con la máxima resistencia. Cuando esta máxima resistencia logra claramente desplazarlo, se le asigna el grado 4 (bien).

MÚSCULO DE GRADO 3 (REGULAR)

La vibración muscular para el grado 3 se basa en una medición objetiva. El músculo o grupo muscular debe ejecutar un movimiento completo, sólo frente a la fuerza de la gravedad. Si un músculo explorado puede ejecutar este movimiento, pero una resistencia adicional, por pequeña que sea, impide este movimiento, al músculo se le asigna el grado 3 (regular).

Sharrard concluyó que los músculos afectados por poliomielitis y calificados con grado 3 conservaban sólo el 15% de sus motoneuronas de inervación, lo que significa que se había destruido el 85% las mismas[7].

Las mediciones directas de la potencia han demostrado que el nivel de fuerza del músculo de grado 3 suele ser bajo, por lo que existe una mayor diferencia entre la pérdida de capacidad funcional de los grados 3 y 5 que entre los grados 3 y 1. Se señala que el grado 3 (regular) corresponde al umbral funcional definido para cada movimiento explorado, lo que indica que el músculo o grupo muscular puede realizar el mínimo trabajo de desplazamiento de un miembro contra la fuerza de gravedad, dentro de su amplitud de movimiento. Aunque esta actividad es importante para las extremidades superiores, se queda muy escasa para las necesidades funcionales de la mayoría de los músculos de los miembros inferiores, que se utilizan para caminar, especialmente para aquellos grupos como los separadores del muslo y los flexores plantares. El examinador debe asegurarse de que los músculos designados con este grado 3 no se encontraban en la postura «bloqueada» durante la prueba (por ejemplo, la rodilla cerrada cuando se realiza la prueba de la extensión de la rodilla).

MÚSCULO DE GRADO 2 (MAL)

El músculo de grado 2 (mal) es aquel que puede realizar un movimiento completo cuando se encuentra en una posición que minimiza la fuerza de gravedad. Esta posición de «mínima gravedad» se describe a menudo como el plano horizontal del movimiento.

MÚSCULO DE GRADO 1 (ESCASO)

El músculo de grado 1 (escaso) significa que el examinador es capaz de detectar visualmente o mediante palpación cierta actividad contráctil en uno o varios músculos que participan en el movimiento que se está explorando (teniendo en cuenta que el músculo sea lo suficientemente superficial como para poder ser palpado). El examinador también debe ser capaz de ver o

TESTS ELIMINATORIOS

sentir el salto o la tensión de un tendón cuando el paciente trata de ejecutar el movimiento. No obstante, no existe desplazamiento real de la región, debido a esta mínima actividad contráctil.

El músculo de grado 1 puede detectarse con el paciente colocado en casi cualquier posición. Cuando se sospecha que existe este grado 1, el examinador debe colocar pasivamente la región en la postura de exploración y pedir al paciente que mantenga esta posición y después se relaje; esto permite palpar el músculo o el tendón, o ambos, durante los intentos del paciente para contraer el músculo, y también durante la relajación.

MÚSCULO DE GRADO 0 (NULO)

El músculo de grado 0 (nulo) se encuentra completamente carente de actividad a la palpación o a la inspección visual.

GRADOS MÁS (+) Y MENOS (–)

El empleo de las puntuaciones adicionales (+) o (–) junto con el grado asignado carece de justificación, excepto en dos casos: regular+ y mal–. Se ha señalado que en los otros casos puede señalarse una mejora o deterioro dentro de un mismo grado (como el grado 4) sin necesidad de utilizar los signos + y –. El motivo de evitar estos signos es el de limitar el número de grados de puntuación de las evaluaciones musculares a sólo las significativos y justificables.

Músculo de grado 3+ (regular+)

El músculo de grado 3+ puede ejecutar un movimiento completo contra la fuerza de gravedad, y el paciente puede mantener una postura límite frente a una resistencia pequeña. Existen consecuencias funcionales asociadas a este grado.

Por ejemplo, el paciente con una lesión en la extensión de la muñeca de grado 3 no puede utilizar eficazmente una ortosis de mano-muñeca (WHO), pero un paciente con el grado 3+ puede utilizar este tipo de dispositivo. Así mismo el paciente con dorsiflexión del tobillo sólo de grado 3 no puede utilizar funcionalmente una ortosis de tobillo-pie de tipo zapato. Sin embargo, el paciente con dorsiflexión de grado 3+ tolera el peso añadido de la abrazadera, que puede compararse con la pequeña resistencia utilizada en la prueba.

Muchos clínicos consideran que la adición del signo + al grado 3 no sólo representa la fuerza, sino también la resistencia que falta en el músculo de grado 3.

Músculo de grado 2– (mal–)

El músculo de grado 2– (mal–) puede ejecutar parcialmente un movimiento en el plano horizontal, la posición de mínima-gravedad. La diferencia entre el grado 2 y el grado 1 corresponde a un intervalo funcional tan amplio, que es importante disponer de un signo – para designar las pequeñas mejoras de retorno funcional.

Por ejemplo, un paciente con neuronitis infecciosa (síndrome de Landry-Guillain-Barré) que mejora desde el grado 1 al grado 2– representa un gran salto hacia adelante, en términos de recuperación y pronóstico.

AMPLITUD DE MOVIMIENTO DISPONIBLE

Cuando cualquier circunstancia limita la ejecución de un movimiento completo, el paciente sólo puede realizar una amplitud disponible. En este estado, la *amplitud disponible* es el movimiento completo para el paciente en ese momento, aunque no sea «normal». Ésta es la amplitud utilizada para asignar a un grado muscular de evaluación.

Por ejemplo, la amplitud normal de extensión de la rodilla es de 135 a 0 grados. Se realiza una prueba de fuerza de extensión de la rodilla a un paciente con una contractura de 20 grados de flexión de la rodilla. La amplitud máxima para la extensión de este paciente es de –20 grados. Si esta amplitud (sentado) puede completarla con la máxima resistencia, el grado que se le asigna será el 5 (normal). Si el paciente no puede recorrer toda la amplitud, el grado asignado DEBE ser inferior a 3 (regular). En ese caso el paciente debe volver a ser colocado en posición decúbito lateral para comprobar el grado correcto que le corresponde.

Tests eliminatorios

Dentro de la política de ahorro de tiempo e importancia de los costes-beneficios, es muy poco frecuente realizar una evaluación muscular de todo el cuerpo a un paciente. Sin embargo, existen dos excepciones: los pacientes con el síndrome de Landry-Gillian-Barré y los que presentan lesiones medulares incompletas. Para buscar las áreas que requieren una evaluación definitiva, el examinador puede utilizar una serie de maniobras que permiten excluir las regiones que no precisan ser evaluadas. Una observación disimulada del paciente antes de la exploración proporcionará valiosos indicios de paresia muscular y deficiencias funcionales. Por ejemplo, el examinador puede:

* Observar el modo de entrar del paciente en la sala de pruebas, para detectar posibles anomalías generales al caminar.
* Observar el modo de sentarse y levantarse de una silla, rellenar la ficha de admisión o la historia clínica, o el modo de despojarse de sus ropas.
* Pedir al paciente de apariencia normal que camine de puntillas y después sobre los talones.
* Pedir al paciente que apriete la mano del examinador.

TESTS ELIMINATORIOS

DOCUMENTACIÓN PARA LA EXPLORACIÓN MUSCULAR

IZQUIERDA					DERECHA		
3	2	1	Fecha de la exploración	Nombre del examinador	1	2	3
			CUELLO				
			Extensión de la cabeza				
			Extensión del cuello				
			Extensión conjunta (cabeza y cuello)				
			Flexión de la cabeza				
			Flexión del cuello				
			Flexión conjunta (cabeza y cuello)				
			Flexión y rotación conjuntas (esternocleidomastoideo)				
			Rotación del cuello				
			TRONCO				
			Extensión lumbar				
			Extensión torácica				
			Elevación pélvica				
			Flexión				
			Rotación				
			Fuerza diafragmática				
			Inspiración máxima menos espiración completa (prueba intercostal indirecta) (pulgadas)				
			Tos (espiración forzada indirecta) (F, DF, NF, O)				
			EXTREMIDAD SUPERIOR				
			Abducción y rotación hacia arriba de la escápula				
			Elevación de la escápula				
			Aducción de la escápula				
			Aducción y rotación hacia abajo de la escápula				
			Flexión del hombro				
			Extensión del hombro				
			Circunducción del hombro				
			Abducción del hombro				
			Abducción horizontal del hombro				
			Aducción horizontal del hombro				
			Rotación externa del hombro				
			Rotación interna del hombro				
			Flexión del codo				
			Extensión del codo				
			Supinación del antebrazo				
			Pronación del antebrazo				
			Flexión de la muñeca				
			Extensión de la muñeca				
			Flexión metacarpofalángica del dedo				
			Flexión interfalángica proximal del dedo				
			Flexión interfalángica distal del dedo				
			Extensión metacarpofalángica del dedo				
			Abducción del dedo				
			Aducción del dedo				
			Flexión metacarpofalángica del pulgar				
			Flexión interfalángica del pulgar				

* Después de Hislop and Montgomery.

Figura 1-1 *La figura continúa en la página siguiente*

TESTS ELIMINATORIOS

DOCUMENTACIÓN PARA LA EXPLORACIÓN MUSCULAR - Página 2

IZQUIERDA					DERECHA		
3	2	1	Fecha de la exploración	Nombre del examinador	1	2	3
			Extensión metacarpofalángica del pulgar (movimiento por encima del plano de los metacarpianos)				
			Extensión interfalángica del pulgar				
			Abducción carpo-metacarpiana del pulgar (movimiento perpendicular al plano de la palma)				
			Aducción carpo-metacarpiana y extensión del pulgar (movimiento paralelo al plano de la palma)				
			Aducción del pulgar				
			Oposición del pulgar				
			Oposición del dedo meñique				
			EXTREMIDAD INFERIOR				
			Flexión de la cadera				
			Flexión, abducción y rotación externa de la rodilla con la rodilla flexionada (sartorio)				
			Extensión de la cadera				
			Extensión de la cadera (glúteo mayor)				
			Abducción de la cadera				
			Abducción y flexión de la cadera				
			Aducción de la cadera				
			Rotación externa de la cadera				
			Rotación interna de la cadera				
			Flexión de la rodilla				
			Flexión de la rodilla con la pierna en rotación externa				
			Flexión de la rodilla con la pierna en rotación interna				
			Extensión de la rodilla				
			Flexión plantar del tobillo				
			Flexión plantar del tobillo (sóleo)				
			Dorsiflexión e inversión del pie				
			Inversión del pie				
			Eversión del pie con flexión plantar				
			Eversión del pie con dorsiflexión				
			Flexión metatarsofalángica del dedo grueso				
			Flexión metatarsofalángica de los dedos				
			Flexión interfalángica del dedo grueso				
			Flexión interfalángica de los dedos				
			Extensión metatarsofalángica del dedo grueso				
			Extensión metatarsofalángica de los dedos				
			Extensión interfalángica del dedo grueso				
			Extensión interfalángica de los dedos				

Comentarios: _____
_____
_____
_____

Diagnóstico _____ Comienzo _____ Edad _____ Fecha de nacimiento _____
Nombre del paciente _____
                último   primero   intermedio   Número de identificación

Figura 1-1 *Continuación*

RESUMEN

* Realizar un reconocimiento general de los grupos musculares bilaterales.

Preparación para la evaluación muscular

Para que la sesión de exploración resulte satisfactoria, el examinador y el paciente deben trabajar en armonía. Esto implica que el examinador debe llevar inculcados determinados principios básicos y modos de conducta inviolables.

1. El paciente debe sufrir el menor malestar o dolor posible durante la realización de cada prueba. Puede ser necesario permitir moverse a algunos pacientes o adoptar posturas diferentes entre las pruebas.
2. El ambiente para la exploración debe ser tranquilo y sin distracciones. La temperatura ha de ser confortable para una persona parcialmente desnuda.
3. La camilla o mesa de exploración debe ser rígida. Lo ideal es una superficie dura, con un acolchado mínimo o sin él. Una superficie de estas características impide que se hunda el tronco o un miembro. Debe existir un rozamiento mínimo con el material de la superficie. Si el paciente es lo suficientemente ágil, la mesa puede ser estrecha, pero no tanto que el paciente tema caerse o resbalar. Si el paciente sufre parálisis grave, es preferible utilizar una mesa de exploración. Su altura debe ser regulable, para permitir al examinador utilizar la fuerza y las técnicas corporales apropiadas.
4. Las posturas del paciente deben estar secuenciadas cuidadosamente para que los cambios de posición sean mínimos. La postura del paciente permitirá la estabilización de la región o regiones que se exploran mediante el propio peso corporal o mediante la ayuda del examinador.
5. Todos los materiales necesarios para la prueba deben encontrarse al alcance de la mano. Esto es especialmente importante cuando el paciente presenta un estado de ansiedad por cualquier causa o está tan debilitado que es peligroso dejarlo desatendido.

Entre los materiales necesarios se incluyen:

* Fichas de documentación de la exploración muscular (Fig. 1-1).
* Bolígrafo, lápiz o un terminal de ordenador.
* Almohadas, toallas, cojines y cuñas para la colocación.
* Sábanas u otra ropa para cubrir.
* Goniómetro.
* Intérprete (si es preciso).
* Ayudante para mover, girar o estabilizar al paciente.
* Sistema de llamada de emergencia (si no existe asistencia disponible).
* Material de consulta.

Resumen

Por lo dicho anteriormente debe quedar claro que la exploración manual muscular es un instrumento clínico preciso. Experiencia, experiencia y más experiencia es esencial para alcanzar un nivel aceptable de destreza clínica en esta técnica mucho más para un dominio de la misma.

BIBLIOGRAFÍA

1. LeVeau B. *Biomechanics of Human Motion*, 2nd ed. Philadelphia: W.B. Saunders, 1977.
2. Soderberg GL. *Kinesiology: Application to Pathological Motion*. Baltimore: Williams & Wilkins, 1986.
3. Beasley WC. Influence of method on estimates of normal knee extensor force among normal and post-polio children. Phys Ther Rev 36:21–41, 1956.
4. Williams M, Stutzman L. Strength variation through the range of motion. Phys Ther Rev 39:145–152, 1959.
5. Bohannon RW. Test retest reliability of hand held dynamometry during single session of strength assessment. Phys Ther 66:206–209, 1986.
6. Bohannon RW. Manual muscle test scores and dynamometer test scores of knee extension strength. Arch Phys Med Rehabil 67:204, 1986.
7. Sharrard WJW. Muscle recovery in poliomyelitis. J Bone Joint Surg 37B:63–69, 1955.

Examen de los músculos del cuello

Extensión de la cabeza
Extensión del cuello
Extensión conjunta del cuello (cabeza y cuello)
Flexión de la cabeza
Flexión del cuello
Flexión conjunta del cuello (cabeza y cuello)
Flexión conjunta para aislar un único esternocleidomastoideo
Rotación del cuello

Nota: Esta sección del libro sobre el examen de los músculos del cuello está dividida en pruebas para la extensión y flexión de la cabeza y el cuello y sus combinaciones. Esta distinción fue descrita por primera vez por Perry, como una forma necesaria y eficaz de clasificar la paresia o la parálisis de la región de la nuca[1].

Capítulo 2

LÁMINA 1

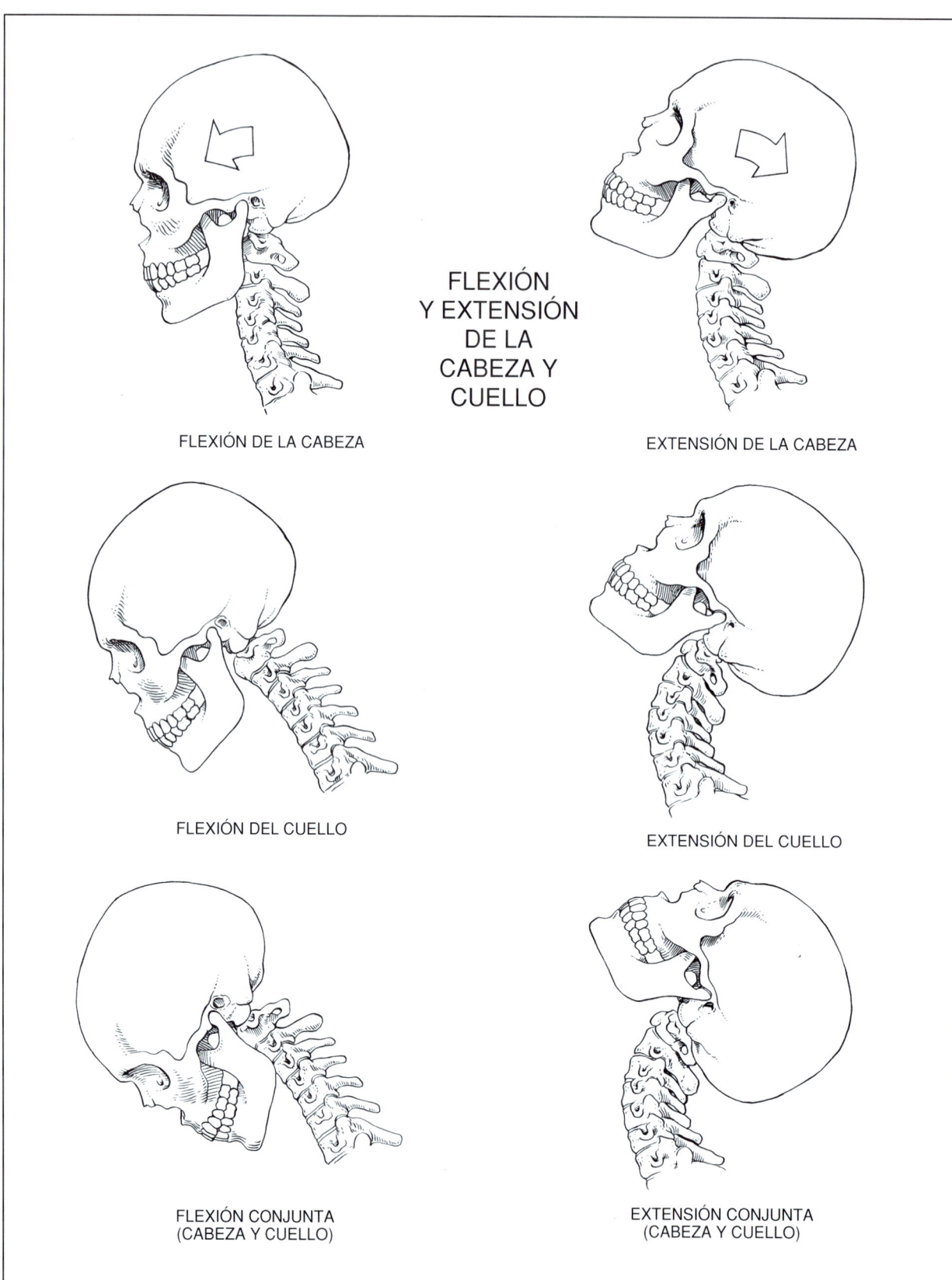

12   Capítulo 2 ■ Examen de los músculos del cuello

EXTENSIÓN DE LA CABEZA

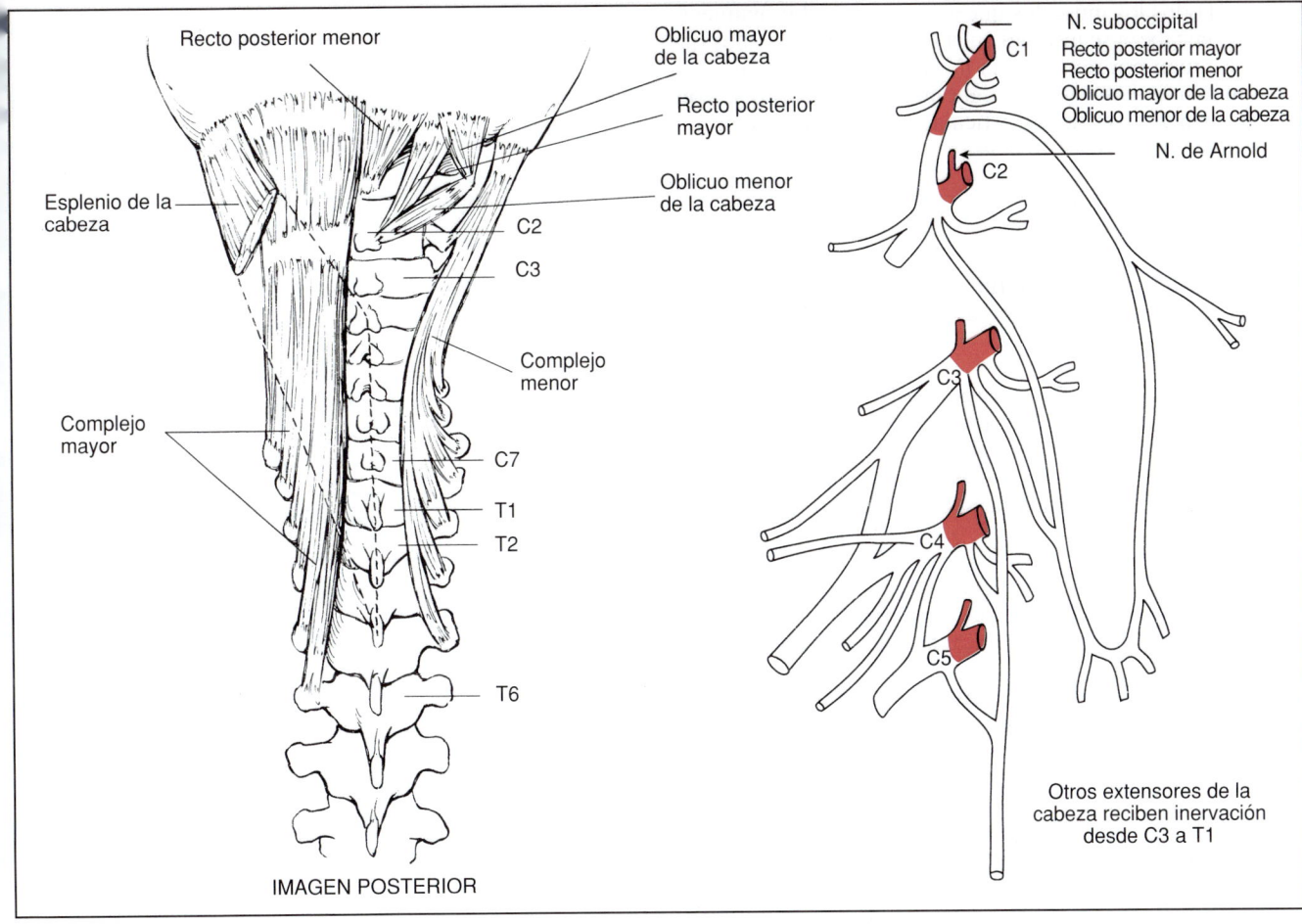

Figura 2-1 Músculos que intervienen

Figura 2-2 Inervación

Tabla 2-1	EXTENSIÓN DE LA CABEZA	
Músculo	**Origen**	**Inserción**
56. Recto posterior mayor	Axis (apófisis espinosa)	Occipucio (línea curva occipital inferior)
57. Recto posterior menor	Atlas	Occipucio (línea curva occipital inferior)
60. Complejo menor	Vértebras T1-T5 (apófisis transversas) Vértebras C3-C7 (apófisis articulares)	Hueso temporal (mastoides) (borde posterior)
58. Oblicuo mayor de la cabeza	Atlas (apófisis transversas)	Occipucio (entre las líneas curvas occipitales superior e inferior)
59. Oblicuo menor de la cabeza	Axis (apófisis espinosa)	Atlas (apófisis transversa dorsal)
61. Esplenio de la cabeza	Vértebras C3-C7 (ligamento cervical posterior [lig. nuchae]) Vértebras C7-T4 (apófisis espinosas)	Hueso temporal (mastoides) (lateral) Occipucio (debajo de la línea occipital) (línea nucal superior; 1/3 lateral)
62. Complejo mayor	Vértebras C7-T6 (apófisis transversas) Vértebras C4-C6 (apófisis articulares)	Occipucio (entre las líneas curvas occipitales superior e inferior)
63. Espinal de la cabeza	Vértebras C5-C7 Vértebras T1-T3 (apófisis espinosas)	Occipucio (entre las líneas curvas)

Amplitud de movimiento:

De 0° a 25°.

Capítulo 2 ■ Examen de los músculos del cuello

EXTENSIÓN DE LA CABEZA

Todos los músculos que actúan sobre el movimiento de la cabeza se insertan en el cráneo. Los músculos que se sitúan por detrás de la línea media coronal se denominan extensores de la cabeza. El movimiento se concentra a nivel de las articulaciones atlantooccipital y atlantoaxial[2, 3].

Grado 5 (normal) y grado 4 (bien)

Posición del paciente: Tumbado boca abajo, con la cabeza fuera de la mesa. Los brazos estirados pegados a los costados.

Posición del fisioterapeuta: De pie, a un lado del paciente, a la altura de su cabeza. Una mano aplica resistencia sobre el occipital (Fig. 2-3). La otra mano se coloca por debajo de la cabeza, que pende, y se prepara para sujetar la cabeza, si ésta cede con la resistencia aplicada.

Test: El paciente extiende la cabeza, empujando la barbilla hacia arriba, con un movimiento de asentimiento. (La columna cervical no está extendida.)

Instrucciones al paciente: «Mire a la pared. Mantengase así. No permita que le empuje la cabeza hacia abajo.»

Puntuación:

Grado 5 (normal): El paciente ejecuta el movimiento completo sin la extensión cervical. Tolera la máxima resistencia. (Se trata de un grupo muscular muy potente.)

Grado 4 (bien): El paciente ejecuta el movimiento completo sin la extensión cervical. Tolera una resistencia de fuerte a moderada.

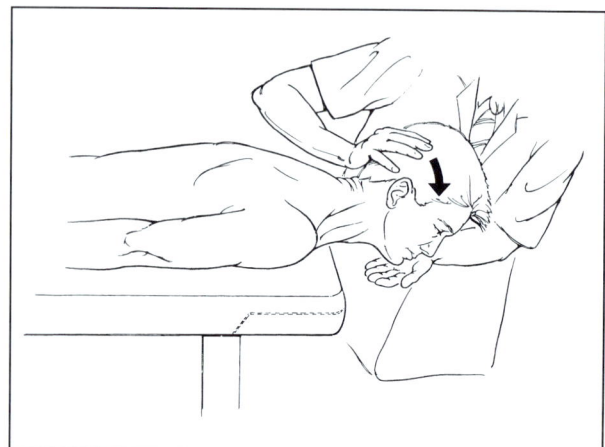

Figura 2-3

Grado 3 (regular)

Posición del paciente: Tumbado boca abajo, con la cabeza fuera de la mesa y sostenida por el fisioterapeuta. Los brazos estirados pegados a los costados.

Posición del fisioterapeuta: De pie, al lado de la cabeza del paciente. Una mano debe permanecer por debajo de la cabeza, para sostenerla si los músculos no pueden mantener la posición (Fig. 2-4).

Instrucciones al paciente: «Mire a la pared.»

Test: El paciente ejecuta el movimiento completo sin que se le aplique ninguna resistencia.

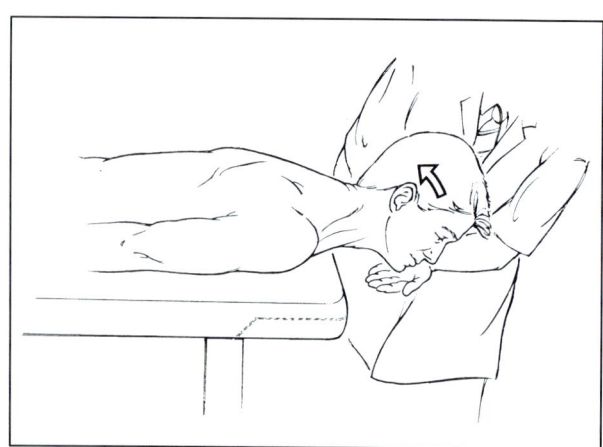

Figura 2-4

EXTENSIÓN DE LA CABEZA

Grado 2 (mal), grado 1 (escaso) y grado 0 (nulo)

Posición del paciente: Tumbado boca arriba, con la cabeza sobre la mesa. Brazos pegados a los costados.

Posición del fisioterapeuta: De pie, en el extremo de la mesa, de cara al paciente. Ambas manos sostienen la cabeza del paciente por debajo del occipital. Los dedos deben situarse en la base del occipital, laterales a la columna vertebral, para intentar palpar los extensores de la cabeza. La cabeza debe encontrarse ligeramente elevada sobre la mesa, para disminuir el rozamiento (Fig. 2-5).

Test: El paciente intenta mirar hacia atrás, hacia el examinador, sin elevar la cabeza de la mesa.

Instrucciones al paciente: «Empuje la barbilla hacia arriba» o «Mire atrás hacia mí. No levante la cabeza.»

Puntuación

Grado 2 (mal): El paciente ejecuta un movimiento de amplitud limitada.

Grado 1 (escaso) y grado 0 (nulo): Resulta difícil la palpación de los extensores de la cabeza a nivel de la base del occipital; el esplenio de la cabeza se sitúa en posición más lateral y los rectos inmediatamente al lado de la columna.

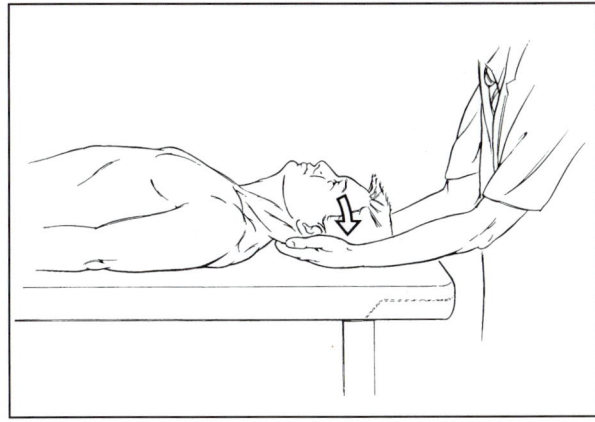

Figura 2-5

OBSERVACIONES

1. Los clínicos deben recordar que la cabeza es un objeto muy pesado, sostenido por una estructura delgada. Siempre que se realice la prueba con la cabeza del paciente fuera de la mesa, deben extremarse las medidas de seguridad, especialmente si existe o se sospecha de una lesión en el cuello o tronco. En caso de duda, se situará siempre una mano por debajo de la cabeza, para no dejarla caer si los músculos ceden.

2. Las lesiones importantes de los músculos extensores de la cabeza, junto a lesiones laríngeas y faríngeas, pueden causar obstrucción de la vía aérea. También pueden producir dificultades para la deglución. Ambos procesos se deben a que la lesión de los extensores deja a los flexores sin oposición y la postura resultante tiende a doblar la barbilla sobre el pecho, especialmente en la supino[1]. Este problema no se limita sólo a los pacientes con parálisis por polio; es mucho más evidente en los pacientes con artritis reumatoide grave.

EXTENSIÓN DEL CUELLO

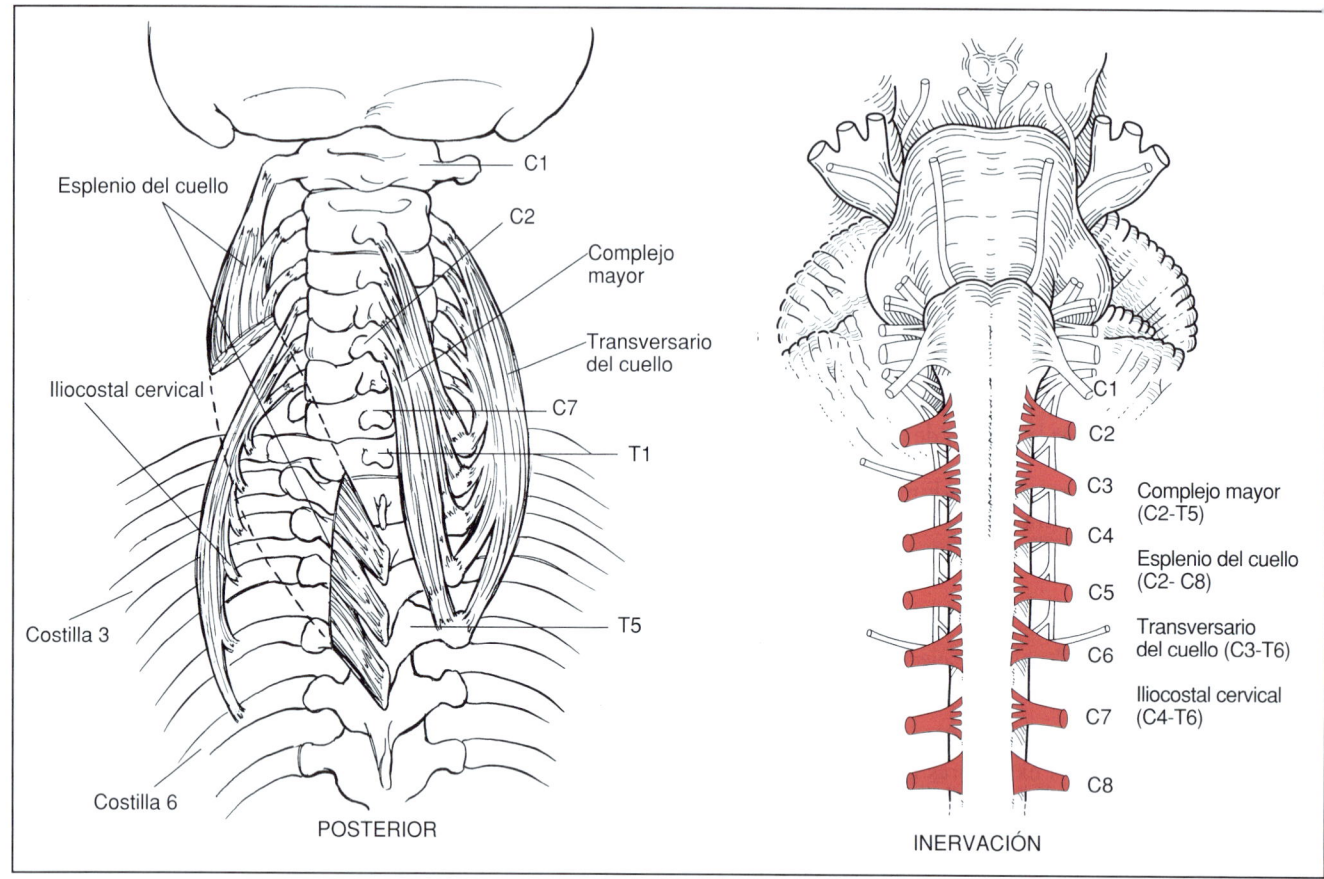

Fig. 2-6

Fig. 2-7

Tabla 2-2	EXTENSIÓN DEL CUELLO	
Músculo	Origen	Inserción
64. Transversario del cuello	Vértebras T1-T5 (apófisis transversas)	Vértebras C2-C7 (apófisis transversas)
65. Digástrico de la nuca o complejo mayor	Vértebras T1-T5 (apófisis transversas) Costillas 1-6 (ángulos)	Axis hasta vértebras C5 (apófisis espinosas)
66. Iliocostal cervical (cervical ascendente o accesorio)		Vértebras C4-C6 (apófisis transversas)
67. Esplenio del cuello	Vértebras T3-T6 (apófisis espinosas)	Vértebras C1-C3 (apófisis transversas)

Amplitud de movimiento:

De 0° hasta menos de 30°.

EXTENSIÓN DEL CUELLO

Los músculos extensores del cuello comprenden sólo aquellos que actúan exclusivamente sobre la columna cervical, con el movimiento centrado sobre la columna cervical inferior[2, 3].

Grado 5 (normal) y grado 4 (bien)

Posición del paciente: Tumbado boca abajo, con la cabeza por fuera de la mesa. Brazos estirados pegados a los costados.

Posición del fisioterapeuta: De pie, al lado de la cabeza del paciente. Una mano colocada sobre la zona parietooccipital, para ejercer la resistencia (Fig. 2-8). La otra mano se sitúa por debajo de la barbilla, preparada para sujetar la cabeza, si los músculos ceden mientras se aplica la resistencia.

Test: El paciente extiende el cuello, sin inclinar la barbilla.

Instrucciones al paciente: «Empuje hacia arriba mi mano, pero siga mirando al suelo. Mantengase así. No permita que le empuje hacia abajo.»

Puntuación

Grado 5 (normal): El paciente ejecuta el movimiento completo y lo mantiene frente a la máxima resistencia. El examinador debe extremar su precaución, debido a que estos músculos no son demasiado potentes y su esfuerzo máximo no tolera demasiada resistencia.

Grado 4 (bien): El paciente ejecuta el movimiento completo frente a una resistencia moderada.

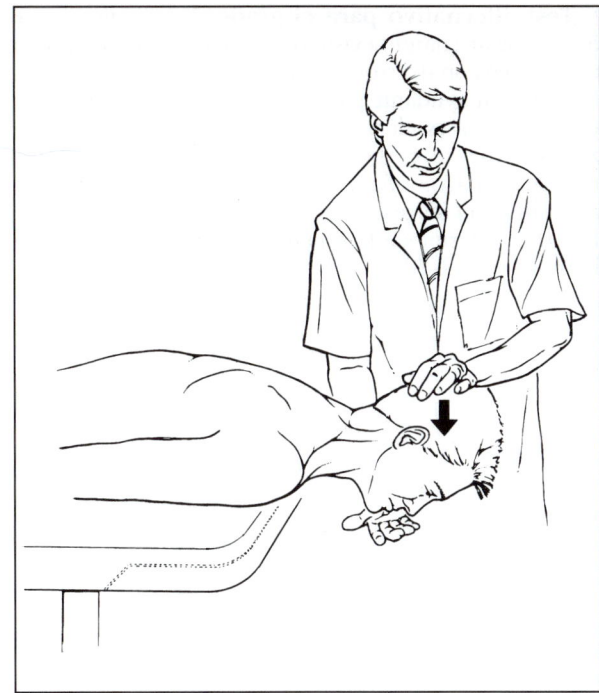

Figura 2-8

Grado 3 (regular)

Posición del paciente: Tumbado boca abajo, con la cabeza por fuera de la mesa. Brazos pegados a los lados.

Posición del fisioterapeuta: De pie, al lado de la cabeza del paciente, con una mano sosteniendo (o preparada para sostener) la frente (Fig. 2-9).

Test: El paciente estira el cuello sin mirar hacia arriba ni inclinar la barbilla.

Instrucciones al paciente: «Eleve la frente, sin dejar de mirar al suelo.»

Puntuación

Grado 3 (regular): El paciente ejecuta el movimiento completo, pero no tolera ninguna resistencia.

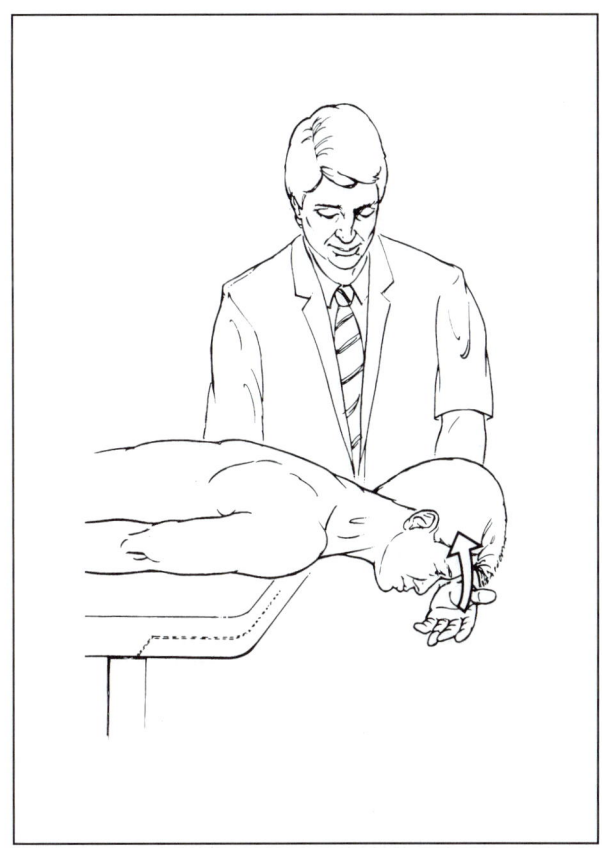

Figura 2-9

EXTENSIÓN DEL CUELLO

Test alternativo para el grado 3: Esta prueba se debe utilizar cuando existe o se sospecha de una lesión en la extensión del tronco. El examinador siempre contará con un ayudante para proteger la frente por debajo. La prueba es idéntica a la anterior, pero la estabilización corre a cargo del fisioterapeuta cuando es necesaria la acomodación para la lesión del tronco. La estabilización se realiza colocando el antebrazo sobre la parte superior de la espalda, con la mano sujeta al hombro (Fig. 2-10).

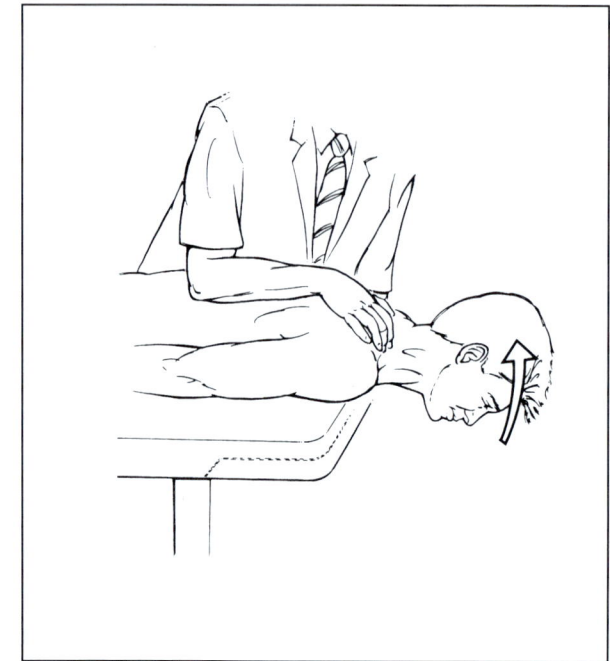

Figura 2-10

Grado 2 (mal), grado 1 (escaso) y grado 0 (nulo)

Posición del paciente: Supino, con la cabeza completamente sostenida por la mesa. Brazos a los lados.

Posición del fisioterapeuta: De pie, en el extremo de la mesa, de cara al paciente. Ambas manos se colocan por debajo de la cabeza. Los dedos se sitúan distales al occipital, a nivel de las vértebras cervicales, para realizar la palpación (Fig. 2-11).

Test: El paciente intenta estirar el cuello en la mesa.

Instrucciones al paciente: «Intente empujar mis manos hacia abajo con la cabeza.»

Puntuación

Grado 2 (mal): El paciente ejecuta un pequeño movimiento de extensión del cuello, empujando las manos del fisioterapeuta.

Grado 1 (escaso): Se palpa cierta actividad contráctil de los extensores cervicales.

Grado 0 (nulo): No es palpable ninguna actividad muscular.

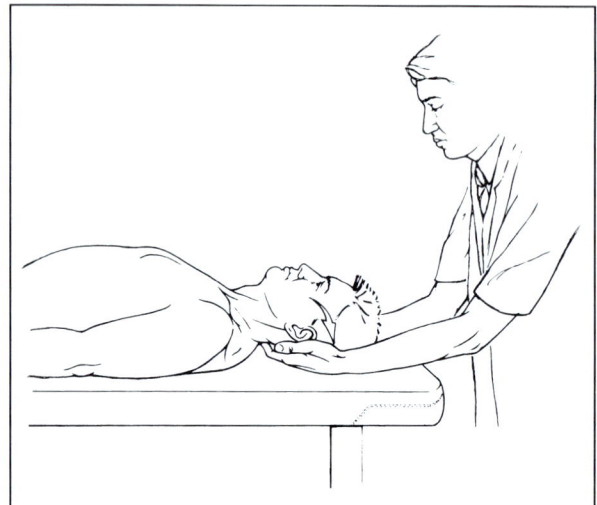

Figura 2-11

EXTENSIÓN CONJUNTA DEL CUELLO
(Cabeza y cuello)

Grado 5 (normal) y grado 4 (bien)

Posición del paciente: Tumbado boca abajo, con la cabeza fuera de la mesa. Los brazos estirados pegados a los costados.

Posición del fisioterapeuta: De pie, al lado de la cabeza del paciente. Una mano se coloca sobre la zona parietooccipital para aplicar la resistencia, que se ejerce tanto hacia abajo como hacia adelante (Fig. 2-12). La otra mano se coloca por debajo de la barbilla, preparada para sostener la cabeza si los músculos ceden al aplicar la resistencia.

Test: El paciente extiende la cabeza y el cuello, toda la amplitud de movimiento que pueda, elevando la cabeza y mirando hacia arriba.

Instrucciones al paciente: «Eleve la cabeza y mire al techo. Mantengase así. No permita que le empuje la cabeza hacia abajo.»

Puntuación:

Grado 5 (normal): El paciente ejecuta el movimiento completo frente a la máxima resistencia.

Grado 4 (bien): El paciente ejecuta el movimiento completo frente a una resistencia moderada.

Grado 3 (regular)

Posición del paciente: Tumbado boca abajo, con la cabeza fuera de la mesa. Los brazos estirados pegados a los costados.

Posición del fisioterapeuta: De pie, al lado de la cabeza del paciente.

Test: El paciente estira la cabeza y el cuello, elevando la cabeza y mirando hacia arriba (Fig. 2-13).

Instrucciones al paciente: «Eleve su cabeza desde mi mano y mire al techo.»

Amplitud de movimiento: De 0° a 30°.

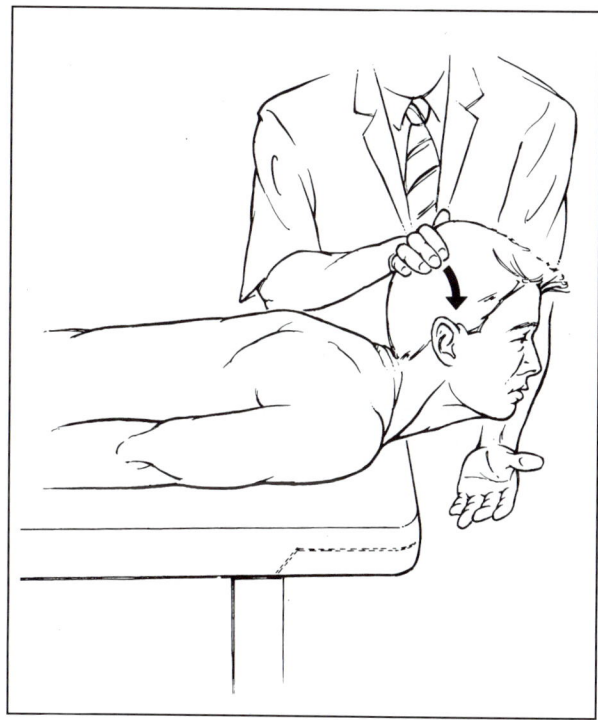

Figura 2-12

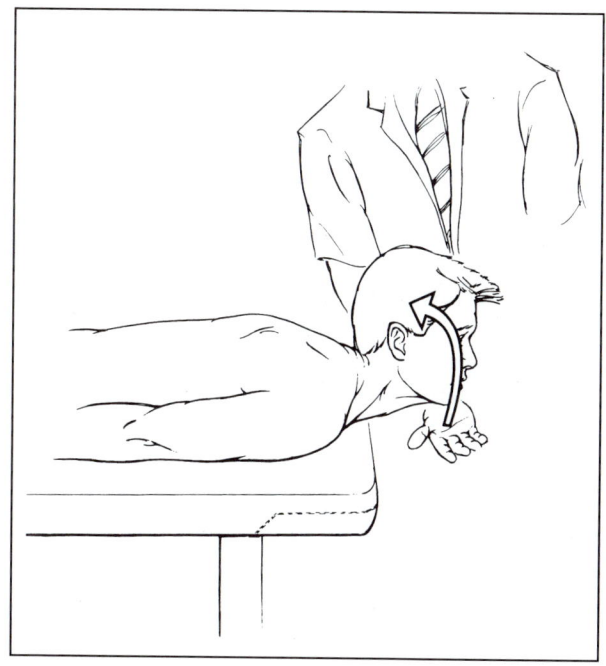

Figura 2-13

EXTENSIÓN CONJUNTA DEL CUELLO
(Cabeza y cuello)

Puntuación

Grado 3 (regular): El paciente ejecuta el movimiento completo, sin tolerar ninguna resistencia, excepto la fuerza de gravedad.

Test alternativo para el grado 3: Esta prueba se debe utilizar cuando el paciente presenta una lesión en la extensión del tronco o la cadera. La prueba es idéntica a la anterior, pero la estabilización de la parte superior de la espalda corre a cargo del fisioterapeuta (Fig. 2-14).

Grado 2 (mal), grado 1 (escaso) y grado 0 (nulo)

Posición del paciente: Tumbado boca arriba, con la cabeza sobre la mesa. Brazos pegados a los costados.

Posición del fisioterapeuta: De pie, al lado de la porción superior del tronco del paciente. Ambas manos se colocan sobre la región cervical y la base del occipital, para realizar la palpación.

Test: El paciente intenta elevar la cabeza y mirar hacia arriba.

Instrucciones al paciente: «Eleve la barbilla y mire hacia el techo.»

Puntuación

Grado 2 (mal): El paciente ejecuta un movimiento de amplitud limitada.

Grado 1 (escaso): Existe cierta actividad contráctil palpable, tanto en los músculos extensores de la cabeza, como en los cervicales, pero no existe movimiento.

Grado 0 (nulo): No se palpa ninguna actividad contráctil en los músculos.

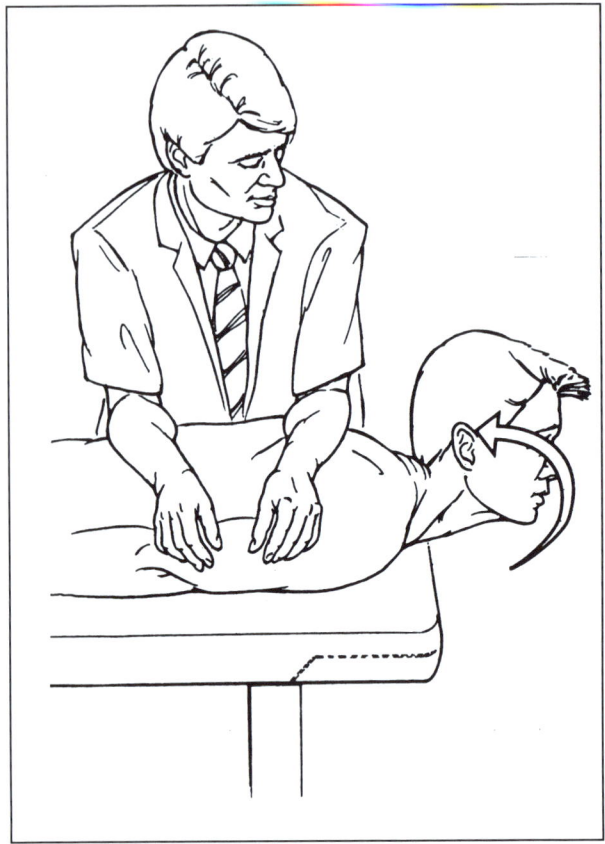

Figura 2-14

 OBSERVACIONES

Los músculos extensores del lado derecho (o izquierdo) deben ser explorados con el paciente con la cabeza girada hacia la derecha (o la izquierda) y extendiendo la cabeza y el cuello.

FLEXIÓN DE LA CABEZA

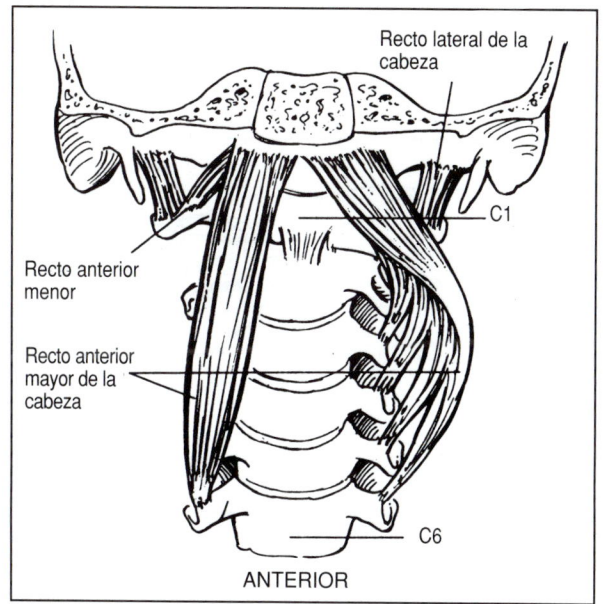

Figura 2-15

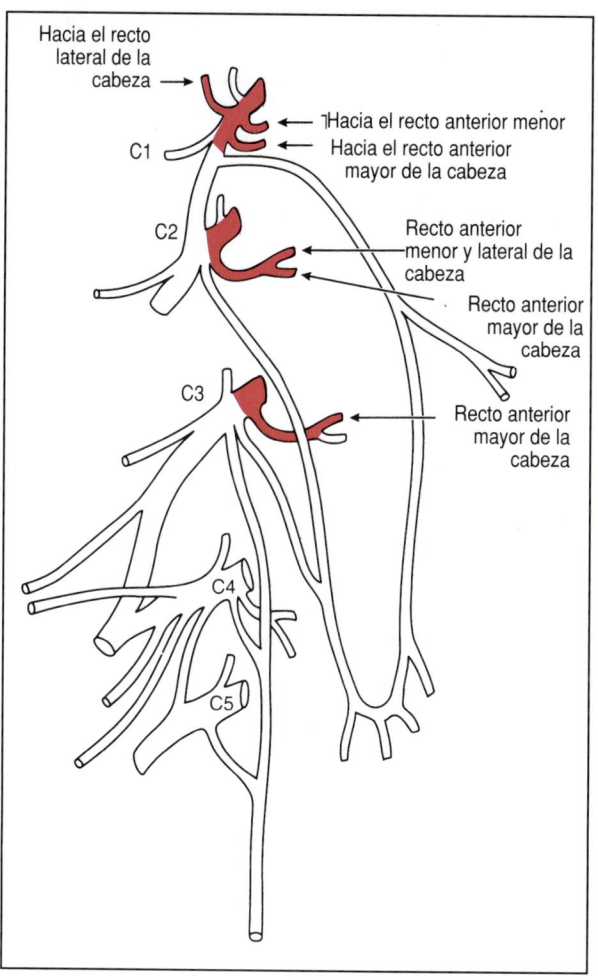

Figura 2-16

Tabla 2-3 FLEXIÓN DE LA CABEZA		
Músculo	**Origen**	**Inserción**
72. Recto anterior menor (rectus capitis anterior)	Atlas (masas laterales)	Occipucio (cara inferior) (porción basilar)
73. Recto lateral de la cabeza (rectus capitis lateralis)	Atlas (apófisis transversas)	Occipucio (apófisis yugular) (1er intertransverso)
74. Recto anterior mayor de la cabeza (longus capitis)	Vértebras C3-C6 (apófisis transversas)	Occipucio (apófisis basilar) (cubre el recto anterior)

Amplitud de movimiento:

De 0° a 10°-15°.

Capítulo 2 ■ Examen de los músculos del cuello

FLEXIÓN DE LA CABEZA

Todos los músculos que actúan sobre el movimiento de la cabeza se insertan en el cráneo. Los músculos que se sitúan por delante de la línea media coronal se denominan flexores de la cabeza. El movimiento se concentra a nivel de las articulaciones atlantooccipital y atlantoaxial[2,3].

Posición inicial del paciente: En todas las exploraciones de la flexión de la cabeza, cuello y flexión conjunta, los pacientes se colocan en posición supina (tumbado boca arriba), con la cabeza apoyada en la mesa y los brazos a los lados (Fig. 2-17).

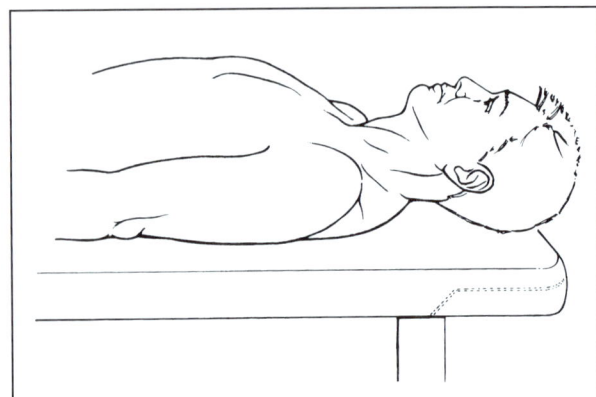

Figura 2-17

Grado 5 (normal) y grado 4 (bien)

Posición del paciente: Tumbado boca arriba, con la cabeza sobre la mesa. Los brazos estirados pegados a los costados.

Posición del fisioterapeuta: De pie, en la cabecera de la mesa, de cara al paciente. Ambas manos sujetan la mandíbula por debajo y tocan las mejillas, para aplicar la resistencia en dirección hacia arriba y hacia atrás (Fig. 2-18).

Test: El paciente dobla la barbilla hacia el cuello, sin levantar la cabeza de la mesa. No debe producirse ningún movimiento en la columna cervical. Se trata de realizar el movimiento de asentimiento hacia abajo.

Instrucciones al paciente: «Doble la barbilla. No levante la cabeza de la mesa. Manténgase así. No permita que le levante la barbilla.»

Puntuación:

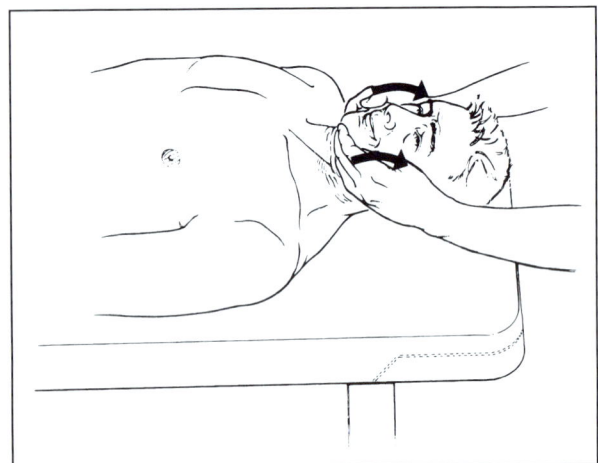

Figura 2-18

Grado 5 (normal): El paciente ejecuta el movimiento completo frente a la máxima resistencia. Se trata de un grupo muscular muy potente.

Grado 4 (bien): El paciente ejecuta el movimiento completo frente a una resistencia moderada.

Grado 3 (regular)

Posición del paciente: Supino, con la cabeza apoyada sobre la mesa. Los brazos estirados pegados a los costados.

Posición del fisioterapeuta: De pie, en la cabecera de la mesa, de frente al paciente.

Test: El paciente dobla la barbilla sin elevar la cabeza de la mesa (Fig. 2-19).

Instrucciones al paciente: «Doble la barbilla hacia el cuello. No eleve la cabeza de la mesa.»

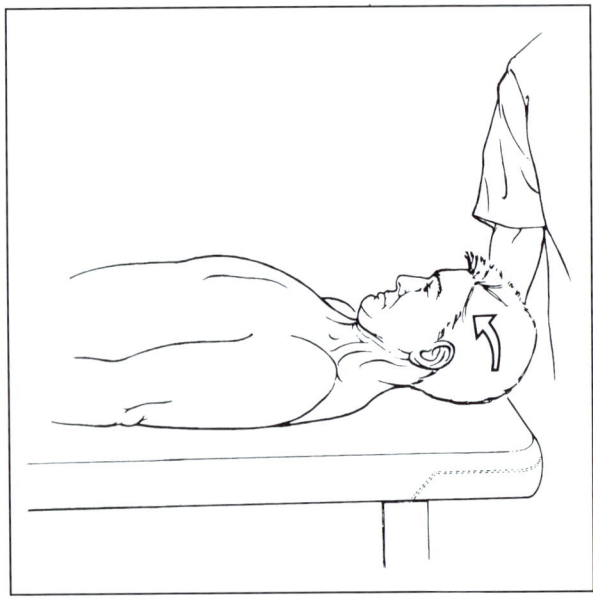

Figura 2-19

FLEXIÓN DE LA CABEZA

Puntuación

Grado 3 (regular): El paciente ejecuta el movimiento completo frente a ninguna resistencia.

Grado 2 (mal), grado 1 (escaso) y grado 0 (nulo)

Posición del paciente: Tumbado boca arriba, con la cabeza sobre la mesa. Brazos pegados a los costados.

Posición del fisioterapeuta: De pie, en la cabecera de la mesa, de frente al paciente.

Test: El paciente intenta doblar la barbilla (Fig. 2-20).

Instrucciones al paciente: «Intente doblar la barbilla hacia el cuello.»

Puntuación

Grado 2 (mal): El paciente ejecuta un movimiento de amplitud limitada.

Grado 1 (escaso): Es posible la palpación de cierta actividad contráctil a nivel de los músculos flexores de la cabeza.

Grado 0 (nulo): No se detecta actividad contráctil.

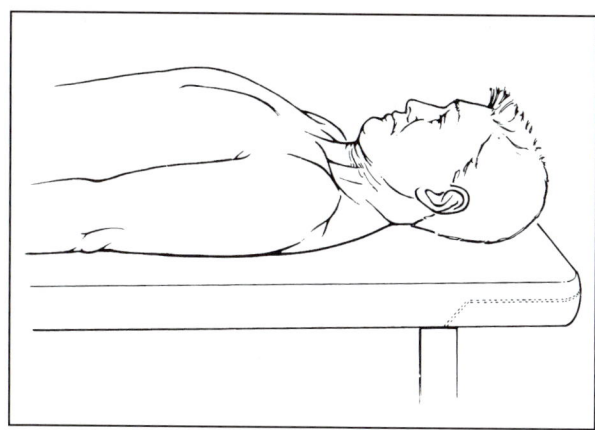

Figura 2-20

OBSERVACIONES

1. La palpación de los músculos de pequeño tamaño y los profundos puede resultar difícil, excepto si el paciente presenta una atrofia grave. En estos casos NO SE ACONSEJA ejercer una elevada presión sobre el cuello. Recuerde que el riego arterial ascendente hacia el cerebro discurre bastante superficial en esta región.
2. En los pacientes con lesiones de la motoneurona inferior (incluyendo la poliomielitis), que no afecten a los nervios craneales, suele conservarse la flexión de la cabeza. Posiblemente esto se debe a los músculos suprahioideos, que están inervados por los pares craneales. La actividad de estos músculos, se refleja en el control del suelo de la boca y de la lengua, así como ausencia de dificultades en la deglución y en el habla[1].
3. Cuando la flexión de la cabeza está dificultada o no se produce, suele existir una grave lesión en los nervios craneales y están presentes otros síntomas del SNC.

FLEXIÓN DEL CUELLO

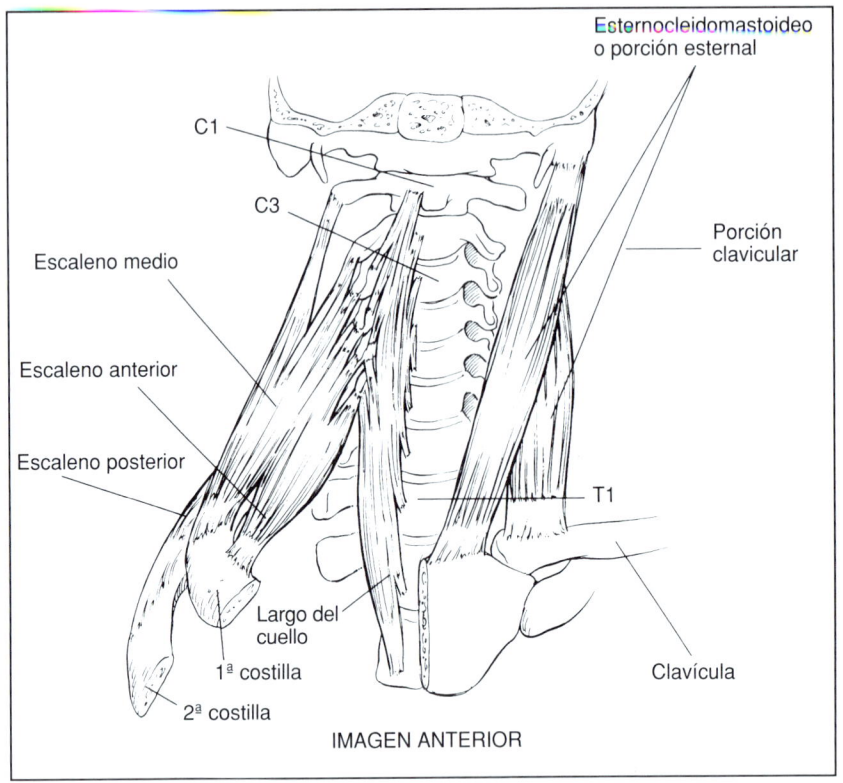

Figura 2-21

Tabla 2-4 FLEXIÓN DEL CUELLO		
Músculo	**Origen**	**Inserción**
79. Largo del cuello		
Porción oblicua superior	Vértebras C3-C5 (tubérculo anterior, apófisis transversas)	Atlas (tubérculo del arco anterior)
Porción oblicua inferior	Vértebras T1-T3 (variables cuerpos anteriores)	Vértebras C5-C6 (tubérculos anteriores de las apófisis transversas)
Ventral	Vértebras T1-T3 Vértebras C5-C7 (cuerpos anterolaterales)	Vértebras C2-C4 (cuerpos anteriores)
80. Escaleno anterior	Vértebras C3-C6 (tubérculo anterior, apófisis transversas)	1ª costilla (tubérculo para el escaleno)
81. Escaleno medio	Vértebras C2-C7 (tubérculo posterior, apófisis transversas)	1ª costilla (cara superior)
82. Escaleno posterior	Vértebras C4-C6 (tubérculo posterior, apófisis transversas)	2ª costilla (cara externa)
83. Esternocleidomastoideo		Ambas porciones:
Porción esternal	Manubrio (anterior superior)	Apófisis mastoides (lateral) Occipucio (mitad lateral de la línea curva occipital superior)
Porción clavicular	Clavícula (cara anterior superior)	

Amplitud de movimiento:

De 0° a 35°-45°.
Nota: La mujer presenta una mayor lordosis cervical que el hombre, por lo que es probable que describa un mayor arco en el movimiento.

FLEXIÓN DEL CUELLO

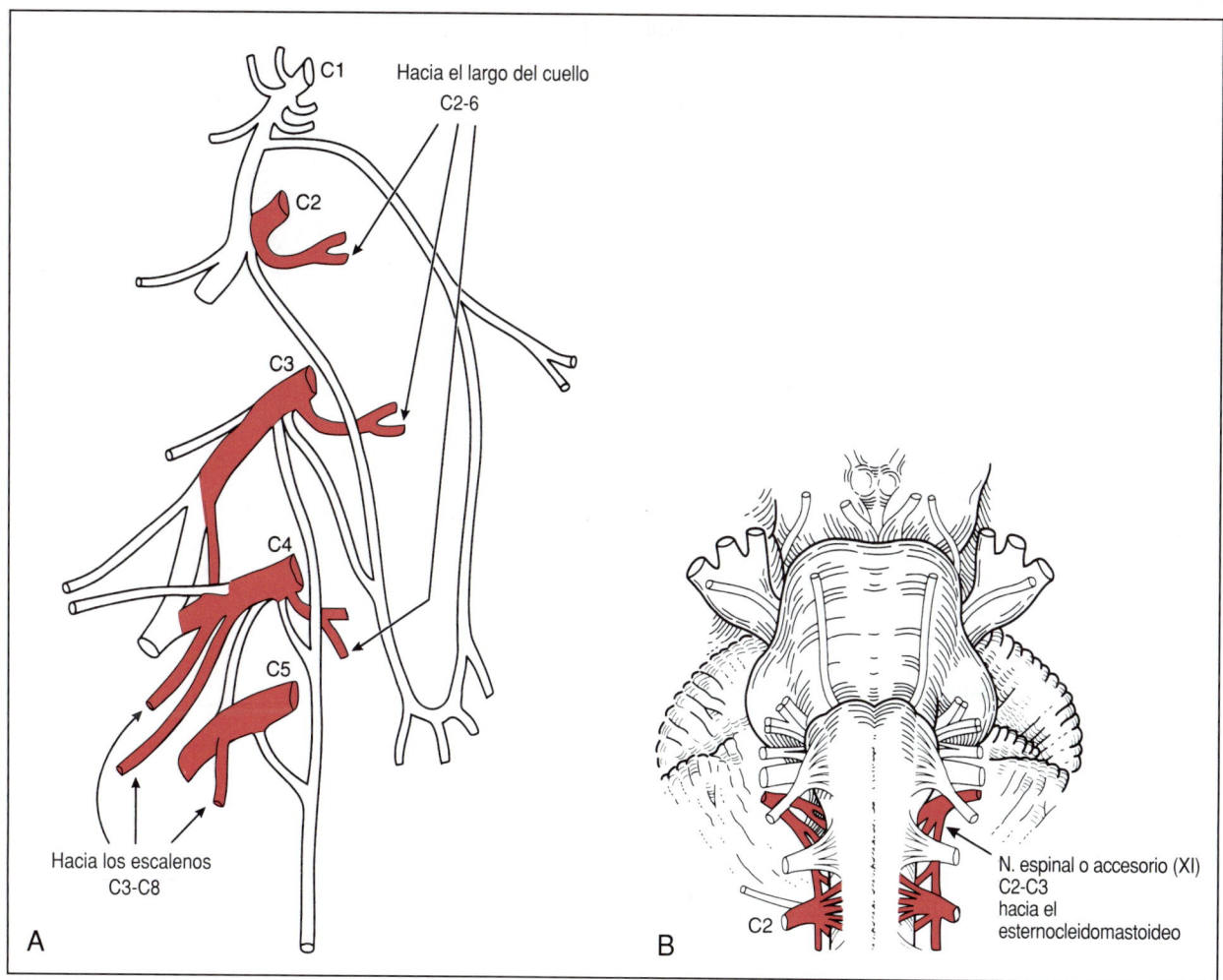

Figura 2-22

FLEXIÓN DEL CUELLO

Los músculos que intervienen en la flexión cervical sólo actúan sobre la columna cervical, con el movimiento concentrado a nivel de la columna cervical inferior[2, 3].

Grado 5 (normal) y grado 4 (bien)

Posición del paciente: Se remite a la posición inicial para todas las pruebas de flexión. Supino con los brazos estirados pegados a los costados. Cabeza apoyada sobre la mesa.

Posición del fisioterapeuta: De pie, al lado de la cabeza del paciente. La mano que ejerce la resistencia se coloca sobre la frente del paciente. *Utilizar sólo dos dedos* (Fig. 2-23). La otra mano puede colocarse sobre el pecho, pero sólo se requiere esta estabilización cuando el tronco está lesionado.

Test: El paciente flexiona el cuello, elevando la cabeza de la mesa, sin doblar la barbilla. Se trata de un grupo muscular de escasa potencia.

Instrucciones al paciente: «Eleve la cabeza de la mesa. Manténgase mirando al techo. No despegue los hombros de la mesa. No doble la barbilla. Mantengase así. No permita que le baje la cabeza.»

Puntuación:

Grado 5 (normal): El paciente ejecuta el movimiento completo frente a la moderada resistencia que ejercen los dos dedos.

Grado 4 (bien): El paciente ejecuta el movimiento completo frente a la débil resistencia que ejercen los dos dedos.

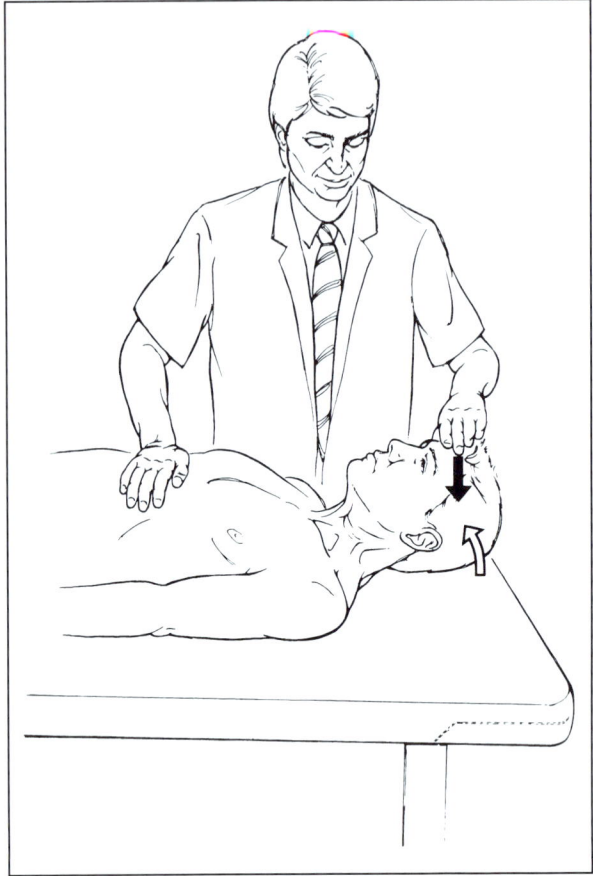

Figura 2-23

FLEXIÓN DEL CUELLO

Grado 3 (regular)

Posiciones del paciente y del fisioterapeuta: Idéntica a la del test normal. No se ejerce resistencia sobre la frente.

Test: El paciente flexiona el cuello, manteniendo la vista en el techo (Fig. 2-24).

Instrucciones al paciente: «Despegue la cabeza de la mesa, manteniendo la vista en el techo. No levante los hombros de la mesa en absoluto.»

Puntuación

Grado 3 (regular): El paciente ejecuta el movimiento completo, de forma correcta.

Grado 2 (mal), grado 1 (escaso) y grado 0 (nulo)

Posición del paciente: Tumbado boca arriba, con la cabeza sobre la mesa. Brazos pegados a los costados.

Posición del fisioterapeuta: De pie, en la cabecera de la mesa, de frente al paciente. Los dedos de ambas manos (o sólo el dedo índice) se colocan sobre los músculos esternocleidomastoideos, para palparlos durante la prueba (Fig. 2-25).

Test: El paciente gira la cabeza de lado a lado, manteniéndola apoyada sobre la mesa.

Instrucciones al paciente: «Gire la cabeza hacia la izquierda y después hacia la derecha.»

Puntuación

Grado 2 (mal): El paciente ejecuta un movimiento de amplitud limitada. El esternocleidomastoideo derecho ejecuta el giro hacia el lado izquierdo, y viceversa.

Grado 1 (escaso): No se realiza ningún movimiento, pero es posible la palpación de cierta actividad contráctil a nivel de uno o ambos músculos.

Grado 0 (nulo): No se detecta movimiento ni actividad contráctil.

 OBSERVACIONES

El músculo cutáneo puede tender a sustituir los músculos esternocleidomastoideos lesionados o ausentes durante la flexión cervical o conjunta. Cuando esto sucede, las comisuras bucales descienden; aparece una mueca o expresión interrogante. La actividad del músculo superficial se observa sobre la superficie anterior del cuello, que presentará la piel arrugada.

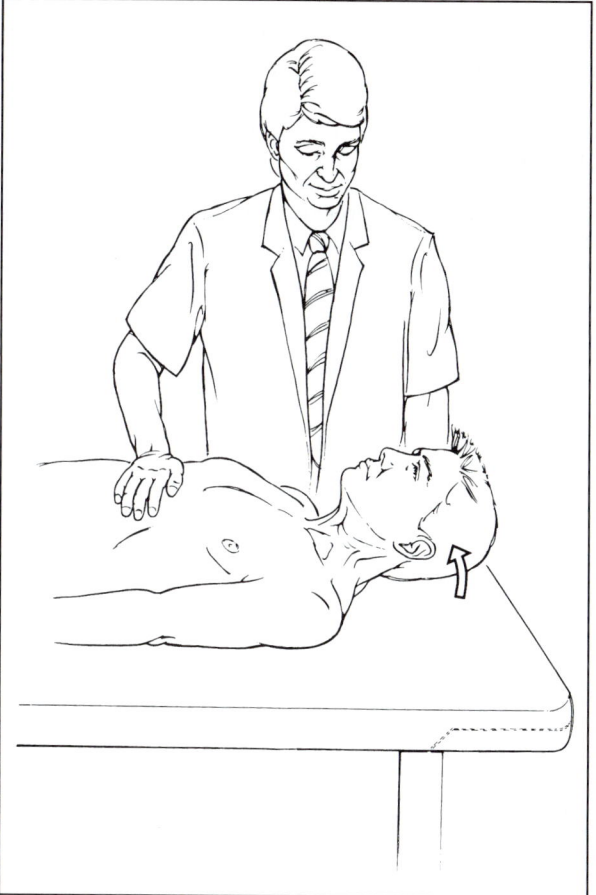

Figura 2-24

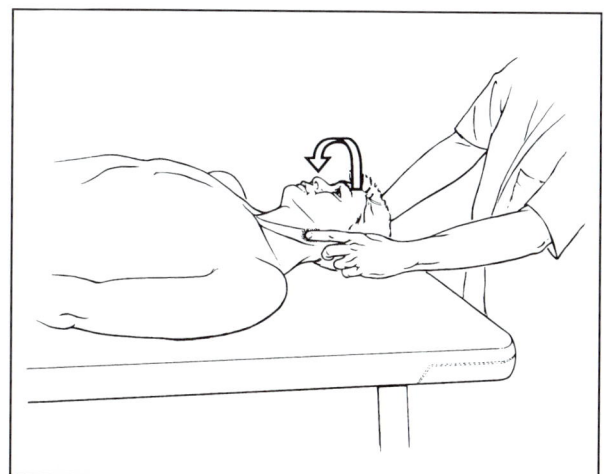

Figura 2-25

FLEXIÓN CONJUNTA DEL CUELLO
(Cabeza y cuello)

Grado 5 (normal) y grado 4 (bien)

Posición del paciente: Tumbado boca arriba, con la cabeza sobre la mesa. Los brazos estirados pegados a los costados.

Posición del fisioterapeuta: De pie, a un lado de la mesa, a la altura del hombro del paciente. Una mano se coloca sobre la frente, para ejercer la resistencia (Fig. 2-26). Uno de los brazos se utiliza para estabilizar el tórax, si el tronco está lesionado. En esos casos se sitúa el antebrazo atravesado sobre el pecho, a nivel del reborde costal. Aunque este brazo no necesita aplicar resistencia, se requiere una fuerza considerable para mantener el tronco en una posición estable. En los pacientes corpulentos puede ser necesario utilizar ambos brazos para la estabilización, el inferior sujetando la pelvis. El examinador debe extremar las precauciones para evitar que un excesivo peso o fuerza puedan causar daño en las zonas vulnerables blandas, como el abdomen.

Test: El paciente flexiona la cabeza y el cuello, doblando la barbilla hacia el pecho.

Instrucciones al paciente: «Doble la cabeza hasta que la barbilla llegue al pecho, y no levante los hombros. Mantengase así. No permita que le empuje hacia abajo.»

Puntuación:

Grado 5 (normal): El paciente ejecuta el movimiento completo contra la máxima resistencia. (Esta prueba de la flexión conjunta es más potente que la de la cabeza o cuello, por separado.)

Grado 4 (bien): El paciente ejecuta el movimiento completo contra una resistencia moderada.

Grado 3 (regular)

Posición del paciente: Supino, con la cabeza apoyada sobre la mesa. Los brazos estirados pegados a los costados.

Posición del fisioterapeuta: De pie, a un lado de la mesa, a la altura del pecho del paciente. No se aplica ninguna resistencia al movimiento. Cuando existe una lesión del tronco, debe estabilizarse el tórax.

Test: El paciente flexiona el cuello, con la barbilla doblada, hasta completar el movimiento completo (Fig. 2-27).

Instrucciones al paciente: «Lleve la barbilla hasta el pecho. No levante los hombros de la mesa.»

Amplitud de movimiento:
De 0° a 45°-55°.

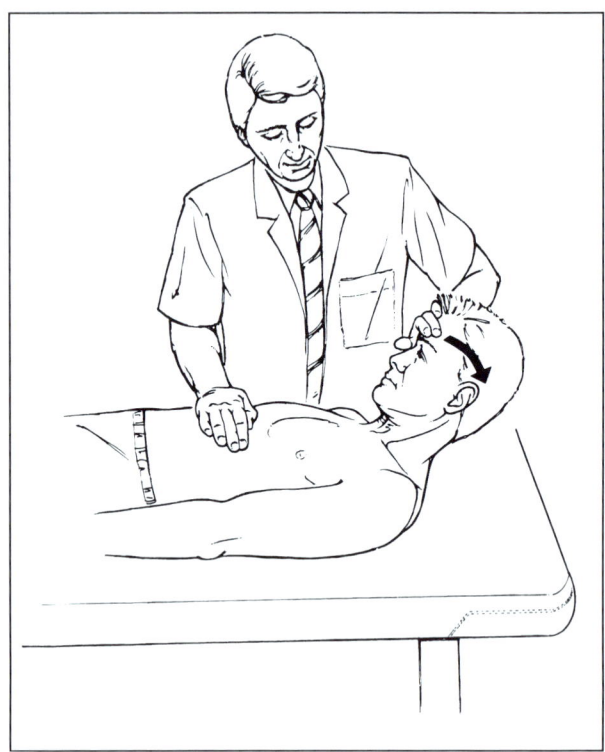

Figura 2-26

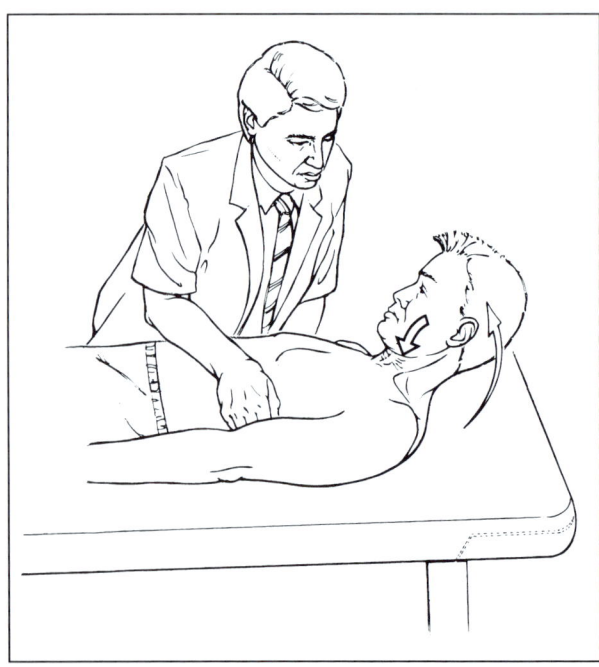

Figura 2-27

FLEXIÓN CONJUNTA DEL CUELLO
(Cabeza y cuello)

Puntuación

Grado 3 (regular): El paciente ejecuta el movimiento completo sin aplicarle ninguna resistencia.

Grado 2 (mal), grado 1 (escaso) y grado 0 (nulo)

Posición del paciente: Tumbado boca arriba, con la cabeza sobre la mesa. Brazos pegados a los costados.

Posición del fisioterapeuta: De pie, en la cabecera de la mesa, de frente al paciente. Los dedos de ambas manos, o mejor sólo los dedos índice, se utilizan para palpar los músculos esternocleidomastoideos, de forma bilateral.

Test: El paciente intenta girar la cabeza de un lado a otro. El esternocleidomastoideo de un lado rota la cabeza hacia el lado opuesto. La mayoría de los flexores rotan la cabeza hacia el mismo lado.

Instrucciones al paciente: «Intente girar la cabeza hacia la derecha y después regrese y repita lo mismo hacia el lado izquierdo.»

Puntuación

Grado 2 (mal): El paciente ejecuta un movimiento de amplitud limitada.

Grado 1 (escaso): Es posible la palpación de cierta actividad contráctil, pero no se produce ningún movimiento.

Grado 0 (nulo): No se detecta actividad contráctil.

OBSERVACIONES

Cuando los músculos flexores de la cabeza están lesionados y los esternocleidomastoideos son relativamente potentes, la acción de estos últimos incrementa la extensión de la columna cervical; debido a su inserción posterior en la apófisis mastoides que lo convierte en un extensor débil. Esto sólo se cumple cuando los flexores de la cabeza no poseen la suficiente potencia como para prefijar la cabeza en flexión. Cuando los flexores de la cabeza son normales, mantienen la columna en flexión y los esternocleidomastoideos actúan como flexores. Si están lesionados los flexores de la cabeza, ésta puede levantarse de la mesa, pero en extensión con la barbilla adelantada.

FLEXIÓN CONJUNTA PARA AISLAR UN SOLO ESTERNOCLEIDOMASTOIDEO

Esta prueba debe realizarse cuando se sospecha o existe una asimetría en la potencia de estos músculos flexores del cuello.

Amplitud de movimiento:
De 0° a 45°-55°.

Grado 5 (normal), grado 4 (bien) y grado 3 (regular)

Posición del paciente: Tumbado boca arriba, con la cabeza sobre la mesa y ladeada hacia la izquierda (para examinar el esternocleidomastoideo derecho).

Posición del fisioterapeuta: De pie, en la cabecera de la mesa, de frente al paciente. Una mano se coloca sobre la zona temporal, por encima de la oreja, para aplicar la resistencia (Fig. 2-28).

Test: El paciente eleva la cabeza de la mesa.

Instrucciones al paciente: «Levante la cabeza de la mesa, manteniéndola ladeada, con la oreja arriba.»

Puntuación:

Grado 5 (normal): El paciente ejecuta el movimiento completo frente a la máxima resistencia. Suele tratarse de un grupo muscular muy potente.

Grado 4 (bien): El paciente ejecuta el movimiento completo contra una resistencia moderada.

Grado 3 (regular): El paciente ejecuta el movimiento completo sin resistencia (Fig. 2-29).

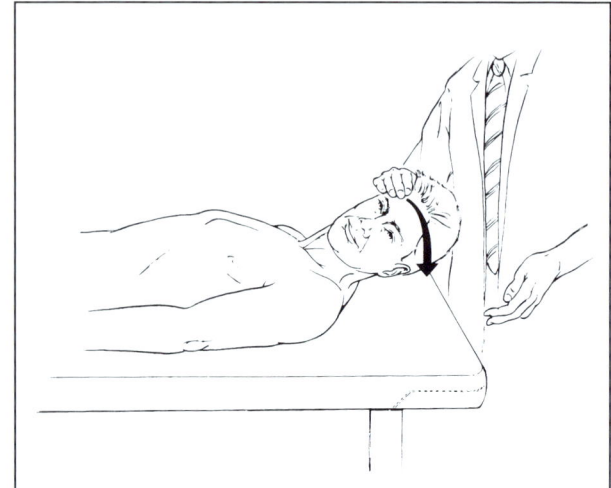

Figura 2-28

Grado 2 (mal), grado 1 (escaso) y grado 0 (nulo)

Posición del paciente: Tumbado boca arriba, con la cabeza sobre la mesa.

Posición del fisioterapeuta: De pie, en la cabecera de la mesa, de frente al paciente. Los dedos (o sólo los dedos índice) se colocan a lo largo de los lados de la cabeza y cuello, para poder palpar los esternocleidomastoideos (ver Fig. 2-25).

Test: El paciente intenta girar la cabeza de un lado a otro.

Instrucciones al paciente: «Gire la cabeza hacia la derecha, y después hacia la izquierda.»

Puntuación

Grado 2 (mal): El paciente ejecuta un movimiento de amplitud limitada.

Grado 1 (escaso): Es posible la palpación de cierta actividad contráctil a nivel de los esternocleidomastoideos, pero no existe ningún movimiento.

Grado 0 (nulo): No se detecta actividad contráctil.

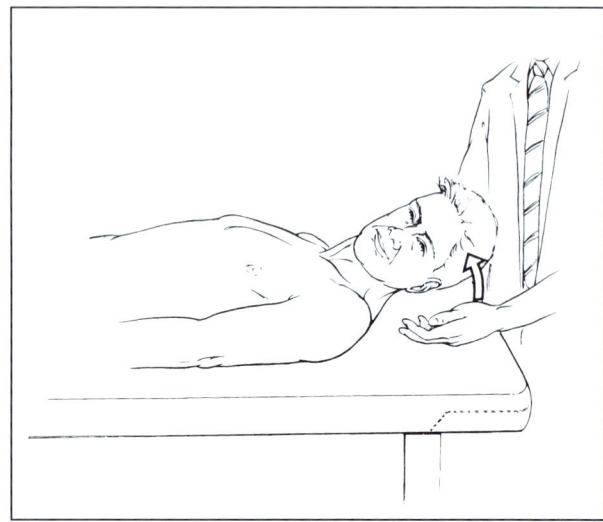

Figura 2-29

ROTACIÓN DEL CUELLO

Grado 5 (normal), grado 4 (bien) y grado 3 (regular)

Posición del paciente: Tumbado boca arriba, con la columna cervical en posición de equilibrio (flexión y extensión). La cabeza sobre la mesa, con la cabeza ladeada todo lo posible. Una alternativa para todas las pruebas es realizarlas con el paciente sentado.

Posición del fisioterapeuta: De pie, en la cabecera de la mesa, de frente al paciente. La mano que ejerce la resistencia se coloca sobre el lado de la cabeza, por encima de la oreja. (Sólo para los Grados 5 y 4.)

Test: El paciente gira la cabeza para neutralizar la máxima resistencia. Se trata de un grupo muscular de gran potencia. Debe repetirse para los músculos rotadores del lado opuesto. De forma alternativa, se hace al paciente rotar la cara sobre la mesa de izquierda a derecha y viceversa.

Instrucciones al paciente: «Gire la cabeza y trate de mirar al techo. Manténgase así. No permita que le gire de nuevo la cabeza.»

Puntuación:

Grado 5 (normal): El paciente gira la cabeza con una amplitud completa de movimiento, tanto hacia el lado derecho como el izquierdo, frente a la máxima resistencia.

Grado 4 (bien): El paciente gira la cabeza con una amplitud completa de movimiento, tanto hacia el lado derecho como el izquierdo, frente a una resistencia moderada.

Grado 3 (regular): El paciente gira la cabeza con una amplitud completa de movimiento, tanto hacia el lado derecho como el izquierdo, siempre que no se aplique ninguna resistencia.

Grado 2 (mal), grado 1 (escaso) y grado 0 (nulo)

Posición del paciente: Sentado. El tronco y la cabeza pueden apoyarse sobre un respaldo. Cabeza en posición de equilibrio.

Posición del fisioterapeuta: De pie, frente al paciente.

Test: El paciente intenta girar la cabeza de un lado a otro, manteniendo el cuello en posición de equilibrio (sin levantar ni descender la barbilla).

Instrucciones al paciente: «Gire la cabeza hacia la izquierda todo lo que pueda. Mantenga la barbilla a la misma altura.» Repetir posteriormente hacia el lado derecho.

Puntuación

Grado 2 (mal): El paciente ejecuta un movimiento de amplitud completa.

Grado 1 (escaso): Es posible la palpación o visualización de cierta actividad contráctil a nivel de los esternocleidomastoideos o en los músculos posteriores. No se realiza ningún movimiento.

Grado 0 (nulo): No se detecta actividad contráctil.

Músculos que intervienen (con sus números de referencia)

56. Recto posterior mayor	67. Esplenio del cuello
59. Oblicuo menor de la cabeza	74. Recto anterior mayor de la cabeza
60. Complejo menor	79. Largo del cuello (oblicuo inferior)
61. Esplenio de la cabeza	80. Escaleno anterior
62. Complejo mayor	83. Esternocleidomastoideo
65. Digástrico de la nuca	82. Escaleno posterior
66. Iliocostal cervical (cervical ascendente o accesorio)	

BIBLIOGRAFÍA

1. Perry J, Nickel VL. Total cervical-spine fusion for neck paralysis. J Bone Joint Surg 41A:37–60, 1959.
2. Fielding JW. Cineroentgenography of the normal cervical spine. J Bone Joint Surg 39A:1280–1288, 1957.
3. Ferlic D. The range of motion of the 'normal' cervical spine. Johns Hopkins Hosp Bull 110:59, 1962.

Examen de los músculos del tronco

Extensión del tronco
Elevación de la pelvis
Flexión del tronco
Rotación del tronco
Inspiración (reposo)
Espiración forzada

Capítulo 3

EXTENSIÓN DEL TRONCO

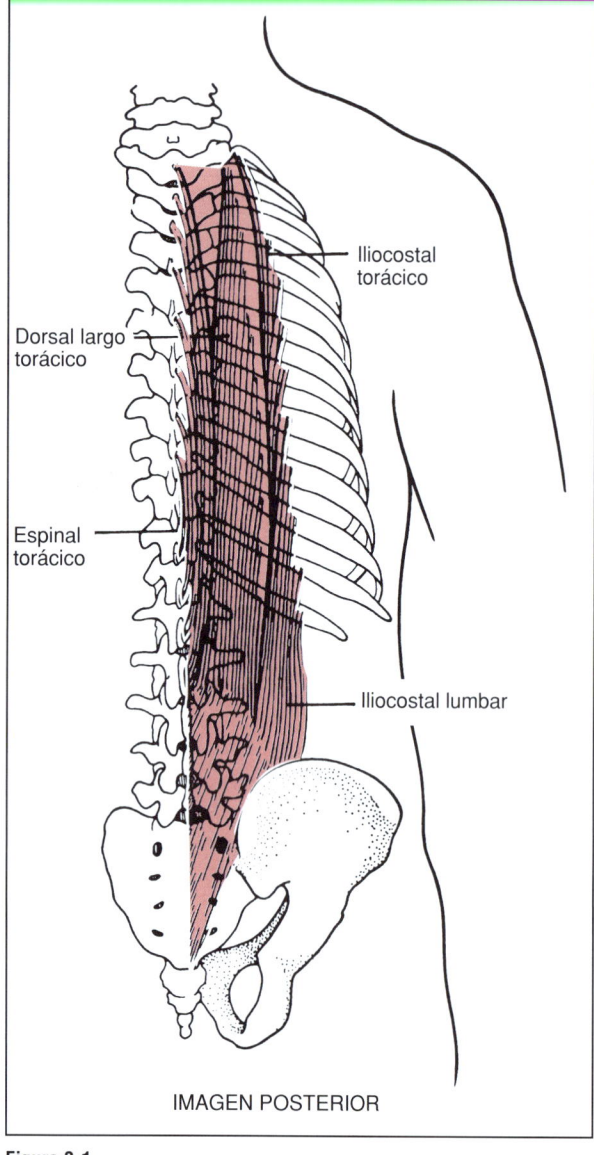

IMAGEN POSTERIOR

Figura 3-1

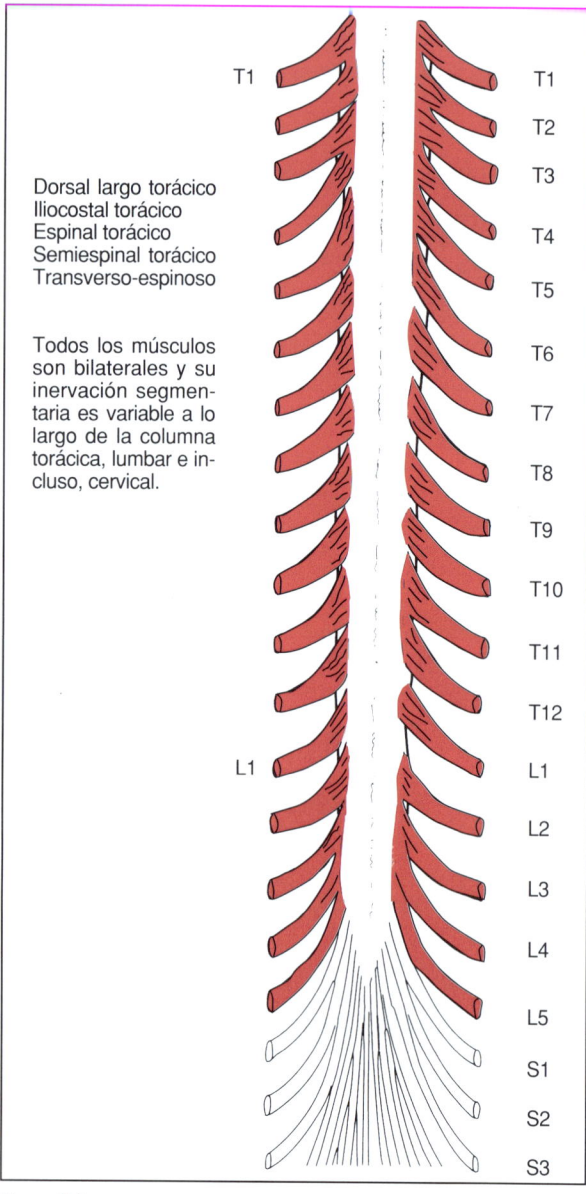

Dorsal largo torácico
Iliocostal torácico
Espinal torácico
Semiespinal torácico
Transverso-espinoso

Todos los músculos son bilaterales y su inervación segmentaria es variable a lo largo de la columna torácica, lumbar e incluso, cervical.

Figura 3-2

Tabla 3-1 EXTENSIÓN DEL TRONCO

Músculo	Origen	Inserción
89. Iliocostal torácico	Costillas desde 12.ª a la 7.ª	Costillas desde 1.ª a 6.ª
90. Iliocostal lumbar	Cresta ilíaca Sacro	Costillas 5-12
91. Dorsal largo torácico	Sacro Vértebras L1-L5	Vértebras L1-L3 Vértebras T1-T12 Costillas 2-12
92. Espinal torácico	Vértebras T11-T12 Vértebras L1-L2	Vértebras T1-T4 (o hasta T8)
93. Semiespinal torácico	Vértebras T6-T10 (apófisis transversas)	Vértebras C6-T4 (apófisis espinosas)
94. Transverso-espinoso	Sacro Aponeurosis del epiespinoso Ilíaco (EISP) Ligamentos sacroilíacos Vértebras T1-T12	Vértebra inmediata superior (pueden abarcar 2-4 vértebras antes de insertarse)
95/96. Rotadores torácicos y lumbares	Vértebras torácicas y lumbares (apófisis transversas)	Vértebra inmediata superior (apófisis espinosas)

Amplitud de movimiento:

Columna torácica: De 0° a 0°.

Columna lumbar: De 0° a 25°.

EXTENSIÓN DEL TRONCO

COLUMNA LUMBAR

Grado 5 (normal) y grado 4 (bien)

Nota: Los tests para los grados 5 y 4 de la extensión de la columna, son diferentes para las regiones lumbar y torácica. A partir del grado 3, las pruebas son conjuntas.

Posición del paciente: Tumbado boca abajo (prono), con las manos cruzadas por detrás de la cabeza.

Posición del fisioterapeuta: De pie, para sujetar las extremidades inferiores justo por encima de los tobillos, cuando el paciente posee una potencia normal de la cadera (Fig. 3-3).

Posición alternativa: El fisioterapeuta estabiliza las extremidades inferiores utilizando el peso del cuerpo, con los brazos atravesados sobre la pelvis, cuando el paciente presenta una lesión en la extensión de la cadera. Resulta difícil sujetar la pelvis de forma adecuada cuando existe una lesión importante de cadera (Fig. 3-4).

Test: El paciente extiende la columna, hasta que todo el tórax se eleva de la mesa (aparece el ombligo).

Instrucciones al paciente: «Levante la cabeza, hombros y pecho de la mesa. Tan alto como sea posible.»

Puntuación:

Grado 5 (normal) y grado 4 (bien): El examinador distingue entre los músculos de grados 5 y 4 por las características de la respuesta (ver Figs. 3-3 y 3-4). Los músculos de grado 5 se mantienen en un tope; el músculo de grado 4 cede ligeramente debido a su elasticidad en la amplitud límite. El paciente con músculos extensores de la espalda normales puede llegar con rapidez a la amplitud límite y mantenerse en esa posición sin signos evidentes de esfuerzo. El paciente con extensores de la espalda con grado 4 puede llegar a la amplitud límite, pero oscila en esa posición o muestra signos de esfuerzo.

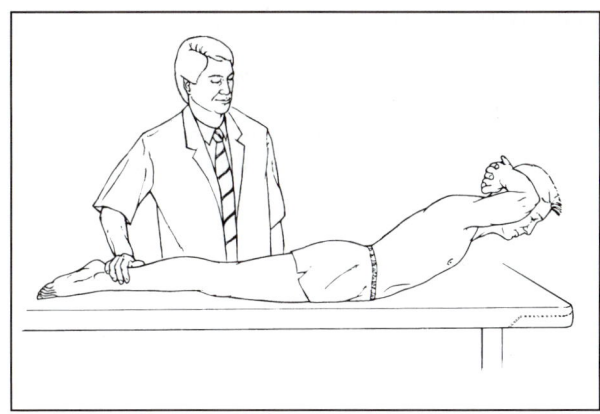

Figura 3-3

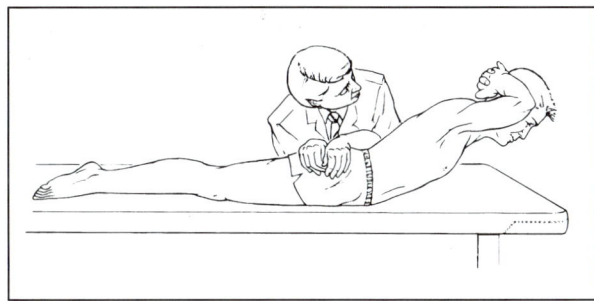

Figura 3-4

EXTENSIÓN DEL TRONCO

COLUMNA TORÁCICA

Grado 5 (normal) y grado 4 (bien)

Posición del paciente: Prono, con la cabeza y parte superior del tronco fuera de la mesa, a la altura del pezón (Fig. 3-5).

Posición del fisioterapeuta: De pie, para sujetar las extremidades inferiores por los tobillos.

Test: El paciente extiende la columna torácica, hasta la posición horizontal.

Instrucciones al paciente: «Levante la cabeza, los hombros y el pecho hasta la altura de la mesa.»

Puntuación:

Grado 5 (normal): El paciente es capaz de levantar la parte superior del tronco con rapidez desde su posición flexionada hasta el plano horizontal (o más alto), con facilidad y sin signos de esfuerzo (Fig. 3-6).

Grado 4 (bien): El paciente es capaz de elevar el tronco hasta el plano horizontal, pero lo realiza con ciertas muestras de fatiga.

COLUMNA LUMBAR Y TORÁCICA

Grado 3 (regular)

Posición del paciente: Prono, con los brazos estirados pegados a los costados.

Posición del fisioterapeuta: De pie, a un lado de la mesa. Las extremidades inferiores se sujetan por los tobillos.

Test: El paciente extiende la columna, elevando el cuerpo de la mesa hasta que aparece el ombligo (Fig. 3-7).

Instrucciones al paciente: «Eleve la cabeza, brazos y pecho de la mesa, tan alto como pueda.»

Puntuación

Grado 3 (regular): El paciente ejecuta el movimiento completo.

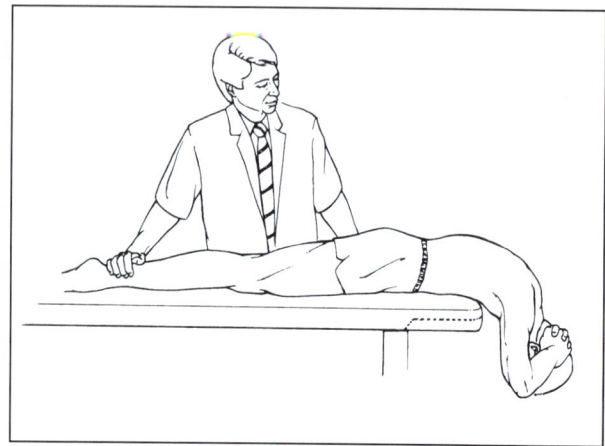

Figura 3-5

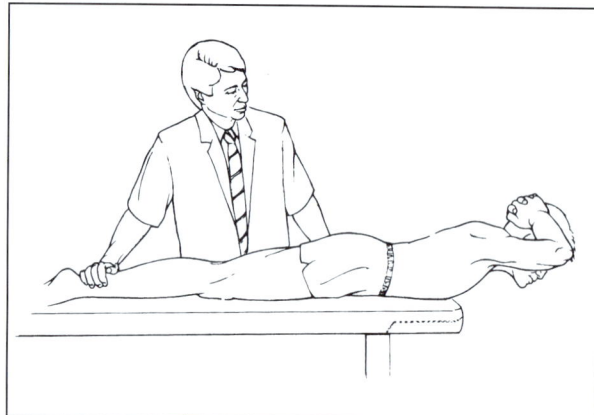

Figura 3-6

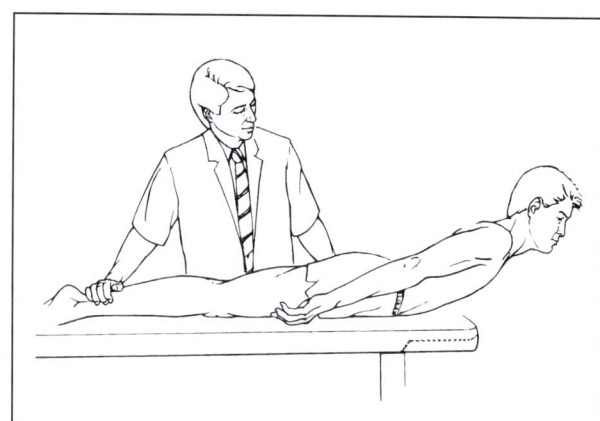

Figura 3-7

EXTENSIÓN DEL TRONCO

Grado 2 (mal), grado 1 (escaso) y grado 0 (nulo)

Estas pruebas son idénticas a las del grado 3, pero en este caso el examinador debe palpar las masas musculares extensoras de la columna lumbar (Fig. 3-8) y torácica (Fig. 3-9), a ambos lados de la columna. No es posible aislar los músculos de forma individual.

Puntuación

Grado 2 (mal): El paciente ejecuta un movimiento de amplitud limitada.

Grado 1 (escaso): Es posible la palpación de cierta actividad contráctil, pero no se realiza ningún movimiento.

Grado 0 (nulo): No se detecta actividad contráctil.

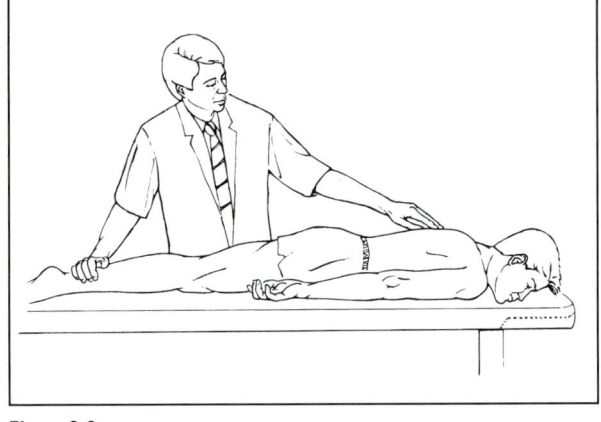

Figura 3-8

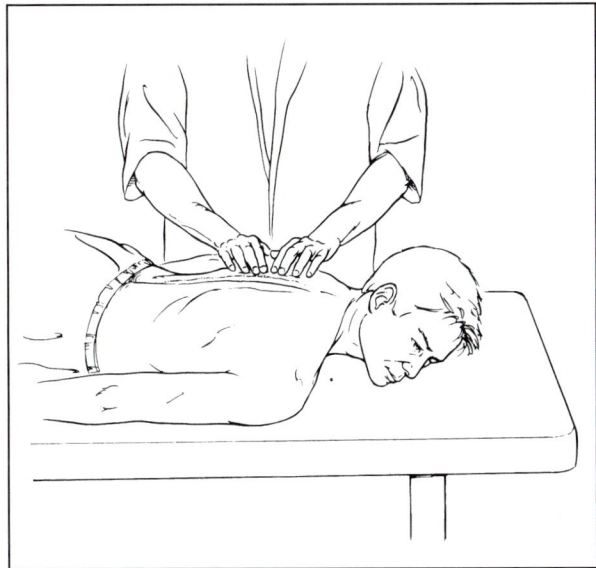

Figura 3-9

 OBSERVACIONES

1. El test para valorar la extensión del tronco debe estar precedido por tests para evaluar la extensión de la cadera y del cuello.

   Cuando existe lesión en los extensores de la columna y los extensores de la cadera son normales, el paciente no podrá elevar la parte superior del tronco de la mesa. A su vez, la pelvis basculará posteriormente, mientras que flexionará la columna lumbar (se aplasta la parte inferior de la espalda).

   Cuando los extensores de la espalda son potentes y los de la cadera débiles, el paciente realiza una hiperextensión de la parte inferior de la espalda (se incrementa la lordosis), pero es incapaz de elevar el tronco de la mesa si el examinador no sujeta fuertemente la pelvis.

2. Si el paciente presenta una paraplejia completa, el examen debe realizarse en una mesa acolchada. Se coloca con la pelvis y ambas piernas fuera de la mesa. Esto ayuda a mantener la postura y el examinador sujeta la parte inferior del tronco, completando así la estabilización. (Si no se dispone de esta mesa, se necesita un ayudante y la parte inferior del tronco se apoya sobre una silla.)

3. Cuando los extensores del cuello están lesionados, puede ser necesario que el examinador sujete la cabeza cuando el paciente eleva el tronco.

4. La posición de los brazos (cruzados por detrás de la cabeza) ayuda a aumentar la resistencia, para los grados 5 y 4; el peso de la cabeza y los brazos es imprescindible para sustituir la resistencia manual aplicada por el examinador.

ELEVACIÓN DE LA PELVIS

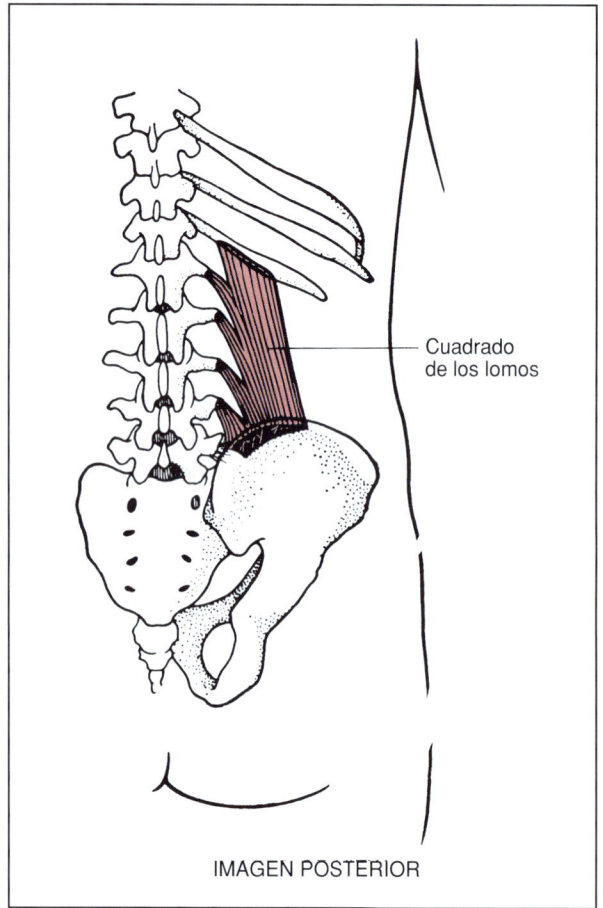

Figura 3-10

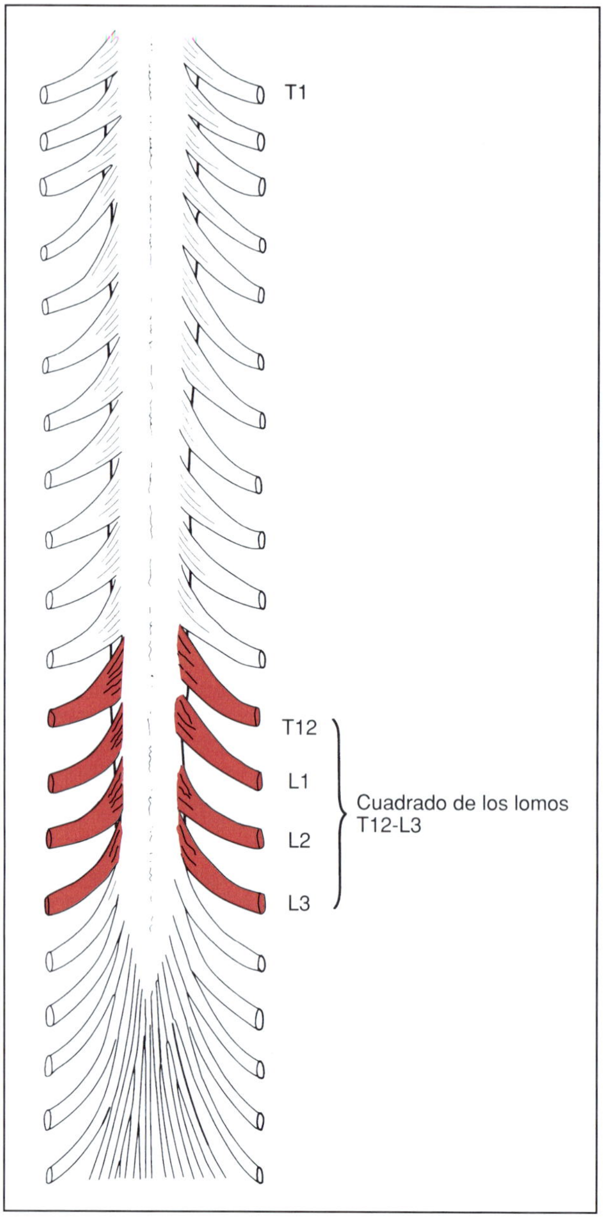

Figura 3-11

Tabla 3-2 ELEVACIÓN DE LA PELVIS		
Músculo	**Origen**	**Inserción**
100. Cuadrado de los lomos	Cresta iliocostal Ligamento iliolumbar transverso L1-L4 (costotransverso)	Costillas 12 Vértebras L1-L4

Otros:
- **130.** Dorsal ancho
- **110.** Oblicuo externo abdominal
- **111.** Oblicuo interno abdominal
- **90.** Iliocostal lumbar

Amplitud de movimiento:

Aproximación de la pelvis a las costillas inferiores; amplitud no precisada.

ELEVACIÓN DE LA PELVIS

Grado 5 (normal) y grado 4 (bien)

Posición del paciente: Decúbito supino o prono, con la cadera y la columna lumbar en posición neutra o ligera extensión. El paciente se sujeta a los bordes de la mesa para sostenerse cuando se aplica la resistencia (no aparece en la figura).

Posición del fisioterapeuta: De pie, a los pies de la mesa, de cara al paciente. Ambas manos sujetan el miembro que se va a examinar, inmediatamente por encima del tobillo, y tira caudalmente de forma uniforme y constante (Fig. 3-12). La resistencia se aplica en forma de tracción.

Test: El paciente eleva la pelvis sobre un lado y así aproxima el borde de la pelvis al margen costal inferior.

Instrucciones al paciente: «Eleve la pelvis para aproximarla a las costillas. Mantengase así. No permita que le descienda la pierna.»

Puntuación

Grado 5 (normal): Este movimiento no se puede atribuir solamente al músculo cuadrado de los lomos y es uno de los que toleran mayor intensidad de resistencia, sin ceder con facilidad cuando los músculos que intervienen son normales.

Grado 4 (bien): El paciente tolera una resistencia muy fuerte. La valoración de este movimiento requiere interpretación clínica adicional.

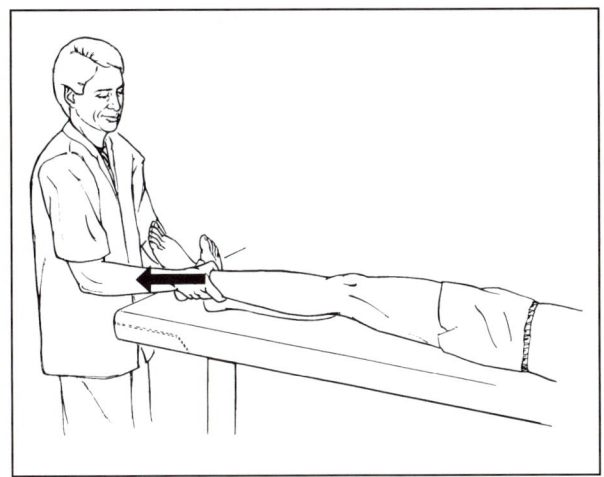

Figura 3-12

Grado 3 (regular) y grado 2 (mal)

Posición del paciente: Supino o prono, con la cadera y la columna lumbar en posición neutra o ligera extensión.

Posición del fisioterapeuta: De pie, a los pies de la mesa, de frente al paciente. Una mano sujeta la pierna por encima del tobillo; la otra se coloca debajo de la rodilla, para mantener ligeramente elevada la pierna y disminuir el rozamiento (Fig. 3-13).

Test: El paciente ladea la pelvis unilateralmente para aproximar el borde de la pelvis a las costillas inferiores.

Instrucciones al paciente: «Aproxime su pelvis a las costillas.»

Puntuación

Grado 3 (regular): El paciente ejecuta el movimiento completo.

Grado 2 (mal): El paciente ejecuta un movimiento de amplitud limitada.

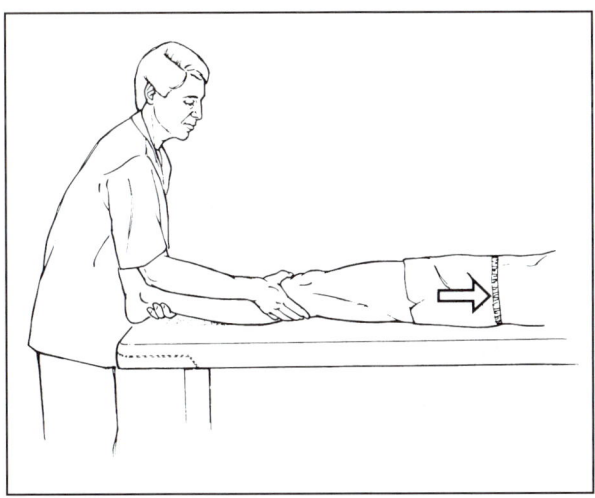

Figura 3-13

ELEVACIÓN DE LA PELVIS

Grado 1 (escaso) y grado 0 (nulo)

Estos grados deben ser evitados, en beneficio de la exactitud clínica. El músculo al que se le atribuye principalmente la elevación de la pelvis se sitúa en la profundidad de las masas musculares paraespinales y es muy difícil de palpar. En los pacientes que presentan una atrofia generalizada del tronco o sufren una inanición grave es posible la palpación de la actividad de los músculos paraespinales, y con cierta probabilidad, aunque no de forma concluyente también se palpa el cuadrado de los lomos.

Sustitución: El paciente intenta sustituir este movimiento, principalmente, con una flexión lateral del tronco, utilizando los músculos abdominales. Los extensores de la columna pueden utilizarse sin el cuadrado de los lomos. En ninguna exploración manual puede detectarse una inactividad del cuadrado de los lomos.

FLEXIÓN DEL TRONCO

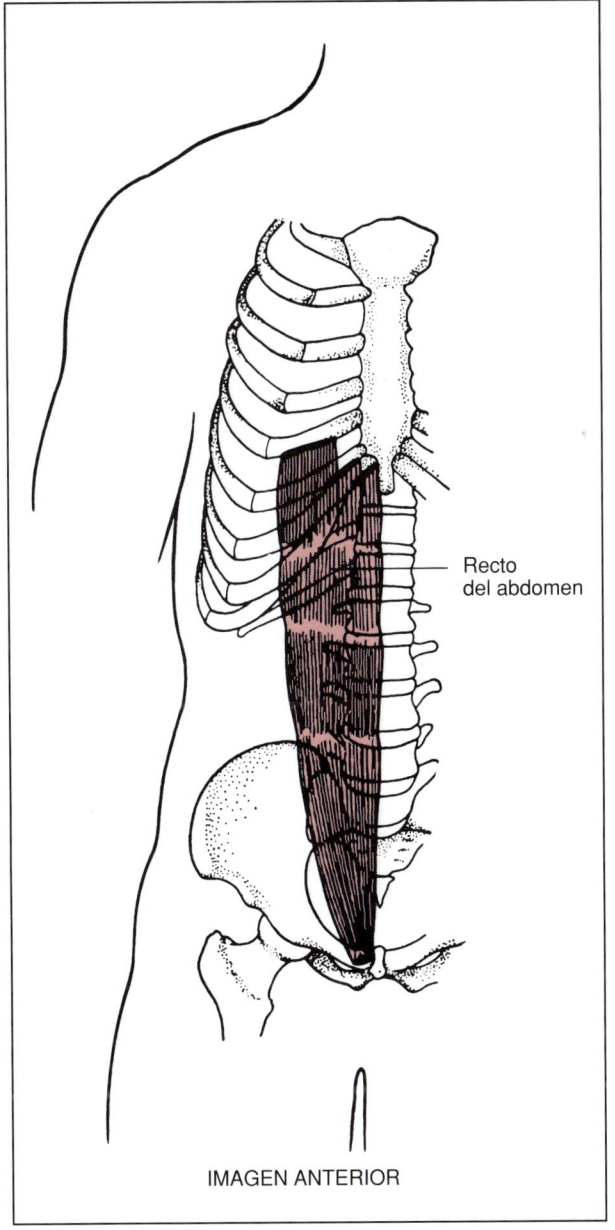

Figura 3-14

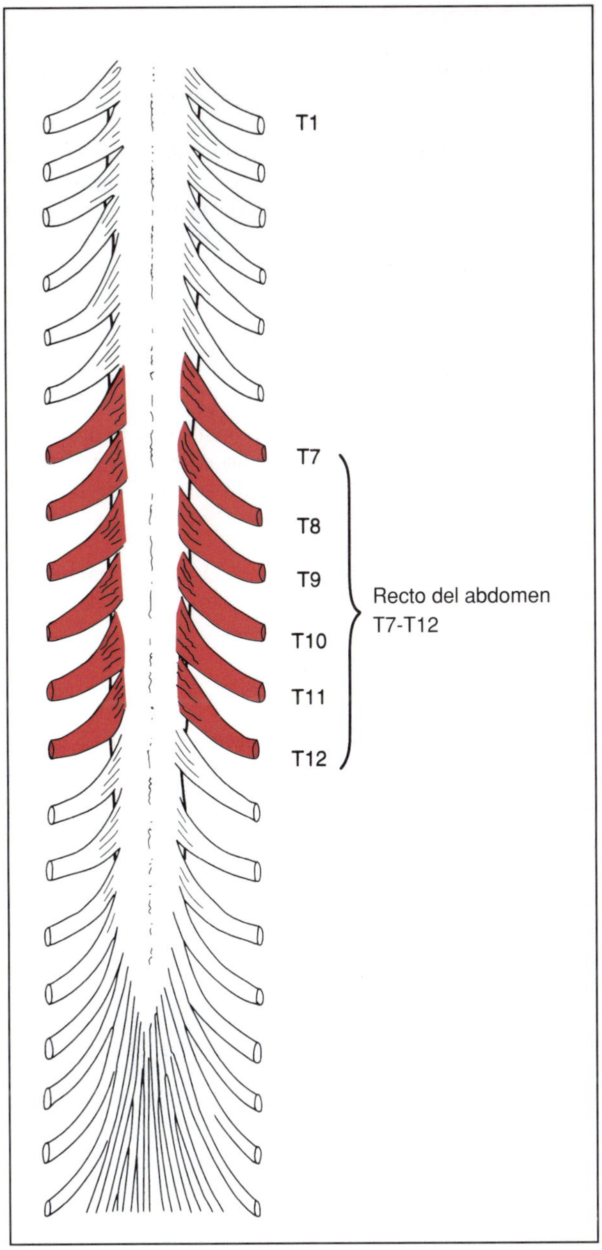

Figura 3-15

Tabla 3-3 FLEXIÓN DEL TRONCO		
Músculo	**Origen**	**Inserción**
113. Recto del abdomen	Pubis (tubérculo sobre la cresta y sínfisis)	Costillas 5-7 Esternón

Otros:
111. Oblicuo interno abdominal
110. Oblicuo externo abdominal
174. Psoas mayor
175. Psoas menor

Amplitud de movimiento:

De 0° a 80°.

FLEXIÓN DEL TRONCO

Grado 5 (normal)

Posición del paciente: Decúbito supino, con las manos cruzadas por detrás de la cabeza (Fig. 3-16).

Posición del fisioterapeuta: De pie, a un lado de la mesa, a la altura del pecho del paciente, para poder verificar si la escápula se eleva de la mesa durante la prueba (Fig. 3-16). Para un paciente sin otra lesión muscular, el examinador no necesita tocar al paciente. Sin embargo, si el paciente presenta una lesión en los flexores de la cadera, el examinador debe sujetar la pelvis, inclinado sobre el mismo con los antebrazos atravesados (Fig. 3-17).

Test: El paciente flexiona el tronco toda la amplitud del movimiento. Se hace un ovillo completo y el tronco se dobla hasta que la escápula se eleva de la mesa (Fig. 3-17).

Instrucciones al paciente: «Doble la barbilla y despegue la cabeza, los hombros y los brazos de la mesa, como para sentarse.»

Puntuación

Grado 5 (normal): El paciente ejecuta el movimiento completo hasta que los ángulos inferiores de la escápula se elevan de la mesa (el peso de los brazos actúa como resistencia).

Grado 4 (bien)

Posición del paciente: Supino, con los brazos cruzados sobre el pecho (Fig. 3-18).

Test: Excepto la posición del paciente, el resto de la prueba es idéntica a la del grado 5.

Puntuación

Grado 4 (bien): El paciente ejecuta el movimiento completo y eleva el tronco hasta que la escápula no contacta con la mesa. La resistencia que ejerce el peso de los brazos es menor en esta posición.

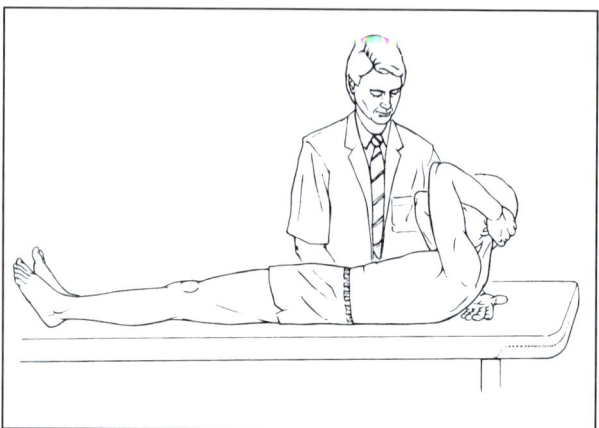

Figura 3-16

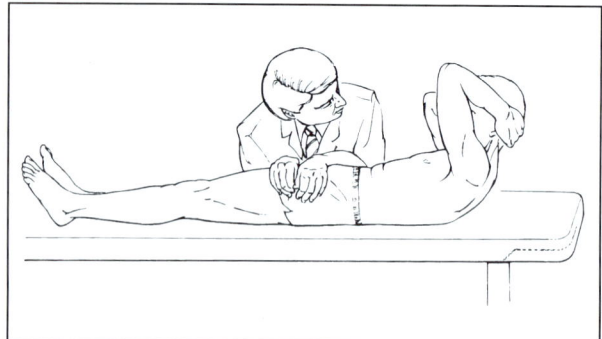

Figura 3-17

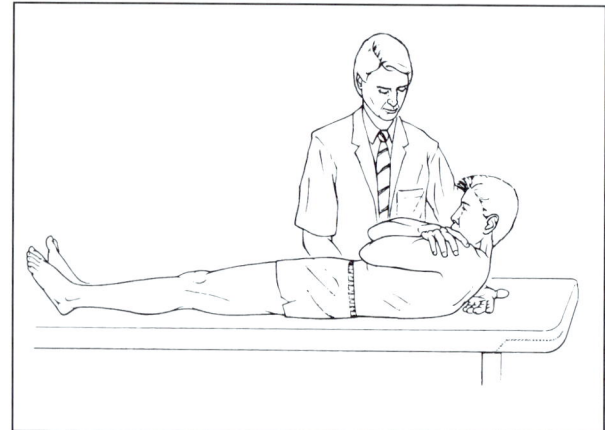

Figura 3-18

FLEXIÓN DEL TRONCO

Grado 3 (regular)

Posición del paciente: Supino, con los brazos extendidos al frente, por encima y paralelos al cuerpo (Fig. 3-19).

Test: Excepto la posición del paciente, el resto de la prueba es idéntica a la del grado 5. El paciente flexiona el tronco hasta que los ángulos inferiores de la escápula se elevan de la mesa. Esta postura con los brazos extendidos «neutraliza» la resistencia, al aproximar el peso de los brazos al centro de gravedad.

Instrucciones al paciente: «Eleve la cabeza, los hombros y brazos de la mesa.»

Puntuación

Grado 3 (regular): El paciente ejecuta el movimiento completo y flexiona el tronco hasta que los ángulos inferiores de la escápula no contactan con la mesa.

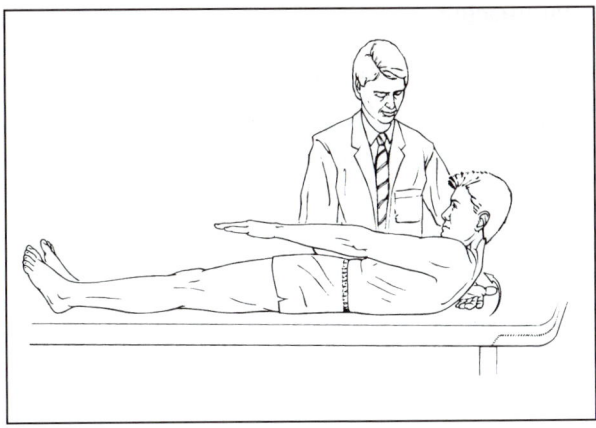

Figura 3-19

Grado 2 (mal), grado 1 (escaso) y grado 0 (nulo)

La exploración de la flexión del tronco está bastante definida para los grados 5, 4 y 3. A partir del grado 2, los resultados pueden ser ambiguos, pero la observación y la palpación son esenciales para obtener unos resultados justificables. De forma sucesiva, desde el 2 al 0, debe pedirse al paciente que eleve la cabeza (grado 2), que realice una inclinación hacia adelante con ayuda (grado 1) o que tosa (grado 1).

Posición del paciente: Tumbado boca arriba, con los brazos pegados a los costados. Rodillas flexionadas.

Posición del fisioterapeuta: De pie, a un lado de la mesa. La mano que va a realizar la palpación se coloca en la línea media del tórax, sobre la línea alba, y los cuatro dedos de ambas manos se utilizan para palpar el recto abdominal (Fig. 3-20).

Test e instrucciones al paciente: El examinador realiza las pruebas para los grados 2, 1 y 0, de forma que pueda percibir si existe actividad contráctil.

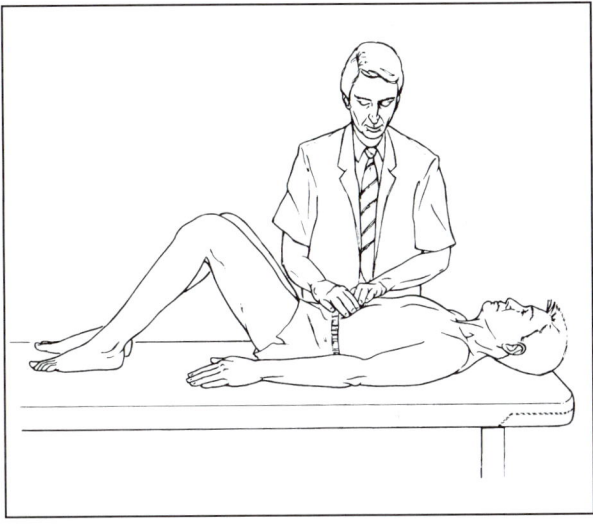

Figura 3-20

FLEXIÓN DEL TRONCO

Puntuación

Secuencia 1: Elevación de la cabeza (Fig. 3-21). Se pide al paciente que eleve la cabeza de la mesa. Si la escápula no se eleva de la mesa, el grado es 2 (mal). Si el paciente no puede elevar la cabeza, se continúa con la secuencia 2.

Secuencia 2: Inclinación hacia adelante con ayuda (Fig. 3-22). El examinador acuna la parte superior del tronco y la cabeza, elevándolos de la mesa, y pide al paciente que la incline hacia adelante. Si deprime las costillas, el grado es 2 (mal). Si no hay depresión costal, pero se produce una contracción visible o palpable, el grado asignado es 1 (escaso). Si no existe actividad, el grado es 0; se continúa con la secuencia 3.

Secuencia 3: Tos (Fig. 3-23). Se pide al paciente que tosa. Si tose y se produce una depresión costal, el grado es 2 (mal). (Si el paciente tose, aparte de su eficacia, los músculos abdominales actúan automáticamente.) Si el paciente no puede toser, pero existe cierta actividad palpable del recto abdominal, el grado es 1 (escaso). La falta de actividad contráctil demostrable corresponde al grado 0 (nulo).

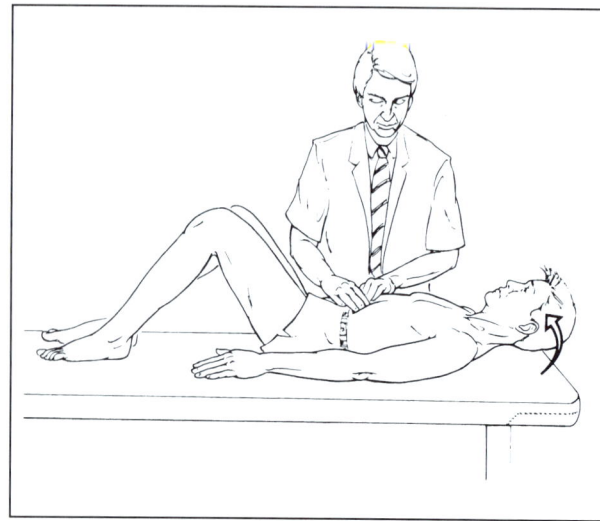

Figura 3-21

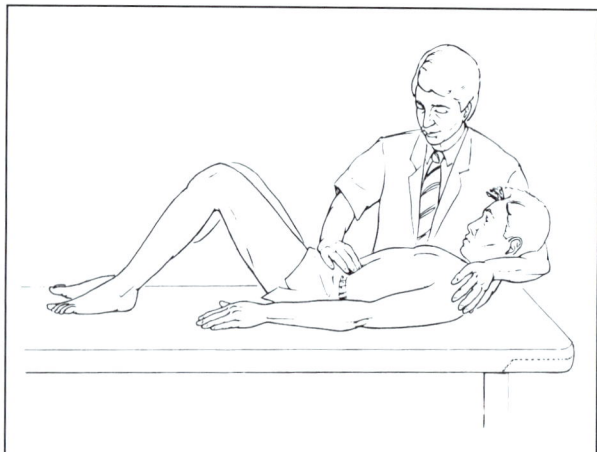

Figura 3-22

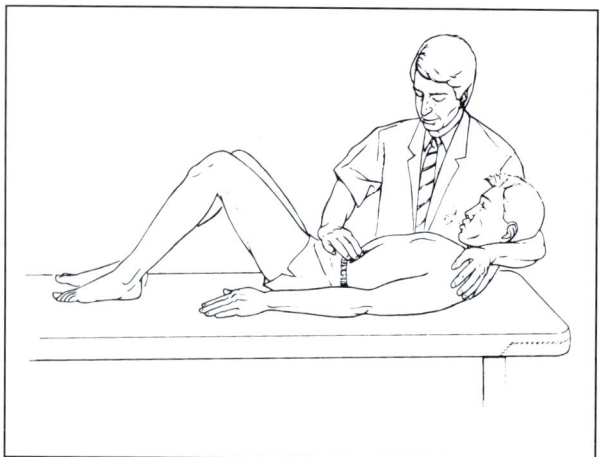

Figura 3-23

OBSERVACIONES

1. Los tests para evaluar la flexión del tronco deben estar precedidos por test para examinar la flexión del cuello. Esto permite tener en cuenta las lesiones cervicales (si existen) y realizar la sujeción adecuada.

2. En todas las pruebas debe observarse la desviación del ombligo. (No debe confundirse con la respuesta a un ligero movimiento, que provoca una actividad refleja superficial.) Si existen diferencias de potencia entre los segmentos del recto abdominal, se produce una desviación del ombligo, como respuesta al test, hacia la porción más fuerte (es decir, craneal, cuando son más fuertes los segmentos superiores, y caudal, si son más fuertes los inferiores).

3. Si los músculos abdominales son débiles, la acción opuesta de los flexores de la cadera puede originar una lordosis lumbar. Cuando esto ocurre, el paciente debe colocarse con las caderas en flexión y los pies apoyados en la mesa, para no permitir que los flexores de la cadera intervengan en el movimiento de la prueba.

4. Si los músculos extensores de la columna lumbar son débiles, la contracción de los músculos abdominales puede producir una inclinación posterior de la pelvis. En este caso la tensión de los flexores de la cadera resulta útil para estabilizar la pelvis, y así el examinador deberá colocar al paciente con la cadera en extensión.

ROTACIÓN DEL TRONCO

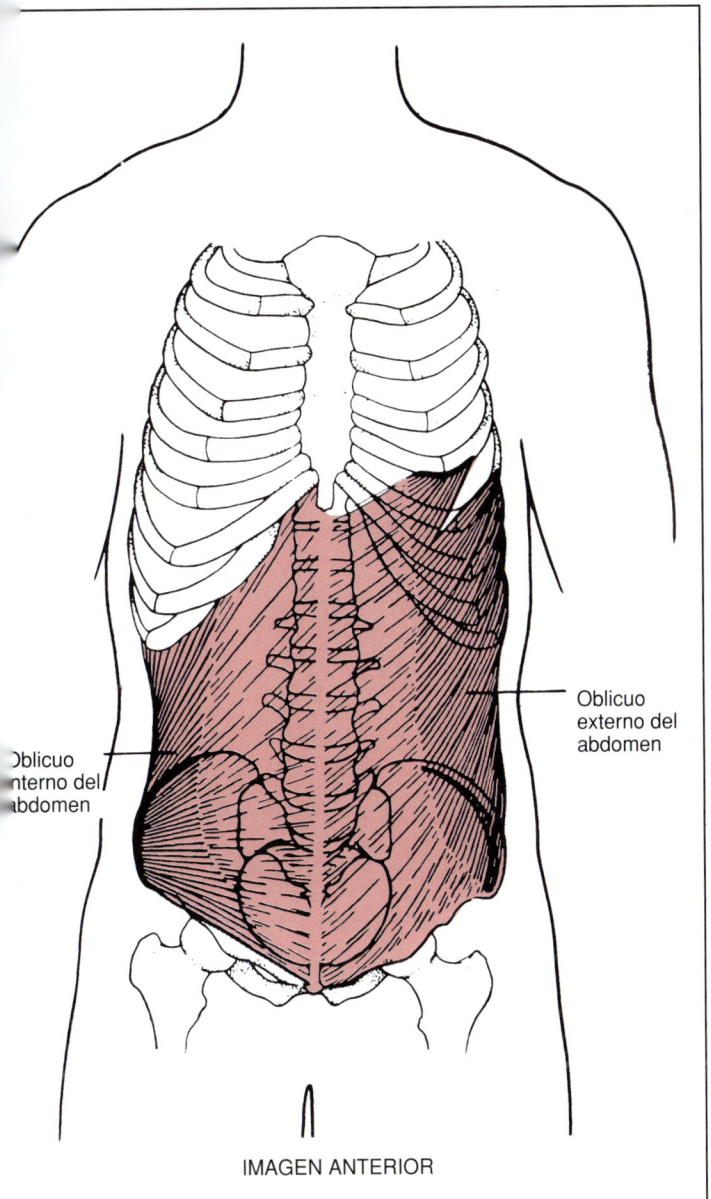

IMAGEN ANTERIOR

Figura 3-24

Figura 3-25

Tabla 3-4	ROTACIÓN DEL TRONCO	
Músculo	**Origen**	**Inserción**
110. Oblicuo externo abdominal	Costillas 4-12 (digitaciones)	Cresta ilíaca
111. Oblicuo interno abdominal	Cresta ilíaca	Costillas 9-12 (borde inferior)
	Fascia toracolumbar	Costillas 7-9 (cartílagos)
		Pubis (línea pectínea)

Otros:
130. Dorsal ancho
113. Recto del abdomen
Músculos profundos de la espalda (un lado)

Amplitud de movimiento:

De 0° a 45°.

Capítulo 3 ■ Examen de los músculos del tronco 45

ROTACIÓN DEL TRONCO

Grado 5 (normal)

Posición del paciente: Tumbado boca arriba, con las manos cruzadas por detrás de la cabeza.

Posición del fisioterapeuta: De pie, a un lado de la mesa, a la altura de la cintura del paciente.

Test: El paciente flexiona el tronco y gira hacia un lado. Este movimiento se repite después hacia el lado contrario, para poder examinar los músculos de ambos lados.

El codo derecho se aproxima a la rodilla izquierda para evaluar los oblicuos externos derechos (Fig. 3-26). El codo izquierdo se aproxima a la rodilla derecha para valorar los oblicuos internos derechos (Fig. 3.27). Cuando el paciente rota hacia un lado, el músculo oblicuo interno se palpa en el lado hacia el que se gira; el oblicuo externo se palpa en el lado opuesto a la dirección del giro.

Instrucciones al paciente: «Eleve la cabeza y los hombros y lleve su codo derecho hacia su rodilla izquierda.» Después: «Eleve la cabeza y los hombros y lleve el codo izquierdo hacia su rodilla derecha.»

Puntuación:

Grado 5 (normal): La escápula correspondiente al lado de la función del oblicuo externo debe elevarse de la mesa, para que se le asigne el grado 5 (normal).

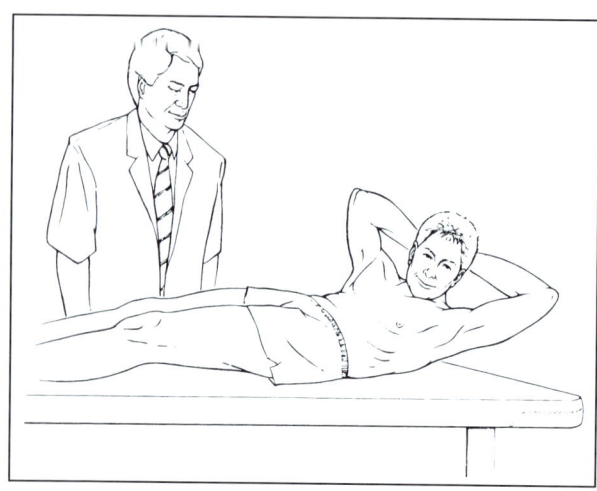

Figura 3-26

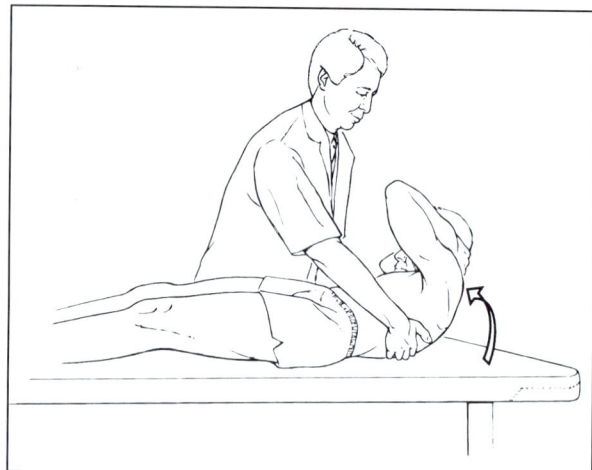

Figura 3-27

Grado 4 (bien)

Posición del paciente: Supino, con los brazos cruzados sobre el pecho (Figs. 3-28 y 3-29).

Test: Excepto la posición del paciente, el resto de la prueba es idéntica a la del grado 5. La prueba se realiza primero hacia un lado y después hacia el contrario (Figs. 3-28 y 3-29).

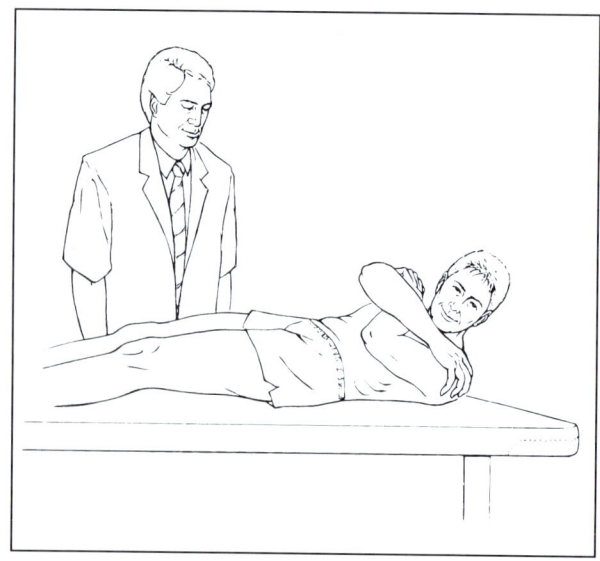

Figura 3-28

ROTACIÓN DEL TRONCO

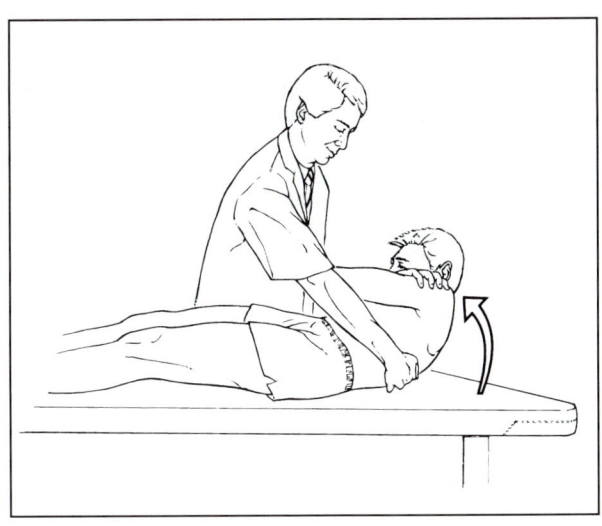

Figura 3-29

Grado 3 (regular)

Posición del paciente: Supino, con los brazos extendidos hacia el frente, por encima del plano del cuerpo.

Test: Idénticas posiciones e instrucciones que para el grado 5. La prueba se realiza primero hacia el lado izquierdo (Fig. 3-30) y después hacia el derecho (Fig. 3-31).

Puntuación

Grado 3 (regular): El paciente puede elevar la escápula de la mesa. El fisioterapeuta puede utilizar una mano para comprobar la elevación escapular (Fig. 3-31).

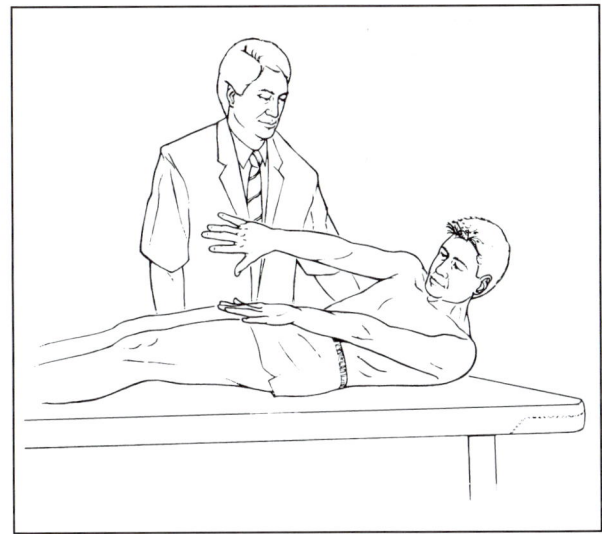

Figura 3-30

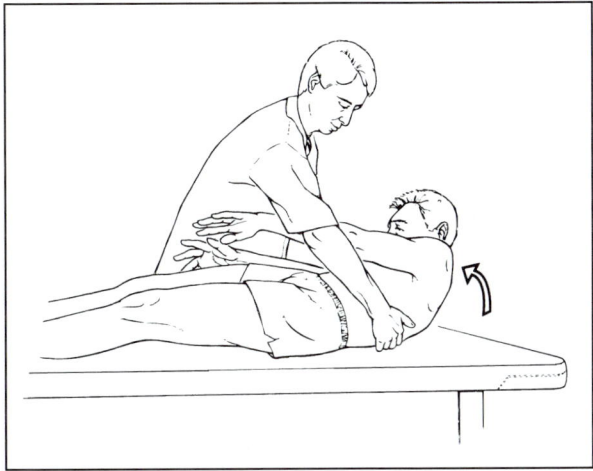

Figura 3-31

ROTACIÓN DEL TRONCO

Grado 2 (mal)

Posición del paciente: Tumbado boca arriba, con los brazos extendidos hacia adelante por encima del nivel del cuerpo.

Posición del fisioterapeuta: De pie, a un lado de la mesa, a la altura de la cintura del paciente. El examinador palpa el oblicuo externo, primero en un lado y después en el otro, con una mano colocada en la porción lateral de la pared abdominal anterior, por debajo del reborde costal (Fig. 3-32). Continúa palpando el músculo distalmente, siguiendo la dirección de sus fibras, hasta llegar a la espina ilíaca superior anterior (EISA).

Al mismo tiempo palpa el oblicuo interno del lado opuesto del tronco. Se sitúa debajo del oblicuo externo y sus fibras se dirigen en la dirección diagonal contraria.

El examinador debe recordar que realizará más adecuadamente la exploración si coloca ambas manos como si estuvieran dentro de los bolsillos de un pantalón o sujetando un abdomen con dolor. (El oblicuo interno discurre de dentro hacia fuera.)

Instrucciones al paciente: «Eleve la cabeza e intente llegar hasta su rodilla derecha.» (Repetir hacia el lado izquierdo para explorar el músculo del lado contrario.)

Test: El paciente intenta elevar el cuerpo y girar hacia el lado derecho. Repite hacia el lado izquierdo.

Puntuación

Grado 2 (mal): El paciente es incapaz de elevar el ángulo inferior de la escápula del lado del oblicuo externo que se está explorando. No obstante, el examinador debe observar una depresión costal durante la realización de la prueba.

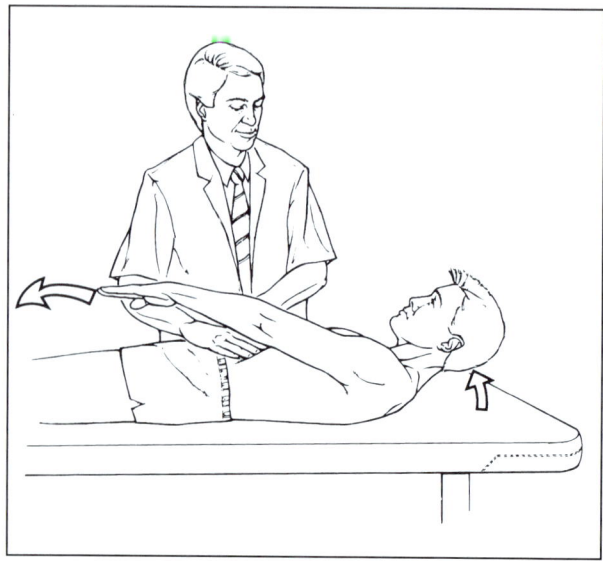

Figura 3-32

ROTACIÓN DEL TRONCO

Grado 1 (escaso) y grado 0 (nulo)

Posición del paciente: Supino, con los brazos a los lados. Caderas flexionadas con los pies apoyados en la mesa.

Posición del fisioterapeuta: Se sostiene la cabeza cuando el paciente intente girar hacia un lado (Fig. 3-33) (colocado en el lado contrario en la prueba siguiente). En condiciones normales, los músculos abdominales sostienen el tronco cuando se eleva la cabeza. En los pacientes con lesión de estos músculos, la cabeza apoyada permite al mismo realizar la actividad muscular abdominal, sin tener que soportar todo el peso de la cabeza.

Una mano palpa los oblicuos internos del lado hacia el que gira el paciente (no aparece en la figura) y los oblicuos externos del lado contrario al de giro (Fig. 3-33). El examinador ayuda al paciente a elevar la cabeza y los hombros ligeramente y girar hacia un lado. Esta técnica se utiliza cuando la lesión de los músculos abdominales es severa.

Instrucciones al paciente: «Intente levantarse y girar hacia la derecha.» (Repetir hacia el lado izquierdo.)

Test: El paciente trata de flexionar el tronco y girar hacia cada lado.

Puntuación

Grado 1 (escaso): Es posible la palpación de cierta actividad contráctil de los músculos.

Grado 0 (nulo): No se detecta actividad contráctil en los oblicuos internos o externos.

Sustitución por el pectoral mayor: El hombro se encogerá o elevará de la mesa y existe una rotación limitada del tronco.

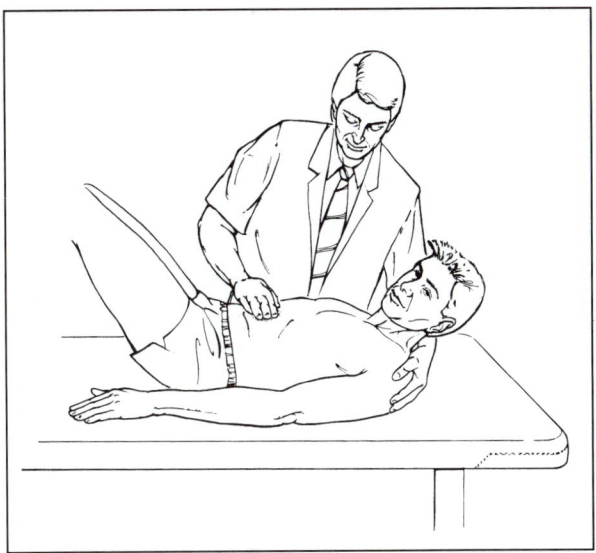

Figura 3-33

OBSERVACIONES

1. En todas las pruebas debe observarse la desviación del ombligo, que se moverá hacia el cuadrante de mayor potencia, cuando no existe uniformidad en la fuerza presente en los músculos oblicuos opuestos.
2. El abombamiento de la caja costal indica una lesión de los oblicuos externos.
3. Cuando los flexores de la cadera son débiles, el examinador debe estabilizar la pelvis.
4. Para provocar que los abdominales actúen automáticamente, el examinador puede oponer resistencia al movimiento diagonal inferior del brazo y al movimiento hacia fuera del miembro inferior.

INSPIRACIÓN (Reposo)

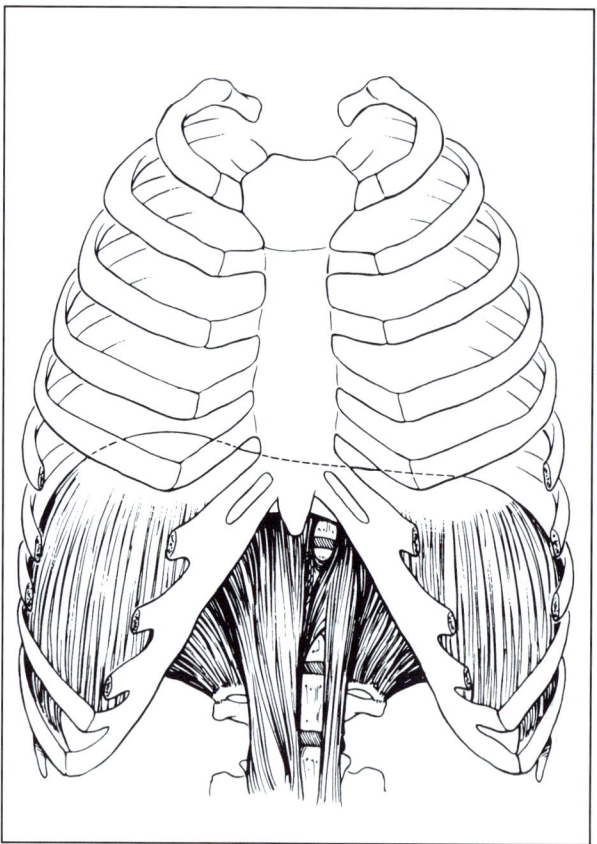

Figura 3-34

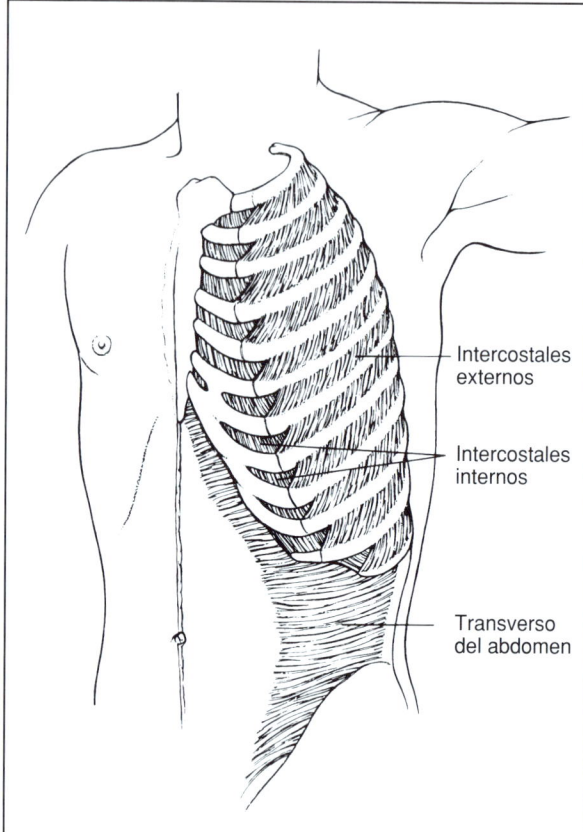

Figura 3-35

Tabla 3-5	MÚSCULOS DE LA INSPIRACIÓN (REPOSO)	
Músculo	**Origen**	**Inserción**
101. Diafragma		
Esternal	Xifoides (posterior)	Centro frénico del diafragma
Costal	Costillas 7-12	
Lumbar	L1-L3	
102. Intercostales externos	Costillas 1-11 (borde inferior)	Costillas 2-12 (bordes superiores)
Otros:		
102. Intercostales internos		
103. Intercostales medios		
107. Supracostal		

Amplitud de movimiento:

La amplitud normal de movimiento de la pared torácica durante la inspiración reposada es de unos 2 centímetros, variando según el sexo. La expansión normal del tórax durante la inspiración forzada varía entre 5 a 6 centímetros, a nivel del apéndice xifoides[1].

INSPIRACIÓN (Reposo)

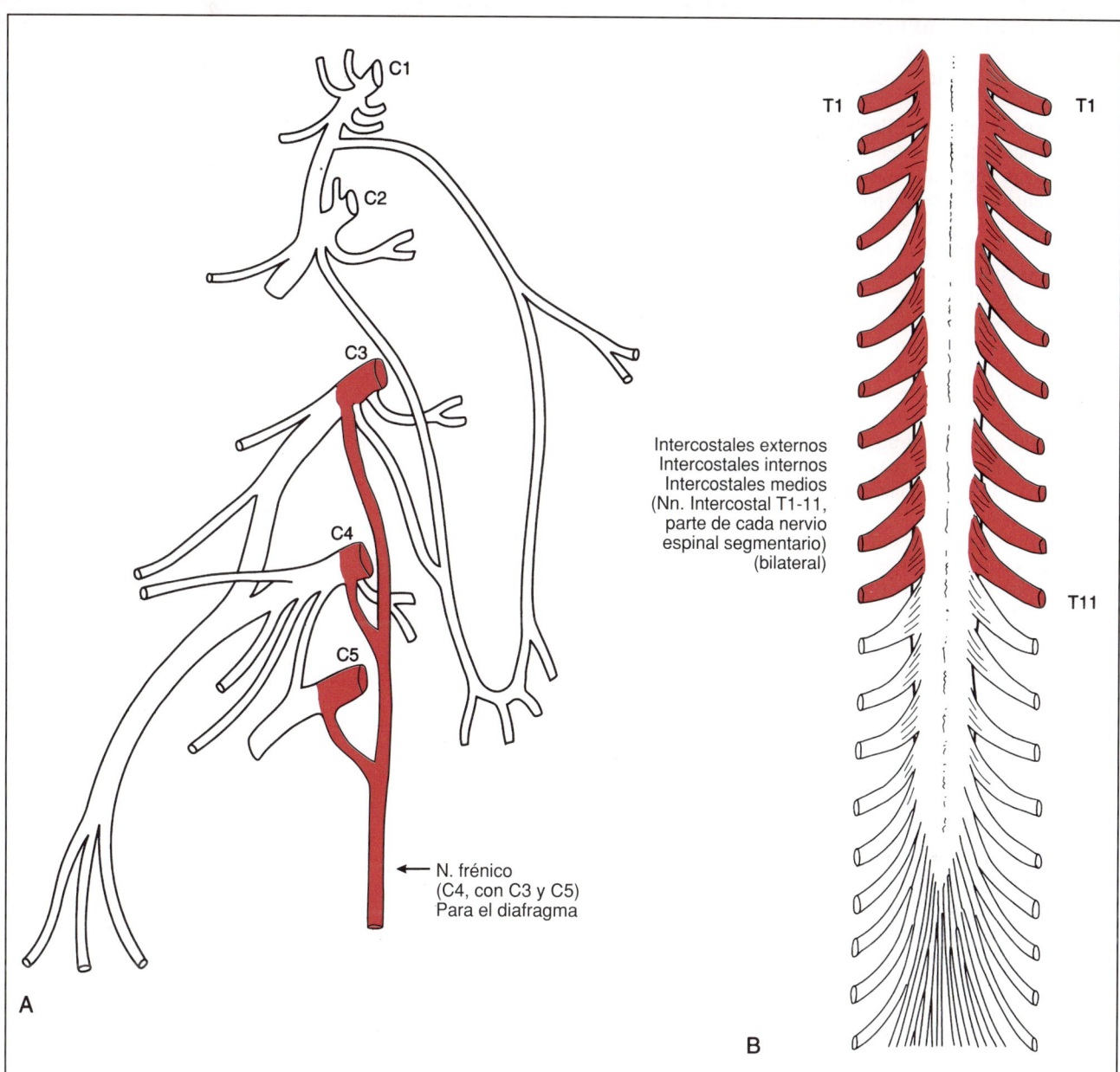

Figura 3-36

INSPIRACIÓN (Reposo)

Diafragma e intercostales

Exploración preliminar

El paciente debe tener el tórax descubierto, así como las áreas abdominales necesarias para observar los movimientos del tórax y paredes abdominales. Se observan los patrones respiratorios normales y las diferencias de movimiento entre el tórax y la región epigástrica, apreciando cualquier movimiento de los músculos cervicales y abdominales.

La elevación epigástrica y el abombamiento del reborde costal durante la respiración indican que el diafragma está actuando. La elevación a ambos lados de la línea alba debe ser simétrica. Durante la inspiración tranquila, la elevación epigástrica refleja el movimiento descendente del diafragma sobre un espacio intercostal[2,3]. Cuando existe un mayor esfuerzo inspiratorio, el diafragma puede desplazarse a través de tres o más espacios intercostales.

Una elevación y expansión laterales de las costillas es indicativa de actividad intercostal durante la inspiración. La expansión torácica de esfuerzo es de 5 a 6 centímetros (puede sobrepasar 7,5 centímetros en los jóvenes muy activos y en los atletas)[1].

DIAFRAGMA

Todos los grados (de 5 a 0)

Posición del paciente: Supino.

Posición del fisioterapeuta: De pie, a un lado de la mesa, a nivel del pecho. Una mano se apoya ligeramente en el abdomen, en la región epigástrica, inmediatamente por debajo del apéndice xifoides (Fig. 3-37). La resistencia se aplica (esa misma mano) hacia abajo.

Test: El paciente inspira con el máximo esfuerzo y mantiene la inspiración máxima.

Instrucciones al paciente: «Inspire profundamente... todo lo que pueda... Manténgase así. Empuje contra mi mano. No permita que le aplaste.»

Puntuación

Grado 5 (normal): El paciente ejecuta la inspiración máxima (epigástrica) y se mantiene frente a la máxima resistencia. Un diafragma de grado 5 soporta una elevada resistencia, del orden de 20 kilos[4].

Grado 4 (bien): El paciente ejecuta la inspiración máxima, pero cede frente a una resistencia fuerte.

Grado 3 (regular): El paciente ejecuta la inspiración máxima, pero no soporta la resistencia manual.

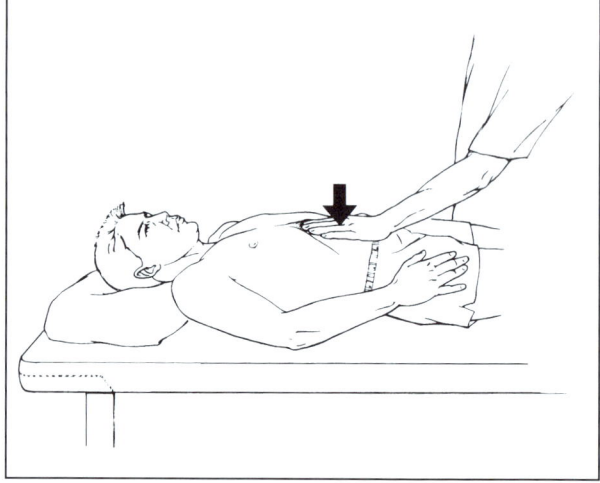

Figura 3-37

INSPIRACIÓN (Reposo)

Grado 2 (mal): Se observa una elevación epigástrica, sin poder completar la expansión inspiratoria máxima.

Grado 1 (escaso): Es posible la palpación de cierta actividad contráctil debajo de la cara interna de las costillas inferiores, siempre que los músculos abdominales estén relajados (Fig. 3-38). Otro modo para detectar el mínimo movimiento epigástrico consiste en pedir al paciente que «olfatee» con la boca cerrada.

Grado 0 (nulo): No se detecta elevación epigástrica ni actividad contráctil del diafragma.

Sustitución: El paciente intenta sustituir el diafragma lesionado mediante la hiperextensión de la columna lumbar, en un esfuerzo para aumentar la respuesta a la resistencia ejercida por la mano del examinador[4]. Los músculos abdominales también pueden intervenir, pero ambos movimientos son intentos fallidos para seguir las instrucciones de empujar oponiéndose a la mano del examinador.

MÚSCULOS INTERCOSTALES

No existe ninguna técnica para la valoración directa de la fuerza de los músculos intercostales. Un procedimiento indirecto consiste en la medición de la diferencia de la amplitud de expansión torácica entre la inspiración máxima y la circunferencia pectoral al final de la espiración máxima.

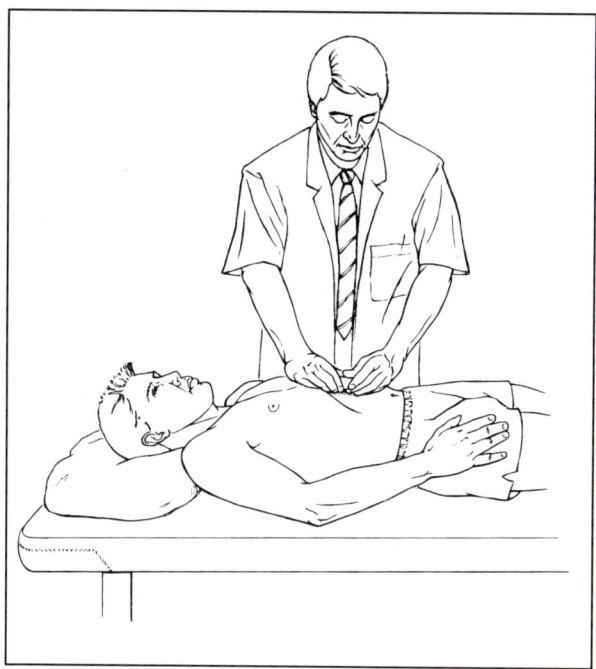

Figura 3-38

Puntuación

No existen los grados clásicos del 5 al 0, en el caso de los músculos intercostales. En vez de ello, se utiliza una cinta métrica de metal flexible o de tela para medir la expansión torácica.

Posición del paciente: Tumbado boca arriba sobre una superficie dura. Brazos estirados pegados a los costados.

Posición del fisioterapeuta: De pie, a un lado de la mesa. Se coloca la cinta métrica ligeramente apretada alrededor del tórax, a nivel del apéndice xifoides.

Test: El paciente mantiene la máxima inspiración para medirla y después mantiene la espiración máxima para una segunda medición. (Se puede utilizar un neumógrafo para este propósito, si se dispone del mismo.) La diferencia entre estos dos valores se registra como la expansión del tórax.

Instrucciones al paciente: «Tome una bocanada grande de aire y mantengase así. Ahora, expulse todo el aire y manténgase así.»

ESPIRACIÓN FORZADA

La tos se utiliza con frecuencia para la valoración clínica de la espiración forzada. Una tos efectiva requiere la utilización de todos los músculos que participan en la espiración, a diferencia de la espiración tranquila, que se debe a la relajación pasiva de los músculos inspiratorios. Debe tenerse presente, no obstante, que el paciente puede no presentar una tos eficaz debido a un fallo en el control laríngeo (al que se refiere el capítulo 7, Músculos de la laringe) o por una capacidad vital baja.

Puntuación

En este caso, no se aplican los grados musculares habituales, sino la siguiente escala, para evaluar la tos:

Funcional: Normal o con una lesión leve.

* Expulsión vigorosa o explosiva del aire.
* Volumen sostenido y claramente audible.
* Capaz de expulsar secreciones de la vía aérea.

Débilmente funcional: Lesión moderada que afecta al grado de movimiento o resistencia activa.

* Disminución del volumen y del movimiento del aire.
* Aparición de mayor dificultad.
* Se requieren varios intentos para despejar la vía aérea.

Afuncional: Lesión grave.

* No se despeja la vía aérea.
* No se expulsa el aire.
* Los esfuerzos para toser se reducen a un intento de aclarar la garganta.

Nulo: Ausencia de tos.

Tabla 3-6 MÚSCULOS DE LA ESPIRACIÓN FORZADA

Músculo	Origen	Inserción
110. Oblicuo externo abdominal	Costillas 4-12	Cresta ilíaca
111. Oblicuo interno abdominal	Cresta ilíaca Ligamento inguinal	Costillas 9-12 Pubis (línea pectínea)
112. Transverso del abdomen	Cresta ilíaca Costillas 7-12	Línea alba Cresta púbica
113. Recto del abdomen	Costillas 5-7 Esternón	Pubis (tubérculo sobre la cresta y sínfisis)
103. Intercostales medios	Costillas 1-11	Costillas 2-12

ESPIRACIÓN FORZADA

ANATOMÍA FUNCIONAL DE LA TOS

La tos es una maniobra esencial para mantener la permeabilidad de las vías aéreas y para despejar el árbol bronquial y la faringe cuando se acumulan las secreciones. La tos puede ser refleja o bien una respuesta voluntaria a una irritación de cualquier punto de las vías aéreas desde las fosas nasales.

El reflejo de la tos se produce como resultado del estímulo de la mucosa de la faringe, laringe, tráquea o árbol bronquial. Estos tejidos son tan sensibles que un ligero contacto con materia extraña u otra irritación inicia la tos refleja. La vía sensitiva (aferente) del reflejo transmite los impulsos provocados por la irritación a través de los nervios craneales glosofaríngeo y vago, hasta el fascículo solitario del bulbo, de donde parten los impulsos motores (eferentes) que inervan los músculos de la faringe, paladar, lengua y laringe, así como los de la pared abdominal y torácica y el diafragma. La respuesta refleja consiste en una inspiración profunda (unos 2,5 litros de aire), seguida rápidamente por una espiración forzada, durante la cual la glotis se cierra momentáneamente y atrapa el aire en los pulmones[5]. El diafragma se contrae de forma espasmódica, como también los músculos abdominales e intercostales. Esto incrementa la presión intratorácica (por encima de los 200 mmHg) hasta que las cuerdas vocales son obligadas a abrirse y la salida explosiva del aire expulsa el moco y la materia extraña. En estas circunstancias el flujo espiratorio puede alcanzar una velocidad de 75 mph o superior[5]. La importancia del reflejo estriba en el colapso que se produce en las paredes del árbol bronquial y laringe, que origina una gran compresión pulmonar e invaginación posterior que, a su vez, incrementa la velocidad lineal del flujo de aire que atraviesa estos tejidos, arrastrando el moco y las partículas extrañas, y logrando así una tos eficaz. Las tres fases de la tos (inspiración, compresión y espiración forzada) se deben a los músculos del tórax y el abdomen, así como los de la faringe, laringe y lengua. El esfuerzo inspiratorio profundo se debe al diafragma, intercostales y músculos abductores aritenoideos (los cricoaritenoideos posteriores), que permiten la inhalación de más de 1,5 litros de aire[6]. El palatogloso y el estilogloso elevan la lengua y separan la orofaringe de la nasofaringe.

La fase de compresión requiere la acción de los cricoaritenoideos laterales, para aproximar y cerrar la glotis.

El potente movimiento espiratorio se incrementa por las fuertes contracciones de los músculos torácicos, en especial el dorsal ancho y los músculos oblicuos y transverso del abdomen. Los músculos abdominales aumentan la presión intraabdominal y obligan a relajarse al diafragma, ascendiendo y empujando las últimas costillas hacia abajo y medialmente. La elevación del diafragma incrementa la presión intratorácica hasta más de 200 mmHg, y la expulsión violenta del aire se inicia con la abducción forzada de la glotis.

BIBLIOGRAFÍA

1. Carlson B. Normal chest excursion. Phys Ther 53:10–14, 1973.
2. Wade OL. Movements of the thoracic cage and diaphragm in respiration. J Physiol (Lond) 124:193–212, 1954.
3. Stone DJ, Keltz H. Effect of respiratory muscle dysfunction on pulmonary function. Am Rev Respir Dis 88:621–629, 1964.
4. Dail CW. Muscle breathing patterns. Med Art Sci 10:2–8, 1956.
5. Guyton AC. *Textbook of Medical Physiology.*, 8th. ed. Philadelphia: W.B. Saunders, 1991.
6. Starr JA. Manual techniques of chest physical therapy and airway clearance techniques. *In* Zadai CC. *Pulmonary Management in Physical Therapy.* New York: Churchill-Livingstone, 1992.

Examen de los músculos de la extremidad superior

Abducción y rotación superior de la escápula
Elevación de la escápula
Aducción de la escápula
Depresión y aducción de la escápula
Aducción y rotación inferior de la escápula
Flexión del hombro
Extensión del hombro
Circunducción del hombro
Abducción del hombro
Abducción horizontal del hombro
Aducción horizontal del hombro
Rotación externa del hombro
Rotación interna del hombro
Flexión del codo
Extensión del codo
Supinación del antebrazo
Pronación del antebrazo
Flexión de la muñeca
Extensión de la muñeca
Flexión MF del dedo
Flexión IFP e IFD del dedo
Extensión MF del dedo
Abducción del dedo
Aducción del dedo
Flexión MF e IF del pulgar
Extensión MF e IF del pulgar
Abducción del pulgar
Aducción del pulgar
Oposición del pulgar
Oposición del meñique

Capítulo 4

ABDUCCIÓN Y ROTACIÓN SUPERIOR DE LA ESCÁPULA
(Serrato anterior)

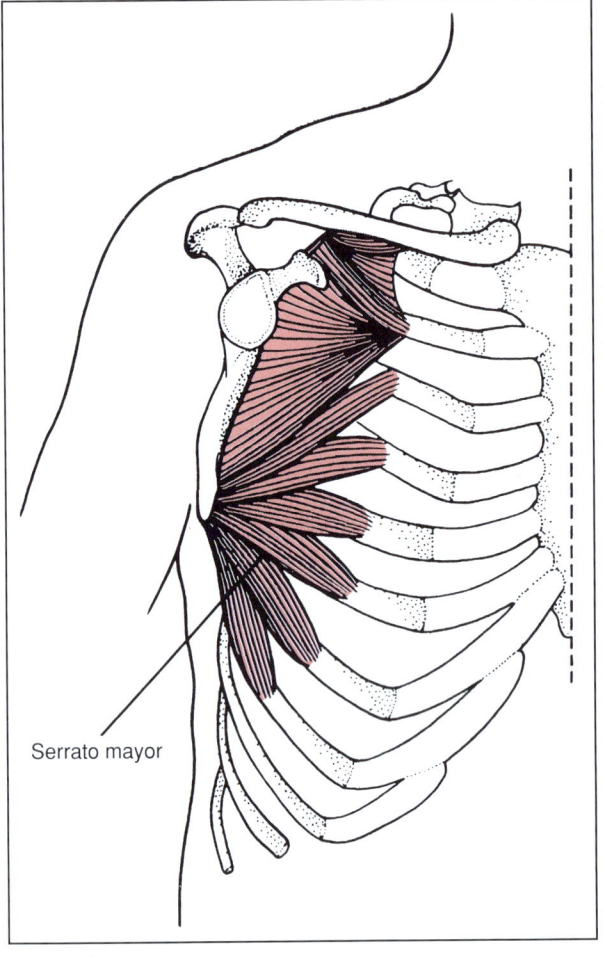

Figura 4-1

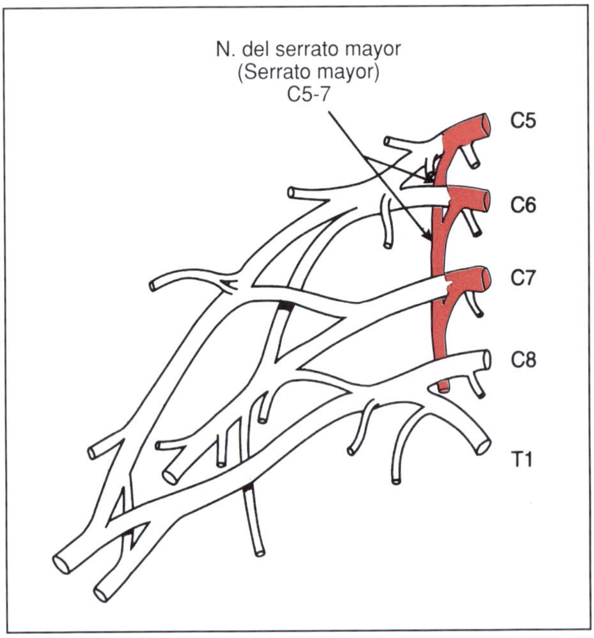

Figura 4-2

Tabla 4-1	ABDUCCIÓN DE LA ESCÁPULA	
Músculo	Origen	Inserción
128. Serrato mayor	Costillas 1-8 mediante digitaciones Aponeurosis de los intercostales	Escápula (ángulo superior) cara ant. Escápula (borde vertebral; ángulo inferior) cara ant.

Otros:
124. Trapecio (fibras superiores)

Amplitud de movimiento:

No se dispone de valores fiables.

ABDUCCIÓN Y ROTACIÓN SUPERIOR DE LA ESCÁPULA
(Serrato anterior)

Con frecuencia el serrato es un músculo que se evalúa de forma incorrecta, quizás debido a que su disposición y su movimiento óseo son muy distintos a los de las estructuras axiales. La técnica que se recomienda en este caso, por su fiabilidad, consiste en guardar los principios cinéticos y patologicocinéticos conocidos. No obstante, los músculos escapulares requieren exploraciones dinámicas adicionales con electromiografía (EMG), resonancia magnética (RM) u otros sistemas de tecnología moderna, antes de poder establecer un diagnóstico funcional completamente seguro de los mismos.

Exploración preliminar

La observación de las escápulas, tanto en reposo como durante la flexión activa y pasiva del hombro, forma parte de la exploración rutinaria para la valoración. Se examina al paciente sentado sin respaldo, con las manos sobre las rodillas.

Se palpan los bordes vertebrales de ambas escápulas con los pulgares; se coloca la membrana del pulgar debajo del ángulo inferior; los dedos se extienden rodeando los bordes axilares (Fig. 4-3).

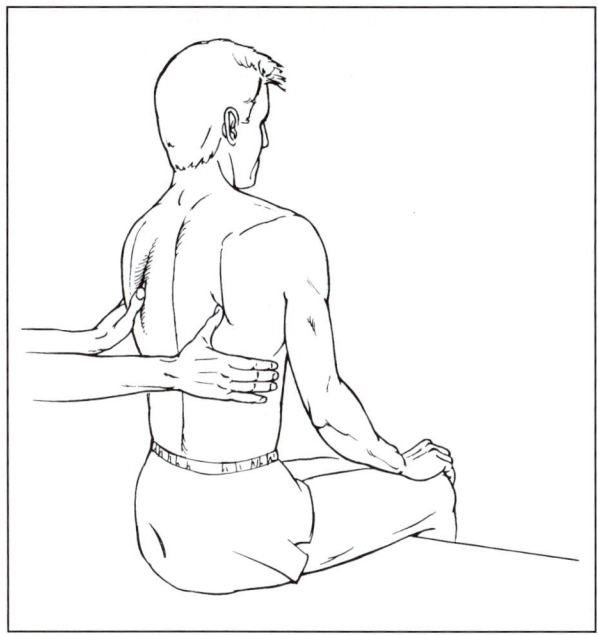

Figura 4-3

Reconocimiento previo a la exploración:

1. *Posición y simetría de la escápula*. Se determina la posición de la escápula en reposo y la simetría de ambos lados:
   - La escápula normal se sitúa cerca de la caja costal, con el borde vertebral casi paralelo y a 2,5-7,5 cm de las apófisis espinosas. El ángulo inferior se sitúa profundamente. Cuando el ángulo inferior de la escápula está ladeado de la caja costal, se debe comprobar la contractibilidad del pectoral menor, si existe una lesión en el trapecio o una deformación espinal.
   - La postura anormal más llamativa de la escápula es la «alada», en la que el borde vertebral se separa de la caja torácica, señal indicativa de una lesión en el serrato. Otras posiciones anormales consisten en la aducción y en la rotación inferior.

ABDUCCIÓN Y ROTACIÓN SUPERIOR DE LA ESCÁPULA
(Serrato anterior)

2. *Amplitud de movimiento de la escápula.* Del total de 180° de la flexión anterior del hombro, 120° corresponden al movimiento glenohumeral y 60° al movimiento escapular. Esto es real, no obstante, cuando ambos movimientos se consideran aisladamente, pero no trabajan de esa forma. Sería más exacto señalar que los movimientos glenohumeral y escapular son sincrónicos a partir de los 60° y hasta los 150°.

   Se eleva pasivamente el brazo a examen, en una flexión anterior, hasta colocarlo completamente por encima de la cabeza, para determinar la movilidad escapular. La escápula debe comenzar a rotar a partir de los 60°, aunque existe una gran variación individual. La rotación escapular continúa hasta, aproximadamente, los 160° a los 150° de flexión completa.

   Se verifica si la escápula se mantiene básicamente en reposo durante las flexiones del hombro inferiores a 60° (la posición varía según los individuos). Cuando la escápula se mueve por debajo de los 60° de movimiento de la articulación glenohumeral, es decir, si se mueven al mismo tiempo, existe una limitación del movimiento glenohumeral, pero la escápula puede completar o, incluso, superar la amplitud del movimiento completo. A partir de los 60°, y hasta los 150° ó 160°, tanto en el movimiento activo como pasivo, la escápula se mueve al unísono con el húmero.

3. *El serrato debe ser examinado siempre con el hombro flexionado, para minimizar su acción sinérgica con el trapecio.*

   Cuando la posición de la escápula en reposo es normal, se pide al paciente que eleve el brazo a examinar por encima de la cabeza, en el plano sagital. Cuando el brazo se eleva correctamente más de 90° (los músculos glenohumerales deben poseer, al menos, el grado 3), se observa la dirección y amplitud de movimiento que se produce. Generalmente la escápula rota hacia adelante, en un movimiento controlado por el serrato, y cuando el movimiento es errático o discoordinado, el serrato se encuentra probablemente lesionado. La amplitud de movimiento que realiza el borde vertebral desde su posición inicial mide la anchura de dos dedos (Fig. 4-4). Cuando el paciente es capaz de elevar el brazo con una rotación simultánea y rítmica de la escápula hacia adelante, se procede a realizar las pruebas de exploración para los grados 5 y 4.

4. Cuando la posición de la escápula en reposo es anormal (es decir, en aducción o aleteando), el paciente no podrá flexionar el brazo más de 90°. Se procederá a realizar las pruebas de exploración descritas para los grados 2, 1 y 0.

   Al serrato anterior no se le puede asignar una puntuación superior a la otorgada a la flexión del hombro. Cuando el deltoides está lesionado, desaparece la palanca de fuerza para la exploración y no puede utilizarse el brazo para aplicar resistencia.

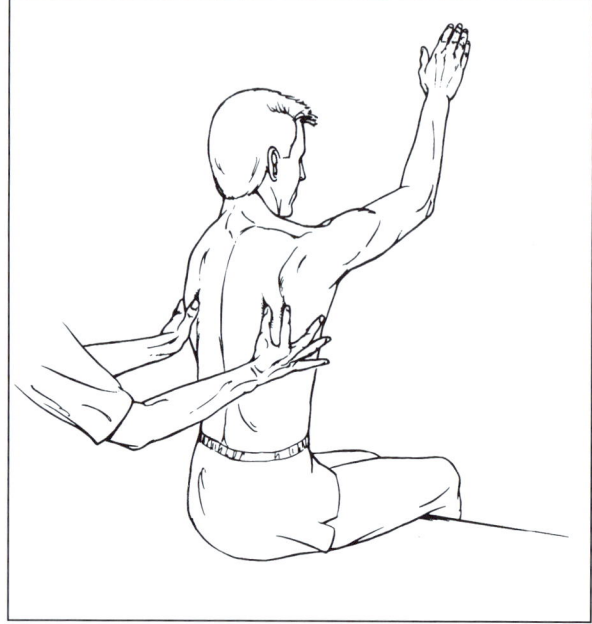

Figura 4-4

ABDUCCIÓN Y ROTACIÓN SUPERIOR DE LA ESCÁPULA
(Serrato anterior)

Grado 5 (normal) y grado 4 (bien)

Posición del paciente (todos los grados): Sentado, sobre un extremo o lado de la mesa. Los brazos sobre las rodillas.

Posición del fisioterapeuta: De pie, en el lado correspondiente a la exploración del paciente. La mano que aplica la resistencia se coloca en el brazo, inmediatamente por encima del codo (Fig. 4-5). La otra mano utiliza la membrana del pulgar y el dedo índice para palpar los bordes de la escápula en el ángulo inferior, y a lo largo de los bordes vertebral y axilar.

Test: El paciente eleva el brazo hasta los 130° de flexión, con el codo extendido. (El examinador debe recordar que el brazo puede elevarse hasta los 60° sin utilizar el serrato.) La escápula debe rotar superiormente (se eleva la cavidad glenoidea) y separarse sin aletear.

Instrucciones al paciente: «Eleve el brazo hacia el frente hasta su cabeza. Mantenga recto el codo. Manténgase así. No permita que le haga descender el brazo.»

Puntuación

Grado 5 (normal): La escápula mantiene su posición separada y en rotación frente a la máxima resistencia aplicada sobre el brazo, por encima del codo, en dirección hacia abajo.

Grado 4 (bien): La escápula «cede» frente a la máxima resistencia aplicada sobre el brazo. La articulación glenohumeral se mantiene rígida, en presencia de un deltoides potente, pero el serrato cede y la escápula aproxima y se rota hacia abajo.

Grado 3 (regular)

Posición del paciente: La misma que para el grado 5.

Test: El paciente eleva el brazo hasta los 130° de flexión, con el codo extendido (Fig. 4-6).

Instrucciones al paciente: «Eleve el brazo hacia adelante, por encima de su cabeza.»

Puntuación

Grado 3 (regular): La escápula ejecuta el movimiento completo, sin aletear, pero no tolera ninguna resistencia, excepto la del peso del brazo.

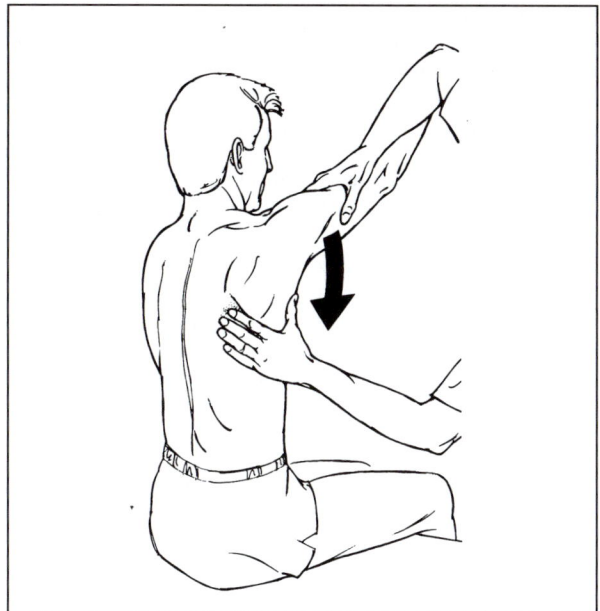

Figura 4-5

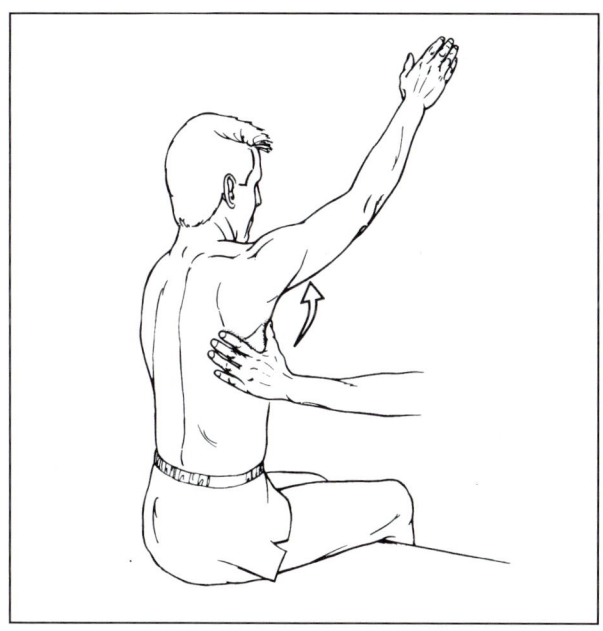

Figura 4-6

ABDUCCIÓN Y ROTACIÓN SUPERIOR DE LA ESCÁPULA
(Serrato anterior)

Test alternativo (grados 5, 4 y 3)

Posición del paciente: Sentado sin respaldo, con el brazo hacia adelante, flexionado 130°, y después se estira en ese plano todo lo que sea posible.

Posición del fisioterapeuta: De pie, en el lado de la exploración del paciente. La mano utilizada para aplicar la resistencia sujeta el antebrazo, por encima de la muñeca, y ejerce una fuerza hacia abajo y hacia atrás. La otra mano sujeta el tronco por debajo de la escápula del mismo lado; esto impide la rotación del tronco.

El examinador debe elegir un punto del techo o pared que sirva como referencia, hacia donde debe tender su brazo el paciente para alcanzar 130° de flexión.

Test: El paciente separa y rota superiormente la escápula, extendiendo y elevando el brazo hasta los 130° de flexión. Después el paciente se mantiene frente a una resistencia máxima.

Instrucciones al paciente: «Eleve el brazo y apunte hacia la referencia de la pared.»

Puntuación: Igual que en el test anterior.

Grado 2 (mal)

Posición del paciente: Sentado sin respaldo, con el brazo flexionado más de 90° y sostenido por el examinador.

Posición del fisioterapeuta: De pie, al lado del paciente correspondiente a la exploración. Una mano sostiene el brazo del paciente por el codo, manteniéndolo sobre el plano horizontal (Fig. 4-7). La otra mano se coloca en el ángulo inferior de la escápula, con el pulgar situado a lo largo del borde axilar y los dedos a lo largo del borde vertebral (Fig. 4-7).

Test: El examinador detecta el movimiento escapular, con una presión ligera sobre la escápula, en el ángulo inferior. El fisioterapeuta debe procurar no limitar o ejercer resistencia sobre el movimiento. Se observa la escápula para detectar el aleteo.

Instrucciones al paciente: «Mantenga el brazo en esta posición (es decir, más de 90°). Relájelo. Ahora mantenga el brazo de nuevo. Relájelo.»

Puntuación

Grado 2 (mal): Cuando la escápula se separa y rota superiormente cuando el paciente trata de mantener el brazo en posición elevada, la lesión reside en los músculos glenohumerales. Al serrato se le puntúa con el grado 2. El grado 2– (mal–) se asigna cuando la escápula no se separa uniformemente y no rota hacia arriba sin el peso del brazo, o si la escápula se gira hacia la columna vertebral.

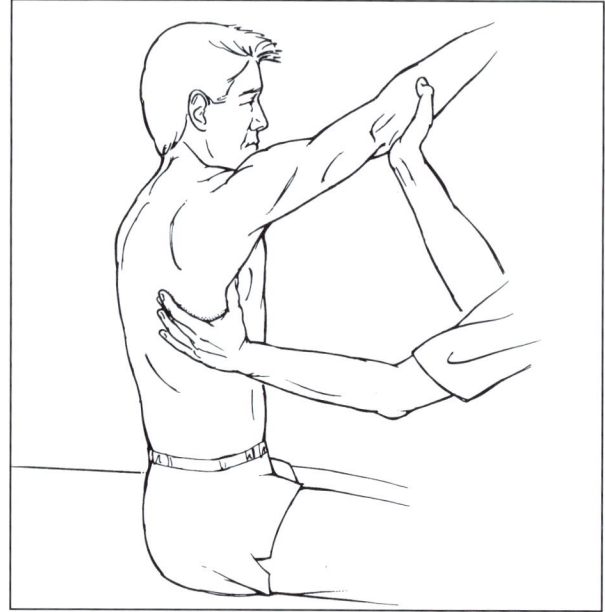

Figura 4-7

ABDUCCIÓN Y ROTACIÓN SUPERIOR DE LA ESCÁPULA
(Serrato anterior)

Grado 1 (escaso) y grado 0 (nulo)

Posición del paciente: Sentado sin respaldo, con el brazo flexionado hacia el frente por encima de 90º (sostenido por el fisioterapeuta).

Posición del fisioterapeuta: De pie, enfrente del paciente, ligeramente ladeado. Sostiene el brazo del paciente por el codo, manteniéndolo por encima de los 90º (Fig. 4-8). Utiliza la otra mano para palpar el serrato, con la yema de los dedos, situados frente al ángulo inferior, a lo largo del borde axilar (Fig. 4-8).

Test: El paciente trata de sostener el brazo en la posición de la prueba.

Instrucciones al paciente: «Intente sostener el brazo en esta posición.»

Puntuación

Grado 1 (escaso): Es posible la palpación de cierta actividad contráctil de los músculos.

Grado 0 (nulo): No se detecta actividad contráctil.

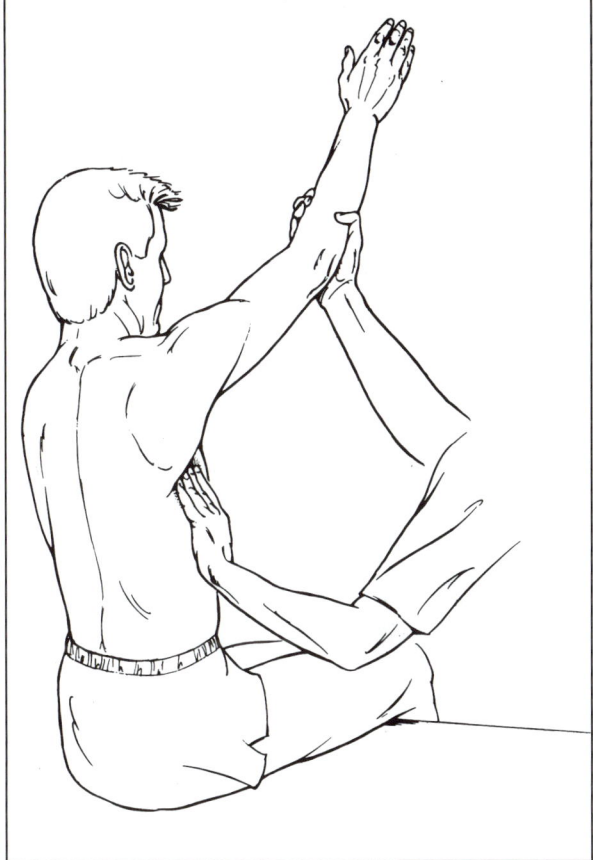

Figura 4-8

 OBSERVACIONES

1. La posición en decúbito supino, aunque resulta óptima para aislar el serrato, no se recomienda para ningún nivel de puntuación. Esta posición permite muchas sustituciones que pueden no ser detectadas. La mesa proporciona una sujeción adicional a la escápula, y así no «aletea»; el estiramiento del brazo puede realizarlo el pectoral menor.
2. Cuando el tríceps braquial está lesionado, se realiza la supinación del antebrazo o se ayuda manualmente al codo a mantener la posición extendida. En ningún caso se debe ayudar a la flexión humeral.

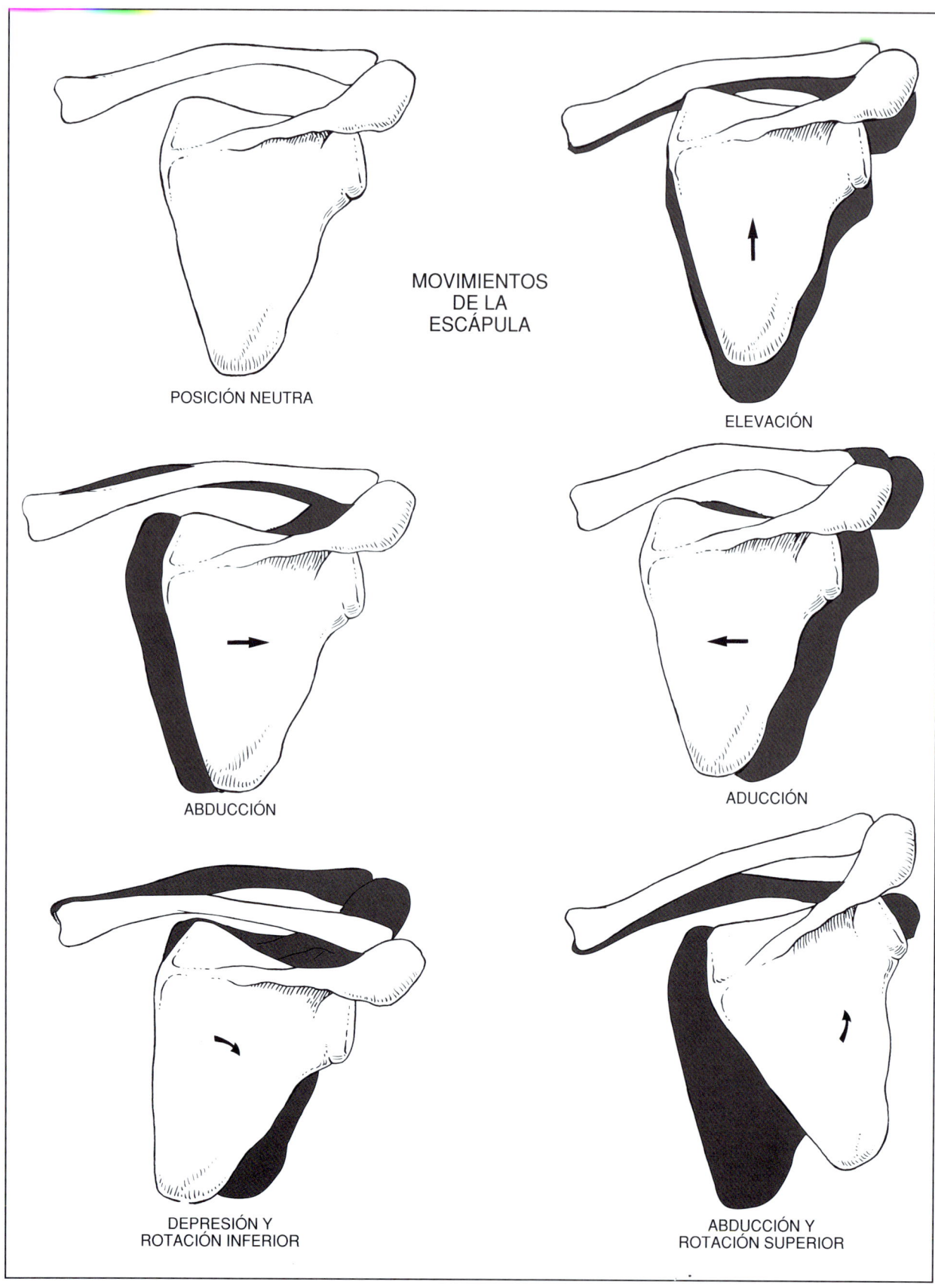

ELEVACIÓN DE LA ESCÁPULA
(Trapecio, fibras superiores)

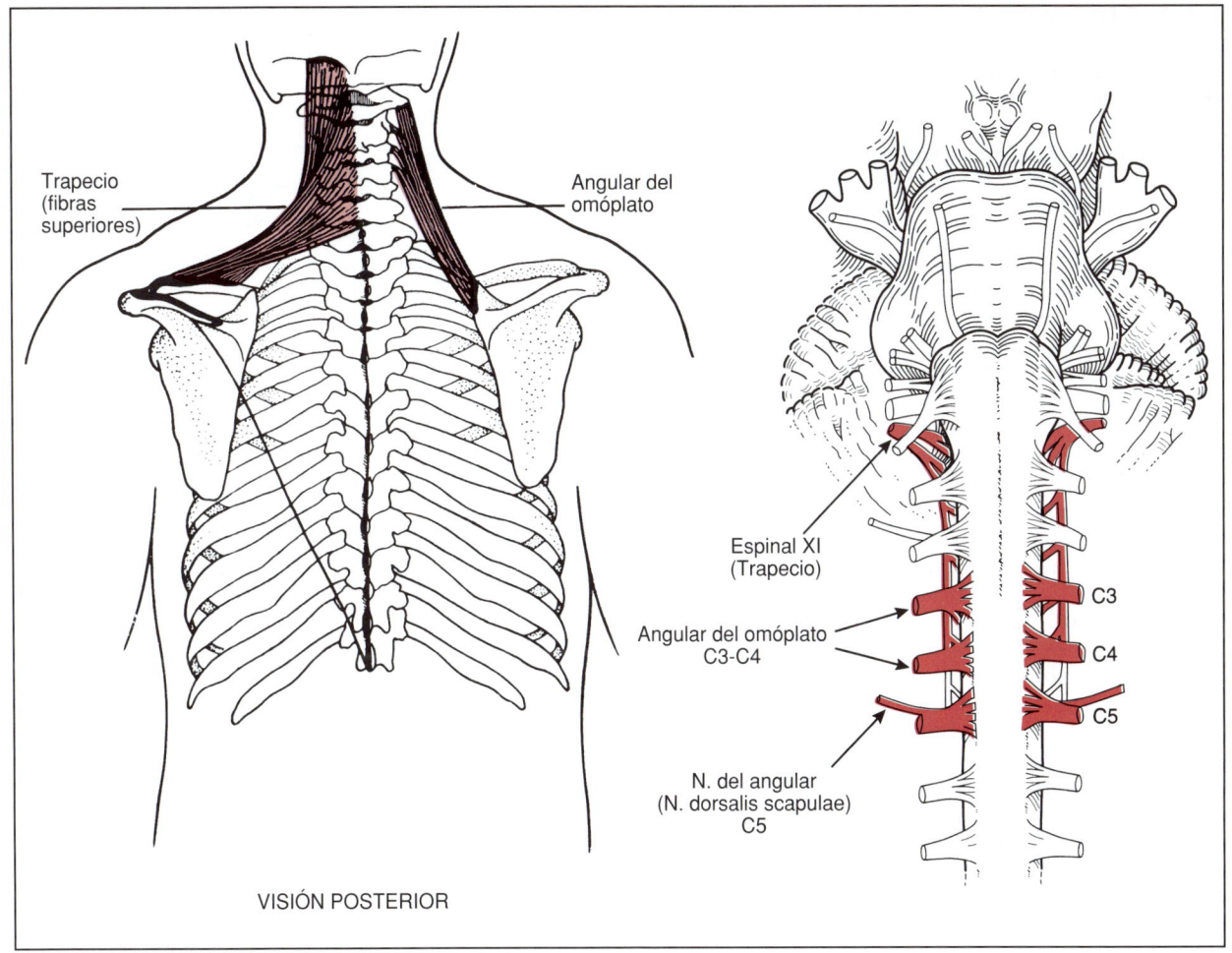

Figura 4-9

Figura 4-10

Tabla 4-2	ELEVACIÓN DE LA ESCÁPULA	
Músculo	**Origen**	**Inserción**
124. Trapecio superior	Occipital 　Protuberancia occipital externa 　Tercio interno de la línea curva occipital 　Ligamento cervical posterior	Clavícula (tercio exterior del borde posterior del acromion)
127. Angular del omóplato	Vértebras C1-C4 　(apófisis transversas)	Escápula (borde vertebral) 　(ángulo superior-interno)
Otros: **125.** Romboideo mayor **126.** Romboideo menor		

Amplitud de movimiento:

No se dispone de datos fiables.

Capítulo 4 ■ Examen de los músculos de la extremidad superior

ELEVACIÓN DE LA ESCÁPULA
(Trapecio, fibras superiores)

Grado 5 (normal) y grado 4 (bien)

Posición del paciente: Sentado, sobre un extremo o lado de la mesa. Manos relajadas sobre las rodillas.

Posición del fisioterapeuta: De pie, por detrás del paciente. Las manos sobre ambos hombros para aplicar resistencia hacia abajo.

Test: Antes de la prueba debe observarse si el paciente presenta asimetría escapular, así como diferencias respecto al volumen o la altura. Este tipo de asimetría es frecuente y puede deberse a llevar colgados bolsos o carteras, casi siempre en el hombro del mismo lado (Fig. 4-11).
El paciente eleva ("encoge") los hombros. La prueba suele realizarse con ambos hombros simultáneamente.

Instrucciones al paciente: «Encoja los hombros» o «Eleve los hombros hacia las orejas. Manténgase así. No permita que le empuje hacia abajo.»

Puntuación

Grado 5 (normal): El paciente encoge los hombros, ejecutando el movimiento completo y se mantiene frente a la máxima resistencia (Fig. 4-12).

Grado 4 (bien): El paciente encoge los hombros y se mantiene frente a una resistencia de fuerte a moderada. Los músculos del hombro pueden «ceder» en el punto límite.

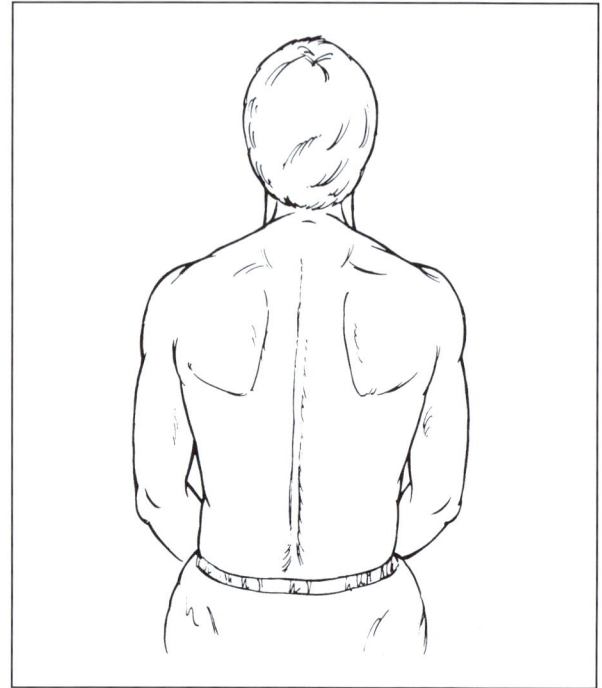

Figura 4-11

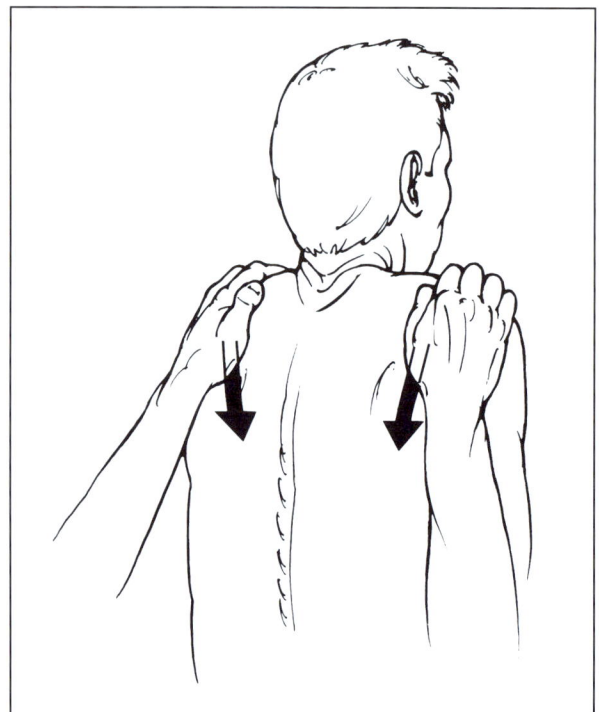

Figura 4-12

ELEVACIÓN DE LA ESCÁPULA
(Trapecio, fibras superiores)

Grado 3 (regular)

Posición del paciente y del examinador: La misma que se utiliza para el grado 5, excepto que no se aplica ninguna resistencia.

Test: El paciente eleva los hombros en toda la amplitud del movimiento.

Instrucciones al paciente: «Eleve los hombros hacia las orejas» o «Encoja los hombros.»

Puntuación

Grado 3 (regular): El paciente eleva los hombros, ejecutando el movimiento completo sin resistencia.

Grado 2 (mal), grado 1 (escaso) y grado 0 (nulo)

Posición del paciente: Decúbito prono o supino, completamente sostenido por la mesa. Si se coloca en prono, la cabeza se ladea hacia un lado (Fig. 4-14). En supino, la cabeza se deja en equilibrio.

Posición del fisioterapeuta: De pie, en el lado de examen del paciente. Se sostiene el hombro que se va a examinar con la palma de una mano. La otra palpa el trapecio superior, cerca de su inserción por encima de la clavícula. Una segunda zona de palpación es el trapecio superior, inmediatamente adyacente a las vértebras cervicales.

Test: Con el examinador sosteniendo el hombro, el paciente eleva el hombro (normalmente, sólo un lado) hacia la oreja.

Instrucciones al paciente: «Eleve el hombro hacia la oreja.»

Puntuación

Grado 2 (mal): El paciente ejecuta un movimiento de amplitud limitada, en la posición de mínimo efecto gravitatorio.

Grado 1 (escaso): Es posible la palpación de cierta actividad contráctil a nivel de las fibras superiores del trapecio, a nivel de la clavícula o del cuello. El músculo Angular del omóplato se sitúa en un plano más profundo y es difícil de palpar en el cuello (entre el esternocleidomastoideo y el trapecio). Puede detectarse a nivel de su inserción sobre el borde vertebral de la porción superior de la espina escapular.

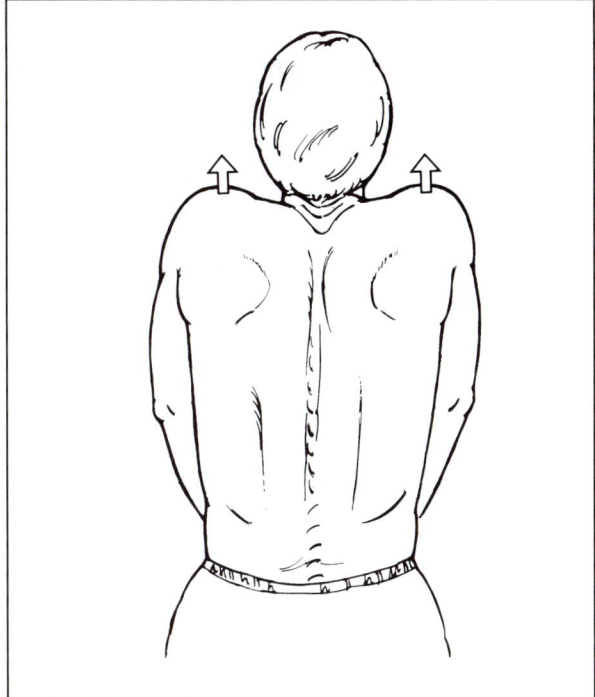

Figura 4-13

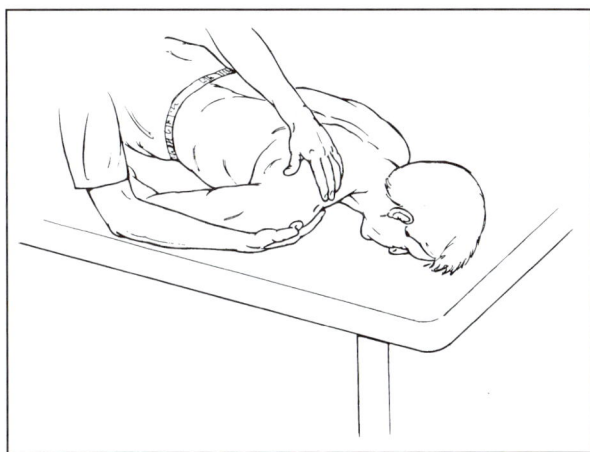

Figura 4-14

ELEVACIÓN DE LA ESCÁPULA
(Trapecio, fibras superiores)

Test alternativo

Sentado, se pide al paciente que eleve un hombro, mientras que la cabeza, con la cara vuelta hacia el lado contrario, se flexiona lateralmente hacia el hombro (inclinando el occipital). La amplitud máxima aproxima el occipital al acromion. El examinador aplica una resistencia al hombro, deprimiéndolo, y al mismo tiempo empujando hacia el occipital en dirección anteromedial. Cuando la porción superior del trapecio está lesionada, el acromion no se encontrará con el occipital[1].

SUSTITUCIÓN POR LOS ROMBOIDEOS

En pacientes con lesión en los elevadores del hombro, los romboideos tienden a sustituir su función (considerando que normalmente ellos ayudan). En estos casos, durante los esfuerzos fallidos para encoger el hombro, el ángulo inferior de la escápula se mueve medialmente hacia la columna vertebral (aducción escapular) y también puede producirse un movimiento hacia abajo (rotación inferior).

OBSERVACIONES

1. Es importante examinar los hombros y la escápula del paciente por detrás y detectar cualquier asimetría en la altura de los hombros, volumen muscular o aleteo escapular.
2. Cuando está contraindicada la postura sentada por cualquier causa, las pruebas para los grados 5 y 4 en supino resultan inexactas. Cuando la prueba para el grado 3 se realiza en supino, en el mejor de los casos requerirá una resistencia manual, ya que la resistencia gravitatoria está neutralizada.
3. Cuando la posición en decúbito prono no resulta cómoda, se pueden realizar las pruebas para los grados 2, 1 y 0 en supino, pero la palpación no será óptima.
4. En decúbito prono, la cabeza ladeada ofrece una desventaja. Cuando la cabeza se ladea hacia un lado, aumenta la actividad del trapecio y disminuye la del angular del omóplato de ese mismo lado.
5. Debe utilizarse la misma fuerza de palanca en todos las pruebas de la escápula.

ADUCCIÓN DE LA ESCÁPULA
(Trapecio, fibras intermedias)

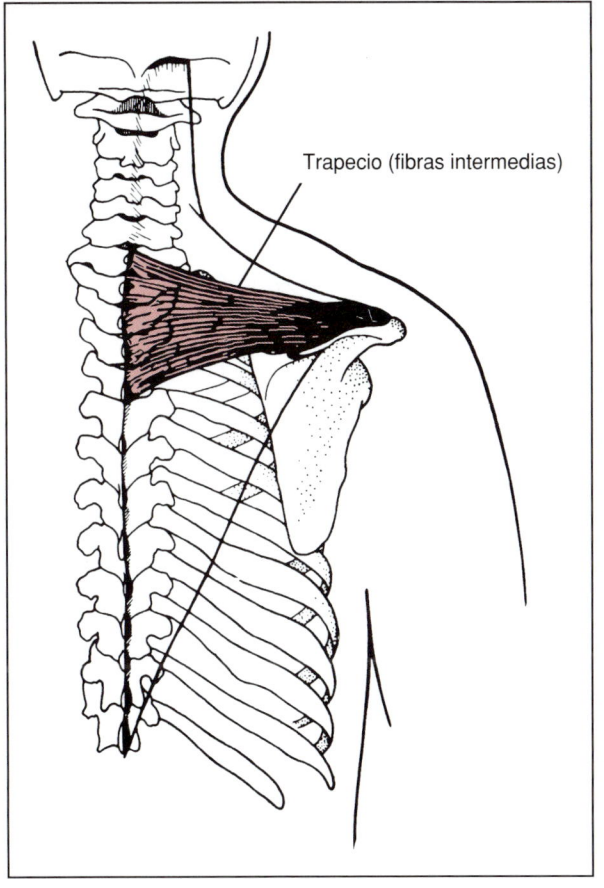

Figura 4-15

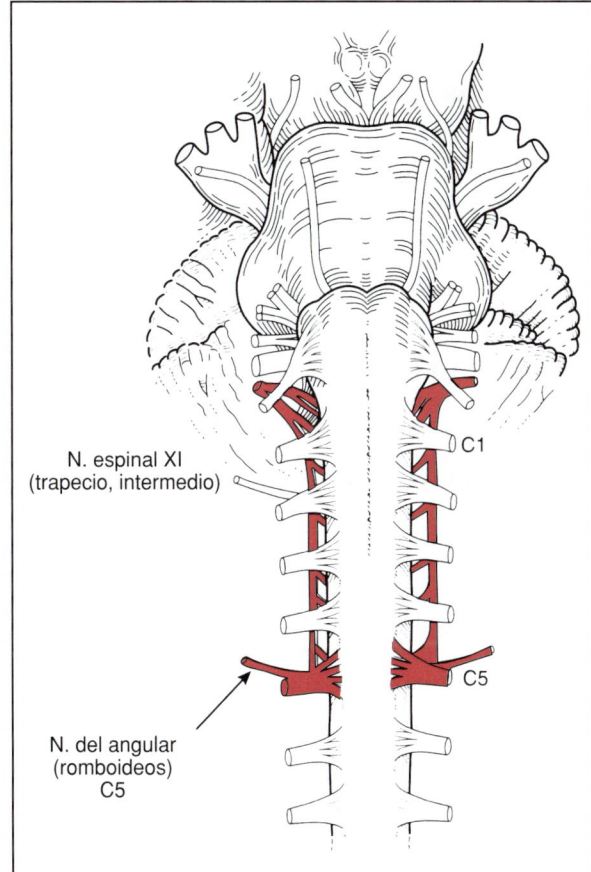

Figura 4-16

Tabla 4-3	ADUCCIÓN (RETRACCIÓN) DE LA ESCÁPULA	
Músculo	Origen	Inserción
124. Trapecio medio	Ligamento cervical posterior Vértebras T1-T6 (apófisis espinosas)	Escápula (acromion y espina)
125. Romboideo mayor	Vértebras T2-T5 (apófisis espinosas T1-T4)	Escápula (borde medial)

Otros:
124. Trapecio superior e inferior
126. Romboideo menor
130. Dorsal ancho

Amplitud de movimiento:

No se dispone de datos fiables.

Capítulo 4 ■ Examen de los músculos de la extremidad superior

ADUCCIÓN DE LA ESCÁPULA
(Trapecio, fibras intermedias)

Grado 5 (normal), grado 4 (bien) y grado 3 (regular)

Posición del paciente: Tumbado boca abajo, con el hombro en el borde de la mesa. El hombro está con 90° de abducción. El codo está flexionado en ángulo recto.

Otra opción consiste en mantener el codo completamente estirado, siempre que los músculos extensores del codo sean lo suficiente fuertes para estabilizar el codo sobre el húmero (Fig. 4-17). La cabeza debe estar ladeada hacia cualquier lado que resulte cómodo.

Posición del fisioterapeuta: De pie, en el lado de la mesa correspondiente a la prueba, próximo al brazo del paciente. Sostiene la zona escapular del lado contrario para evitar la rotación del tronco. Existen dos modos de aplicar resistencia; una no requiere tanta fuerza como la otra.

1. Cuando el deltoides presenta un grado 3 o superior, la mano que aplica la resistencia se coloca sobre el extremo distal del húmero y se dirige la resistencia hacia el suelo. La muñeca también se utiliza para ejercer una mayor palanca, pero la fuerza elegida debe mantenerse constantemente durante toda la prueba.
2. Cuando el deltoides presenta un grado 2 o inferior, la resistencia se aplica hacia abajo (hacia el suelo) con la mano sujetando la articulación del hombro (Fig. 4-18). El punto de aplicación de la resistencia requiere una menor fuerza de los músculos aductores del paciente que en la prueba anterior.

Los dedos de la mano contraria pueden palpar las fibras intermedias del trapecio, a nivel de la espina de la escápula, desde el acromion hasta la columna vertebral, cuando resulte preciso.

Test: El paciente separa horizontalmente el brazo y aproxima la escápula.

Instrucciones al paciente: «Eleve el codo hacia el techo. Mantengase así. No permita que lo empuje hacia abajo.»

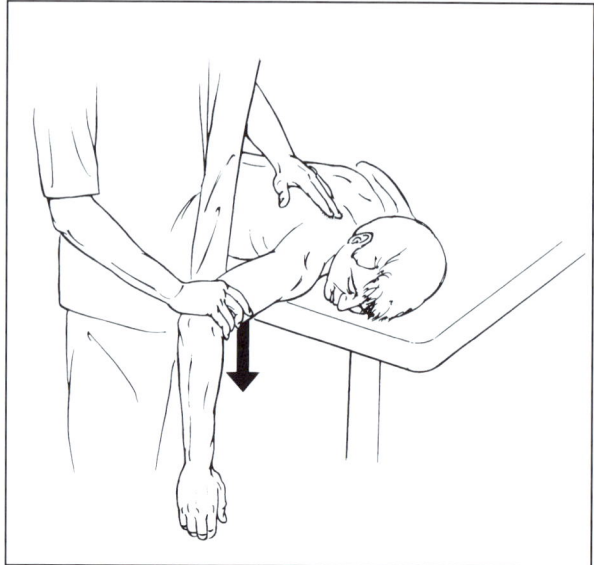

Figura 4-17

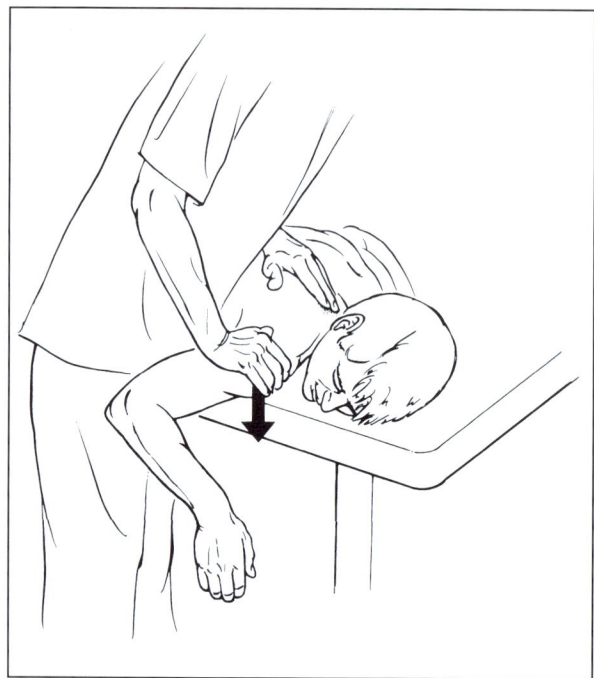

Figura 4-18

ADUCCIÓN DE LA ESCÁPULA
(Trapecio, fibras intermedias)

Puntuación

Grado 5 (normal): El paciente ejecuta el movimiento completo de aducción escapular y mantiene la posición límite contra la máxima resistencia.

Grado 4 (bien): El paciente tolera una resistencia de fuerte a moderada.

Grado 3 (regular): El paciente ejecuta el movimiento completo, pero sin ninguna resistencia manual.

Grado 2 (mal), grado 1 (escaso) y grado 0 (nulo)

Posición del paciente y del fisioterapeuta: La misma que para el test de grado 5, pero en este caso el fisioterapeuta utiliza una mano para sujetar el hombro y brazo del paciente, sosteniendo así su peso (Fig. 4-20).

Test: El mismo que para los grados 5 a 3.

Instrucciones al paciente: «Intente elevar el codo hacia el techo.»

Puntuación

Grado 2 (mal): El paciente ejecuta un movimiento de amplitud limitada, sin soportar el peso del brazo.

Grado 1 (escaso) y grado 0 (nulo): El músculo de grado 1 (escaso) presenta cierta actividad contráctil o ligero movimiento. En el músculo de grado 0 (nulo) no se detecta ninguna actividad contráctil.

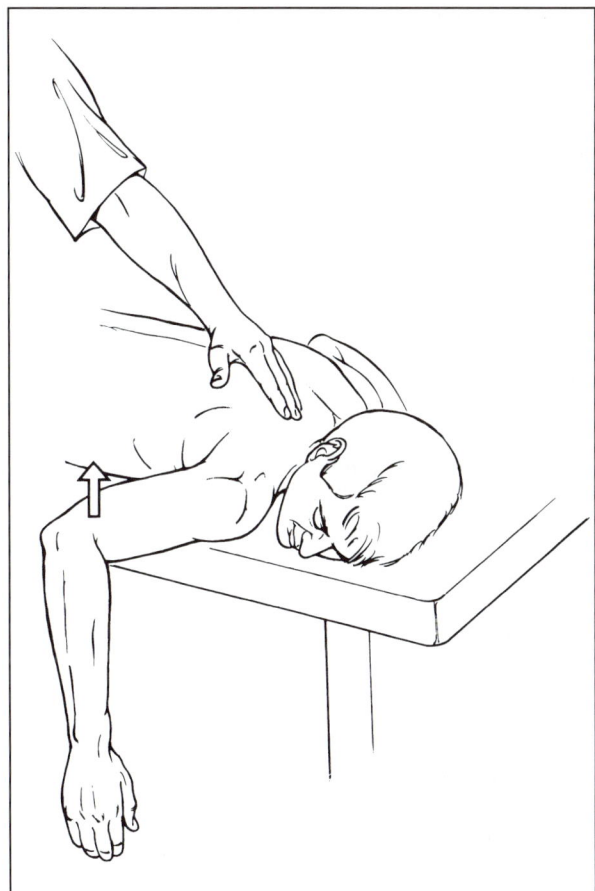

Figura 4-19

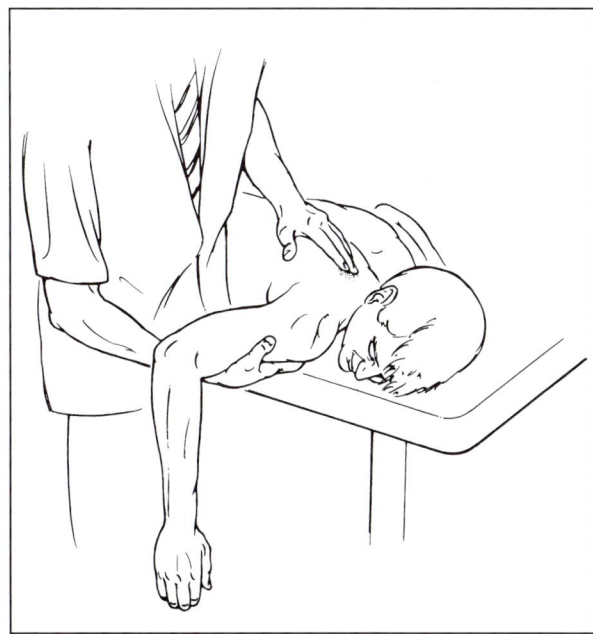

Figura 4-20

Capítulo 4 ■ Examen de los músculos de la extremidad superior

ADUCCIÓN DE LA ESCÁPULA
(Trapecio, fibras intermedias)

Test alternativo para los grados 5, 4 y 3

Posición del paciente: Tumbado boca abajo. Con la escápula colocada en aducción completa. El brazo dispuesto en abducción horizontal (90°) y el codo completamente extendido.

Posición del fisioterapeuta: De pie, en el lado de la mesa correspondiente a la prueba, próximo al hombro del paciente. Sostiene la zona escapular del lado contrario para evitar la rotación del tronco. Para los grados 5 y 4, la resistencia se aplica hacia el suelo, a nivel del extremo distal del húmero o en la muñeca, manteniendo constantemente la localización de la resistencia.

Instrucciones al paciente: «Mantenga la pala del hombro cerca de la columna. No permita que lo empuje hacia fuera.»

SUSTITUCIONES

1. *Por los romboideos:* Los romboideos pueden sustituir al trapecio en la aducción de la escápula. Sin embargo, no pueden sustituir la rotación superior de la escápula. Cuando se produce esta sustitución, la escápula se aproxima y rota hacia abajo.
2. *Por el deltoides posterior:* Cuando los músculos de la escápula están ausentes y el deltoides posterior actúa en solitario, se produce la aducción horizontal en la articulación del hombro, pero no se produce aducción escapular.

OBSERVACIONES

Cuando el músculo deltoides posterior está lesionado, se sostiene el hombro del paciente con la palma de una mano, y así se permite la flexión del codo. Se desplaza pasivamente la escápula hasta la aducción mediante la abducción horizontal del brazo. Se pide al paciente que mantenga la escápula en aducción, mientras el examinador retira lentamente la sujeción del hombro. Debe observarse si la escápula mantiene su posición de aducción. Si lo consigue, se le asigna el grado 3.

DEPRESIÓN Y ADUCCIÓN DE LA ESCÁPULA
(Trapecio, fibras inferiores)

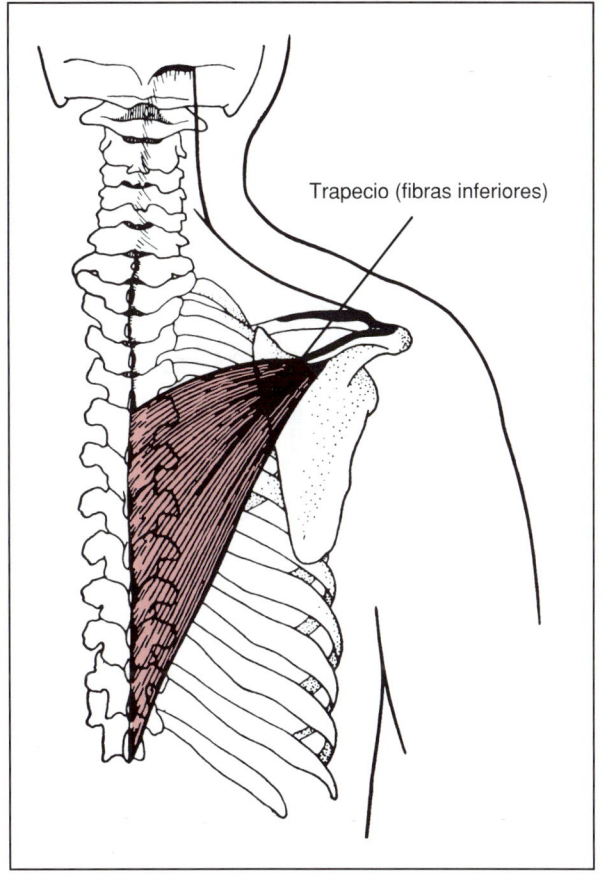

Figura 4-21

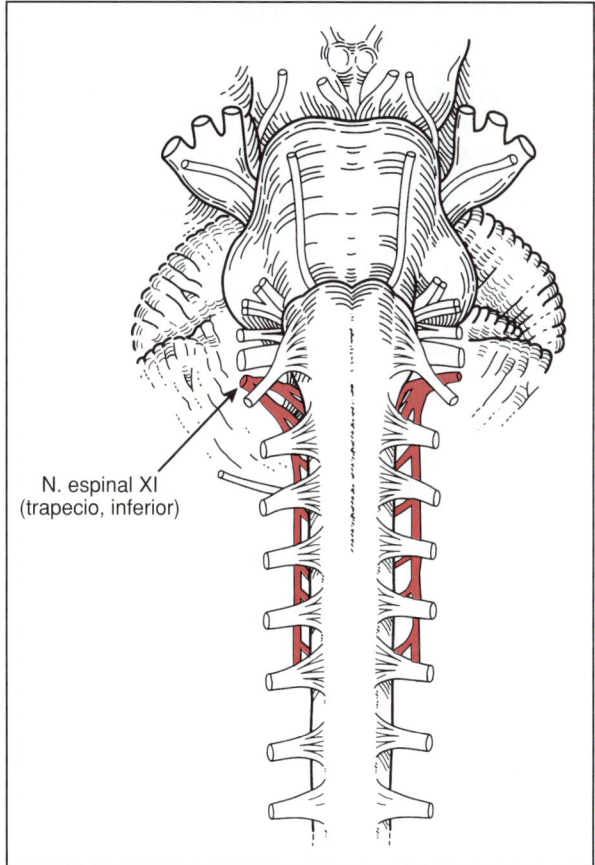

Figura 4-22

Tabla 4-4	DEPRESIÓN Y ADUCCIÓN DEL HOMBRO	
Músculo	**Origen**	**Inserción**
124. Trapecio (fibras inferiores)	Vértebras T7-T12 (apófisis espinosas)	Escápula (espina)

Otros:
124. Trapecio medio (aducción)
130. Dorsal ancho
131. Pectoral mayor (depresión)
129. Pectoral menor (depresión)

Amplitud de movimiento:

No se dispone de datos fiables.

Capítulo 4 ■ Examen de los músculos de la extremidad superior   73

DEPRESIÓN Y ADUCCIÓN DE LA ESCÁPULA
(Trapecio, fibras inferiores)

Grado 5 (normal), grado 4 (bien) y grado 3 (regular)

Posición del paciente: Decúbito prono, con los brazos sobre la cabeza, en posición de abducción hasta 145° (alineado con las fibras del trapecio inferior). El antebrazo se encuentra en posición media, con el pulgar señalando hacia el techo. La cabeza debe estar ladeada hacia cualquier lado que resulte cómodo.

Posición del fisioterapeuta: De pie, en el lado de la mesa correspondiente a la prueba. La mano que aplica la resistencia se sitúa sobre el húmero distal, inmediatamente por encima del codo (Fig. 4-23). La resistencia se aplica hacia el suelo, en línea recta. En el caso de una prueba menos rigurosa, la resistencia puede aplicarse sobre el borde axilar de la escápula.

Las yemas de los dedos de la mano contraria palpan (para el grado 3) por debajo de la espina de la escápula y a través de las vértebras torácicas, siguiendo la dirección del músculo al girar hacia abajo, hacia las vértebras torácicas.

Test: El paciente eleva el brazo de la mesa hasta alcanzar, al menos, la altura del plano de la oreja y se mantiene así con fuerza frente a la máxima resistencia. Otro modo consiste en colocar previamente el brazo diagonalmente sobre la cabeza y pedir al paciente que lo mantenga así frente a una resistencia.

Instrucciones al paciente: «Eleve el brazo de la mesa, tan alto como sea posible. Manténgase así. No permita que lo empuje hacia abajo.»

Puntuación

Grado 5 (normal): El paciente ejecuta el movimiento completo y mantiene la posición límite frente a la máxima resistencia. Se trata de un músculo de gran potencia.

Grado 4 (bien): El paciente tolera una resistencia de fuerte a moderada.

Grado 3 (regular): El paciente ejecuta el movimiento completo, pero el paciente no tolera ninguna resistencia (Fig. 4-24).

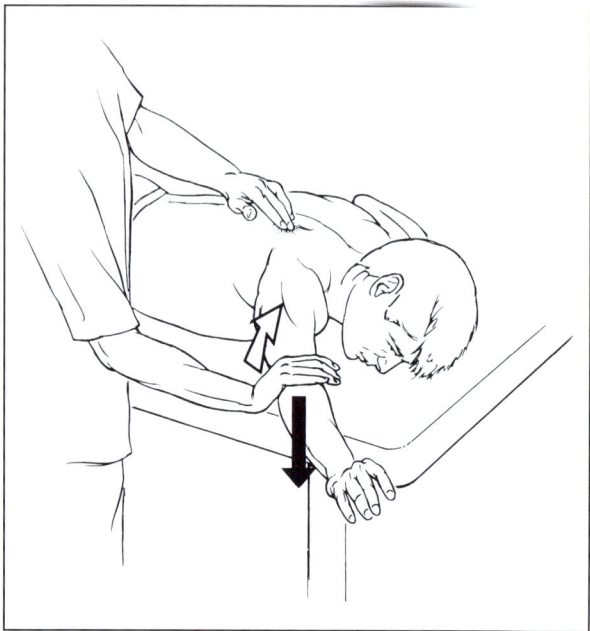

Figura 4-23

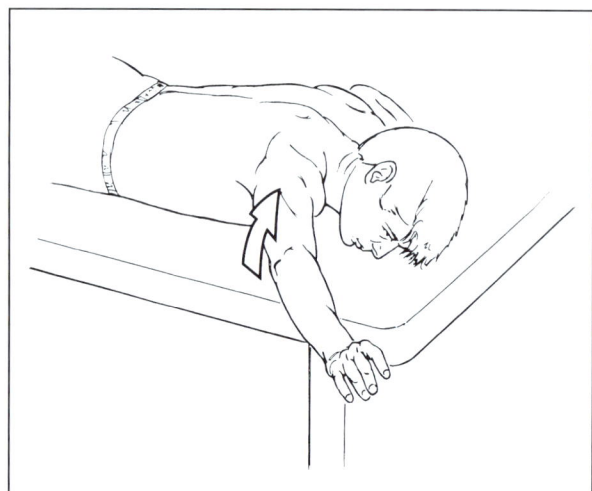

Figura 4-24

DEPRESIÓN Y ADUCCIÓN DE LA ESCÁPULA
(Trapecio, fibras inferiores)

Grado 2 (mal), grado 1 (escaso) y grado 0 (nulo)

Posición del paciente: La misma que para el test de grado 5.

Posición del fisioterapeuta: De pie, en el lado a examinar. Sostiene el brazo del paciente por debajo del codo (Fig. 4-25).

Test: El paciente intenta elevar el brazo de la mesa. Cuando el paciente es incapaz de elevarlo, por una lesión del deltoides posterior y medio, el examinador debe elevar y soportar el peso del brazo.

Instrucciones al paciente: «Intente elevar el brazo de la mesa, más alto que su oreja.»

Puntuación

Grado 2 (mal): El paciente ejecuta el movimiento escapular completo, sin soportar el peso del brazo.

Grado 1 (escaso): Es posible detectar cierta actividad contráctil en la zona triangular situada entre la raíz de la espina escapular y la última vértebra torácica (T7-T12), es decir, en el recorrido de las fibras del trapecio inferior.

Grado 0 (nulo): No se detecta ninguna actividad contráctil.

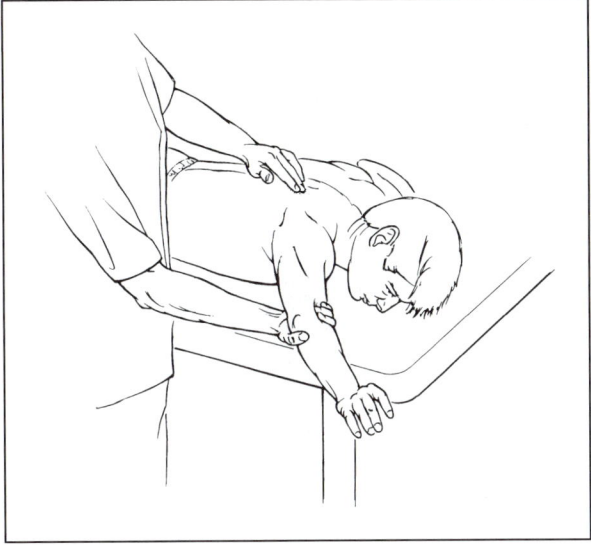

Figura 4-25

 OBSERVACIONES

1. Cuando el movimiento del hombro está limitado durante la flexión y abducción, el brazo del paciente debe ser colocado sobre un lado de la mesa y sostenido por el examinador, en su límite máximo de movimiento como posición inicial.
2. El examinador debe recordar el principio básico del reconocimiento, que consiste en aplicar el mismo brazo como palanca en los sucesivos tests (en el tiempo) para poder realizar comparaciones válidas de los resultados.

ADUCCIÓN Y ROTACIÓN INFERIOR DE LA ESCÁPULA
(Romboideos)

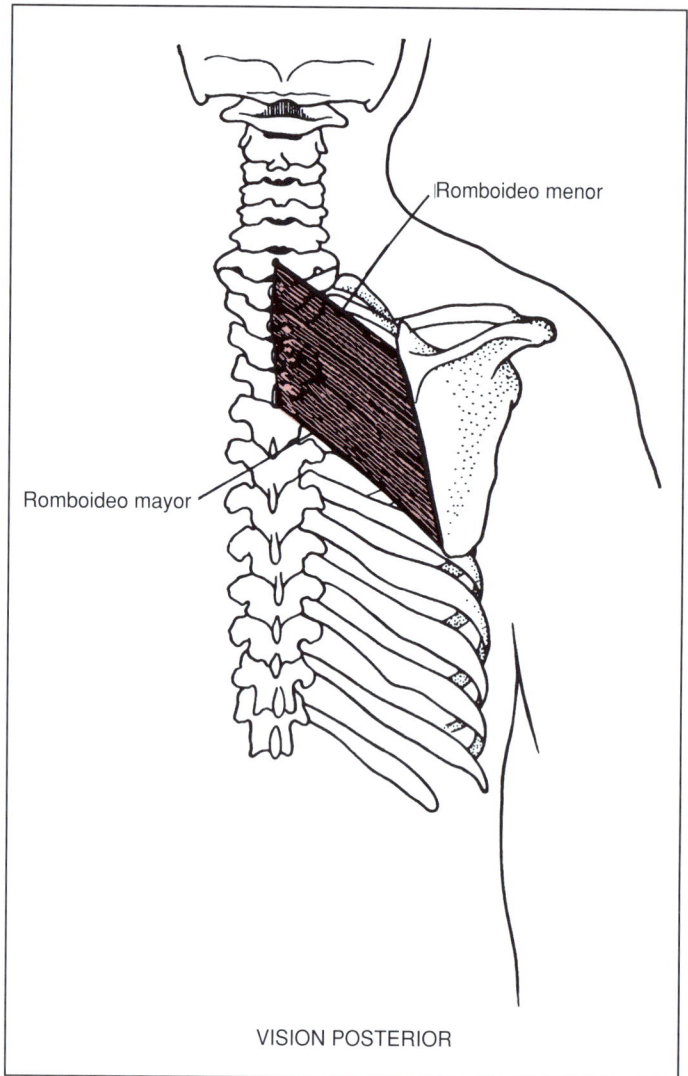

Figura 4-26

Figura 4-27

Tabla 4-5	ADUCCIÓN Y ROTACIÓN INFERIOR DE LA ESCÁPULA	
Músculo	**Origen**	**Inserción**
125. Romboideo mayor	Vértebras T2-T5 (apófisis espinosas T1-T4)	Escápula
126. Romboideo menor	Vértebras C7-T1 (apófisis espinosas C6-C7) Ligamento cervical posterior	Escápula (raíz de la espina)

Amplitud de movimiento:

No se dispone de valores fiables.

Otros:
130. Dorsal ancho
127. Angular del omóplato
131. Pectoral mayor
129. Pectoral menor

ADUCCIÓN Y ROTACIÓN INFERIOR DE LA ESCÁPULA
(Romboideos)

El test de valoración de los músculos romboideos se ha convertido, en cierto sentido, en un tema de debate clínico. Kendall y sus colaboradores afirman, con motivo, que a menudo estos músculos son subvalorados, es decir, que suelen ser puntuados por debajo de su nivel de actividad[1]. Asimismo, también puede producirse confusión a la hora de distinguir la acción de los romboideos, de la de otros músculos escapulares y del hombro, especialmente el trapecio y el pectoral menor. Sólo recibe inervación del C5 y un test para los romboideos bien realizado puede confirmar o descartar una lesión medular a este nivel. Una vez señalada esta controversia, las autoras presentan primero sus técnicas y después, con el generoso permiso de la señora Kendall, su test para los romboideos, como sistema alternativo de valoración.

Grado 5 (normal), grado 4 (bien) y grado 3 (regular)

Posición del paciente: Decubito prono. La cabeza puede estar ladeada hacia cualquier lado que le resulte cómodo. El hombro se coloca en rotación interna y el brazo en aducción atravesado sobre la espalda, con el codo flexionado y la mano descansa sobre la espalda (Fig. 4-28).

Posición del fisioterapeuta: De pie, en el lado que se va a examinar. Cuando los músculos extensores del hombro presentan grado 3 o superior, la mano que aplica la resistencia se coloca sobre el húmero, inmediatamente por encima del codo, y la resistencia se aplica hacia abajo y hacia afuera (Fig. 4-29).

Cuando los extensores del hombro están lesionados, se coloca la mano que ejerce la resistencia a lo largo del borde axilar de la escápula (Fig. 4-30). La resistencia se dirige hacia abajo y hacia afuera.

Los dedos de la mano que se utilizan en la palpación se sitúan profundamente, por debajo del borde vertebral de la escápula.

Test: El paciente levanta la mano de la espalda y aduce la escápula, manteniendo el brazo atravesado sobre la espalda. Cuando la actividad muscular es potente, los dedos del fisioterapeuta serán «despedidos» hacia fuera del borde vertebral de la escápula (ver Fig. 4-28).

Instrucciones al paciente: «Eleve la mano. Mantengase así. No permita que la haga bajar de nuevo.»

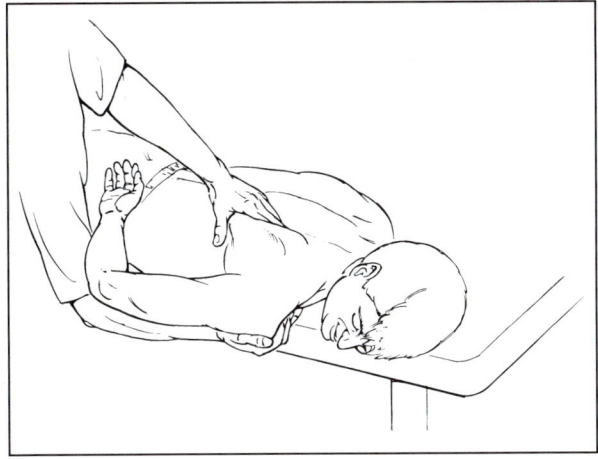

Figura 4-28

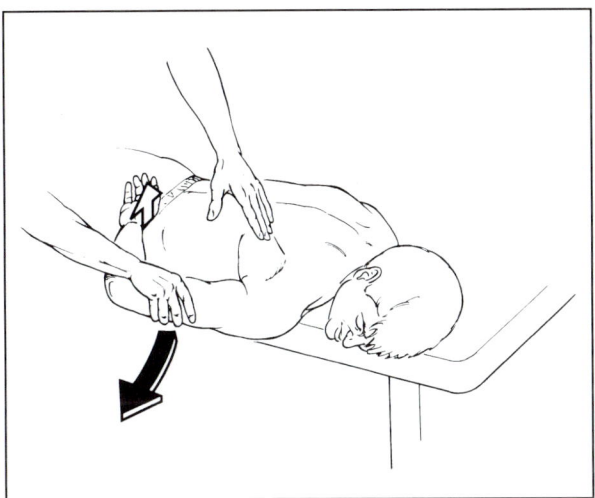

Figura 4-29

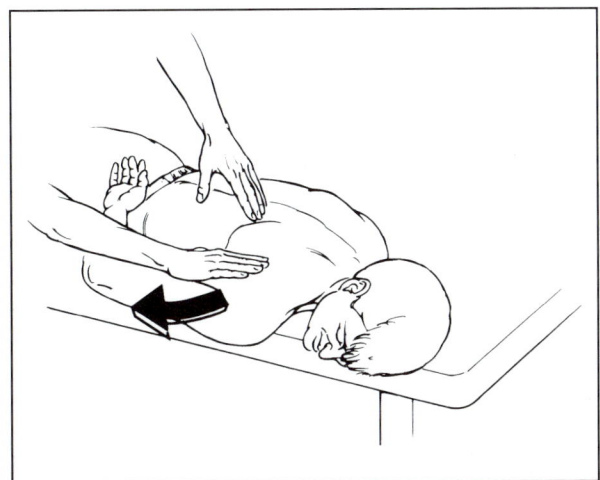

Figura 4-30

ADUCCIÓN Y ROTACIÓN INFERIOR DE LA ESCÁPULA
(Romboideos)

Puntuación

Grado 5 (normal): El paciente ejecuta el movimiento completo contra la máxima resistencia (Fig. 4-31). Los dedos se elevarán sobre el borde de la escápula, al contraerse los romboides.

Grado 4 (bien): El paciente ejecuta el movimiento completo y lo mantiene frente a una resistencia de fuerte a moderada. Los dedos suelen ser desplazados.

Grado 3 (regular): El paciente ejecuta el movimiento completo, pero no tolera ninguna resistencia manual (Fig. 4-32).

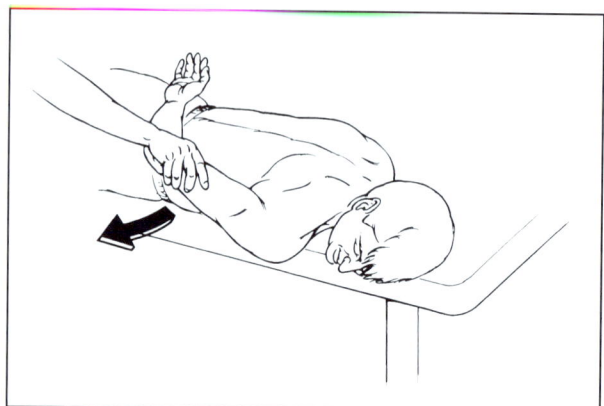

Figura 4-31

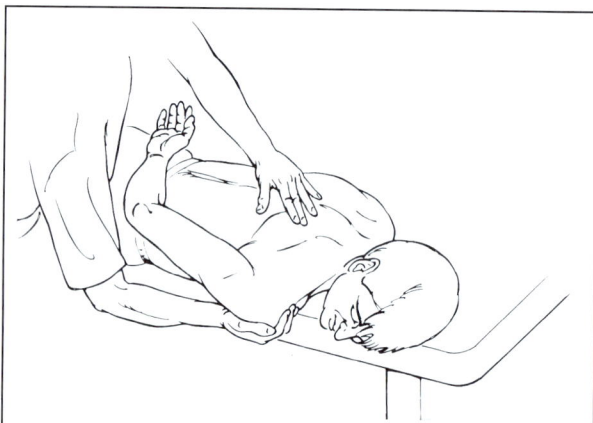

Figura 4-32

ADUCCIÓN Y ROTACIÓN INFERIOR DE LA ESCÁPULA
(Romboideos)

Grado 2 (mal), grado 1 (escaso) y grado 0 (nulo)

Posición del paciente: Sentado, con el hombro en rotación interna y el brazo extendido y en aducción por detrás de la espalda.

Posición del fisioterapeuta: De pie, en el lado a examinar, sosteniendo el brazo por la muñeca. Las yemas de los dedos de una mano palpan el músculo, por debajo del borde vertebral de la escápula.

Test: El paciente intenta separar la mano de la espalda.

Instrucciones al paciente: «Intente separar la mano de la espalda.»

Puntuación

Grado 2 (mal): El paciente ejecuta un movimiento escapular de amplitud limitada.

Grado 1 (escaso) y grado 0 (nulo): El músculo de grado 1 presenta cierta actividad contráctil. El músculo de grado 0 no muestra ninguna respuesta.

Test alternativo para los grados 2, 1 y 0

Posición del paciente: Decúbito prono, con el hombro en abducción unos 45° y el codo flexionado 90°, con la mano sobre la espalda.

Posición del fisioterapeuta: De pie, en el lado a examinar, y sosteniendo el brazo del paciente acunándolo por debajo del hombro (Fig. 4-34). Los dedos que realizan la palpación se colocan con fuerza por debajo del borde vertebral de la escápula.

Test: El paciente intenta elevar la mano de la espalda.

Instrucciones al paciente: «Intente elevar la mano de la espalda» o «Eleve su mano hacia el cielo.»

Puntuación

Grado 2 (mal): El paciente realiza un movimiento escapular de amplitud limitada.

Grado 1 (escaso) y grado 0 (nulo): El músculo de grado 1 (escaso) presenta cierta actividad contráctil palpable. El músculo de grado 0 (nulo) no muestra ninguna respuesta contráctil.

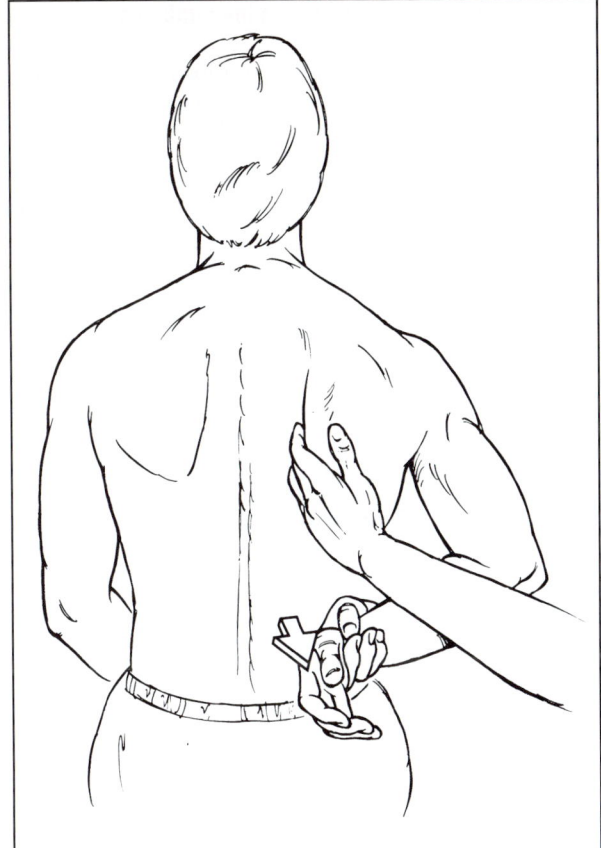

Figura 4-33

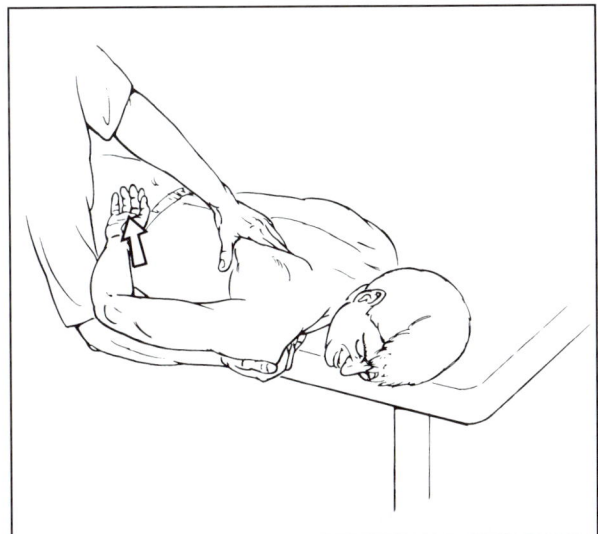

Figura 4-34

ADUCCIÓN Y ROTACIÓN INFERIOR DE LA ESCÁPULA
(Romboideos)

Test alternativo de Kendall para los romboideos1

Antes de realizar la prueba para los romboideos deben examinarse los aductores y encontrar en ellos la suficiente potencia para permitir al brazo ser utilizado como palanca.

Posición del paciente: Decúbito prono, con la cabeza ladeada hacia el lado a examinar. El otro brazo se coloca en abducción con el codo flexionado.

El brazo que se va a examinar se coloca cerca del borde de la mesa. El brazo (húmero) se coloca en aducción completa y se mantiene con fuerza al lado del tronco en rotación externa, con cierta extensión y con el codo completamente flexionado. En esta posición la escápula se encuentra en aducción, elevación y en rotación inferior (la cavidad glenoidea desciende).

Posición del fisioterapeuta: De pie, en el lado a examinar. La mano utilizada para ejercer la resistencia se coloca alrededor del codo flexionado del paciente. La resistencia se aplica en la dirección de la abducción y rotación superior escapular (hacia afuera y hacia arriba; Fig. 4-35). La otra mano se utiliza para aplicar otra resistencia simultánea. Rodea la articulación del hombro y ejerce una resistencia caudalmente, en la dirección de la depresión del hombro.

Test: El examinador explora la capacidad del paciente para mantener la escápula en su posición de aducción, elevación y rotación inferior (la cavidad glenoidea desciende).

Instrucciones al paciente: «Mantenga su brazo como se lo he colocado. No permita que desplace su brazo hacia adelante» o «Mantenga la postura en que se encuentra. Mantenga el hombro contra la columna cuando yo intente alejarlo hacia afuera.»

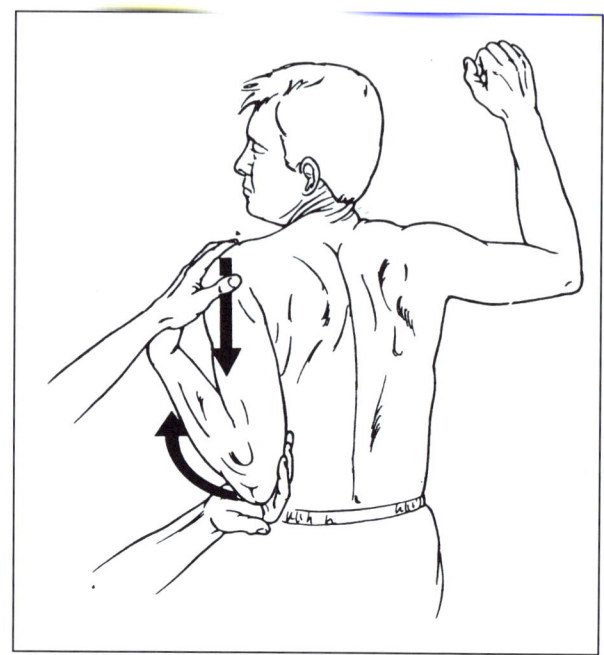

Figura 4-35

SUSTITUCIÓN POR EL TRAPECIO MEDIO

Las fibras intermedias del trapecio pueden sustituir la función aductora de los romboideos. Sin embargo, el trapecio no puede ejercer la acción rotatoria inferior de los anteriores. Cuando se produce la sustitución, la escápula del paciente realizará la aducción sin rotar inferiormente (no desciende la cavidad glenoidea). Sólo mediante palpación se detecta con seguridad esta sustitución.

OBSERVACIONES

Cuando se realiza el test para los romboideos, con la mano colocada por detrás de la espalda, no se debe permitir al paciente que realice el movimiento de elevación con el codo, debido a que esto activará el funcionamiento de los extensores del húmero.

FLEXIÓN DEL HOMBRO
(Deltoides anterior, supraespinoso y coracobraquial)

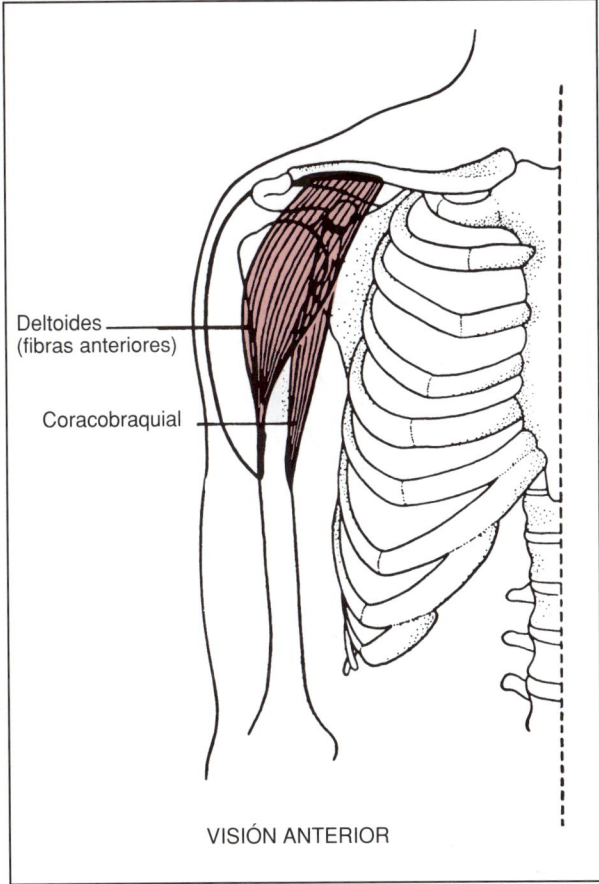

Figura 4-36

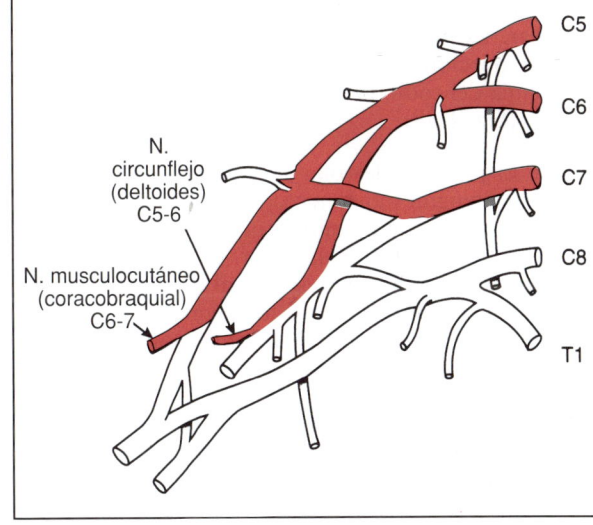

Figura 4-37

Tabla 4-6	FLEXIÓN DEL HOMBRO	
Músculo	**Origen**	**Inserción**
133. Deltoides (anterior y medio)	Clavícula (frente) Escápula (acromion)	Húmero (tuberosidad deltoidea)
139. Coracobraquial	Apófisis coracoides	Cara y borde interno del húmero, frente a la inserción del deltoides

Otros:
131. Pectoral mayor (superior)
135. Supraespinoso en rotación interna
140. Bíceps braquial

Amplitud de movimiento:

De 0° a 180°.

Capítulo 4 ■ Examen de los músculos de la extremidad superior 81

FLEXIÓN DEL HOMBRO
(Deltoides anterior, supraespinoso y coracobraquial)

No es posible aislar el músculo coracobraquial ni resulta sencilla su palpación. No presenta una única función. Se incluye en este movimiento porque se le considera de forma clásica un flexor y aductor del hombro.

Grado 5 (normal) y grado 4 (bien)

Posición del paciente: Sentado, con los brazos a los lados, codo ligeramente flexionado, antebrazo en pronación (para evitar que se produzca la sustitución por la cabeza larga del bíceps).

Posición del fisioterapeuta: De pie, en el lado a examinar. La mano que ejerce la resistencia se coloca sobre la porción distal del húmero, inmediatamente por encima del codo. La otra mano puede estabilizar el hombro (Fig. 4-38).

Test: El paciente flexiona el hombro hasta los 90°, sin realizar ningún movimiento de rotación u horizontal (Fig. 4-38). Debe permitirse que la escápula realice una abducción y rotación superior. La relación normal del movimiento escapular respecto al humeral, tras pasar los primeros 110° aproximadamente, es 2:1 (es decir, se producen 2° de movimiento glenohumeral por cada 1° de movimiento escapulotorácico.

Instrucciones al paciente: «Eleve el brazo de frente hasta la altura del hombro. Mantengase así. No permita que lo empuje hacia abajo de nuevo.»

Puntuación

Grado 5 (normal): El paciente mantiene la posición límite de la prueba (90°) frente a la máxima resistencia.

Grado 4 (bien): El paciente mantiene la posición límite de la prueba frente a una resistencia de fuerte a moderada.

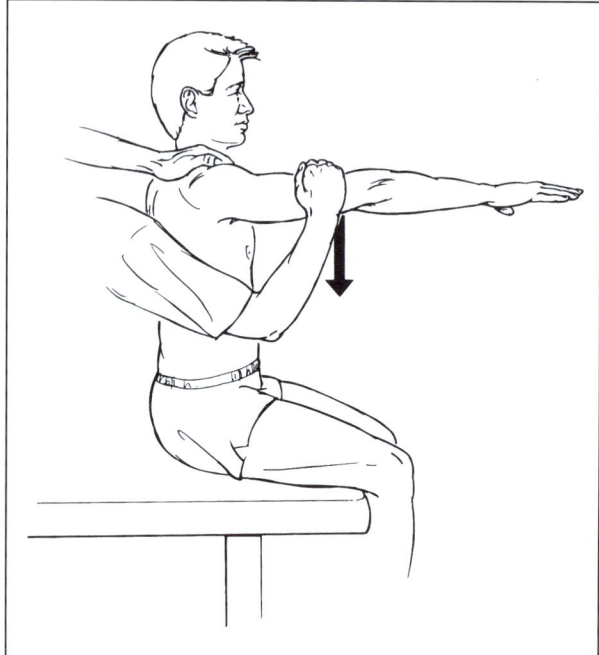

Figura 4-38

Grado 3 (regular)

Posición del paciente: Sentado sin respaldo, con el brazo a un lado y el codo ligeramente flexionado.

Posición del fisioterapeuta: De pie, en el lado a examinar.

Test: El paciente flexiona el hombro hasta alcanzar 90° (Fig. 4-39).

Instrucciones al paciente: «Eleve el brazo hacia el frente hasta la altura del hombro.»

Puntuación

Grado 3 (regular): El paciente ejecuta el movimiento completo (90°), pero no tolera ninguna resistencia.

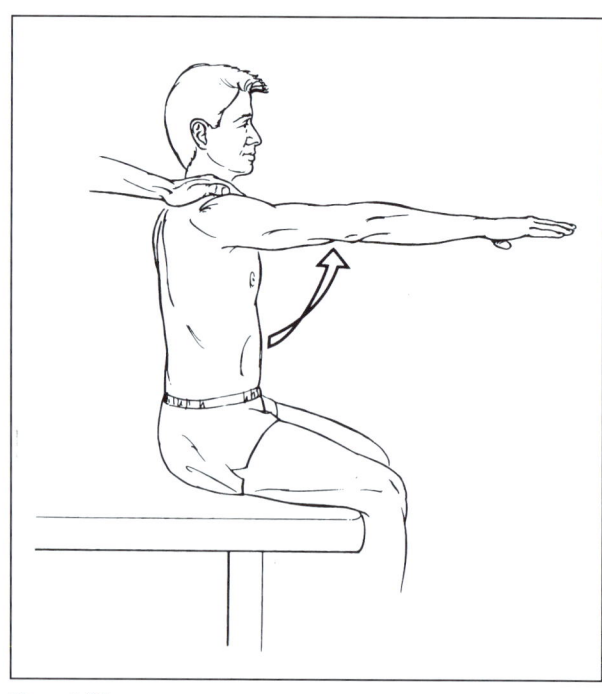

Figura 4-39

FLEXIÓN DEL HOMBRO
(Deltoides anterior, supraespinoso y coracobraquial)

Grado 2 (mal), grado 1 (escaso) y grado 0 (nulo)

Posición del paciente: Sentado sin respaldo, con el brazo a un lado y el codo ligeramente flexionado.

Posición del fisioterapeuta: De pie, en el lado a examinar. Los dedos que se utilizan para la palpación se colocan sobre la superficie anterior del deltoides, sobre la articulación del hombro (Fig. 4-40).

Test: El paciente intenta flexionar el hombro hasta los 90°.

Instrucciones al paciente: «Intente elevar el brazo.»

Puntuación

Grado 2 (mal): El paciente ejecuta un movimiento de amplitud limitada.

Grado 1 (escaso): Es posible que el examinador observe o palpe cierta actividad contráctil a nivel del deltoides anterior, pero no se logra realizar ningún movimiento.

Grado 0 (nulo): No se detecta actividad contráctil.

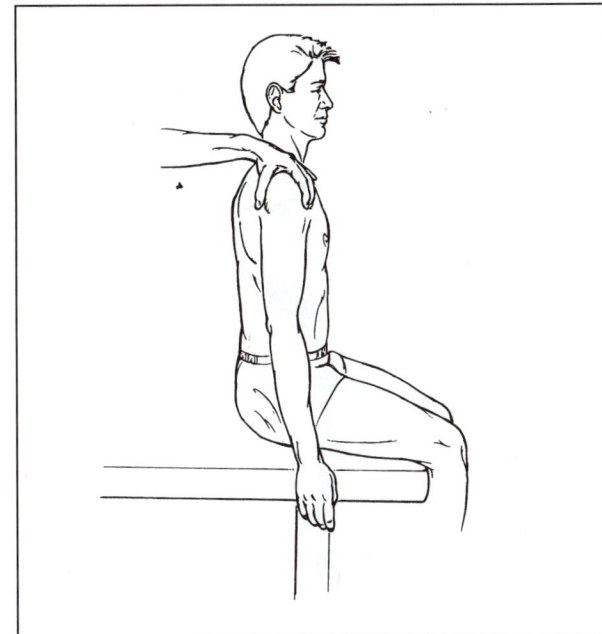
Figura 4-40

Test alternativo para los grados 2, 1 y 0

Cuando por cualquier circunstancia, el paciente no puede permanecer sentado, la prueba puede realizarse en la posición de decúbito lateral. En esta postura el examinador sostiene el brazo a examinar a nivel del codo, antes de pedir al paciente que flexione el hombro.

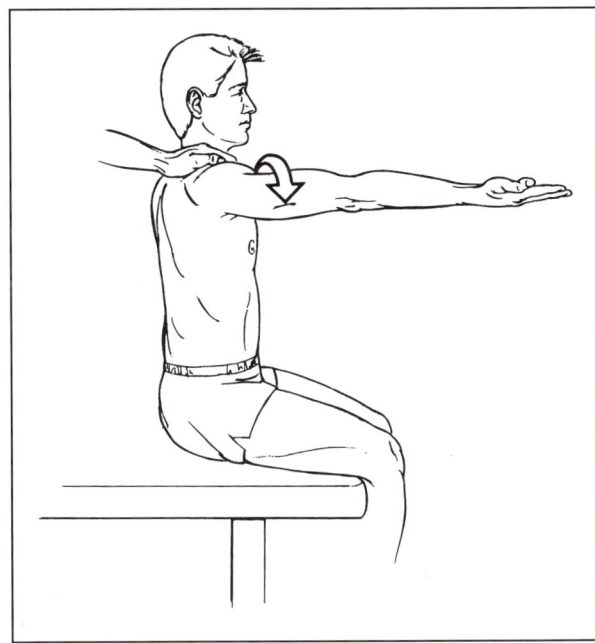
Figura 4-41

SUSTITUCIONES

1. El paciente puede intentar flexionar el hombro con el bíceps braquial, rotando primero el hombro hacia afuera (Fig. 4-41). Para evitarlo, puede mantenerse el brazo en una rotación intermedia, entre interna y externa.
2. En la elevación del hombro se produce un intento de sustitución, por parte de las fibras superiores del trapecio.
3. En la aducción horizontal se produce un intento de sustitución, por parte del pectoral mayor.
4. El paciente puede inclinarse hacia atrás o tratar de elevar la cintura escapular para facilitar la flexión.

OBSERVACIONES

A pesar de que el músculo coracobraquial interviene en la flexión del hombro, se sitúa en un plano muy profundo y puede resultar difícil o imposible su palpación en una postura razonablemente cómoda para el paciente.

EXTENSIÓN DEL HOMBRO
(Dorsal ancho, redondo mayor y deltoides posterior)

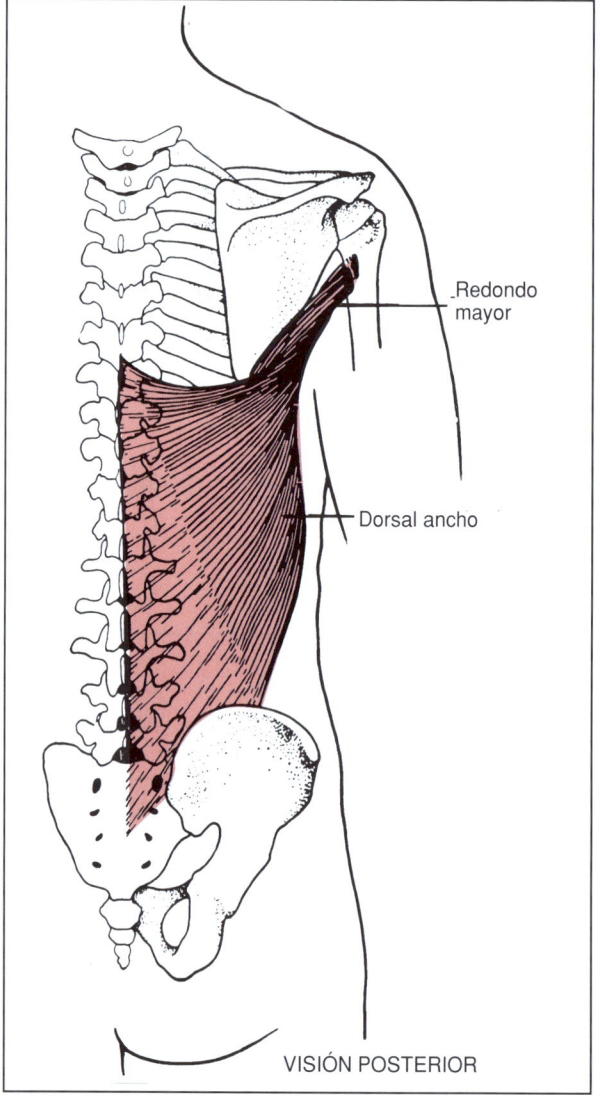

Figura 4-42

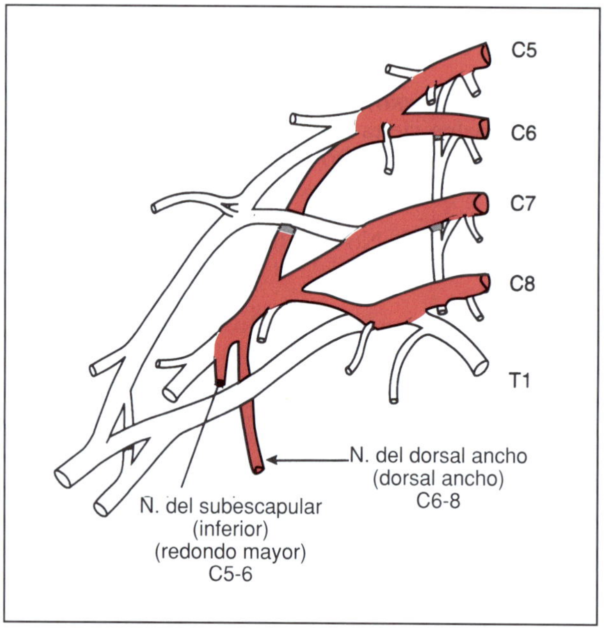

Figura 4-43

Tabla 4-7	EXTENSIÓN DEL HOMBRO	
Músculo	**Origen**	**Inserción**
130. Dorsal ancho	Vértebras T6-T12 Vértebras L1-L5 Vértebras sacras Costillas 9-12 Escápula (ángulo inferior) Cresta ilíaca	Húmero (corredera bicipital)
133. Deltoides (posterior)	Escápula (espina)	Húmero (tuberosidad deltoidea)
138. Redondo mayor	Escápula (ángulo inferior)	Húmero (cresta subtroquiniana)
Otros: **137.** Redondo menor **142.** Tríceps braquial (cabeza larga)		

Amplitud de movimiento:

De 0° a 45°.

EXTENSIÓN DEL HOMBRO
(Dorsal ancho, redondo mayor y deltoides posterior)

Grado 5 (normal) y grado 4 (bien)

Existen tres pruebas para los grados 5 y 4, que deben realizarse de forma rutinaria. La primera es la forma clásica de exploración de la extensión del hombro en la posición de decúbito prono. Las otras dos pruebas se utilizan para aislar el dorsal ancho, hasta su límite de extensión y para simular su función.

Test 1: Extensión general del hombro

Posición del paciente: Decúbito prono, con los brazos a los lados, y el hombro en rotación interna (con la palma de la mano hacia arriba) (Fig. 4-44).

Posición del fisioterapeuta: De pie, en el lado a examinar. La mano que ejerce la resistencia se coloca sobre la porción posterior del brazo, inmediatamente por encima del codo.

Test: El paciente eleva el brazo de la mesa, manteniendo el codo recto (Fig. 4-45).

Instrucciones al paciente: «Eleve el brazo de la mesa todo lo que pueda. Manténgase así. No permita que lo empuje hacia abajo de nuevo.»

Puntuación

Grado 5 (normal): El paciente realiza el movimiento completo posible frente a la máxima resistencia.

Grado 4 (bien): El paciente realiza el movimiento completo, pero cede frente a una resistencia fuerte.

Test 2: Para aislar el dorsal ancho

Posición del paciente: Decúbito prono, con la cabeza ladeada hacia el lado a examinar; los brazos a los lados y el hombro rotado internamente (con la palma de la mano hacia arriba). El hombro problema se desplaza hasta la altura de la barbilla.

Posición del fisioterapeuta: De pie, en el lado a examinar. Sostiene el antebrazo por encima de la muñeca del paciente (Fig. 4-46).

Test: El paciente deprime caudalmente el brazo y, al realizarlo, aproxima la caja torácica a la pelvis.

Instrucciones al paciente: «Intente alcanzar sus pies. Mantengase así. No permita que empuje su brazo hacia la cabeza de nuevo.»

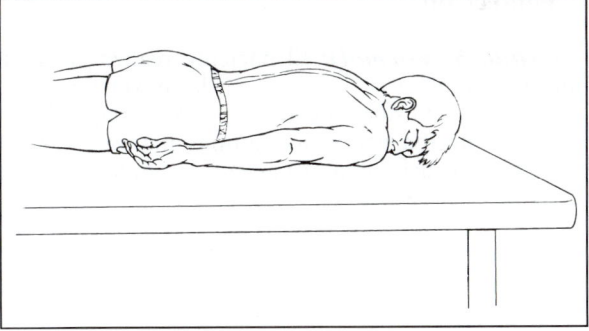

Figura 4-44

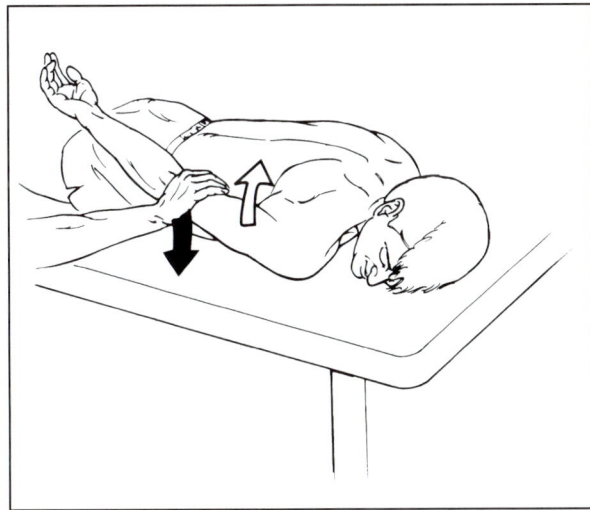

Figura 4-45

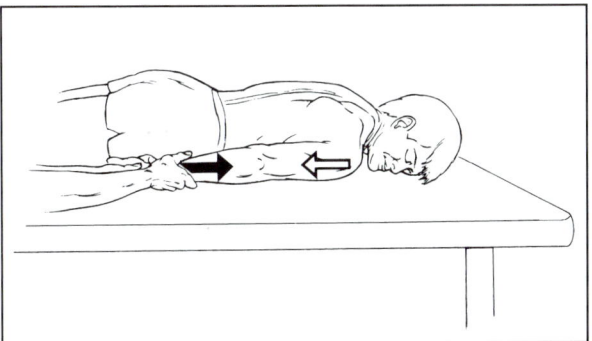

Figura 4-46

Capítulo 4 ■ Examen de los músculos de la extremidad superior

EXTENSIÓN DEL HOMBRO
(Dorsal ancho, redondo mayor y deltoides posterior)

Puntuación

Grado 5 (normal): El paciente realiza el movimiento completo posible frente a la máxima resistencia. Cuando el fisioterapeuta no puede empujar el brazo hacia arriba utilizando ambas manos, se debe realizar la prueba con el paciente sentado, como se describe en el Test 3.

Grado 4 (bien): El paciente realiza el movimiento completo, pero el hombro cede en el punto límite frente a una resistencia fuerte.

Test 3: Para aislar el dorsal ancho

Posición del paciente: Sentado, con las manos apoyadas en la mesa, al lado de las caderas (Fig. 4-47).

Posición del fisioterapeuta: De pie, por detrás del paciente. Los dedos que se utilizan en la palpación de las fibras del dorsal ancho se sitúan sobre las porciones laterales de la pared torácica (bilateralmente) inmediatamente por encima de la muñeca (Fig. 4-47). (En esta prueba, la porción esternal del pectoral mayor se mantiene igualmente activa.)

Test: El paciente empuja hacia abajo con las manos para elevar las nalgas de la mesa.

Instrucciones al paciente: «Levante las nalgas de la mesa.»

Puntuación

Grado 5 (normal): El paciente es capaz de elevar sus nalgas de la mesa.

Grado 4 (bien): No existe grado 4 en esta prueba, ya que la prueba en decubito prono (Test 2) corresponde al grado inferior al grado 5.

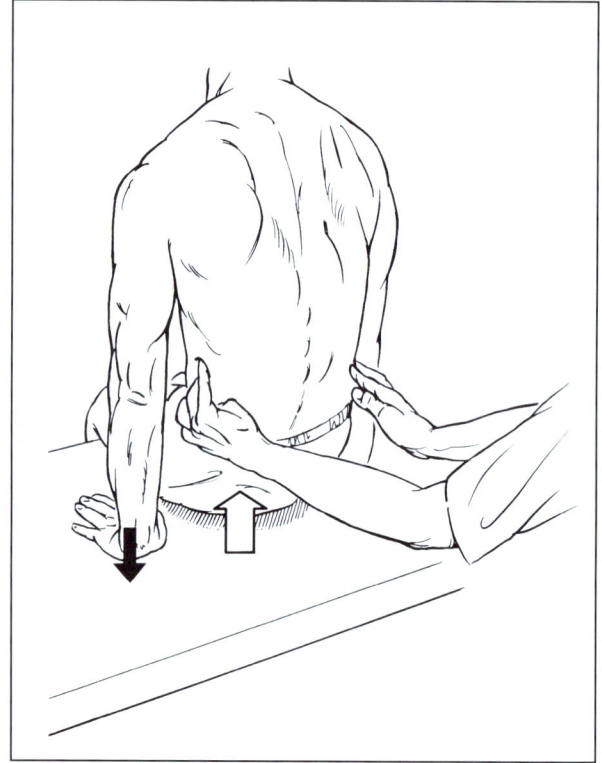

Figura 4-47

EXTENSIÓN DEL HOMBRO
(Dorsal ancho, redondo mayor y deltoides posterior)

Grado 3 (regular) y grado 2 (mal)

Posición del paciente: Decúbito prono, con la cabeza ladeada. Los brazos a los lados; el brazo problema se encuentra en rotación interna (con la palma hacia arriba) (Fig. 4-48).

Posición del fisioterapeuta: De pie, en el lado a examinar.

Test: Test 1 (extensión general): El paciente eleva el brazo de la mesa (Fig. 4-48). Test 2 (aislamiento del dorsal ancho): El paciente empuja el brazo hacia los pies.

Instrucciones al paciente: Test 1: «Eleve el brazo tan alto como pueda». Test 2 (dorsal ancho): «Empuje hacia sus pies.»

Puntuación

Grado 3 (regular): El paciente ejecuta el movimiento completo sin resistencia.

Grado 2 (mal): El paciente ejecuta un movimiento de amplitud limitada.

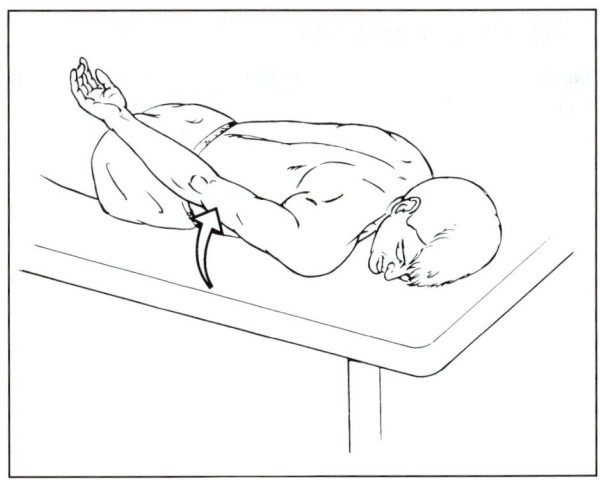

Figura 4-48

Grado 1 (escaso) y grado 0 (nulo)

Posición del paciente: Prono, con los brazos a los lados y el hombro en rotación interna (la palma de la mano hacia arriba).

Posición del fisioterapeuta: De pie, en el lado a examinar. Los dedos que se utilizan para la palpación (dorsal ancho) se colocan sobre la superficie lateral de la pared torácica (Fig. 4-49) por debajo y lateral del ángulo inferior de la escápula.
Se palpa por detrás del hombro, inmediatamente por encima de la axila, para las fibras posteriores del deltoides. Se palpa el redondo mayor sobre el borde lateral de la escápula, inmediatamente por debajo de la axila. El redondo mayor es el más inferior de los dos músculos que penetran en la axila a este nivel; constituye el borde posterior inferior de la axila.

Test e instrucciones al paciente: El paciente intenta elevar el brazo de la mesa cuando se le pide.

Puntuación

Grado 1 (escaso): Es posible que el examinador palpe cierta actividad contráctil en cualquiera de los músculos que intervienen, pero no se logra realizar ningún movimiento del hombro.

Grado 0 (nulo): No se detecta actividad contráctil en ningún músculo que participa.

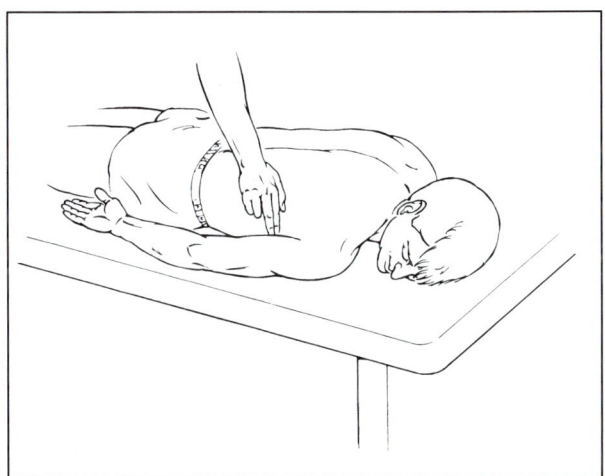

Figura 4-49

CIRCUNDUCCIÓN DEL HOMBRO
(Deltoides y supraespinoso)

Tabla 4-8 CIRCUNDUCCIÓN

Músculo	Origen	Inserción
133. Deltoides		
Fibras anteriores	Clavícula (tercio lateral)	Húmero (tuberosidad deltoidea)
Fibras intermedias	Escápula (acromion)	
135. Supraespinoso	Escápula (fosa supraespinosa)	Húmero (troquíter)

Otros:
- **128.** Serrato mayor
- **140.** Bíceps braquial (cabeza larga)
- **124.** Trapecio (inferior)
- **139.** Coracobraquial

Amplitud de movimiento:

De 0° a 170°.

CIRCUNDUCCIÓN DEL HOMBRO
(Deltoides y supraespinoso)

Este movimiento de reciente acuñación consiste en una elevación del brazo sobre el plano de la escápula (es decir, de 30° a 45° por delante del plano coronal, a medio camino entre la flexión y la abducción del hombro[2]). Este movimiento, denominado circunducción, es mucho más frecuentemente utilizado para realizar cualquier acción que la flexión o la abducción.

Grado 5 (normal) hasta el grado 0 (nulo)

Posición del paciente (todos los grados): Sentado.

Posición del fisioterapeuta: De pie, frente al paciente y ligeramente desplazado hacia el lado a examinar. La mano que se utiliza para aplicar la resistencia sujeta el brazo por encima del codo (sólo grados 5 y 4).

Test: El paciente eleva el brazo a medio camino entre la flexión y la abducción del hombro (de 30° a 45° por delante del plano coronal) (Fig. 4-50).

Instrucciones al paciente: «Eleve el brazo a medio camino entre de frente y lateral al cuerpo. Manténgalo así. No permita que se lo empuje hacia abajo.» (Muestre al paciente cómo se realiza este movimiento.)

Puntuación:

Grado 5 (normal): El paciente ejecuta el movimiento completo y se mantiene frente a la máxima resistencia.

Grado 4 (bien): El paciente ejecuta el movimiento completo y se mantiene frente a una resistencia fuerte, pero cede en cierto grado, en el límite de la amplitud.

Grado 3 (regular): El paciente ejecuta el movimiento completo, pero no tolera ninguna resistencia, excepto el propio peso del brazo.

Grado 2 (mal): El paciente ejecuta un movimiento de amplitud limitada. Los dedos del fisioterapeuta para la palpación se sitúan sobre la porción anterior y medial del hombro (en los grados 2 e inferiores).

Grado 1 (escaso) y grado 0 (nulo): Es posible la palpación de cierta actividad contráctil, en el grado 1; en el grado 0 no se detecta actividad contráctil.

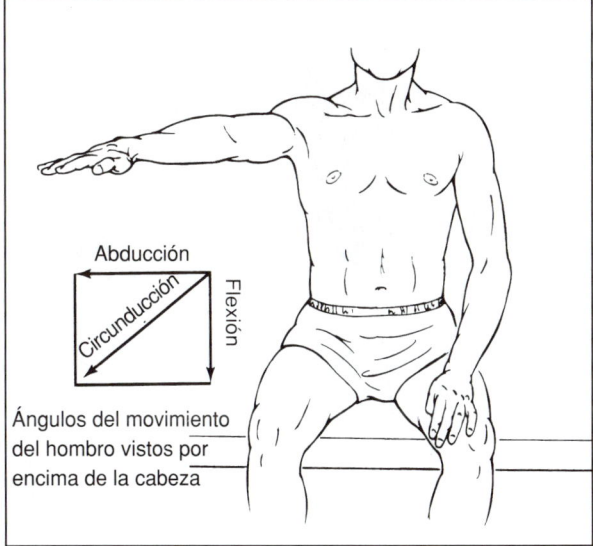

Figura 4-50

ABDUCCIÓN DEL HOMBRO
(Deltoides medio y supraespinoso)

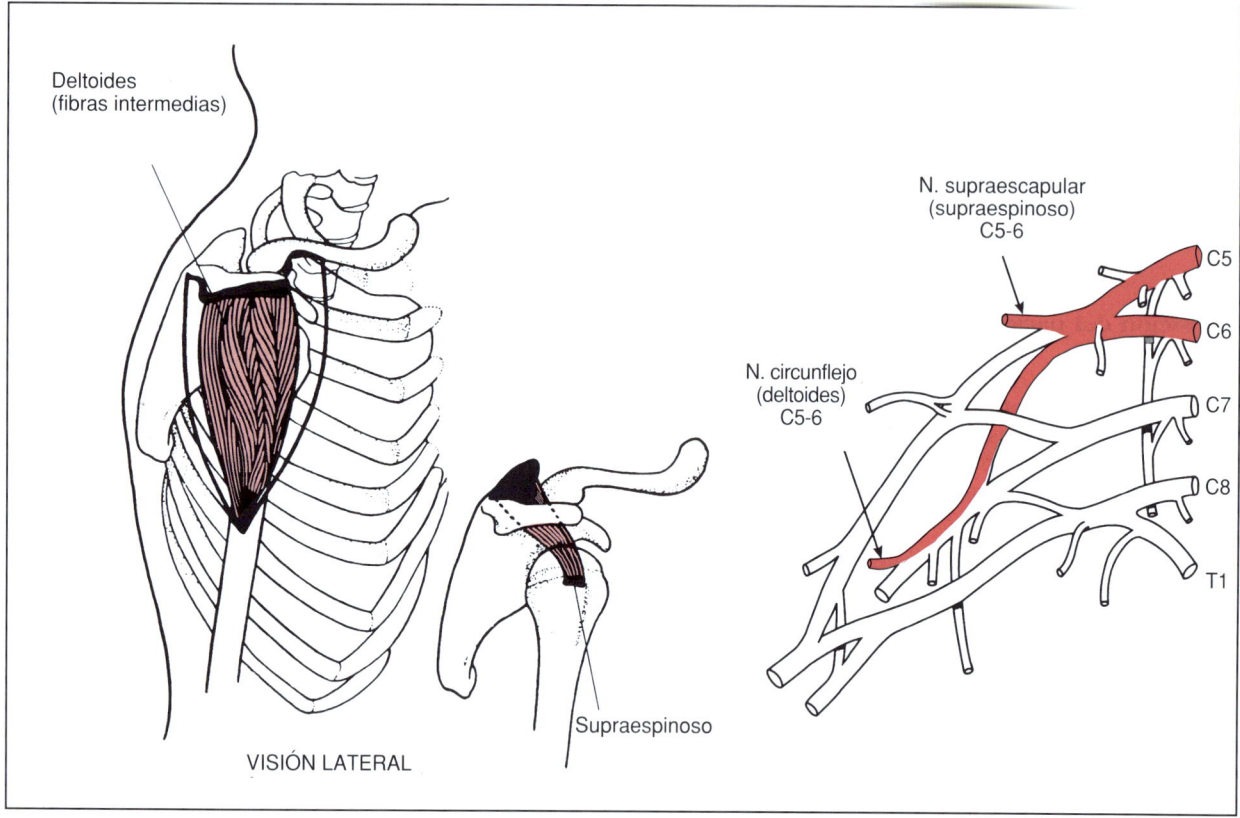

Figura 4-51   Figura 4-52   Figura 4-53

Tabla 4-9	ABDUCCIÓN DEL HOMBRO	
Músculo	**Origen**	**Inserción**
133. Deltoides fibras intermedias	Escápula (acromion)	Húmero (tuberosidad deltoidea)
135. Supraespinoso (supraspinatus)	Escápula (fosa supraespinosa)	Húmero (troquíter)

Otros:
128. Serrato mayor (acción directa sobre la escápula)
133. Deltoides (fibras anteriores y posteriores)
140. Bíceps braquial (cabeza larga)

Amplitud de movimiento:

De 0° a 180°.

ABDUCCIÓN DEL HOMBRO
(Deltoides medio y supraespinoso)

Grado 5 (normal), grado 4 (bien) y grado 3 (regular)

Exploración preliminar: El examinador debe comprobar que el paciente es capaz de realizar el movimiento completo en todos los planos y debe observar si el movimiento escapular es estable y uniforme. (Remitirse a la prueba para la abducción y rotación superior de la escápula.)

Posición del paciente: Sentado sin respaldo, con el brazo a un lado y el codo ligeramente flexionado.

Posición del fisioterapeuta: De pie, por detrás del paciente. La mano que aplica la resistencia sujeta el brazo, inmediatamente por encima del codo (Fig. 4-54).

Test: El paciente abduce el brazo hasta alcanzar los 90°.

Instrucciones al paciente: «Eleve el brazo lateralmente hasta la altura del hombro. Manténgalo así. No permita que lo empuje de nuevo hacia abajo.»

Puntuación

Grado 5 (normal): El paciente mantiene la posición límite de la prueba frente a la máxima resistencia hacia abajo.

Grado 4 (bien): El paciente mantiene la posición final de la prueba frente a una resistencia de fuerte a moderada.

Grado 3 (regular): El paciente ejecuta el movimiento completo hasta los 90° sin ninguna resistencia manual (Fig. 4-55).

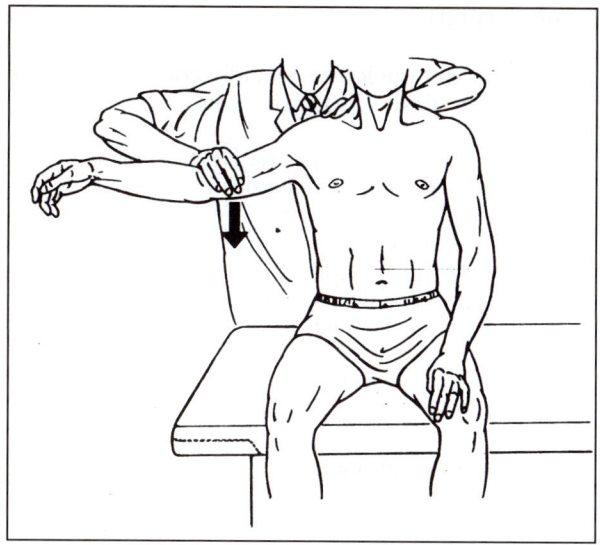

Figura 4-54

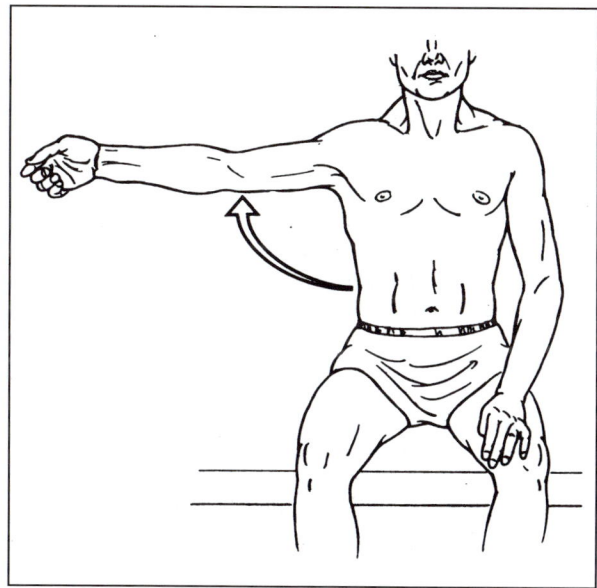

Figura 4-55

ABDUCCIÓN DEL HOMBRO
(Deltoides medio y supraespinoso)

Grado 2 (mal)

Posición del paciente: Sentado, con el brazo a un lado y el codo flexionado ligeramente.

Posición del fisioterapeuta: De pie, por detrás del paciente, para palpar los músculos en el lado a examinar. Se palpa el deltoides (Fig. 4-56) en la zona lateral al acromion, sobre la porción superior del hombro. El supraespinoso puede palparse colocando los dedos profundamente por debajo del trapecio, en la fosa supraespinosa de la escápula.

Test: El paciente intenta realizar la abducción del brazo.

Instrucciones al paciente: «Intente elevar el brazo lateralmente.»

Test alternativo para el grado 2

Posición del paciente: Decúbito supino. Se realiza la abducción del brazo 90°, pero se sostiene sobre la mesa, con el codo ligeramente flexionado (Fig. 4-57).

Posición del fisioterapeuta: De pie, en el lado contrario al examinado. La mano utilizada para la palpación se sitúa como se describe en el test para el grado 2.

Test: El paciente intenta realizar la abducción del hombro, deslizando el brazo sobre la mesa sin rotarlo.

Instrucciones al paciente: «Desplace el brazo lateralmente.»

Puntuación

Grado 2 (mal) (para ambas pruebas, sentado y supino): El paciente ejecuta un movimiento de amplitud completa en decúbito supino. En sedestación, el paciente ejecuta un movimiento de amplitud limitada.

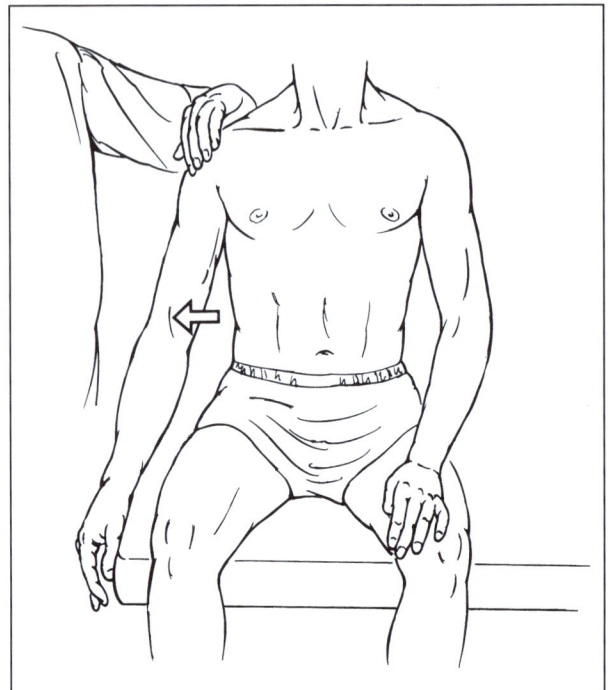

Figura 4-56

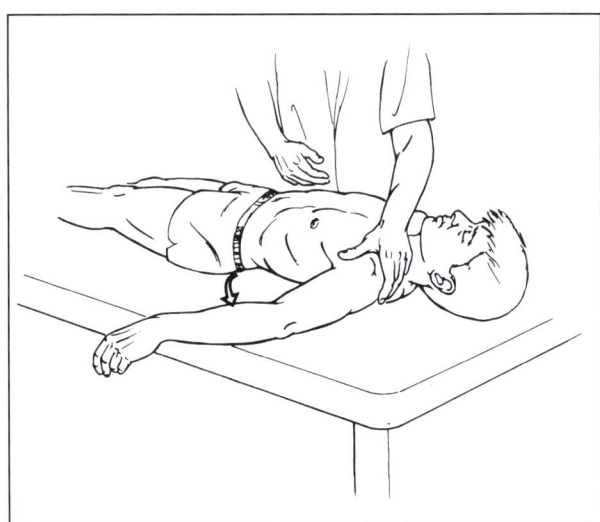

Figura 4-57

ABDUCCIÓN DEL HOMBRO
(Deltoides medio y supraespinoso)

Grado 1 (escaso) y grado 0 (nulo)

Posición del paciente: Sentado.

Posición del fisioterapeuta: De pie, por detrás y a un lado del paciente. El fisioterapeuta sostiene el brazo a examinar por el hombro, en 90º de abducción, dando sujeción al miembro a nivel del codo (Fig. 4-58).

Test: El paciente intenta mantener el brazo en abducción.

Instrucciones al paciente: «Intente mantener el brazo en esta posición.»

Test alternativo para el grado 1 y 0 (supino)

Posición del paciente: Supino, con el brazo lateral y el codo ligeramente flexionado.

Posición del fisioterapeuta: De pie, a un lado de la mesa, situado en una posición donde sea accesible el deltoides. Se palpa el deltoides sobre la superficie lateral del tercio superior del brazo (Fig. 4-59).

Puntuación

Grado 1 (escaso): Es posible la observación o palpación de cierta actividad contráctil a nivel del deltoides, pero sin movimiento.

Grado 0 (nulo): No se detecta actividad contráctil.

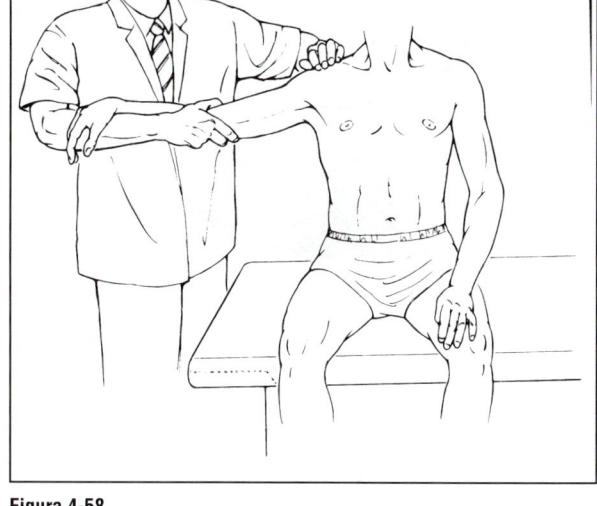

Figura 4-58

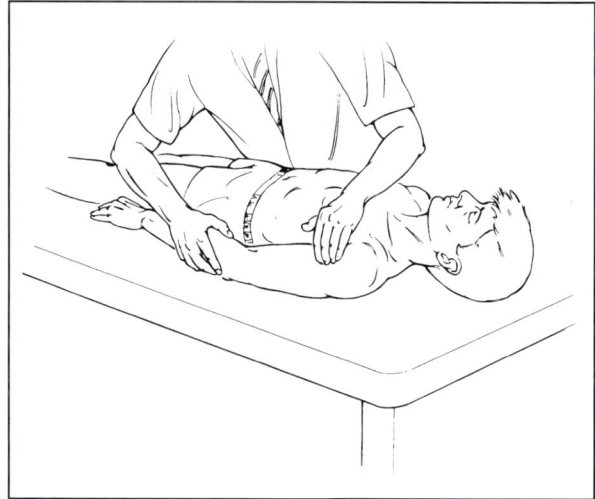

Figura 4-59

SUSTITUCIÓN POR EL BÍCEPS BRAQUIAL

Cuando un paciente utiliza el bíceps braquial para sustituir los músculos anteriores, el hombro realizará una rotación externa, y el codo, una flexión. El brazo se eleva, pero no por la acción de los músculos abductores. Para evitar esta sustitución, se puede iniciar la prueba con el codo flexionado unos pocos grados, pero no se debe permitir la contracción activa del bíceps durante el test.

OBSERVACIONES

1. Ladeando la cara hacia el lado homolateral y extendiendo el cuello se relaja el trapecio y el supraespinoso queda más accesible para la palpación.
2. El deltoides y supraespinoso trabajan al unísono, y cuando uno está activo en abducción, el otro también lo está. Sólo cuando se sospecha la lesión del supraespinoso es necesario palparlo.
3. No se debe permitir la elevación del hombro o la flexión lateral del tronco hacia el lado contrario, debido a que estos movimientos pueden crear la ilusión de abducción.

ABDUCCIÓN HORIZONTAL DEL HOMBRO
(Deltoides posterior)

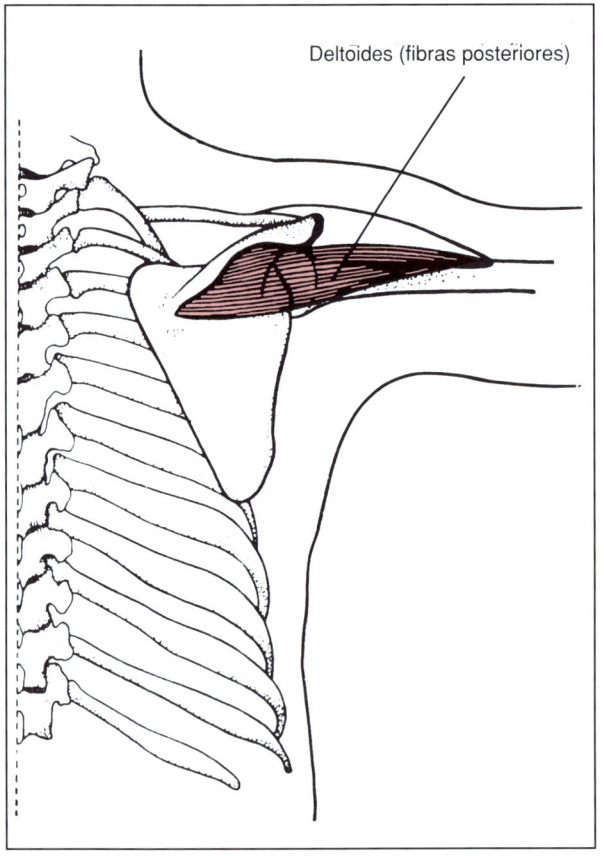

Figura 4-60

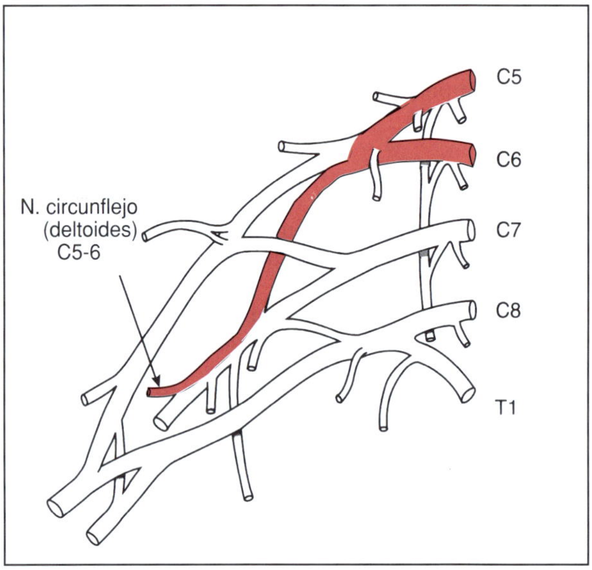

Figura 4-61

Tabla 4-10	ABDUCCIÓN HORIZONTAL DEL HOMBRO	
Músculo	**Origen**	**Inserción**
133. Deltoides fibras posteriores	Escápula (espina, sobre el borde posterior)	Húmero (tuberosidad deltoidea)

Otros:
140. Bíceps braquial (cabeza larga)
136. Infraespinoso
137. Redondo menor

Amplitud de movimiento:

Cuando la posición inicial es una flexión de 90° hacia el frente: De 0° a 90° (amplitud, 90°).

Cuando la posición inicial es una aducción horizontal completa del brazo: De –40° a 90° (amplitud, 130°).

ABDUCCIÓN HORIZONTAL DEL HOMBRO
(Deltoides posterior)

Grado 5 (normal), grado 4 (bien) y grado 3 (regular)

Posición del paciente: Decúbito prono. Hombro en abducción de 90° y antebrazo suspendido del borde de la mesa, con el codo flexionado.

Posición del fisioterapeuta: De pie, en el lado a examen. La mano que ejerce la resistencia sujeta la parte posterior del brazo, inmediatamente por encima del codo (Fig. 4-62).

Test: El paciente realiza una abducción horizontal del hombro frente a la máxima resistencia.

Instrucciones al paciente: «Eleve el codo hacia el techo. Manténgalo así. No permita que lo empuje hacia abajo.»

Puntuación

Grado 5 (normal): El paciente ejecuta el movimiento completo y mantiene la posición final frente a la máxima resistencia.

Grado 4 (bien): El paciente ejecuta el movimiento completo y mantiene la posición final frente a una resistencia de fuerte a moderada.

Grado 3 (regular): El paciente ejecuta el movimiento completo sin ninguna resistencia manual (Fig. 4-63).

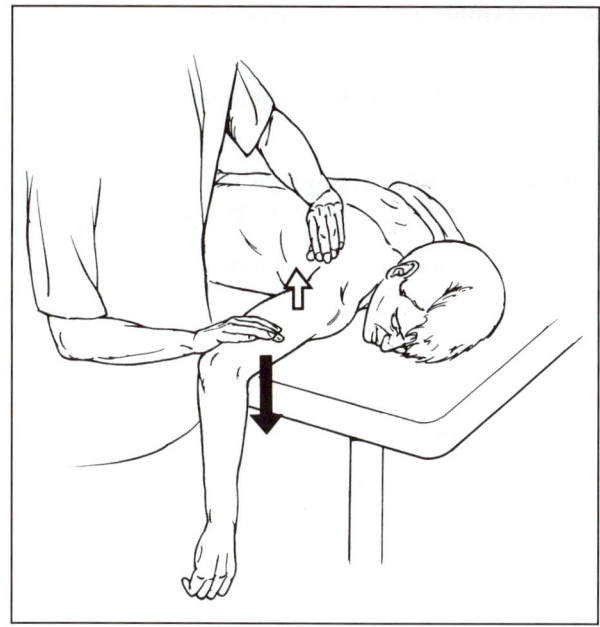

Figura 4-62

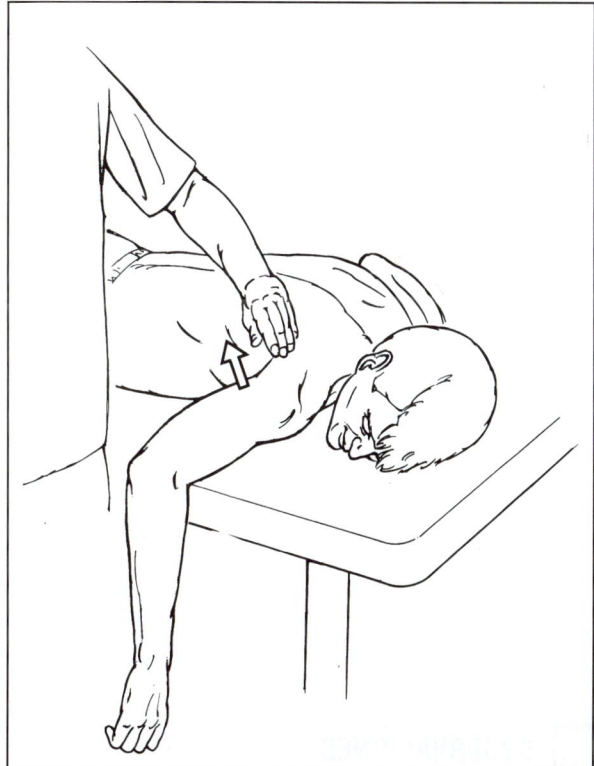

Figura 4-63

ABDUCCIÓN HORIZONTAL DEL HOMBRO
(Deltoides posterior)

Grado 2 (mal), grado 1 (escaso) y grado 0 (nulo)

Posición del paciente: Sentado sin respaldo en un extremo o lado de la mesa.

Posición del fisioterapeuta: De pie, en el lado a examinar. Sostiene el antebrazo por debajo de la superficie distal (Fig. 4-64) y palpa sobre la superficie posterior del hombro, inmediatamente superior a la axila.

Test alternativo para los grados 2, 1 y 0

Posición del paciente: Sentado sin respaldo, con el brazo sostenido sobre una mesa (superficie lisa) en abducción de 90°; codo parcialmente flexionado.

Posición del fisioterapeuta: De pie, por detrás del paciente. Para estabilizar, se coloca la mano sobre la porción superior del hombro y sobre la escápula (Fig. 4-65). Se palpan las fibras del deltoides posterior, por debajo y lateral a la espina de la escápula y sobre la porción posterior de la parte proximal del brazo, adyacente a la axila.

Test: El paciente desliza (o intenta mover) el brazo sobre la mesa, en abducción horizontal.

Instrucciones al paciente: «Deslice el brazo hacia atrás.»

Puntuación

Grado 2 (mal): El paciente ejecuta un movimiento de amplitud completa.

Grado 1 (escaso): Es posible la palpación de cierta actividad contráctil; no hay movimiento.

Grado 0 (nulo): No se detecta actividad contráctil.

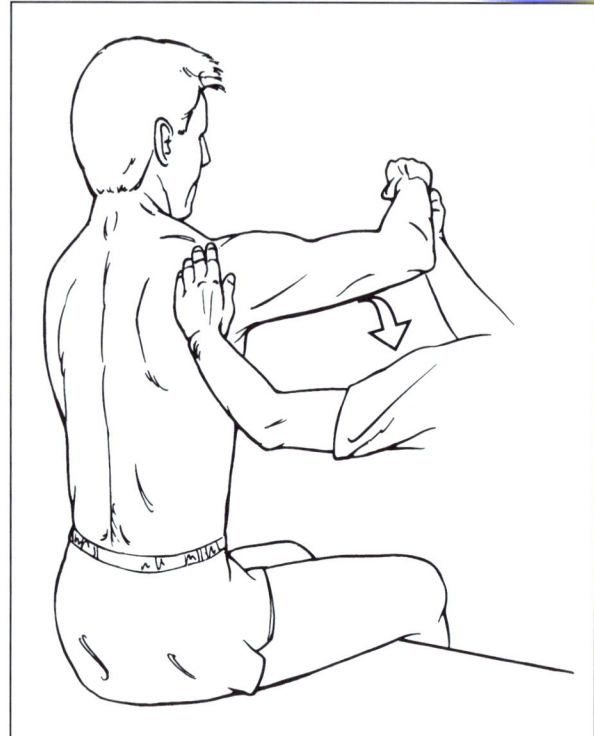

Figura 4-64

> **SUSTITUCIÓN POR EL TRÍCEPS BRAQUIAL (CABEZA LARGA)**
>
> Se mantiene el codo flexionado, para evitar la sustitución por la cabeza larga del tríceps.

 OBSERVACIONES

Cuando los músculos escapulares están lesionados, el examinador debe estabilizar manualmente la escápula, para evitar la abducción escapular.

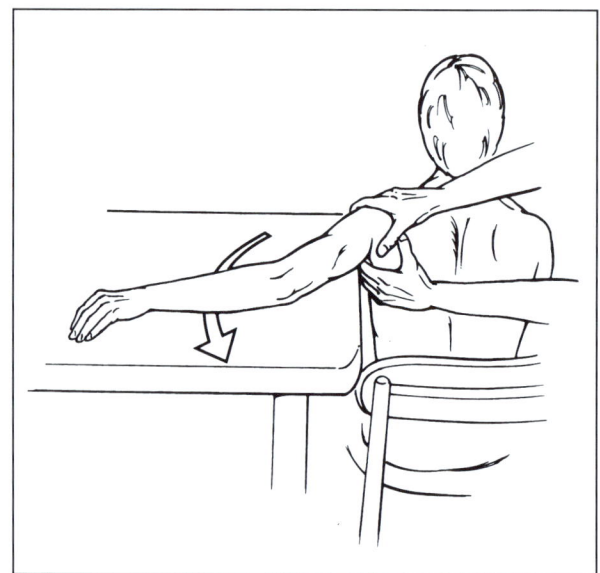

Figura 4-65

ADUCCIÓN HORIZONTAL DEL HOMBRO
(Pectoral mayor)

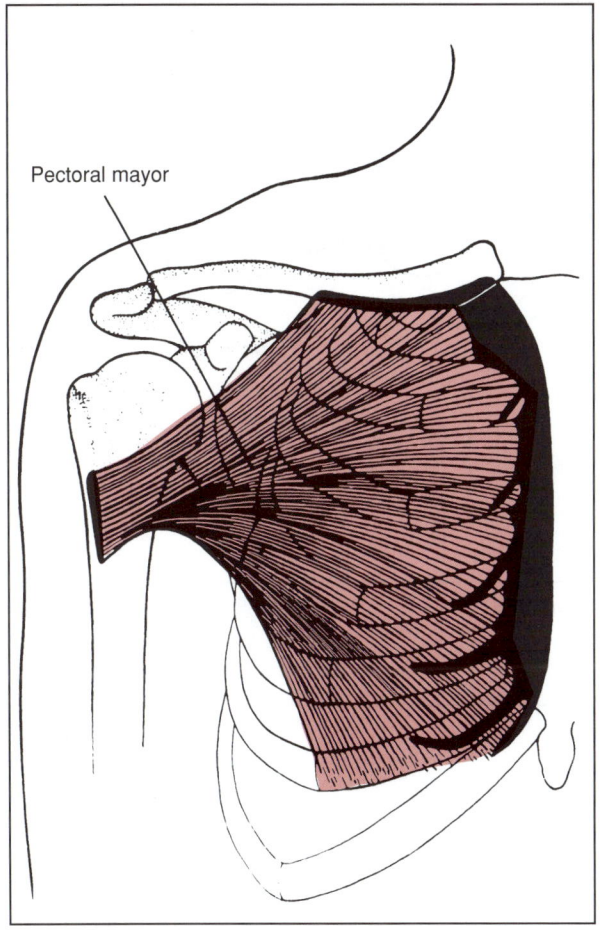

Figura 4-66

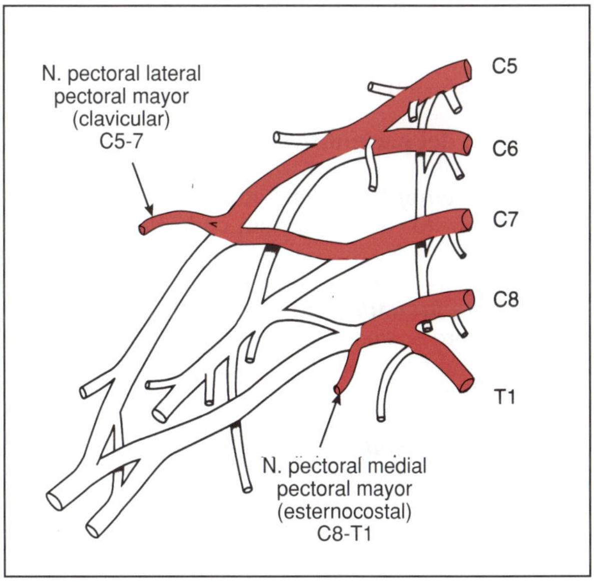

Figura 4-67

Tabla 4-11	ADUCCIÓN HORIZONTAL DEL HOMBRO	
Músculo	**Origen**	**Inserción**
131. Pectoral mayor	Clavícula (mitad esternal)	Húmero (cresta subtroquiteriana)
	Esternón (superficie anterior, hasta la costilla 6)	
	Costillas 1-7 (cartílagos)	
Otros:		
133. Deltoides (fibras anteriores)		

Amplitud de movimiento:

De 0° a 130°.

Cuando la posición inicial es una flexión de 90° hacia el frente: De 0° a –40° (amplitud, 40°).

Cuando la posición inicial es una abducción horizontal completa del brazo: De 0° atravesando la línea media; hasta –40° (amplitud, 130°).

ADUCCIÓN HORIZONTAL DEL HOMBRO
(Pectoral mayor)

Exploración preeliminar

El examinador comienza con el paciente en posición de decúbito supino y comprueba la amplitud de movimiento; después examina de forma simultánea ambas porciones del pectoral mayor. Se pide al paciente que desplace el brazo en aducción horizontal, manteniéndolo paralelo al suelo y sin rotarlo.

Cuando el brazo se desplaza sobre el cuerpo en un movimiento horizontal, se examinan las porciones esternal y clavicular del músculo, de forma separada. Esta práctica se debe realizar rutinariamente en todo paciente que presente lesión medular cervical.

Grado 5 (normal) y grado 4 (bien)

Posición del paciente

Músculo completo: Tumbado boca arriba. Con el hombro con 90° de abducción; codo flexionado 90° (Fig. 4-68).

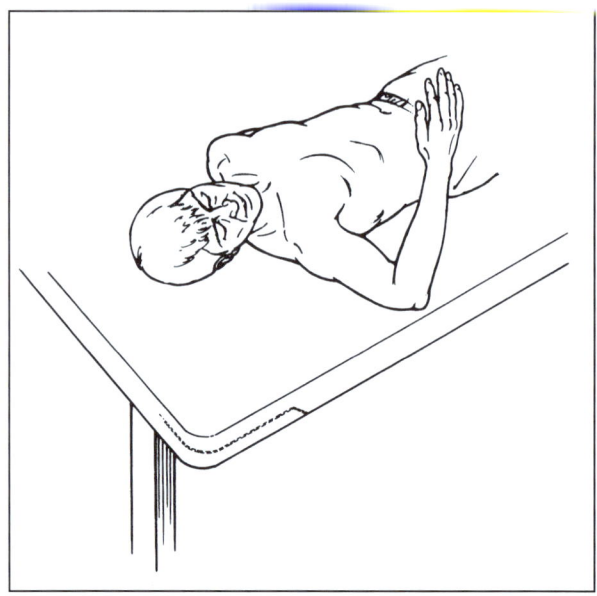
Figura 4-68

Porción clavicular: El paciente inicia la prueba con el hombro en abducción de 60° y el codo flexionado. Se pide al paciente que realice una aducción horizontal del hombro.

Porción esternal: El paciente inicia la prueba con el hombro en abducción de 120° y el codo flexionado.

Posición del fisioterapeuta: De pie, en el lado del hombro que va a ser examinado. La mano que ejerce la resistencia se coloca alrededor del antebrazo, inmediatamente por encima de la muñeca. La otra mano se utiliza para comprobar la actividad del pectoral mayor, sobre la porción superior del pecho, inmediatamente medial a la articulación del hombro (Fig. 4-69). (No se requiere la palpación en el test para el grado 5, pero es prudente valorar la actividad del músculo que se está examinando.)

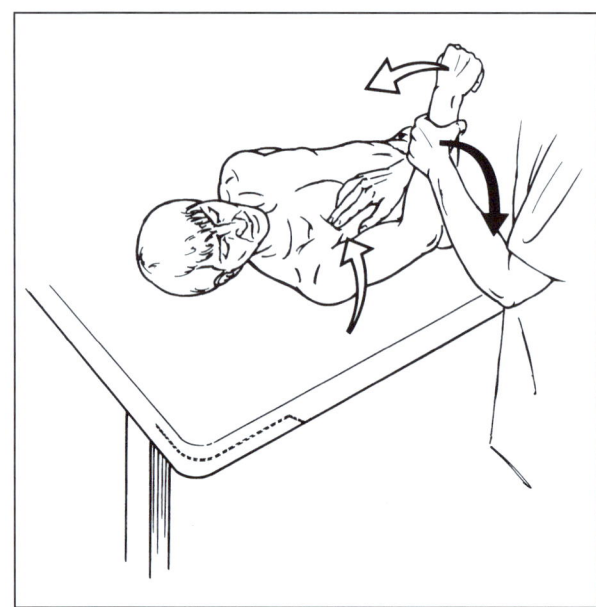
Figura 4-69

ADUCCIÓN HORIZONTAL DEL HOMBRO
(Pectoral mayor)

Se palpan las fibras claviculares del pectoral mayor, hasta por debajo de la mitad medial de la clavícula (Fig. 4-70). Se palpan las fibras esternales sobre la pared torácica, a nivel del borde anterior inferior axilar (Fig. 4-71).

Test: Cuando se va a examinar el músculo completo, el paciente realiza el movimiento completo de la aducción horizontal del hombro.

Para explorar la porción clavicular, el movimiento del paciente parte de una abducción inicial de 60° y se desplaza hacia arriba y adentro. El examinador aplica la resistencia por encima de la muñeca en dirección al suelo y hacia afuera (por ejemplo, al contrario que la dirección de las fibras de la porción clavicular, que mueve el brazo diagonalmente en dirección hacia arriba y adentro; ver Fig. 4-70).

Para examinar la porción esternal, el movimiento parte de una abducción inicial del hombro de 120° y se desplaza hacia abajo y adentro. La resistencia se aplica por encima de la muñeca, en dirección al techo y hacia afuera (por ejemplo, al contrario que el movimiento de la porción esternal, que mueve el brazo diagonalmente hacia abajo y adentro; ver Fig. 4-71).

Instrucciones al paciente

Ambas porciones: «Mueva el brazo sobre su pecho. Manténgalo así. No permita que lo empuje hacia atrás.»

Porción clavicular: «Mueva el brazo hacia arriba y adentro.»

Porción esternal: «Mueva el brazo hacia abajo y adentro.»

Puntuación

Grado 5 (normal): El paciente ejecuta el movimiento completo frente a la máxima resistencia.

Grado 4 (bien): El paciente ejecuta el movimiento completo frente a una resistencia de fuerte a moderada, pero el músculo muestra cierta «cesión» en la amplitud límite.

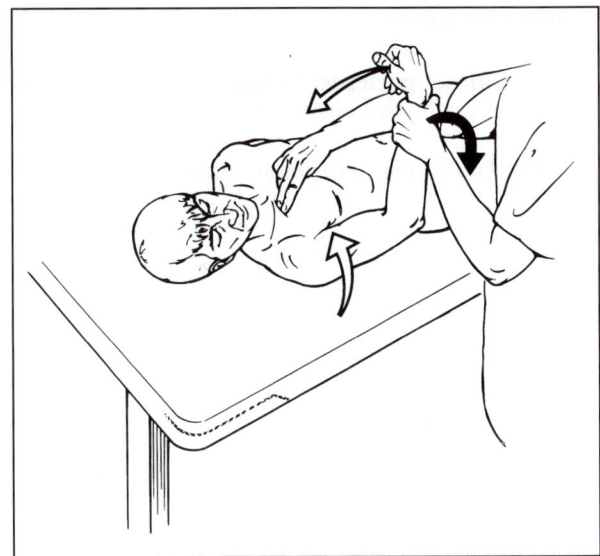

Figura 4-70

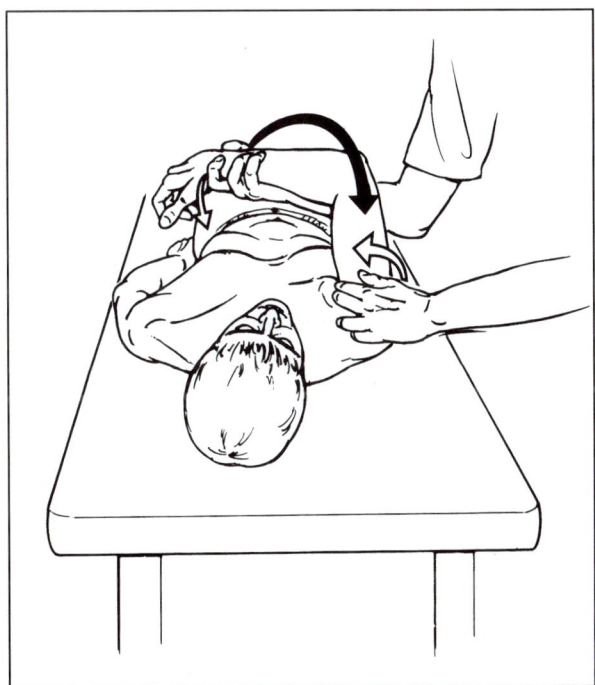

Figura 4-71

ADUCCIÓN HORIZONTAL DEL HOMBRO
(Pectoral mayor)

Grado 3 (regular)

Posición del paciente: Supina. Hombro en 90° de abducción y codo flexionado 90°.

Posición del fisioterapeuta: Igual que para el grado 5.

Test

Ambas porciones: El paciente realiza una aducción horizontal de la extremidad sobre el pecho, con un patrón recto, sin movimiento diagonal (Fig. 4-72).

Porción clavicular: El paciente realiza un movimiento diagonal en dirección hacia arriba y adentro.

Porción esternal: El paciente realiza un movimiento diagonal en dirección hacia abajo y adentro.

Instrucciones al paciente: Igual que para el grado 5 (normal), pero sin ejercerse ninguna resistencia.

Puntuación

Grado 3 (regular): El paciente ejecuta el movimiento completo en las tres pruebas, sin ninguna resistencia, excepto el propio peso de la extremidad.

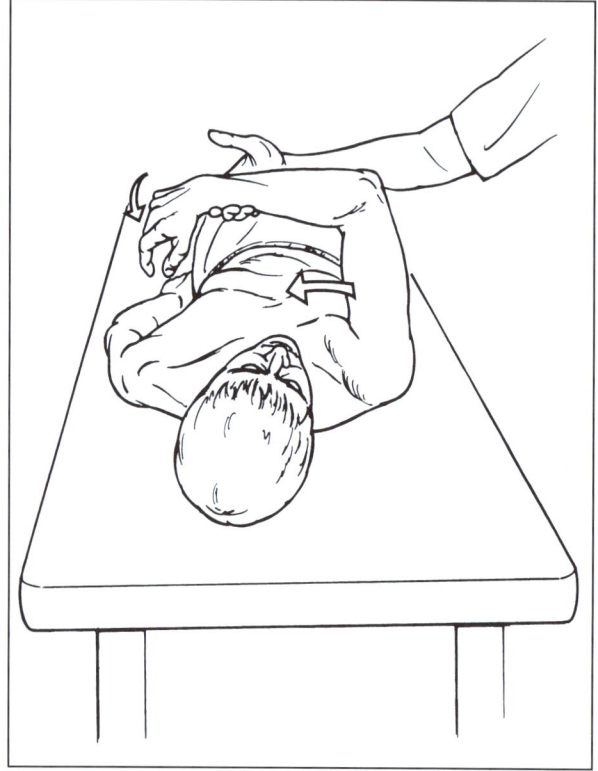

Figura 4-72

Grado 2 (mal), grado 1 (escaso) y grado 0 (nulo)

Posición del paciente: Tumbado boca arriba. El brazo está apoyado, y colocado en abducción de 90°, con el codo flexionado 90°.

Posición alternativa: El paciente está sentado con el brazo apoyado en una mesa (a nivel de la axila), en abducción de 90° (o en circunducción) y el codo ligeramente flexionado (Fig. 4-73). El rozamiento que ejerza la mesa debe ser mínimo.

Posición del fisioterapeuta: De pie, en el lado del hombro que se va a examinar o por detrás del paciente sentado. Cuando está en posición supina, se sostiene toda la longitud del antebrazo y sujetando el miembro por la muñeca (Fig. 4-71).
Para ambas pruebas se palpa el pectoral mayor sobre la porción anterior del pecho, medial a la articulación del hombro (ver Fig. 4-69).

Test: El paciente intenta realizar la aducción horizontal del hombro. La utilización de la posición alternativa de la prueba, en la que el brazo se desplaza sobre la mesa, excluye la posibilidad de realizar una prueba individual para ambas porciones del músculo.

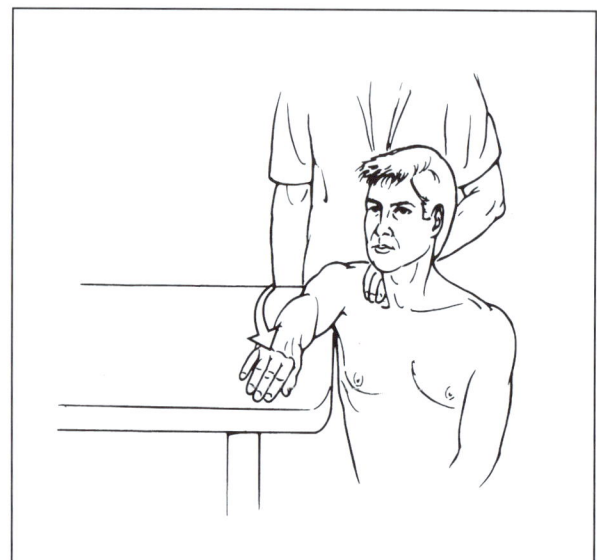

Figura 4-73

ADUCCIÓN HORIZONTAL DEL HOMBRO
(Pectoral mayor)

Instrucciones al paciente: «Intente desplazar el brazo sobre su pecho.»

En posición sentada: «Mueva el brazo hacia adelante.»

Puntuación

Grado 2 (mal): El paciente ejecuta un movimiento completo de aducción horizontal del hombro, con el peso del brazo sostenido por el examinador o la mesa.

Grado 1 (escaso): Es posible la palpación de cierta actividad contráctil.

Grado 0 (nulo): No se detecta actividad contráctil.

OBSERVACIONES

El test requiere una resistencia sobre el antebrazo, que, a su vez, necesita que los flexores del codo sean potentes. Si están lesionados, se aplica la resistencia sobre el brazo, inmediatamente proximal al codo.

ROTACIÓN EXTERNA DEL HOMBRO
(Infraespinoso y redondo menor)

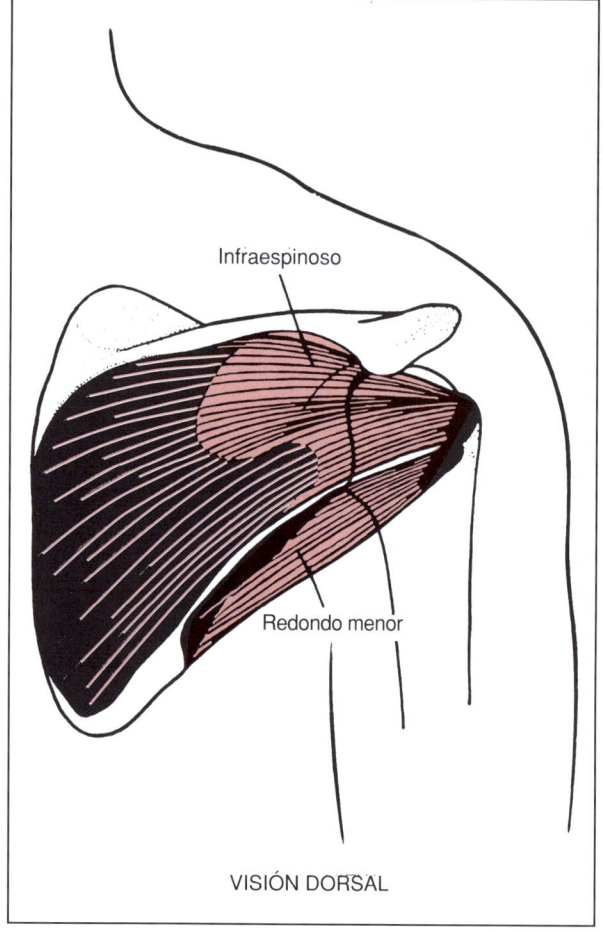

Figura 4-74

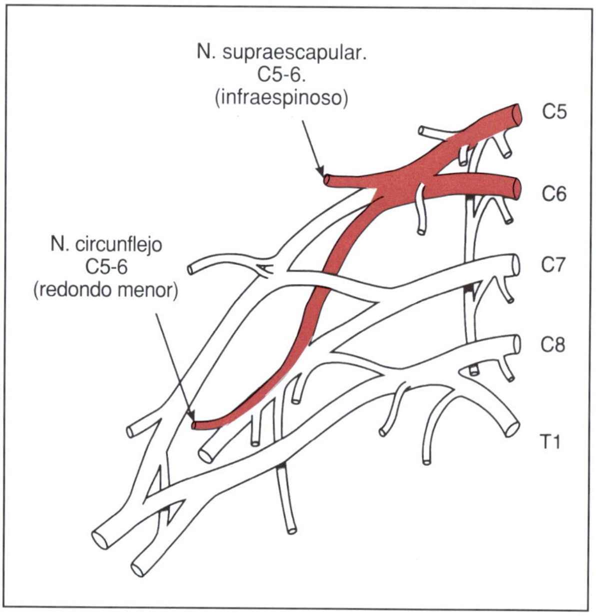

Figura 4-75

Tabla 4-12	ROTACIÓN EXTERNA DEL HOMBRO	
Músculo	Origen	Inserción
136. Infraespinoso	Escápula (fosa infraespinosa)	Húmero (troquíter)
137. Redondo menor	Escápula (borde axilar)	Húmero (troquíter)

Otros:
133. Deltoides fibras posteriores

Amplitud de movimiento:

De 0° a 60°.

(En teoría, la amplitud varía entre 0° y 90°. La amplitud también varía según la elevación del brazo.)

ROTACIÓN EXTERNA DEL HOMBRO
(Infraespinoso y redondo menor)

Grado 5 (normal), grado 4 (bien) y grado 3 (regular)

Posición del paciente: Tumbado boca abajo, con la cabeza ladeada hacia el lado de la prueba. El hombro está en abducción de 90° con el brazo completamente apoyado sobre la mesa; el antebrazo cuelga verticalmente sobre el borde de la mesa. Se coloca una toalla enrollada por debajo del brazo en el borde de la mesa, si éste es afilado.

Posición alternativa: Sentado, con el hombro en abducción de 90°. La cantidad de resistencia que se tolera en esta posición será mucho mayor para los grados 5 y 4.

Posición del fisioterapeuta: De pie, en el lado de la prueba, a nivel de la cintura del paciente (Fig. 4-76). Dos dedos de una mano se utilizan para aplicar resistencia en la muñeca, para los grados 5 y 4. La otra mano sostiene el codo para proporcionar cierto contrapeso al final del movimiento.

Test: El paciente desplaza el antebrazo hacia arriba, completando el movimiento de rotación externa.

Instrucciones al paciente: «Eleve el brazo hasta la altura de la mesa. Manténgalo así. No permita que lo empuje hacia abajo.» El fisioterapeuta puede considerar necesario mostrar al paciente el movimiento deseado.

Puntuación

Grado 5 (normal): El paciente ejecuta el movimiento completo y se mantiene con fuerza frente a la resistencia de los dos dedos.

Grado 4 (bien): El paciente ejecuta el movimiento completo, pero el músculo cede al final del mismo.

Grado 3 (regular): El paciente ejecuta el movimiento completo, pero no es capaz de tolerar ninguna resistencia manual (Fig. 4-77).

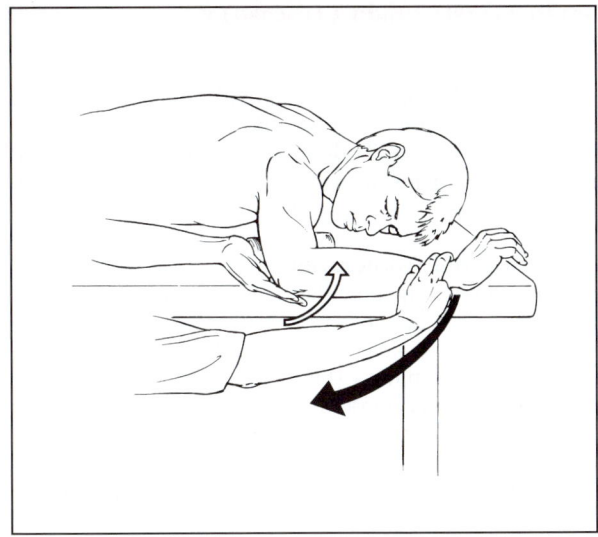

Figura 4-76

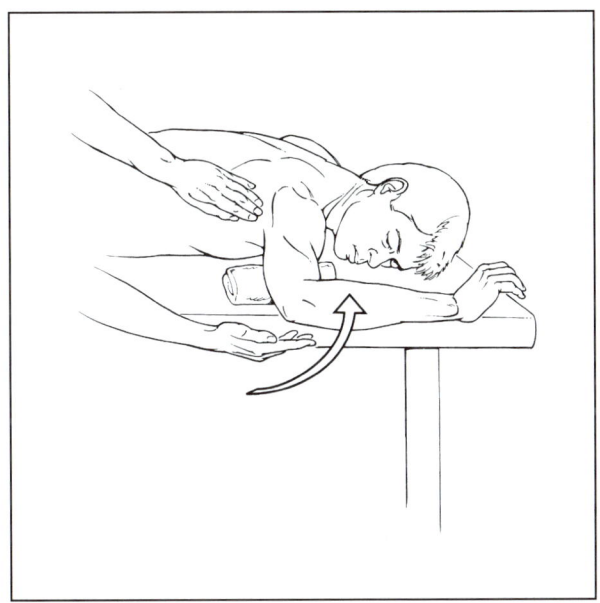

Figura 4-77

ROTACIÓN EXTERNA DEL HOMBRO
(Infraespinoso y redondo menor)

Grado 2 (mal), grado 1 (escaso) y grado 0 (nulo)

Posición del paciente: Tumbado boca abajo, con la cabeza ladeada hacia el lado de la prueba y el tronco al borde de la mesa. Todo el brazo queda colgado del hombro en rotación neutra, con la palma de la mano mirando hacia la mesa (Fig. 4-78).

Posición del fisioterapeuta: De pie o sentado sobre un taburete bajo en el lado del paciente que se va a examinar, cerca del hombro. Se palpa el infraespinoso sobre el cuerpo de la escápula, por debajo de la espina, en la fosa infraespinosa (Fig. 4-77). Se palpa el redondo menor sobre el borde inferior de la axila y a lo largo del borde axilar de la escápula (ver Fig. 4-78).

Test: El paciente intenta rotar externamente el hombro. De forma alternativa, se coloca el brazo del paciente en rotación externa y se le pide que lo mantenga en la posición límite (Fig. 4-79).

Instrucciones al paciente: «Gire la palma de la mano hacia fuera.»

Puntuación

Grado 2 (mal): El paciente ejecuta el movimiento completo (por ejemplo, la palma mira hacia el frente) en esta posición de gravedad nula.

Grado 1 (escaso): Es posible la palpación de cierta actividad contráctil a nivel de uno o ambos músculos, pero no se produce ningún movimiento.

Grado 0 (nulo): No se detecta actividad contráctil.

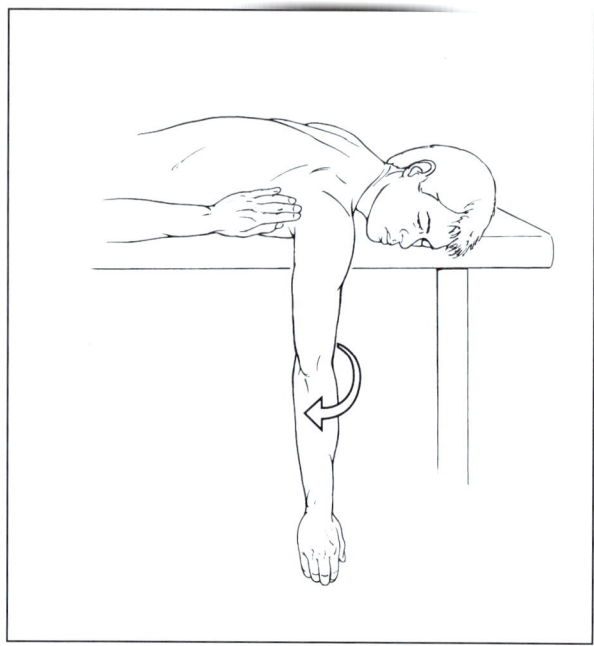

Figura 4-78

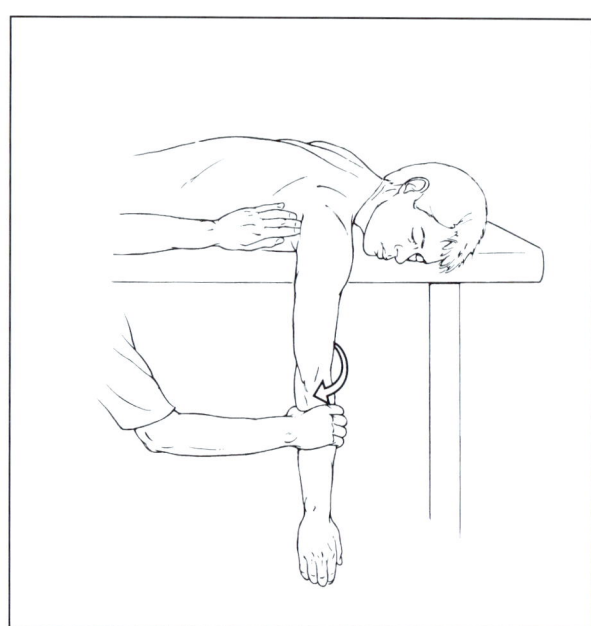

Figura 4-79

OBSERVACIONES

1. En la prueba de la rotación del hombro, la resistencia debe aplicarse de forma gradual y lentamente, con sumo cuidado, para evitar causar lesiones, que se producen con facilidad debido a que el hombro posee escasa estabilidad intrínseca. Esto es especialmente importante en los ancianos.
2. El fisioterapeuta debe tener cuidado al distinguir si se produce una supinación, en vez de la rotación externa requerida, en los músculos de grados 2 y 1, ya que este movimiento puede interpretarse erróneamente como una rotación lateral.

ROTACIÓN INTERNA DEL HOMBRO
(Subescapular)

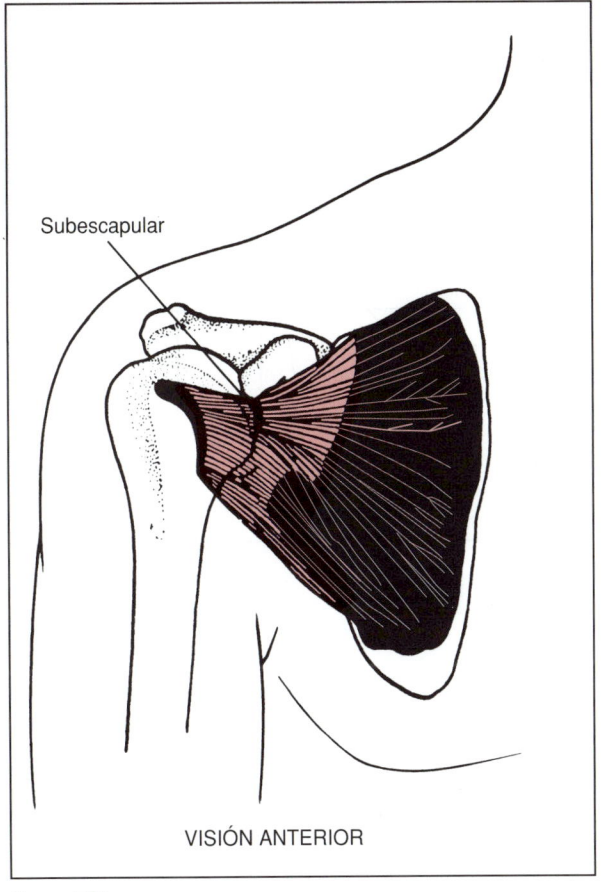

Figura 4-80

Figura 4-81

Tabla 4-13	ROTACIÓN INTERNA DEL HOMBRO	
Músculo	**Origen**	**Inserción**
134. Subescapular	Escápula (fosa subescapular)	Húmero (troquín)
131. Pectoral mayor	Clavícula (mitad esternal)	Húmero (troquíter)
	Esternón (cara anterior por debajo de la costilla 6)	
	Costillas 1-7 (cartílagos)	
130. Dorsal ancho	Vértebras T6-T12	Húmero (corredera bicipital)
	Vértebras L1-L5	
	Vértebras sacras	
	Costillas 9-12	
	Escápula (ángulo inferior)	
	Cresta ilíaca	
138. Redondo mayor	Escápula (ángulo inferior)	Húmero (cresta subtroquiniana)

Otros:
133. Deltoides (fibras anteriores)

Amplitud de movimiento:

De 0° a 80°.

(En teoría, la amplitud varía entre 0° y 45° y hasta los 90°. La amplitud también varía según la elevación del brazo.)

ROTACIÓN INTERNA DEL HOMBRO
(Subescapular)

Grado 5 (normal), grado 4 (bien) y grado 3 (regular)

Posición del paciente: Tumbado boca abajo, con la cabeza ladeada hacia el lado de la prueba. El hombro está en abducción de 90° con una toalla enrollada situada debajo de la porción distal del brazo, y el antebrazo cuelga verticalmente desde el borde de la mesa. Una postura alternativa es sentado, sin apoyar la espalda.

Posición del fisioterapeuta: De pie, en el lado de la prueba. La mano que aplica la resistencia se coloca en el lado volar del antebrazo, inmediatamente por encima de la muñeca. La otra mano ejerce una fuerza contraria en el codo (Fig. 4-82). La mano aplica la resistencia hacia abajo y hacia el frente; el contrapeso se dirige hacia atrás y ligeramente hacia arriba. Se debe estabilizar la región escapular cuando los músculos están lesionados.

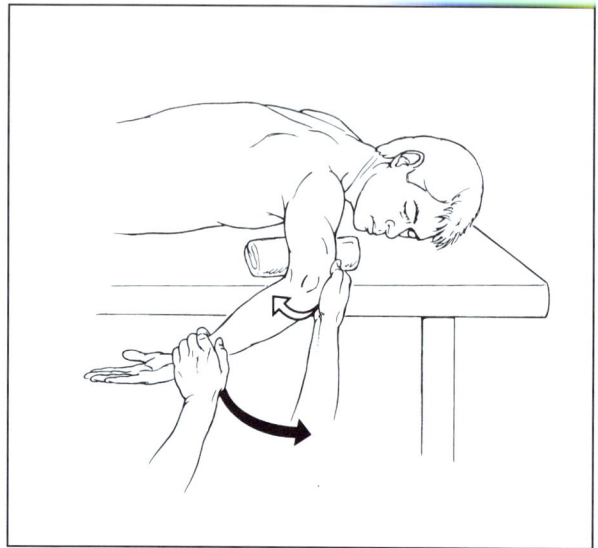

Figura 4-82

Test: El paciente desplaza el antebrazo completando el movimiento de rotación interna (hacia atrás y hacia arriba).

Instrucciones al paciente: «Eleve el antebrazo hacia arriba y hacia atrás. Manténgalo así. No permita que lo empuje hacia abajo.» El fisioterapeuta puede considerar necesario mostrar al paciente el movimiento deseado.

Puntuación

Grado 5 (normal): El paciente ejecuta el movimiento completo y se mantiene con fuerza frente a la máxima resistencia.

Grado 4 (bien): El paciente ejecuta el movimiento completo, pero se aprecia una sensación «esponjosa» frente a la máxima resistencia.

Grado 3 (regular): El paciente ejecuta el movimiento completo, pero no es capaz de tolerar ninguna resistencia manual (Fig. 4-83).

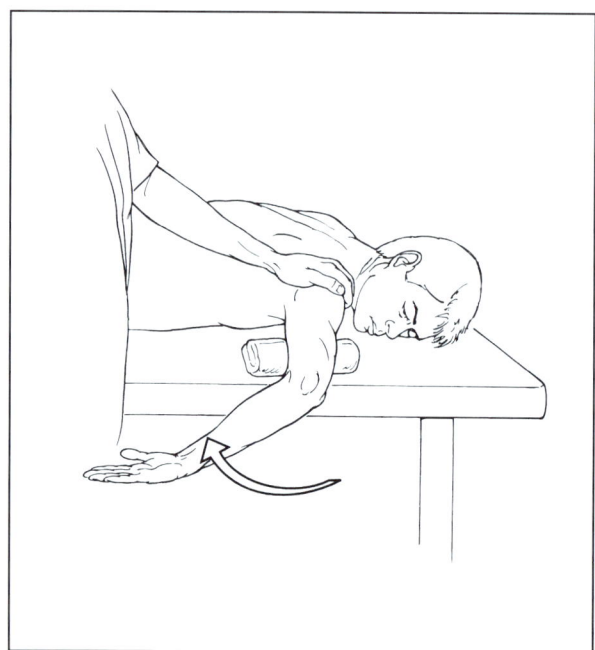

Figura 4-83

ROTACIÓN INTERNA DEL HOMBRO
(Subescapular)

Grado 2 (mal), grado 1 (escaso) y grado 0 (nulo)

Posición del paciente: Tumbado boca abajo, con la cabeza ladeada hacia el lado de la prueba y el tronco al borde de la mesa, para que todo el brazo quede colgando libremente del hombro (Fig. 4-84). El brazo está en posición de equilibrio, con la palma dirigida hacia la mesa.

Posición del fisioterapeuta: De pie o sentado sobre un taburete bajo en el lado del paciente que se va a examinar. La mano utilizada para la palpación debe buscar el tendón del subescapular, en el espesor de la región central de la axila (Fig. 4-85). El fisioterapeuta puede necesitar estabilizar el brazo a nivel del hombro.

Test: El paciente intenta rotar internamente el brazo, dirigiendo con el pulgar para que la palma mire hacia el lado contrario de la mesa.

Instrucciones al paciente: «Gire el brazo hasta que el dorso de la mano mire hacia la mesa.» (No se muestra.)

Puntuación

Grado 2 (mal): El paciente ejecuta el movimiento completo.

Grado 1 (escaso): Es posible la palpación de cierta actividad contráctil.

Grado 0 (nulo): No se detecta actividad contráctil.

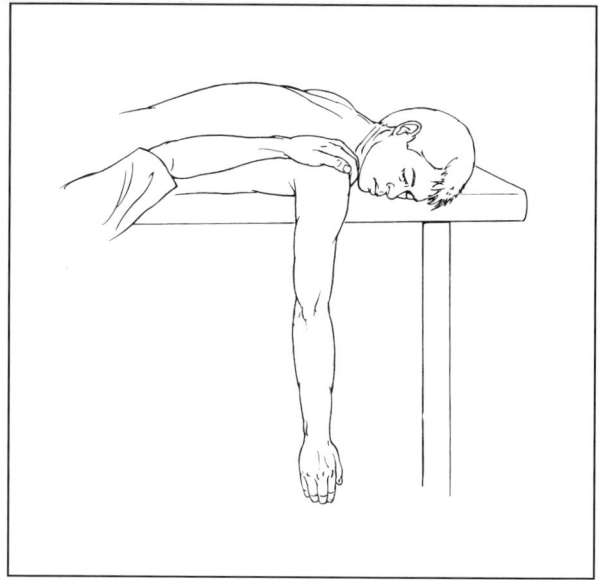
Figura 4-84

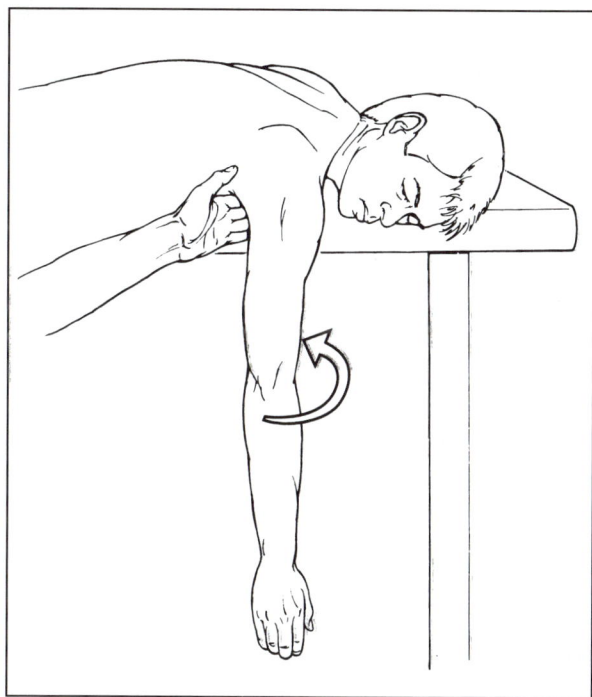
Figura 4-85

OBSERVACIONES

1. El fisioterapeuta debe ser cauteloso con la pronación en esta prueba. La pronación del antebrazo puede confundirse fácilmente con la rotación interna.
2. La rotación interna es un movimiento mucho más potente que la externa. Esto es, en gran parte, un factor de diferenciación de la masa muscular.
3. Cuando no es posible palpar el subescapular, se debe intentar el pectoral mayor, que, al ser más superficial, se detecta con mayor facilidad.
4. La mano del examinador puede ser sustituida por una toalla enrollada, por debajo de la porción distal del brazo, para que el paciente disponga de mayor comodidad al realizar un movimiento contra una superficie dura y para mantener el brazo horizontal respecto al suelo.
5. La posición de prono es preferible a la supina o sentada, en los tests para los grados 2, 1 y 0, ya que el paciente lesionado tiende a utilizar la rotación del tronco como alternativa.

FLEXIÓN DEL CODO
(Bíceps, braquial anterior y supinador largo)

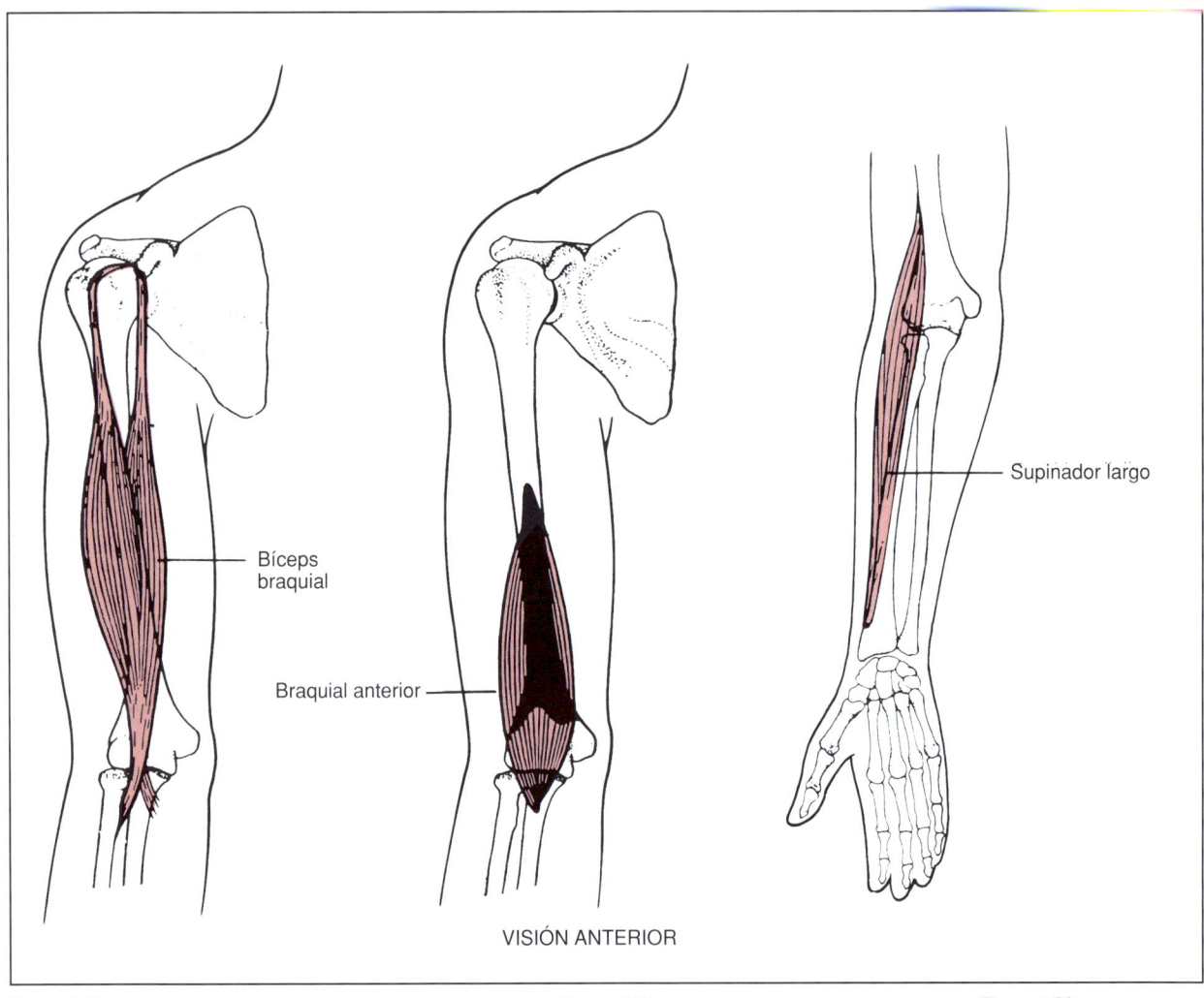

Figura 4-86   Figura 4-87   Figura 4-88

Tabla 4-14	FLEXIÓN DEL CODO	
Músculo	Origen	Inserción
140. Bíceps braquial		
Cabeza corta	Escápula (apófisis coracoides)	Radio (tuberosidad radial)
Cabeza larga	Escápula (tubérculo supraglenoideo)	
141. Braquial anterior	Húmero (eje anterior de los 2/3 distales)	Cúbito (apófisis coronoides)
143. Supinador largo	Húmero (cresta supracondílea)	Radio (proximal a la apófisis estiloides)

Amplitud de movimiento:

De 0° a 150°.

FLEXIÓN DEL CODO
(Bíceps, braquial anterior y supinador largo)

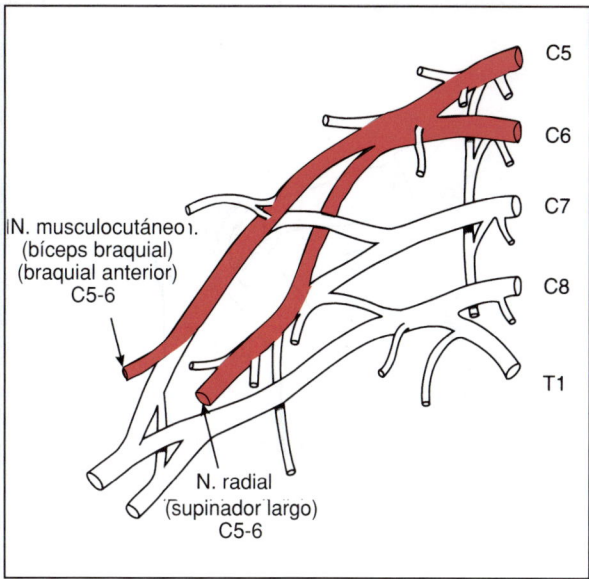

Figura 4-89

FLEXIÓN DEL CODO
(Bíceps, braquial anterior y supinador largo)

Grado 5 (normal), grado 4 (bien) y grado 3 (regular)

Posición del paciente: Sentado, con los brazos a los lados. Las siguientes son las posiciones de elección, pero no es seguro que los músculos aislados puedan separarse cuando se utiliza una gran fuerza. En particular, el braquial anterior es independiente de la posición del antebrazo:

Bíceps braquial: antebrazo en supinación (Fig. 4-90).
Braquial anterior: antebrazo en pronación (Fig. 4-91).
Supinador largo: antebrazo en posición intermedia entre pronación y supinación (Fig. 4-92).

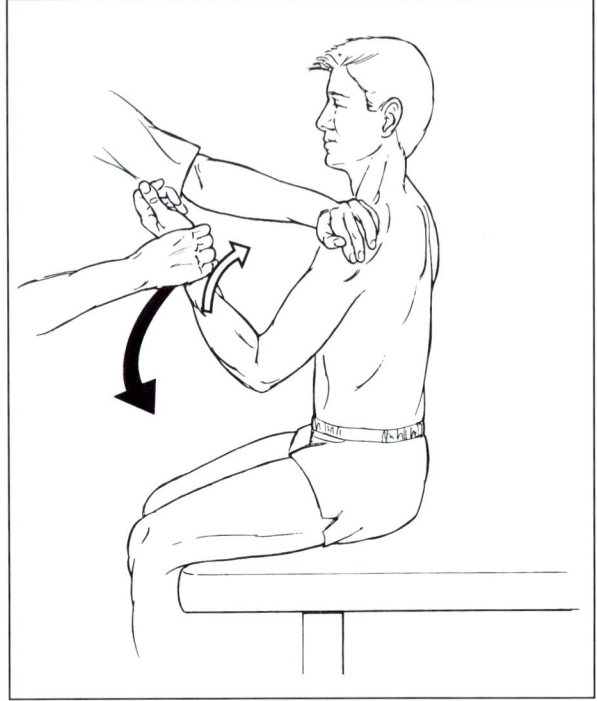

Figura 4-90

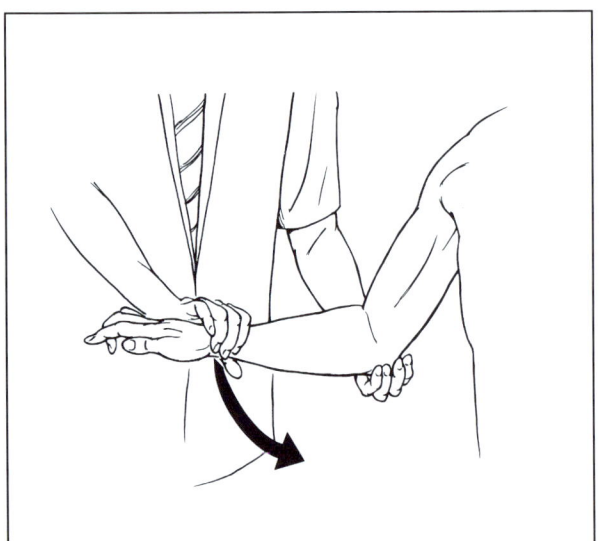

Figura 4-91

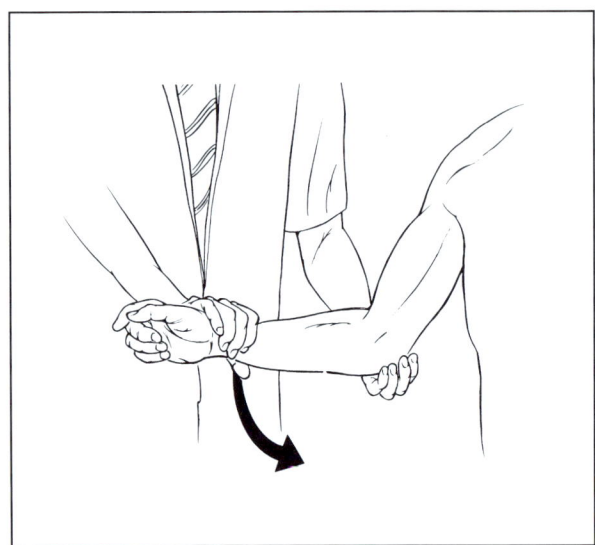

Figura 4-92

FLEXIÓN DEL CODO
(Bíceps, braquial anterior y supinador largo)

Posición del fisioterapeuta: De pie, frente al paciente, hacia el lado a examinar. La mano que aplica la resistencia se sitúa sobre la superficie de flexión del antebrazo, proximal a la muñeca (ver Fig. 4-90). La otra mano aplica una fuerza contraria colocando la palma sobre la superficie superior anterior del hombro.

No se aplica resistencia en la prueba para el grado 3, pero el codo a examinar es sostenido por la mano del examinador (Fig. 4-93) (bíceps mostrado en la amplitud límite).

Test (en las tres posiciones del antebrazo): El paciente flexiona el codo, completando la amplitud del movimiento.

Instrucciones al paciente (en los tres tests):

Grados 5 y 4: «Doble el codo. Manténgalo así. No permita que lo empuje hacia abajo.»

Grado 3: «Doble el codo.»

Puntuación

Grado 5 (normal): El paciente ejecuta el movimiento completo y se mantiene con fuerza frente a la máxima resistencia.

Grado 4 (bien): El paciente ejecuta el movimiento completo frente a una resistencia de fuerte a moderada, pero el punto límite del movimiento puede no ser estable.

Grado 3 (regular): El paciente ejecuta el movimiento completo en cada posición del antebrazo, sin ninguna resistencia manual.

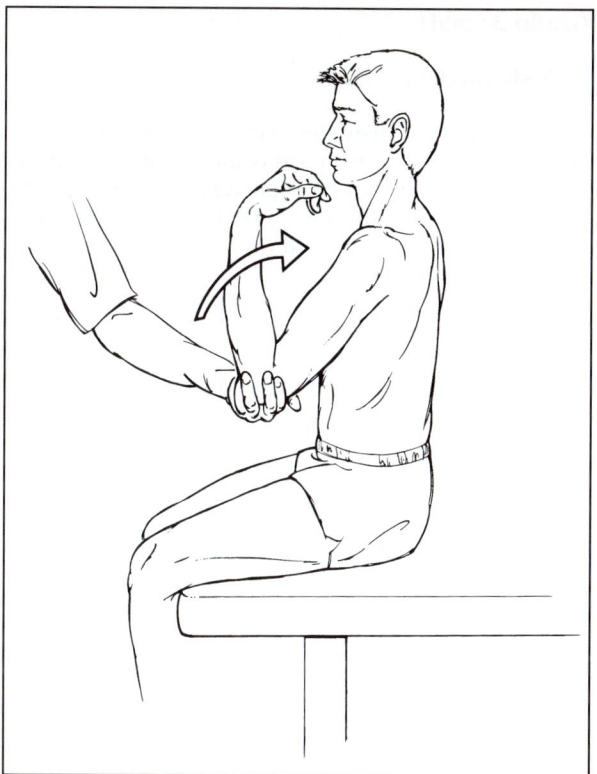

Figura 4-93

FLEXIÓN DEL CODO
(Bíceps, braquial anterior y supinador largo)

Grado 2 (mal)

Posición del paciente

Todos los flexores del codo: Sentado, con el brazo en abducción de 90° y sostenido por el examinador (Fig. 4-94). Antebrazo en supinación (bíceps), en pronación (braquial anterior) y en posición intermedia (supinador largo). Amplitud del movimiento articular: completa.

Posición alternativa: Tumbado boca arriba. El codo flexionado unos 45°, con el antebrazo en la posición descrita para cada músculo (Fig. 4-95, se muestra el bíceps). Amplitud del movimiento articular: limitada (hasta 90°).

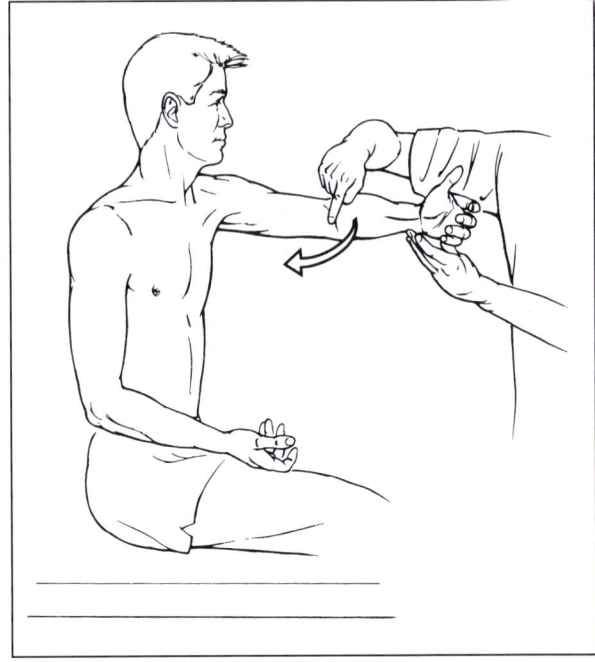

Figura 4-94

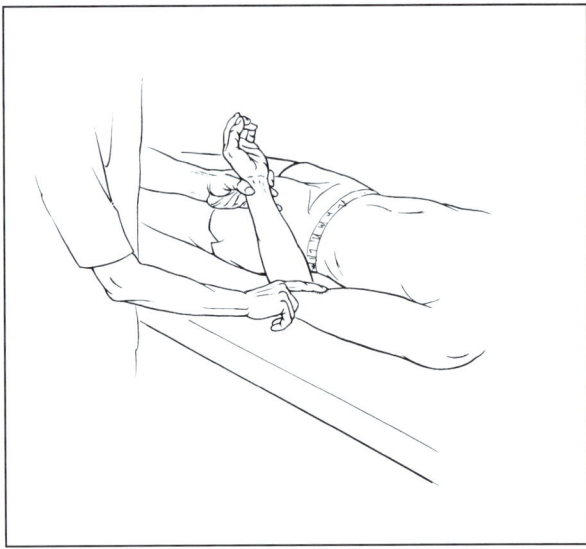

Figura 4-95

FLEXIÓN DEL CODO
(Bíceps, braquial anterior y supinador largo)

Posición del fisioterapeuta:

Todos los flexores del codo: De pie, frente al paciente y sosteniendo el brazo por debajo del codo y la muñeca, si es necesario (ver Fig. 4-94). Se palpa el tendón del bíceps en el espacio antecubital (ver Fig. 4-95). Sobre el brazo, las fibras del músculo pueden detectarse en la superficie anterior del tercio medio, con la cabeza corta situada en posición medial respecto a la cabeza larga.

Se palpa el braquial anterior en la porción distal del brazo, medial respecto al tendón del bíceps. El supinador largo se detecta sobre la superficie volar proximal del antebrazo, donde constituye el borde lateral de la fosa cubital (Fig. 4-96).

Test: El paciente intenta doblar el codo.

Instrucciones al paciente: «Intente doblar el codo.»

Puntuación

Grado 2 (mal): El paciente ejecuta un movimiento de amplitud limitada (en cada uno de los músculos examinados).

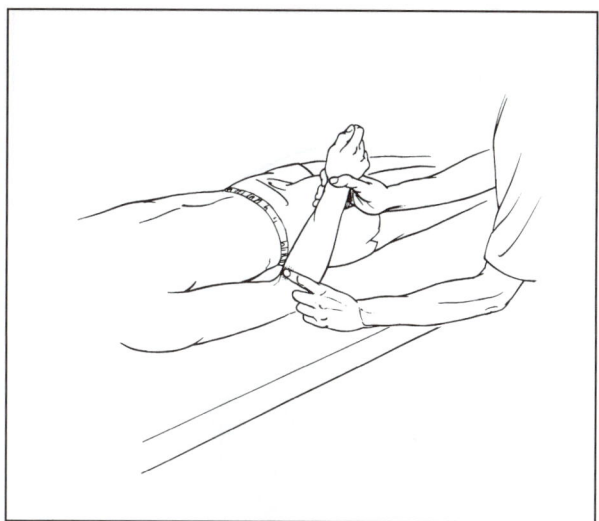

Figura 4-96

Grado 1 (escaso) y grado 0 (nulo)

Posiciones del paciente y del fisioterapeuta: Decúbito supino (para los tres músculos), con el fisioterapeuta de pie, en el lado a examinar (ver Fig. 4-96). Todos los demás aspectos son iguales a los del grado 2.

Test: El paciente intenta doblar el codo, con la mano en supinación, pronación y en posición intermedia.

Puntuación

Grado 1 (escaso): Es posible la palpación de cierta actividad contráctil en cada uno de los tres músculos, a los que se les asigna el grado de escasa actividad.

Grado 0 (nulo): No se detecta actividad contráctil.

OBSERVACIONES

1. Los músculos flexores de la muñeca del paciente deben permanecer relajados durante toda la prueba, ya que una fuerte contracción de los mismos puede ayudar a la flexión del codo.
2. Cuando está contraindicada, por cualquier motivo, la postura sentada, todas las pruebas deben realizarse en posición supina, pero en ese caso la resistencia manual debe aplicarse en la prueba para el grado 3 (para compensar la fuerza de gravedad a partir de la vertical).

EXTENSIÓN DEL CODO
(Tríceps braquial)

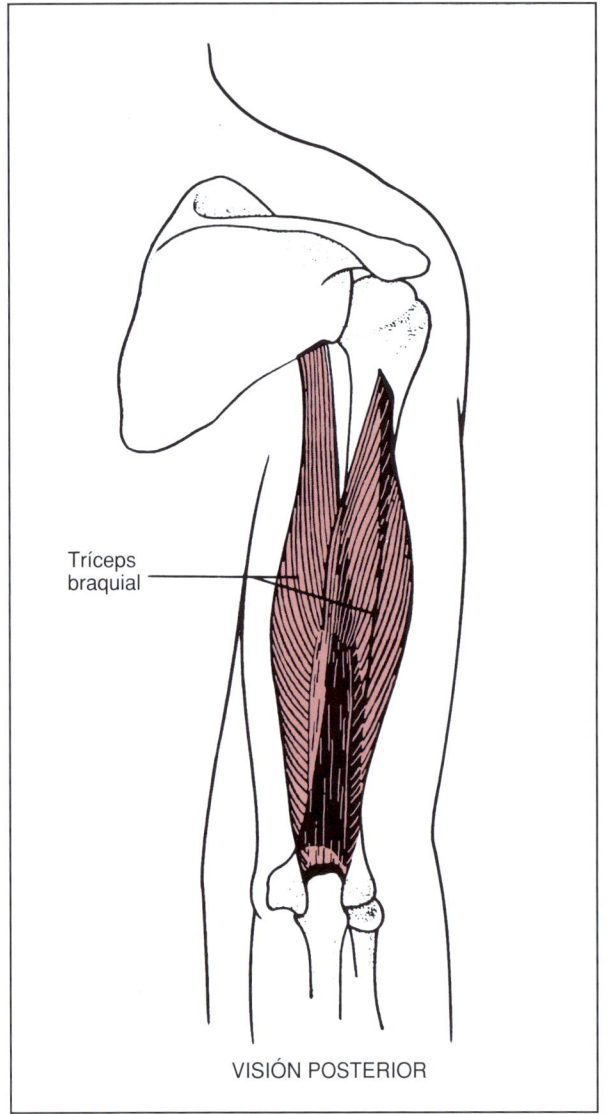

Figura 4-97 — VISIÓN POSTERIOR

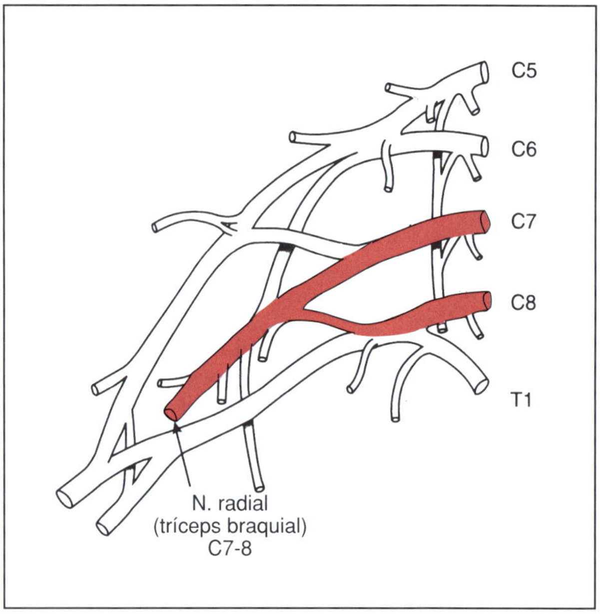

Figura 4-98 — N. radial (tríceps braquial) C7-8

Tabla 4-15	EXTENSIÓN DEL CODO	
Músculo	**Origen**	**Inserción**
142. Tríceps braquial		
Cabeza larga	Escápula (tuberosidad infraglenoidea)	Cúbito (olécranon)
Cabeza lateral	Húmero (posterior)	
Cabeza medial	Húmero (posterior, por debajo de la cabeza lateral)	
Otros:		
144. Ancóneo		
154. Extensor común de los dedos		

Amplitud de movimiento:

De 150° a 0°.

EXTENSIÓN DEL CODO
(Tríceps braquial)

Grado 5 (normal), grado 4 (bien) y grado 3 (regular)

Posición del paciente: Decúbito prono sobre una mesa. El paciente inicia el test con el brazo en abducción de 90° y el antebrazo flexionado y colgando verticalmente a un lado de la mesa.

Posición del fisioterapeuta: Para el paciente boca abajo, el examinador sostiene el brazo por debajo del codo. La otra mano se utiliza para aplicar una resistencia hacia abajo sobre la superficie dorsal de la muñeca (Fig. 4-100, que muestra la posición final).

Test: El paciente extiende el codo, completando la amplitud del movimiento o hasta que el antebrazo queda horizontal respecto al suelo.

Instrucciones al paciente: «Extienda el codo. Manténgalo así. No permita que lo doble.»

Puntuación

Grado 5 (normal): El paciente ejecuta el movimiento completo y se mantiene con fuerza frente a la máxima resistencia.

Grado 4 (bien): El paciente ejecuta el movimiento completo frente a una resistencia fuerte, pero la fuerza cede en el punto límite del movimiento.

Grado 3 (regular): El paciente ejecuta el movimiento completo, sin ninguna resistencia manual (Fig. 4-101).

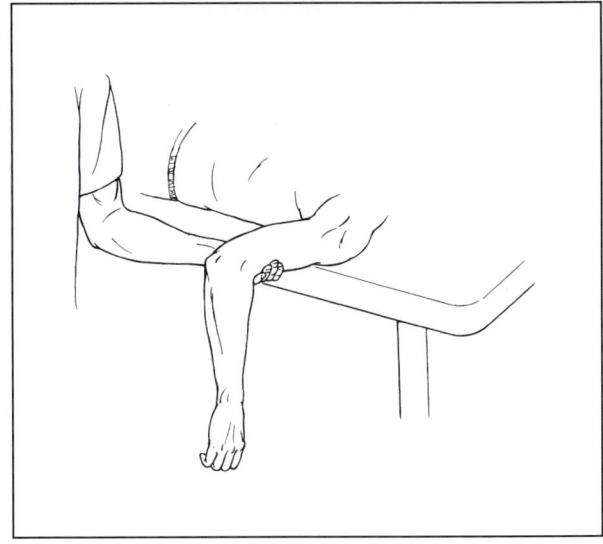

Figura 4-99

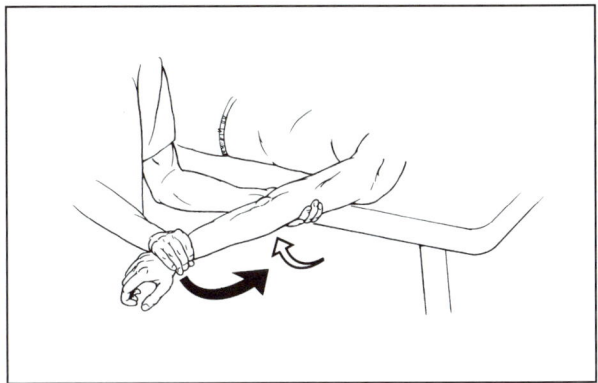

Figura 4-100

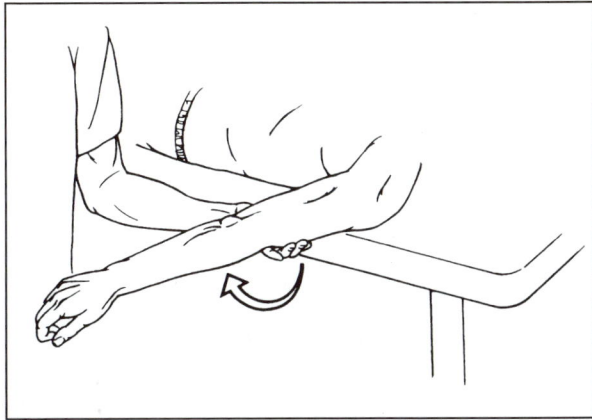

Figura 4-101

EXTENSIÓN DEL CODO
(Tríceps braquial)

Grado 2 (mal), grado 1 (escaso) y grado 0 (nulo)

Posición del paciente: Sentado. El brazo en abducción de 90°, con el hombro en rotación neutra y el codo flexionado unos 135°. Todo el miembro está horizontal respecto al suelo (Fig. 4-102).

Posición del fisioterapeuta: De pie, en el lado del paciente que se va a examinar. En la prueba para el grado 2 se sostiene el brazo por debajo del codo. En la prueba para los grados 1 o 0 el brazo es sostenido por debajo del antebrazo y se palpa el tríceps sobre la superficie posterior del brazo, inmediatamente proximal a la apófisis olécranon (Fig. 4-103).

Test: El paciente intenta extender el codo.

Instrucciones al paciente: «Intente extender el codo.»

Puntuación

Grado 2 (mal): El paciente ejecuta el movimiento completo, en ausencia de fuerza de gravedad.

Grado 1 (escaso): Es posible la palpación de cierta tensión en el tendón del tríceps, inmediatamente proximal al olécranon (Fig. 4-103), o bien actividad contráctil en las fibras musculares sobre la superficie posterior del brazo.

Grado 0 (nulo): No se detecta actividad contráctil.

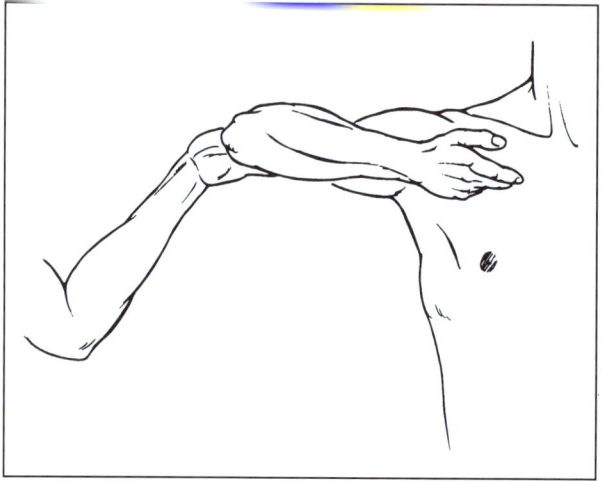

Figura 4-102

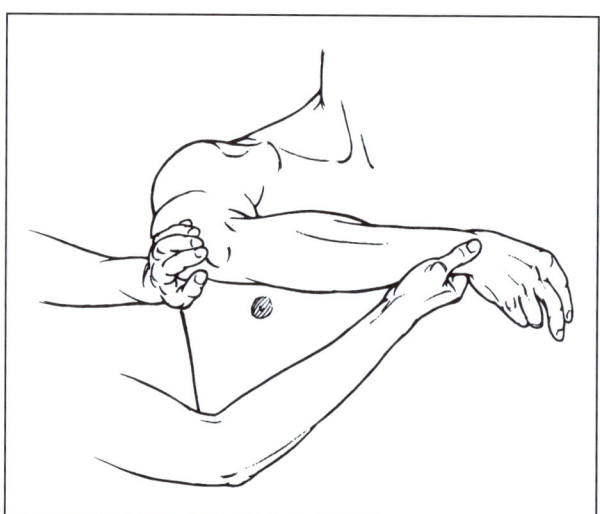

Figura 4-103

EXTENSIÓN DEL CODO
(Tríceps braquial)

SUSTITUCIONES

1. *Mediante una rotación externa:* Cuando el paciente está sentado con el brazo en abducción, es posible la extensión del codo, aunque el tríceps presente grado 0 (Fig. 4-104). Puede ocurrir cuando el paciente rota externamente el hombro, y de este modo deja caer el brazo por debajo del antebrazo. Como resultado, el codo cae literalmente extendido.

2. *Mediante una aducción horizontal:* Esta sustitución puede realizar la extensión del codo y se lleva a cabo intencionadamente por los pacientes con lesión cervical o con un tríceps de grado 0. Se fija el extremo distal (como cuando el examinador estabiliza la mano o la muñeca), el paciente realiza una aducción horizontal del brazo y el impulso empuja el codo a extenderse (Fig 4-105). Por ello el fisioterapeuta debe sujetar el codo en los reconocimientos, mejor que la muñeca.

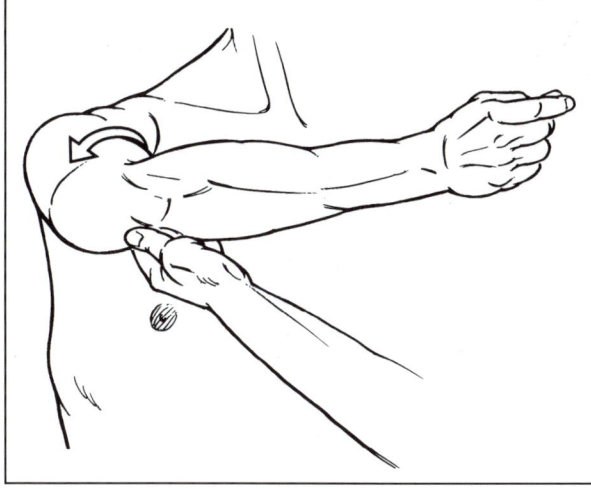

Figura 4-104

OBSERVACIONES

1. El fisioterapeuta debe confirmar que se detecta actividad muscular (es decir, que existe realmente actividad en el tríceps), ya que los pacientes pueden tener una gran tendencia a las sustituciones. De hecho, a menudo se enseñan y potencian para lograr movilidad, pero no se permiten en las exploraciones.

2. En los tests para los grados 5 y 4 la resistencia se aplica con el codo ligeramente flexionado, para impedir al paciente «bloquear» la articulación del codo mediante una hiperextensión del mismo.

3. De forma ideal, la extensión del codo no debería ser examinada en decúbito prono, ya que, cuando el hombro está en abducción horizontal para ejecutar la prueba, el músculo que interviene en ambas articulaciones es menos eficaz y la puntuación resultante puede ser inferior a la real.

4. Una posición alternativa para los grados 5, 4 y 3 consiste en colocar al paciente sentado sin respaldo. El examinador está de pie, detrás del paciente, y sostiene el brazo con 90° de abducción, inmediatamente por encima del codo flexionado (Fig. 4-106). El paciente extiende el codo frente a la resistencia aplicada a nivel de la muñeca.

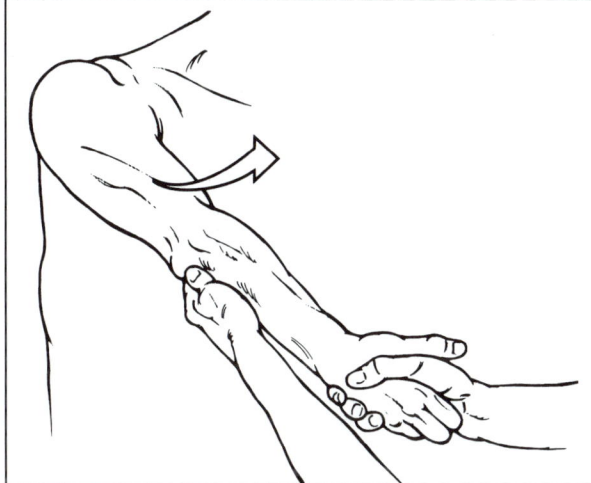

Figura 4-105

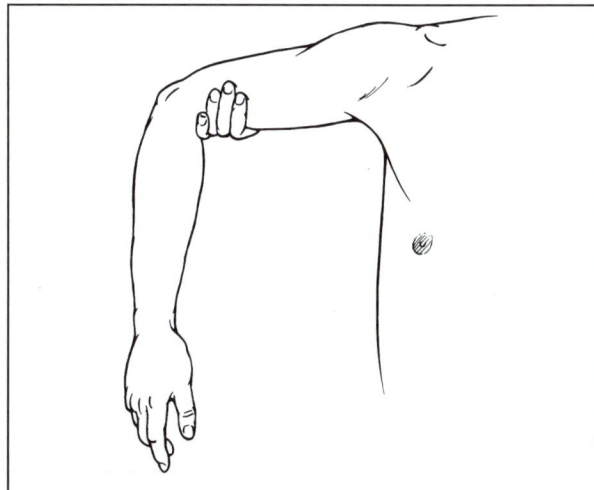

Figura 4-106

SUPINACIÓN DEL ANTEBRAZO
(Supinador corto y bíceps braquial)

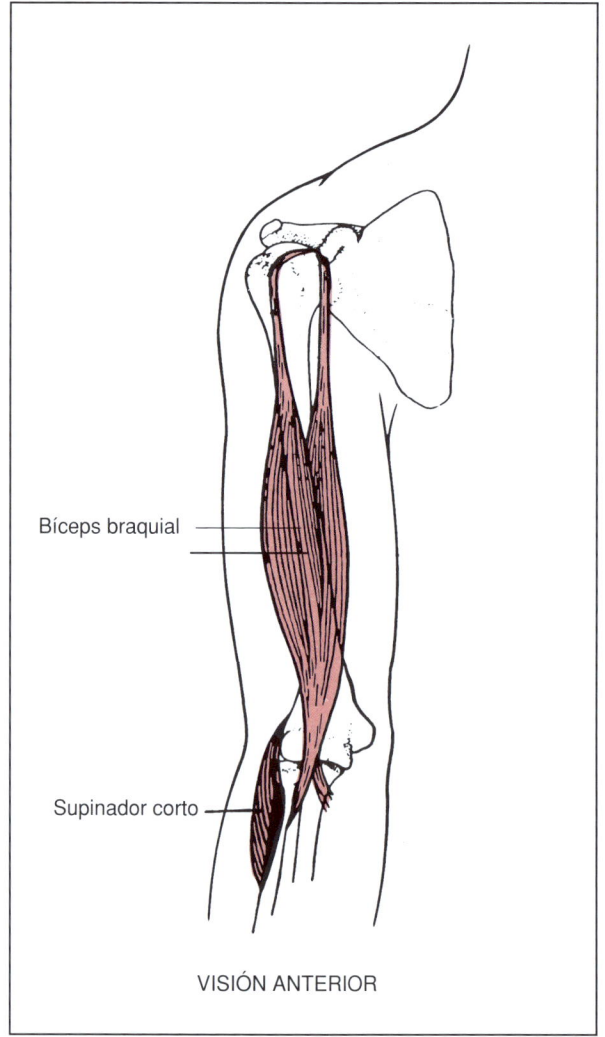

Figura 4-107

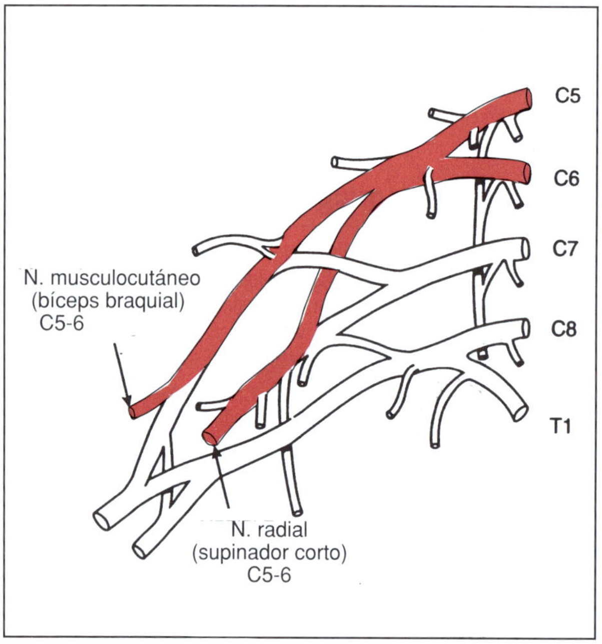

Figura 4-108

Tabla 4-16	SUPINACIÓN DEL ANTEBRAZO	
Músculo	**Origen**	**Inserción**
145. Supinador corto	Húmero (epicóndilo)	Radio (cuerpo, dorsal y lateral)
	Cúbito (eje dorsal)	
	Lig. anular y lig. lateral externo de la artic. del codo	
140. Bíceps braquial		
Cabeza corta	Escápula (apófisis coracoides)	Radio (tuberosidad radial)
Cabeza larga	Escápula (tuberosidad supraglenoidea)	
Otros:		
143. Supinador largo		

Amplitud de movimiento:

De 0° a 80°.

SUPINACIÓN DEL ANTEBRAZO
(Supinador corto y bíceps braquial)

Grado 5 (normal), grado 4 (bien) y grado 3 (regular)

Posición del paciente: Sentado, el brazo en un lado y el codo flexionado 90°; antebrazo en equilibrio o en una posición intermedia (Fig. 4-109, mostrando el movimiento límite). De forma alternativa, el paciente puede estar sentado a una mesa.

Posición del fisioterapeuta: De pie, a un lado o frente al paciente. Una mano sostiene el codo (Fig. 4-109). Para aplicar una resistencia, la otra mano sujeta el antebrazo sobre la superficie volar, a nivel de la muñeca.

Test: El paciente parte de una posición de equilibrio de la muñeca y realiza la supinación del antebrazo hasta que la palma de la mano mira hacia el techo. El fisioterapeuta se opone a este movimiento, empujando en la dirección de la pronación. (No se aplica resistencia para el grado 3.)

Test alternativo: El examinador sujeta la mano del paciente como para estrechársela; ladea el codo y ejerce una resistencia contraria al movimiento (Fig. 4-110). Este test se emplea cuando el paciente presenta una muñeca con grado 5 ó 4, y fuerza en la mano. Cuando la flexión de la muñeca es dolorosa, la resistencia se aplica en la muñeca (resulta de mayor dificultad).

Instrucciones al paciente: «Vuelva la mano hacia arriba. Manténgala así. Mantenga relajada la muñeca y los dedos.»
Para el grado 3: «Vuelva la mano hacia arriba.»

Puntuación

Grado 5 (normal): El paciente ejecuta el movimiento completo y se mantiene frente a la máxima resistencia.

Grado 4 (bien): El paciente ejecuta el movimiento completo frente a una resistencia de fuerte a moderada.

Grado 3 (regular): El paciente ejecuta el movimiento completo, sin ninguna resistencia (Fig. 4-111, mostrando la amplitud límite).

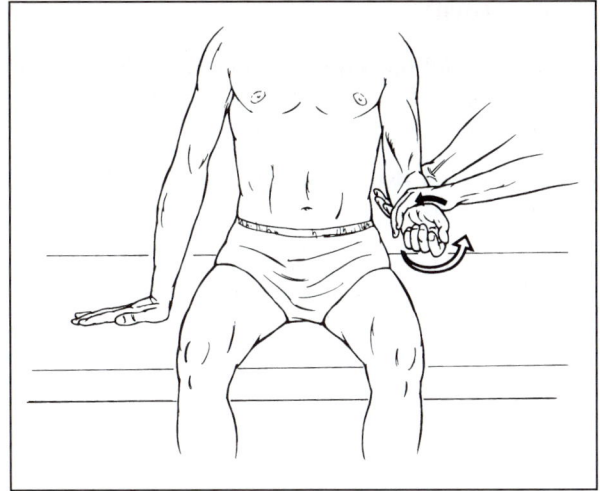

Figura 4-109

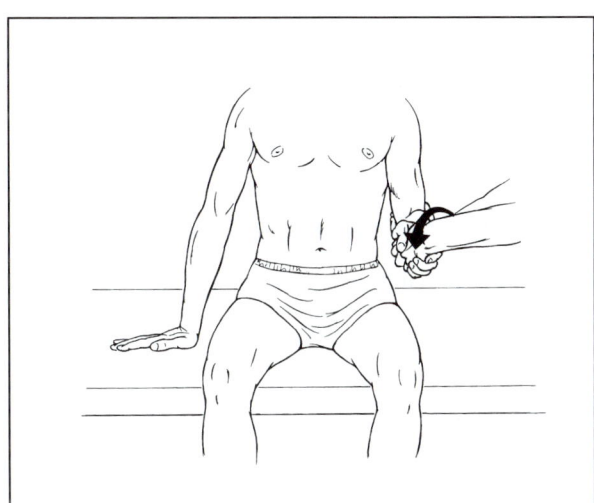

Figura 4-110

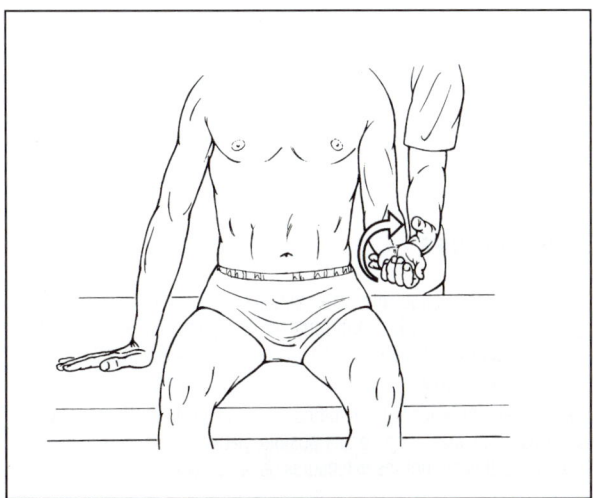

Figura 4-111

SUPINACIÓN DEL ANTEBRAZO
(Supinador corto y bíceps braquial)

Grado 2 (mal)

Posición del paciente: Sentado, con el hombro flexionado entre 45° y 90° y el codo flexionado 90°. Antebrazo en posición de equilibrio.

Posición del fisioterapeuta: Sostiene el brazo por debajo del codo.

Test: El paciente realiza la supinación del antebrazo (Fig. 4-112) y ejecuta una amplitud parcial de movimiento.

Instrucciones al paciente: «Vuelva la palma de su mano hacia su cara.»

Puntuación

Grado 2 (mal): El paciente ejecuta un movimiento de amplitud parcial.

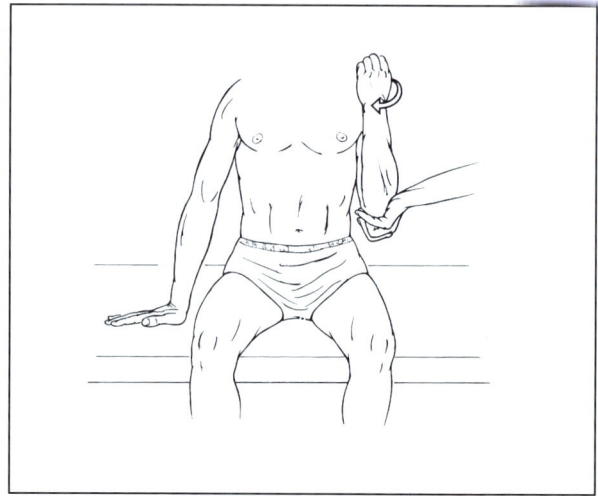

Figura 4-112

Grado 1 (escaso) y grado 0 (nulo)

Posición del paciente: Sentado. Brazo y codo flexionados como en el grado 3.

Posición del fisioterapeuta: Sostiene el antebrazo, inmediatamente distal al codo. El supinador corto se palpa en la porción distal a la cabeza del radio, sobre la cara dorsal del antebrazo (Fig. 4-113).

Test: El paciente intenta realizar la supinación del antebrazo.

Instrucciones al paciente: «Intente girar la palma de su mano hasta que mire hacia el techo.»

Puntuación

Grado 1 (escaso): Es posible la palpación de actividad contráctil, pero no se realiza ningún movimiento del miembro.

Grado 0 (nulo): No se detecta actividad contráctil.

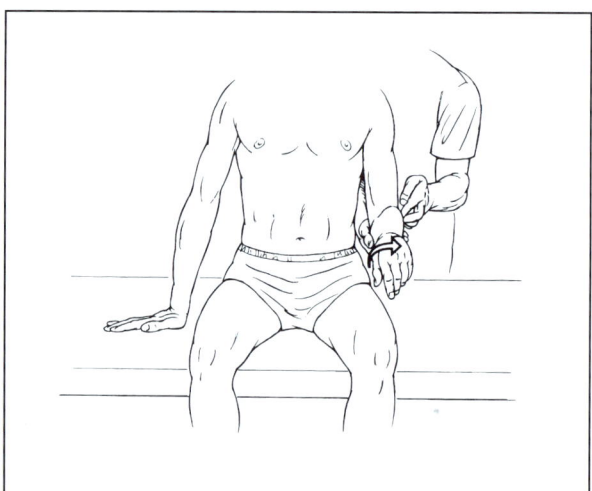

Figura 4-113

SUSTITUCIONES

1. El paciente puede rotar externamente y aducir el brazo sobre el tronco (Fig. 4-114) cuando intenta la supinación. Si esto ocurre, el antebrazo ejecuta la supinación sin la intervención del músculo supinador corto.
2. Se debe enseñar al paciente cómo mantener la muñeca y los dedos tan relajados como sea posible, para evitar las sustituciones, especialmente por los extensores de la muñeca.

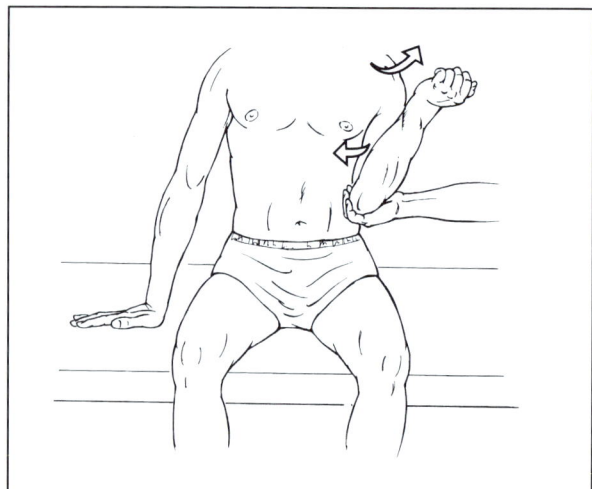

Figura 4-114

PRONACIÓN DEL ANTEBRAZO
(Pronador redondo y pronador cuadrado)

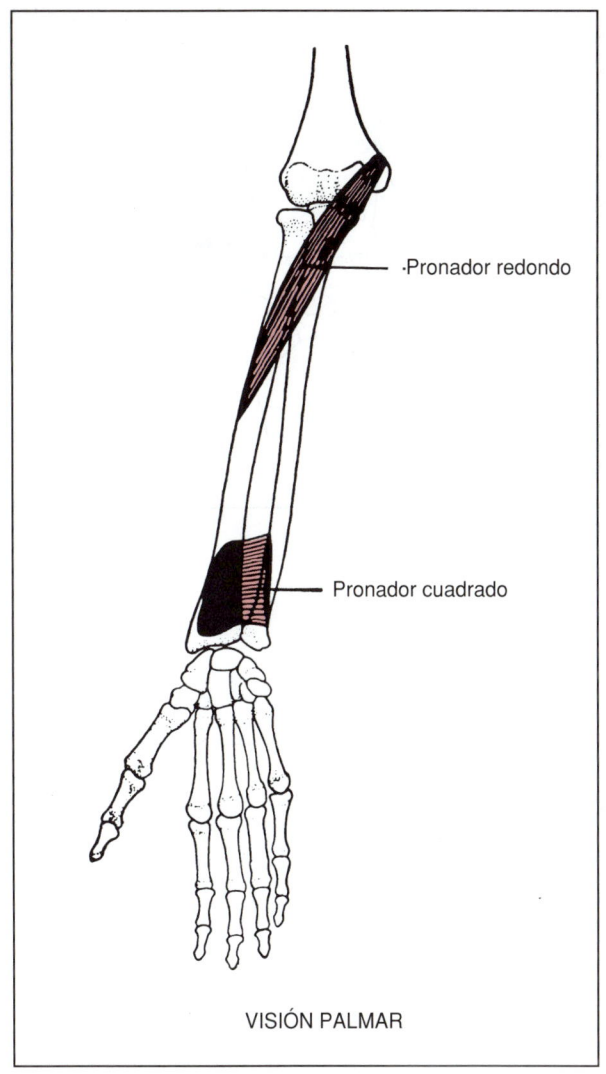

Figura 4-115

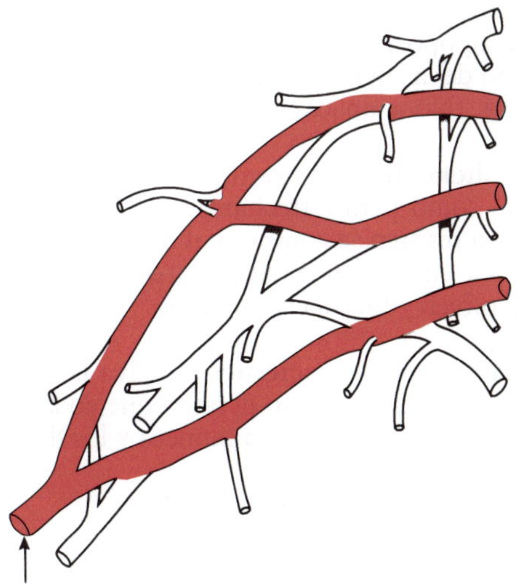

Figura 4-116

Tabla 4-17	PRONACIÓN DEL ANTEBRAZO	
Músculo	**Origen**	**Inserción**
146. Pronador redondo		
Cabeza humeral	Húmero (epitróclea) • Tendón del M. flexor común de los dedos	Radio (eje central, cara lateral)
Cabeza cubital	Cúbito (apófisis coronoides)	
147. Pronador cuadrado	Cúbito (1/4 distal de la superficie anterior)	Radio (cara anterior, distalmente)

Otros:
151. Palmar mayor

Amplitud de movimiento:

De 0º a 80º.

PRONACIÓN DEL ANTEBRAZO
(Pronador redondo y pronador cuadrado)

Grado 5 (normal), grado 4 (bien) y grado 3 (regular)

Posición del paciente: Sentado o sentado al lado de una mesa. Brazo a un lado con el codo flexionado 90° y antebrazo en posición de equilibrio.

Posición del fisioterapeuta: De pie, a un lado o frente al paciente. Una mano sostiene el codo (Fig. 4-117, mostrando la amplitud límite). Para aplicar una resistencia, la otra mano sujeta el antebrazo sobre la superficie dorsal, a nivel de la muñeca.

Test: El paciente parte de una posición de equilibrio del antebrazo y realiza la pronación del mismo hasta que la palma de la mano mira hacia el suelo. El fisioterapeuta se opone a este movimiento, empujando en la dirección de la supinación por la muñeca, para los grados 5 y 4. (No se aplica resistencia para el grado 3.)

Test alternativo: El examinador sujeta la mano del paciente como para estrechársela, ladeando el codo y ejerce una resistencia contraria al movimiento. Este test se emplea cuando el paciente presenta una muñeca normal o bien y fuerza en la mano.

Instrucciones al paciente: «Vuelva la mano hacia abajo. Manténgala así. No permita que yo la gire hacia arriba. Mantenga relajada la muñeca y los dedos.»

Puntuación

Grado 5 (normal): El paciente ejecuta el movimiento completo y se mantiene frente a la máxima resistencia.

Grado 4 (bien): El paciente ejecuta el movimiento completo frente a una resistencia de fuerte a moderada.

Grado 3 (regular): El paciente ejecuta el movimiento completo, sin ninguna resistencia (Fig. 4-118, mostrando la amplitud límite).

Grado 2 (mal)

Posición del paciente: Sentado, con el hombro flexionado entre 45° y 90° y el codo flexionado 90°. Antebrazo en posición de equilibrio (no se muestra en la figura).

Posición del fisioterapeuta: Sostiene el brazo por debajo del codo.

Test: El paciente realiza la pronación del antebrazo.

Instrucciones al paciente: «Vuelva el dorso de la mano hacia su cara.»

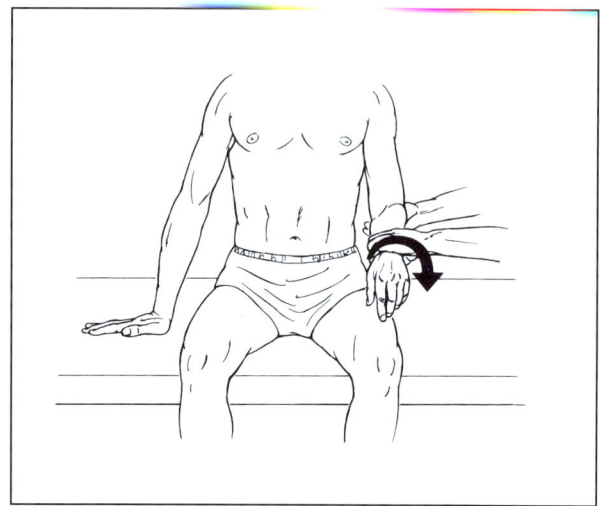

Figura 4-117

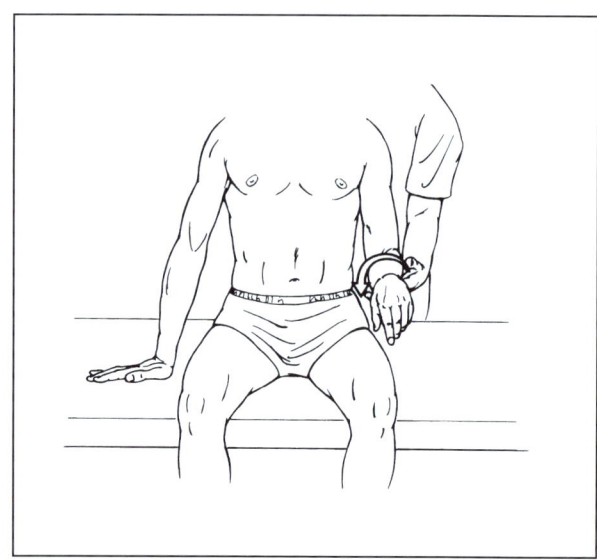

Figura 4-118

PRONACIÓN DEL ANTEBRAZO
(Pronador redondo y pronador cuadrado)

Puntuación

Grado 2 (mal): El paciente ejecuta un movimiento de amplitud parcial (Fig. 4-119, mostrando la amplitud límite).

Grado 1 (escaso) y grado 0 (nulo)

Posición del paciente: Sentado sin respaldo. Brazo en la misma posición que en el grado 3.

Posición del fisioterapeuta: Sostiene el antebrazo, inmediatamente distal al codo. Los dedos de la otra mano se utilizan para palpar el pronador redondo sobre el tercio superior de la superficie volar del antebrazo, sobre una línea diagonal desde el cóndilo medial del húmero hasta el borde lateral del radio (Fig. 4-120).

Test: El paciente intenta realizar la pronación del antebrazo.

Instrucciones al paciente: «Intente girar la palma de la mano hasta que mire hacia el suelo.»

Puntuación

Grado 1 (escaso): Es posible la observación o palpación de actividad contráctil, pero no se realiza ningún movimiento del miembro.

Grado 0 (nulo): No se detecta actividad contráctil.

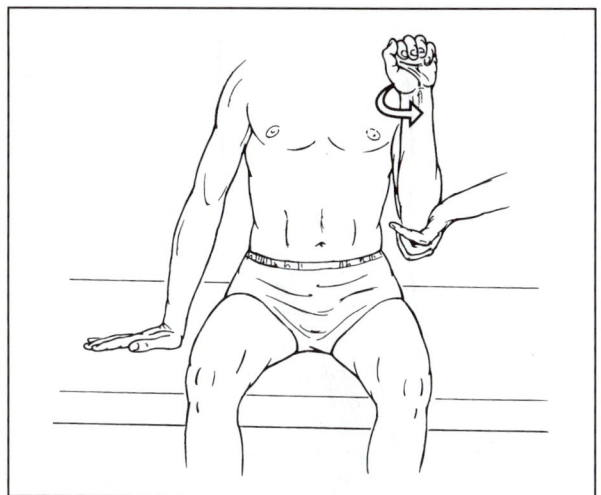

Figura 4-119

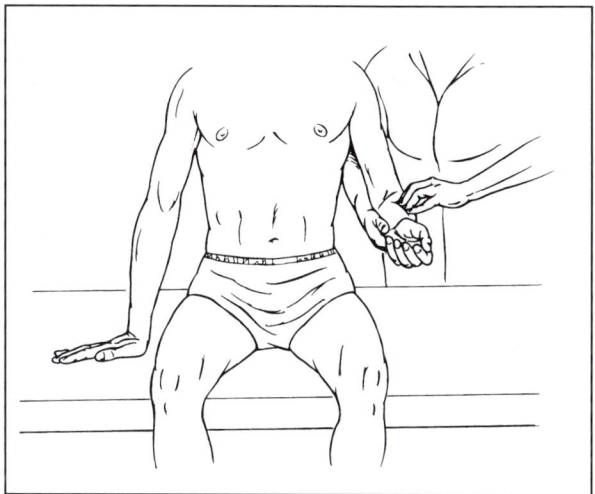

Figura 4-120

SUSTITUCIONES

El paciente puede rotar internamente el hombro o realizar su abducción (Fig. 4-121) cuando intenta la pronación. Si esto ocurre, el antebrazo ejecuta la pronación sin la intervención de los músculos pronadores.

OBSERVACIONES

Se debe enseñar al paciente cómo mantener la muñeca y los dedos tan relajados como sea posible, para evitar las sustituciones, especialmente por el palmar mayor y los flexores de los dedos.

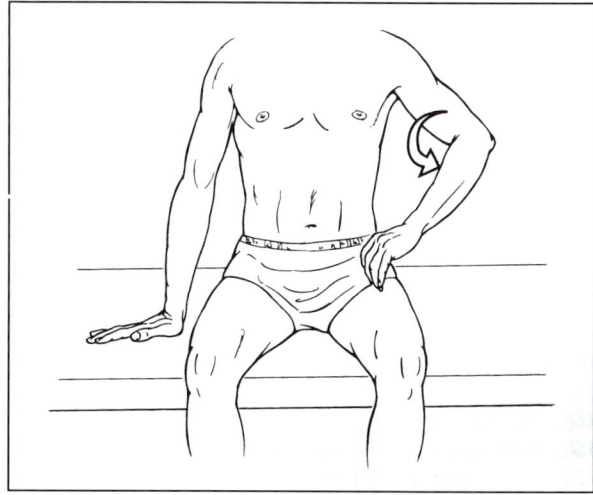

Figura 4-121

FLEXIÓN DE LA MUÑECA
(Palmar mayor y cubital anterior)

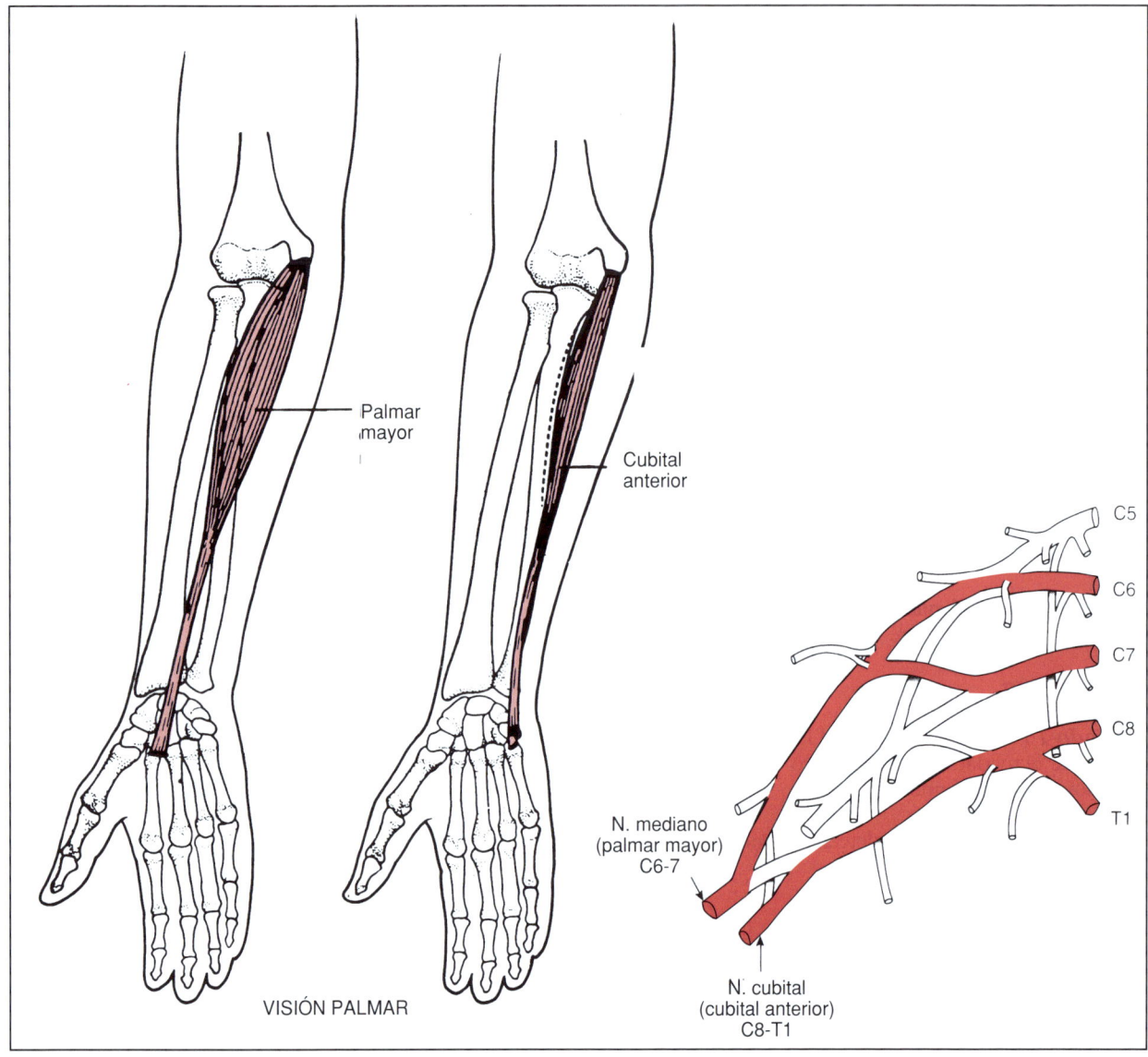

Figura 4-122   Figura 4-123   Figura 4-124

Tabla 4-18	FLEXIÓN DE LA MUÑECA	
Músculo	**Origen**	**Inserción**
151. Palmar mayor	Húmero (epitróclea)	Segundo y tercer metacarpiano (base)
153. Cubital anterior	Húmero (epitróclea)	Pisiforme
	Cúbito (olécranon) (borde interno y tercios superiores del borde posterior)	Apófisis unciforme del ganchoso
		Base del quinto metacarpiano

Otros:
152. Palmar menor
166. Separador largo propio del pulgar
156. Flexor común superficial de los dedos
169. Flexor largo propio del pulgar
157. Flexor común profundo de los dedos

Amplitud de movimiento:

De 0° a 80°.

FLEXIÓN DE LA MUÑECA
(Palmar mayor y cubital anterior)

Grado 5 (normal) y grado 4 (bien)

Posición del paciente (todos los tests): Sentado. El antebrazo está sostenido sobre una mesa sobre su superficie dorsal. En la posición inicial, el antebrazo está en supinación (Fig. 4-125). La muñeca se encuentra en posición de equilibrio o ligeramente extendida.

Posición del fisioterapeuta: Una mano sostiene el antebrazo del paciente, por debajo de la muñeca (Fig. 4-125).

Para examinar ambos flexores de la muñeca: El examinador sujeta la palma de la mano, con el pulgar alrededor de la superficie dorsal (Fig. 4-126). La resistencia se aplica uniformemente sobre la mano en dirección hacia abajo, hacia la extensión de la muñeca.

Para examinar el palmar mayor: La resistencia se concentra sobre el segundo metacarpiano (cara radial de la mano) en el sentido de extensión y desviación cubital.

Para examinar el cubital anterior: La resistencia se concentra sobre el quinto metacarpiano (cara cubital de la mano) en el sentido de extensión y desviación radial.

Test: El paciente flexiona la muñeca, manteniendo relajados los dedos y el pulgar.

Instrucciones al paciente (todos los tests): «Doble la muñeca. Manténgala así. No permita que yo la empuje hacia abajo. Mantenga relajados los dedos.»

Puntuación

Grado 5 (normal): El paciente ejecuta el movimiento completo de flexión de la muñeca y se mantiene frente a la máxima resistencia.

Grado 4 (bien): El paciente ejecuta el movimiento completo frente a una resistencia de fuerte a moderada.

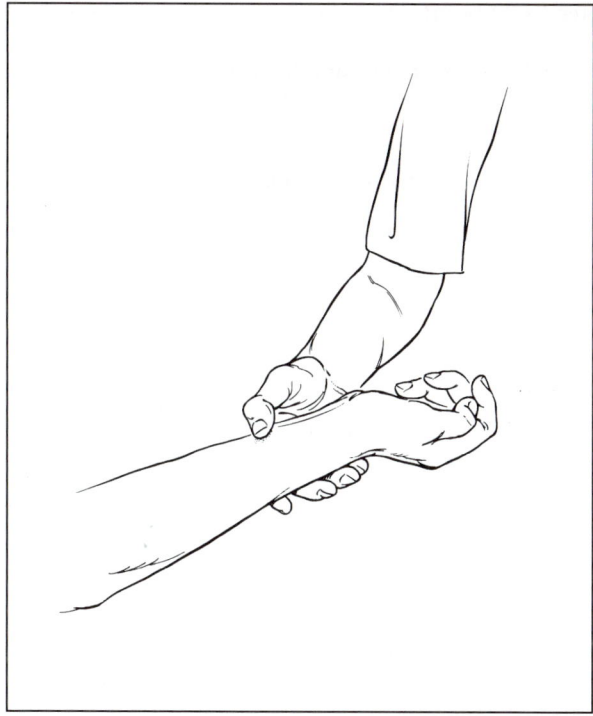

Figura 4-125

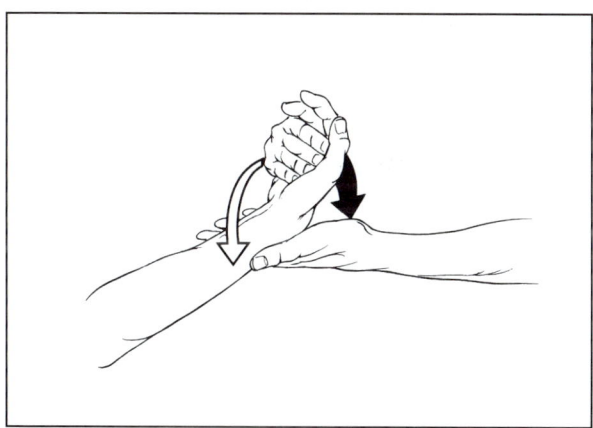

Figura 4-126

FLEXIÓN DE LA MUÑECA
(Palmar mayor y cubital anterior)

Grado 3 (regular)

Posición del paciente: Posición inicial con el antebrazo en supinación y la muñeca en equilibrio, como en las pruebas para los grados 5 y 4.

Posición del fisioterapeuta: Sostiene el antebrazo del paciente por debajo de la muñeca.

Test:

Para ambos flexores de la muñeca: El paciente flexiona la muñeca hacia arriba, sin que se le aplique resistencia y sin desviación radial o cubital.

Para el palmar mayor: El paciente flexiona la muñeca con desviación radial (Fig. 4-127).

Para el cubital anterior: El paciente flexiona la muñeca con desviación cubital (Fig. 4-128).

Instrucciones al paciente:

Para ambos flexores de la muñeca: «Doble la muñeca. Manténgala recta con los dedos relajados.»

Para el palmar mayor: «Doble la muñeca, comenzando por el lado del pulgar.»

Para el cubital anterior: «Doble la muñeca, comenzando por el lado del meñique.»

Puntuación

Grado 3 (regular) (todos los tests): El paciente ejecuta el movimiento completo, sin ninguna resistencia.

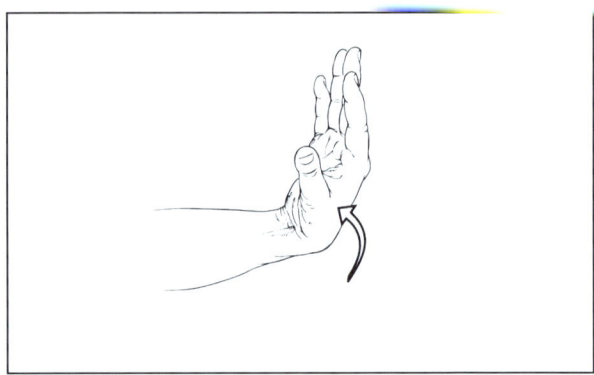

Figura 4-127

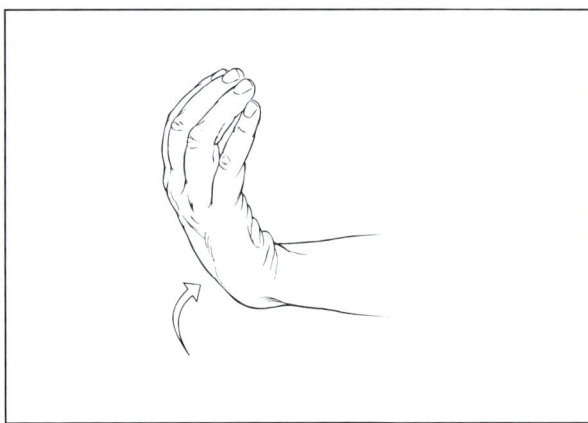

Figura 4-128

FLEXIÓN DE LA MUÑECA
(Palmar mayor y cubital anterior)

Grado 2 (mal)

Posición del paciente: Sentado, con el codo sostenido sobre una mesa. Antebrazo en posición intermedia, con la mano descansando sobre el lado cubital (Fig. 4-129).

Posición del fisioterapeuta: Sostiene el antebrazo del paciente, proximal a la muñeca.

Test: El paciente flexiona la muñeca, deslizando la superficie cubital sobre la mesa o sin tocarla (Fig. 4-129). Para examinar ambos flexores separadamente, se sostiene el antebrazo para que la muñeca no apoye en la mesa y se pide al paciente que realice el movimiento de flexión mientras la muñeca ejecuta, primero, una desviación cubital y, después, radial.

Instrucciones al paciente: «Doble la muñeca, manteniendo los dedos relajados.»

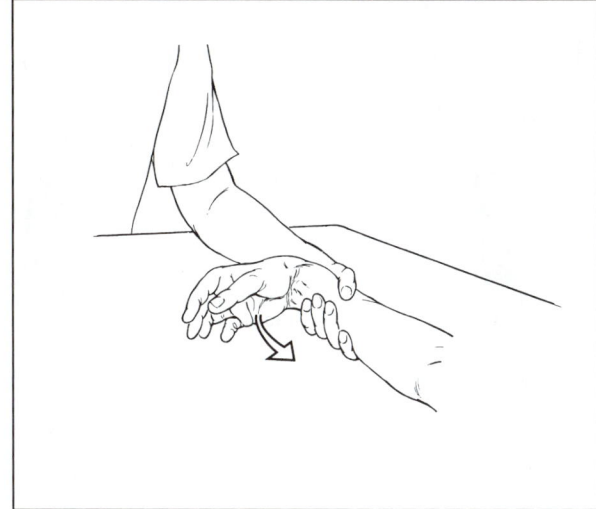
Figura 4-129

Puntuación

Grado 2 (mal): El paciente ejecuta el movimiento completo, sin sentir la resistencia gravitatoria.

Grado 1 (escaso) y grado 0 (nulo)

Posición del paciente: Antebrazo en supinación, apoyado sobre una mesa.

Posición del fisioterapeuta: Sostiene la muñeca en flexión; el índice de la otra mano se utiliza para palpar los tendones correspondientes.
Se palpan los tendones del palmar mayor (Fig. 4-130) y del cubital anterior (Fig. 4-131) en pruebas separadas.

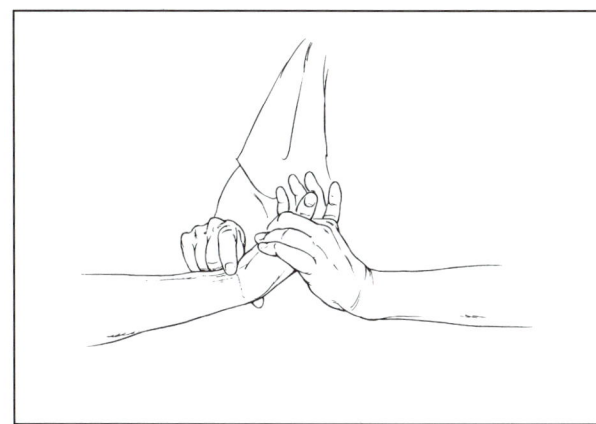
Figura 4-130

El palmar mayor se sitúa sobre la cara palmar de la muñeca (Fig. 4-130), lateral al palmar menor, ¡si el paciente posee uno!
El tendón del cubital anterior (Fig. 4-131) se sitúa en la porción palmar medial de la muñeca.

Test: El paciente intenta flexionar la muñeca.

Instrucciones al paciente: «Intente doblar la muñeca. Relájela. Dóblela de nuevo.»
Se debe pedir al paciente que repita esta prueba, para que el examinador pueda detectar los tendones tanto durante la contracción como en la relajación.

Puntuación

Grado 1 (escaso): Uno o ambos tendones pueden presentar actividad contráctil, visible o palpable, pero no se realiza ningún movimiento de la región.

Grado 0 (nulo): No se detecta actividad contráctil.

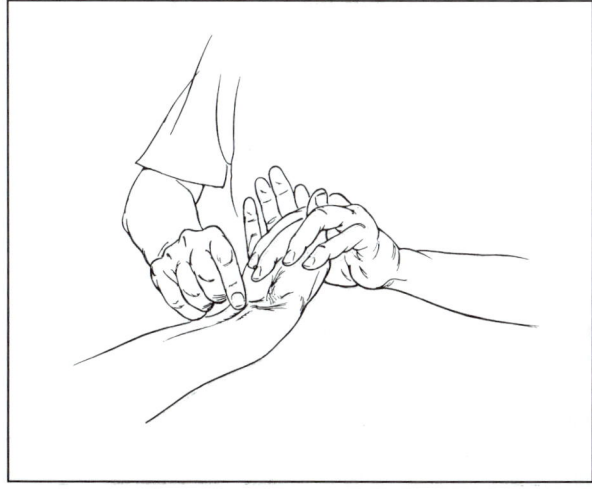
Figura 4-131

EXTENSIÓN DE LA MUÑECA
(Primer radial, segundo radial y cubital posterior)

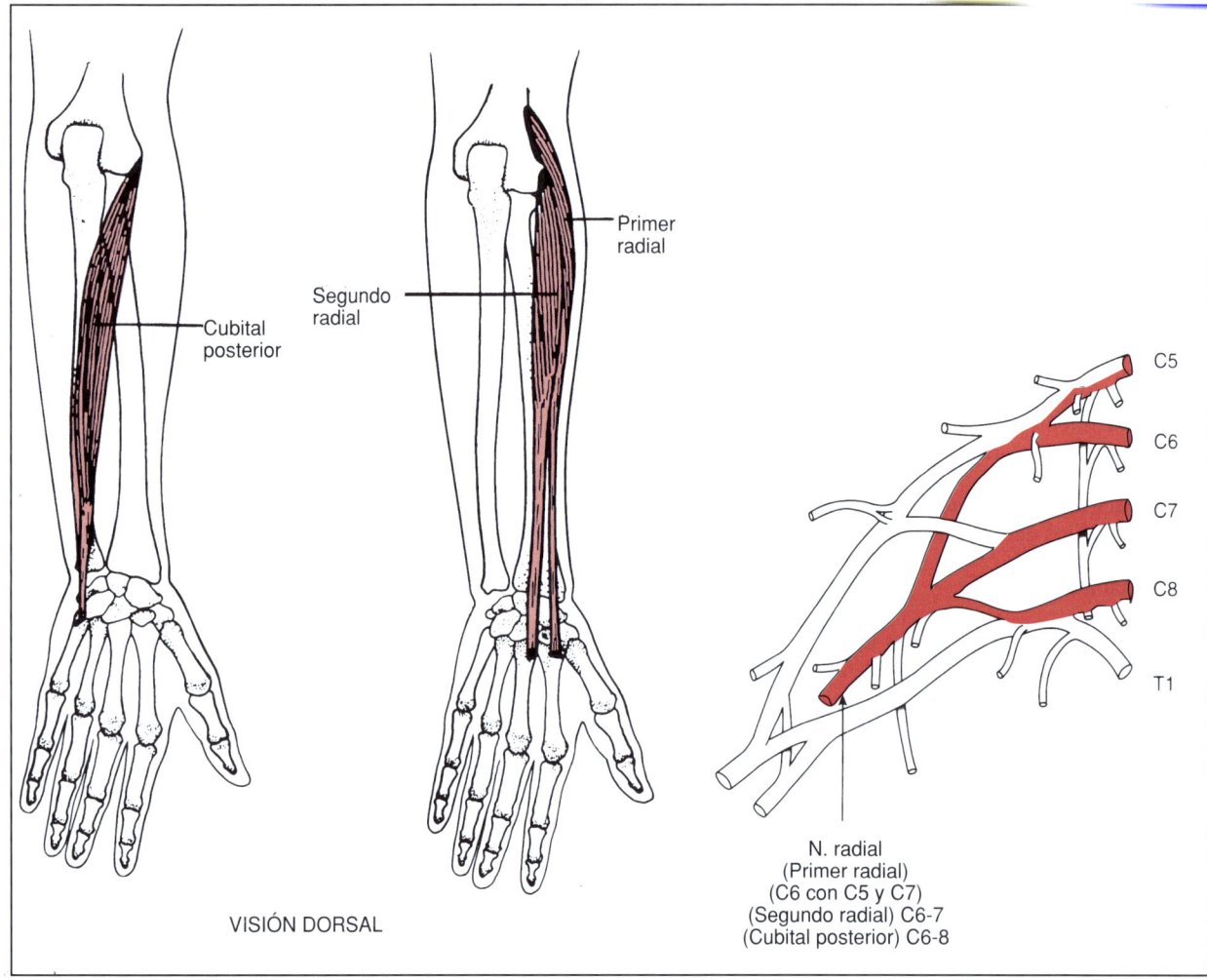

Figura 4-132   Figura 4-133   Figura 4-134

Tabla 4-19	EXTENSIÓN DE LA MUÑECA	
Músculo	Origen	Inserción
148. Primer radial	Húmero (cresta supracondílea lateral)	Segundo metacarpiano (base) (cara dorsal)
149. Segundo radial	Húmero (epicóndilo) Lig. lat. externo	Tercer metacarpianos (base) (cara dorsal externa)
150. Cubital posterior	Húmero (epicóndilo) (tendón conjunto con los extensores) Cúbito (borde dorsal)	Quinto metacarpiano (base)

Otros:
154. Extensor común de los dedos
147. Extensor propio del dedo meñique
155. Extensor propio del dedo índice
167. Extensor largo del pulgar

Amplitud de movimiento:

De 0° a 70°.

EXTENSIÓN DE LA MUÑECA
(Primer radial, segundo radial y cubital posterior)

Grado 5 (normal), grado 4 (bien) y grado 3 (regular)

Posición del paciente: Sentado. Codo y antebrazo apoyados sobre una mesa y posición inicial con el antebrazo en pronación completa.

Posición del fisioterapeuta: Sentado o de pie, en diagonal frente al paciente. Una mano sostiene el antebrazo del paciente, por debajo de la muñeca. La mano que aplica la resistencia se coloca sobre la superficie dorsal de los metacarpianos.

Para examinar los tres músculos, el paciente extiende la muñeca sin desviación. En los grados 5 y 4 la resistencia se aplica hacia adelante y hacia abajo, sobre los metacarpianos desde el segundo al quinto (Fig. 4-135).

Para examinar el primer radial y segundo radial (para la extensión con desviación radial), la resistencia se aplica sobre la superficie dorsal del segundo y tercer metacarpianos (lado radial de la mano), ejerciendo una flexión y desviación cubital.

Para examinar el cubital posterior (para la extensión con desviación cubital), la resistencia se aplica sobre la superficie dorsal del quinto metacarpiano (lado cubital de la mano), ejerciendo una flexión y desviación radial.

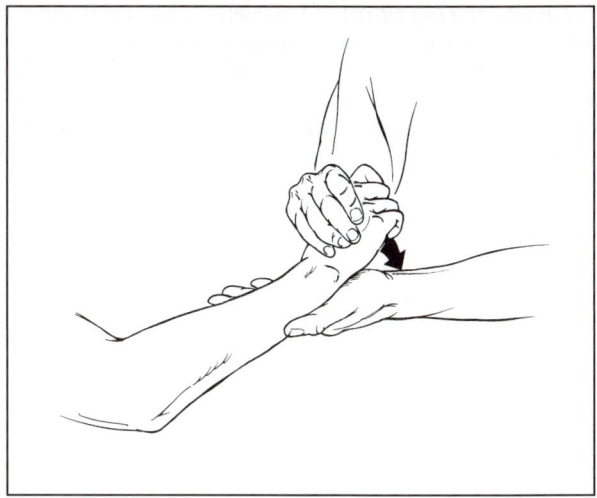

Figura 4-135

Test: Para realizar la prueba conjunta de los tres músculos extensores, el paciente extiende la muñeca hacia arriba realizando el movimiento completo posible. No se permite la extensión de los dedos.

Para la prueba de los dos extensores radiales, el paciente extiende la muñeca, comenzando por el lado del pulgar. La muñeca debe estar previamente colocada con cierta extensión y desviación radial, para dirigir el movimiento del paciente.

Para la prueba del cubital posterior, el paciente extiende la muñeca, comenzando por el lado cubital de la mano. El fisioterapeuta puede colocar previamente la muñeca en esta dirección, para dirigir el movimiento del paciente hacia el cúbito.

Instrucciones al paciente: «Eleve la muñeca. Manténgala así. No permita que yo la empuje hacia abajo.» Para el grado 3: «Eleve la muñeca.»

Puntuación

Grado 5 (normal): El paciente ejecuta el movimiento completo de extensión de la muñeca (cuando se examinan los tres músculos) y se mantiene frente a la máxima resistencia. No se requiere la extensión completa de la muñeca cuando se realizan las pruebas de la desviación radial y cubital.

Grado 4 (bien): El paciente ejecuta el movimiento completo frente a una resistencia de fuerte a moderada, cuando se examinan los tres músculos conjuntamente. No se logrará la extensión completa de la muñeca cuando se examinan individualmente los músculos.

EXTENSIÓN DE LA MUÑECA
(Primer radial, segundo radial y cubital posterior)

Grado 3 (regular): El paciente ejecuta el movimiento completo, frente a ninguna resistencia, cuando se examinan los tres músculos conjuntamente. Cuando se examinan individualmente los músculos, la desviación requerida imposibilita la ejecución de la amplitud completa del movimiento.

Grado 2 (mal)

Posición del paciente: Antebrazo apoyado sobre una mesa, en posición neutra.

Posición del fisioterapeuta: Sostiene la muñeca del paciente. Eleva la mano de la mesa, para evitar el rozamiento (Fig. 4-136).

Test: El paciente extiende la muñeca.

Instrucciones al paciente: «Doble la muñeca hacia atrás.»

Puntuación

Grado 2 (mal): El paciente ejecuta el movimiento completo, sin sentir la resistencia gravitatoria. Cuando el paciente realiza un movimiento limitado, puede asignársele el grado 2– (uno de los escasos ejemplos en los que se acepta una puntuación menos).

Grado 1 (escaso) y grado 0 (nulo)

Posición del paciente: Mano y antebrazo apoyados sobre una mesa, con la mano en pronación completa.

Posición del fisioterapeuta: Sostiene la muñeca en extensión. La otra mano se utiliza para la palpación. Utiliza un dedo para palpar el músculo correspondiente a cada prueba determinada.

Primer radial: se palpa este tendón sobre la cara dorsal de la muñeca, alineado con el segundo metacarpiano (Fig. 4-137).

Segundo radial: se palpa este tendón sobre la cara dorsal de la muñeca, alineado con el tercer metacarpiano (Fig. 4-138).

Cubital posterior: se palpa este tendón sobre la cara dorsal de la muñeca, proximal al quinto metacarpiano, e inmediatamente distal a la apófisis estiloides del cúbito (Fig. 4-139).

Test: El paciente intenta extender la muñeca.

Instrucciones al paciente: «Intente doblar la muñeca hacia atrás.»

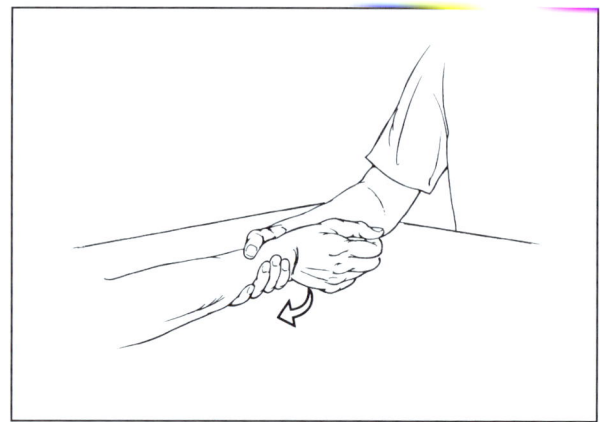

Figura 4-136

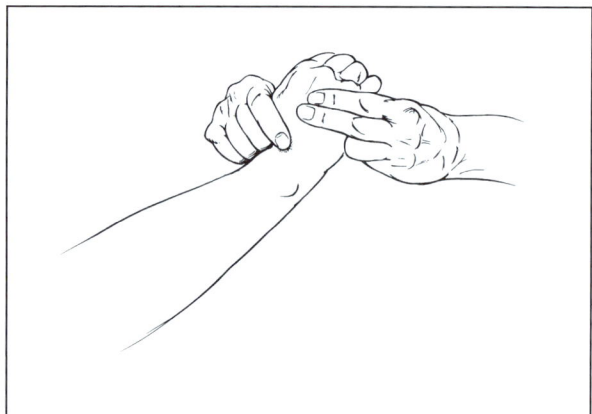

Figura 4-137

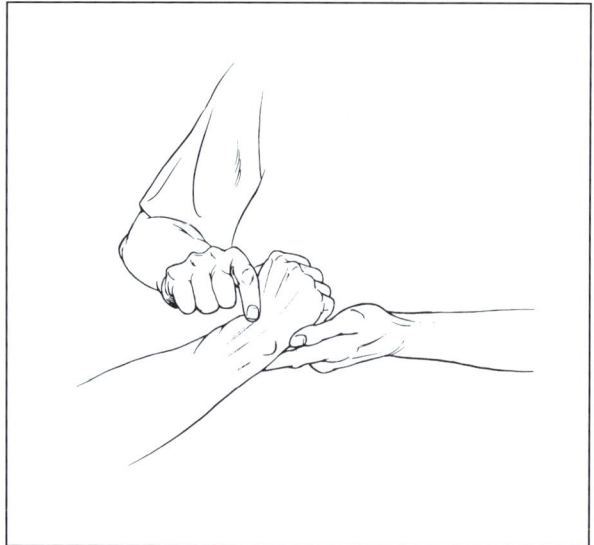

Figura 4-138

EXTENSIÓN DE LA MUÑECA
(Primer radial, segundo radial y cubital posterior)

Puntuación

Grado 1 (escaso): Cualquiera de los músculos anteriores puede presentar actividad contráctil, visible o palpable, pero no se realiza ningún movimiento de la región.

Grado 0 (nulo): No se detecta actividad contráctil.

SUSTITUCIONES

La sustitución más frecuente se produce cuando los extensores de los dedos intervienen. Esto puede impedirse en gran parte si se intenta que los dedos permanezacan relajados y no se permite su extensión.

OBSERVACIONES

1. Los extensores radiales de la muñeca poseen mucha mayor potencia que el cubital posterior.
2. Los pacientes con tetraplejia completa a nivel C5-C6 sólo presentan actividad en los extensores radiales de la muñeca. Por este motivo el movimiento que predomina durante la extensión de la muñeca es la desviación radial.

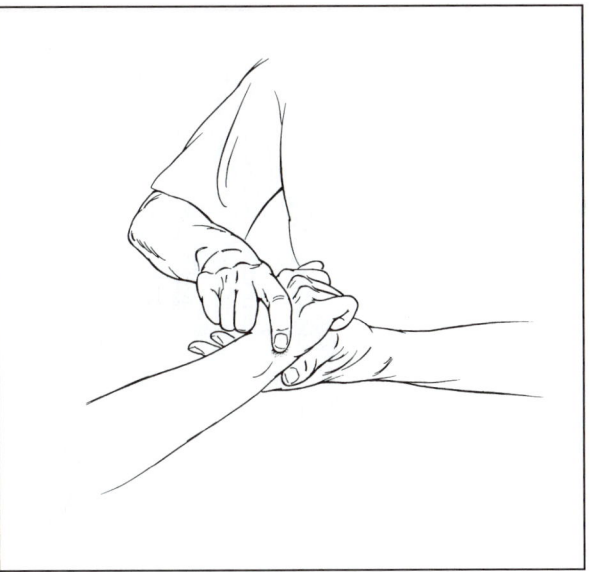

Figura 4-139

LA EXPLORACIÓN DE LA MANO REQUIERE INTERPRETACIÓN Y EXPERIENCIA

Cuando se evalúan los músculos de la mano debe ponerse sumo cuidado en la aplicación de la resistencia, ya que se debe tener en cuenta la relativa fragilidad de las masas musculares por su tamaño. En general, el examinador no debe utilizar la fuerza máxima del puño, muñeca o brazo, sino la de uno o dos dedos, al aplicar una resistencia a los movimientos de la mano.

El grado de resistencia que ofrecen los músculos de la mano es controvertido, especialmente cuando se examina una mano tras una intervención quirúrgica. Igualmente la cantidad de movimiento permitido o estimulado debe ser monitorizado, para evitar que un movimiento brusco o excesivo pueda «destruir» una reconstrucción quirúrgica.

La aplicación de la resistencia de un modo seguro requiere experiencia en la valoración de lesiones o reparaciones de la mano y un buen bagaje de interpretación clínica, para evitar la descolocación de un tendón implantado o de una reconstrucción quirúrgica. El examinador principiante debe adquirir experiencia para no desviarse del sentido de la prudencia.

Parte del juicio clínico necesario se adquiere mediante la práctica en la exploración de manos normales y comparando manos lesionadas con las contralaterales, y así se realizará una aproximación correcta a este frágil miembro.

Este texto es fiel a los principios de exploración para los grados 5, 4 y 3, con respecto a la fuerza de gravedad. No obstante, se admite que la influencia gravitatoria sobre los dedos es despreciable, y así no es preciso que las posiciones con gravedad y antigravitatorias sean llevadas a la práctica de forma estricta.

FLEXIÓN MF DE LOS DEDOS
(Lumbricales e interóseos)

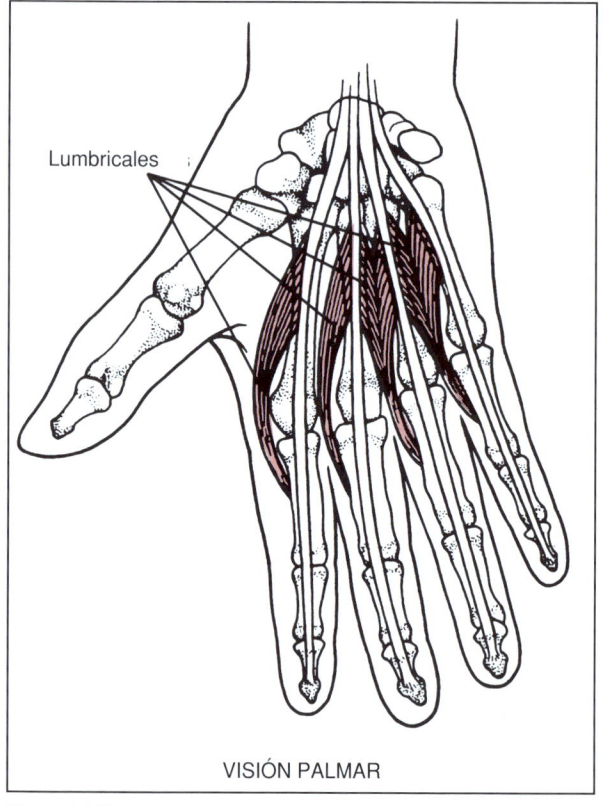

Figura 4-140

Figura 4-141

Amplitud de movimiento:

Articulaciones MF: De 0° a 90°.

Tabla 4-20	FLEXIÓN MF DE LOS DEDOS	
Músculo	**Origen**	**Inserción**
163. Lumbricales	Tendones del flexor común profundo	Lado radial del dedo correspondiente, en la expansión del extensor
1.º y 2.º	Dedos índice y medio (lados radial y palmar)	
3.º y 4.º	Dedos anular y meñique (cabezas dobles desde los lados adyacentes del tendón)	
164. Interóseos dorsales	Metacarpianos:	Expansión del extensor y falanges proximales:
1.º	1.º y 2.º	Dedo índice (lado radial)
2.º	2.º y 3.º	Dedo medio (lado radial)
3.º	3.º y 4.º	Dedo medio (lado cubital)
4.º	4.º y 5.º	Dedo anular (lado cubital)
165. Interóseos palmares	Metacarpianos falanges:	Expansión dorsal y proximal
1.º	2.º	Dedo índice (lado cubital)
2.º	4.º	Dedo anular (lado radial)
3.º	5.º	Dedo meñique (lado radial)

Otros:
156. Flexor común superficial de los dedos
157. Flexor común profundo de los dedos

FLEXIÓN MF DE LOS DEDOS
(Lumbricales e interóseos)

Grado 5 (normal), grado 4 (bien) y grado 3 (regular)

Posición del paciente: Sentado sin respaldo o decúbito supino, con el antebrazo en supinación. La muñeca se mantiene en posición de equilibrio. Las articulaciones metacarpofalángicas (MF) deben encontrarse completamente extendidas; todas las articulaciones interfalángicas (IF) están flexionadas (Fig. 4-142).

Posición del fisioterapeuta: Estabiliza los metacarpianos en la zona proximal de la articulación MF. La resistencia se aplica sobre la superficie palmar de la hilera proximal de falanges, ejerciendo una extensión MF (Fig. 4-143).

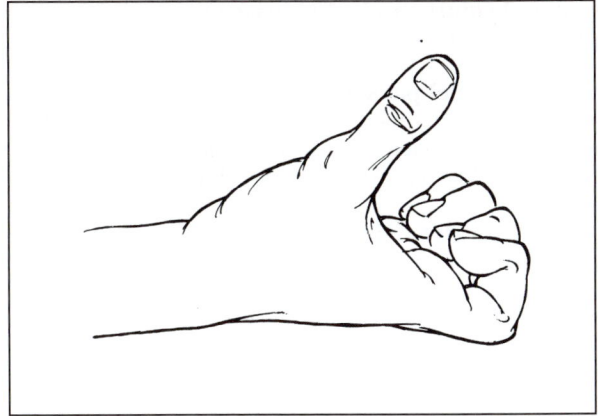

Figura 4-142

Test: El paciente flexiona simultáneamente las articulaciones MF y extiende las articulaciones IF. Los dedos deben ser examinados de forma separada. No se permite que los dedos se doblen; deben permanecer estirados.

Instrucciones al paciente: «Desdoble los dedos, mientras flexiona los nudillos. Manténgase así. No permita que le extienda los nudillos.» La posición final consiste en un ángulo recto a nivel de las articulaciones MF. Se puede mostrar el movimiento al paciente e insistir en su práctica para conseguir que realice los movimientos correctos simultáneamente.

Puntuación

Grado 5 (normal): El paciente ejecuta simultáneamente el movimiento completo de flexión MF y extensión de las falanges y se mantiene frente a la máxima resistencia. La resistencia se aplica individualmente sobre los dedos, debido a la variación en la potencia de los diferentes lumbricales. Los lumbricales también poseen diferentes inervaciones.

Grado 4 (bien): El paciente ejecuta el movimiento completo frente a una resistencia de fuerte a moderada.

Grado 3 (regular): El paciente ejecuta ambos movimientos completos correcta y simultáneamente, sin ninguna resistencia.

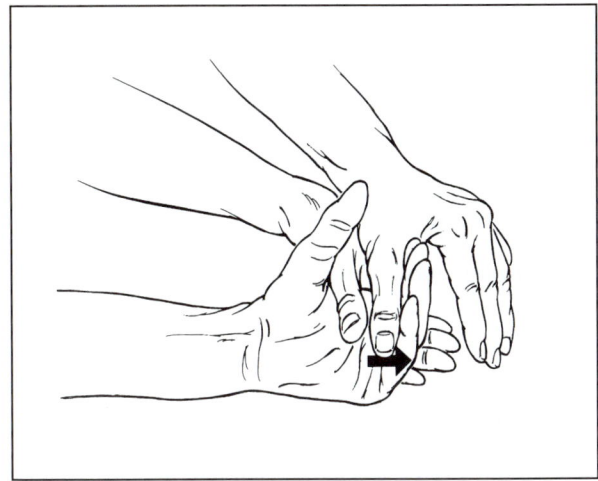

Figura 4-143

FLEXIÓN MF DE LOS DEDOS
(Lumbricales e interóseos)

Grado 2 (mal), grado 1 (escaso) y grado 0 (nulo)

Posición del paciente: Antebrazo y muñeca en posición intermedia para evitar la influencia de la gravedad. Las articulaciones MF están completamente extendidas; todas las articulaciones IF están flexionadas.

Posición del fisioterapeuta: Estabiliza los metacarpianos.

Test: El paciente intenta flexionar las articulaciones MF y completar la amplitud del movimiento, mientras extiende las articulaciones IF (Fig. 4-144).

Instrucciones al paciente: «Intente desdoblar los dedos mientras dobla los nudillos.» Se muestra el movimiento al paciente para que lo realice.

Puntuación

Grado 2 (mal): El paciente ejecuta el movimiento completo, sin el efecto gravitatorio.

Grado 1 (escaso): Excepto en una mano extremadamente atrofiada, los lumbricales no pueden ser palpados. El grado 1 se asigna cuando sólo se percibe un movimiento mínimo.

Grado 0 (nulo): No se detecta ningún movimiento.

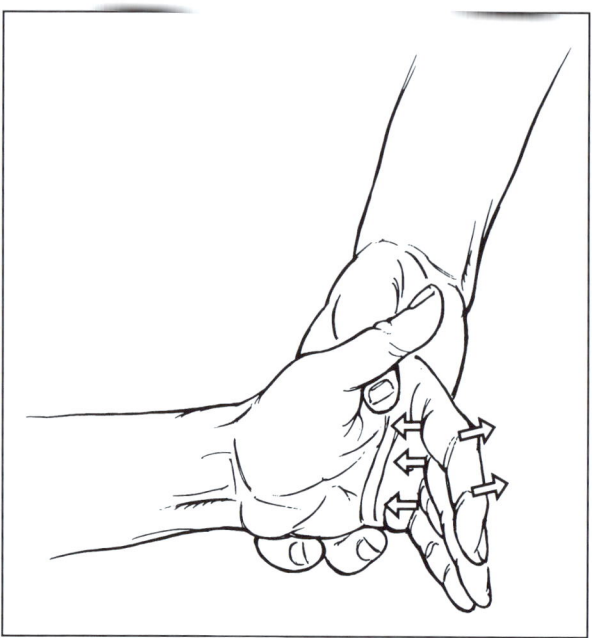

Figura 4-144

SUSTITUCIÓN

Los flexores de los dedos largos pueden sustituir a los lumbricales. Para evitar esta situación debe asegurarse que las articulaciones IF están completamente extendidas.

FLEXIÓN IFP E IFD DE LOS DEDOS
(Flexor común superficial y profundo de los dedos)

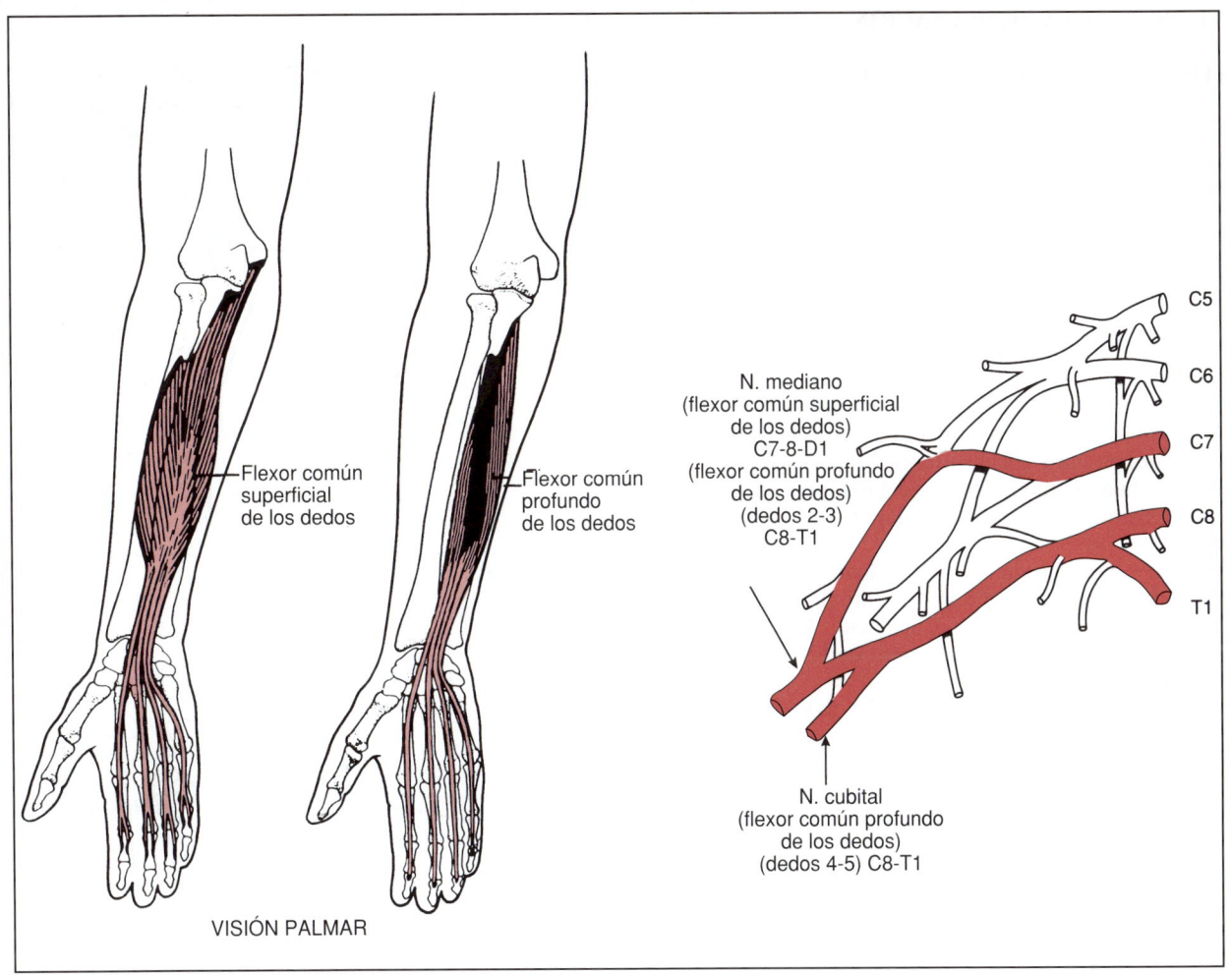

Figura 4-145 Figura 4-146 Figura 4-147

Tabla 4-21	FLEXIÓN IFP E IFD DE LOS DEDOS	
Músculo	Origen	Inserción
156. Flexor común superficial de los dedos	Húmero (epitróclea) Apófisis coronoides Radio (cara palmar)	Dedos largos 2-5 (falange media)
157. Flexor común profundo de los dedos	Cúbito (3/4 proximales del eje, más apófisis coronoides) Borde interno de la apófisis coronoides	Dedos largos 2-5 (base de la 3ª falange)

Amplitud de movimiento:

Articulaciones IFP: De 0° a 100°.
Articulaciones IFD: De 0° a 90°.

Capítulo 4 ■ Examen de los músculos de la extremidad superior

FLEXIÓN IFP E IFD DE LOS DEDOS
(Flexor común superficial y profundo de los dedos)

TESTS PARA LA ARTICULACIÓN IFP (INTERFALÁNGICA PROXIMAL)
(Flexor común superficial de los dedos)

Grado 5 (normal), grado 4 (bien) y grado 3 (regular)

Posición del paciente: Antebrazo en supinación y muñeca en posición de equilibrio. El dedo que se va a examinar se encuentra ligeramente flexionado, a nivel de la articulación MF (Fig. 4-148).

Posición del fisioterapeuta: Mantiene todos los dedos (excepto el que va a ser explorado) con todas las artculaciones extendidas (Fig. 4-148). Puede no ser posible aislar completamente el dedo índice. La otra mano se utiliza para aplicar una resistencia sobre la cabeza de la falange media del dedo a examen, en el sentido de extensión (no aparece en la Figura).

Test: Cada uno de los cuatro dedos debe ser examinado de forma separada. El paciente flexiona la articulación IFP sin flexionar la articulación IFD. No se permite el movimiento de cualquiera de las articulaciones de los restantes dedos.

Se sacude el extremo terminal del dedo que se explora con el pulgar, para asegurar que el flexor común profundo de los dedos no está activo; es decir, que la articulación IFD está extendida. La falange distal debe estar laxa.

Instrucciones al paciente: «Doble el dedo índice (medio, anular o meñique); manténgalo así. No permita que se lo estire. Mantenga relajados los restantes dedos.»

Puntuación

Grado 5 (normal): El paciente ejecuta el movimiento completo y se mantiene frente a la máxima resistencia.

Grado 4 (bien): El paciente ejecuta el movimiento completo frente a una resistencia moderada.

Grado 3 (regular): El paciente ejecuta el movimiento completo, sin ninguna resistencia (Fig. 4-149).

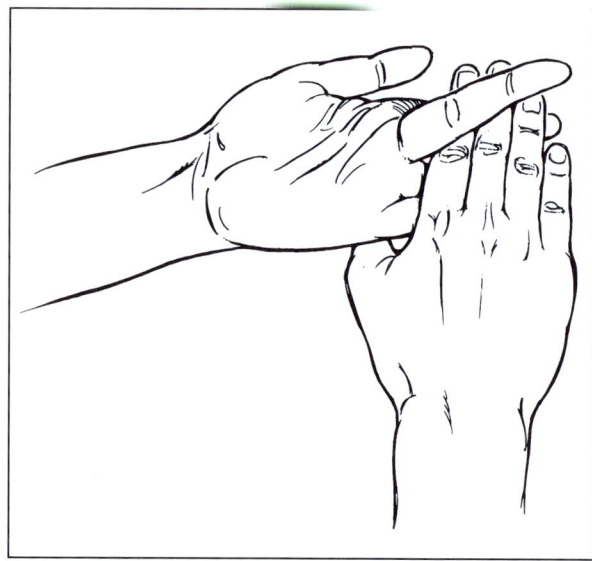

Figura 4-148

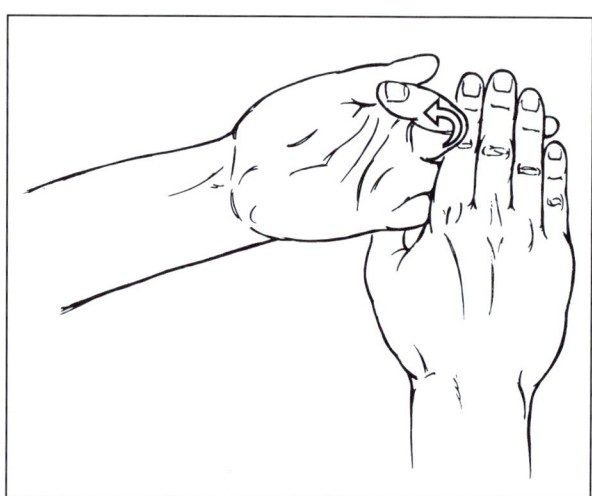

Figura 4-149

FLEXIÓN IFP E IFD DE LOS DEDOS
(Flexor común superficial y profundo de los dedos)

Grado 2 (mal), grado 1 (escaso) y grado 0 (nulo)

Posición del paciente: Antebrazo en posición intermedia para evitar la influencia de la gravedad en la flexión del dedo.

Posición del fisioterapeuta: Igual que para los grados 5, 4 y 3.
Palpa el flexor común superficial de los dedos sobre la superficie palmar de la muñeca, entre el palmar menor y el cubital anterior (Fig. 4-150).

Test: El paciente flexionar la articulación IFP (interfalángica proximal).

Instrucciones al paciente: «Doble el dedo medio.» (Se repite con los restantes dedos de forma individual.)

Puntuación

Grado 2 (mal): El paciente ejecuta el movimiento completo.

Grado 1 (escaso): Se observa o palpa cierta actividad contráctil, que puede o no acompañarse de una oscilación de movimiento.

Grado 0 (nulo): No se detecta ningún movimiento.

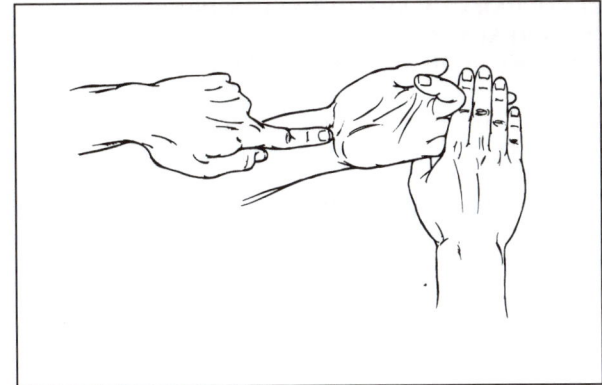

Figura 4-150

SUSTITUCIONES

1. La principal sustitución para este movimiento la realiza el flexor común profundo de los dedos, y esto se produce si se permite que la articulación IFD se flexione.
2. Cuando se permite que la muñeca se extienda, aumenta la tensión en los flexores de los dedos largos, que puede provocar una flexión pasiva de las articulaciones IF. Esto se denomina una acción de «tenodesis».
3. La relajación de la extensión IF provocará una flexión IF pasiva.

OBSERVACIONES

Muchas personas no pueden aislar el movimiento del dedo meñique. Cuando ocurre esto, se realiza la exploración de los dedos meñique y anular de forma simultánea.

FLEXIÓN IFP E IFD DE LOS DEDOS
(Flexor común superficial y profundo de los dedos)

TESTS PARA LA ARTICULACIÓN IFD (INTERFALÁNGICA DISTAL)
(Flexor común profundo de los dedos)

Grado 5 (normal), grado 4 (bien) y grado 3 (regular)

Posición del paciente: Antebrazo en supinación, muñeca en posición de equilibrio y articulación proximal IFP en extensión.

Posición del fisioterapeuta: Sostiene la falange media en extensión, sujetándola por ambos lados (Fig. 4-151). La resistencia se aplica sobre la falange distal en el sentido de extensión (no aparece en la Figura).

Test: Cada uno de los cuatro dedos debe ser examinado de forma separada. El paciente flexiona la falangea distal de cada dedo.

Instrucciones al paciente: «Doble la punta del dedo. Manténgalo así. No permita que se lo estire.»

Puntuación

Grado 5 (normal): El paciente ejecuta el movimiento completo y se mantiene frente a la máxima resistencia que es posible aplicar con cuidado (ver recuadro, p. 131).

Grado 4 (bien): El paciente ejecuta el movimiento completo frente a una resistencia moderada.

Grado 3 (regular): El paciente ejecuta el movimiento completo, sin ninguna resistencia (Fig. 4-151).

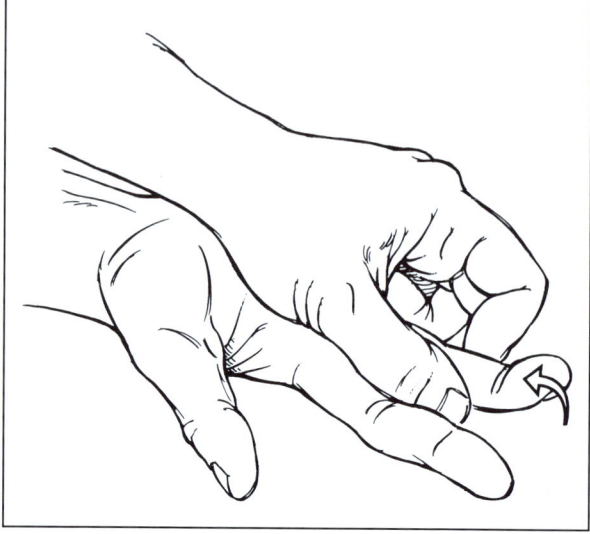

Figura 4-151

Grado 2 (mal), grado 1 (escaso) y grado 0 (nulo)

Todos los aspectos utilizados en la exploración para estos grados son los mismos que para los grados superiores, excepto que el antebrazo debe colocarse en posición de equilibrio, para eliminar la influencia de la gravedad.

Las puntuaciones se asignan como en las pruebas de exploración para la articulación IFP.

El tendón del flexor común profundo de los dedos puede ser palpado sobre la superficie palmar de la falange media de cada dedo.

SUSTITUCIONES

1. La muñeca debe permanecer en una posición de equilibrio y no debe permitirse que se extienda, para excluir el efecto de tenodesis de los extensores de la muñeca.
2. El fisioterapeuta no debe dejarse engañar cuando el paciente extiende la articulación IFD y después la relaja, ya que puede causar la impresión de una flexión activa del dedo.

EXTENSIÓN MF DE LOS DEDOS
(Extensor común de los dedos, del índice y del meñique)

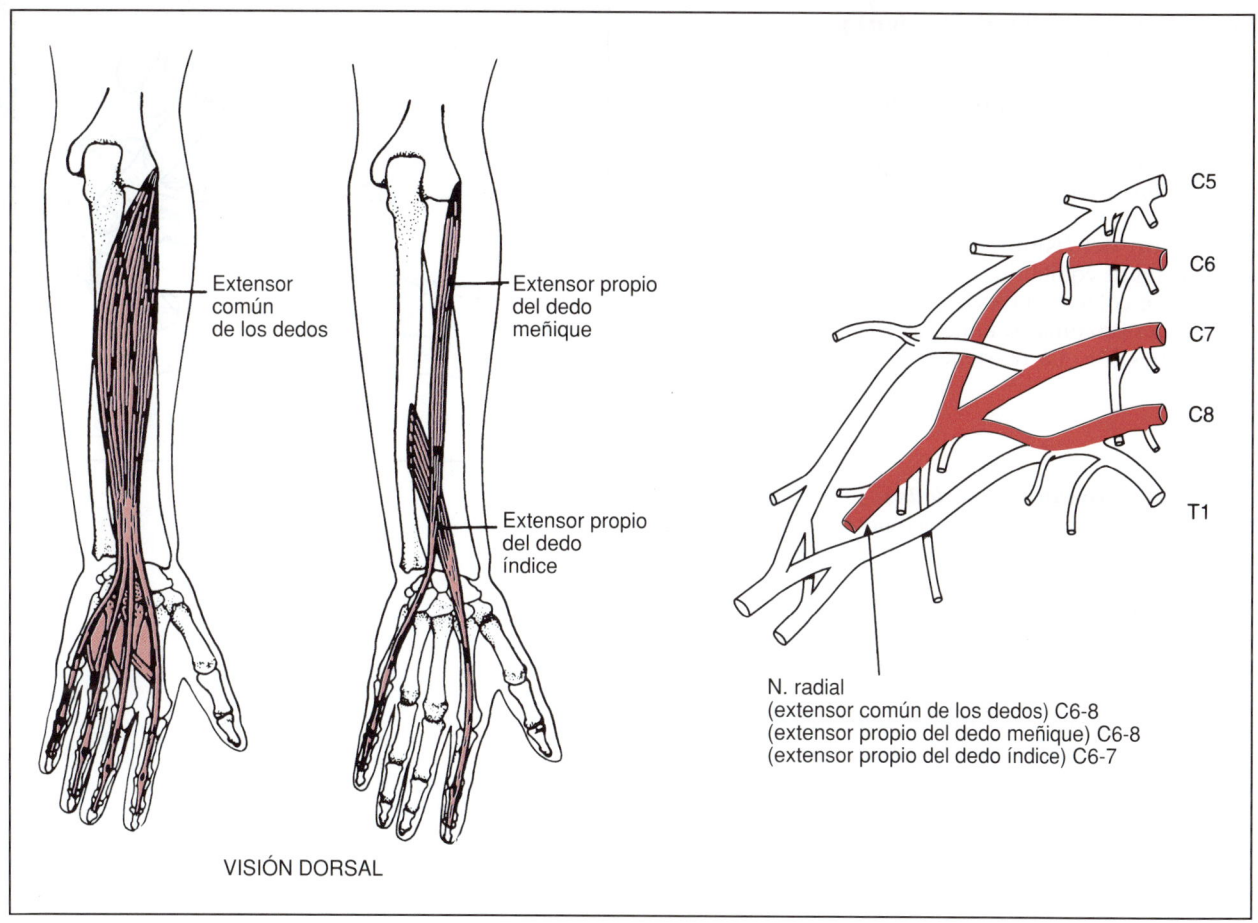

Figura 4-152   Figura 4-153   Figura 4-154

Tabla 4-22	EXTENSIÓN MF DE LOS DEDOS	
Músculo	**Origen**	**Inserción**
154. Extensor común de los dedos	Húmero (epicóndilo)	Cuatro tendones hacia los dedos 2-5 (dorso de las falanges medias y distales)
155. Extensor propio del dedo índice	Cúbito (superficie posterior del eje)	Segundo dedo largo (a través de la cubierta del extensor)
158. Extensor propio del dedo meñique	Tendón extensor común en el epicóndilo humeral	Quinto dedo (en el tendón del flexor común)

Amplitud de movimiento:

De 0° a 15°.

Capítulo 4 ■ Examen de los músculos de la extremidad superior

EXTENSIÓN MF DE LOS DEDOS
(Extensor común de los dedos, del índice y del meñique)

Grado 5 (normal), grado 4 (bien) y grado 3 (regular)

Posición del paciente: Antebrazo en pronación, muñeca en posición de equilibrio. Las articulaciones metacarpofalángicas (MF) e interfalángicas (IF) se colocan en una postura relajada de flexión.

Posición del fisioterapeuta: Estabiliza la muñeca en posición de equilibrio. El dedo índice aplica la resistencia y se coloca atravesado sobre el dorso de todas las falanges proximales, inmediatamente distal a las articulaciones MF. La resistencia se aplica en el sentido de flexión.

Test

Extensor común de los dedos: El paciente extiende simultáneamente las articulaciones MF, permitiendo que las articulaciones IF se mantengan ligeramente flexionadas (Fig. 4-155).

Extensor propio del dedo índice: El paciente extiende la articulación MF del dedo índice.

Extensor propio del dedo meñique: El paciente extiende la articulación MF del quinto dedo.

Instrucciones al paciente: «Doble los nudillos hacia atrás todo lo que pueda.» Se puede mostrar el movimiento al paciente para que realice los movimientos correctamente.

Puntuación

Grado 5 (normal): El paciente ejecuta el movimiento completo de extensión frente a un nivel adecuado de resistencia fuerte.

Grado 4 (bien): El paciente ejecuta el movimiento completo frente a una resistencia moderada.

Grado 3 (regular): El paciente ejecuta el movimiento completo, sin ninguna resistencia.

Grado 2 (mal), grado 1 (escaso) y grado 0 (nulo)

Procedimiento: Se realiza la misma prueba que para los grados 5, 4 y 3, excepto que el antebrazo debe colocarse en posición de equilibrio.

Los tendones del extensor común de los dedos (n = 4), del extensor propio del dedo índice (n = 1) y del extensor propio del dedo meñique (n = 1) son fácilmente detectables sobre el dorso de la mano, cuando se dirigen hacia cada uno de los dedos.

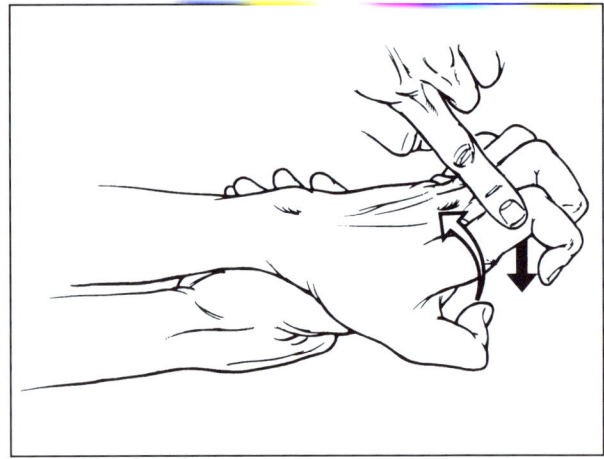

Figura 4-155

EXTENSIÓN MF DE LOS DEDOS
(Extensor común de los dedos, del índice y del meñique)

Puntuación

Grado 2 (mal): El paciente ejecuta el movimiento completo.

Grado 1 (escaso): Es visible la actividad del tendón, pero no se produce ningún movimiento articular.

Grado 0 (nulo): No se detecta actividad contráctil.

SUSTITUCIÓN

La flexión de la muñeca puede producir una extensión de las articulaciones IF mediante un efecto de tenodesis extendidas.

OBSERVACIONES

1. La extensión MF de los dedos no constituye un movimiento potente, y sólo es necesaria una ligera resistencia para «romper» la posición final.
2. Normalmente la amplitud de movimiento activo es muy inferior a la amplitud pasiva. Por tanto, en esta prueba no se utiliza el concepto de «amplitud máxima posible», considerándose la amplitud activa.
3. Otro modo de comprobar si existe fuerza extensora funcional en los dedos consiste en empujar hacia abajo la falange proximal de cada dedo; si el dedo rebota, es funcional.

ABDUCCIÓN DE LOS DEDOS
(Interóseos dorsales)

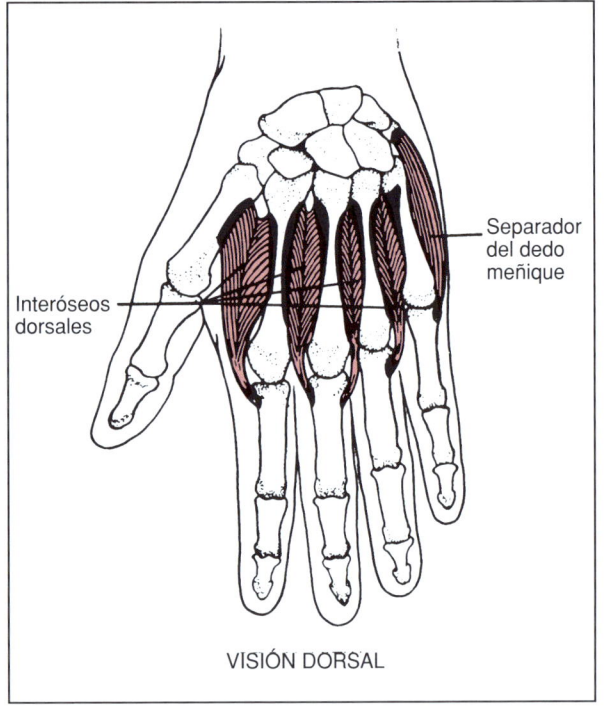

Figura 4-156

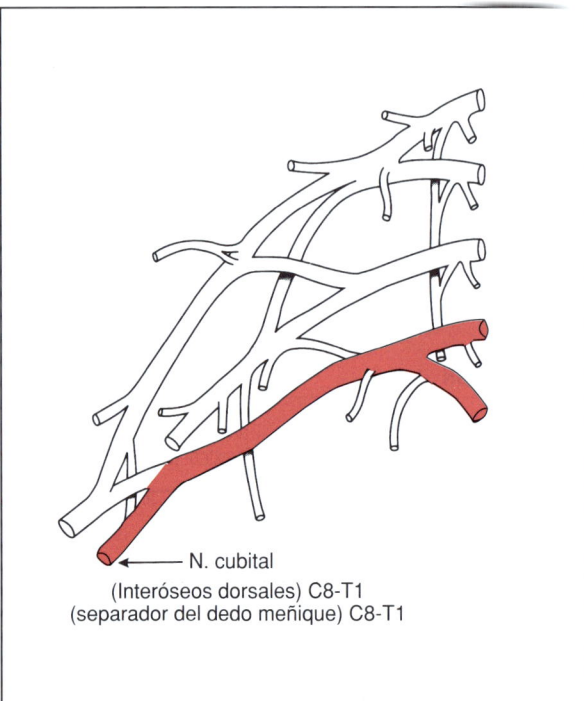

Figura 4-157

Tabla 4-23	ABDUCCIÓN DE LOS DEDOS	
Músculo	**Origen**	**Inserción**
164. Interóseos dorsales	Metacarpianos:	Expansión del extensor y falanges proximales:
1.º	1.º y 2.º	Dedo índice (lado radial)
2.º	2.º y 3.º	Dedo medio (lado radial)
3.º	3.º y 4.º	Dedo medio (lado cubital)
4.º	4.º y 5.º	Dedo anular (lado cubital)
159. Separador propio del dedo meñique	Pisiforme Tendón del cubital anterior	Quinto dedo largo (base de la falange proximal)

Amplitud de movimiento:

De 0º a 20º.

ABDUCCIÓN DE LOS DEDOS
(Interóseos dorsales)

Grado 5 (normal), grado 4 (bien) y grado 3 (regular)

Posición del paciente: Antebrazo en pronación, muñeca en posición de equilibrio. La posición inicial de los dedos es en extensión y aducción. Las articulaciones metacarpofalángicas (MF) deben encontrarse en posición de equilibrio y evitando la hiperextensión.

Posición del fisioterapeuta: Sostiene la muñeca en posición de equilibrio. Los dedos de la otra mano se utilizan para aplicar la resistencia sobre la falange distal, sobre el lado radial de un dedo y el lado cubital del dedo adyacente (es decir, se les empuja a juntarse). El sentido de la resistencia obliga a las parejas de dedos a aproximarse (Fig. 4-158).

Test: Abducción de los dedos (pruebas individuales):

Interóseos dorsales:
Abducción del dedo anular hacia el dedo meñique.
Abducción del dedo medio hacia el dedo anular.
Abducción del dedo medio hacia el dedo índice.
Abducción del dedo índice hacia el dedo pulgar.

El dedo medio (dedo 3, dedo largo 2) se mueve en un sentido cuando se examina con el índice y en sentido opuesto cuando se examina con el anular (ver Fig. 4-156, que muestra un interóseo dorsal de uno y otro lado. Cuando se examina el dedo meñique con el anular, el separador del dedo meñique se examina junto al cuarto interóseo dorsal.

Separador del dedo meñique: El paciente realiza la abducción del 5º dedo respecto al dedo anular.

Instrucciones al paciente: «Separe los dedos. Manténgalos así. No permita que los aproxime.»

Puntuación

Grado 5 (normal) y grado 4 (bien): Ni los interóseos dorsales ni tampoco el separador del dedo meñique toleran una resistencia demasiado fuerte. La distinción entre los grados 5 y 4 se basa en la interpretación de posibles comparaciones con el lado contralateral, así como en la experiencia clínica. La Fig. 4-159 muestra la prueba para el segundo y cuarto interóseos dorsales.

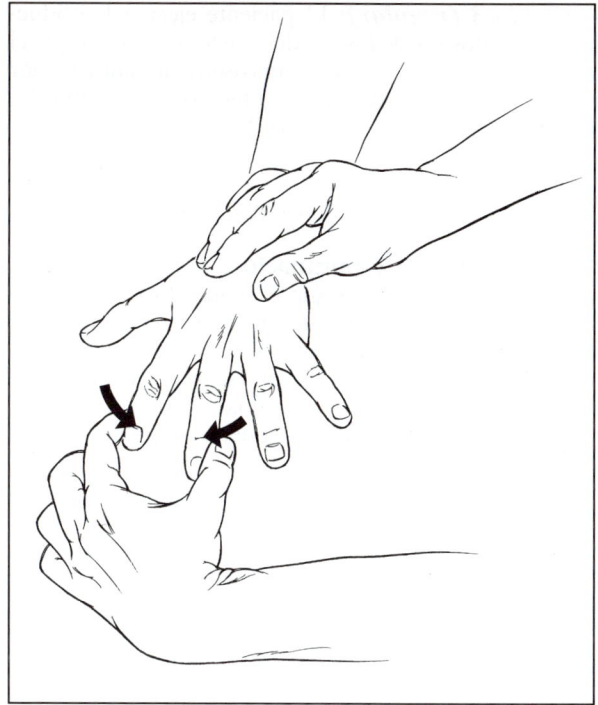

Figura 4-158

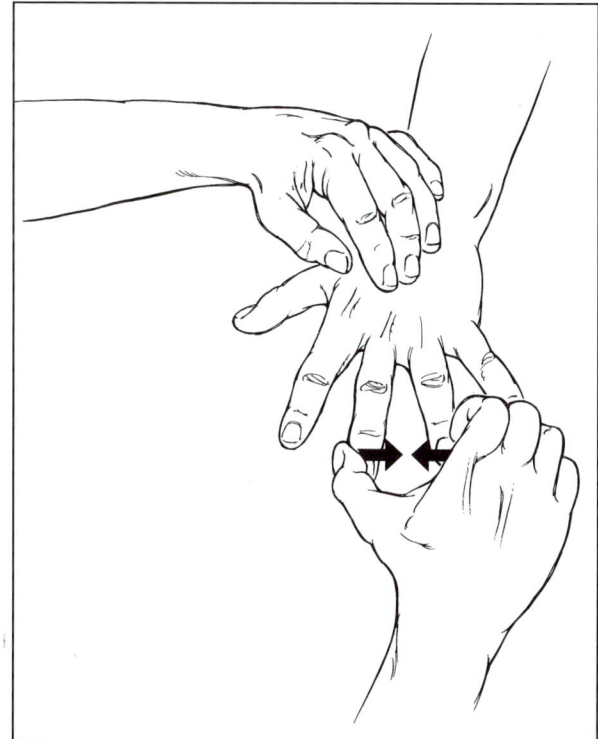

Figura 4-159

ABDUCCIÓN DE LOS DEDOS
(Interóseos dorsales)

Grado 3 (regular): El paciente ejecuta la abducción de todos los dedos. Se debe tener en cuenta que el dedo medio presenta dos interóseos dorsales y, por tanto, debe examinarse su movimiento hacia ambos lados de la línea media (Fig. 4-160).

Grado 2 (mal), grado 1 (escaso) y grado 0 (nulo)

Procedimiento y puntuación: Igual que para los grados superiores. Se asigna el grado 2 cuando el paciente sólo puede ejecutar un movimiento de abducción de amplitud limitada, en cualquiera de los dedos. El único interóseo dorsal palpable con facilidad es el primero, a nivel de la base de la falange proximal (Fig. 4-161).

El separador del dedo meñique es palpable sobre el borde cubital de la mano.

OBSERVACIONES

En el grado 5 se puede aplicar resistencia golpeando cada dedo en el sentido de aducción; cuando el dedo examinado rebota, se le asigna un grado normal.

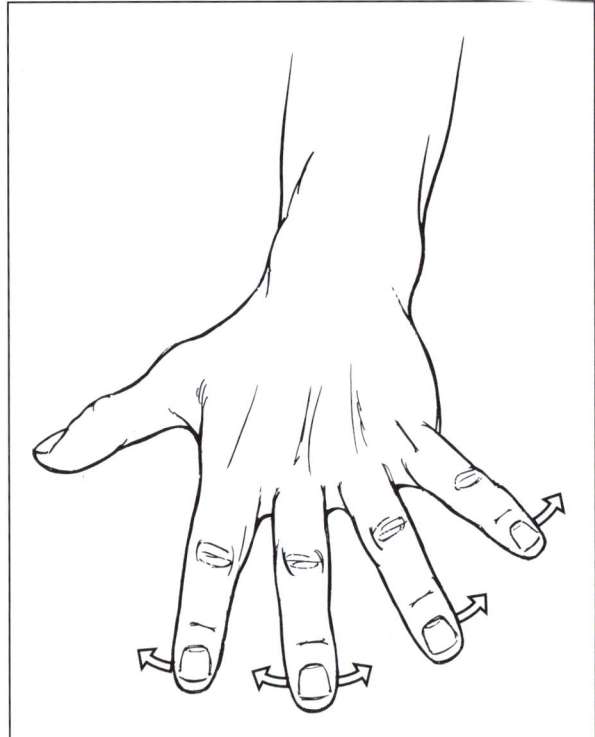

Figura 4-160

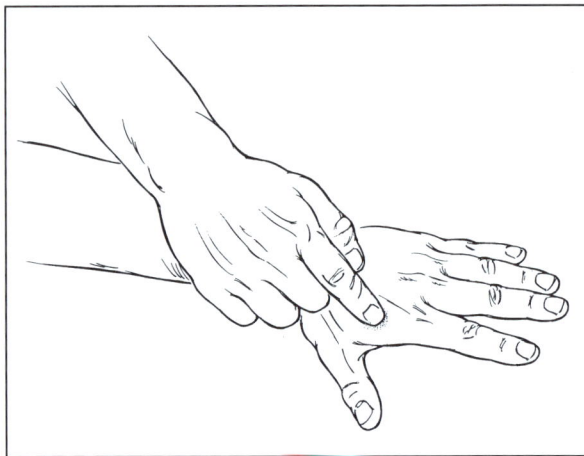

Figura 4-161

ADUCCIÓN DE LOS DEDOS
(Interóseos palmares)

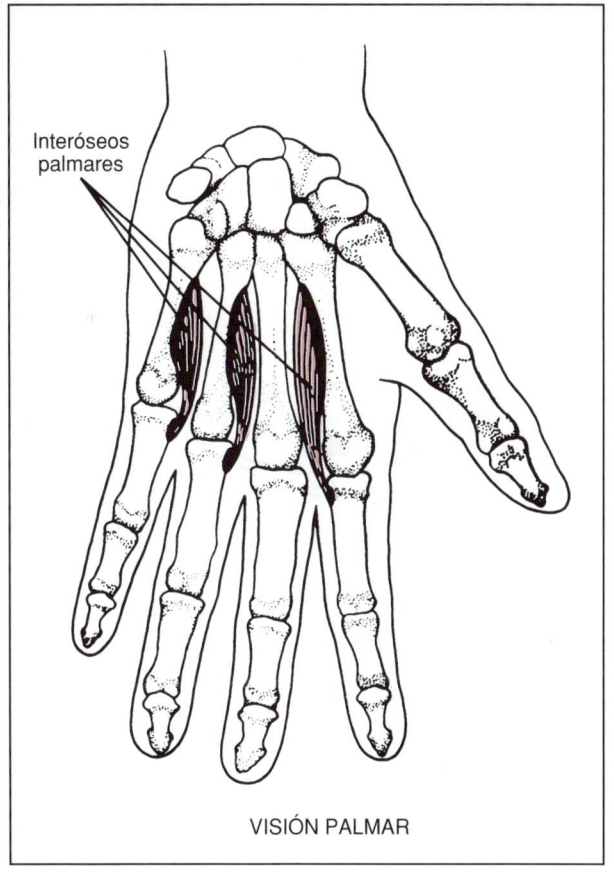

Figura 4-162

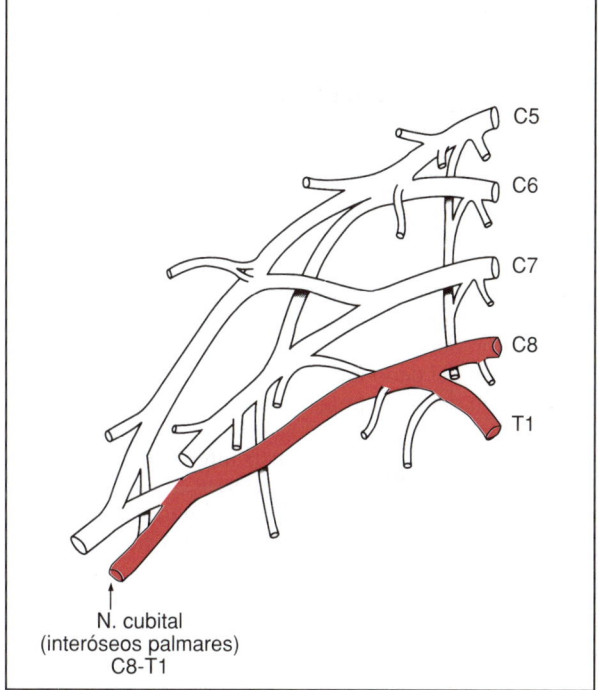

Figura 4-163

Tabla 4-24	ADUCCIÓN DE LOS DEDOS	
Músculo	Origen	Inserción
165. Interóseos palmares	Metacarpianos (cara palmar):	Expansión dorsal y falanges proximales:
1.º	2.º	Dedo índice (lado cubital)
2.º	4.º	Dedo anular (lado radial)
3.º	5.º	Dedo meñique (lado radial)

Amplitud de movimiento:

De 20º a 0º.

Capítulo 4 ■ Examen de los músculos de la extremidad superior

ADUCCIÓN DE LOS DEDOS
(Interóseos palmares)

Grado 5 (normal), grado 4 (bien) y grado 3 (regular)

Posición del paciente: Antebrazo en pronación (palma hacia abajo), muñeca en posición de equilibrio y dedos en extensión y abducción. Las articulaciones metacarpofalángicas (MF) deben encontrarse en posición de equilibrio y evitando la flexión.

Posición del fisioterapeuta: Sostiene las falanges medias sobre cada dos dedos adyacentes (Fig. 4-164). La resistencia se aplica en el sentido de abducción para cada dedo examinado. El examinador intenta «separar» los dedos. Cada dedo debe soportar la resistencia que se le aplica separadamente.

Test: Aducción de los dedos (pruebas individuales): Aducción del dedo meñique hacia el dedo anular. Aducción del dedo anular hacia el dedo medio. Aducción del dedo índice hacia el dedo medio. Aducción del dedo pulgar hacia el dedo índice.

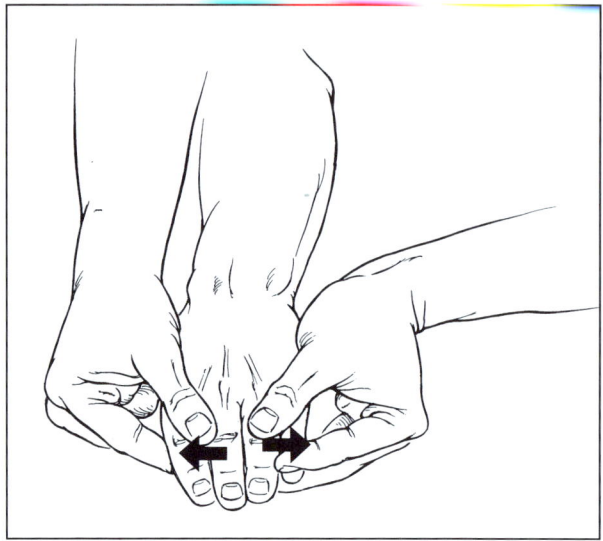

Figura 4-164

En ocasiones existe un cuarto interóseo palmar (no aparece en la Fig. 4-161), que ciertos autores consideran un músculo separado del aproximador del pulgar. En cualquier caso, ambos músculos no pueden separarse clínicamente.

El dedo medio o largo (dedo 3, dedo largo 2) no se examina respecto a la aducción, ya que carece de interóseo palmar.

Instrucciones al paciente: « Mantenga unidos los dedos. No permita que los separe.»

Puntuación

Grado 5 (normal) y grado 4 (bien): Se considera que estos músculos son relativamente débiles, en el sentido de que no toleran una resistencia demasiado fuerte. La distinción entre los grados 5 y 4 carece de importancia clínica y depende de la experiencia del examinador con manos normales.

Grado 3 (regular): El paciente ejecuta la aducción de todos los dedos hacia el dedo medio, pero no puede mantenerlos frente a ninguna resistencia.

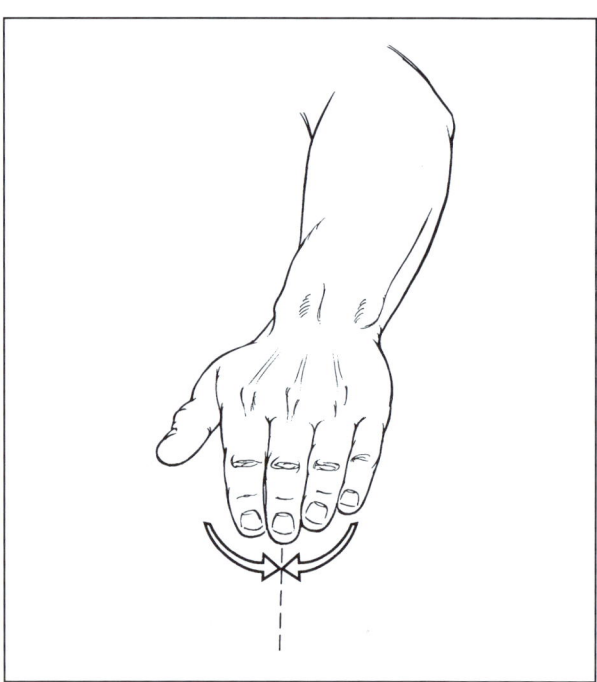

Figura 4-165

Grado 2 (mal), grado 1 (escaso) y grado 0 (nulo)

Procedimiento y puntuación: Igual que para los grados 5, 4 y 3. Se asigna el grado 2 cuando el paciente sólo puede ejecutar un movimiento de aducción de amplitud limitada, en cualquiera de los dedos. La prueba para el grado 2 se inicia con los dedos en abducción.

ADUCCIÓN DE LOS DEDOS
(Interóseos palmares)

La palpación de los interóseos palmares es factible en escasas ocasiones. Colocando el dedo del examinador sobre el lateral del dedo que se está examinando, el fisioterapeuta puede detectar un ligero movimiento de separación, en los músculos con puntuación inferior al grado 2.

SUSTITUCIÓN

Debe procurarse que la flexión de los dedos no se produzca, ya que los flexores de los dedos largos pueden facilitar la aducción.

OBSERVACIONES

Para mayor rapidez, los dedos pueden examinarse sujetando la falange distal y golpeando el dedo en el sentido de abducción. Cuando el dedo rebota o se sacude hacia atrás, se le considera funcional.

LÁMINA 3

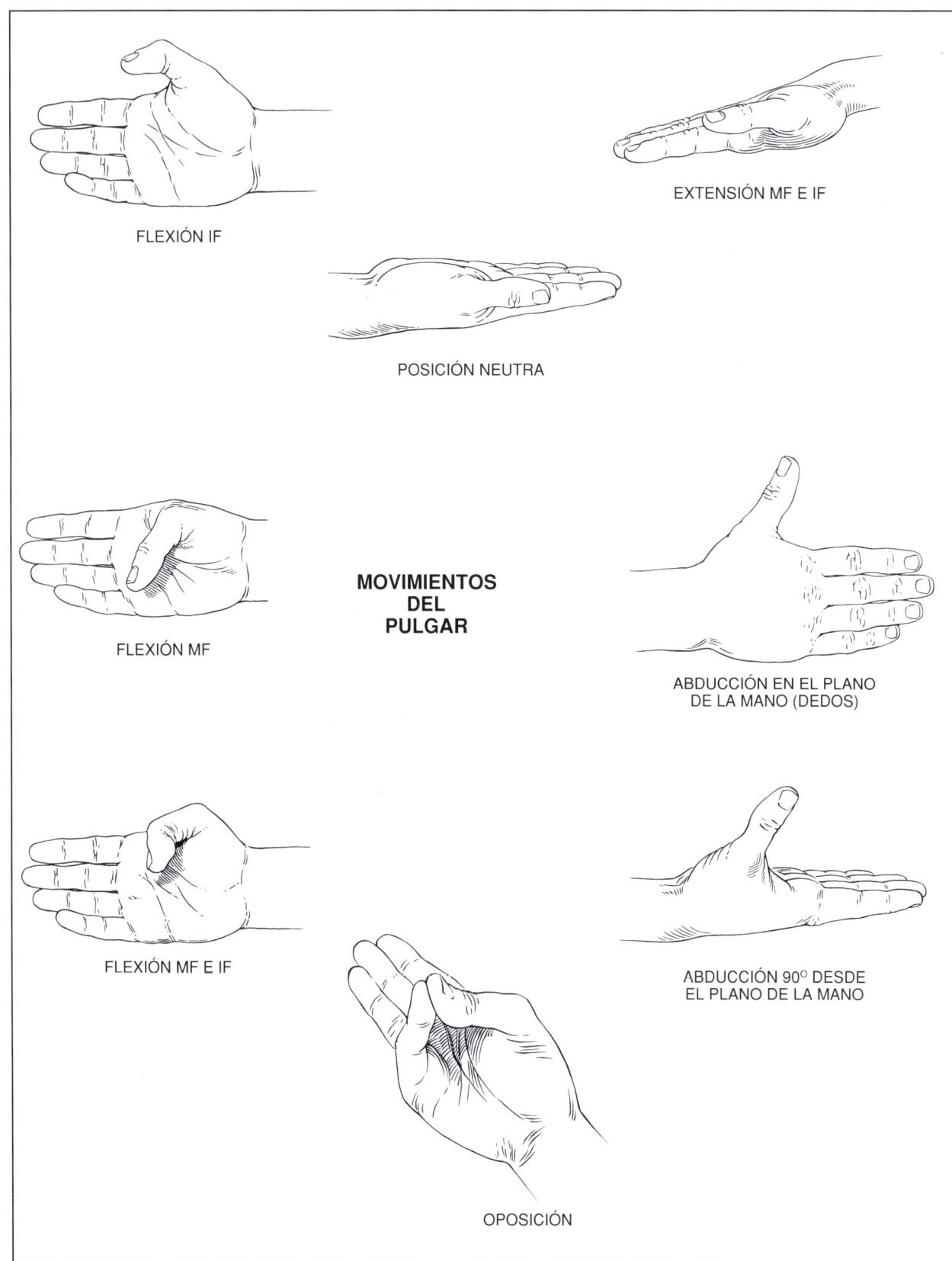

FLEXIÓN MF E IF DEL DEDO PULGAR
(Flexor corto del pulgar y flexor largo del pulgar)

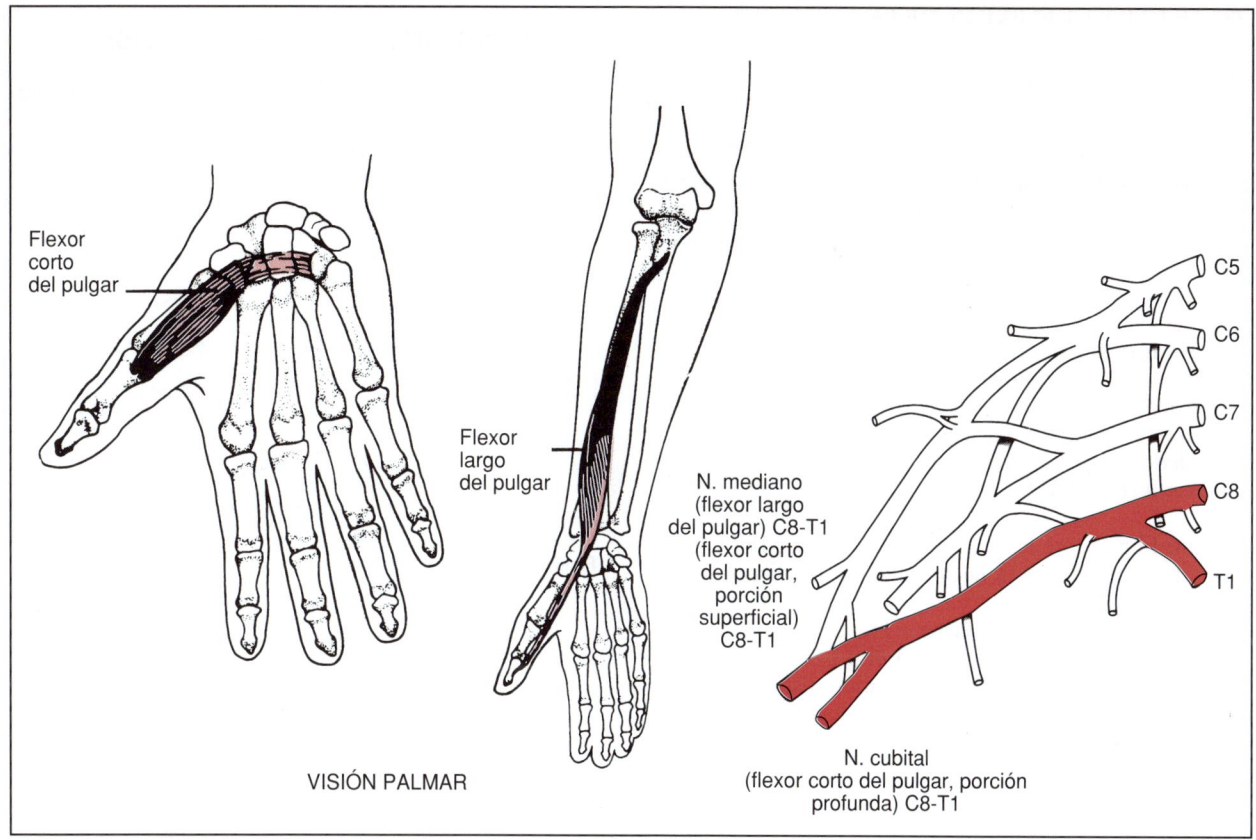

Figura 4-166   Figura 4-167   Figura 4-168

Tabla 4-25	FLEXIÓN MF E IF DEL DEDO PULGAR	
Músculo	**Origen**	**Inserción**
Flexión MF:		
170. Flexor corto del pulgar		
Cabeza superficial	Aletas para el flexor en el ligamento anular del carpo	Pulgar (base de la falange proximal)
	Trapecio	
Cabeza profunda	Trapezoide	
	Grande	
Flexión IF:		
169. Flexor largo propio del pulgar	Radio (lado volar del 1/3 medio)	Pulgar (base de la falange distal)
	Membrana interósea	
	Apófisis coronoides	

Amplitud de movimiento:

Articulación MF: De 0° a 50°.
Articulación IF: De 0° a 80°.

FLEXIÓN MF E IF DEL DEDO PULGAR
(Flexor corto del pulgar y flexor largo del pulgar)

TESTS PARA LA FLEXIÓN DE LA ARTICULACIÓN MF DEL PULGAR
(Flexor corto del pulgar)

Grado 5 (normal) hasta grado 0 (nulo)

Posición del paciente: Antebrazo en supinación y muñeca en posición de equilibrio. La articulación carpometacarpiana (CMC) y la articulación IF en posición de 0°. Pulgar en aducción, y se deja caer relajado, adyacente al segundo metacarpiano (Fig. 4-169).

Posición del fisioterapeuta: Estabiliza fuertemente el primer metacarpiano, para evitar cualquier movimiento de la muñeca o de la articulación CMC. La otra mano se utiliza para aplicar la resistencia de un solo dedo sobre la falange proximal, en el sentido de extensión (Fig. 4-170).

Test: El paciente flexiona la articulación MF del pulgar, manteniendo recta la articulación IF (Fig. 4-170).

Instrucciones al paciente: «Traiga el pulgar hacia la palma de su mano. Mantenga el pulgar en contacto con su palma. No doble la articulación distal. Manténgalo así. No permita que lo empuje hacia atrás.»

Debe mostrarse al paciente la flexión del pulgar y permitirle que practique el movimiento.

Puntuación

Grado 5 (normal): El paciente ejecuta el movimiento completo y mantiene el pulgar frente a la máxima resistencia.

Grado 4 (bien): El paciente ejecuta el movimiento completo frente a una resistencia de fuerte a moderada.

Grado 3 (regular): El paciente ejecuta el movimiento completo, frente a, quizás, una resistencia débil, ya que se elimina la fuerza de gravedad.

Grado 2 (mal): El paciente ejecuta un movimiento de amplitud limitada.

Grado 1 (escaso): La palpación del músculo se realiza inicialmente, localizando el tendón del flexor largo del pulgar, en la eminencia tenar (Fig. 4-171). Después se palpa el vientre muscular del flexor corto del pulgar sobre el lado cubital del tendón del flexor largo, en la eminencia tenar.

Grado 0 (nulo): No se detecta ninguna actividad contráctil visible o palpable.

SUSTITUCIÓN POR EL FLEXOR LARGO DEL PULGAR

El flexor largo del pulgar puede sustituir este movimiento, pero sólo después de iniciarse la flexión de la articulación IF. Para evitar esta sustitución no debe permitirse la flexión de la articulación distal del pulgar.

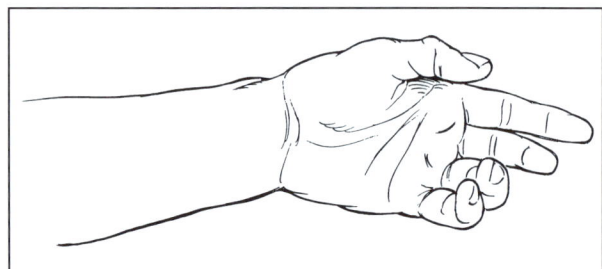

Figura 4-169

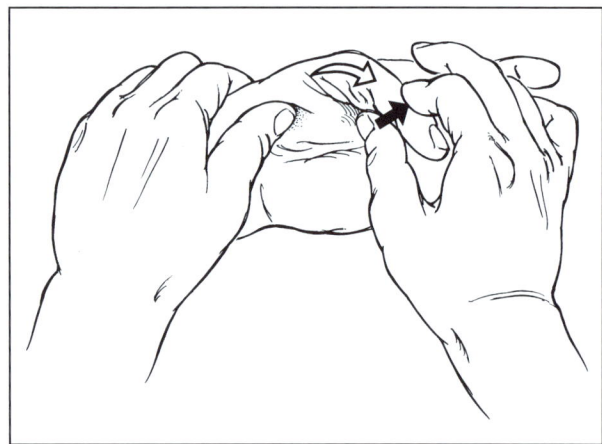

Figura 4-170

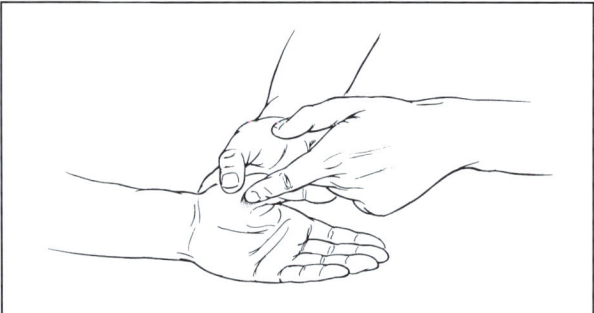

Figura 4-171

FLEXIÓN MF E IF DEL DEDO PULGAR
(Flexor corto del pulgar y flexor largo del pulgar)

TESTS PARA LA FLEXIÓN DE LA ARTICULACIÓN IF DEL PULGAR
(Flexor largo del pulgar)

Grado 5 (normal) a grado 0 (nulo)

Posición del paciente: Antebrazo en supinación y muñeca en posición de equilibrio, con la articulación MF del pulgar en extensión.

Posición del fisioterapeuta: Estabiliza fuertemente la articulación MF del pulgar en extensión, sujetando el pulgar del paciente sobre esta articulación. La resistencia se aplica con la otra mano, contra la superficie palmar de la falange distal del pulgar, en el sentido de extensión (Fig. 4-172).

Test: El paciente flexiona la articulación IF del pulgar.

Instrucciones al paciente: «Doble el extremo del pulgar. Manténgalo así. No permita que se lo estire.»

Puntuación

Grado 5 (normal) y grado 4 (bien): El paciente ejecuta el movimiento completo y mantiene el pulgar frente a la máxima resistencia, en el grado 5. Este músculo es muy potente y el grado 4 también tolera una resistencia fuerte. Siempre ejecuta el movimiento completo.

Grado 3 (regular): El paciente ejecuta el movimiento completo, frente a una resistencia mínima, ya que se elimina la fuerza de gravedad.

Grado 2 (mal): El paciente sólo ejecuta un movimiento de amplitud limitada.

Grado 1 (escaso): La palpación del tendón del flexor largo del pulgar se realiza sobre la superficie palmar de la falange proximal del pulgar. En el grado 1, se detecta actividad contráctil; la ausencia de actividad se puntúa con el grado 0.

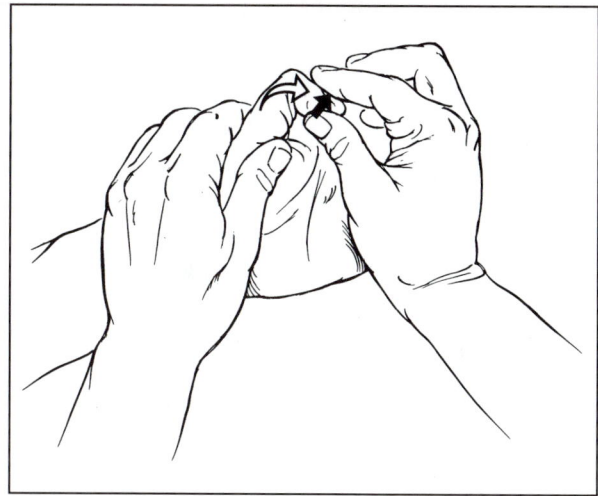

Figura 4-172

SUSTITUCIÓN

No debe permitirse que la falange distal del pulgar se extienda al comienzo de la prueba. Cuando esto ocurre, y después se relaja, induce al examinador a pensar que se ha producido una flexión activa.

EXTENSIÓN MF E IF DEL DEDO PULGAR
(Extensor corto del pulgar y extensor largo del pulgar)

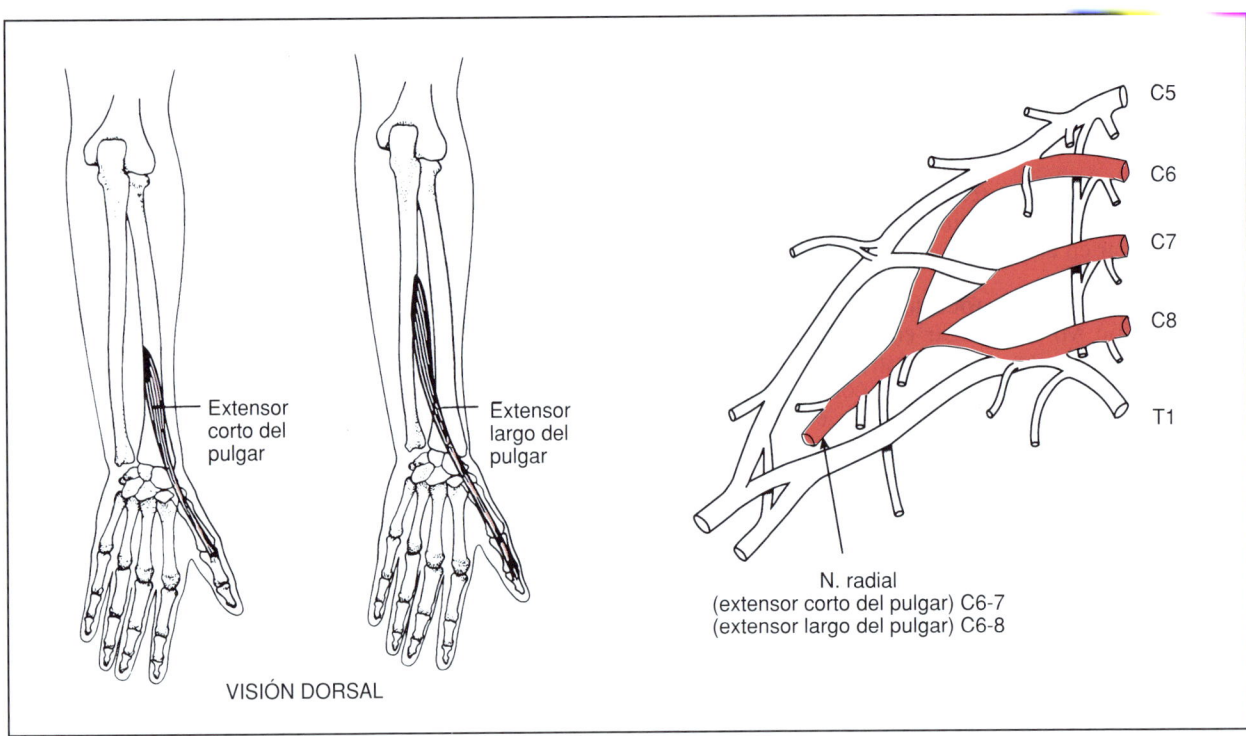

Figura 4-173   Figura 4-174   Figura 4-175

Tabla 4-26	EXTENSIÓN MF E IF DEL PULGAR	
Músculo	Origen	Inserción
Extensión MF:		
168. Extensor corto propio del pulgar	Radio (superficie posterior)	Pulgar (falange proximal, dorsal)
Extensión IF:		
167. Extensor largo del pulgar	Cúbito (superficie posterolateral del eje medio) Membrana interósea	Pulgar (base de la falange distal)

Amplitud de movimiento:

Articulación MF: De 50° a 0°.
Articulación IF: De 80° a 0°.

EXTENSIÓN MF E IF DEL DEDO PULGAR
(Extensor corto del pulgar y extensor largo del pulgar)

El extensor corto del pulgar es un músculo inconstante que con frecuencia se une al extensor largo del pulgar, en cuyo caso no es posible separar ambos mediante exploraciones clínicas y predomina el test para el extensor largo.

TESTS PARA LA EXTENSIÓN DE LA ARTICULACIÓN MF DEL PULGAR
(Extensor corto del pulgar)

Grado 5 (normal) a grado 0 (nulo)

Posición del paciente: Antebrazo y muñeca en posición de equilibrio; las articulaciones carpometacarpiana (CMC) e IF, relajadas y con una ligera flexión. La articulación MF del pulgar se coloca en abducción y flexión.

Posición del fisioterapeuta: Estabiliza fuertemente el primer metacarpiano, para que sólo se produzca movimiento a nivel de la articulación MF (Fig. 4-176). La otra mano se utiliza para aplicar la resistencia sobre la superficie dorsal de la falange proximal, en el sentido de flexión. Normalmente este músculo no presenta demasiada potencia.

Test: El paciente extiende la articulación MF del pulgar, manteniendo ligeramente flexionada la articulación IF.

Instrucciones al paciente: «Traiga el pulgar hacia arriba, para que apunte hacia el techo; no mueva la articulación distal. Manténgalo así. No permita que lo empuje hacia abajo.»

Puntuación

Grado 5 (normal) y grado 4 (bien): Sólo un examinador con experiencia puede distinguir con exactitud entre los grados 5 y 4. La resistencia debe aplicarse con prudencia y lentamente, ya que este músculo suele ser débil.

Grado 3 (regular): El paciente ejecuta el movimiento completo, con la falange proximal, frente a una resistencia débil o nula.

Grado 2 (mal): El paciente ejecuta un movimiento de amplitud limitada.

Grado 1 (escaso): La palpación del músculo extensor corto del pulgar se realiza (Fig. 4-177) a nivel de la base del primer metacarpiano, donde se sitúa entre los tendones del separador del pulgar y del extensor largo del pulgar.

Grado 0 (nulo): No se detecta ninguna actividad contráctil.

> **SUSTITUCIÓN**
>
> El extensor largo del pulgar puede sustituir este movimiento, cuando se produce la extensión de la articulación IF del pulgar, junto con la aducción CMC y la extensión de la articulación MF.

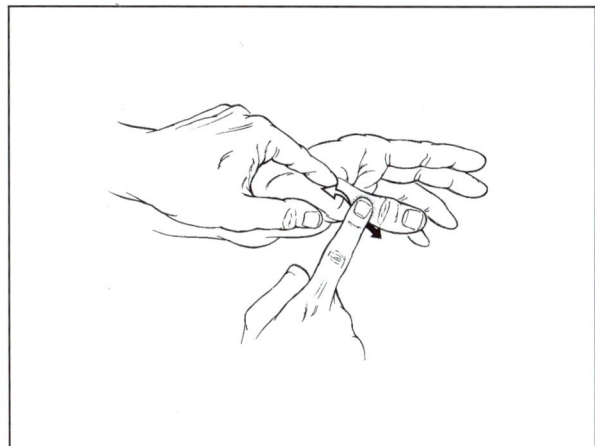

Figura 4-176

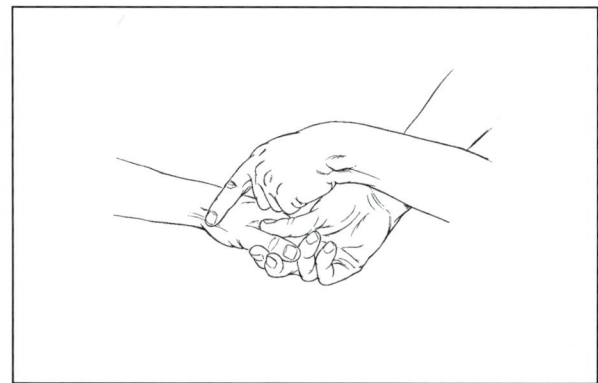

Figura 4-177

EXTENSIÓN MF E IF DEL DEDO PULGAR
(Extensor corto del pulgar y extensor largo del pulgar)

TESTS PARA LA EXTENSIÓN DE LA ARTICULACIÓN IF DEL PULGAR
(Extensor largo del pulgar)

Grado 5 (normal), grado 4 (bien) y grado 3 (regular)

Posición del paciente: Antebrazo en posición intermedia, muñeca en posición de equilibrio, con el lado cubital de la mano apoyado sobre la mesa. Pulgar relajado en posición de flexión.

Posición del fisioterapeuta: Utiliza la mesa para sujetar el lado cubital de la mano y estabilizar la falange proximal del pulgar (Fig. 4-178). La resistencia se aplica sobre la superficie dorsal de la falange distal del pulgar, en el sentido de flexión.

Test: El paciente extiende la articulación IF del pulgar.

Instrucciones al paciente: «Extienda el extremo del pulgar. Manténgalo así. No permita que se lo empuje hacia abajo.»

Puntuación

Grado 5 (normal) y grado 4 (bien): El paciente ejecuta el movimiento completo. No se trata de un músculo potente y la resistencia se debe aplicar como corresponde. La distinción entre los grados 5 y 4 se basa en la comparación con el lado contralateral normal y en la gran experiencia del examinador en la exploración de la mano.

Grado 3 (regular): El paciente ejecuta el movimiento completo, sin ninguna resistencia.

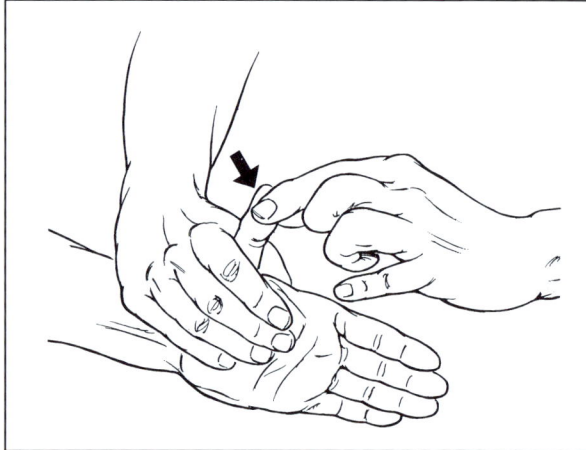

Figura 4-178

EXTENSIÓN MF E IF DEL DEDO PULGAR
(Extensor corto del pulgar y extensor largo del pulgar)

Grado 2 (mal), grado 1 (escaso) y grado 0 (nulo)

Posición del paciente: Antebrazo en pronación, con la muñeca en posición de equilibrio y el pulgar relajado en posición de flexión.

Posición del fisioterapeuta: Estabilizar la muñeca sobre su superficie dorsal. Estabiliza los dedos colocando suavemente la otra mano sobre los dedos, inmediatamente por debajo de las articulaciones MF (Fig. 4-179).

Test: El paciente extiende la articulación IF del pulgar (Fig. 4-179).

Instrucciones al paciente: «Extienda el extremo del pulgar.»

Puntuación

Grado 2 (mal): El paciente sólo ejecuta un movimiento de amplitud limitada.

Grado 1 (escaso): La palpación del tendón del extensor largo del pulgar se realiza sobre el lado cubital de la tabaquera anatómica o, de forma alternativa, sobre la cara dorsal de la falange proximal del pulgar (Fig. 4-180).

Grado 0 (nulo): No se detecta actividad contráctil.

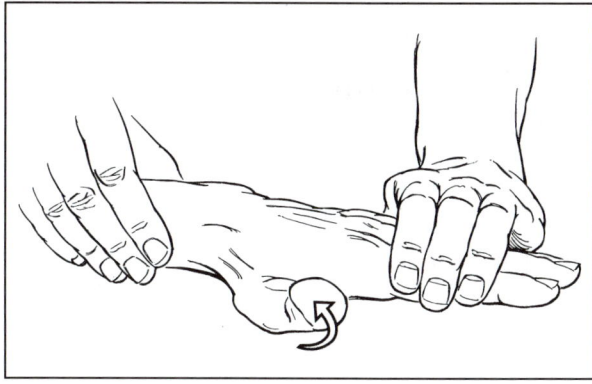
Figura 4-179

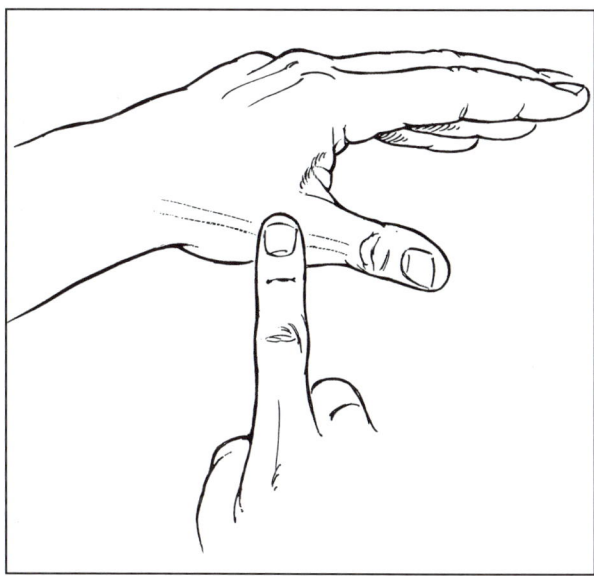
Figura 4-180

SUSTITUCIÓN

Los músculos de la eminencia tenar (separador corto del pulgar, flexor corto del pulgar y oponente del pulgar) pueden extender la articulación IF mediante la flexión de la articulación CMC (tenodesis del extensor).

OBSERVACIONES

1. Una acción continuada del extensor largo del pulgar extenderá las articulaciones MF y CMC.
2. Un modo rápido de valorar el estado funcional del extensor largo del pulgar consiste en golpear la falange distal hacia el sentido de flexión; cuando el dedo rebota o se dirige hacia atrás, se considera que es un músculo activo.

ABDUCCIÓN DEL PULGAR
(Separador largo y separador corto del pulgar)

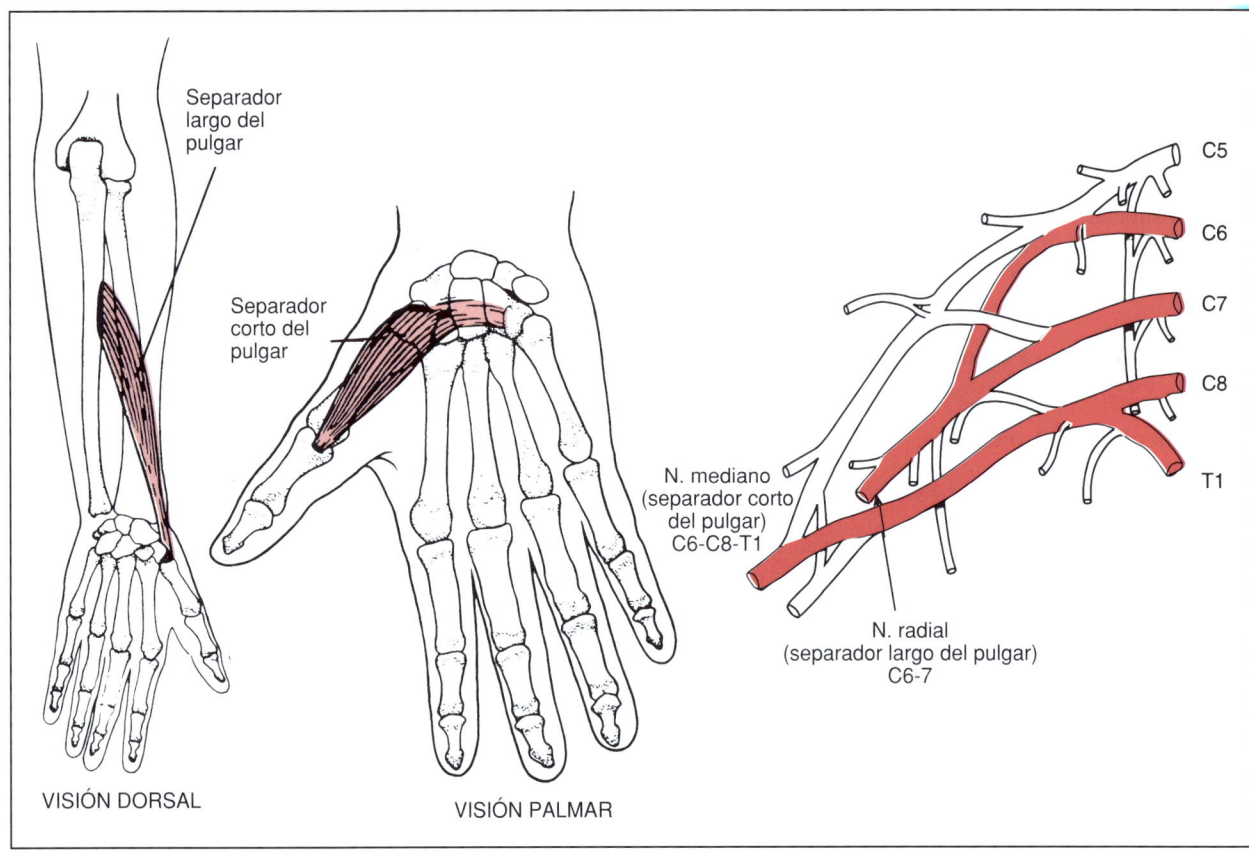

Figura 4-181   Figura 4-182   Figura 4-183

Tabla 4-27	ABDUCCIÓN DEL PULGAR	
Músculo	**Origen**	**Inserción**
166. Separador largo propio del pulgar	Cúbito (superficie posterolateral)	Primer metacarpiano (lado radial de la base)
	Radio (1/3 medio del eje posterior)	Trapecio
171. Separador corto del pulgar	Escafoides carpiano	Pulgar (base de la falange proximal, lado radial)
	Trapecio	
	Alelas para el flexor	

Otros:
152. Palmar menor

Amplitud de movimiento:

De 0° a 70°.

ABDUCCIÓN DEL PULGAR
(Separador largo y separador corto del pulgar)

TEST PARA EL SEPARADOR LARGO DEL PULGAR

Grado 5 (normal) a grado 0 (nulo)

Posición del paciente: Antebrazo y muñeca en posición de equilibrio; pulgar relajado en aducción.

Posición del fisioterapeuta: Estabiliza los metacarpianos de los cuatro dedos y la muñeca (Fig. 4-184). La resistencia se aplica sobre el extremo distal del primer metacarpiano, en el sentido de aducción.

Test: El paciente realiza la abducción del pulgar, separándolo de la mano, en el plano paralelo a los metacarpianos de los dedos.

Instrucciones al paciente: «Eleve el pulgar hacia arriba.»
Debe mostrarse el movimiento al paciente.

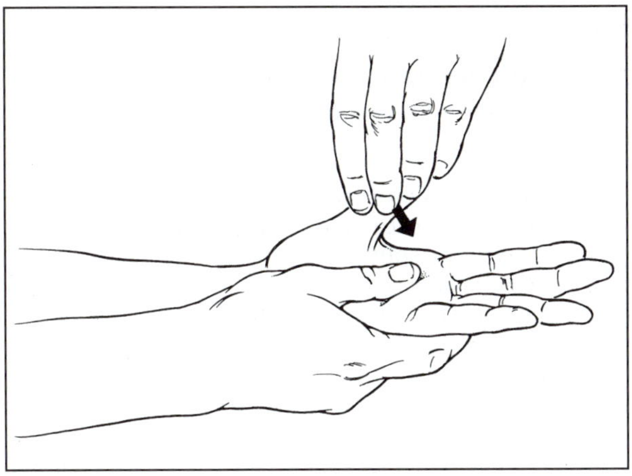

Puntuación

Grado 5 (normal) y grado 4 (bien): El paciente ejecuta el movimiento completo y mantiene el pulgar frente a la máxima resistencia. Resulta difícil la distinción entre ambos grados.

Grado 3 (regular): El paciente ejecuta el movimiento completo, sin ninguna resistencia.

Grado 2 (mal): El paciente ejecuta un movimiento de amplitud limitada.

Grado 1 (escaso): La palpación del tendón del separador largo del pulgar se realiza a nivel de la base del primer metacarpiano, sobre el lado radial del extensor corto del pulgar (Fig. 4-185). Constituye el tendón más lateral de la muñeca.

Grado 0 (nulo): No se detecta ninguna actividad contráctil.

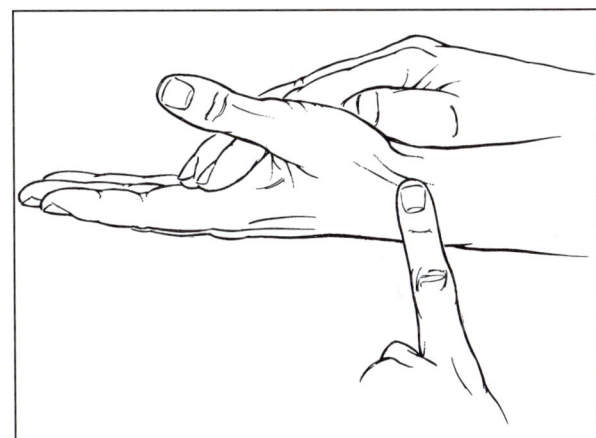

Figura 4-184

Figura 4-185

SUSTITUCIÓN

El extensor corto del pulgar puede sustituir el movimiento del separador largo del pulgar. Cuando la línea de fuerza se dirige hacia la superficie dorsal del antebrazo (extensor corto del pulgar) se está produciendo la sustitución.

ABDUCCIÓN DEL PULGAR
(Separador largo y separador corto del pulgar)

TEST PARA EL SEPARADOR CORTO DEL PULGAR

Grado 5 (normal), grado 4 (bien) y grado 3 (regular)

Posición del paciente: Antebrazo en supinación, muñeca en posición de equilibrio y pulgar relajado en aducción.

Posición del fisioterapeuta: Estabiliza los metacarpianos (Fig. 4-186) colocando la mano del examinador atravesada sobre la palma del paciente, con el pulgar sobre la superficie dorsal de la mano del paciente (parecido a estrecharse las manos, pero manteniendo la muñeca del paciente en posición de equilibrio). La resistencia se aplica sobre la porción lateral de la falange proximal del pulgar, en el sentido de aducción.

Test: El paciente realiza la abducción del pulgar sobre un plano perpendicular a la palma. Se observa cómo se arruga la piel sobre la eminencia tenar y se debe detectar cómo «salta» el tendón del músculo palmar mayor accesorio.

Instrucciones al paciente: «Eleve el pulgar verticalmente hasta que apunte hacia el techo.» Se debe mostrar el movimiento al paciente.

Puntuación

Grado 5 (normal): El paciente ejecuta el movimiento completo y mantiene el pulgar frente a la máxima resistencia.

Grado 4 (bien): Tolera una resistencia moderada.

Grado 3 (regular): El paciente ejecuta el movimiento completo, sin ninguna resistencia.

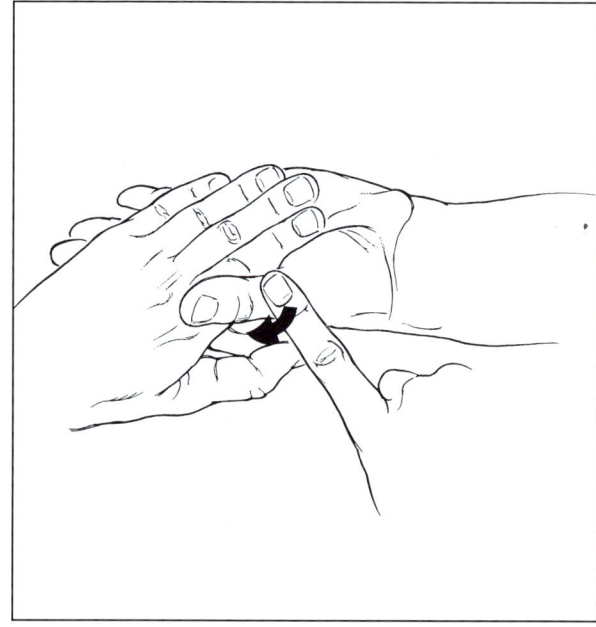

Figura 4-186

ABDUCCIÓN DEL PULGAR
(Separador largo y separador corto del pulgar)

Grado 2 (mal), grado 1 (escaso) y grado 0 (nulo)

Posición del paciente: Antebrazo en posición intermedia, muñeca en posición de equilibrio y pulgar relajado en aducción.

Posición del fisioterapeuta: Estabiliza la muñeca en equilibrio.

Test: El paciente realiza la abducción del pulgar sobre un plano perpendicular a la palma.

Instrucciones al paciente: «Intente elevar el pulgar hasta que apunte hacia el techo.»

Puntuación

Grado 2 (mal): El paciente ejecuta un movimiento de amplitud limitada.

Grado 1 (escaso): La palpación del vientre del separador corto del pulgar se realiza a nivel del centro de la eminencia tenar, lateral al músculo oponente del pulgar (Fig. 4-187).

Grado 0 (nulo): No se detecta ninguna actividad contráctil.

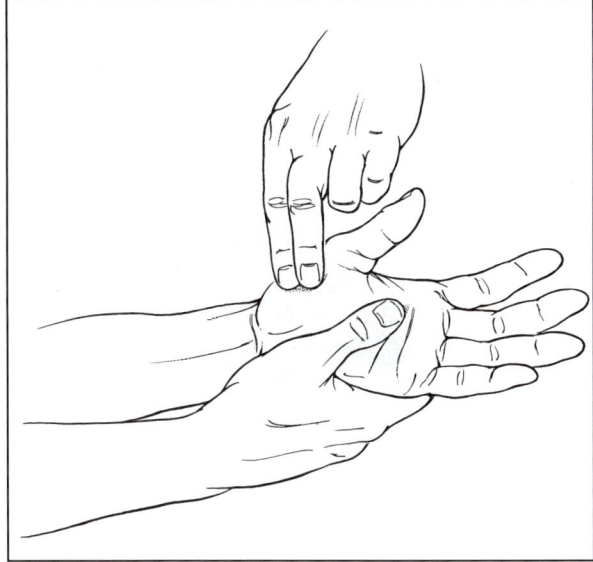

Figura 4-187

SUSTITUCIÓN

Cuando el plano del movimiento no es perpendicular, puede producirse una sustitución por el separador largo del pulgar.

ADUCCIÓN DEL PULGAR
(Aproximador del pulgar)

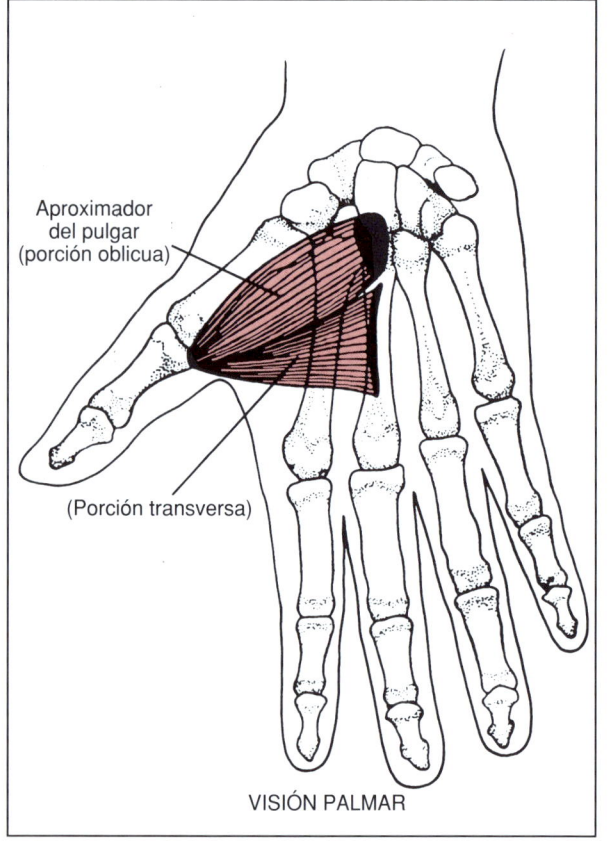

Figura 4-188

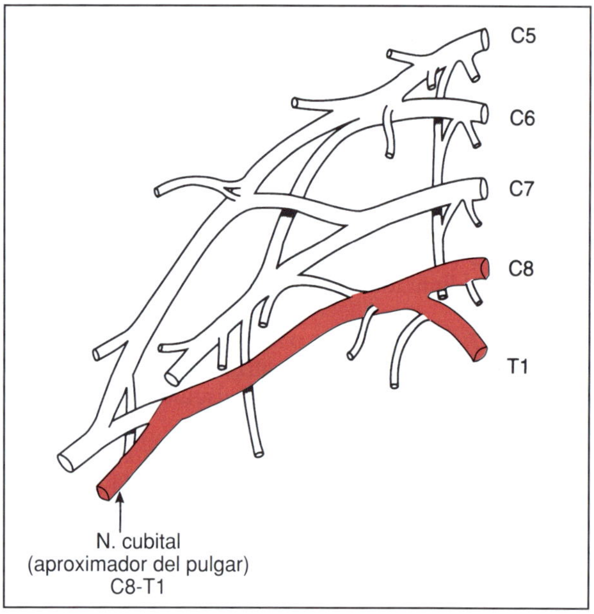

Figura 4-189

N. cubital (aproximador del pulgar) C8-T1

Tabla 4-28	ADUCCIÓN DEL PULGAR	
Músculo	Origen	Inserción
173. Aproximador propio del pulgar		
Cabeza oblicua	Grande	Pulgar (base de la falange proximal)
	Segundo y tercer metacarpianos	
	Ligamento intercarpiano	
Cabeza transversa	Tercer metacarpiano (superficie palmar de los 2/3 distales)	

Otros:
164. Primer interóseo dorsal

Amplitud de movimiento:

De 70° a 0°.

ADUCCIÓN DEL PULGAR
(Aproximador del pulgar)

Grado 5 (normal), grado 4 (bien) y grado 3 (regular)

Posición del paciente: Antebrazo en pronación, muñeca en posición de equilibrio y pulgar relajado (y se deja caer) en abducción.

Posición del fisioterapeuta: Estabiliza los metacarpianos de los cuatro dedos sosteniendo la mano del paciente por el lado cubital (Fig. 4-190). La resistencia se aplica sobre el lado medial de la falange proximal del pulgar, en el sentido de abducción.

Test: El paciente realiza la aducción del pulgar elevando el primer metacarpiano hacia el segundo. De forma alternativa, se puede colocar una hoja de papel entre el pulgar y el segundo metacarpiano (pellizco palmar) y se pide al paciente que la sostenga mientras el examinador intenta arrancarle el papel.

Instrucciones al paciente: «Lleve el pulgar hacia su dedo índice.» Se debe mostrar el movimiento al paciente.

Puntuación

Grado 5 (normal) y grado 4 (bien): El paciente ejecuta el movimiento completo y mantiene el pulgar frente a la máxima resistencia. El paciente puede resistir con rigidez (grado 5), o bien el músculo cede (grado 4).

Grado 3 (regular): El paciente ejecuta el movimiento completo, sin ninguna resistencia.

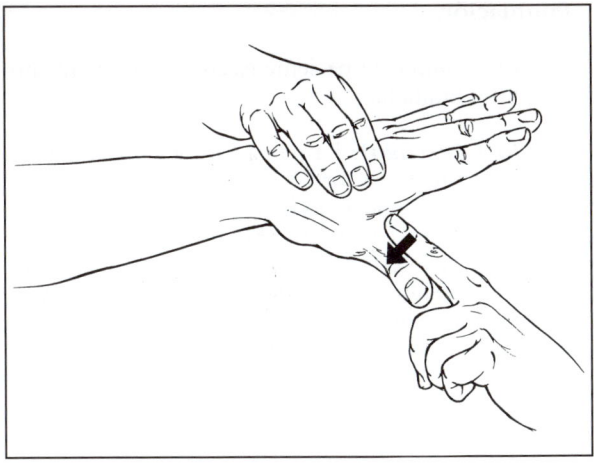

Figura 4-190

Grado 2 (mal), grado 1 (escaso) y grado 0 (nulo)

Posición del paciente: Antebrazo en posición intermedia, muñeca en posición de equilibrio apoyada sobre una mesa y pulgar en abducción.

Posición del fisioterapeuta: Estabiliza la muñeca en equilibrio sobre la mesa y utiliza una mano para sujetar los metacarpianos de los dedos (Fig. 4-191).

Test: El paciente realiza la aducción del pulgar sobre un plano horizontal. (La posición final se muestra en la Fig. 4-191.)

Instrucciones al paciente: «Lleve el pulgar hacia su lugar, al lado del dedo índice.» Se debe mostrar el movimiento al paciente.

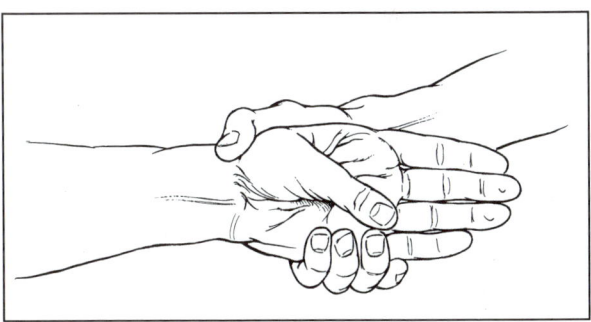

Figura 4-191

ADUCCIÓN DEL PULGAR
(Aproximador del pulgar)

Puntuación

Grado 2 (mal): El paciente ejecuta un movimiento de amplitud limitada.

Grado 1 (escaso): La palpación del aproximador del pulgar se realiza sobre el lado palmar de la membrana del pulgar, sujetando la membrana entre el dedo índice y el pulgar (Fig. 4-192). El aproximador se sitúa entre el primer interóseo dorsal y el primer hueso metacarpiano. Resulta complicado palpar el músculo y el fisioterapeuta pedirá al paciente que ejecute un pellizco palmar para facilitarle su localización.

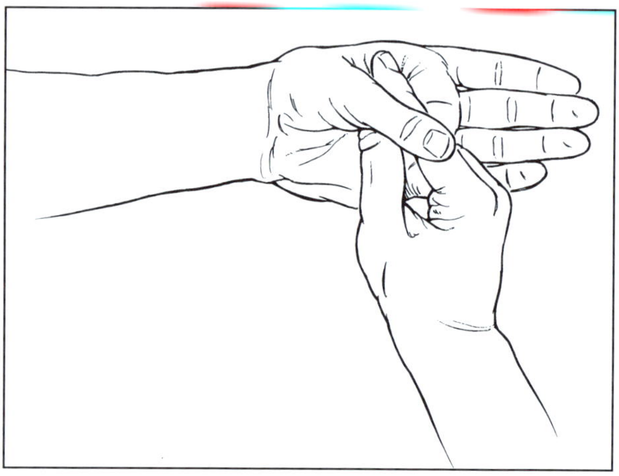

Figura 4-192

SUSTITUCIONES

1. Los flexores largo y corto del pulgar pueden flexionar el pulgar, deslizándolo sobre la palma. Estos músculos deben permanecer inactivos durante la exploración de la aducción.
2. El extensor largo del pulgar puede intentar sustituir al aproximador del pulgar, en cuyo caso se extenderá la articulación CMC.

OPOSICIÓN (PULGAR Y MEÑIQUE)
(Oponente del pulgar y oponente del dedo meñique)

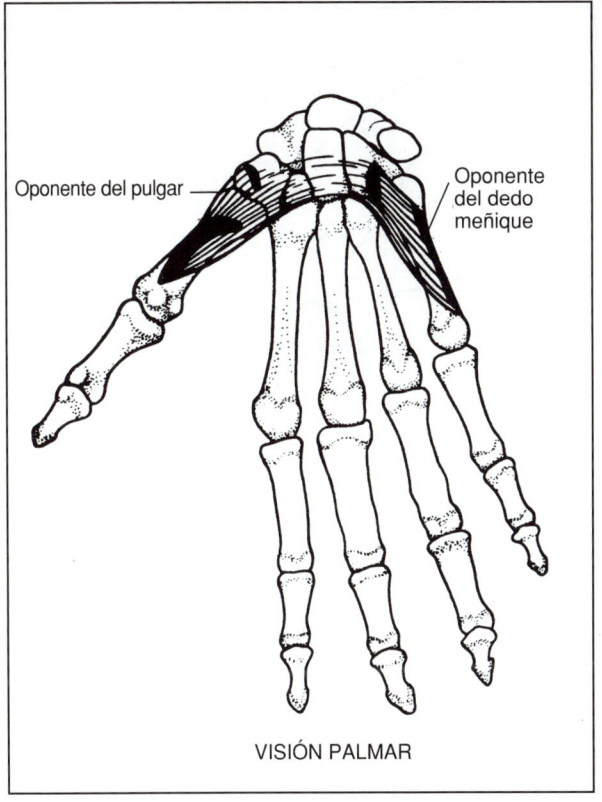

Figura 4-193

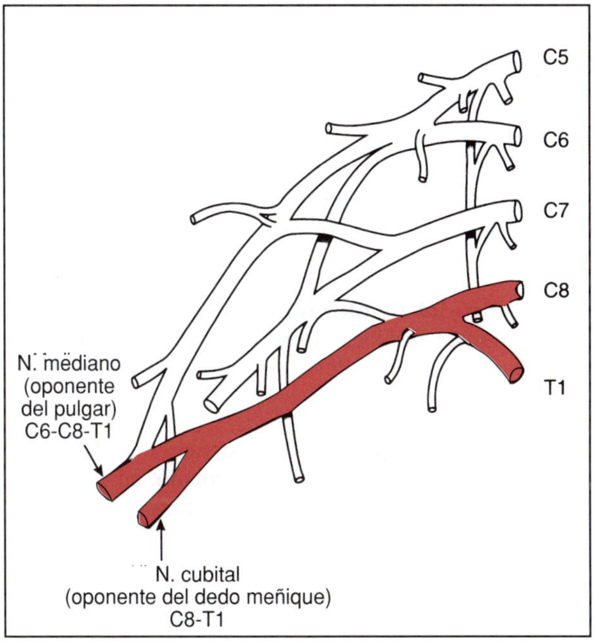

Figura 4-194

Tabla 4-29	OPOSICIÓN DEL PULGAR		
Músculo		Origen	Inserción
172.	Oponente del dedo pulgar	Trapecio Aletas para el flexor (lig. anular del carpo)	Primer metacarpiano (lado radial)
161.	Oponente del dedo meñique	Ganchoso Aletas para el flexor (lig. anular del carpo)	Quinto metacarpiano (borde cubital)

Otros:
171. Separador corto del pulgar

Amplitud de movimiento:

Desde la yema del pulgar a la yema del quinto dedo.

OPOSICIÓN (PULGAR Y MEÑIQUE)
(Oponente del pulgar y oponente del dedo meñique)

Este movimiento se considera una combinación de la abducción, flexión y rotación medial del pulgar (Fig. 4-195).

Los dos músculos que intervienen en la oposición del pulgar con el quinto dedo (oponente del pulgar y oponente del dedo meñique) no deben explorarse de forma conjunta y deben ser puntuados de forma independiente.

Grado 5 (normal) hasta grado 0 (nulo)

Posición del paciente: Antebrazo en supinación, muñeca en posición de equilibrio y pulgar en aducción, con flexión de las articulaciones MF e IF.

Posición del fisioterapeuta: Estabiliza la mano, sosteniendo la muñeca sobre la superficie dorsal. El examinador puede preferir estabilizar la mano sobre una mesa.

Oponente del pulgar: La resistencia se aplica a nivel de la cabeza del primer metacarpiano, en el sentido de rotación lateral, extensión y aducción (Fig. 4-195).

Oponente del dedo meñique: La resistencia se aplica sobre la superficie palmar del quinto metacarpiano, en el sentido de rotación medial (aplastando la palma) (Fig. 4-196).

Test: El paciente eleva el pulgar, separándolo de la mano, y lo rota, para que la falange distal se apoye en la falange distal del meñique. Esta aposición debe realizarse yema con yema, y no punta con punta. También debe evaluarse la oposición pidiendo al paciente que sujete un objeto entre el pulgar y el meñique (en oposición), mientras el examinador tira del mismo.

Instrucciones al paciente: «Lleve el pulgar hacia el meñique y junte las dos yemas, formando la letra «O» con ambos dedos.»

Debe mostrarse el movimiento al paciente para que lo practique.

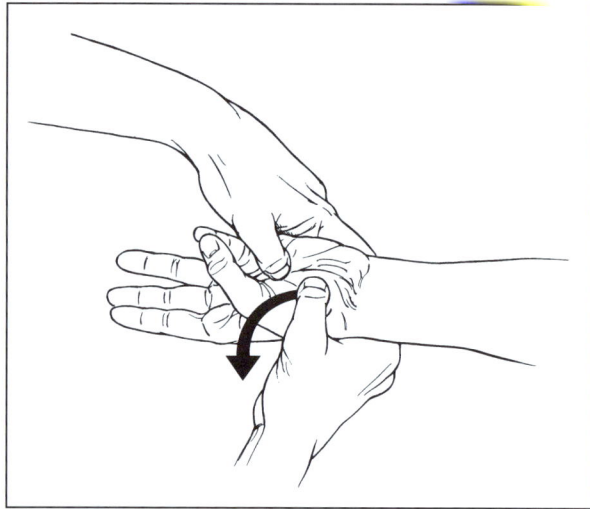
Figura 4-195

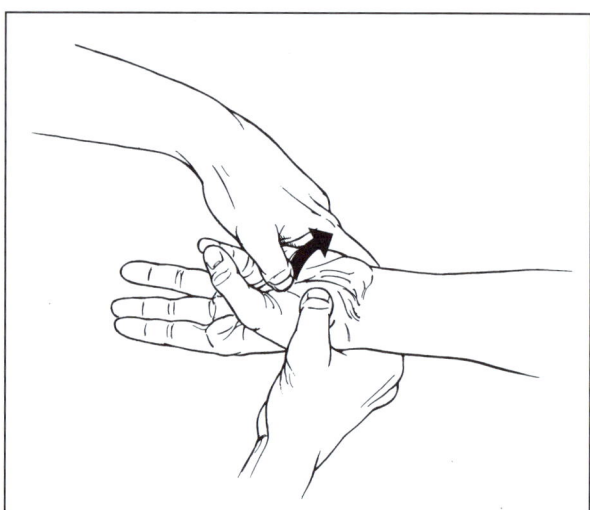
Figura 4-196

Puntuación

Grado 5 (normal): El paciente ejecuta el movimiento completo correctamente frente a la máxima resistencia sobre el pulgar.

Grado 4 (bien): El paciente realiza el movimiento completo frente a una resistencia moderada.

Grado 3 (regular): El paciente ejecuta el movimiento completo sin ninguna resistencia.

Grado 2 (mal): El paciente ejecuta un movimiento de amplitud limitada. (Los dos oponentes se evalúan de forma independiente.)

OPOSICIÓN (PULGAR Y MEÑIQUE)
(Oponente del pulgar y oponente del dedo meñique)

Grado 1 (escaso): Se debe palpar el oponente del pulgar a lo largo del eje radial del primer metacarpiano (Fig. 4-197). Se sitúa lateral al separador corto del pulgar. Durante las contracciones en los grados 5 y 4 el examinador puede encontrar dificultad para palpar el metacarpiano, debido a la masa muscular. En el caso de los músculos de grado 3 e inferiores las contracciones serán más débiles y no dificultan la palpación del metacarpiano.

El oponente del dedo meñique se detecta sobre la eminencia hipotenar, sobre el lado radial del quinto metacarpiano (Fig. 4-198). Debe tenerse sumo cuidado para no cubrir el músculo con el dedo o el pulgar utilizados para la palpación, para que no se pierda ninguna manifestación de actividad contráctil.

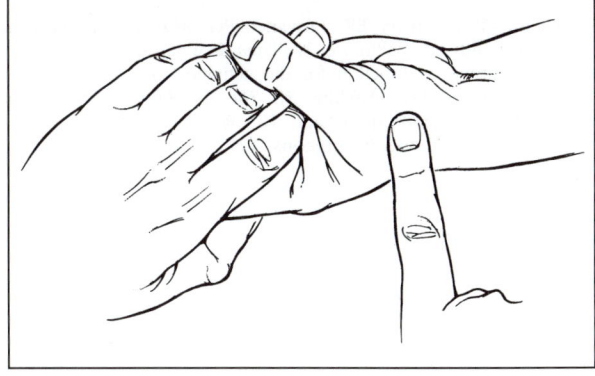
Figura 4-197

Grado 0 (nulo): No se detecta ninguna actividad contráctil.

SUSTITUCIONES

1. Los flexores largo y corto del pulgar pueden desplazar el pulgar sobre la palma hacia el dedo meñique. Si se produce este movimiento, no se trata de una oposición; se producirá un contacto entre las puntas de los dedos, pero no entre las yemas.
2. También puede sustituir este movimiento el separador corto del pulgar, pero el componente de rotación del movimiento no estará presente.

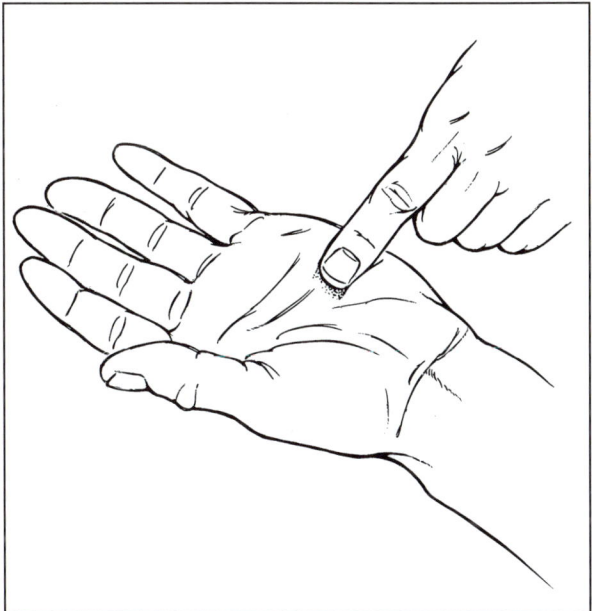
Figura 4-198

BIBLIOGRAFÍA

1. Kendall FP, McCreary EK, Provance PG. *Muscles: Testing and Function,* 4th ed. Baltimore: Williams & Wilkins, 1993.
2. Perry J. Shoulder function for the activities of daily living. *In* Matsen FA, Fu FH, Hawkins RJ. *The Shoulder: A Balance of Mobility and Stability.* Chap. 10. Rosemont, IL: American Academy of Orthopedic Surgeons, 1993.

Examen de los músculos de la extremidad inferior

Flexión de la cadera
Flexión, abducción y rotación externa, con flexión de la rodilla
Extensión de la cadera
Abducción de la cadera
Abducción de la cadera flexionada
Aducción de la cadera
Rotación externa de la cadera
Rotación interna de la cadera
Flexión de la rodilla
Extensión de la rodilla
Flexión plantar del tobillo
Dorsiflexión e inversión del pie
Inversión del pie
Eversión del pie con flexión plantar o dorsiflexión
Flexión MF del dedo grueso y dedos del pie
Flexión IFP e IFD del dedo grueso y dedos del pie
Extensión MF e IF del dedo grueso y dedos del pie
Extensión de las articulaciones metatarsofalángica (MF) e interfalángicas (IF) del dedo grueso y de todas las articulaciones de los cuatro dedos laterales del pie

Capítulo 5

Introducción a la exploración de la cadera

El conocimiento de la amplitud de los distintos movimientos de la cadera resulta un imperativo básico previo a la realización de un reconocimiento manual de la potencia de la cadera. Cuando el examinador no posee una clara noción de los movimientos de esta articulación, especialmente sobre la resistencia de los músculos flexores de la cadera, las evaluaciones no se ajustarán a la realidad. Por ejemplo, cuando existe una contractura que afecta a la flexión de la cadera, el paciente debe permanecer de pie e inclinado sobre el borde de la mesa. Esta posición (descrita en la página 181) disminuye el efecto de la contractura y permite al paciente que realice el movimiento al que se opone la gravedad, en toda su amplitud posible.

FLEXIÓN DE LA CADERA
(Psoas mayor e ilíaco)

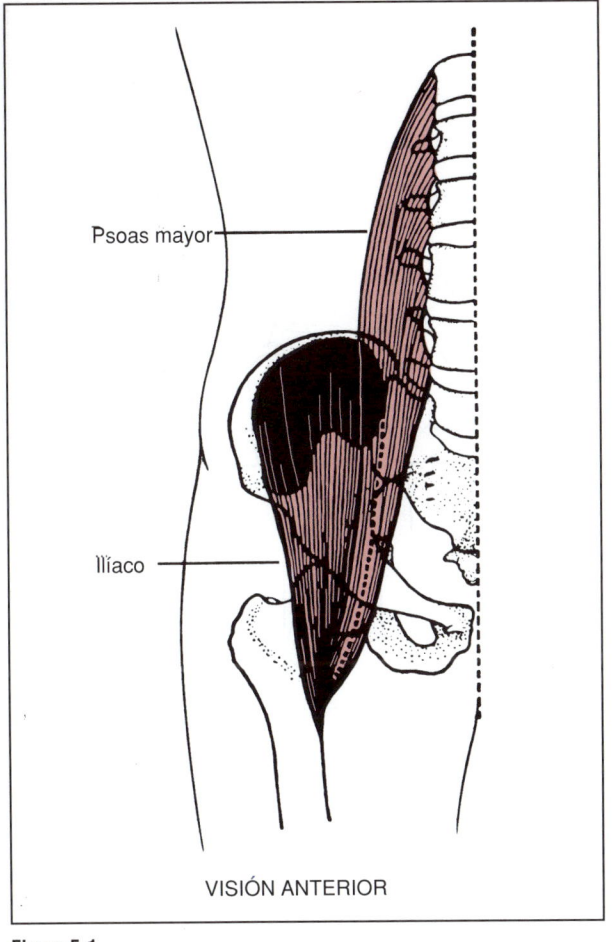

Figura 5-1

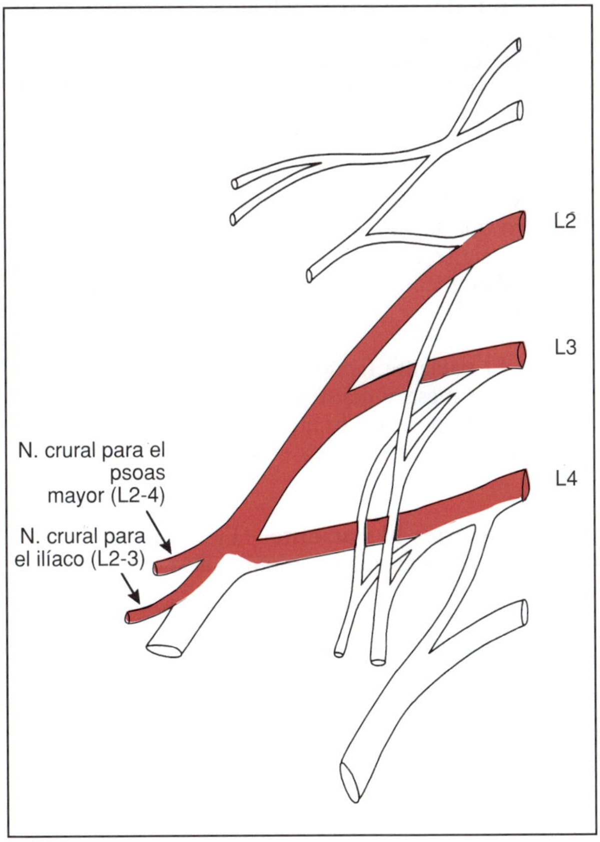

Figura 5-2

Tabla 5-1	FLEXIÓN DE LA CADERA	
Músculo	**Origen**	**Inserción**
174. Psoas mayor	Vértebras L1-L5 (apófisis transversas) Cuerpos vertebrales T12-L5 (cara lateral)	Fémur (trocánter menor)
176. Ilíaco	Fosa ilíaca (2/3 anteriores) Base del sacro Labio interno de la cresta ilíaca	Fémur (trocánter menor)

Otros:
196. Recto anterior
195. Sartorio
185. Tensor de la fascia lata
177. Pectíneo
180. Aproximador menor
179. Aproximador mediano del muslo
181. Aproximador mayor (fibras oblicuas)

Amplitud de movimiento:

De 0° a 120°.

FLEXIÓN DE LA CADERA
(Psoas mayor e ilíaco)

Grado 5 (normal), grado 4 (Bien) y grado 3 (regular)

Posición del paciente: Sentado, con los muslos totalmente apoyados sobre la mesa y piernas suspendidas desde el borde. El paciente puede utilizar los brazos para estabilizar el tronco, sujetando los bordes de la mesa o apoyando las manos sobre la misma, a cada lado (Fig. 5-3).

Posición del fisioterapeuta: De pie, al lado del miembro que se va a examinar. La mano para aplicar la resistencia se coloca sobre la porción distal del muslo, inmediatamente proximal a la articulación de la rodilla (Fig. 5-3).

Test: El paciente flexiona la cadera, levantando la pierna de la mesa y manteniendo su rotación natural; mantiene esta posición frente a la resistencia que ejerce el examinador, que se aplica en sentido vertical hacia el suelo.

Instrucciones al paciente: «Eleve la pierna de la mesa y no permita que la empuje hacia abajo de nuevo.»

Puntuación

Grado 5 (normal): El paciente eleva los muslos de la mesa. Tolera la máxima resistencia.

Grado 4 (bien): El paciente ejecuta el movimiento completo frente a una resistencia moderada. En el límite del movimiento puede existir cierta «cesión» por parte de los músculos.

Grado 3 (regular): El paciente ejecuta el movimiento completo y mantiene la posición sin ninguna resistencia (Fig. 5-4).

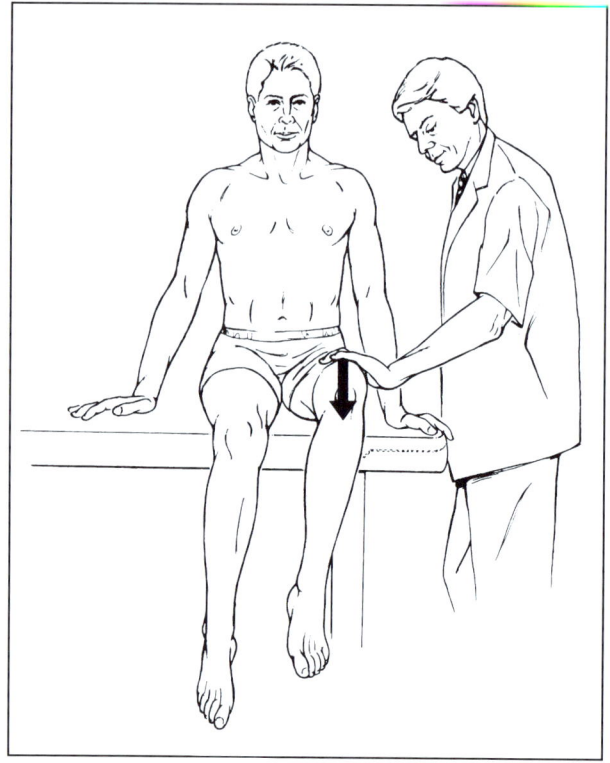

Figura 5-3

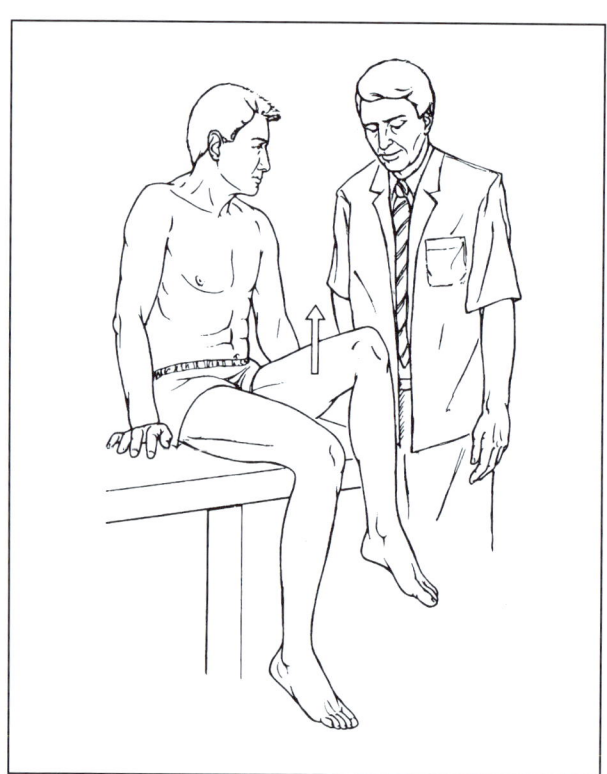

Figura 5-4

FLEXIÓN DE LA CADERA
(Psoas mayor e ilíaco)

Grado 2 (mal)

Posición del paciente: Decúbito lateral, con el miembro que se va a examinar colocado arriba y sostenido por el examinador (Fig. 5-5). El tronco alineado en posición de equilibrio. La otra extremidad puede estar flexionada, para aumentar la estabilidad.

Posición del fisioterapeuta: De pie, por detrás del paciente. Sostiene la extremidad que se va a explorar sobre un brazo, con la mano colocada por debajo de la rodilla del paciente. La otra mano mantiene la cadera alineada con el tronco (Fig. 5-5).

Test: El paciente flexiona la cadera sostenida. Se permite que la rodilla se flexione, para evitar la tensión de la región poplítea.

Instrucciones al paciente: «Intente llevar la rodilla hacia el pecho.»

Puntuación

Grado 2 (mal): El paciente ejecuta el movimiento completo en esta posición de decúbito lateral.

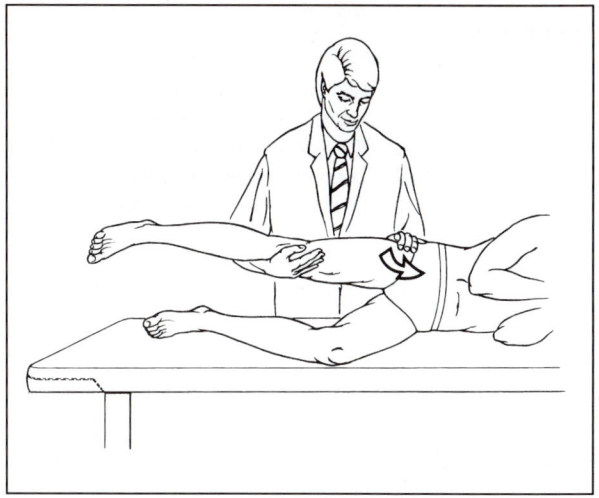

Figura 5-5

Grado 1 (escaso) y grado 0 (nulo)

Posición del paciente: Supino. La extremidad está sostenida por el examinador por debajo de la pantorrilla, con la mano debajo de la rodilla (Fig. 5-6).

Posición del fisioterapeuta: De pie, en el lado de la extremidad a examen. Sostiene esta extremidad por debajo de la pantorrilla, con la mano colocada debajo de la rodilla. La mano libre palpa el músculo psoas mayor, inmediatamente distal al ligamento inguinal sobre el lado medial del sartorio (ver Fig. 5-6).

Test: El paciente intenta flexionar la cadera.

Instrucciones al paciente: «Intente llevar la rodilla hacia su nariz.»

Puntuación

Grado 1 (escaso): Es posible la palpación de cierta actividad contráctil, pero no se produce movimiento.

Grado 0 (nulo): No se detecta actividad contráctil.

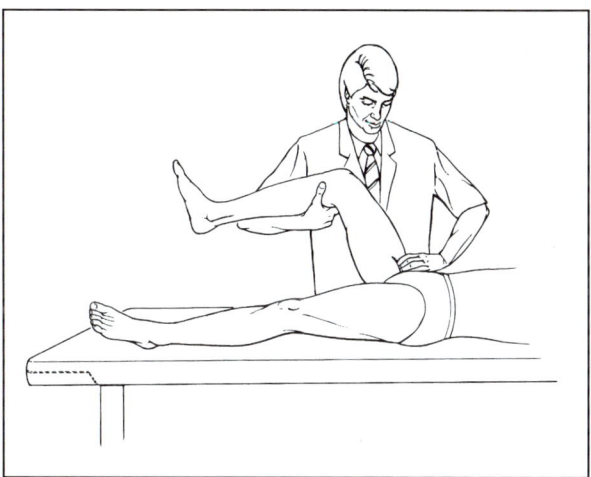

Figura 5-6

FLEXIÓN DE LA CADERA
(Psoas mayor e ilíaco)

SUSTITUCIONES

1. Cuando se utiliza el sartorio, se produce una rotación externa y una abducción de la cadera. Debido a que es superficial, el sartorio puede observarse y palparse en ambas extremidades (Fig. 5-7).
2. Cuando el tensor de la fascia lata sustituye a los flexores de la cadera, se produce una rotación interna y una abducción de la cadera. Cuando, no obstante, el paciente es examinado en posición supina, la gravedad puede causar que la extremidad rote lateralmente. El tensor puede ser palpado y observado a nivel de su origen, sobre la espina ilíaca superior anterior (EISA).

OBSERVACIONES

1. Cuando el tronco está lesionado, el test resultará más preciso en posición supina.
2. La flexión de la cadera no constituye un movimiento de gran potencia y por ello es necesario adquirir gran experiencia para delimitar cuál es el nivel normal de resistencia que se debe aplicar.

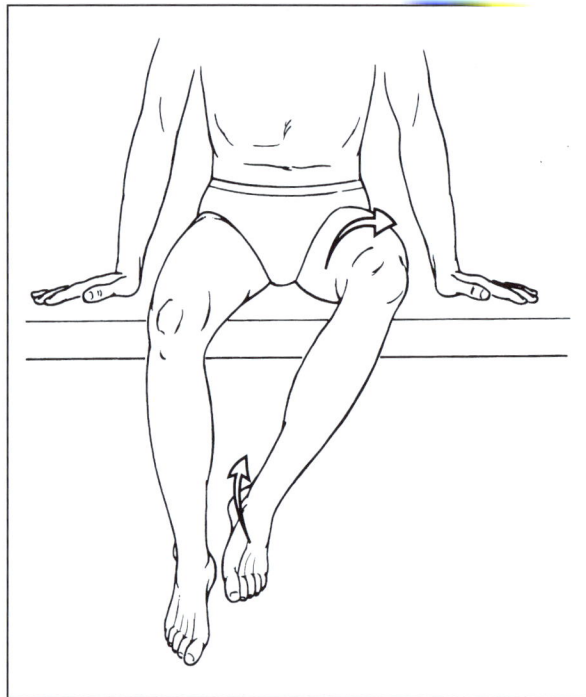

Figura 5-7

FLEXIÓN, ABDUCCIÓN Y ROTACIÓN EXTERNA DE LA CADERA, CON FLEXIÓN DE LA RODILLA (SARTORIO)

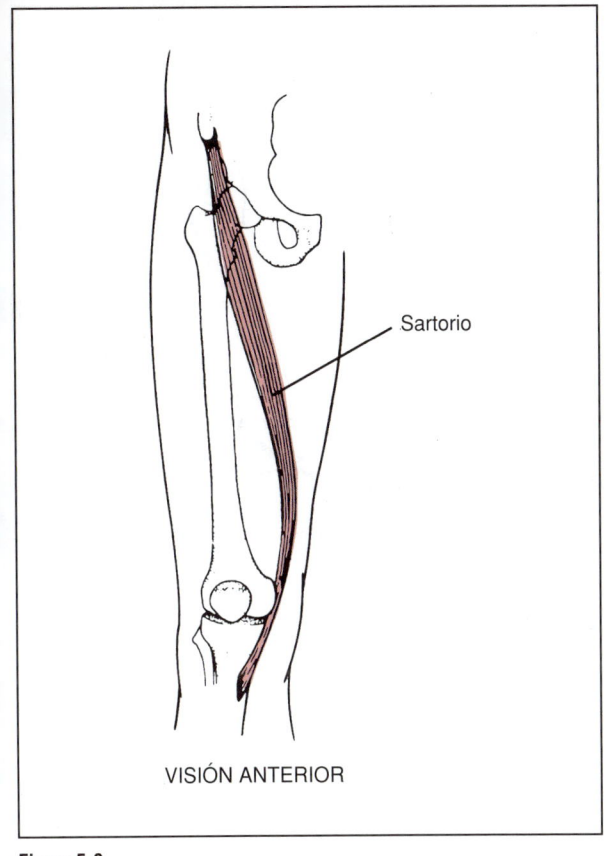

Figura 5-8

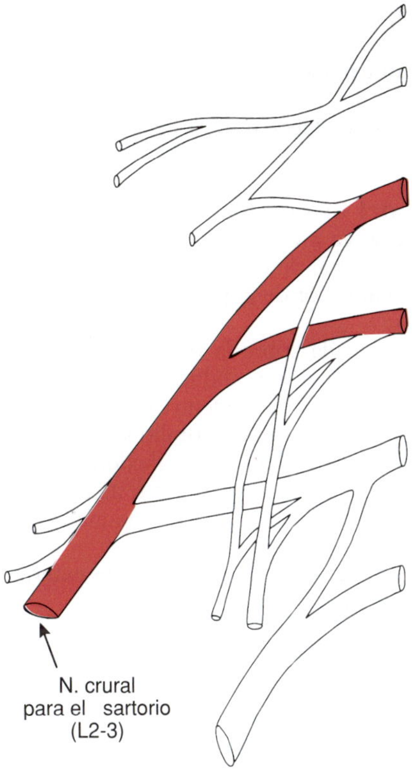

Figura 5-9

Tabla 5-2	FLEXIÓN, ABDUCCIÓN Y ROTACIÓN EXTERNA DE LA CADERA	
Músculo	**Origen**	**Inserción**
195. Sartorio	Ílion (espina ilíaca anterosuperior) Escotadura inferior distal a la E.I.A.S.	Tibia (superficie medial distal a la tuberosidad externa)

Otros:
Flexores de la cadera y rodilla
Rotadores externos de la cadera
Abductores de la cadera

Amplitud de movimiento:

Movimiento de dos articulaciones. Amplitud incompleta en ambas articulaciones.

FLEXIÓN, ABDUCCIÓN Y ROTACIÓN EXTERNA DE LA CADERA, CON FLEXIÓN DE LA RODILLA (Sartorio)

Grado 5 (normal), grado 4 (bien) grado 3 (regular)

Posición del paciente: Sentado, con los muslos totalmente apoyados sobre la mesa y piernas suspendidas desde el borde. Puede utilizar los brazos para sostenerse.

Posición del fisioterapeuta: De pie, al lado del miembro que se va a examinar. Coloca una mano sobre la porción lateral de la rodilla; la otra mano sujeta la cara medial anterior de la porción distal de la pierna (Fig. 5-10).

La mano colocada sobre la rodilla ejerce una resistencia frente a la flexión y abducción de la cadera (en sentido hacia abajo y hacia dentro), para los tests de los grados 5 y 4. La mano del tobillo se opone a la rotación externa de la cadera y a la flexión de la rodilla (hacia arriba y hacia fuera), para los tests de los grados 5 y 4. Para el grado 3 no se aplica ninguna resistencia.

Test: El paciente flexiona, separa y rota externamente la cadera y flexiona la rodilla (Fig. 5-10).

Instrucciones al paciente: El fisioterapeuta puede mostrar al paciente el movimiento, realizándolo pasivamente y después, pidiendo al paciente que lo repita, o bien el examinador puede colocar la extremidad en la posición final deseada.

«Manténgala así. No permita que mueva la pierna o estire su rodilla.»

Instrucciones alternativas: «Deslice el talón hacia arriba sobre la espinilla de la otra pierna.»

Puntuación

Grado 5 (normal): El paciente mantiene el movimiento límite frente a la máxima resistencia.

Grado 4 (bien): El paciente ejecuta el movimiento completo frente a una resistencia de fuerte a moderada.

Grado 3 (regular): El paciente ejecuta el movimiento completo y mantiene la posición frente a ninguna resistencia (Fig. 5-11).

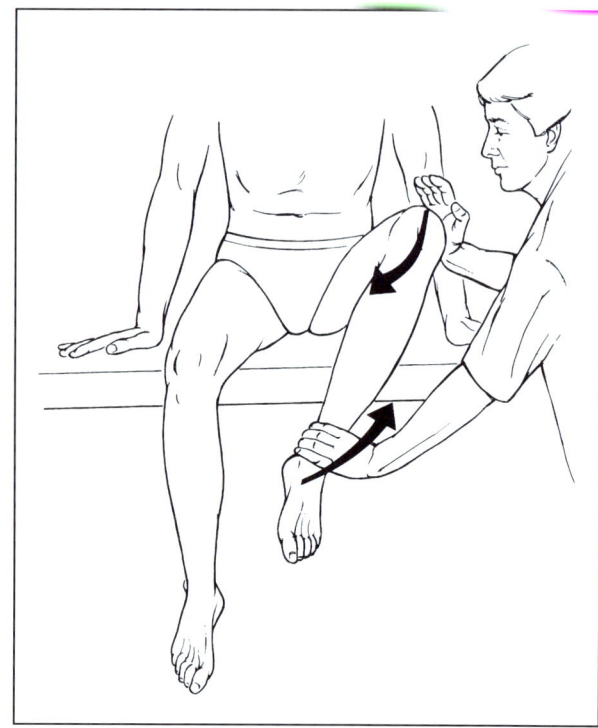

Figura 5-10

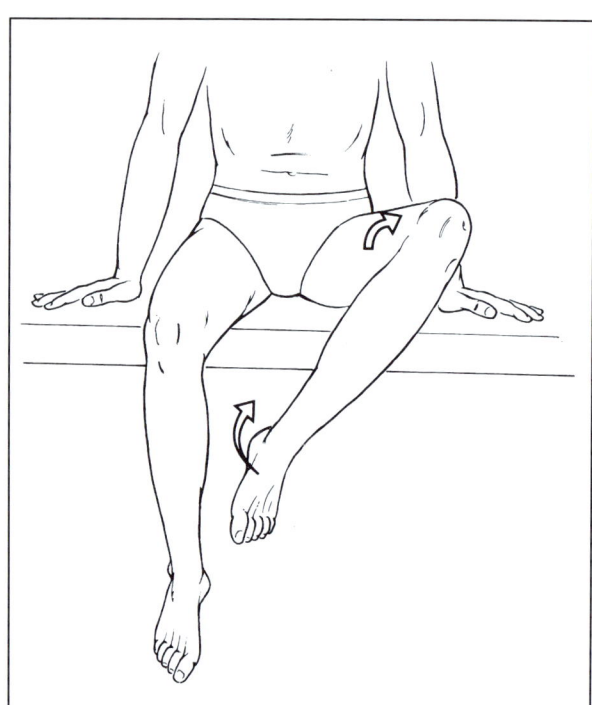

Figura 5-11

FLEXIÓN, ABDUCCIÓN Y ROTACIÓN EXTERNA DE LA CADERA, CON FLEXIÓN DE LA RODILLA (Sartorio)

Grado 2 (mal)

Posición del paciente: Decúbito supino. El talón del miembro que se va a examinar se coloca en la espinilla contralateral (Fig. 5-12).

Posición del fisioterapeuta: De pie, al lado de la extremidad que se va a examinar. Sostiene la extremidad lo necesario para mantener el alineamiento.

Test: El paciente desliza el talón hacia arriba, a lo largo de la espinilla, hasta la rodilla.

Instrucciones al paciente: «Deslice el talón hacia arriba, hasta la rodilla.»

Puntuación

Grado 2 (mal): El paciente ejecuta el movimiento completo.

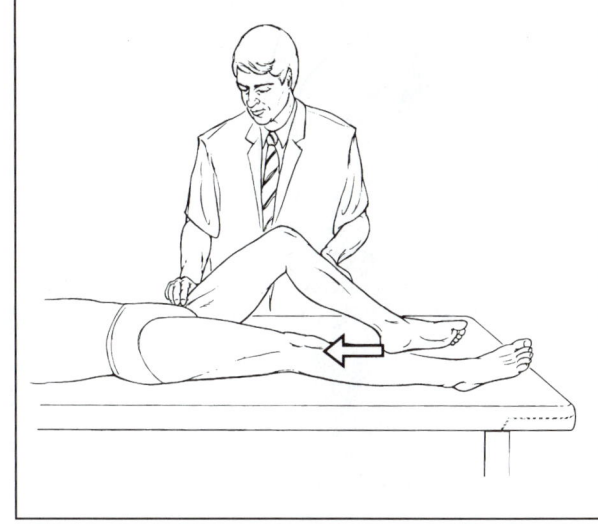
Figura 5-12

Grado 1 (escaso) y grado 0 (nulo)

Posición del paciente: Decúbito supino.

Posición del fisioterapeuta: De pie, en el lado de la extremidad a examen. Sostiene esta extremidad por debajo de la pantorrilla, con la mano colocada debajo de la rodilla. La mano libre palpa el músculo sartorio, sobre el lado medial del muslo, donde el músculo atraviesa el fémur (Fig. 5-13). El examinador puede preferir palpar cerca del origen del músculo, inmediatamente por debajo de la espina ilíaca anterior (EISA).

Test: El paciente intenta deslizar el talón hacia arriba sobre la espinilla, hasta la rodilla.

Instrucciones al paciente: «Intente deslizar el talón hasta la rodilla.»

Puntuación

Grado 1 (escaso): Es posible la palpación de cierta actividad contráctil, pero no se produce movimiento.

Grado 0 (nulo): No se detecta actividad contráctil.

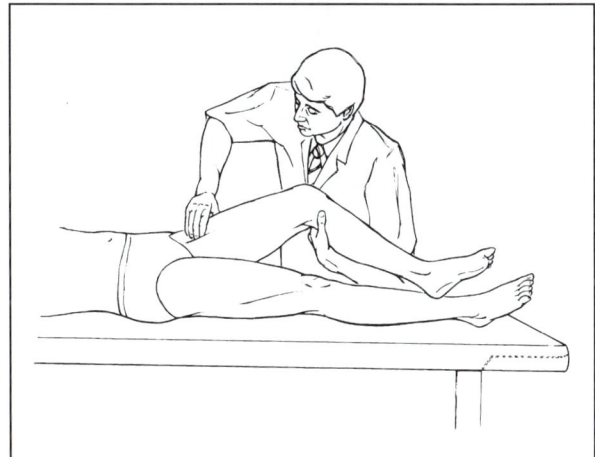
Figura 5-13

OBSERVACIONES

1. La sustitución por el psoas ilíaco o por el recto anterior origina una flexión recta de la cadera, sin abducción ni rotación externa.
2. *Nunca* se debe sujetar el vientre del músculo, en este caso la pantorrilla.
3. El examinador debe recordar que cuando el paciente no realiza el movimiento completo en el grado 3 (regular), sentado, esto no le asigna automáticamente el grado 2. Se debe examinar al paciente en posición supina para confirmar la puntuación.

EXTENSIÓN DE LA CADERA
(Glúteo mayor y músculos poplíteos)

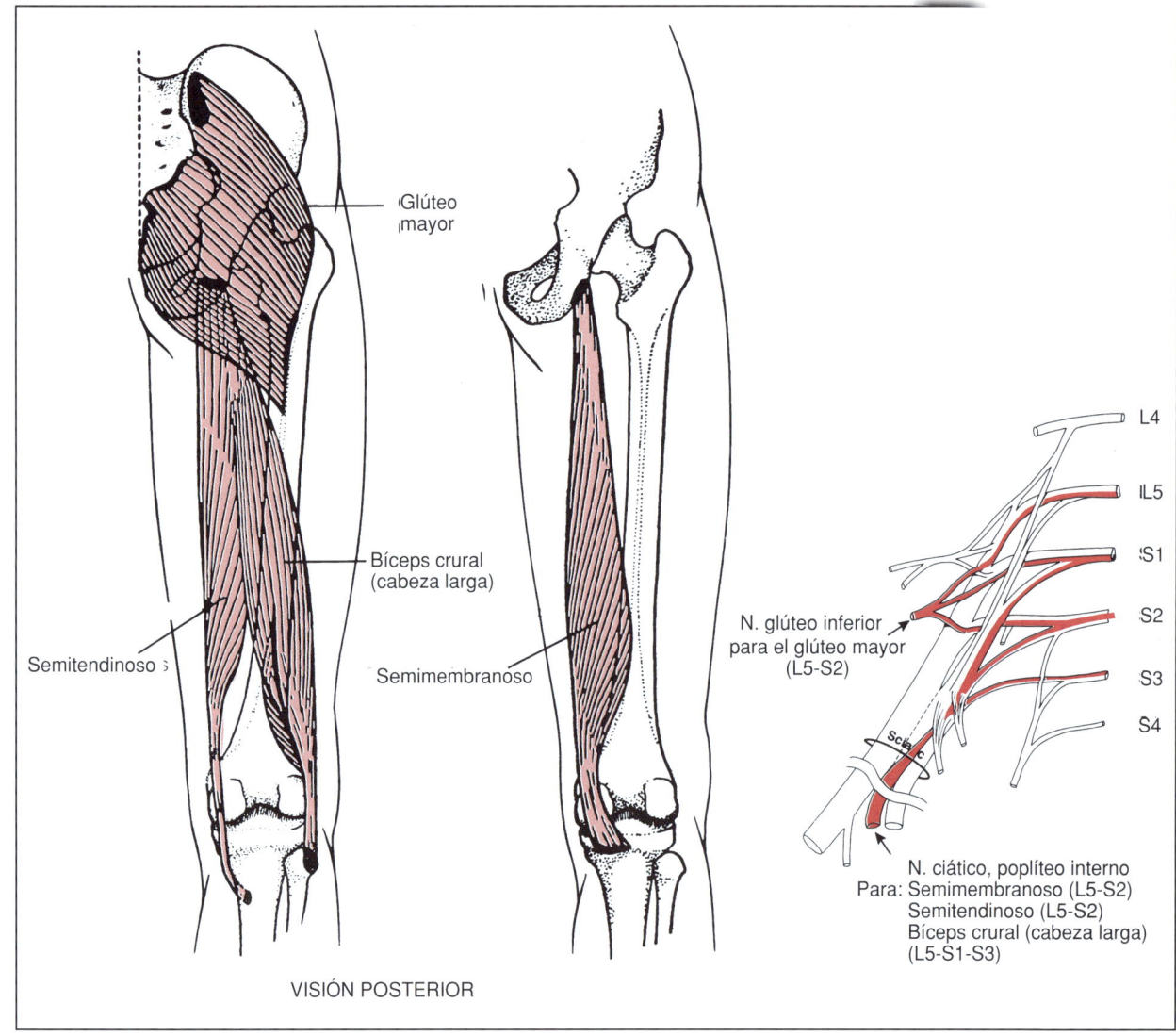

Figura 5-14 Figura 5-15 Figura 5-16

Tabla 5-3	EXTENSIÓN DE LA CADERA	
Músculo	**Origen**	**Inserción**
182. Glúteo mayor	Ilion (línea glútea posterior)	Fémur (cresta glúteo mayor)
	Sacro (posterior)	Banda iliotibial
	Cóccix (posterior)	
	Ligamento sacrociático mayor (cara posterior)	
193. Semitendinoso	Tuberosidad isquiática (c. infero-medial)	Tibia (eje proximal) (cara medial proximal de la diáfisis) y aponeurosis tibial
194. Semimembranoso	Tuberosidad isquiática (c. supero-lateral)	Tibia (cóndilo medial) Fémur (cóndilo lateral)
192. Bíceps crurall	Tuberosidad isquiática (cara infero-medial)	Peroné cara externa Tibia (cóndilo lateral)

Amplitud de movimiento:

De 0° a 20°-30°.

EXTENSIÓN DE LA CADERA
(Glúteo mayor y músculos poplíteos)

Grado 5 (normal), grado 4 (bien) y grado 3 (regular) (Total de músculos extensores de la cadera)

Posición del paciente: Decúbito prono. (*Nota:* Cuando existe una contractura que afecta a la flexión, se realiza inmediatamente el test descrito para la extensión, modificado para la tensión de flexión de la cadera [pág. 181].) Los brazos se colocan sobre la cabeza o separados para sujetar los lados de la mesa.

Posición del fisioterapeuta: De pie, al lado del miembro que se va a examinar, a la altura de la pelvis. (*Nota:* La figura (Fig. 5-17) muestra al examinador en el lado opuesto, para permitir la explicación clara de la prueba.)

La mano para aplicar la resistencia se coloca sobre la porción posterior de la pierna, inmediatamente por encima del tobillo. La otra mano puede utilizarse para sujetar o mantener la pelvis alineada, a nivel de la región de la espina ilíaca superior posterior (Fig. 5-17). Éste es el método más difícil de realizar, debido a que el brazo de palanca es el de mayor longitud.

Posición alternativa: La mano que aplica la resistencia se coloca en la porción posterior del muslo, inmediatamente por encima de la rodilla (Fig. 5-18). Este sistema es menos exigente.

Test (para ambas posiciones): El paciente extiende la cadera, realizando el movimiento completo. La resistencia se aplica en sentido vertical hacia el suelo (para el grado 3 no se aplica ninguna resistencia).

Instrucciones al paciente: «Eleve la pierna de la mesa todo lo posible, sin doblar la rodilla.»

Puntuación

Grado 5 (normal): El paciente realiza el movimiento completo y mantiene la posición del test frente a la máxima resistencia.

Grado 4 (bien): El paciente ejecuta el movimiento completo frente a una resistencia moderada.

Grado 3 (regular): El paciente ejecuta el movimiento completo y mantiene la posición sin resistencia (Fig. 5-19).

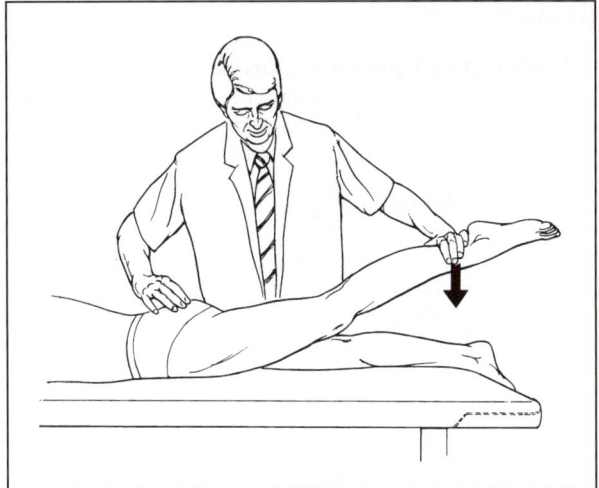

Figura 5-17

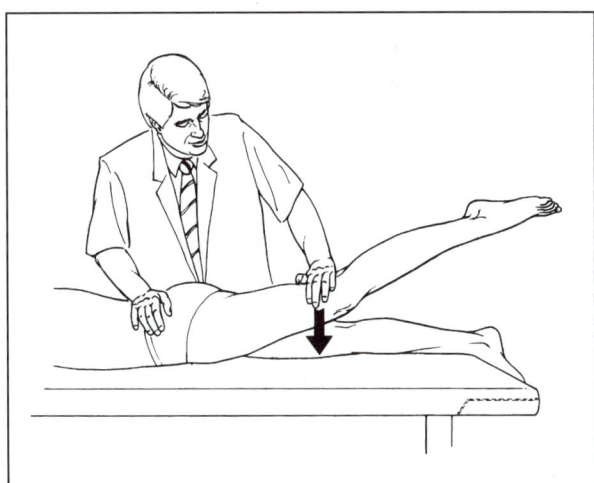

Figura 5-18

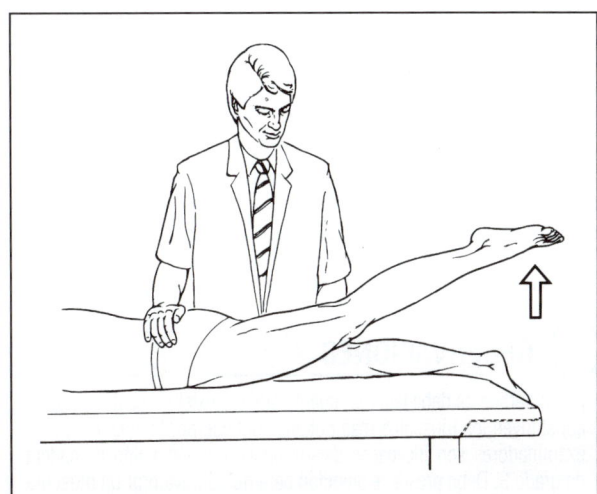

Figura 5-19

EXTENSIÓN DE LA CADERA
(Glúteo mayor y músculos poplíteos)

Grado 2 (mal)

Posición del paciente: Decúbito lateral, con el miembro que se va a examinar colocado arriba. Rodilla recta y sostenida por el examinador. La otra extremidad puede estar flexionada, para aumentar la estabilidad.

Posición del fisioterapeuta: De pie, por detrás del paciente, a la altura de los muslos. Sostiene la extremidad que se va a explorar por debajo de la rodilla del paciente, sosteniendo la pierna (Fig. 5-20). La otra mano se coloca sobre la cresta pelviana para mantener el alineamiento pelviano y con la cadera.

Test: El paciente extiende la cadera y realiza el movimiento completo.

Instrucciones al paciente: «Lleve la pierna hacia atrás, hacia mí. Mantenga estirada la rodilla.»

Puntuación

Grado 2 (mal): El paciente ejecuta el movimiento completo, en esta posición de decúbito lateral.

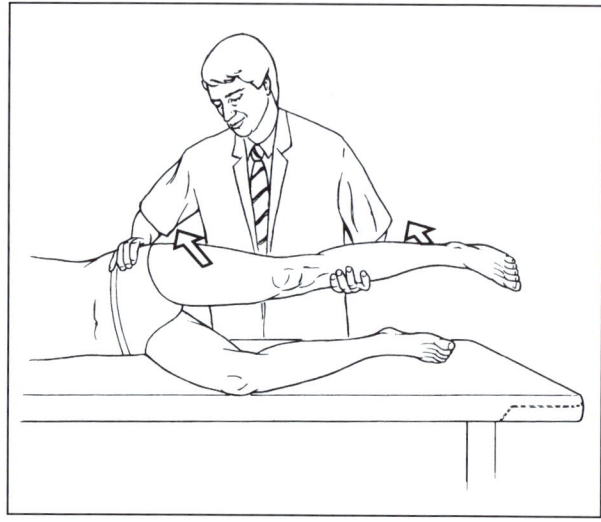

Figura 5-20

Grado 1 (escaso) y grado 0 (nulo)

Posición del paciente: Prono.

Posición del fisioterapeuta: De pie, en el lado de la extremidad a examen, a la altura de la cadera. Los músculos poplíteos se palpan (introduciendo los dedos profundamente en el tejido) a nivel de la tuberosidad isquiática (Fig. 5-21). El glúteo mayor se palpa presionando profundamente el dedo hacia el centro de la nalga y también sobre las fibras superiores e inferiores (no aparece en la figura).

Test: El paciente intenta extender la cadera en decúbito prono o intenta apretar las nalgas entre sí.

Instrucciones al paciente: «Intente elevar la pierna de la mesa» o «Apriete las nalgas.»

Puntuación

Grado 1 (escaso): Es posible la palpación de cierta actividad contráctil en cualquiera de estos músculos, pero no se produce movimiento. La contracción del glúteo mayor origina un estrechamiento del pliegue glúteo.

Grado 0 (nulo): No se detecta actividad contráctil.

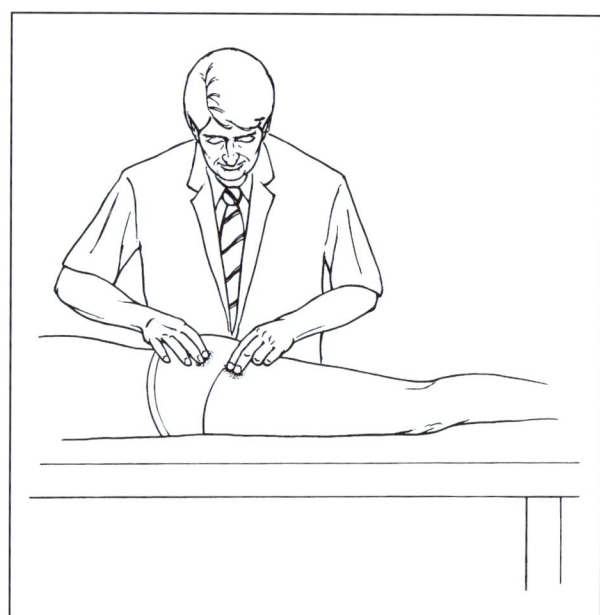

Figura 5-21

OBSERVACIONES

El fisioterapeuta debe tener en cuenta que los extensores de la cadera constituyen los músculos más potentes del cuerpo; la mayoría de los examinadores son incapaces de «romper» una extensión de cadera de grado 3. Debe prestarse atención para no sobrevalorar un músculo de grado 4.

EXTENSIÓN DE LA CADERA
(Glúteo mayor y músculos poplíteos)

TEST DE EXTENSIÓN DE LA CADERA PARA AISLAR EL GLÚTEO MAYOR

Grado 5 (normal), grado 4 (bien) y grado 3 (regular)

Posición del paciente: Decúbito prono, con la rodilla flexionada 90°. (*Nota:* Cuando existe una contractura que afecta a la flexión, no se realiza este test, sino el test descrito para la extensión, modificado para la tensión de flexión de la cadera [pág. 181].)

Posición del fisioterapeuta: De pie, al lado del miembro que se va a examinar, a la altura de la pelvis. (*Nota:* La figura muestra al examinador en el lado opuesto, para permitir la explicación clara de la prueba.) La mano para aplicar la resistencia se coloca sobre la porción posterior del muslo, inmediatamente por encima de la rodilla. La otra mano puede utilizarse para sujetar o mantener el alineamiento de la pelvis (Fig. 5-22).

Para el grado 3, la rodilla puede requerir estar sostenida en flexión (sujetándola por el tobillo).

Test: El paciente extiende la cadera, realizando el movimiento completo. La resistencia se aplica en sentido vertical hacia el suelo (para el grado 3 no se aplica ninguna resistencia).

Instrucciones al paciente: «Eleve el pie hacia el techo» o «Eleve la pierna manteniendo la rodilla doblada.»

Puntuación

Grado 5 (normal): El paciente realiza el movimiento completo y mantiene la posición del test frente a la máxima resistencia.

Grado 4 (bien): El paciente ejecuta el movimiento completo frente a una resistencia de fuerte a moderada.

Grado 3 (regular): El paciente ejecuta el movimiento completo y mantiene la posición sin resistencia (Fig. 5-23).

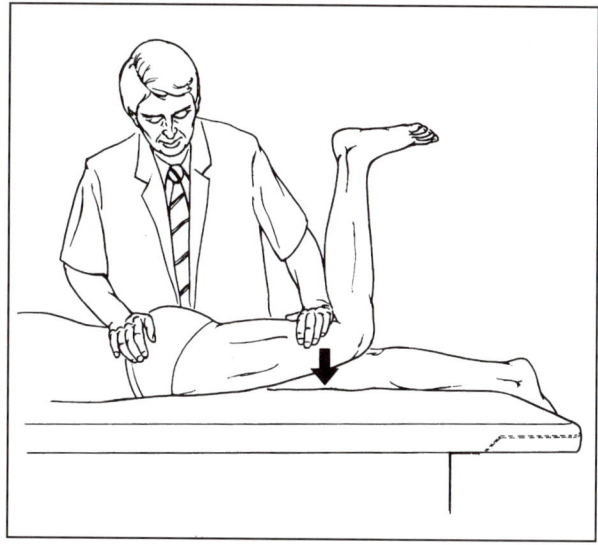

Figura 5-22

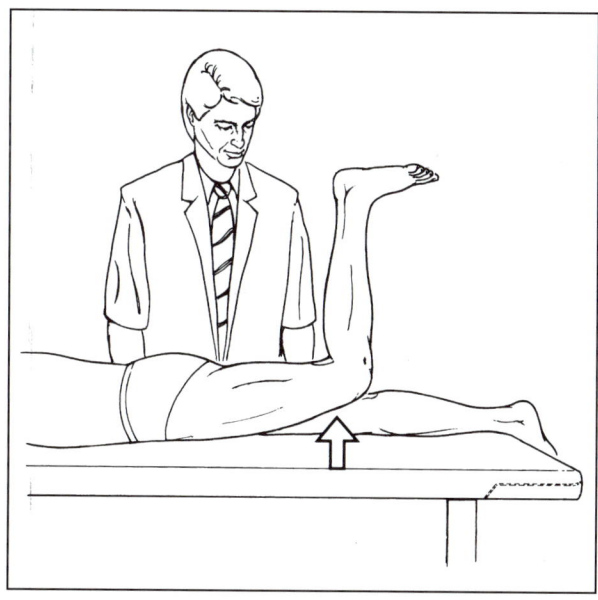

Figura 5-23

EXTENSIÓN DE LA CADERA
(Glúteo mayor y músculos poplíteos)

Grado 2 (mal)

Posición del paciente: Decúbito lateral, con el miembro que se va a examinar colocado arriba. Rodilla flexionada y sostenida por el examinador. La otra rodilla puede estar flexionada, para aumentar la estabilidad.

Posición del fisioterapeuta: De pie, por detrás del paciente, a la altura de los muslos. Sostiene la extremidad que se va a explorar con el antebrazo y la mano por debajo de la rodilla del paciente. La otra mano se coloca sobre la pelvis para mantener el alineamiento postural.

Test: El paciente extiende la cadera, con la rodilla sostenida en flexión.

Instrucciones al paciente: «Lleve la pierna hacia atrás, hacia mí.»

Puntuación

Grado 2 (mal): El paciente ejecuta el movimiento completo en esta posición de decúbito lateral.

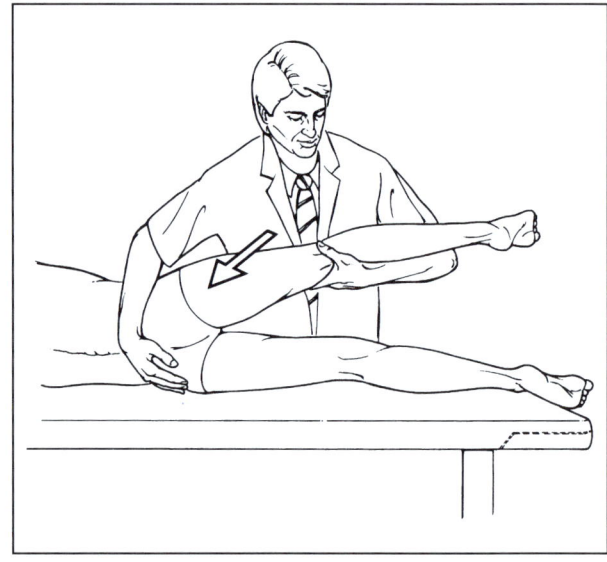

Figura 5-24

Grado 1 (escaso) y grado 0 (nulo)

Esta prueba es igual que para los grados 1 y 0 de la extensión de la cadera con todos los músculos (ver Fig. 5-21). El paciente se coloca en posición de prono e intenta extender la cadera o apretar las nalgas entre sí, mientras el fisioterapeuta palpa el glúteo mayor.

 OBSERVACIONES

La amplitud de la extensión de la cadera es menor cuando la rodilla está flexionada, debido a la tensión del recto anterior. Por este motivo se observa una disminución de la amplitud en los tests para aislar el glúteo mayor.

EXTENSIÓN DE LA CADERA
(Glúteo mayor y músculos poplíteos)

TESTS PARA LA EXTENSIÓN DE LA CADERA MODIFICADOS PARA LA TENSIÓN DE LA FLEXIÓN DE LA CADERA

Grado 5 (normal), grado 4 (bien) y grado 3 (regular)

Posición del paciente: De pie, con la cadera flexionada y con el torso en posición de prono, sobre una mesa (Fig. 5-25). Los brazos se utilizan para «abrazar» la mesa como sostén. La rodilla del otro miembro debe estar flexionada, para permitir a la extremidad a examen que se apoye sobre el suelo al inicio de la prueba.

Posición del fisioterapeuta: De pie, al lado del miembro que se va a examinar. (*Nota:* La Fig. 5-25 muestra al examinador en el lado opuesto, para permitir la explicación clara de la prueba.) La mano para aplicar la resistencia se coloca sobre la porción posterior del muslo, inmediatamente por encima de la rodilla. La otra mano puede utilizarse para sujetar o mantener el alineamiento de la pelvis (Fig. 5-22).

Test: El paciente extiende la cadera, realizando el movimiento completo, pero la amplitud es menor cuando la rodilla está flexionada (ver pág. 180). Manteniendo la rodilla en extensión, se examinan todos los músculos extensores; con la rodilla flexionada, se evalúa el glúteo mayor aislado.

La resistencia se aplica en sentido vertical hacia el suelo y hacia adelante.

Instrucciones al paciente: «Eleve el pie del suelo todo lo posible.»

Puntuación

Grado 5 (normal): El paciente realiza el movimiento completo y mantiene la posición del test frente a la máxima resistencia.

Grado 4 (bien): El paciente ejecuta el movimiento completo. (*Nota:* Debido a la potencia intrínseca de estos músculos, cuando presentan lesiones, son frecuentemente sobrevalorados.) Puede mantener la posición de la extremidad frente a una resistencia de fuerte a moderada.

Grado 3 (regular): El paciente ejecuta el movimiento completo y mantiene la posición sin resistencia.

Grado 2 (mal), grado 1 (escaso) y grado 0 (nulo)

Los pacientes con contracturas que afectan a la flexión de la cadera y con extensores lesionados (de grado inferior a 3) no se examinan de pie. La postura adecuada es decúbito lateral. Se realiza la prueba como la descrita para los músculos extensores en conjunto (ver pág. 177) o para el músculo glúteo mayor separado (ver pág. 179).

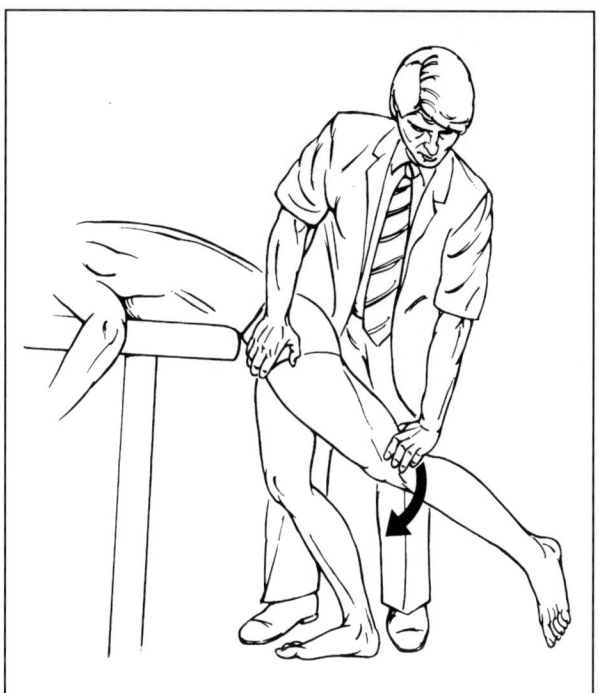

Figura 5-25

ABDUCCIÓN DE LA CADERA
(Glúteos mediano y menor)

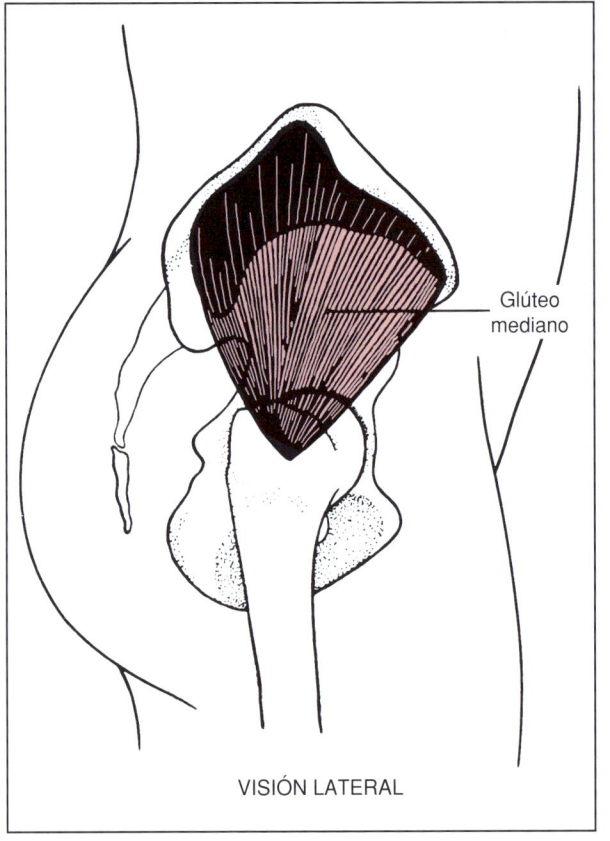

Figura 5-26

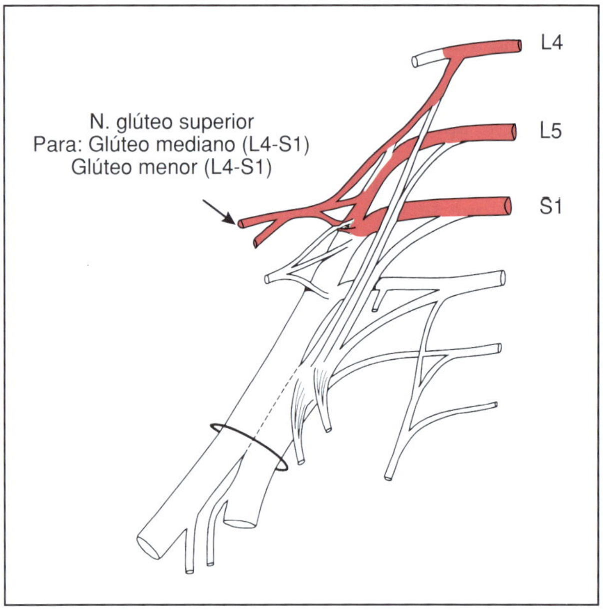

Figura 5-27

Tabla 5-4 ABDUCCIÓN DE LA CADERA		
Músculo	**Origen**	**Inserción**
183. Glúteo mediano	Ílion (superficie externa entre la cresta y la línea glútea posterior)	Fémur (trocánter mayor, cara) externa
	Aponeurosis glútea	
184. Glúteo menor	Ílion (superficie externa entre las líneas glúteas anterior e inferior)	Fémur (trocánter mayor, cara anterior)
	Escotadura ciática mayor	

Otros:
182. Glúteo mayor
185. Tensor de la fascia lata
195. Sartorio

Amplitud de movimiento:

De 0° a 45°.

ABDUCCIÓN DE LA CADERA
(Glúteos mediano y menor)

Grado 5 (normal), grado 4 (bien) y grado 3 (regular)

Posición del paciente: Decúbito lateral, con la extremidad que se va a examinar colocada encima. En la posición inicial, la extremidad está ligeramente extendida más allá de la línea media y la pelvis ligeramente rotada hacia adelante. La otra extremidad se flexiona para mantener la estabilidad.

Posición del fisioterapeuta: De pie, por detrás del paciente. La mano que ejerce la resistencia se coloca sobre la porción lateral de la rodilla. La otra mano palpa el glúteo mediano proximal al trocánter mayor del fémur (Fig. 5-28). (Para el grado 3 no se aplica resistencia.)

De forma alternativa, se puede aplicar la resistencia sobre el tobillo, para lograr una palanca de brazo más largo; así el paciente debe ejercer mayor fuerza para conseguir una puntuación de grados 5 ó 4. El examinador debe recordar que siempre utilice la misma palanca en una secuencia determinada de pruebas, para poder compararlas con pruebas sucesivas.

Para diferenciar los grados 5 y 4 se aplica primero una resistencia a nivel del tobillo y después sobre la rodilla.

Test: El paciente separa la cadera, realizando el movimiento completo, sin flexionar la cadera ni rotarla en ningún sentido. La resistencia se aplica en sentido vertical hacia el suelo.

Instrucciones al paciente: «Eleve la pierna en el aire. Manténgala así. No permita que la empuje hacia abajo.»

Puntuación

Grado 5 (normal): El paciente realiza el movimiento completo y mantiene la posición del test frente a la máxima resistencia.

Grado 4 (bien): El paciente ejecuta el movimiento completo frente a una resistencia de fuerte a moderada.

Grado 3 (regular): El paciente ejecuta el movimiento completo y mantiene la posición sin resistencia (Fig. 5-29).

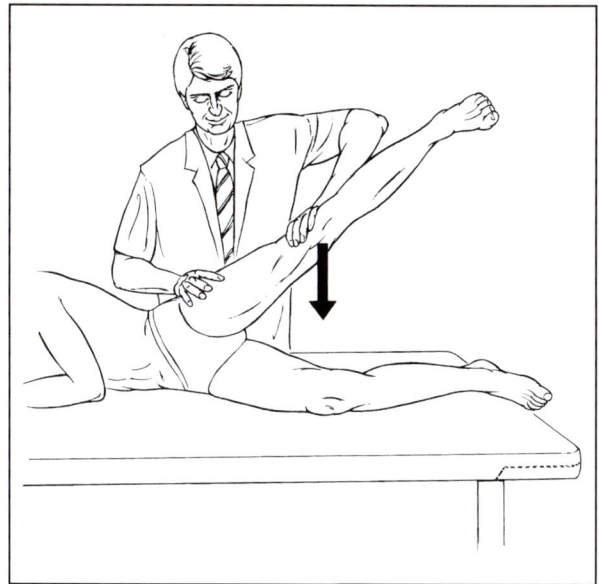

Figura 5-28

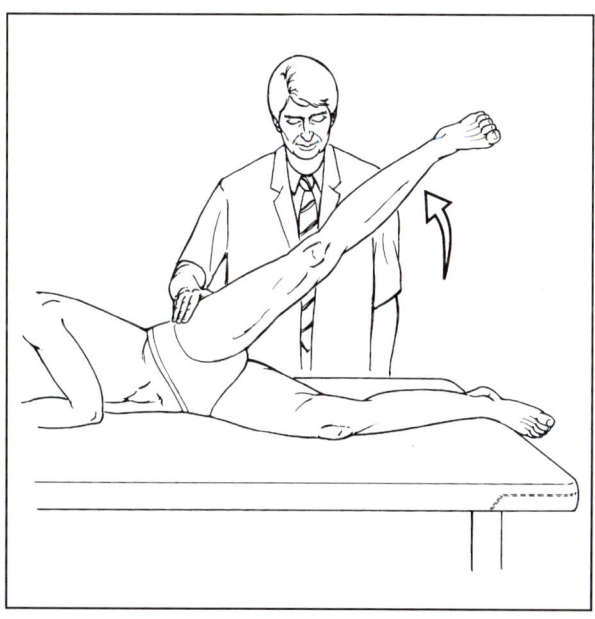

Figura 5-29

ABDUCCIÓN DE LA CADERA
(Glúteos mediano y menor)

Grado 2 (mal)

Posición del paciente: Decúbito supino.

Posición del fisioterapeuta: De pie, al lado de la extremidad que se va a explorar. Una mano sostiene y eleva el miembro, sosteniéndolo por debajo del tobillo, sólo lo suficiente para evitar el rozamiento de la extremidad con la mesa. La mano no ofrece resistencia ni debe utilizarse para este fin. Si la superficie es muy lisa, no será necesaria esta elevación (Fig. 5-30).

La otra mano palpa el glúteo mediano, inmediatamente proximal al trocánter mayor del fémur.

Test: El paciente separa la cadera y realiza el movimiento completo.

Instrucciones al paciente: «Lleve la pierna hacia fuera. Mantenga la rodilla señalando al techo.»

Puntuación

Grado 2 (mal): El paciente ejecuta el movimiento completo, sin oponerse ninguna resistencia y con rozamiento mínimo o nulo.

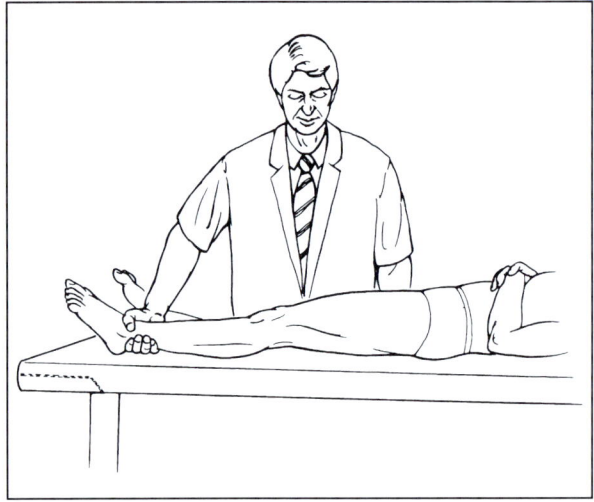

Figura 5-30

Grado 1 (escaso) y grado 0 (nulo)

Posición del paciente: Decúbito supino.

Posición del fisioterapeuta: De pie, en el lado de la extremidad a examen, a la altura del muslo. (*Nota:* La Fig. 5-31 muestra al examinador situado en el lado opuesto, con la finalidad de mejorar la explicación del esquema.) Una mano sostiene la extremidad por debajo del tobillo, inmediatamente por encima de los maleolos. La mano no debe ofrecer ni resistencia ni ayuda al movimiento (Fig. 5-31). El glúteo mediano se palpa sobre la porción lateral de la cadera, inmediatamente por encima del trocánter mayor.

Test: El paciente intenta separar la cadera.

Instrucciones al paciente: «Intente llevar la pierna hacia fuera.»

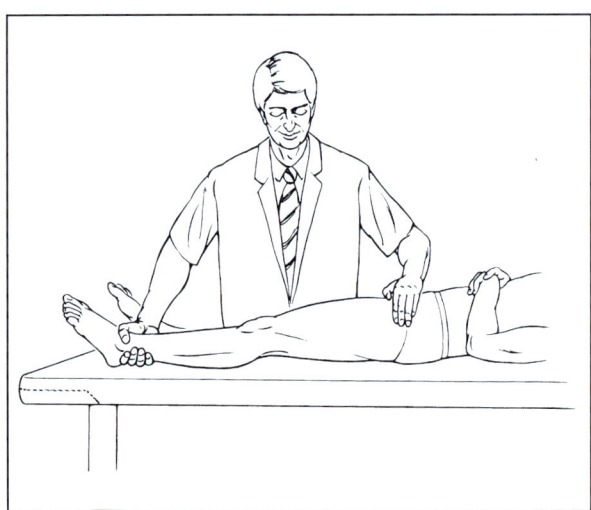

Figura 5-31

Puntuación

Grado 1 (escaso): Es posible la palpación de cierta actividad contráctil en el glúteo mediano, pero no se produce movimiento.

Grado 0 (nulo): No se detecta actividad contráctil.

ABDUCCIÓN DE LA CADERA
(Glúteos mediano y menor)

SUSTITUCIONES EN LA EXPLORACIÓN DE LA ABDUCCIÓN DE LA CADERA

1. Sustitución de la elevación de la cadera: El paciente puede elevar la cadera aproximando la pelvis al tórax, utilizando los músculos laterales del tronco, que desplazan parcialmente la extremidad en abducción (Fig. 5-32). Este movimiento se detecta observando la porción lateral del tronco y la cadera (mueven lateralmente la ropa) y palpando el glúteo mediano sobre el trocánter.
2. Sustitución de la rotación externa y la flexión: El paciente puede intentar realizar una rotación externa durante el movimiento de abducción (Fig. 5-33). Esto permite el movimiento oblicuo de los flexores de la cadera para sustituir al glúteo mediano.
3. Sustitución por el tensor de la fascia lata: Si se permite que la prueba se inicie con una flexión activa o pasiva de la cadera, es posible que el tensor de la fascia lata separe la cadera.

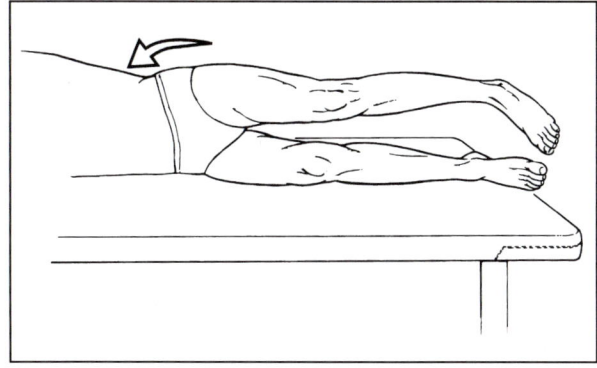

Figura 5-32

 OBSERVACIONES

1. Es posible que el examinador no sea capaz de «romper» la postura de un músculo de grado 5, y muchos de ellos tampoco la de un grado 4. La enorme potencia de estos músculos puede enmascarar una lesión significativa en el músculo de grado 4. Para solventar en parte este problema se suele aplicar la resistencia sobre el tobillo, más fácilmente que sobre la rodilla.
2. Es prácticamente imposible poder palpar una actividad contráctil mínima a través de la ropa (éste constituye uno de los principios básicos de la exploración manual de los músculos).
3. Cuando el paciente se encuentra en decúbito supino, el peso de la extremidad contraria estabiliza la pelvis. Por este motivo no es necesario utilizar una mano para estabilizar la extremidad contralateral.

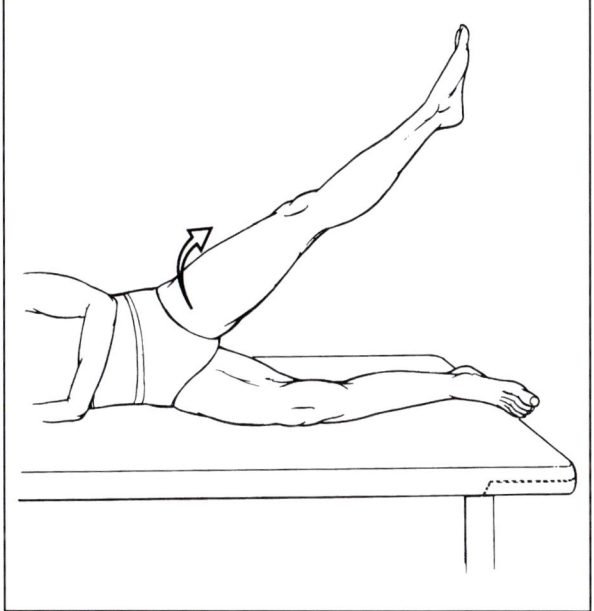

Figura 5-33

ABDUCCIÓN DE LA CADERA FLEXIONADA
(Tensor de la fascia lata)

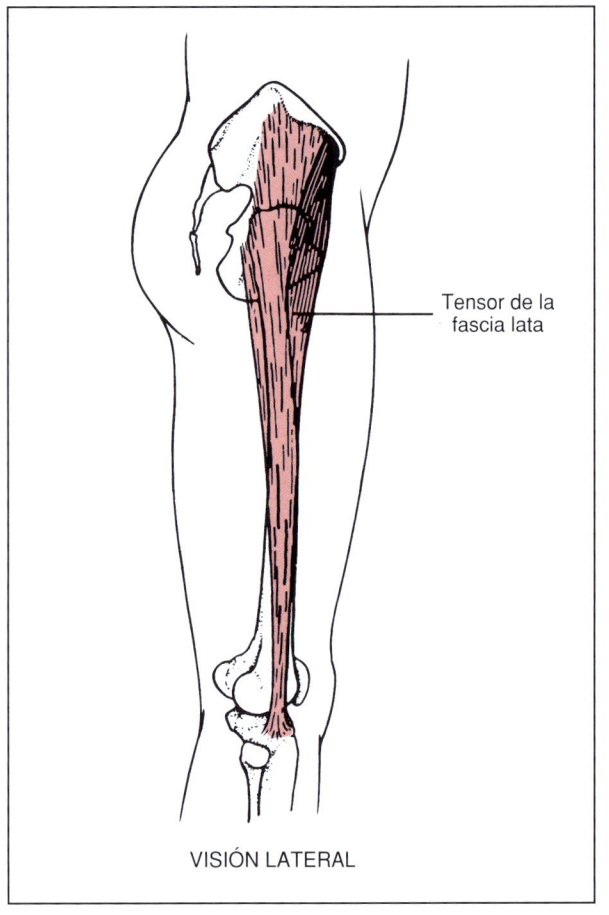

Figura 5-34

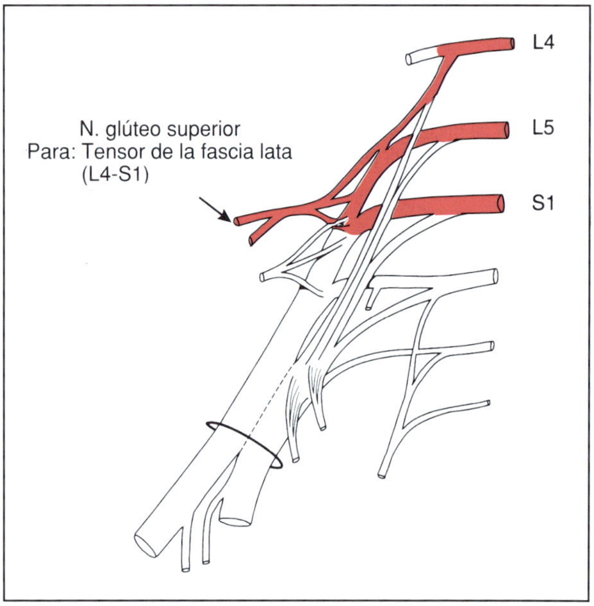

Figura 5-35

Tabla 5-5	ABDUCCIÓN DE LA CADERA FLEXIONADA	
Músculo	**Origen**	**Inserción**
185. Tensor de la fascia lata	Cresta ilíaca Espina ilíaca anterosuperior	Banda iliotibial

Otros:
183. Glúteo mediano
184. Glúteo menor
195. Sartorio

Amplitud de movimiento:

Músculo de dos articulaciones. No es posible asignar una amplitud específica de movimiento al tensor aislado.

ABDUCCIÓN DE LA CADERA FLEXIONADA
(Tensor de la fascia lata)

Grado 5 (normal), grado 4 (bien) y grado 3 (regular)

Posición del paciente: Decúbito lateral. La extremidad que reposa encima (la que se va a examinar) está flexionada 45° y se coloca atravesada sobre la extremidad opuesta, con el pie apoyado sobre la mesa (Fig. 5-36).

Posición del fisioterapeuta: De pie, por detrás del paciente, a la altura de la pelvis. La mano que ejerce la resistencia se coloca sobre la superficie lateral del muslo, inmediatamente por encima de la rodilla. La otra mano estabiliza la posición y se coloca sobre la cresta ilíaca (Fig. 5-37).

Test: El paciente abduce la cadera, realizando un movimiento de aproximadamente 30° de amplitud. La resistencia se aplica en sentido vertical hacia abajo (hacia el suelo), desde la superficie lateral de la porción distal del fémur. Para el grado 3 no se aplica resistencia.

Instrucciones al paciente: «Eleve la pierna y manténgala así. No permita que la empuje hacia abajo.»

Puntuación

Grado 5 (normal): El paciente realiza el movimiento completo; mantiene la posición final frente a la máxima resistencia.

Grado 4 (bien): El paciente ejecuta el movimiento completo y lo mantiene frente a una resistencia de fuerte a moderada.

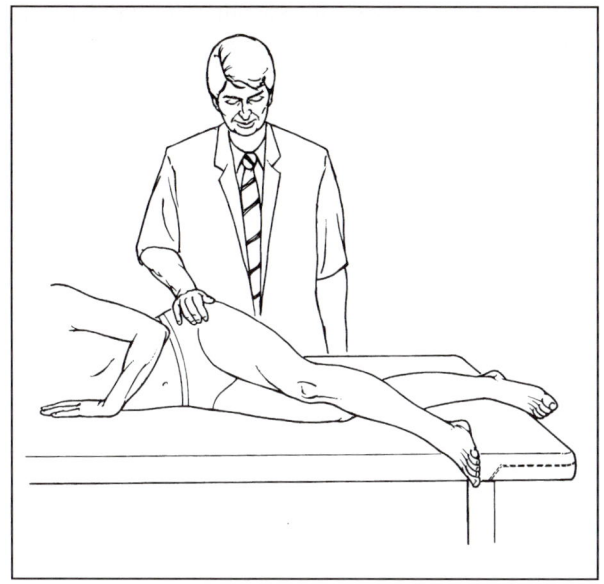

Figura 5-36

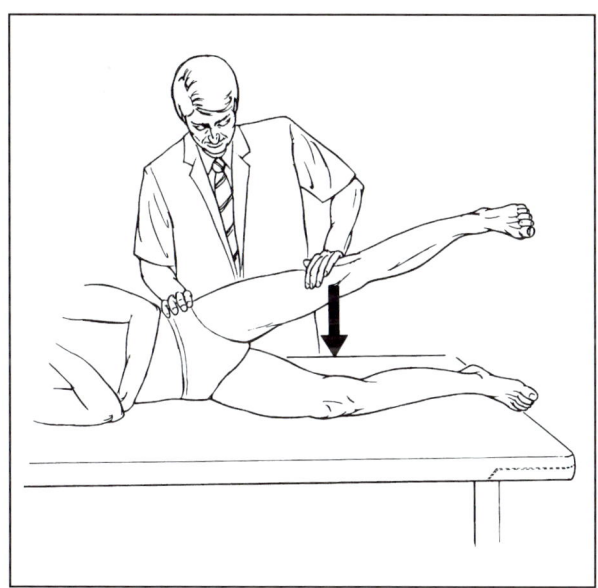

Figura 5-37

ABDUCCIÓN DE LA CADERA FLEXIONADA
(Tensor de la fascia lata)

Grado 3 (regular): El paciente ejecuta el movimiento completo y mantiene la posición final sin resistencia (Fig. 5-38).

Grado 2 (mal)

Posición del paciente: Sentado, con las piernas completamente apoyadas sobre la mesa, y sostiene el tronco colocando las manos por detrás, apoyándolas sobre la mesa. El tronco puede permanecer inclinado hacia atrás hasta 45° desde la vertical (Fig. 5-39).

Posición del fisioterapeuta: De pie, al lado de la extremidad que se va a examinar. (*Nota:* La Fig. 5-39 muestra al examinador en el lado opuesto, para permitir la explicación clara de la prueba.) Una mano sostiene la extremidad por debajo del tobillo; esta mano se utiliza para disminuir el rozamiento con la superficie cuando el paciente realice el movimiento, pero no ejerce resistencia ni ayuda al movimiento.

Test: El paciente realiza la abducción de la cadera, con una amplitud de 30°.

Instrucciones al paciente: «Desplace la pierna lateralmente hacia fuera.»

Puntuación

Grado 2 (mal): El paciente ejecuta el movimiento completo, de 30° de amplitud.

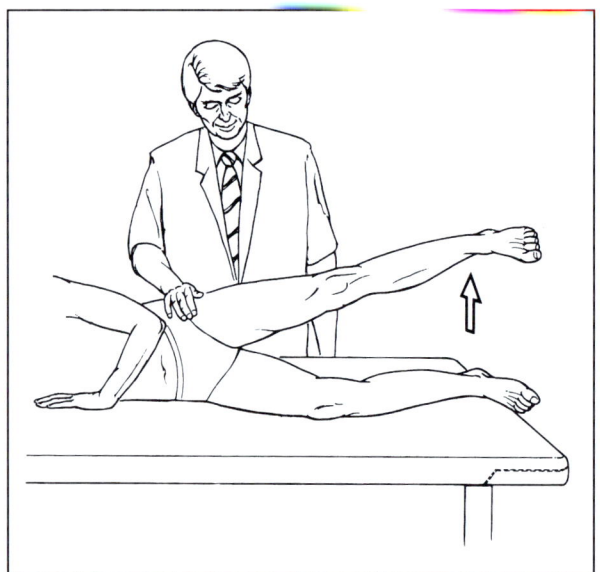

Figura 5-38

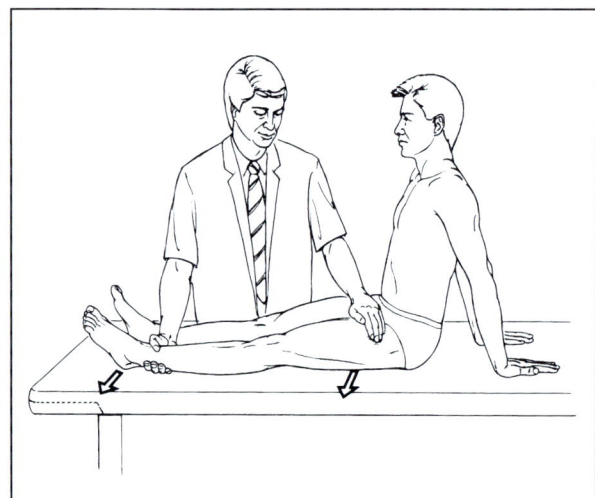

Figura 5-39

ABDUCCIÓN DE LA CADERA FLEXIONADA
(Tensor de la fascia lata)

Grado 1 (escaso) y grado 0 (nulo)

Posición del paciente: Sentado, con las piernas completamente apoyadas sobre la mesa.

Posición del fisioterapeuta: Una mano palpa la inserción del tensor, a nivel de la porción lateral de la rodilla. La otra mano palpa el Tensor en la porción anterolateral del muslo (Fig. 5-40).

Test: El paciente intenta realizar la abducción de la cadera.

Instrucciones al paciente: «Intente desplazar la pierna lateralmente hacia fuera.»

Puntuación

Grado 1 (escaso): Es posible la palpación de cierta actividad contráctil, pero no se produce movimiento.

Grado 0 (nulo): No se detecta actividad contráctil.

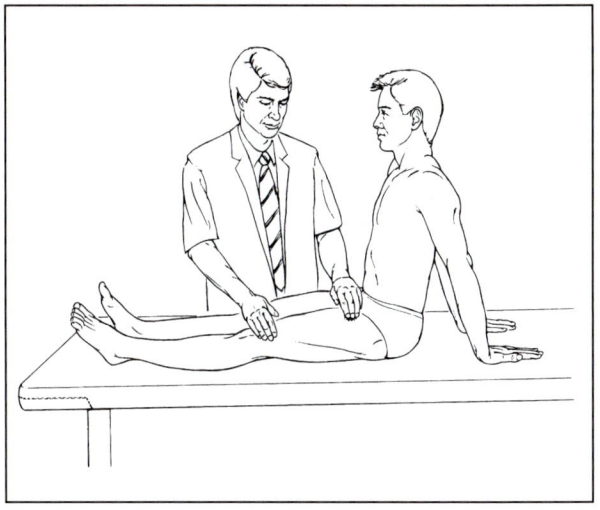

Figura 5-40

ADUCCIÓN DE LA CADERA
(Aproximadores mayor, menor y mediano; pectíneo y recto interno del muslo)

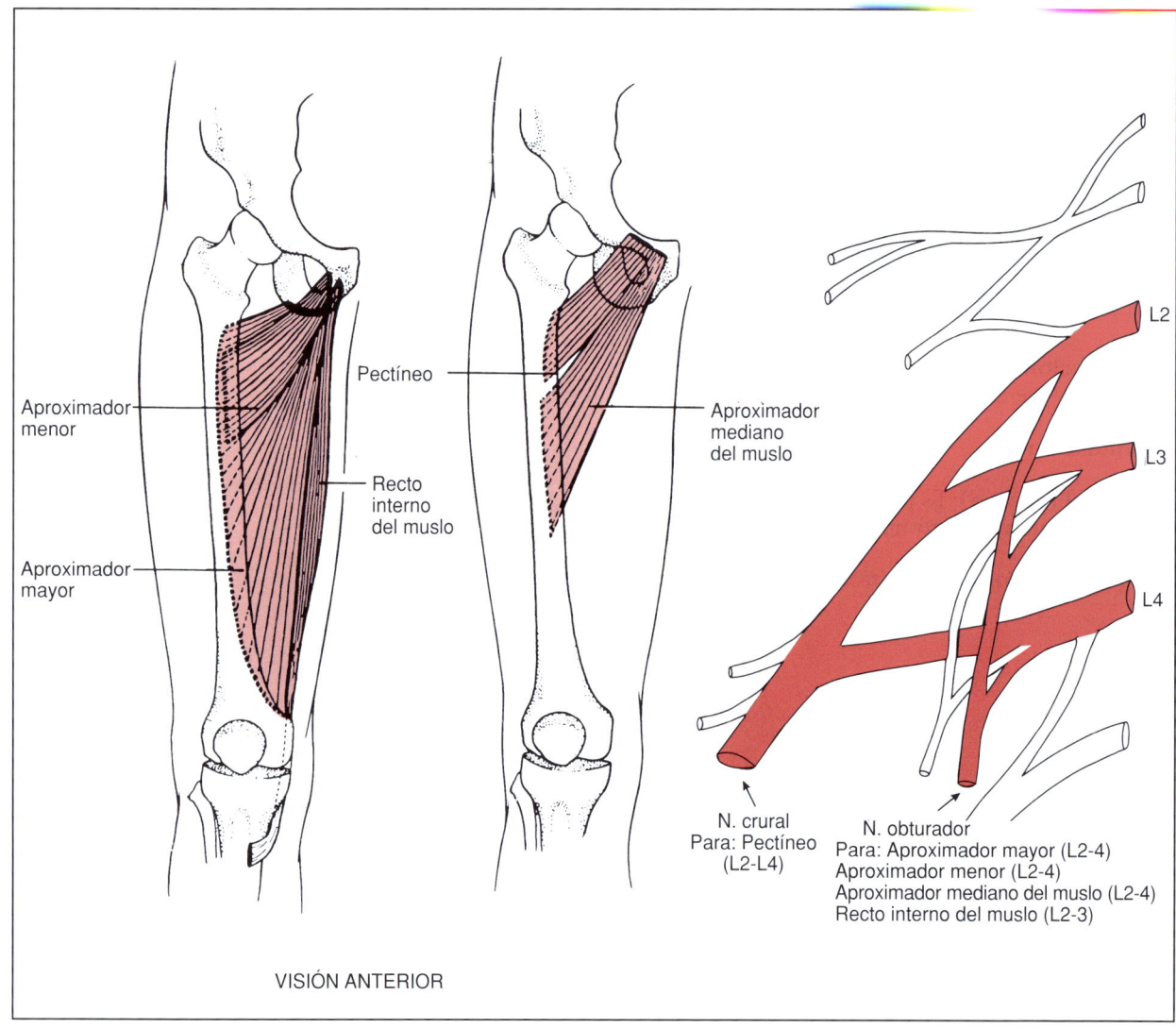

Figura 5-41   Figura 5-42   Figura 5-43

Tabla 5-6	ADUCCIÓN DE LA CADERA	
Músculo	Origen	Inserción
181. Aproximador mayor	Tuberosidad isquiática Pubis (rama inferior) Rama del ísquion	Fémur (línea áspera y tubérculo aductor sobre el cóndilo medial)
180. Aproximador menor	Pubis (cuerpo y rama inferior)	Fémur (línea áspera) y cresta pectínea distal
179. Aproximador mediano del muslo	Pubis (cresta anterior)	Fémur (línea áspera)
177. Pectíneo	Pubis (línea pectínea)	Fémur y cresta pectínea (posterior)
178. Recto interno del muslo	Pubis (cuerpo y rama inferior)	Tibia (eje distal al cóndilo interno)

Amplitud de movimiento:

De 0º a 15-20º.

ADUCCIÓN DE LA CADERA
(Aproximadores mayor, menor y mediano; pectíneo y recto interno del muslo)

Grado 5 (normal), grado 4 (bien) y grado 3 (regular)

Posición del paciente: Decúbito lateral, con la extremidad que se va a examinar colocada debajo. La extremidad colocada encima está en posición de 25° de abducción, sostenida por el examinador con el antebrazo, con la mano sobre la superficie medial de la rodilla (Fig. 5-44).

Posición del fisioterapeuta: De pie, por detrás del paciente, a la altura de las rodillas. La mano que ejerce la resistencia en la extremidad a examinar se coloca sobre la superficie medial de la porción distal del fémur, inmediatamente proximal a la articulación de la rodilla. La resistencia se ejerce en sentido vertical hacia abajo, hacia la mesa (Fig. 5-45).

Test: El paciente aproxima la cadera hasta que la extremidad situada debajo contacta con la otra.

Instrucciones al paciente: «Eleve la pierna de debajo hasta la otra. Manténgala así. No permita que la empuje hacia abajo.»

Puntuación

Grado 5 (normal): El paciente realiza el movimiento completo y mantiene la posición del test frente a la máxima resistencia.

Grado 4 (bien): El paciente ejecuta el movimiento completo frente a una resistencia de fuerte a moderada.

Grado 3 (regular): El paciente ejecuta el movimiento completo y mantiene la posición sin resistencia (Fig. 5-46).

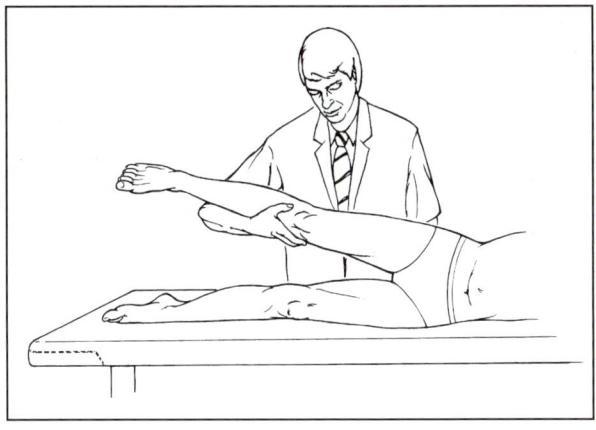

Figura 5-44

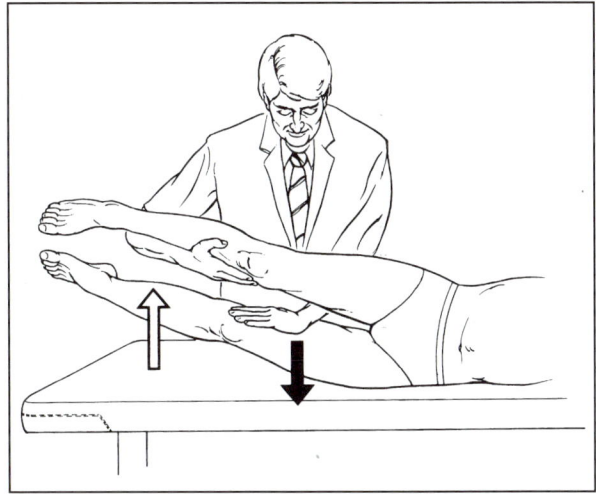

Figura 5-45

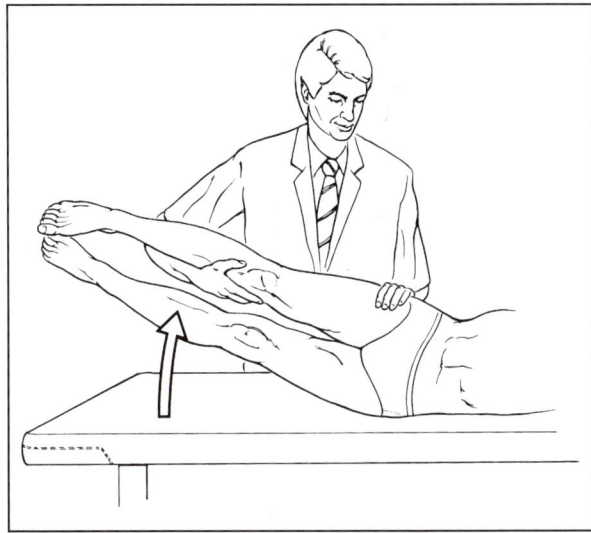

Figura 5-46

ADUCCIÓN DE LA CADERA
(Aproximadores mayor, menor y mediano; pectíneo y recto interno del muslo)

Grado 2 (mal)

Posición del paciente: Decúbito supino. La extremidad que no se va a examinar se mantiene con una ligera abducción, para evitar que interfiera sobre el movimiento de la que se va a explorar.

Posición del fisioterapeuta: De pie, al lado de la extremidad que se va a explorar, a la altura de la rodilla. Una mano sostiene y eleva el miembro, sosteniéndolo por debajo del tobillo, sólo lo suficiente para evitar el rozamiento de la extremidad con la mesa (Fig. 5-47). La mano no ofrece resistencia ni ayuda al movimiento. La otra mano palpa la masa muscular de los aductores, sobre la cara interna de la porción proximal del muslo.

Test: El paciente aproxima la cadera, sin rotarla.

Instrucciones al paciente: «Lleve la pierna hacia la otra.»

Puntuación

Grado 2 (mal): El paciente ejecuta el movimiento completo, ralizando la aducción.

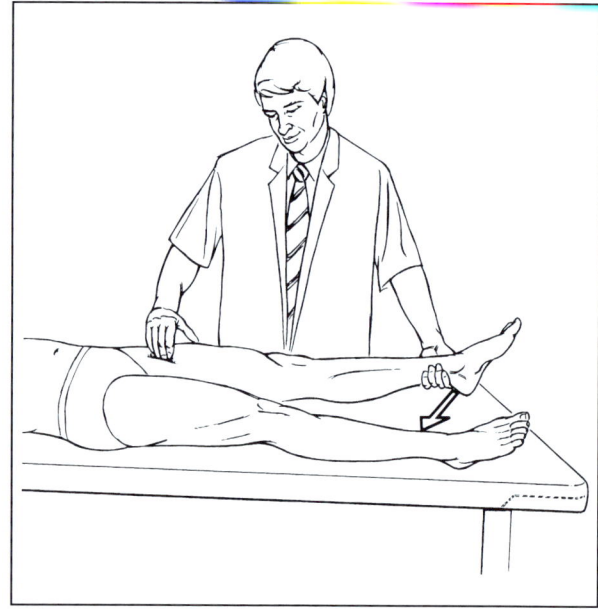

Figura 5-47

Grado 1 (escaso) y grado 0 (nulo)

Posición del paciente: Decúbito supino.

Posición del fisioterapeuta: De pie, en el lado de la extremidad a examen. Una mano sostiene la extremidad por debajo del tobillo. La otra mano palpa la masa de los músculos aductores sobre la cara medial de la porción proximal del muslo (Fig. 5-48).

Test: El paciente intenta aproximar la cadera.

Instrucciones al paciente: «Intente llevar la pierna hacia dentro.»

Puntuación

Grado 1 (escaso): Es posible la palpación de cierta actividad contráctil, pero no se produce movimiento.

Grado 0 (nulo): No se detecta actividad contráctil.

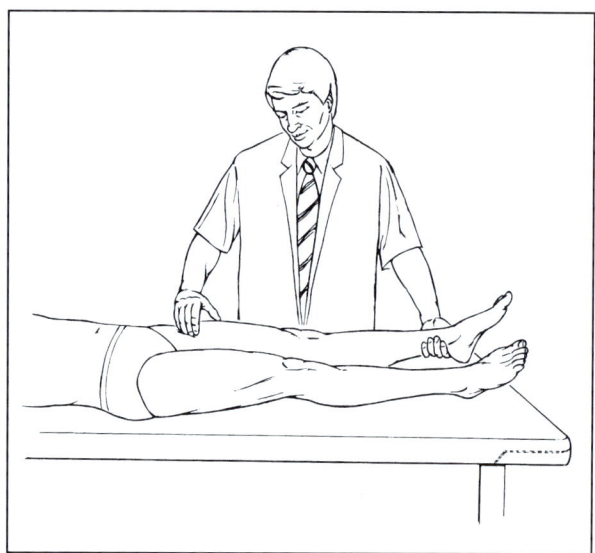

Figura 5-48

ADUCCIÓN DE LA CADERA
(Aproximadores mayor, menor y mediano; pectíneo y recto interno del muslo)

SUSTITUCIONES DE LA ADUCCIÓN DE LA CADERA

1. Sustitución por la flexión de la cadera: El paciente puede intentar sustituir los aductores por los flexores de la cadera, realizando una rotación interna de la cadera, ladeando la pelvis hacia atrás (Fig. 5-49). El paciente intentará girar hacia la postura de decúbito supino desde decúbito lateral. Es necesario que mantenga esta última posición para que el test sea exacto.

2. Sustitución por los músculos poplíteos: El paciente intenta sustituir los aductores por los músculos poplíteos, rotando externamente la cadera que se está explorando, ladeando la pelvis hacia adelante. El paciente tratará de colocarse en decúbito prono. De nuevo aquí también es importante que mantenga la postura inicial.

OBSERVACIONES

En la posición de decúbito supino, en las pruebas para los grados 2, 1 y 0, el peso de la extremidad opuesta estabiliza la pelvis y por tanto, no se requiere estabilización manual de la cadera que no se está explorando.

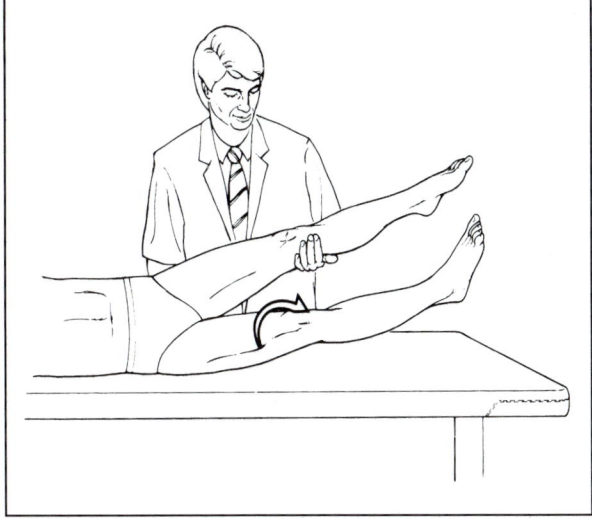

Figura 5-49

ROTACIÓN EXTERNA DE LA CADERA
(Obturadores interno y externo, géminos superior e inferior piramidal de la pelvis, cuadrado crural y glúteo mayor [posterior])

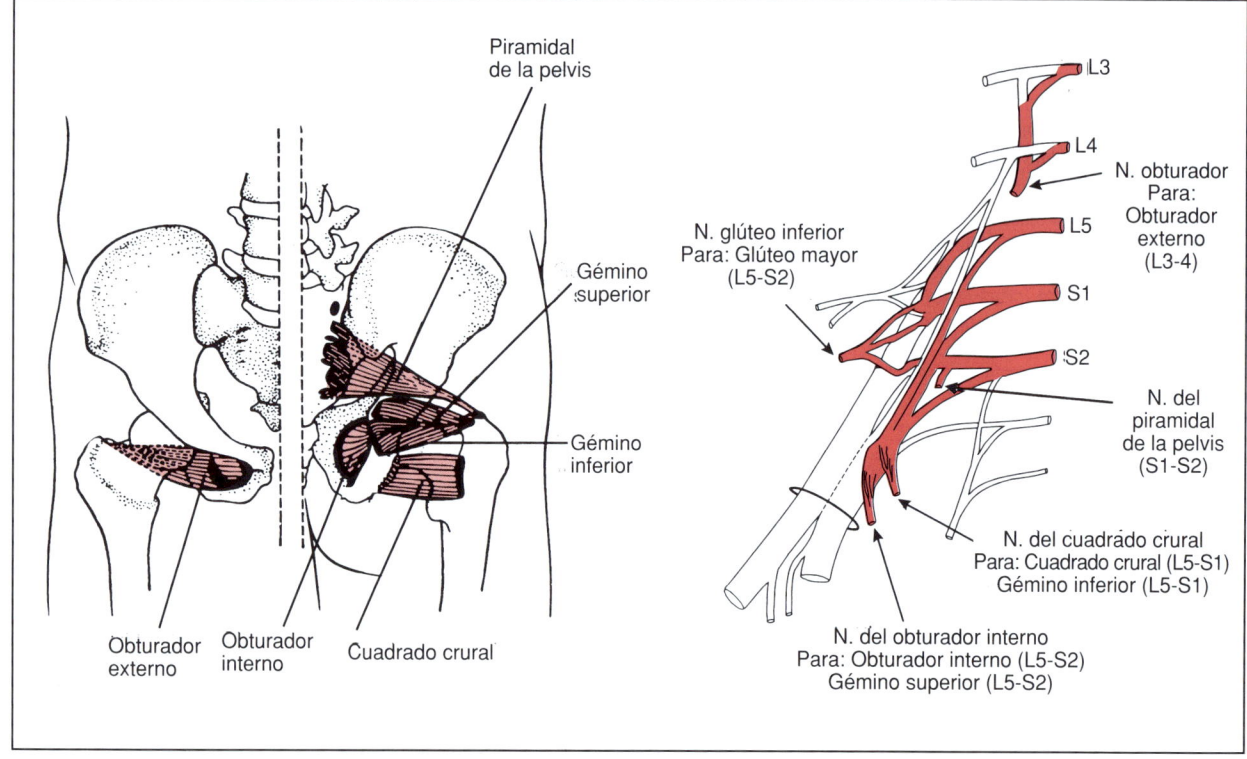

Figura 5-50   Figura 5-51   Figura 5-52

Tabla 5-7	ROTACIÓN EXTERNA DE LA CADERA	
Músculo	**Origen**	**Inserción**
188. Obturador externo	Isquion y pubis (agujero obturador, lado medial y membrana obturatriz)	Fémur (fosa trocantérica)
187. Obturador interno	Pubis (rama inferior) Isquion (rama inferior) Isquion y pubis (agujero obturador, lado interno y membrana)	Fémur (trocánter mayor)
191. Cuadrado crural	Tuberosidad isquiática	Fémur (tubérculo del cuadrado)
186. Piramidal de la pelvis	Sacro (anterior) Ílion (escotadura ciática) Ligamento sacrotuberoso	Fémur (trocánter mayor)
189. Gémino superior	Isquion (espina)	Fémur (trocánter mayor)
190. Gémino inferior	Tuberosidad isquiática	Fémur (trocánter mayor)
182. Glúteo mayor	Ílion (línea glútea posterior) Sacro (posterior) Cóccix (posterior) Ligamento sacrotuberoso Fascia de dos espinales	Fémur (cresta glútea mayor) Banda iliotibial

Otros:
192. Bíceps crural (cabeza larga)
195. Sartorio

Amplitud de movimiento:

De 0° a 45°.

ROTACIÓN EXTERNA DE LA CADERA
(Obturadores interno y externo, géminos superior e inferior, piramidal de la pelvis, cuadrado crural y glúteo mayor [posterior])

Grado 5 (normal), grado 4 (bien) y grado 3 (regular)

Posición del paciente: Sentado. El tronco puede sostenerse colocando las palmas o los puños de las manos sobre la mesa (Fig. 5-53).

Posición del fisioterapeuta: Sentado en un taburete bajo o de rodillas, junto a la extremidad que se va a examinar. La mano que ejerce la resistencia sostiene el tobillo inmediatamente por encima del maleolo. La resistencia se ejerce en sentido lateral, sobre el tobillo (Fig. 5-53).
La otra mano, que aplica una contrarresistencia, sujeta la porción lateral del muslo, distalmente, inmediatamente por encima de la rodilla. La resistencia se aplica medialmente a nivel del tobillo. Ambas fuerzas se aplican en sentidos opuestos para este movimiento de rotación (Fig. 5-53).

Test: El paciente rota externamente la cadera. En este test es preferible que el examinador muestre al paciente la posición final, en lugar de pedirle que realice el movimiento.

Instrucciones al paciente: «No permita que empuje la pierna hacia fuera.»

Puntuación

Grado 5 (normal): El paciente mantiene la posición del test frente a la máxima resistencia.

Grado 4 (bien): El paciente mantiene la posición frente a una resistencia de fuerte a moderada.

Grado 3 (regular): El paciente mantiene la posición, pero no tolera ninguna resistencia (Fig. 5-54).

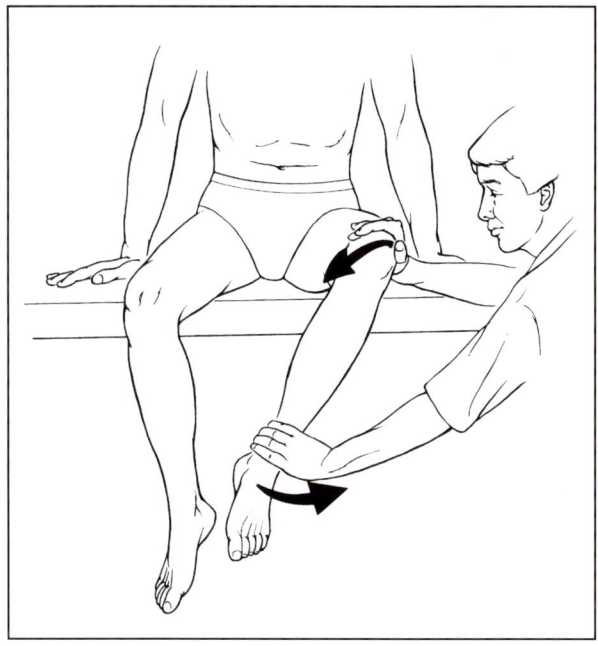

Figura 5-53

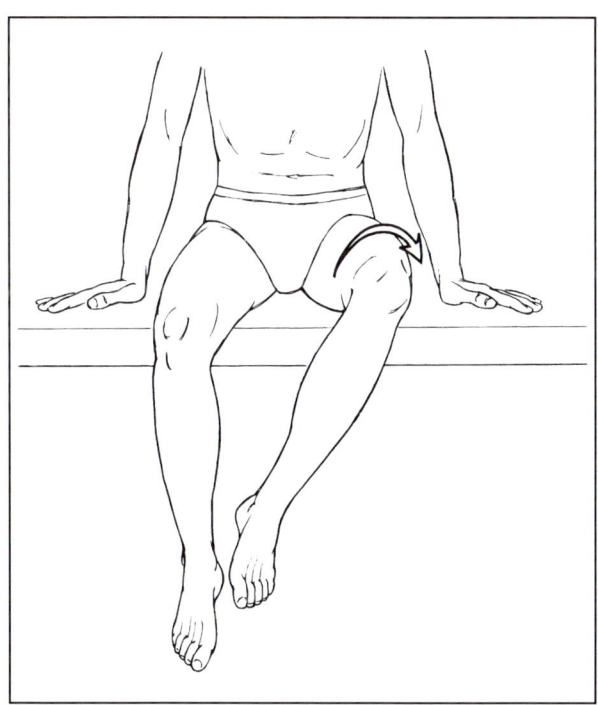

Figura 5-54

ROTACIÓN EXTERNA DE LA CADERA
(Obturadores interno y externo, géminos superior e inferior, piramidal de la pelvis, cuadrado crural y glúteo mayor [posterior])

Grado 2 (mal)

Posición del paciente: Decúbito supino. La extremidad que se va a examinar se mantiene en rotación interna.

Posición del fisioterapeuta: De pie, al lado de la extremidad que se va a explorar.

Test: El paciente rota la cadera hacia fuera con toda la amplitud del movimiento (Fig. 5-55). Una mano puede utilizarse para mantener el alineamiento pélvico, colocándola en la porción lateral de la cadera.

Instrucciones al paciente: «Lleve la pierna hacia fuera.»

Puntuación

Grado 2 (mal): El paciente ejecuta el movimiento completo, ralizando la rotación externa.

Test alternativo para el grado 2: Con el paciente sentado, el fisioterapeuta coloca la pierna en rotación interna máxima. Después se le pide que coloque activamente la extremidad en posición de equilibrio, frente a una ligera resistencia. El examinador debe asegurarse que no predomina la fuerza de la gravedad. Cuando se realiza correctamente este movimiento se le asigna el grado 2.

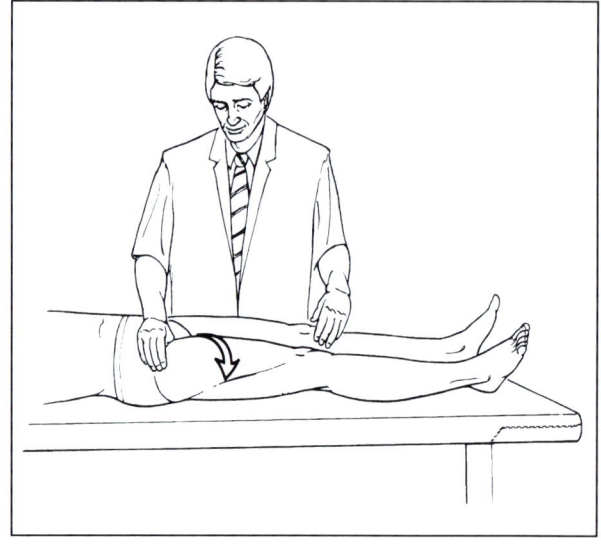

Figura 5-55

ROTACIÓN EXTERNA DE LA CADERA
(Obturadores interno y externo, géminos superior e inferior, piramidal de la pelvis, cuadrado crural y glúteo mayor [posterior])

Grado 1 (escaso) y grado 0 (nulo)

Posición del paciente: Decúbito supino, con la extremidad colocada en rotación interna.

Posición del fisioterapeuta: De pie, en el lado de la extremidad a examen.

Test: El paciente intenta rotar la cadera hacia fuera.

Instrucciones al paciente: «Intente girar la pierna hacia fuera.»

Puntuación

Grado 1 (escaso) y grado 0 (nulo): No es posible la palpación de los músculos rotadores externos, excepto el glúteo mayor. Cuando se detecta cierto movimiento (actividad contráctil) se asigna el grado 1; por el contrario, ante la duda, se asigna el grado 0 cuando no se observa ninguna evidencia de movimiento o contracción.

OBSERVACIONES

1. Existe una gran variación en la amplitud de la rotación externa de la cadera que se considera normal. No obstante es obligado conocer la amplitud exacta que puede realizar un individuo (en cada postura de la prueba) antes de llevar a cabo una exploración manual muscular.
2. Existe una mayor amplitud de movimiento de la cadera cuando ésta está flexionada que cuando está en extensión, debido, probablemente, a la relajación de las estructuras articulares.
3. En los tests que se realizan sentados no se debe permitir al paciente que ejecute los siguientes movimientos, para que no dificulten o distorsionen la visualización de la prueba:
   a) Elevación de la nalga contralateral de la mesa o ladearse en cualquier dirección para elevar la pelvis.
   b) Aumento de la flexión de la rodilla de la extremidad que explora.
   c) Abducción de la cadera que se examina.
4. En la prueba en decúbito supino para el grado 3, cuando la cadera sobrepasa la línea media al rotar, se ejerce una mínima resistencia, para compensar la ayuda de la gravedad al movimiento.

ROTACIÓN INTERNA DE LA CADERA
(Glúteos menor y mediano, tensor de la fascia lata)

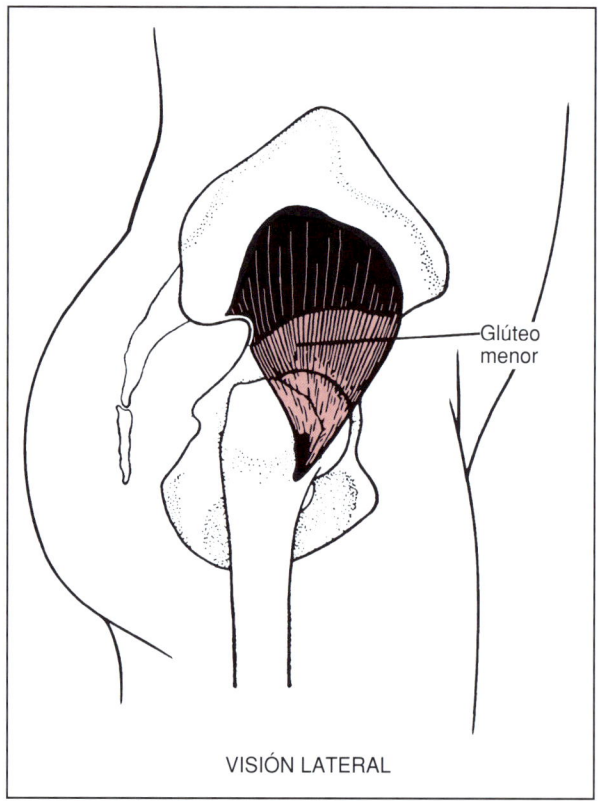

Figura 5-56 — VISIÓN LATERAL

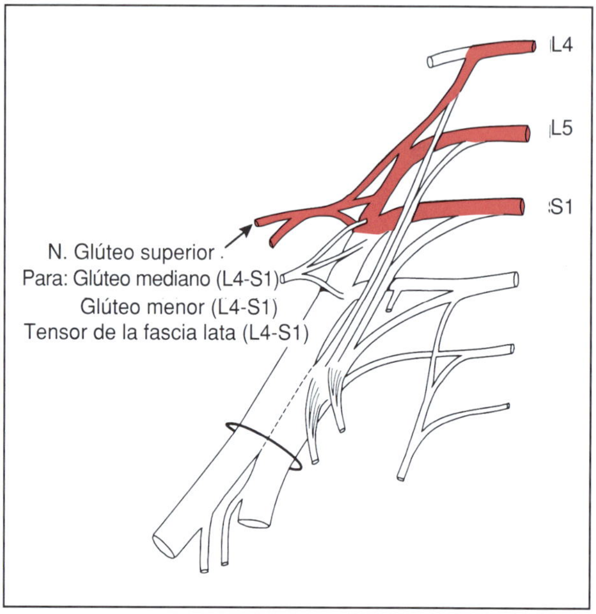

Figura 5-57

N. Glúteo superior
Para: Glúteo mediano (L4-S1)
Glúteo menor (L4-S1)
Tensor de la fascia lata (L4-S1)

Tabla 5-8	ROTACIÓN INTERNA DE LA CADERA	
Músculo	**Origen**	**Inserción**
184. Glúteo menor	Ílion (superficie externa entre las líneas glúteas anterior e inferior)	Fémur (trocánter mayor) cara anterior
	Escotadura ciática mayor	Expansión aponeurótica para la cápsula de la artic. de la cadena
185. Tensor de la fascia lata	Cresta ilíaca	Banda iliotibial
	EIAS	Fémur (trocánter mayor) cara lateral de la cresta oblicua
	Ílion (superficie externa entre la cresta y la línea glútea posterior)	

Otros:
183. Glúteo mediano (fibras anteriores)
193. Semitendinoso
194. Semimembranoso

Amplitud de movimiento:

De 0° a 45°.

ROTACIÓN INTERNA DE LA CADERA
(Glúteos menor y mediano, tensor de la fascia lata)

Grado 5 (normal), grado 4 (bien) y grado 3 (regular)

Posición del paciente: Sentado. Los brazos pueden utilizarse para sostener el tronco, a los lados, o bien se cruzan sobre el pecho.

Posición del fisioterapeuta: Sentado en un taburete bajo o de rodillas, frente al paciente. La mano que ejerce la resistencia sostiene el tobillo inmediatamente por encima del maleolo (Fig. 5-58). La resistencia se ejerce (sólo para los grados 5 y 4) en sentido medial, sobre el tobillo.
La otra mano, que aplica una contrarresistencia, sujeta la porción medial del muslo, distalmente, inmediatamente por encima de la rodilla. La resistencia se aplica lateralmente a nivel del tobillo. Ambas fuerzas se aplican en sentidos opuestos.

Test: El examinador debe mostrar al paciente la posición final de rotación interna, para obtener mejores resultados de la prueba (Fig. 5-58).

Puntuación

Grado 5 (normal): El paciente mantiene la posición final del test frente a la máxima resistencia.

Grado 4 (bien): El paciente mantiene la posición frente a una resistencia de fuerte a moderada.

Grado 3 (regular): El paciente mantiene la posición, pero no tolera ninguna resistencia (Fig. 5-59).

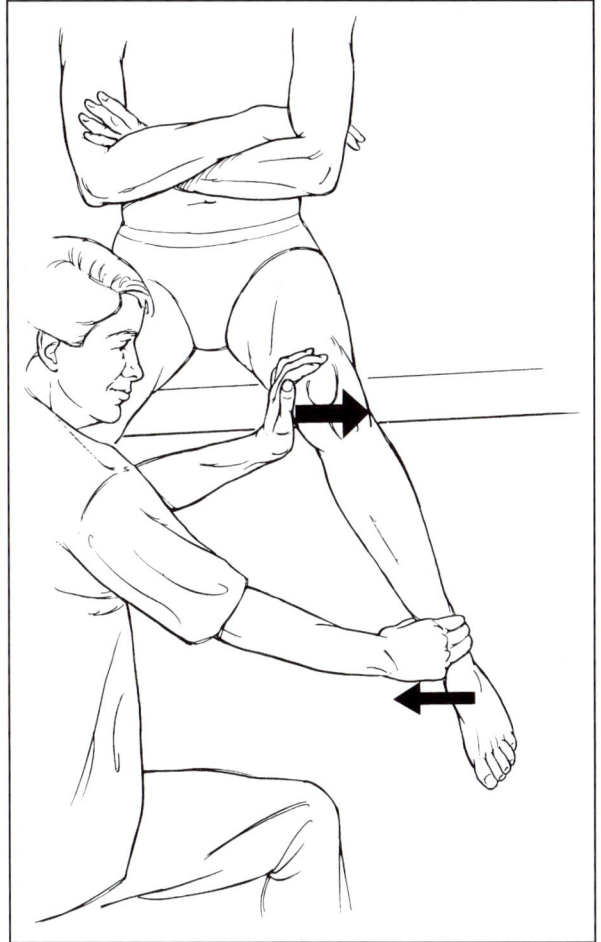

Figura 5-58

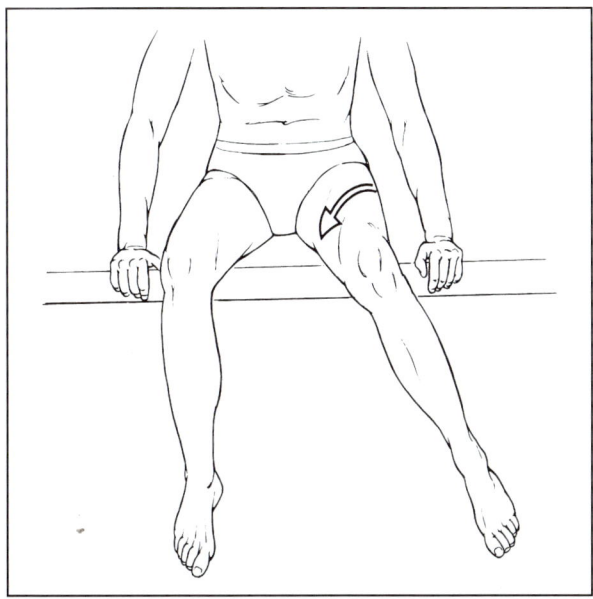

Figura 5-59

ROTACIÓN INTERNA DE LA CADERA
(Glúteos menor y mediano, tensor de la fascia lata)

Grado 2 (mal)

Posición del paciente: Decúbito supino. La extremidad que se va a examinar se mantiene en rotación externa parcial.

Posición del fisioterapeuta: De pie, al lado de la extremidad que se va a explorar. El glúteo mediano se palpa proximal al trocánter mayor y el tensor de la fascia lata (Fig. 5-60) sobre la porción anterolateral de la cadera, por debajo de la espina ilíaca superior anterior.

Test: El paciente rota la cadera hacia dentro con toda la amplitud del movimiento.

Instrucciones al paciente: «Gire la pierna hacia dentro, hacia la otra.»

Puntuación

Grado 2 (mal): El paciente ejecuta el movimiento completo, realizando la rotación interna.

Test alternativo para el grado 2: Con el paciente sentado, el fisioterapeuta coloca la pierna en rotación externa máxima. Después se pide al paciente que coloque activamente la extremidad en posición de equilibrio, frente a una ligera resistencia. El examinador debe asegurarse que no predomina la fuerza de la gravedad. Cuando se realiza correctamente este movimiento se le asigna el grado 2.

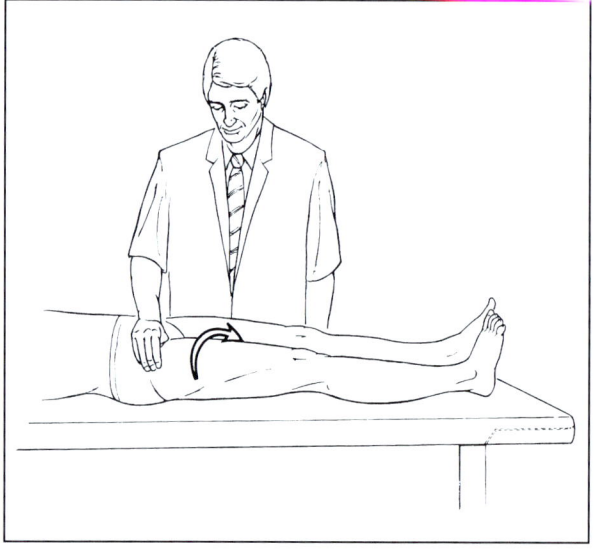

Figura 5-60

ROTACIÓN INTERNA DE LA CADERA
(Glúteos menor y mediano, tensor de la fascia lata)

Grado 1 (escaso) y grado 0 (nulo)

Posición del paciente: Decúbito supino, con la extremidad colocada en rotación externa.

Posición del fisioterapeuta: De pie, en el lado de la extremidad a examen.

Test: El paciente intenta rotar la cadera hacia dentro. Una mano se utiliza para palpar el glúteo mediano (sobre la cara posterolateral de la cadera, por encima del trocánter mayor). La otra mano palpa el tensor de la fascia lata (sobre la cara anterolateral de la cadera, por debajo de la EISA).

Instrucciones al paciente: «Intente girar la pierna hacia dentro.»

Puntuación

Grado 1 (escaso): Es posible la palpación de la actividad contráctil en alguno o ambos músculos.

Grado 0 (nulo): No se detecta ninguna actividad contráctil.

OBSERVACIONES

1. En los tests en postura sentada no se debe permitir al paciente que se ayude en la rotación interna elevando la pelvis sobre el lado de la extremidad que se explora.
2. Nunca debe permitirse al paciente que extienda la rodilla o que aproxime y extienda la cadera durante la realización de la prueba. Estos movimientos interfieren con el test, originando distorsión visual al examinador.
3. El lector puede remitirse a las observaciones 1, 2 y 4 de la rotación externa (pág. 197), que pueden aplicarse igualmente a este apartado.

FLEXIÓN DE LA RODILLA
(Todos los músculos poplíteos)

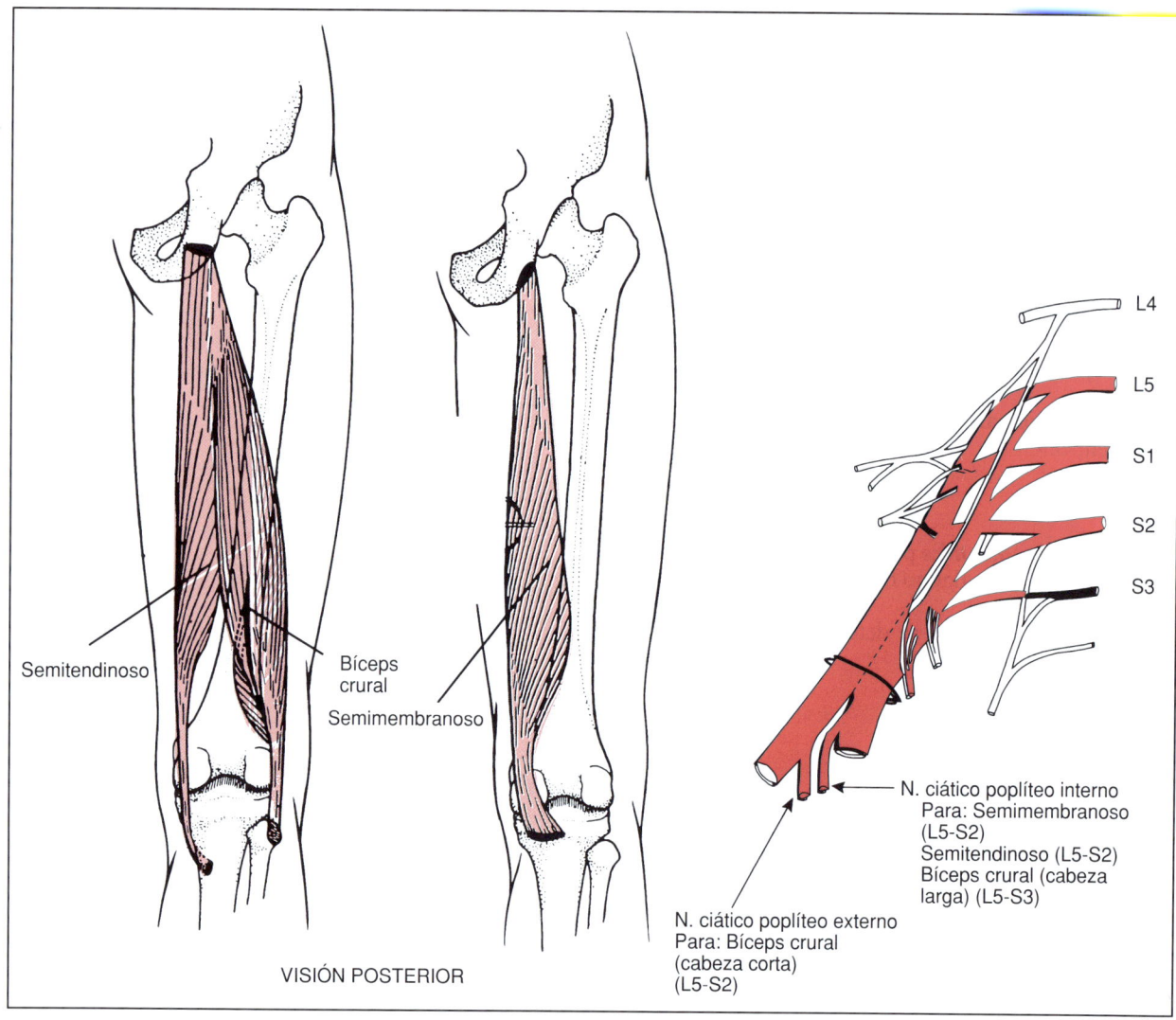

Figura 5-61   Figura 5-62   Figura 5-63

VISIÓN POSTERIOR

N. ciático poplíteo interno
Para: Semimembranoso (L5-S2)
Semitendinoso (L5-S2)
Bíceps crural (cabeza larga) (L5-S3)

N. ciático poplíteo externo
Para: Bíceps crural (cabeza corta) (L5-S2)

Tabla 5-9 FLEXIÓN DE LA RODILLA			
Músculo		**Origen**	**Inserción**
192. Bíceps crural	P. Larga	Isquion (tuberosidad) Ligamento sacrotuberoso	Peroné (cara externa) Tibia (cóndilo lateral)
	P. corta	Fémur (línea áspera y cóndilo lateral)	
193. Semitendinoso		Tuberosidad isquiática Cara inferio-medial	Tibia (cara medial-proximal de la diáfisis) Aponeurosis tibial
194. Semimembranoso		Tuberosidad isquiática Cara superio-lateral	Tibia (cóndilo medial) Fémur (cóndilo lateral)

Amplitud de movimiento:

De 0° a 135°.

FLEXIÓN DE LA RODILLA
(Todos los músculos poplíteos)

Grado 5 (normal), grado 4 (bien) y grado 3 (regular)

Existen tres tipos fundamentales de pruebas para los músculos poplíteos en los grados 5 y 4. El examinador debe explorar primero el conjunto de los tres músculos poplíteos (con el pie en la línea media). Sólo cuando se produce una desviación (o asimetría) en el movimiento o el examinador duda se recurrirá a la exploración de los músculos poplíteos laterales y mediales, de forma independiente.

Músculos poplíteos en conjunto

Posición del paciente: Decúbito prono, con los brazos estirados y los pies sobresaliendo del borde de la mesa. La posición inicial es una flexión de la rodilla de 45°.

Posición del fisioterapeuta: De pie, al lado de la extremidad que se explora. (En la figura, aparece en el lado contrario, para permitir que se observe la técnica.) La mano que ejerce la resistencia sostiene la superficie posterior de la pierna, inmediatamente por encima del tobillo (Fig. 5-64). La resistencia se ejerce en el sentido de la extensión de la rodilla, para los grados 5 y 4.

La otra mano se coloca sobre los tendones poplíteos, sobre la porción posterior del muslo (opcional).

Test: El paciente flexiona la rodilla, mientras mantiene la pierna en rotación de equilibrio.

Instrucciones al paciente: «Doble la rodilla. Manténgala así. No permita que la estire.»

Músculos poplíteos mediales (semitendinoso y semimembranoso)

Posición del paciente: Decúbito prono, con la rodilla flexionada hasta algo menos de 90°. La pierna se coloca en rotación interna (los dedos del pie apuntan hacia la línea media).

Posición del fisioterapeuta: La mano que ejerce la resistencia sostiene la pierna, inmediatamente por encima del tobillo. La resistencia se ejerce en sentido oblicuo (abajo y afuera) hacia la extensión de la rodilla (Fig. 5-65).

Test: El paciente flexiona la rodilla, mientras mantiene la pierna en rotación interna (talón hacia el examinador, dedos dirigidos hacia la línea media).

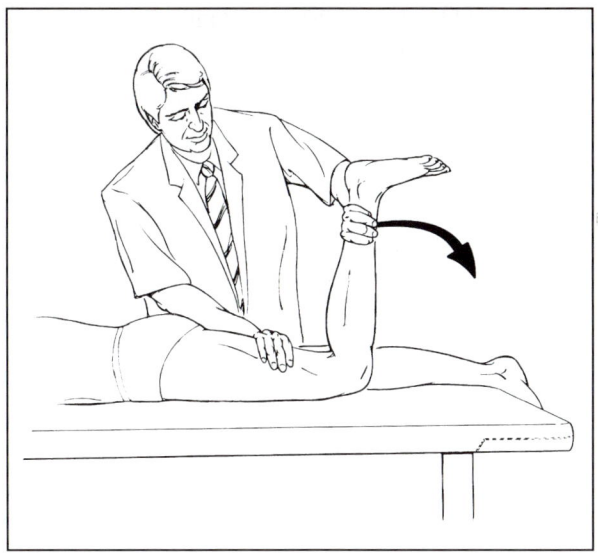

Figura 5-64

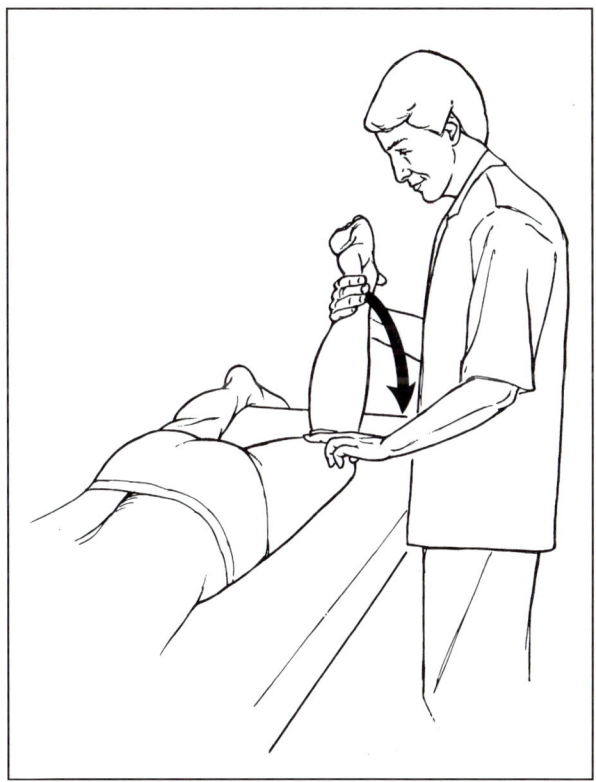

Figura 5-65

FLEXIÓN DE LA RODILLA
(Todos los músculos poplíteos)

Músculo poplíteo lateral (bíceps crural)

Posición del paciente: Decúbito prono, con la rodilla flexionada hasta algo menos de 90°. La pierna se coloca en rotación externa (dedos del pie dirigidos lateralmente).

Posición del fisioterapeuta: El fisioterapeuta ejerce una resistencia que se opone a la flexión de la rodilla, aplicada sobre el tobillo, hacia abajo y hacia dentro (Fig. 5-66).

Test: El paciente flexiona la rodilla, mientras mantiene la pierna en rotación externa (talón hacia el lado opuesto al examinador, dedos dirigidos hacia el mismo) (Fig. 5-66).

Puntuación de los músculos poplíteos (grados 5, 4 y 3)

Grado 5 (normal) para las tres pruebas: El paciente mantiene la posición final del test (aproximadamente 90°) frente a la máxima resistencia.

Grado 4 (bien) para las tres pruebas: El paciente mantiene la posición de flexión de la rodilla frente a una resistencia de fuerte a moderada.

Grado 3 (regular) para las tres pruebas: El paciente mantiene la posición, pero no tolera ninguna resistencia (Fig. 5-67).

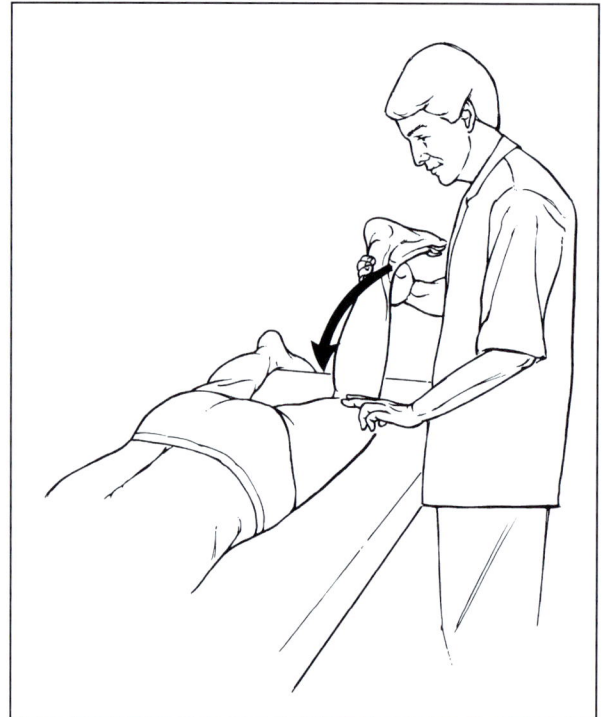

Figura 5-66

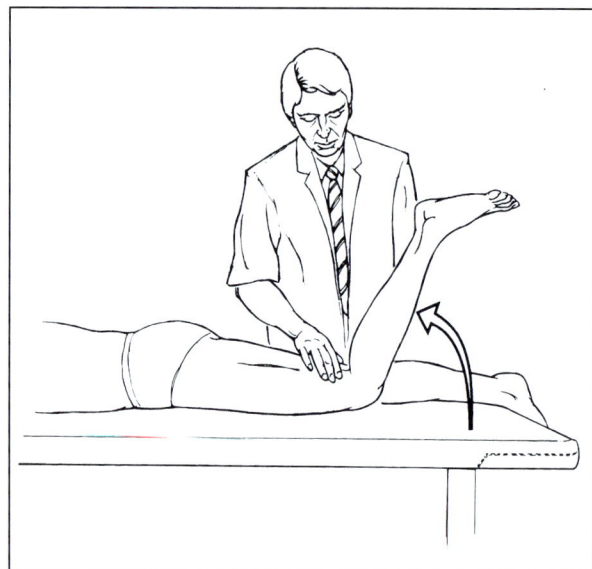

Figura 5-67

FLEXIÓN DE LA RODILLA
(Todos los músculos poplíteos)

Grado 2 (mal)

Posición del paciente: Decúbito lateral, con la extremidad que se va a examinar (encima) sostenida por el examinador. La otra extremidad se flexiona para mantener la estabilidad.

Posición del fisioterapeuta: De pie, por detrás del paciente, a la altura de la rodilla. Un brazo se utiliza para sostener el muslo, sujetando el lado medial de la rodilla. La otra mano sostiene la pierna por el tobillo, inmediatamente por encima del maleolo (Fig. 5-68).

Test: El paciente flexiona la rodilla con toda la amplitud posible del movimiento.

Instrucciones al paciente: «Doble la rodilla.»

Puntuación

Grado 2 (mal): El paciente ejecuta el movimiento completo, en posición lateral.

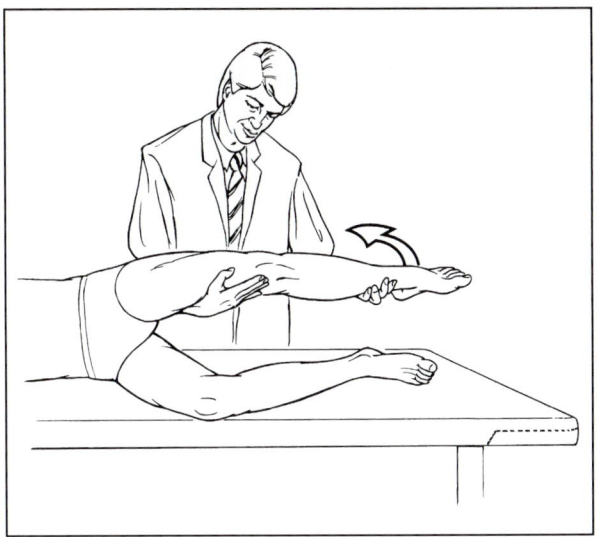

Figura 5-68

Grado 1 (escaso) y grado 0 (nulo)

Posición del paciente: Decúbito prono. Los brazos están estirados, con los pies estirados sobre el borde de la mesa. Rodilla parcialmente flexionada y tobillo sostenido por el examinador.

Posición del fisioterapeuta: De pie, en el lado de la extremidad a examen, a la altura de la rodilla. Una mano sostiene el miembro flexionado por el tobillo (Fig. 5-69). La mano opuesta palpa ambos tendones poplíteos, medial y lateral, inmediatamente por encima de la parte posterior de la rodilla.

Test: El paciente intenta flexionar la rodilla.

Instrucciones al paciente: «Intente doblar la rodilla.»

Puntuación

Grado 1 (escaso): Los tendones se hacen apreciables, pero no se produce ningún movimiento.

Grado 0 (nulo): No se detecta ninguna actividad contráctil de los músculos, y los tendones no se evidencian.

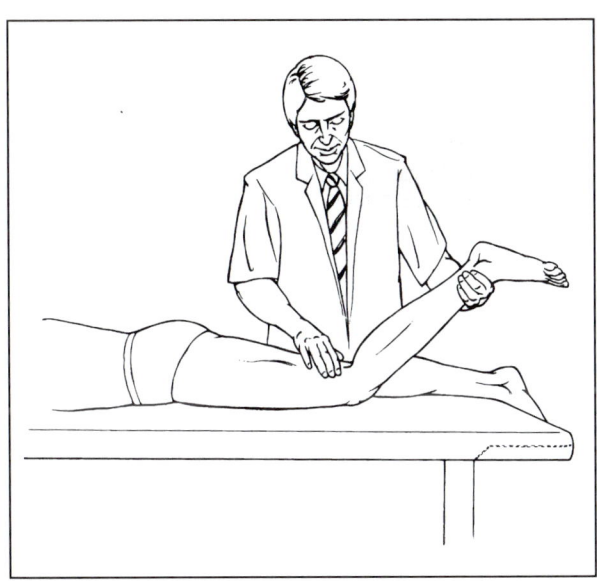

Figura 5-69

FLEXIÓN DE LA RODILLA
(Todos los músculos poplíteos)

SUSTITUCIONES DE LA FLEXIÓN DE LA RODILLA (CUANDO EXISTE LESIÓN EN LOS MÚSCULOS POPLÍTEOS)

1. Sustitución por la flexión de la cadera: El paciente en decúbito prono puede flexionar la cadera, para iniciar la flexión de la rodilla. La nalga del lado correspondiente se elevará al flexionarse la cadera y el paciente girará ligeramente hacia la posición supina (Fig. 5-70).

2. Sustitución por el sartorio: El sartorio puede intentar sustituir la flexión de la rodilla, pero también origina la flexión y rotación externa de la cadera. Resulta más sencillo flexionar la rodilla con la cadera en rotación externa, porque la pierna no tiene que elevarse verticalmente contra la gravedad.

3. Sustitución por el recto interno del muslo: La acción de este músculo origina un movimiento de aproximación de la cadera.

4. Sustitución por el gemelo: No debe permitirse al paciente que realice una fuerte flexión plantar cuando intenta sustituir la flexión de la rodilla, con ayuda del gemelo.

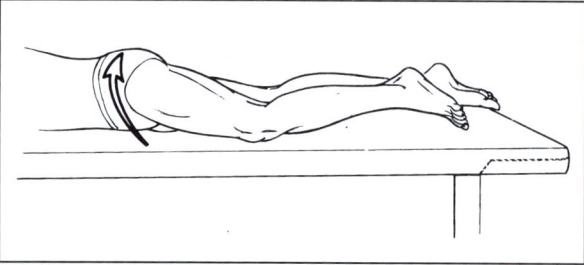

Figura 5-70

OBSERVACIONES

1. Cuando el bíceps crural es más potente que los músculos poplíteos mediales, la pierna realizará una rotación externa durante la flexión de la rodilla. Igualmente si el semitendinoso y semimembranoso son más potentes, la pierna realizará una rotación interna durante la flexión de la rodilla. Cuando se observan estas situaciones se trata de un caso de asimetría y será necesario explorar los músculos lateral y mediales, de forma independiente.

2. En los tests para los grados 3 y 2, la rodilla debe estar flexionada 10°, para comenzar la prueba, cuando existe una lesión del gemelo (el gemelo colabora en la flexión de la rodilla).

3. Cuando el paciente flexiona la cadera durante la flexión completa de la rodilla hay que comprobar si se ha producido una contractura del recto anterior, ya que esta contractura limitará la amplitud de la flexión de la rodilla.

EXTENSIÓN DE LA RODILLA
(Cuadríceps femoral)

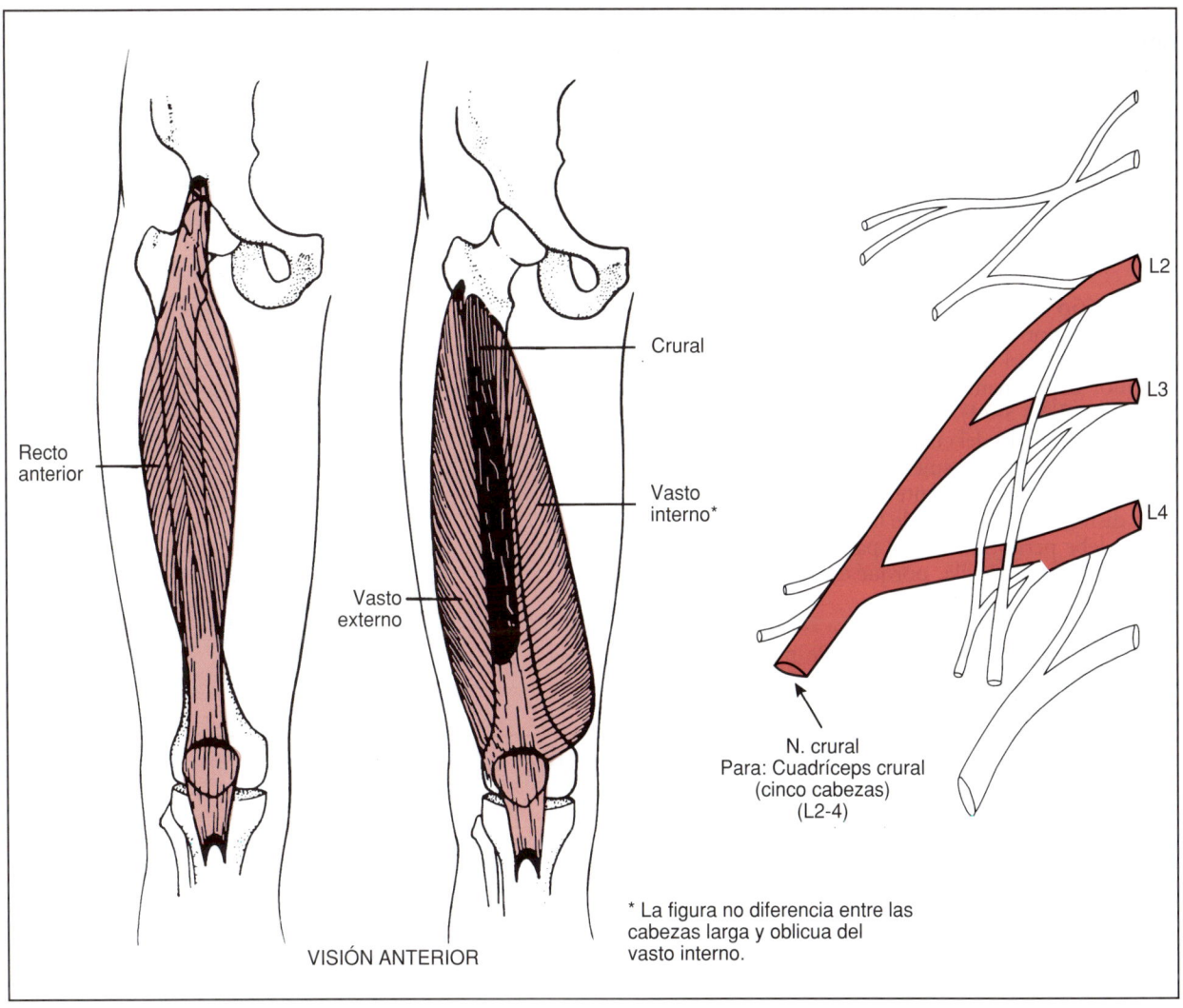

Figura 5-71   Figura 5-72   Figura 5-73

Tabla 5-10	EXTENSIÓN DE LA RODILLA	
Músculo	Origen	Inserción
196. Recto anterior	Ilion (espina anteroinferior) Acetábulo (posterior)	Rótula (base)
198. Crural	Fémur (2/3 superiores del eje diafisario, cara antero-exterior)	Rótula (base)
197. Vasto externo	Fémur (línea áspera, trocánter mayor, línea intertrocantérica)	Rótula (lateral)
199. Vasto interno largo	Fémur (línea áspera, línea intertrocantérica) Tendones del aproximador mayor y mediano del muslo	Rótula (medial)
200. Vasto interno oblicuo	Fémur (línea áspera) línea supracondílea Tendón del aproximador mayor del muslo	Rótula

Amplitud de movimiento:

De 135° a 0°.
Puede sobrepasar 10° más en la hiperextensión.

EXTENSIÓN DE LA RODILLA
(Cuadríceps femoral)

Los músculos del cuadríceps femoral pueden explorarse de forma conjunta como grupo funcional. Ninguno de ellos puede ser examinado individualmente en una exploración manual. El recto anterior puede ser aislado del cuadríceps femoral durante la prueba de la flexión de la cadera.

Grado 5 (normal), grado 4 (bien) y grado 3 (regular)

Posición del paciente: Sentado. Se coloca una cuña o cojín por debajo de la porción distal del muslo, para mantener el fémur en posición horizontal. El examinador experimentado puede sustituir esta cuña por su mano (Fig. 5-74). Las manos descansan sobre la mesa, a cada lado del cuerpo para mantener la estabilidad, o puede también sujetarse a los bordes de la mesa. Debe permitirse al paciente que se incline hacia atrás, para disminuir la tirantez de los músculos poplíteos.

No debe permitirse que el paciente realice una hiperextensión de la rodilla, porque esto la bloquea en esta posición.

Posición del fisioterapeuta: De pie, al lado de la extremidad que se explora. La mano que ejerce la resistencia se coloca sobre la superficie anterior de la pierna, inmediatamente por encima del tobillo. En los tests para los grados 5 y 4 la resistencia se ejerce hacia abajo (suelo), en el sentido de la flexión de la rodilla.

Test: El paciente extiende la rodilla, realizando el movimiento completo, pero no sobrepasa los 0° en hiperextensión.

Instrucciones al paciente: «Estire la rodilla. Manténgala así. No permita que la doble.»

Puntuación

Grado 5 (normal): El paciente mantiene la posición final del test frente a la máxima resistencia. La mayoría de los fisioterapeutas serán incapaces de «romper» la extensión de los músculos normales.

Grado 4 (bien): El paciente mantiene la posición frente a una resistencia de fuerte a moderada.

Grado 3 (regular): El paciente realiza el movimiento completo y mantiene la posición, pero no tolera ninguna resistencia (Fig. 5-75).

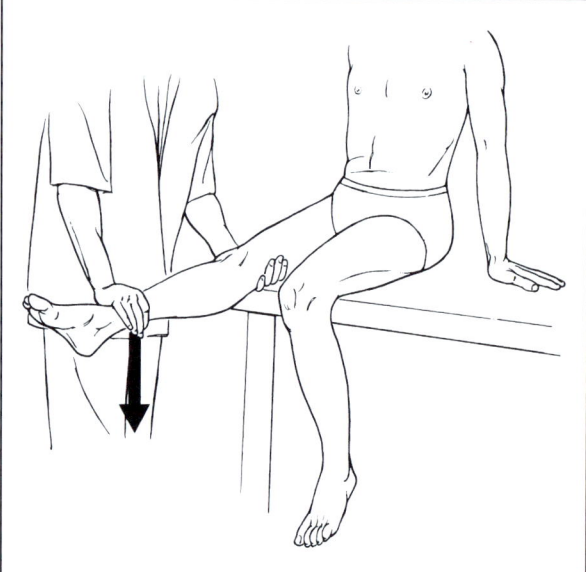

Figura 5-74

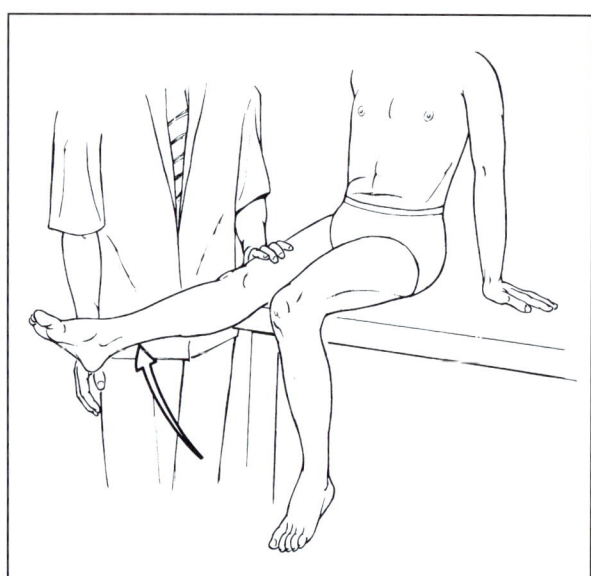

Figura 5-75

EXTENSIÓN DE LA RODILLA
(Cuadríceps femoral)

Grado 2 (mal)

Posición del paciente: Decúbito lateral, con la extremidad que se va a examinar colocada encima. La otra extremidad se flexiona para mantener la estabilidad. El examinador mantiene la extremidad que se explora con la rodilla flexionada 90°. La cadera puede mantenerse completamente estirada.

Posición del fisioterapeuta: De pie, por detrás del paciente, a la altura de la rodilla. Un brazo se utiliza para sostener la extremidad, rodeando el muslo, con la mano por debajo de la rodilla (Fig. 5-76). La otra mano sostiene la pierna por el tobillo, inmediatamente por encima del maleolo.

Test: El paciente extiende la rodilla con toda la amplitud posible del movimiento. Al sostener la extremidad, el examinador no debe ofrecer resistencia ni ayudar al movimiento voluntario del paciente. Esto forma parte de la habilidad que se necesita para realizar una exploración manual de los músculos.

Instrucciones al paciente: «Estire la rodilla.»

Puntuación

Grado 2 (mal): El paciente ejecuta el movimiento completo.

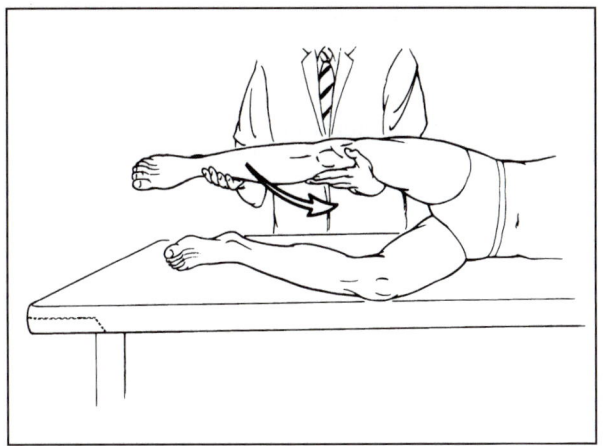

Figura 5-76

EXTENSIÓN DE LA RODILLA
(Cuadríceps femoral)

Grado 1 (escaso) y grado 0 (nulo)

Posición del paciente: Decúbito supino.

Posición del fisioterapeuta: De pie, en el lado de la extremidad a examen, a la altura de la rodilla. Una mano se utiliza para palpar el tendón del cuadríceps, inmediatamente por encima de la rodilla, sujetando suavemente el tendón entre el dedo pulgar y los dedos. El examinador también puede desear palpar el tendón de la rótula, con dos o cuatro dedos, inmediatamente por debajo de la rodilla (Fig. 5-77).

Test: El paciente intenta estirar la rodilla.
Un test alternativo consiste en colocar una mano debajo de la rodilla, que está ligeramente flexionada; se palpa o bien el cuadríceps o bien el tendón rotuliano, mientras el paciente intenta estirar la rodilla.

Instrucciones al paciente: «Empuje la parte de atrás de la rodilla hacia la mesa» o «Contraiga la punta de la rodilla» (localización del cuadríceps).
En el test alternativo: «Empuje la parte de detrás de la rodilla hacia mi mano.»

Puntuación

Grado 1 (escaso): Es posible la palpación de cierta actividad contráctil del músculo, a través del tendón. No se produce ningún movimiento.

Grado 0 (nulo): No se detecta ninguna actividad contráctil.

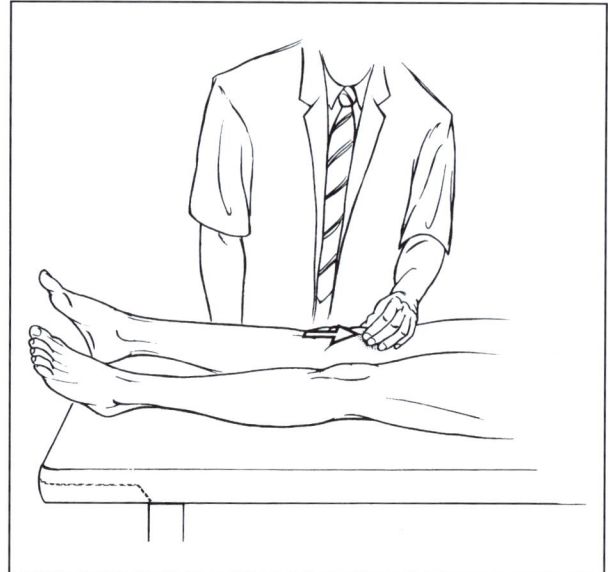

Figura 5-77

SUSTITUCIONES

El paciente se coloca en decúbito lateral (como en el test para el grado 2). Puede utilizar los rotadores internos de la cadera para sustituir al cuadríceps; de este modo permite que la rodilla caiga y se extienda.

OBSERVACIONES

Es obligado el conocimiento de la amplitud de movimiento de los músculos poplíteos del paciente antes de realizar las pruebas para la extensión de la rodilla. La amplitud de elevación de la pierna recta (EPR) marca la posición óptima para la prueba de la extensión de la rodilla en posición de sentado. En esta posición, para los grados 5, 4 y 3, cuanto menor sea esta amplitud EPR más se inclinará hacia atrás el tronco. La amplitud EPR también indica al examinador la amplitud que dispone el paciente en decúbito lateral, dentro de la zona de comodidad, para realizar las pruebas.

FLEXIÓN PLANTAR DEL TOBILLO
(Gemelos y sóleo)

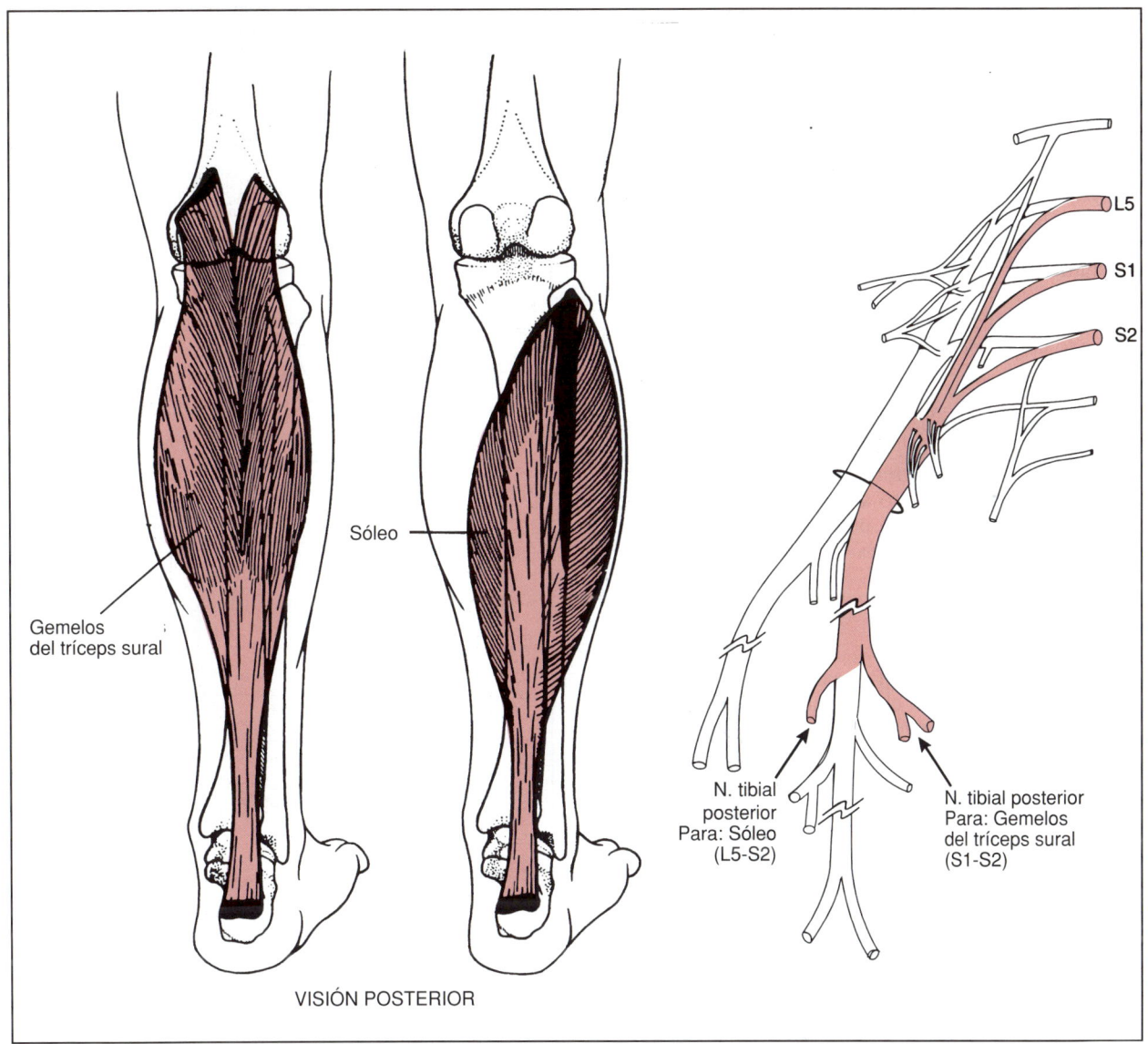

Figura 5-78   Figura 5-79   Figura 5-80

Tabla 5-11   FLEXIÓN PLANTAR

Músculo	Origen	Inserción
205. Gemelo del tríceps sural		
Cabeza medial	Fémur (cóndilo medial, cara poplítea)	Tendón calcáneo
Cabeza lateral	Fémur (cóndilo lateral)	Tendón calcáneo
206. Sóleo	Peroné (cabeza y 1/3 proximal del eje diafisario)	Tendón calcáneo
	Tibia (línea poplítea)	

Otros:
204. Tibial post.
208, 209, 210. Peroneos
222. Flexor Largo del dedo gordo
213. Flexor largo común de los dedos
207. Plantar delgado.

Amplitud de movimiento:

De 0° a 45°.

FLEXIÓN PLANTAR DEL TOBILLO
(Gemelos y sóleo)

TEST PARA EL GEMELO Y EL SÓLEO

Grado 5 (normal), grado 4 (bien) y grado 3 (regular)

Posición del paciente: De pie sobre el miembro que se explora, con la rodilla extendida. Es probable que el paciente requiera un soporte externo; no deben utilizarse más de uno o dos dedos apoyados sobre una mesa (u otra superficie), sólo para ayudar a mantener el equilibrio (Fig. 5-81).

Posición del fisioterapeuta: De pie o sentado, observando lateralmente la extremidad que se explora.

Test: El paciente eleva el talón del suelo repetidamente, completando la amplitud de la flexión plantar.

Instrucciones al paciente: El fisioterapeuta muestra el movimiento correcto al paciente.» «Manténgase sobre la pierna derecha, de puntillas ahora, abajo. Repita este ejercicio veinte veces.» Repetir en la pierna izquierda.

Puntuación

Grado 5 (normal): El paciente realiza correctamente un mínimo de 20 elevaciones del talón, completando el movimiento, sin descansar entre los ejercicios y sin fatiga. (20 elevaciones del talón corresponden a más del 60% de la actividad electromiográfica máxima de los flexores plantares)[1].

Grado 4 (bien): Se asigna cuando el paciente realiza un número de elevaciones entre 10 y 19, sin descansar entre los ejercicios y sin fatiga. Sólo se asigna si el paciente realiza correctamente el ejercicio en todas las repeticiones. Cualquier fallo al completar la amplitud de movimiento en un ejercicio determinado implica automáticamente realizar el test para el grado inferior.

Grado 3 (regular): El paciente realiza entre 1 y 9 elevaciones correctamente, sin descansar y sin fatiga.

Cuando el paciente de pie no puede completar, al menos, una elevación con la amplitud correcta, el grado debe ser inferior a 3 (regular). Independientemente de la resistencia, si por cualquier razón se realiza la prueba en una posición distinta a la de bipedestación, el grado también debe ser inferior a 3.

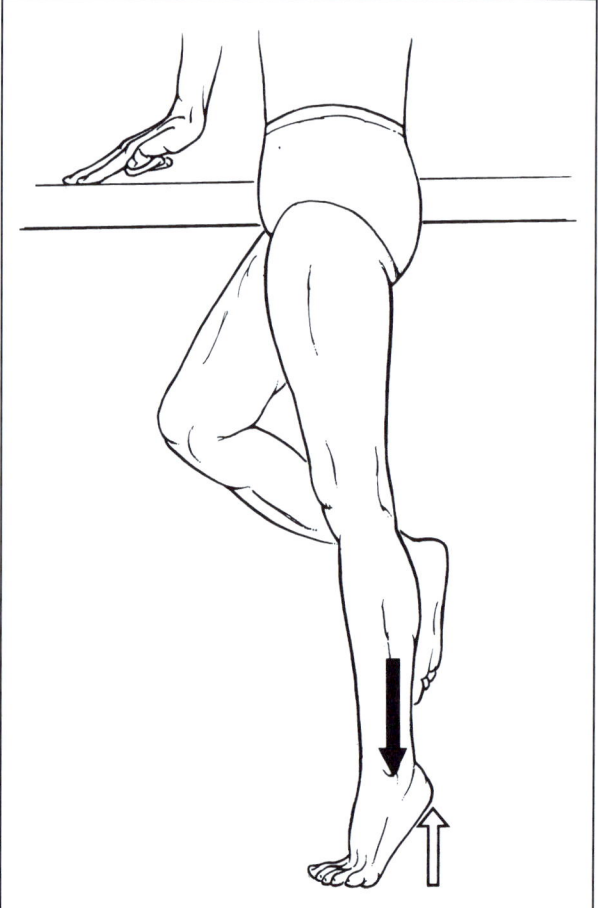

Figura 5-81

FLEXIÓN PLANTAR DEL TOBILLO
(Gemelos y sóleo)

Grado 2 (mal)

Test en bipedestación

Posición del paciente: De pie, sobre el miembro que se va a explorar, con la rodilla en extensión y guardando el equilibrio con el apoyo de dos dedos sobre una superficie.

Posición del fisioterapeuta: De pie o sentado, observando lateralmente la extremidad que se va a examinar.

Test: El paciente intenta elevar el talón del suelo, recorriendo la amplitud completa de la flexión plantar (Fig. 5-82).

Instrucciones al paciente: «Manténgase sobre la pierna derecha. Intente ponerse de puntillas.»
Se repite esta prueba para la pierna izquierda.

Puntuación

Grado 2+ (mal +): El paciente apenas eleva el talón del suelo y no puede lograr de puntillas la posición final de la prueba.
Nota: Este caso constituye una excepción para la utilización de la puntuación 2+ (mal +). No existe grado 2 en la posición de bipedestación.

Test en decúbito prono

Posición del paciente: Decúbito prono, con el pie sobresaliendo de la mesa.

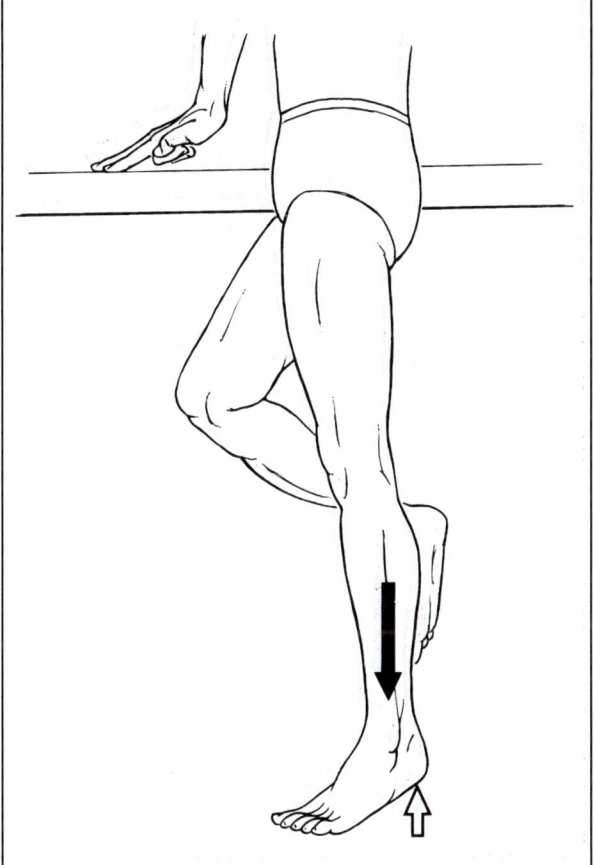

Figura 5-82

Posición del fisioterapeuta: De pie en el extremo de la mesa, frente al pie que va a ser examinado. Una mano se coloca por debajo y alrededor de la pierna, inmediatamente por encima del tobillo (Fig. 5-83). El talón y la palma de la mano que aplican la resistencia se colocan contra la superficie plantar, a nivel de las cabezas de los metatarsianos.

Test: El paciente realiza la flexión plantar del tobillo, completando el movimiento. La resistencia manual se aplica hacia abajo y hacia adelante, en el sentido de la dorsiflexión.

Puntuación

Grado 2+ (mal+): El paciente realiza el movimiento completo de flexión plantar y se mantiene frente a la máxima resistencia.
Grado 2 (mal): El paciente realiza el movimiento completo de flexión plantar, pero no tolera ninguna resistencia.
Grado 2– (mal –): El paciente sólo realiza un movimiento de amplitud parcial.

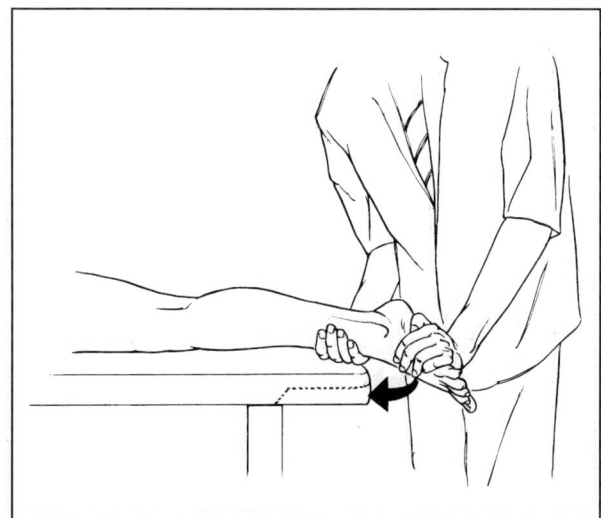

Figura 5-83

FLEXIÓN PLANTAR DEL TOBILLO
(Gemelos y sóleo)

Grado 1 (escaso) y grado 0 (nulo)

Posición del paciente: Decúbito prono, con los pies sobresaliendo del borde de la mesa.

Posición del fisioterapeuta: De pie, en el extremo de la mesa, frente a la extremidad a examen. Una mano palpa la actividad del gemelo-sóleo, detectando la contracción del tendón de Aquiles, inmediatamente por encima del calcáneo (Fig. 5-84). Los vientres musculares de ambos músculos también pueden ser palpados (no aparece en la figura).

Test: El paciente intenta realizar la flexión plantar del tobillo.

Instrucciones al paciente: «Dirija los dedos de los pies hacia abajo, como un bailarín de puntillas.»

Puntuación

Grado 1 (escaso): El tendón refleja cierta actividad contráctil del músculo, pero no se produce ningún movimiento. Puede palparse actividad contráctil en los vientres musculares.

La mejor localización de la palpación del gemelo es en la mitad de la pantorrilla, con el pulgar y los dedos a cada lado de la línea media, pero por encima del Sóleo. La palpación del sóleo se realiza mejor sobre la superficie posterolateral de la parte distal de la pantorrilla. En la mayor parte de los pacientes con puntuación superior al grado 3 en la pantorrilla se pueden observar y diferenciar ambos músculos durante la flexión plantar, ya que aparecen bien definidos.

Grado 0 (nulo): No se detecta ninguna actividad contráctil.

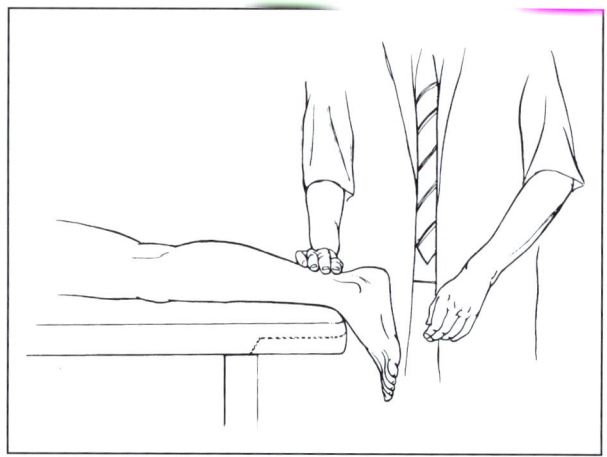

Figura 5-84

FLEXIÓN PLANTAR DEL TOBILLO
(Gemelos y sóleo)

FLEXIÓN PLANTAR, SÓLO SÓLEO

Todos los músculos flexores plantares son activos en todas las posiciones de la exploración de la flexión plantar; por tanto, no es posible realizar un verdadero aislamiento del sóleo. Si se realiza la exploración de pie, con la pierna flexionada, se produce una disminución del 70% de la actividad del gemelo[2]. Éste es el modo de interpretar el test realizado para «aislar» el sóleo.

Grado 5 (normal), grado 4 (bien) y grado 3 (regular)

Posición del paciente: De pie sobre el miembro que se explora, con la rodilla ligeramente flexionada (Fig. 5-85). Puede utilizar uno o dos dedos apoyados sobre una mesa (u otra superficie), para ayudar a mantener el equilibrio.

Posición del fisioterapeuta: De pie o sentado, observando lateralmente la extremidad que se explora.

Test: El paciente eleva el talón del suelo repetidamente, completando la amplitud de la flexión plantar y manteniendo flexionada la rodilla (Fig. 5-85). Debe realizar veinte (20) elevaciones correctas consecutivamente, sin descansar y sin demasiada fatiga.

Instrucciones al paciente: El fisioterapeuta muestra el movimiento correcto al paciente. «Manténgase sobre la pierna derecha, con la rodilla doblada. Mantenga la rodilla doblada y suba y baje de puntillas al menos veinte veces.»
Repetir en la pierna izquierda.

Puntuación

Grado 5 (normal): El paciente realiza correctamente un mínimo de 20 elevaciones del talón, completando el movimiento, sin descansar entre los ejercicios y sin fatiga.

Grado 4 (bien): Se asigna cuando el paciente realiza un número de elevaciones entre 10 y 19, sin descansar entre los ejercicios y sin fatiga.

Grado 3 (regular): El paciente realiza entre 1 y 9 elevaciones correctamente, con la rodilla flexionada.

Nota: Cuando el paciente no puede completar todas las elevaciones con la amplitud correcta, el grado debe ser inferior a 3 (regular). Cuando el paciente no puede mantenerse en bipedestación por cualquier causa, la puntuación asignada debe ser inferior a 2.

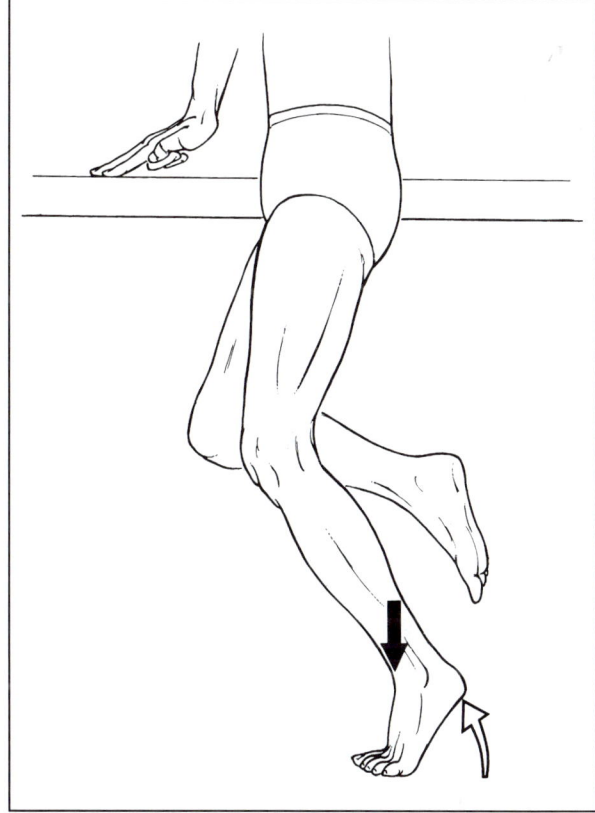

Figura 5-85

FLEXIÓN PLANTAR DEL TOBILLO
(Gemelos y sóleo)

Grado 2 (mal), grado 1 (escaso) y grado 0 (nulo)

Posición del paciente: Decúbito prono, con la rodilla flexionada 90°.

Posición del fisioterapeuta: De pie, al lado del paciente. La resistencia se aplica con el talón de la mano colocado por debajo de la superficie plantar del empeine, en el sentido de dorsiflexión.

Test: El paciente realizar la flexión plantar del tobillo, mientras mantiene flexionada la rodilla.

Instrucciones al paciente: «Dirija los dedos del pie hacia el techo.»

Puntuación

Grado 2+ (mal +): El paciente realiza el movimiento completo de flexión plantar frente a la máxima resistencia.

Grado 2 (mal): El paciente realiza el movimiento completo de flexión plantar, pero no tolera ninguna resistencia.

Grado 2– (mal –): El paciente sólo realiza un movimiento de amplitud parcial, con la rodilla flexionada.

Grados 1 (escaso) y 0 (nulo): Cuando es posible palpar cierta actividad contráctil o tensión del tendón de Aquiles, se asigna el grado 1. En el grado 0 no se detecta ninguna actividad contráctil.

SUSTITUCIONES DE LA FLEXIÓN PLANTAR

1. Sustitución por el flexor largo del dedo grueso y el flexor largo común de los dedos: Cuando se produce esta sustitución, los movimientos estarán acompañados por una flexión plantar del empeine y un movimiento incompleto del calcáneo (Fig. 5-86).
2. Por el peroneo lateral largo y el peroneo lateral corto: Cuando estos músculos sustituyen al gemelo y al sóleo, producen una eversión del pie.
3. Por el tibial posterior: El pie realizará una inversión durante el test de la flexión plantar, cuando este músculo sustituye a los principales flexores plantares.
4. Por el tibial posterior, peroneo lateral largo y peroneo lateral corto: La sustitución realizada por estos tres músculos causa una flexión plantar del empeine, en vez del tobillo.

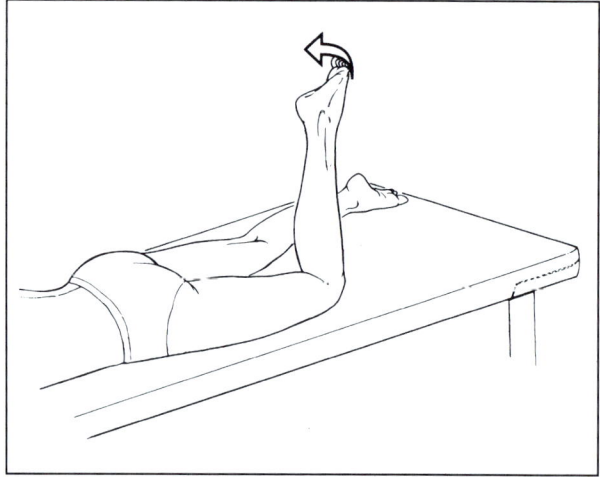

Figura 5-86

FLEXIÓN PLANTAR DEL TOBILLO
(Gemelos y sóleo)

OBSERVACIONES

1. Si por cualquier causa el paciente no puede permanecer en decúbito prono, se puede utilizar la posición supina como alternativa, para las pruebas que se realizan sin la resistencia del peso de la extremidad. En estos casos siempre se asignarán puntuaciones inferiores al Grado 2+.

2. Cuando el paciente no puede realizar una flexión plantar en bipedestación, pero posee un empeine estable, se puede aplicar una resistencia con el paciente en decúbito supino. La resistencia se aplica con el antebrazo contra la planta del pie, mientras se sostiene el talón con la mano del mismo brazo y se obliga al tobillo a realizar una dorsiflexión. La puntuación máxima no debe ser superior a 2+.

3. Durante los tests de la flexión plantar en bipedestación es importante comprobar que el paciente mantiene una postura completamente erecta. Si se inclina hacia adelante, eleva los talones del suelo y esta postura interfiere con el movimiento de la prueba.

4. En la prueba para aislar el sóleo, la rodilla se coloca flexionada, para relajar la cabeza del gemelo que atraviesa la articulación de la rodilla.

DORSIFLEXIÓN E INVERSIÓN DEL PIE
(Tibial anterior)

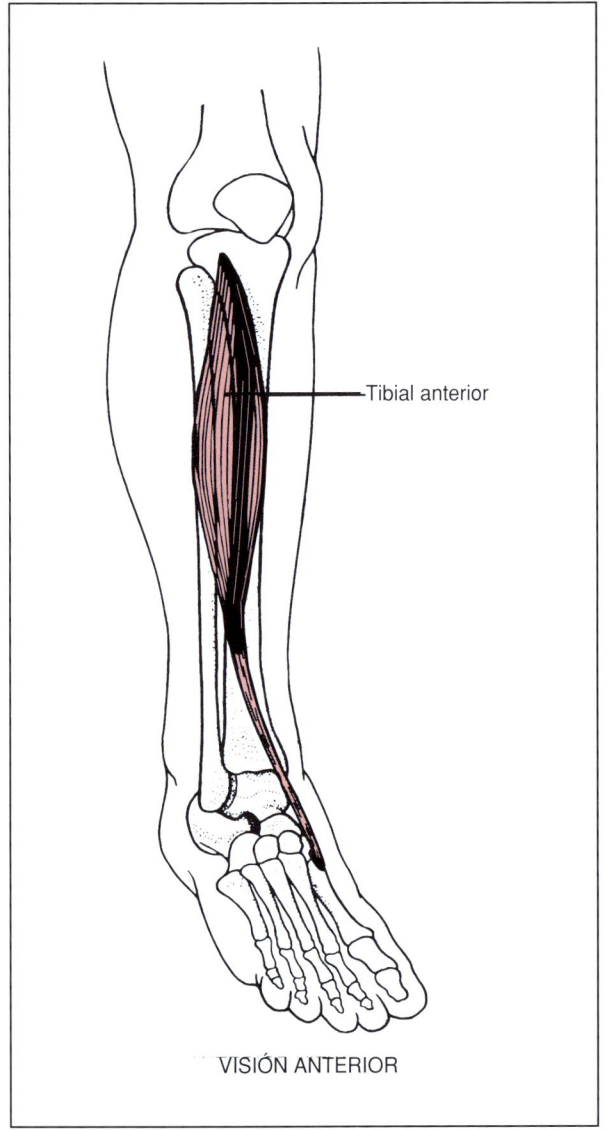

Figura 5-87

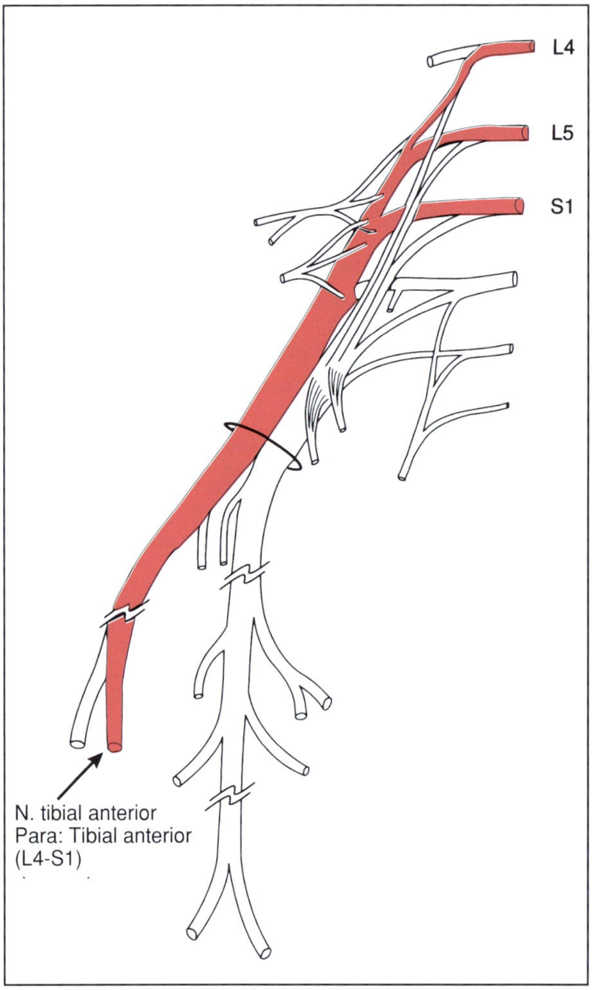

Figura 5-88

Tabla 5-12	DORSIFLEXIÓN E INVERSIÓN DEL PIE	
Músculo	**Origen**	**Inserción**
203. Tibial anterior	Tibia (cóndilo lateral y 2/3 proximales del eje lateral, cara antero-externa) Membrana interósea Tabique intermuscular externo	Primer cuneiforme Primer metatarsiano

Amplitud de movimiento:

De 0° a 20°.

DORSIFLEXIÓN E INVERSIÓN DEL PIE
(Tibial anterior)

Todos los grados, desde 5 (normal) a 0 (nulo)

Posición del paciente: Sentado. De forma alternativa, el paciente puede colocarse en decúbito supino.

Posición del fisioterapeuta: Sentado sobre un taburete, frente al paciente, con el talón del paciente apoyado en su muslo. Una mano se coloca alrededor de la parte posterior de la pierna, inmediatamente por encima de los maléolos, para los grados 5, 4 y 3 (Fig. 5-89). La mano que aplica la resistencia, para los mismos grados, se sitúa sobre la porción dorsomedial del pie (Fig. 5-89).

Test: El paciente realiza la dorsiflexión del tobillo e invierte el pie, manteniendo los dedos relajados.

Instrucciones al paciente: «Mueva el pie hacia arriba y hacia dentro. Manténgalo así. No permita que lo empuje hacia abajo.»

Puntuación

Grado 5 (normal): El paciente realiza el movimiento completo y se mantiene frente a la máxima resistencia.

Grado 4 (bien): El paciente realiza el movimiento completo frente a una resistencia de fuerte a moderada.

Grado 3 (regular): El paciente realiza el movimiento completo y mantiene la posición final, sin tolerar ninguna resistencia (Fig. 5-90).

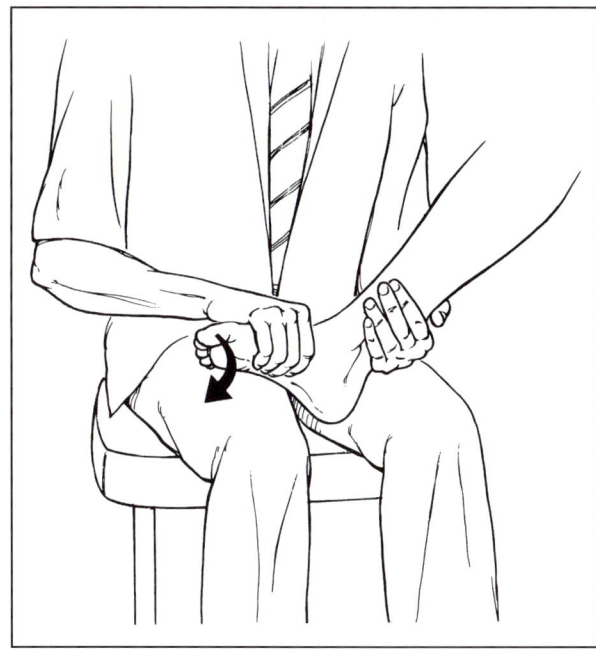

Figura 5-89

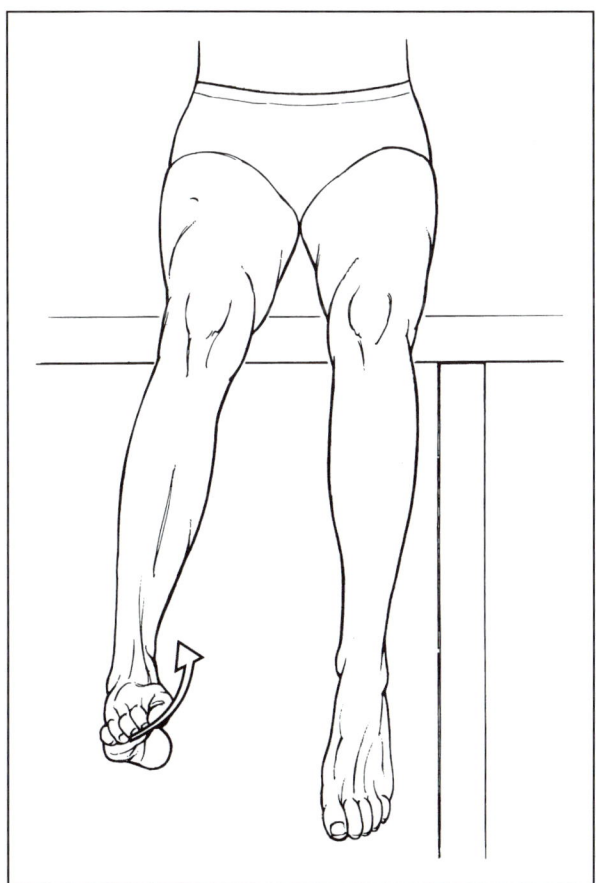

Figura 5-90

DORSIFLEXIÓN E INVERSIÓN DEL PIE
(Tibial anterior)

Grado 2 (mal): El paciente sólo realiza un movimiento de amplitud parcial.

Grado 1 (escaso): El fisioterapeuta puede detectar cierta actividad contráctil en el músculo o cierto «salto» en el tendón. No se realiza ningún movimiento en la articulación.

El tendón del tibial anterior se palpa sobre la porción anteromedial del tobillo, a nivel de los maleolos (Fig. 5-91, mano inferior). El vientre del músculo se palpa inmediatamente lateral a la «espinilla» (Fig. 5-91, mano superior).

Grado 0 (nulo): No es posible detectar actividad contráctil.

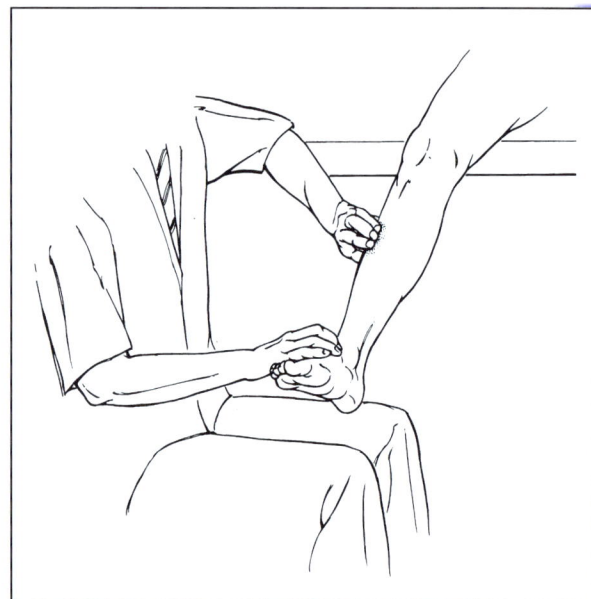

Figura 5-91

SUSTITUCIÓN

La sustitución por el extensor común de los dedos y el extensor del dedo grueso, también producen extensión de los dedos. Por este motivo se debe enseñar al paciente que mantenga relajados los dedos, para que no intervengan en el movimiento del test.

OBSERVACIONES

Cuando se utiliza el decúbito supino en lugar de la postura sentada en la prueba para el grado 3, el fisioterapeuta debe añadir un grado de dificultad a la prueba, para compensar la falta de gravedad. Por ejemplo, aplicando una débil resistencia al paciente tumbado, pero sin puntuar por encima del grado 3. En decúbito supino, para lograr el grado 2, el paciente debe realizar el movimiento completo.

INVERSIÓN DEL PIE
(Tibial posterior)

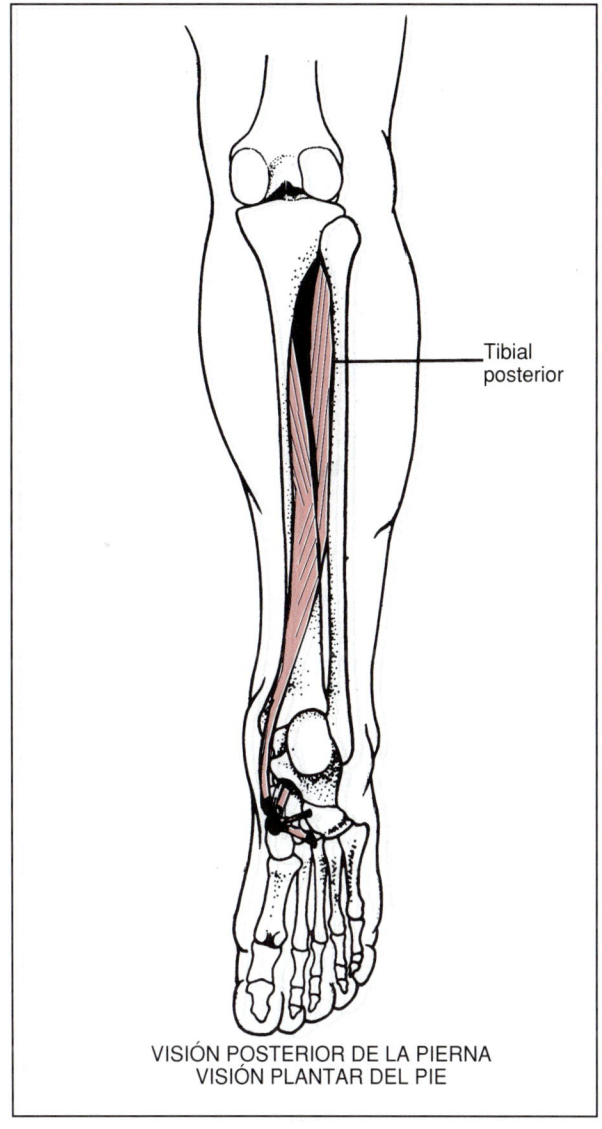

Figura 5-92

VISIÓN POSTERIOR DE LA PIERNA
VISIÓN PLANTAR DEL PIE

Figura 5-93

N. ciático poplíteo interno
Para: Tibial posterior
(L5-S1)

Amplitud de movimiento:

De 0° a 35°.

Tabla 5-13 INVERSIÓN DEL PIE

Músculo	Origen	Inserción
204. Tibial posterior	Tibia (2/3 proximales y posteriores del eje diafisario)	Escafoides (tuberosidad)
	Peroné (2/3 proximales y cabeza posterior)	Expansiones aponeuróticas al calcáneo
	Membrana interósea	Huesos cuneiformes (tres)
Otros:		Bases de metatarsianos (2.º, 3.º y 4.º)
213. Flexor largo común de los dedos		Cuboides
222. Flexor largo del dedo grueso		
205. Gemelo del tríceps sural (interno)		

Capítulo 5 ■ Examen de los músculos de la extremidad inferior

INVERSIÓN DEL PIE
(Tibial posterior)

Grados 5 (normal) a 2 (mal)

Posición del paciente: Sentado, con el tobillo colocado en ligera flexión plantar.

Posición del fisioterapeuta: Sentado sobre un taburete, frente al paciente o en el lado de la extremidad que se explora. Una mano se utiliza para estabilizar el tobillo, inmediatamente por encima de los maleolos (Fig. 5-94). La mano que aplica la resistencia se sitúa sobre la porción dorsomedial del pie, a nivel de las cabezas de los metatarsianos. La resistencia se aplica en el sentido de eversión y ligera dorsiflexión.

Test: El paciente invierte el pie, realizando el movimiento completo.

Instrucciones al paciente: Puede ser necesario que el examinador muestre el movimiento al paciente. «Mueva el pie hacia abajo y hacia dentro. Manténgalo así.»

Puntuación

Grado 5 (normal): El paciente realiza el movimiento completo y se mantiene frente a la máxima resistencia.

Grado 4 (bien): El paciente realiza el movimiento completo frente a una resistencia de fuerte a moderada.

Grado 3 (regular): El paciente realiza el movimiento completo (Fig. 5-95).

Grado 2 (mal): El paciente sólo realiza un movimiento de amplitud parcial.

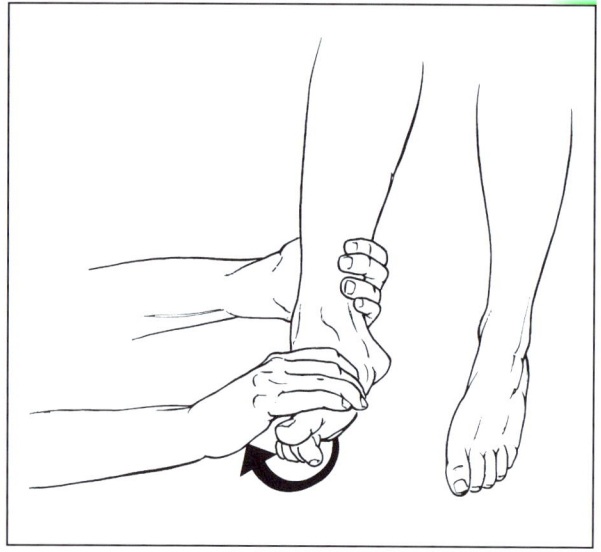

Figura 5-94

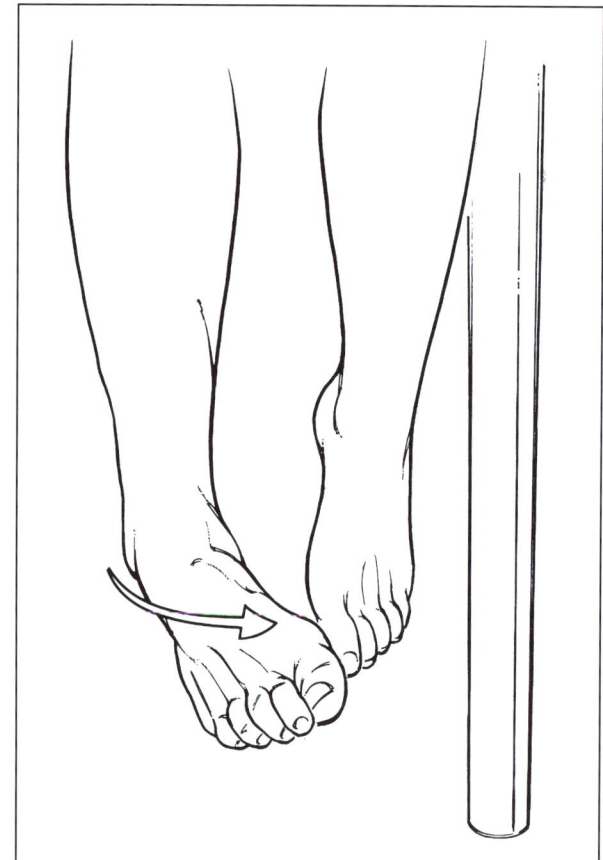

Figura 5-95

INVERSIÓN DEL PIE
(Tibial posterior)

Grado 1 (escaso) y grado 0 (nulo)

Posición del paciente: Sentado o en decúbito supino.

Posición del fisioterapeuta: Sentado sobre un taburete o de pie frente al paciente. Palpa el tendón del tibial posterior entre el maleolo medial y el hueso escafoides (Fig. 5-96). De forma alternativa, palpa el tendón por encima del maleolo.

Test: El paciente intenta invertir el pie.

Instrucciones al paciente: «Intente mover el pie hacia abajo y hacia dentro.»

Puntuación

Grado 1 (escaso): El tendón saltará cuando existe cierta actividad contráctil en el músculo. Cuando es posible palpar la actividad, pero existe ausencia de movimiento en la articulación, se asigna el grado 1.

Grado 0 (nulo): No es posible detectar actividad contráctil.

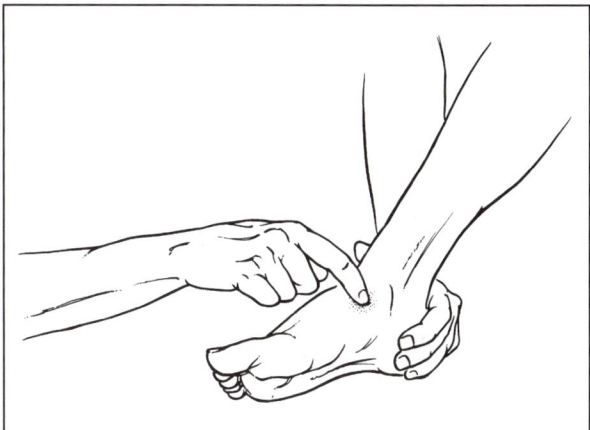

Figura 5-96

 OBSERVACIONES

Los flexores de los dedos deben permanecer relajados, para evitar la sustitución por el flexor común largo de los dedos y el flexor largo del dedo grueso.

EVERSIÓN DEL PIE, CON FLEXIÓN PLANTAR O DORSIFLEXIÓN
(Peroneo lateral largo y peroneo lateral corto)

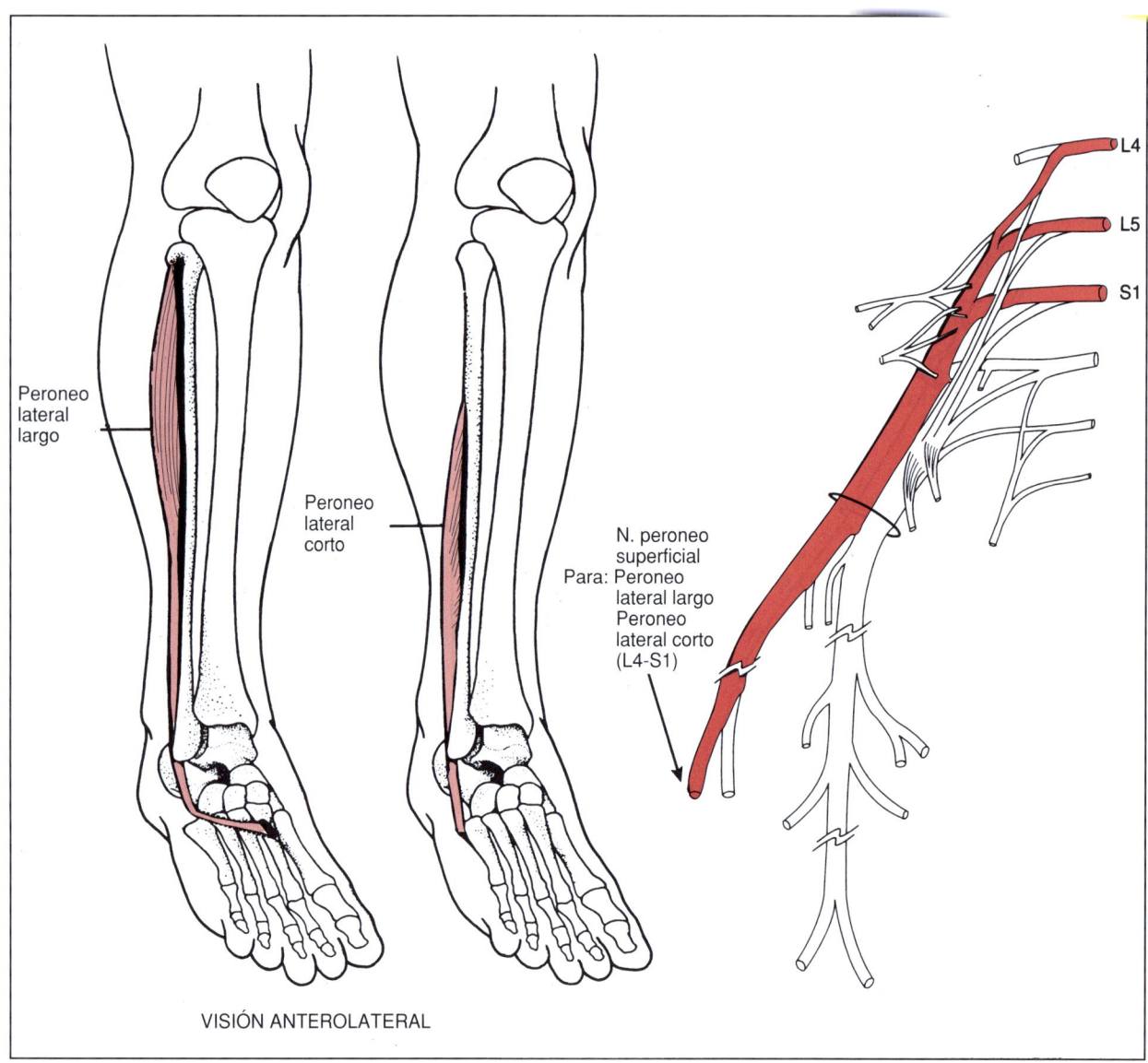

Figura 5-97   Figura 5-98   Figura 5-99

Tabla 5-14	EVERSIÓN DEL PIE	
Músculo	**Origen**	**Inserción**
208. Peroneo lateral largo	Peroné (cabeza y 2/3 superiores y externo del eje) Tibia (cóndilo lateral)	Primer metatarsiano Primer cuneiforme
209. Peroneo lateral corto	Peroné (2/3 distales del eje diafisario)	Quinto metatarsiano
Otros:		
211. Extensor largo común de los dedos		
210. Peroneo anterior		

Amplitud de movimiento:

De 0° a 25°.

EVERSIÓN DEL PIE, CON FLEXIÓN PLANTAR O DORSIFLEXIÓN
(Peroneo lateral largo y peroneo lateral corto)

Grados 5 (normal) a 2 (mal)

Posición del paciente: Sentado, con el tobillo en posición de equilibrio (postura intermedia entre la dorsiflexión y la flexión plantar) (Fig. 5-100). De forma alternativa, el paciente puede colocarse en decúbito supino.

Posición del fisioterapeuta: Sentado sobre un taburete, frente al paciente, o de pie, en el extremo de la mesa, cuando éste está en decúbito supino.
Una mano se coloca alrededor de la parte posterior de la pierna, inmediatamente por encima de los maleolos, para la estabilización. La mano que aplica la resistencia se sitúa sobre la porción dorsolateral del pie (Fig. 5-100). La resistencia se aplica en el sentido de la inversión y ligera dorsiflexión.

Test: El paciente realiza la eversión del pie, con depresión de la cabeza del primer metatarsiano y ligera flexión plantar.

Instrucciones al paciente: «Mueva el pie hacia abajo y hacia fuera. Manténgalo así. No permita que lo empuje hacia dentro.»

Puntuación

Grado 5 (normal): El paciente realiza el movimiento completo y se mantiene frente a la máxima resistencia.

Grado 4 (bien): El paciente realiza el movimiento completo frente a una resistencia de fuerte a moderada.

Grado 3 (regular): El paciente realiza el movimiento completo y mantiene la posición final, sin tolerar ninguna resistencia (Fig. 5-90).

Grado 2 (mal): El paciente sólo realiza un movimiento de amplitud parcial.

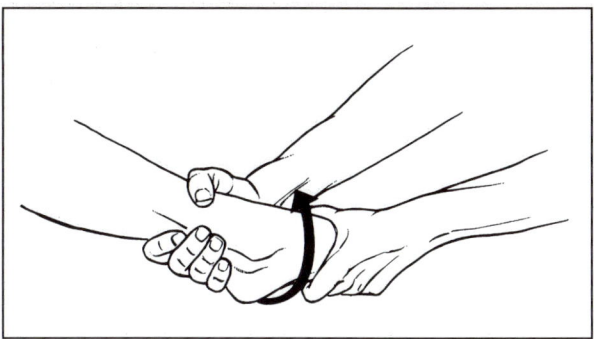

Figura 5-100

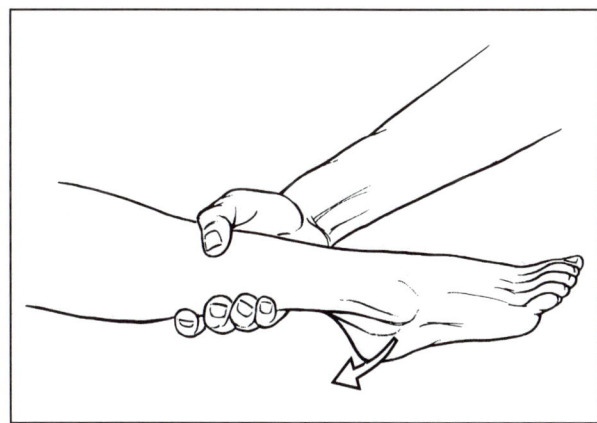

Figura 5-101

Grado 1 y grado 0 (nulo)

Posición del paciente: Sentado o decúbito supino.

Posición del fisioterapeuta: Sentado sobre un taburete bajo o de pie en el extremo de la mesa.
Para palpar el peroneo lateral largo se colocan los dedos sobre la porción lateral de la pierna, por encima del tercio superior, inmediatamente por debajo de la cabeza del peroné. Puede detectarse el tendón del músculo, posterior al maleolo lateral, pero por detrás del tendón del peroneo lateral corto.
Para palpar el tendón del peroneo lateral corto se coloca el dedo índice por encima del tendón, cuando se dirige hacia adelante desde detrás del maleolo lateral, proximal a la base del quinto metatarsiano (Fig. 5-102). El vientre del peroneo lateral corto se palpa sobre la superficie lateral de la porción distal de la pierna, por encima del peroné.

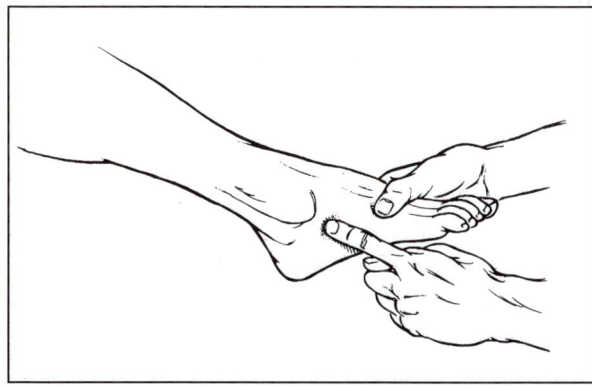

Figura 5-102

EVERSIÓN DEL PIE, CON FLEXIÓN PLANTAR O DORSIFLEXIÓN
(Peroneo lateral largo y peroneo lateral corto)

Puntuación

Grado 1 (escaso): La palpación detecta cierta actividad contráctil en uno o ambos músculos, que puede originar un «salto» en el tendón. No se realiza ningún movimiento.

Grado 0 (nulo): No es posible detectar actividad contráctil.

Aislamiento del peroneo lateral largo

Se aplica una resistencia contra la superficie plantar de la cabeza del primer metatarsiano, en inversión y dorsiflexión.

Eversión del pie con dorsiflexión

Cuando el peroneo anterior existe, puede explorarse pidiendo al paciente que realice una eversión y dorsiflexión del pie. No obstante, en este movimiento participa el extensor común largo de los dedos.

El tendón del peroneo anterior puede ser palpado sobre la porción lateral del dorso del pie, donde se sitúa, lateral al tendón del extensor común largo de los dedos, alejándose hacia el dedo pequeño del pie.

OBSERVACIONES

1. La eversión del pie se acompaña de una dorsiflexión o de una flexión plantar. Los extensores de los dedos son los dorsiflexores principales que acompañan a la eversión, ya que el peroneo anterior es un músculo inconstante.
2. El movimiento principal de eversión con flexión plantar se debe al peroneo lateral corto, ya que el largo es, principalmente, un depresor de la cabeza del primer metatarsiano, más que un eversor.
3. El peroneo lateral corto no puede ser aislado cuando ambos peroneos están inervados y activos.
4. Si existe una diferencia en la potencia entre los peroneos laterales largo y corto, puede averiguarse cuál es el más potente por la diferencia entre la resistencia que admiten en la eversión y a nivel de la cabeza del primer metatarsiano. Cuando admite mayor resistencia en la cabeza del anterior, el músculo más potente es el peroneo lateral largo.

FLEXIÓN MF DEL DEDO GRUESO Y LOS DEDOS DEL PIE
(Lumbricales y flexor corto del dedo grueso)

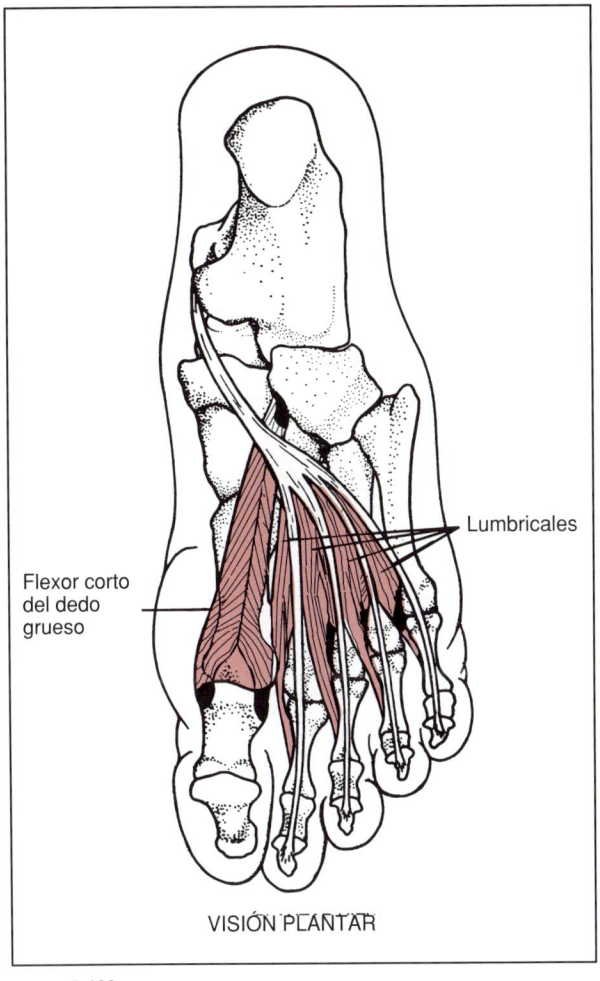

Figura 5-103

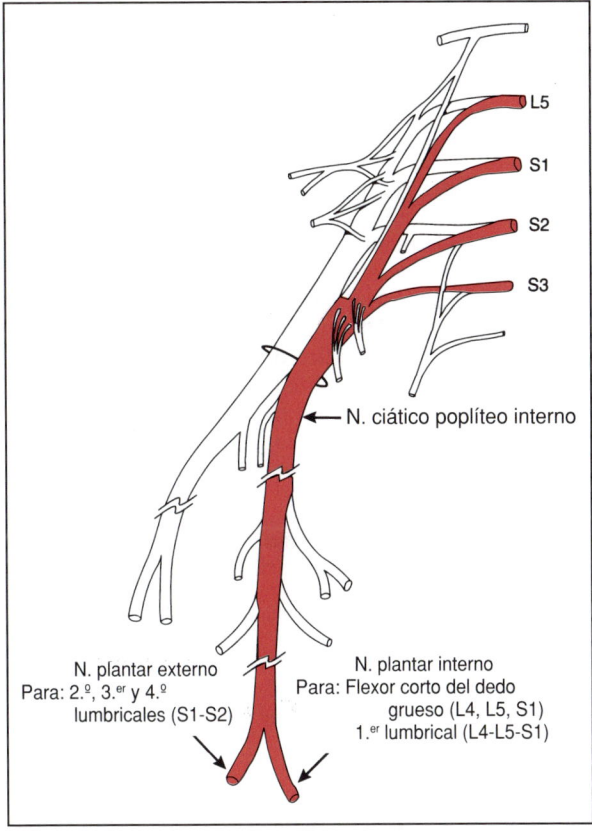

Figura 5-104

Tabla 5-15 FLEXIÓN DE LAS ARTICULACIONES MF DEL DEDO GRUESO Y DEDOS DEL PIE		
Músculo	**Origen**	**Inserción**
Dedos del pie:		
218. Lumbricales plantares	Tendones del flexor largo común de los dedos	Dedos del pie 2-5 (a través de los tendones del extensor largo común de los dedos)
Dedo grueso:		
223. Flexor corto del dedo grueso	Cuboide (superficie plantar inferior) 3er cuneiforme (lateral) Flexor largo del dedo gordo (accesorio del dedo grueso)	Dedo grueso (falange proximal, cara interna y externa con dos tendones).
Otros:		
219/220. Interóseos dorsales y plantares del pie		
216. Flexor corto del dedo meñique		
213. Flexor largo común de los dedos		
214. Flexor corto plantar		

Amplitud de movimiento:

Dedo grueso: De 0° a 45°.

Cuatro dedos laterales del pie: De 0° a 40°.

FLEXIÓN MF DEL DEDO GRUESO Y LOS DEDOS DEL PIE
(Lumbricales y flexor corto del dedo grueso)

FLEXIÓN MF DEL DEDO GRUESO
(Flexor corto del dedo grueso)
Todos los grados, desde el 5 (normal) al 0 (nulo)

Posición del paciente: Sentado. De forma alternativa, el paciente puede colocarse en decúbito supino. Con las piernas suspendidas del borde de la mesa. Tobillo en posición de equilibrio (postura intermedia entre la dorsiflexión y la flexión plantar).

Posición del fisioterapeuta: Sentado sobre un taburete, frente al paciente. Posición alternativa: de pie, en un lado de la mesa, cerca del pie del paciente.

El pie del paciente se apoya en el regazo del examinador. Una mano se coloca sobre el dorso del pie, inmediatamente por debajo del tobillo, para estabilizarlo (Fig. 5-105). El dedo índice de la otra mano se coloca debajo de la falange proximal del dedo grueso. De forma alternativa, la punta del índice (con uñas muy cortas) se coloca por debajo de la falange proximal.

Test: El paciente flexiona el dedo grueso.

Instrucciones al paciente: «Doble el dedo grueso sobre mi dedo. Manténgalo así. No permita que lo estire.»

Puntuación

Grado 5 (normal): El paciente realiza el movimiento completo y se mantiene frente a la máxima resistencia.

Grado 4 (bien): El paciente realiza el movimiento completo frente a una resistencia de fuerte a moderada.

Grado 3 (regular): El paciente realiza el movimiento completo de flexión metatarsofalangiana (MF) del dedo grueso, pero no tolera ninguna resistencia.

Grado 2 (mal): El paciente sólo realiza un movimiento de amplitud parcial.

Grado 1 (escaso): El fisioterapeuta puede detectar cierta actividad contráctil, pero ningún movimiento en la articulación.

Grado 0 (nulo): No es posible detectar actividad contráctil.

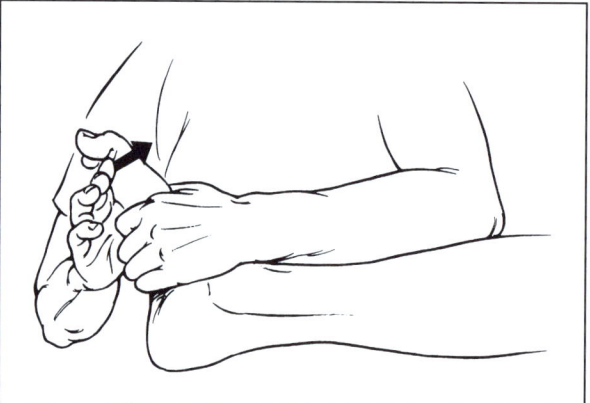

Figura 5-105

OBSERVACIONES

1. No es posible la palpación del músculo ni el tendón del flexor corto del dedo grueso.
2. Cuando el flexor largo del dedo grueso no es funcional, el flexor corto flexionará la articulación MF, pero no la articulación IF. Cuando se produce la situación inversa, el flexor largo flexiona la articulación IF y la articulación MF puede realizar una hiperextensión. (Cuando esta situación se hace crónica, esta postura se denomina pie en martillo.)

FLEXIÓN MF DEL DEDO GRUESO Y LOS DEDOS DEL PIE
(Lumbricales y flexor corto del dedo grueso)

FLEXIÓN MF DE LOS DEDOS DEL PIE
(Lumbricales)

Todos los grados, desde el 5 (normal) al 0 (nulo)

Posición del paciente: Sentado, con el pie sobre el regazo del examinador. De forma alternativa, el paciente puede colocarse en decúbito prono. Tobillo en posición de equilibrio (postura intermedia entre la dorsiflexión y la flexión plantar).

Posición del fisioterapeuta: Sentado sobre un taburete, frente al paciente. Posición alternativa: de pie, en un lado de la mesa, cerca del pie del paciente.

Una mano se coloca sobre el dorso del pie, inmediatamente por debajo del tobillo, para estabilizarlo (como en el test para el dedo grueso). El dedo índice de la otra mano se coloca debajo de las articulaciones MF de los cuatro dedos laterales, para ejercer resistencia a la flexión.

Test: El paciente flexiona los cuatro dedos laterales, a nivel de las articulaciones MF, manteniendo las articulaciones IF en posición de equilibrio.

Instrucciones al paciente: «Doble los dedos del pie sobre mi dedo.»

Puntuación: La misma que la que se utiliza para el dedo grueso del pie.

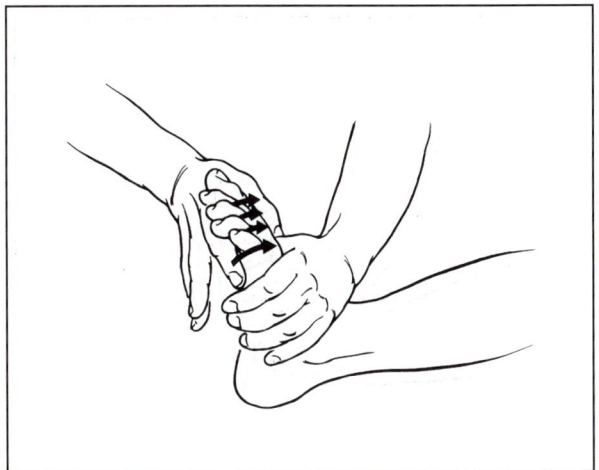

Figura 5-106

 OBSERVACIONES

En la práctica actual, el dedo grueso y los dedos del pie no suelen explorarse separadamente. La mayoría de los pacientes son incapaces de separar el movimiento del dedo grueso y el de los dedos laterales, ni pueden separar los movimientos de las articulaciones MF e IF.

Los clínicos puristas pedirán al examinador que realice la exploración separada de los movimientos de cada dedo, ya que los lumbricales presentan una notoria irregularidad en su potencia. No obstante, esto no será siempre posible.

FLEXIÓN IFP E IFD DEL DEDO GRUESO Y DEDOS DEL PIE
(Flexor común largo de los dedos, flexor común corto de los dedos y flexor largo del dedo grueso)

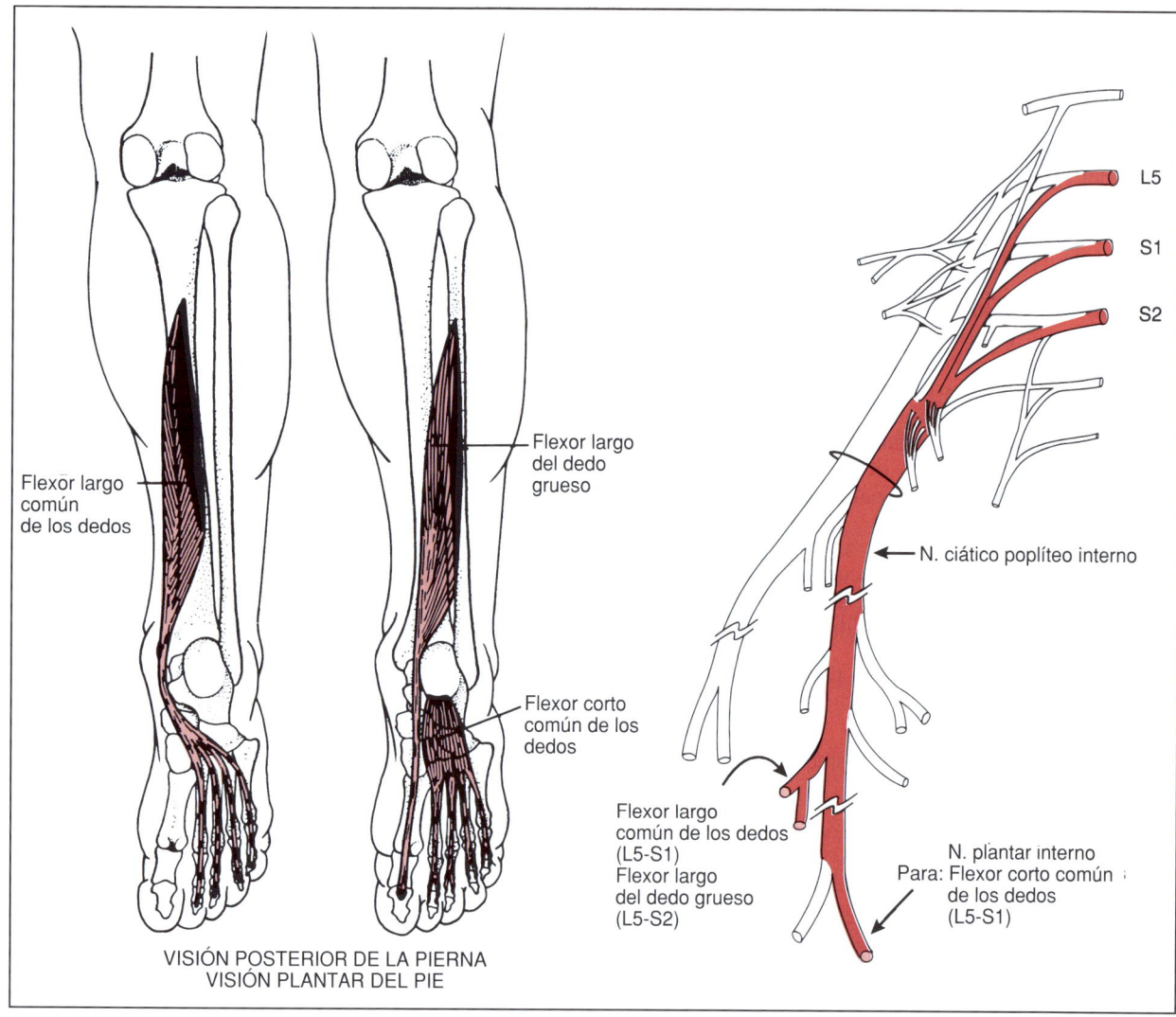

Figura 5-107   Figura 5-108   Figura 5-109

Tabla 5-16   FLEXIÓN DE LAS ARTICULACIONES IF DEL DEDO GRUESO Y DEDOS DEL PIE

Músculo	Origen	Inserción
Articulaciones IFD, dedos del pie:		
213. Flexor largo común de los dedos	Tibia (2/3 posteriores y medios del eje)	Falanges distales (base de los cuatro dedos laterales)
Articulaciones IFP, dedos del pie:		
214. Flexor corto plantar	Calcáneo (tuberosidad) (superficie plantar)	Dedos del pie 2-5 (falanges medias)
Articulaciones IF, dedo grueso:		
222. Flexor largo del dedo grueso	Peroné (2/3 inferiores del eje)	Dedo grueso (base de la falange distal)

Amplitud de movimiento:

Flexión IFP, cuatro dedos laterales: De 0° a 35°.

Flexión IFD, cuatro dedos laterales: De 0° a 60°.

Flexión IF, dedo grueso: De 0° a 90°.

FLEXIÓN IFP E IFD DEL DEDO GRUESO Y DEDOS DEL PIE
(Flexor común largo de los dedos, flexor común corto de los dedos y flexor largo del dedo grueso)

Todos los grados, desde el 5 (normal) al 0 (nulo)

Posición del paciente: Sentado, con el pie sobre el regazo del examinador. De forma alternativa, el paciente puede colocarse en decúbito supino.

Posición del fisioterapeuta: Sentado sobre un taburete, frente al paciente, o de pie, en un lado de la mesa, cerca del pie del paciente.

Una mano se coloca sobre el dorso del pie, con los dedos atravesados, y el pulgar por debajo de las falanges proximales (IFP) o falanges distales (IFD), o bien por debajo de la articulación IF del dedo grueso, para estabilizarlo (Figs. 5-110 a 5-112).

La otra mano aplica una resistencia utilizando los cuatro dedos o el pulgar, por debajo de las falanges medias (para el test IF) (Fig. 5-110); por debajo de las falanges distales, para el test IFD (Fig. 5-111), y con el dedo por debajo de la falange distal del dedo grueso (Fig. 5-112).

Test: El paciente flexiona los dedos o el dedo grueso del pie.

Instrucciones al paciente: «Doble los dedos del pie; manténgalos así. Doble el dedo grueso y manténgalo así.»

Puntuación

Grado 5 (normal) y grado 4 (bien): El paciente realiza el movimiento completo de los dedos del pie y, después, del dedo grueso; la resistencia utilizada para ambos tests puede ser mínima.

Grado 3 (regular) y grado 2 (mal): El paciente realiza el movimiento completo, pero no tolera ninguna resistencia (grado 3), o sólo realiza un movimiento de amplitud parcial (grado 2).

Grado 1 (escaso) y grado 0 (nulo): Se detecta una actividad contráctil mínima o nula. Puede palparse el tendón del flexor largo del dedo grueso, sobre la superficie plantar de la falange proximal del dedo grueso.

OBSERVACIONES

1. Como en todos los movimientos del pie, el paciente puede ser incapaz de mover los dedos separadamente ni aislar los movimientos de las articulaciones MF e IF de cada dedo individual.
2. Algunos individuos pueden separar las acciones del dedo grueso de las de los dedos del pie, pero muy pocos son capaces de aislar las articulaciones MF e IF del dedo grueso.
3. Muchas personas son capaces de «pellizcar» con el dedo grueso del pie (aproximador del dedo grueso), pero este movimiento no forma parte de la exploración clínica más frecuente.
4. El aproximador del dedo grueso no se explora comúnmente porque se aísla con mucha dificultad. Su actividad puede observarse aplicando una fuerza opuesta a la aducción del empeine, que originará la abducción del dedo grueso, pero los dedos laterales a menudo se extienden al mismo tiempo.

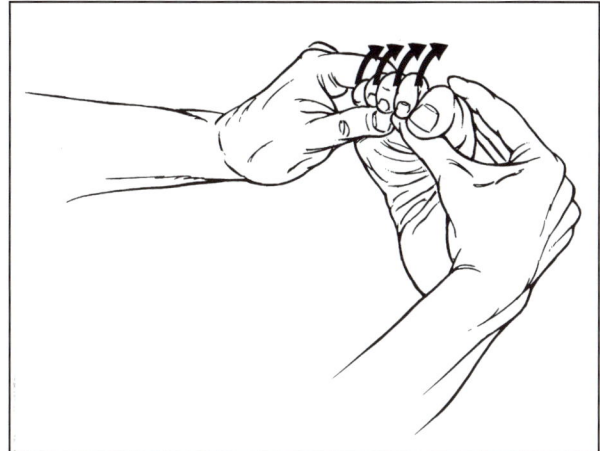

Figura 5-110

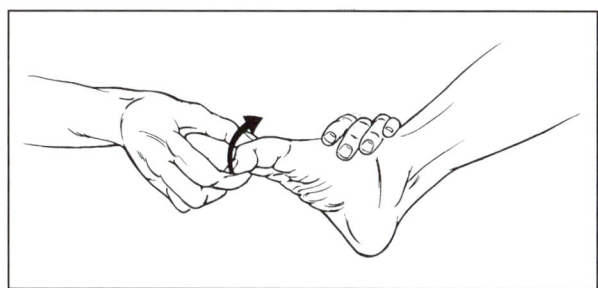

Figura 5-111

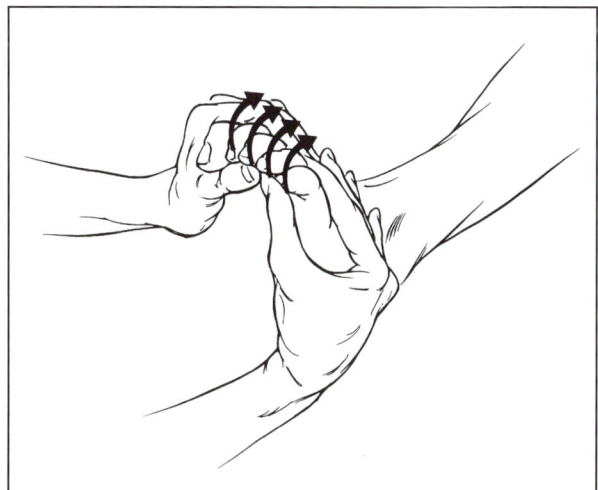

Figura 5-112

EXTENSIÓN MF E IF DEL DEDO GRUESO Y DEDOS DEL PIE
(Extensor común largo de los dedos, extensor común corto de los dedos; extensor largo del dedo grueso)

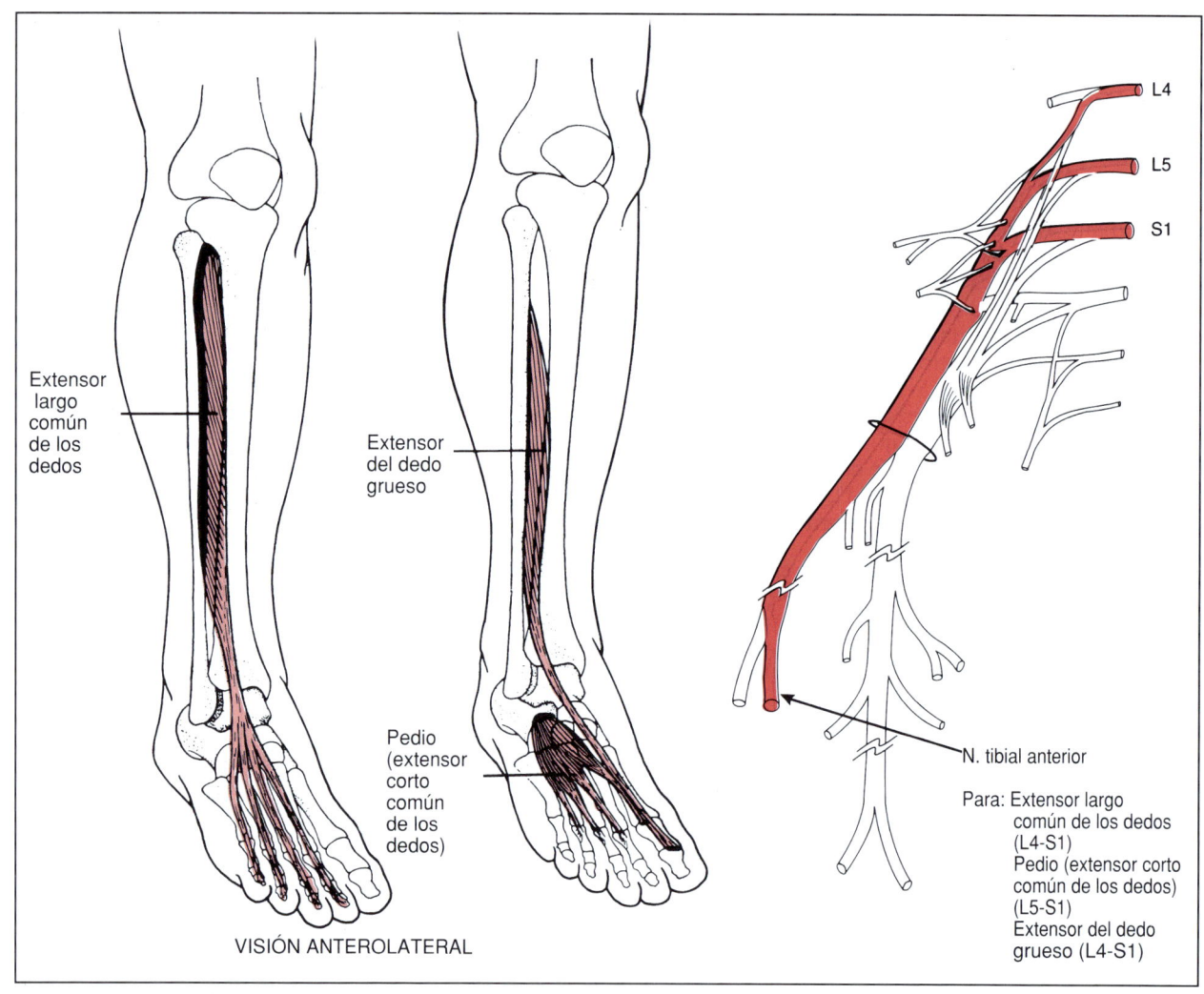

Figura 5-113   Figura 5-114   Figura 5-115

Tabla 5-17	EXTENSIÓN DE LAS ARTICULACIONES MF DE LOS DEDOS DEL PIE Y DE LA ARTICULACIÓN IF DEL DEDO GRUESO	
Músculo	**Origen**	**Inserción**
211. Extensor largo común de los dedos	Tibia (cóndilo lateral) Peroné (eje, 2/3 proximales, cara anterior)	Dedos del pie 2-5 (en 2.ª y 3.ª falanges)
212. Pedio o extensor corto común de los dedos	Calcáneo (cara antero-superior)	Extremos de los cuatro tendones: 1. Dedo grueso (falange proximal, cara dorsal) 2.4. Unión del extensor largo común de los dedos del pie 2-4
221. Extensor del dedo grueso	Peroné (eje, 2/4 cara anterior)	Dedo grueso (base de la falange distal)

Amplitud de movimiento:

De 0° a 75-80°.

EXTENSIÓN MF E IF DEL DEDO GRUESO Y DEDOS DEL PIE
(Extensor común largo de los dedos, extensor común corto de los dedos; extensor largo del dedo grueso)

Todos los grados, desde el 5 (normal) al 0 (nulo)

Posición del paciente: Sentado, con el pie sobre el regazo del examinador. De forma alternativa, el paciente puede colocarse en decúbito supino. Tobillo en posición de equilibrio (intermedia entre la flexión plantar y la dorsiflexión).

Posición del fisioterapeuta: Sentado sobre un taburete, frente al paciente, o de pie, en un lado de la mesa, cerca del pie del paciente.

Dedos laterales: Una mano estabiliza los metatarsianos, con los dedos colocados sobre la superficie plantar y el pulgar sobre el dorso del pie (Fig. 5-116). La otra mano aplica una resistencia con el pulgar, colocado sobre la superficie dorsal de las falanges proximales de los dedos del pie.

Pulgar: La región metatarsiana se estabiliza colocando la mano alrededor de la superficie plantar del pie, con el pulgar curvado sobre la base del dedo grueso (Fig. 5-117). La otra mano estabiliza el pie a nivel del talón. Para aplicar la resistencia se sitúa el pulgar sobre la articulación MF (Fig. 5-117) o sobre la articulación IF (Fig. 5-118).

Test: El paciente extiende los cuatro dedos laterales o el dedo grueso del pie.

Instrucciones al paciente: «Estire el dedo grueso. Manténgalo así.» «Estire los dedos y manténgalos así.»

Puntuación

Grado 5 (normal) y grado 4 (bien): El paciente realiza el movimiento completo de los dedos del pie y, después, del dedo grueso; la resistencia utilizada para ambos tests puede ser mínima.

Grado 3 (regular) y grado 2 (mal): El paciente realiza el movimiento completo, pero no tolera ninguna resistencia (grado 3), o sólo realiza un movimiento de amplitud parcial (grado 2).

Grado 1 (escaso) y grado 0 (nulo): Se detecta una actividad contráctil mínima o nula. Puede palparse el tendón del flexor largo del dedo grueso sobre la superficie plantar de la falange proximal del dedo grueso.

> **OBSERVACIONES**
> 1. Muchos (o la mayoría) de los pacientes son incapaces de separar la extensión del dedo grueso de la de los cuatro dedos laterales. Ni tampoco pueden aislar las acciones de las articulaciones MF e IF.
> 2. Este test se utiliza más, no para determinar la potencia, sino para averiguar si los músculos de los dedos del pie presentan actividad contráctil.

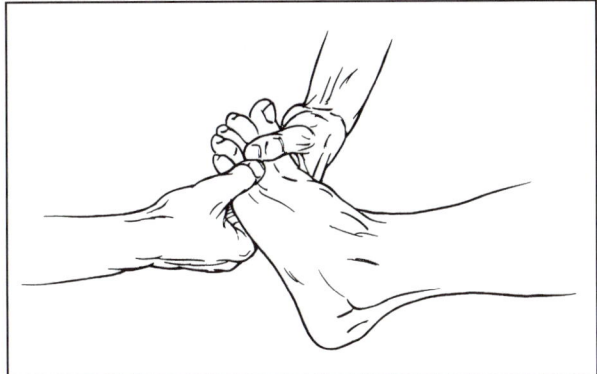

Figura 5-116

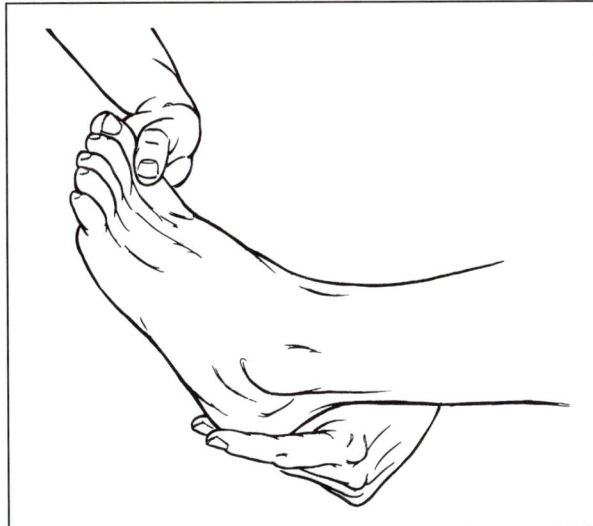

Figura 5-117

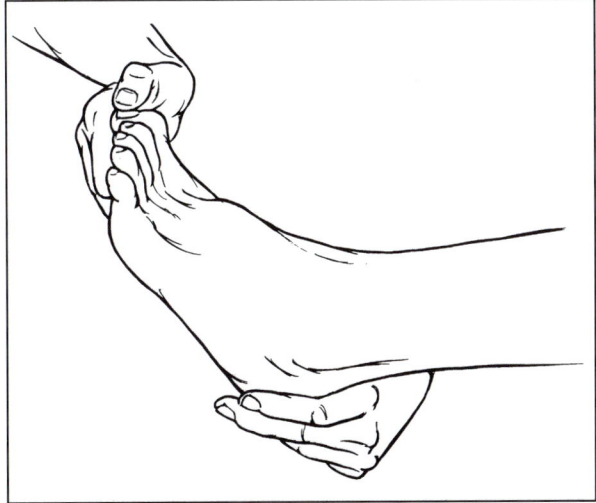

Figura 5-118

BIBLIOGRAFÍA

1. Mulroy S. Functions of the triceps surae during strength testing and gait. Dissertation (Ph.D.), Department of Biokinesiology and Physical Therapy, University of Southern California, Los Angeles, 1994.
2. Perry J, Easterday CS, Antonelli DJ. Surface versus intramuscular electrodes for electromyography for superficial and deep muscles. Phys Ther 61:6–15, 1981.

Valoración infantil y pediátrica

Barbara Connolly, Ed. D., P. T.

Extensión del cuello
Flexión del cuello
Flexión del tronco
Rotación del tronco
Extensión del tronco
Flexión de cadera y rodilla
Extensión de cadera y rodilla
Abducción de la cadera
Aducción de la cadera
Flexión plantar del tobillo
Dorsiflexión del tobillo
Abducción de la escápula
Aducción de la escápula y abducción del hombro
Flexión del hombro
Extensión del codo
Flexión del codo
Supinación del codo

Capítulo **6**

La exploración manual de los músculos en los niños menores de 5 años constituye un reto para el fisioterapeuta. En algunos casos no será posible la realización de una exploración verdadera, bien por la imposibilidad del niño pequeño para comprender las instrucciones, o bien por su falta de cooperación con el fisioterapeuta[1]. Algunos niños de edades comprendidas entre los 2 y 5 años pueden ser capaces de participar en una verdadera exploración manual muscular cuando tienen voluntad de cooperar y ponen interés en la actividad. No obstante, pueden no comprender la fuerza de resistencia que deben ejercer contra la que les aplica el examinador, una vez que ya se han colocado en la posición inicial del test[2].

Para el examinador resulta esencial conocer los movimientos normales a estas edades tempranas (desde el nacimiento hasta los 5 años), si desea realizar evaluaciones de la potencia muscular en los niños. También debe estar familiarizado con los precoces logros motores que logran los niños sin discapacidades y cómo ejecutan las distintas actividades funcionales. El examinador debe observar la amplitud, simetría, ritmo y coordinación de los movimientos mientras el niño juega, así como durante los ejercicios específicos para el test muscular.

Puntuación

Los músculos no se puntúan de forma individual durante la valoración funcional que afecta a los movimientos espontáneos o logrados o durante las actividades lúdicas. En vez de ello se puntúan los grupos musculares que realizan un movimiento deseado. Como en el caso de los adultos, pueden utilizarse las escalas de puntuación de *normal, bien, regular, mal, escaso* y *nulo*, sólo con pequeñas modificaciones respecto a las definiciones operativas de los términos.

La cantidad de resistencia que se debe aplicar para lograr un grado normal o bien, se calcula observando al niño (cuando el niño puede tolerar brevemente la resistencia aplicada por el examinador) o calculando la capacidad de éste para realizar un movimiento opuesto a la resistencia ejercida por un pequeño peso colocado sobre la extremidad o región durante el movimiento. Por ejemplo, puede colocarse un pequeño peso en la muñeca del niño mientras que intenta alcanzar un objeto situado por encima de su cabeza. Este sistema también presenta cierto grado de subjetividad, pero permite valorar los avances en potencia logrados por un músculo respecto a un movimiento determinado, durante un corto período de tiempo.

La puntuación de *grado regular* se define como la capacidad de un músculo o grupo muscular de realizar un movimiento completo frente a la fuerza de gravedad (un movimiento vertical). *El grado mal* se define como un movimiento horizontal completo o como un movimiento parcial en el plano vertical.

La manifestación de la presencia o ausencia de actividad contráctil en un músculo o grupo muscular conduce al *grado de escasa actividad* (ligera contracción, en ausencia de movimiento articular) o *nulo* (ausencia de contracción detectable).

Un sistema alternativo para describir la fuerza muscular consiste en clasificar la debilidad o lesión muscular en mínima, leve, moderada o grave[3]. No obstante, existen términos subjetivos para las descripciones, y el mismo examinador que realiza la evaluación inicial del niño debe realizar todas las valoraciones posteriores para lograr resultados comparables y fiables.

Extensión del cuello

Posición del test:	El examinador mantiene suspendido al niño, colocando las manos del fisioterapeuta debajo del pecho[4].	
Respuesta:	2 meses	El niño levanta la cabeza hasta la línea media y la mantiene durante 2-3 segundos (Fig. 6-1).
	3 meses	El niño eleva la cabeza más arriba del plano del tronco.

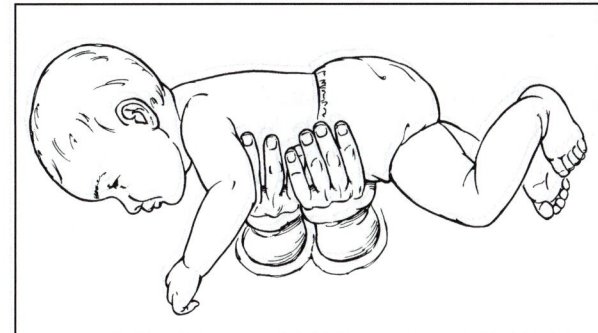

Figura 6-1

Posición del test:	Se coloca al niño apoyado sobre su estómago, y el fisioterapeuta sacude un sonajero por encima de su cabeza[4].	
Respuesta:	2 meses	El niño levanta la cabeza activamente hasta los 45°.
	4 meses	El niño eleva la cabeza activamente hasta 90° y se mantiene en esa posición (Fig. 6-2).

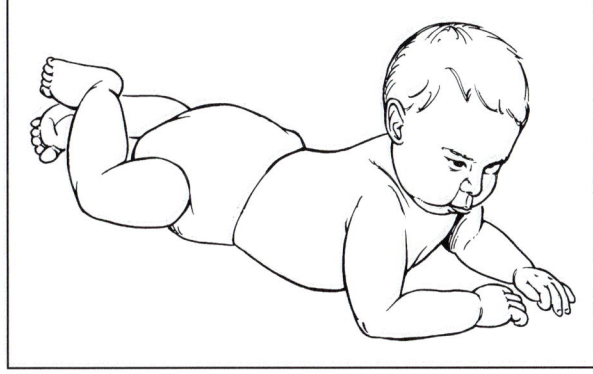

Figura 6-2

Flexión del cuello

Posición del test: Niño en decúbito supino. El examinador sujeta las muñecas y las manos del niño y lo levanta hasta colocarlo sentado[4].

Respuesta: 4 meses   El niño mantiene la barbilla doblada y la cabeza alineada con el tronco (Fig. 6-3).

6 meses   El niño mantiene la cabeza 15° por delante de la línea media. (Fig. 6-4).

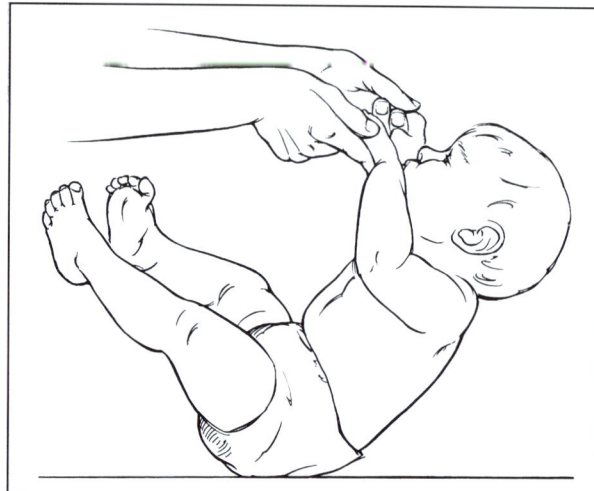

Figura 6-3

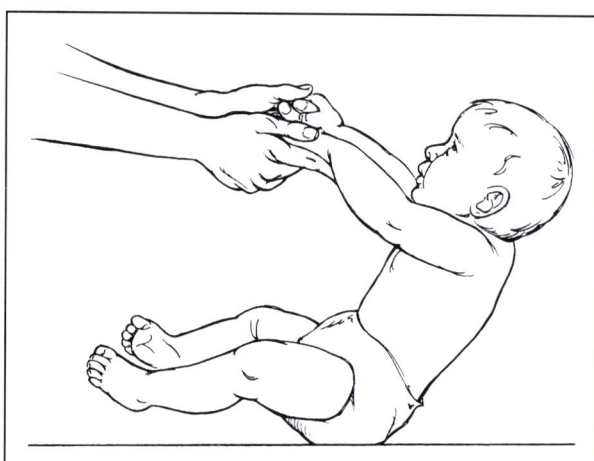

Figura 6-4

Posición del test: Niño en decúbito supino. El examinador ofrece las manos al niño, como para levantarlo hasta la postura sentada[4].

Respuesta: 6 meses   El niño eleva la cabeza por sí mismo, sin el estímulo de las manos (Fig. 6-5).

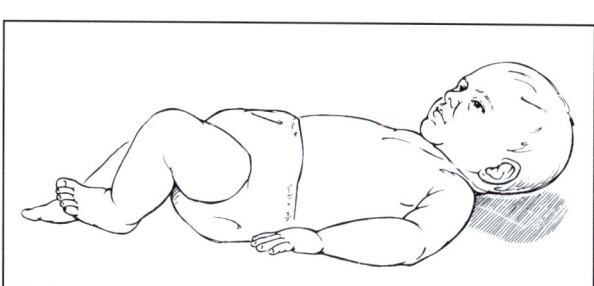

Figura 6-5

Posición del test: El examinador mantiene suspendido verticalmente al niño, sosteniéndolo por debajo de los brazos e inclinado hacia atrás 45° o más[4].

Respuesta: 6 meses — El niño eleva la cabeza y la mantiene firmemente (Fig. 6-6).

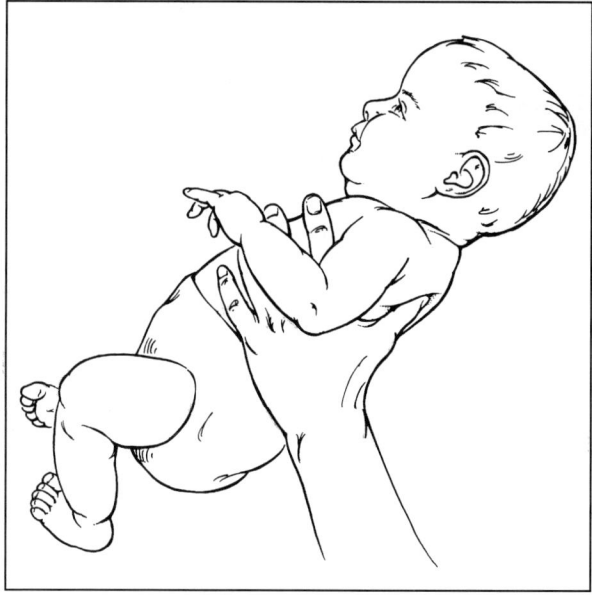

Figura 6-6

Posición del test: El examinador mantiene suspendido verticalmente al niño, sosteniéndolo por debajo de los brazos y ladeado 45° o más[4].

Respuesta: 2-3 meses — El niño mantiene la cabeza en la línea media del tronco, y atrasada menos de 10° (Fig. 6-7).

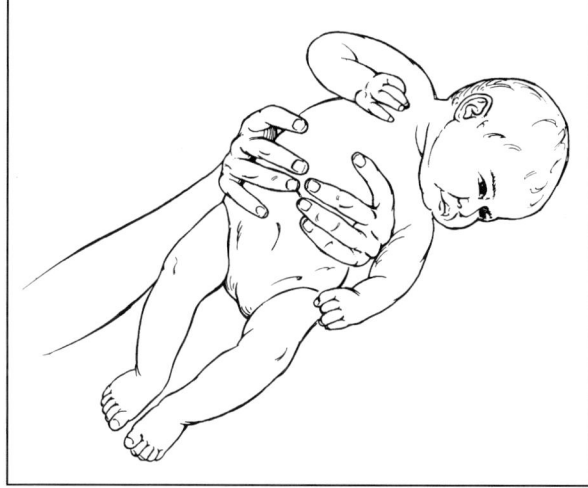

Figura 6-7

Flexión del tronco

Posición del test: Niño en decúbito supino.
El examinador sostiene las muñecas o manos del paciente y tira de él hasta la posición de sentado[4].

Respuesta: 4 meses — Los abdominales sostienen la caja torácica y las caderas, y las rodillas son flexionadas para ayudar activamente al movimiento.

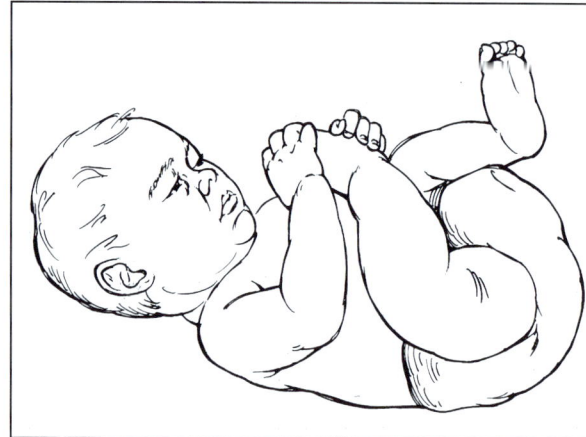

Figura 6-8

Posición del test: Niño en decúbito supino.
El examinador coloca un juguete alrededor del pie o se coloca un enganche de juguetes[4].

Respuesta:
4-5 meses — El niño eleva las piernas y aproxima el pie hacia la boca (Fig. 6-8).
6 meses — El niño eleva las piernas rectas hacia arriba. Muestra un control intermedio del movimiento en el espacio (Fig. 6-9).

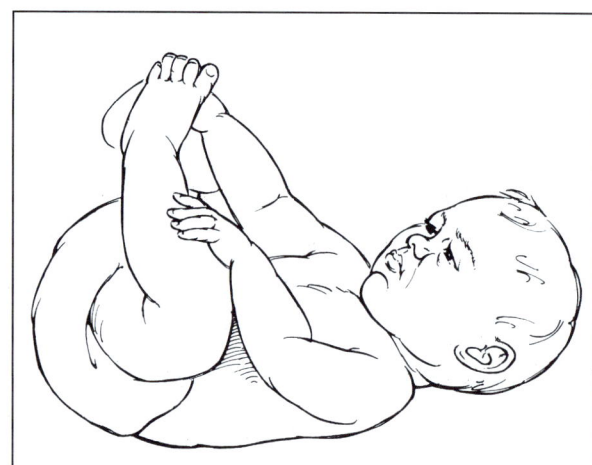

Figura 6-9

Posición del test: Niño colocado a gatas.
El examinador observa si presenta lordosis. La postura en ausencia de lordosis requiere el equilibrio entre los flexores y los extensores, los extensores del tronco y control abdominal. Una lordosis en esta posición indica que los abdominales no son lo suficientemente fuertes para elevar la pelvis[4].

Respuesta: 7 meses — Ausencia de lordosis lumbar, con la espalda recta (Fig. 6-10).

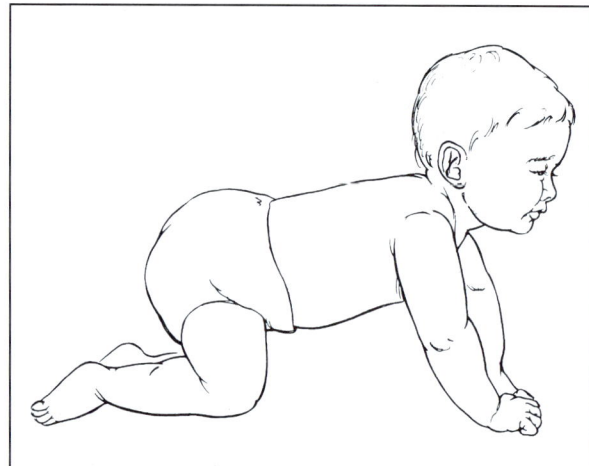

Figura 6-10

Posición del test:	Niño sentado[4].	
Respuesta:	7 meses	Una equilibrio correcto entre los flexores y los extensores se evidencia, cuando el niño está sentado y la pelvis se mantiene en equilibrio. Cuando la pelvis se inclina hacia adelante, existe la sospecha de una falta de control abdominal (Fig. 6-11).

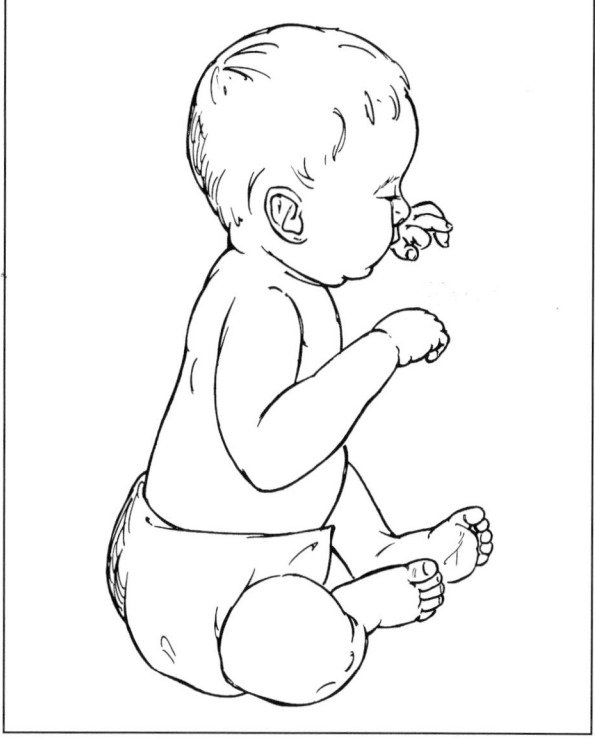

Figura 6-11

Posición del test:	Decúbito supino sobre una colchoneta, con las rodillas dobladas en ángulo de 90º y las manos unidas por detrás de la cabeza. Se pide al niño que se siente y toque las rodillas con los codos[3].	
Respuesta:	4-4,5 años	El niño es capaz de realizar tres o cuatro ejercicios en 30 segundos.
	5-5,5 años	El niño debe ser capaz de realizar de seis a ocho ejercicios en 30 segundos (Fig. 6-12).

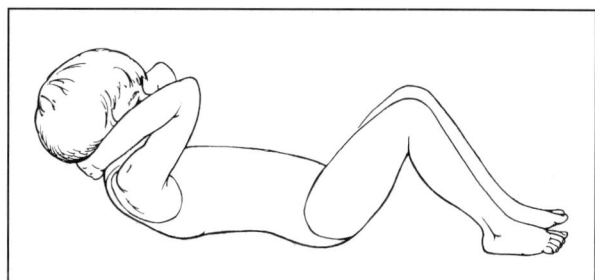

Figura 6-12

Posición del test:	Decúbito supino sobre una colchoneta. Se le pide que adopte una posición de «rulo», con la cabeza y las rodillas flexionadas hacia el pecho[5].	
Respuesta:	8 años	El niño debe ser capaz de mantener esta posición durante 20 a 30 segundos (Fig. 6-13).

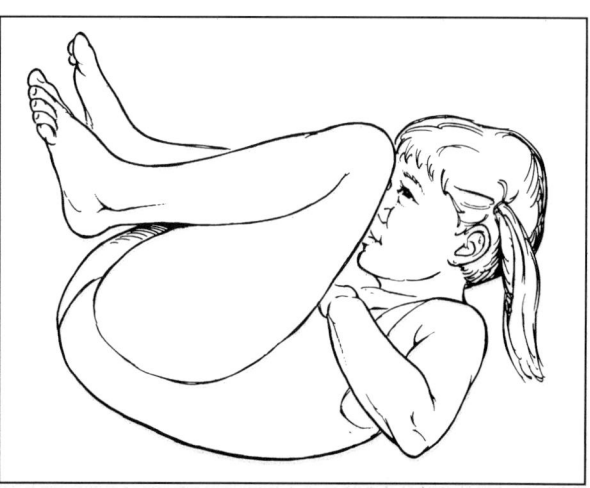

Figura 6-13

Capítulo 6 ■ Valoración infantil y pediátrica

Rotación del tronco

Posición del test:	Niño en decúbito supino. El examinador mantiene un juguete a un lado del niño y lo agita para atraer su atención[4].

| **Respuesta:** | 5 meses | El niño gira hacia un lado, realizando un alineamiento de la cabeza, rotación del tronco y una disociación de la extremidad inferior (Fig. 6-14). |
| | 8-9 meses | El niño gira hasta decúbito prono, realizando una contrarrotación, con una rotación del hombro en una dirección y la cadera en dirección opuesta. |

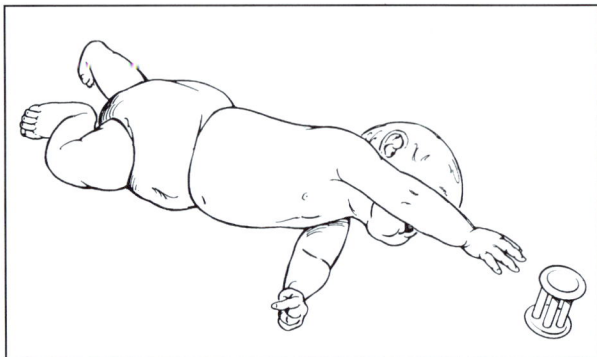

Figura 6-14

Posición del test:	Niño en decúbito prono. El examinador sostiene un juguete al lado del niño y lo agita para atraer su atención[4].

| **Respuesta:** | 7-8 meses | El niño pivota 90° para coger el juguete colocado en ambos lados (Fig. 6-15). |
| | 8 meses | El niño empuja su espalda sobre las rodillas para tratar de sentarse, realizando una rotación (Fig. 6-16). |

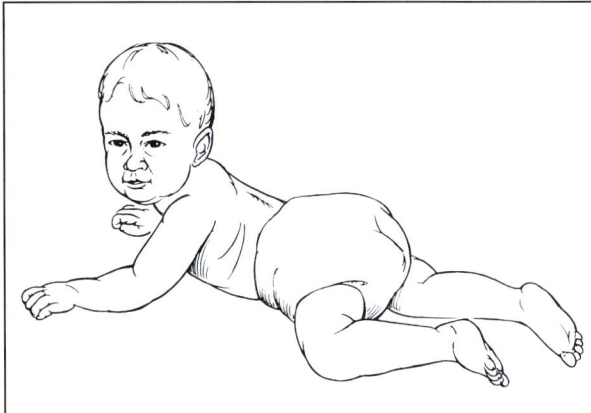

Figura 6-15

Posición del test:	Niño sentado. El examinador sostiene un juguete al lado del niño y lo agita para atraer su atención[4].

| **Respuesta:** | 7 meses | El niño rota el tronco, mientras mantiene las caderas en contacto con la superficie. |
| | 10-11 meses | El niño pivota 180°, realizando una rotación sobre las nalgas. |

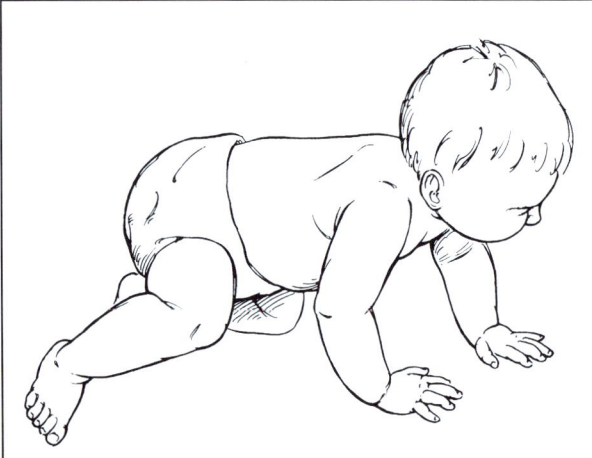

Figura 6-16

Extensión del tronco

Posición del test:	Niño apoyado sobre su estómago o el examinador lo mantiene suspendido ventralmente. Se observan los movimientos de las extremidades[4].
Respuesta:	4-5 meses El niño despega los brazos y piernas de la superficie (Fig. 6-17).
	5 meses El niño se balancea sobre su estómago.

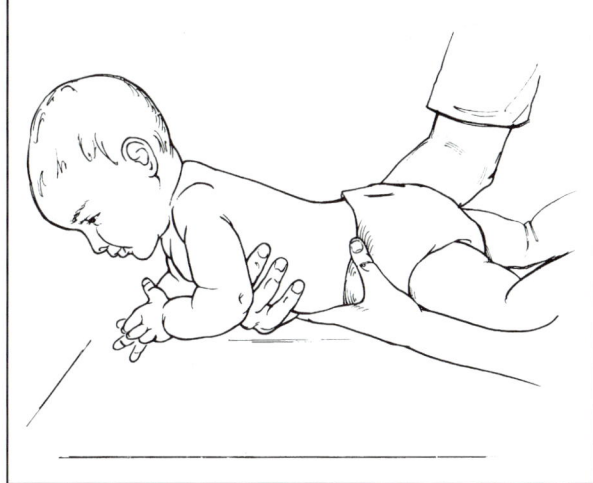

Figura 6-17

Posición del test:	Niño sentado[4].
Respuesta:	8 meses El niño muestra una extensión correcta del tronco, con una ligera lordosis lumbar (ver Fig. 6-11).
	10-11 meses El niño se inclina hacia adelante para alcanzar el juguete, sin perder el equilibrio y sin tocar el suelo para recogerlo.

Posición del test:	Se coloca el niño a gatas. El examinador observa si existe la presencia de lordosis. La postura sin lordosis requiere el equilibrio entre la flexión y la extensión, los extensores del tronco y el control abdominal[4].
Respuesta:	7 meses Debe haber ausencia de lordosis lumbar y la espalda debe mantenerse recta (Fig. 6-10).

Posición del test:	Bipedestación. Se le pide que toque los dedos de los pies y, después, que vuelva a la posición inicial[4].
Respuesta:	3-4 años La realización de este ejercicio sin utilizar las manos para sostenerse demuestra que los extensores del tronco y el glúteo mayor presentan una potencia normal (Fig. 6-18).

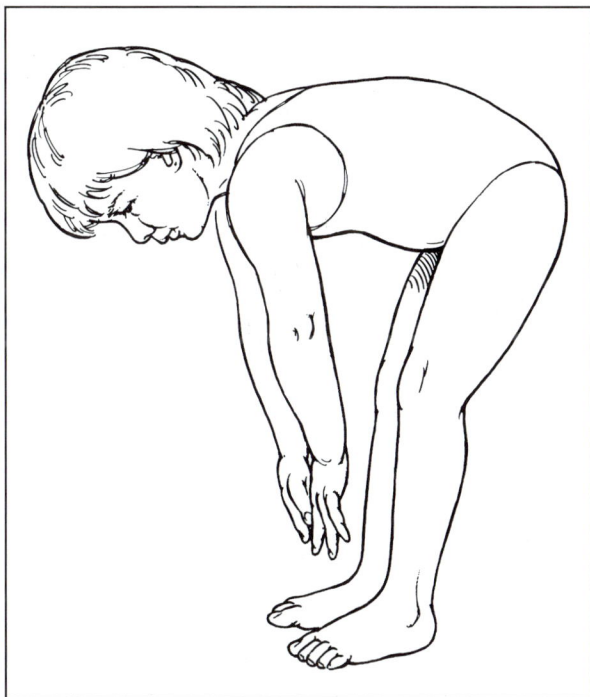

Figura 6-18

Posición del test: El niño coloca sus piernas a los lados del cuerpo del fisioterapeta. Después el examinador sostiene al niño a ambos lados del tórax, manteniendo su tronco arqueado. El fisioterapeuta se coloca de pie y pide al niño que «vuele»[3].

Respuesta: 5 años — El niño mantiene la posición de «volar» durante más de 16 segundos, cuando es sostenido a nivel de las caderas (Fig. 6-19).

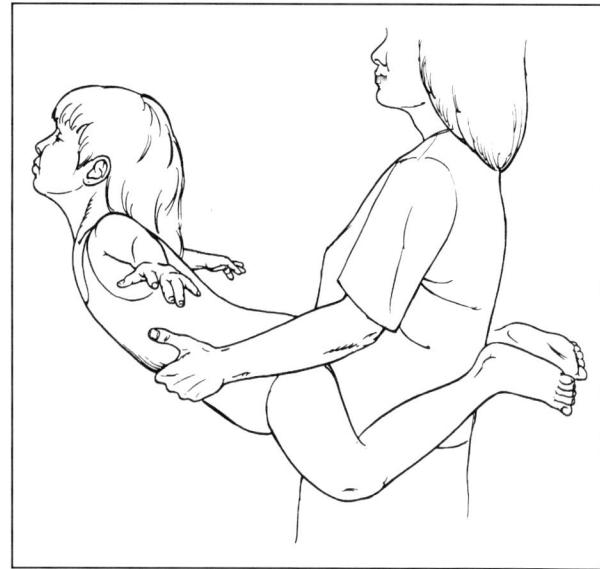

Figura 6-19

Posición del test: Niño tumbado sobre el estómago, en el suelo; se le pide que adopte la postura de «avión», elevando la cabeza, brazos y piernas del suelo[3, 5].

Respuesta: 8 años — El niño realiza y mantiene la postura de «avión» durante 20 a 30 segundos[5] (Fig. 6-20).

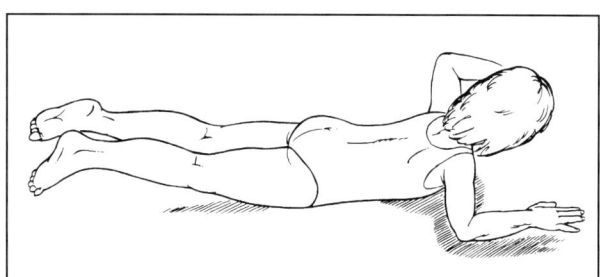

Figura 6-20

Flexión de cadera y rodilla

Posición del test: Niño en decúbito supino. Sin ropa de abrigo, zapatos y calcetines[4].

Respuesta:
- 4-5 meses — El niño flexiona bilateralmente las caderas, con las rodillas dirigidas hacia fuera y los pies hacia la boca para jugar.
- 2-3 años — Se pide al niño que eleve las piernas pedaleando. La flexión de las rodillas hacia el pecho muestra la potencia de los flexores de la cadera y rodillas (Fig. 6-21).

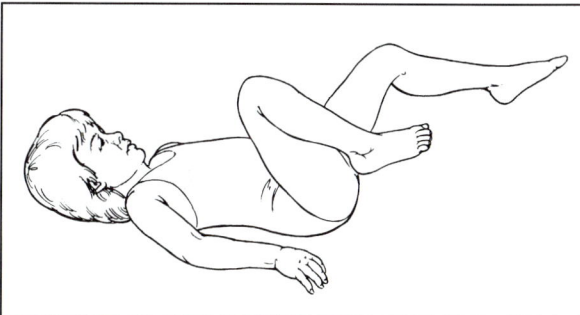

Figura 6-21

Posición del test: Niño en decúbito prono, con un juguete colocado frente a él[4].

Respuesta:
- 7 meses — El niño avanza sobre su estómago hacia el juguete, utilizando ambos brazos y piernas, apoyados en la superficie.
- 9-10 meses — El niño avanza a gatas, utilizando movimientos independientes para cada pierna.

Posición del test: Niño sentado con un juguete colocado frente a él[4].

Respuesta:
- 7 meses — El niño levanta las piernas 2,5-5 cm, mientras continúa sentado.
- 8-9 meses — El niño se inclina hacia el juguete, mientras continúa sentado. Se precipita a lo largo de la superficie, utilizando los brazos y las piernas para impulsar el tronco.

Posición del test:	El niño está de pie, delante de una serie de escalones, con un juguete colocado en el escalón más elevado. Los flexores de la cadera y los músculos poplíteos se utilizan para elevar la pierna sobre el escalón[4].	
Respuesta:	15-17 meses	El niño sube cuatro escalones, sujetándose en una barandilla o pared y colocando ambos pies en cada escalón.
	18-23 meses	El niño sube cuatro escalones sin sujetarse, colocando ambos pies en cada escalón.
	24-29 meses	El niño sube cuatro escalones, apoyándose en una barandilla o pared, alternando los pies en cada escalón.
	36-41 meses	El niño sube cuatro escalones sin apoyarse y alternando los pies en cada escalón.

Posición del test:	Niño en decúbito supino sobre una colchoneta. Se le pide que adopte una postura de «rulo», con la cabeza y rodillas flexionadas hacia el pecho[5].	
Respuesta:	8 años	El niño debe ser capaz de mantener esta posición durante 20 a 30 segundos (ver Fig. 6-13).

Extensión de la cadera y rodilla

Posición del test:	Niño en decúbito prono, observándose los movimientos de las extremidades[4].	
Respuesta:	4-5 meses	El niño despega los brazos y piernas de la colchoneta.
	5 meses	El niño se balancea sobre el estómago.
	6 meses	Pataleo activo de las piernas en extensión cuando el niño es estimulado.

Posición del test:	Niño en decúbito prono, con el pecho y pelvis apoyados en un pequeño banco o mesa[3].	
Respuesta:	2-5 años	Se pide al niño que eleve una pierna hacia el techo. La rodilla permanece doblada, para que el glúteo mayor trabaje sin la ayuda de los músculos poplíteos (Fig. 6-22).

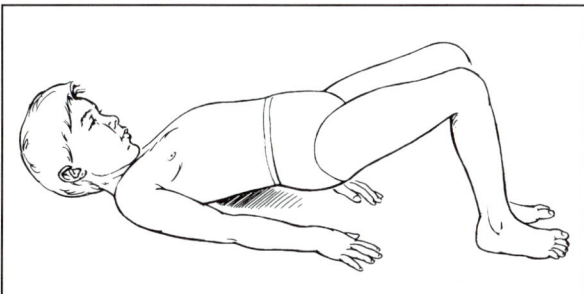

Figura 6-22

Posición del test:	Tumbado sobre su estómago en el suelo, se le pide que adopte la postura de «avión», elevando la cabeza, brazos y piernas del suelo[3, 5].	
Respuesta:	8 años	El niño es capaz de adoptar la postura de «avión» durante 20 a 30 segundos (ver Fig. 6-20).

Posición del test:	Niño en decúbito supino; se observan los movimientos de sus extremidades[4].	
Respuesta:	6 meses	El niño realiza el ejercicio de medio «puente», empujando con una pierna y extendiendo la otra[4].
	2-5 años	Se pide al niño que realice el «puente», elevando las caderas del suelo. Este movimiento muestra la potencia del glúteo mayor (Fig. 6-23).

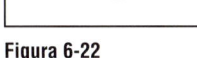

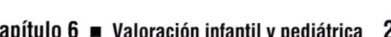

Figura 6-23

Posición del test: Niño en decúbito supino, sobre una superficie dura; se le pide que mueva las piernas pedaleando[3].

Respuesta: 2-5 años   El niño intenta «pedalear» con las piernas. Este ejercicio muestra la potencia de los extensores de la cadera y rodillas, cuando las piernas descienden desde el pecho (ver Fig. 6-21).

Posición del test: Niño de rodillas[4].

Respuesta: 12-14 meses   Se mantiene en esta posición, con las caderas alineadas con los hombros, durante 5 segundos (Fig. 6-24).

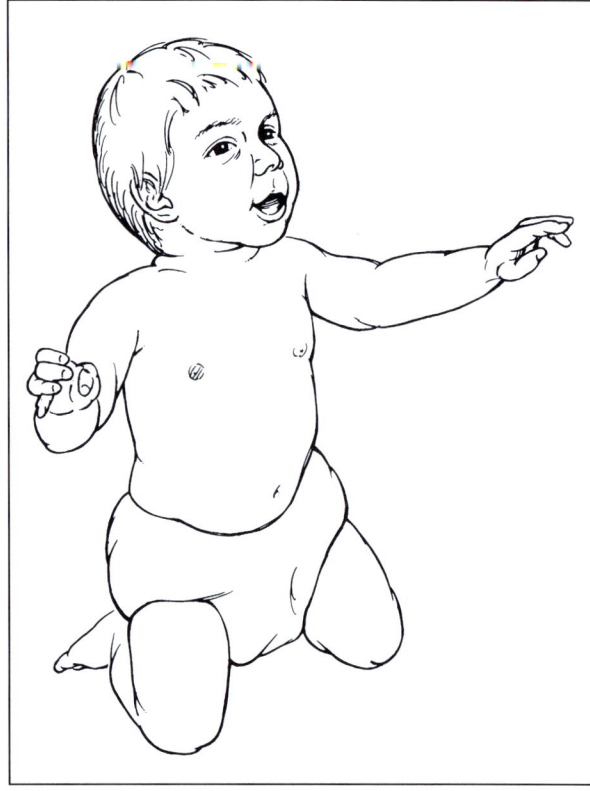

Figura 6-24

Posición del test: Niño de pie, sin apoyo. Se coloca una pelota de tenis o un juguete en el suelo, a una distancia inferior a un palmo del niño. Se le anima a que coja el juguete[3].

Respuesta: 18-23 meses   El niño se agacha, en cuclillas toma el juguete y regresa a la posición inicial, sin caer (Fig. 6-25).

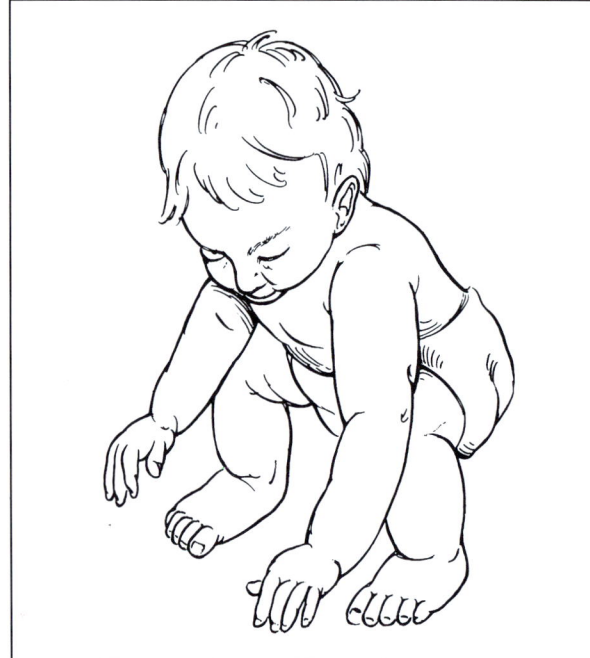

Figura 6-25

Abducción de la cadera

Posición del test: Niño colocado sobre un pequeño tobogán[6].

Respuesta:
- 7-8 meses: Cuando el niño está sentado, si se inclina hacia un lado, realiza la abducción del brazo y de la pierna opuestos (Fig. 6-26).
- 9-12 meses: A gatas, cuando el niño se inclina hacia un lado, separa el brazo y la pierna contrarios (Fig. 6-27).

Posición del test: Se coloca al niño sobre un sofá o una mesa pequeña y se le anima a que ande hacia un juguete situado en el extremo opuesto[4].

Respuesta:
- 9-10 meses: El niño separa ambas piernas, mientras avanza oblicuamente o de lado.

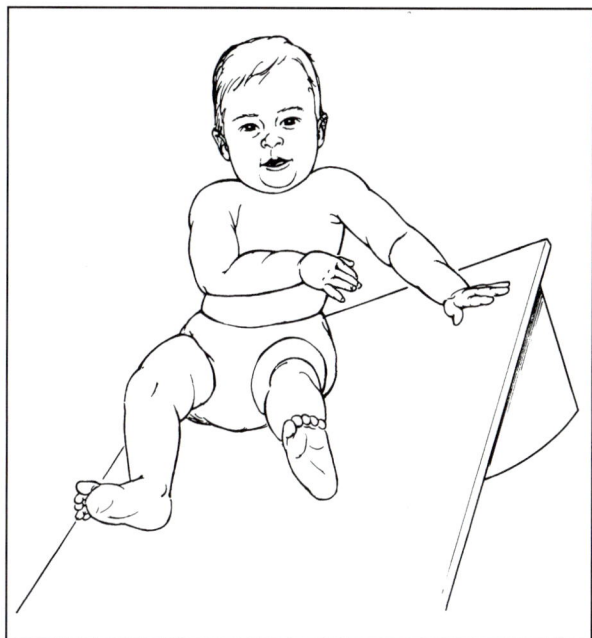

Figura 6-26

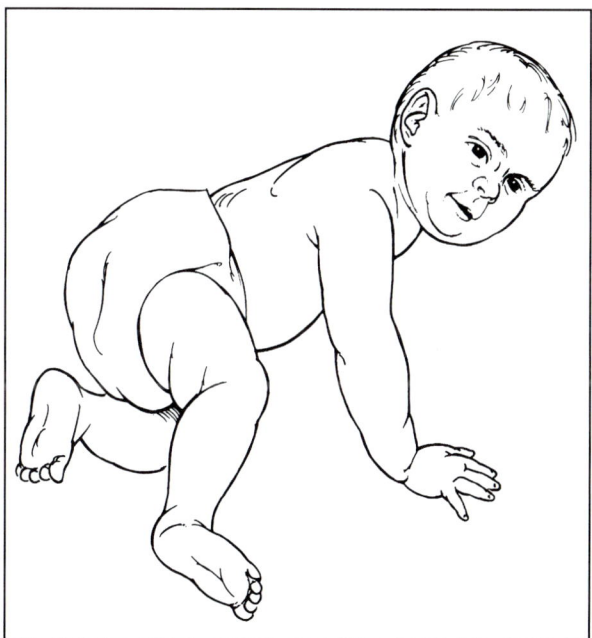

Figura 6-27

Posición del test: Mientras permanece de pie, se le pide que eleve la pierna izquierda, mientras que se sostiene dando la mano al fisioterapeuta. Después de realizar el ejercicio con la pierna izquierda, se examinará la pierna izquierda[3].

Respuesta: 2-5 años   Cuando levanta la pierna izquierda, la cadera derecha debe permanecer en el mismo nivel. Si la cadera desciende, existe una lesión de los abductores de la cadera izquierda (Fig. 6-28).

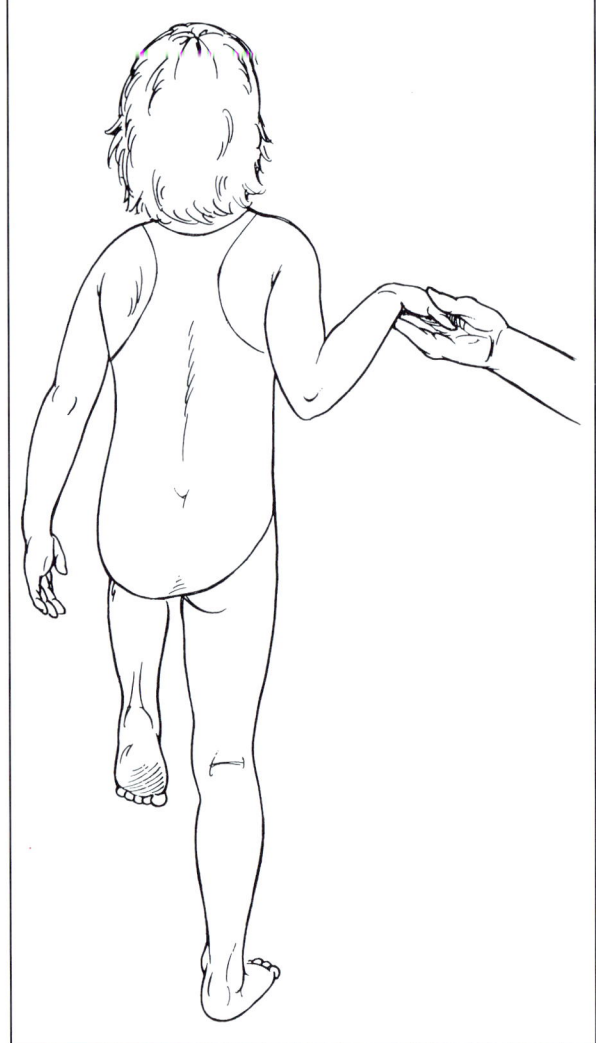

Figura 6-28

Aducción de la cadera

Posición del test: El niño se coloca en un pequeño tobogán[6].

Respuesta:	7-8 meses	Sentado, cuando el niño se inclina hacia un lado, el brazo y pierna del mismo lado deben realizar una aproximación al tronco (ver Fig. 6-26).
	9-12 meses	A gatas, cuando el niño se inclina hacia un lado, el brazo y pierna del mismo lado deben realizar una aducción (ver Fig. 6-27).

Posición del test: Niño sentado[4].

Respuesta: 11-12 meses — El niño es capaz de sentarse, con las piernas rectas estiradas frente a él, mejor que en posición de abducción.

Flexión plantar del tobillo

Posición del test: El examinador muestra al niño cómo andar de puntillas, con las manos en las caderas[3].

Respuesta: 24-29 meses   Se pide al niño que imite al examinador y que realice cinco pasos (Fig. 6-29).

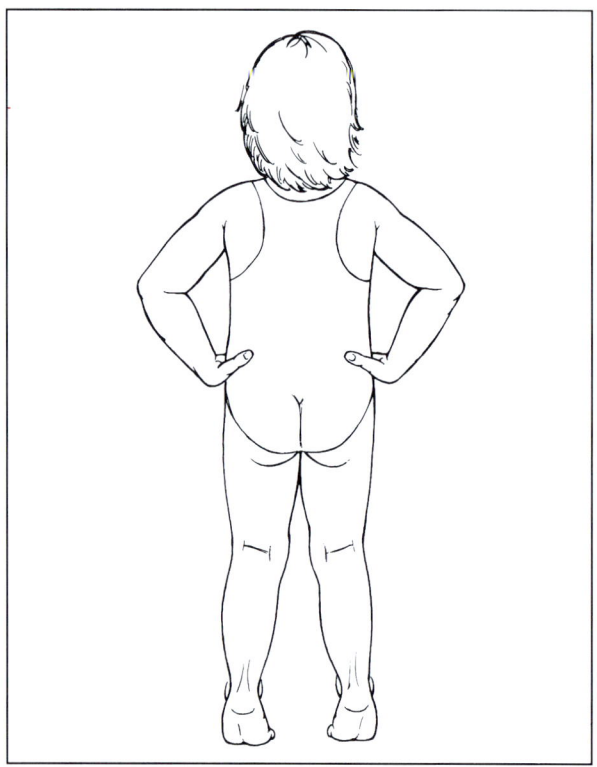

Figura 6-29

Dorsiflexión del tobillo

Posición del test: El examinador muestra al niño cómo andar sobre los talones, con las manos en las caderas[3].

Respuesta: 3 años   Se pide al niño que imite al examinador, y que realice cinco pasos (Fig. 6-30).

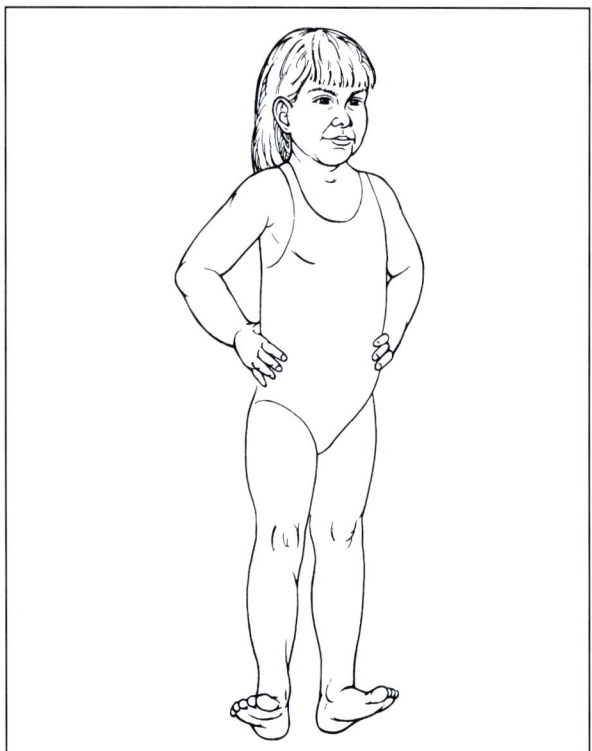

Figura 6-30

Abducción de la escápula

Posición del test: Niño en decúbito supino[4].

Respuesta:	3 meses	El niño lleva ambas manos hacia la línea media, para coger el juguete, trapo o dedo (Fig. 6-31).
	4 meses	El niño eleva ambas manos para mantener el juguete elevado del pecho (Fig. 6-32).
	5 meses	El niño eleva las manos para jugar con los pies y sujetar los dedos de los pies.

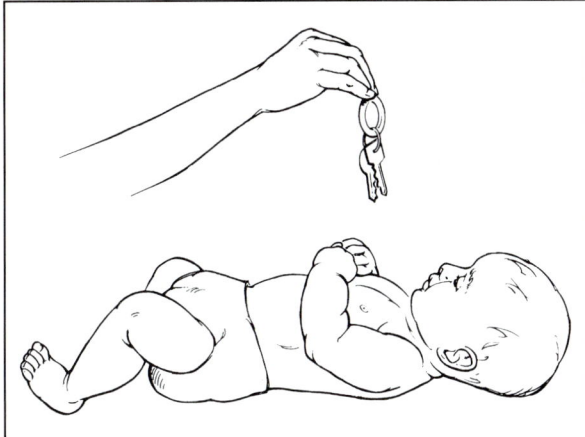

Figura 6-31

Posición del test: El niño está sentado en el regazo del examinador, que le ofrece un cubo o juguete para que juegue con él[4].

Respuesta: 4-5 meses — El niño sostiene el juguete y junta las manos para jugar con él.

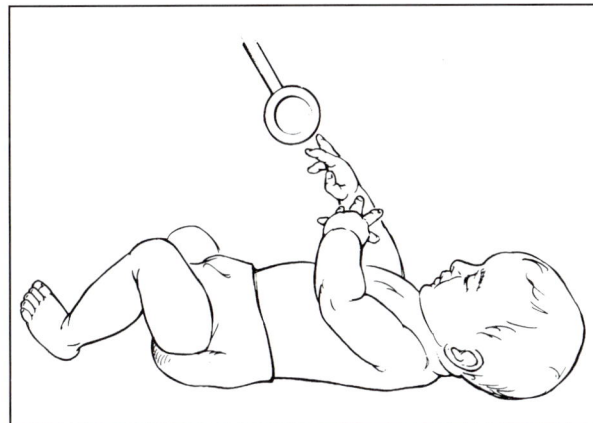

Figura 6-32

Posición del test: Niño en decúbito prono, sobre una superficie de sujeción.

Respuesta: 4 meses — El niño estira los brazos hacia el frente, para apoyarse sobre los antebrazos, colocados por delante de los hombros; los brazos están próximos a la línea media (Fig. 6-33).

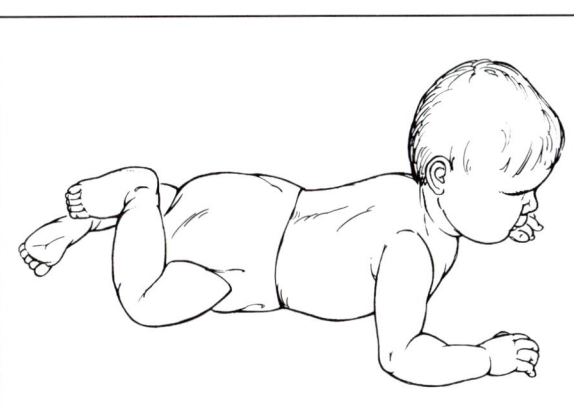

Figura 6-33

Posición del test: El examinador mantiene suspendido al niño, en postura de carretilla, sosteniendo sus piernas[3, 4, 7].

Respuesta: 6-7 meses El niño debe ser capaz de soportar su peso sobre los brazos extendidos, sin «aletear» la escápula cuando el examinador sostiene la pelvis del niño. Este «aleteo» aparece cuando existe una lesión del serrato anterior[4].

5 años El niño debe ser capaz de caminar como una «carretilla» una distancia de 2,5-3 metros, mientras es sostenido por los tobillos por el fisioterapeuta[3] (Fig. 6-34).

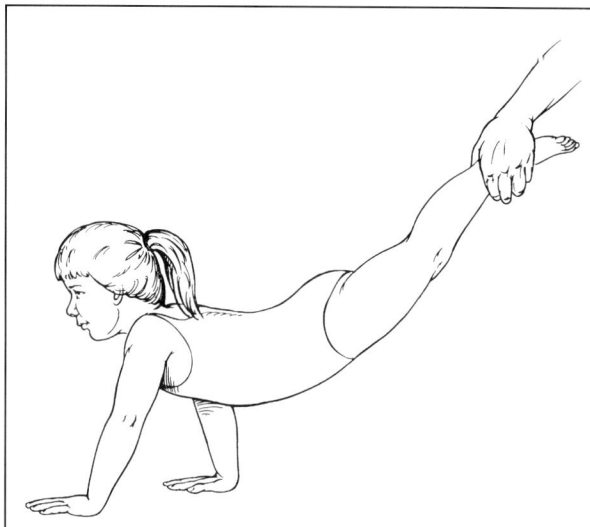

Figura 6-34

Posición del test: Niño de pie, de cara a la pared[3].

Respuesta: 2-5 años Se pide al niño que empuje con los brazos hacia el frente, con las palmas presionando contra la pared. No debe apreciarse aleteo de la escápula, la cual mantendrá aplanada sobre la pared torácica (Fig. 6-35).

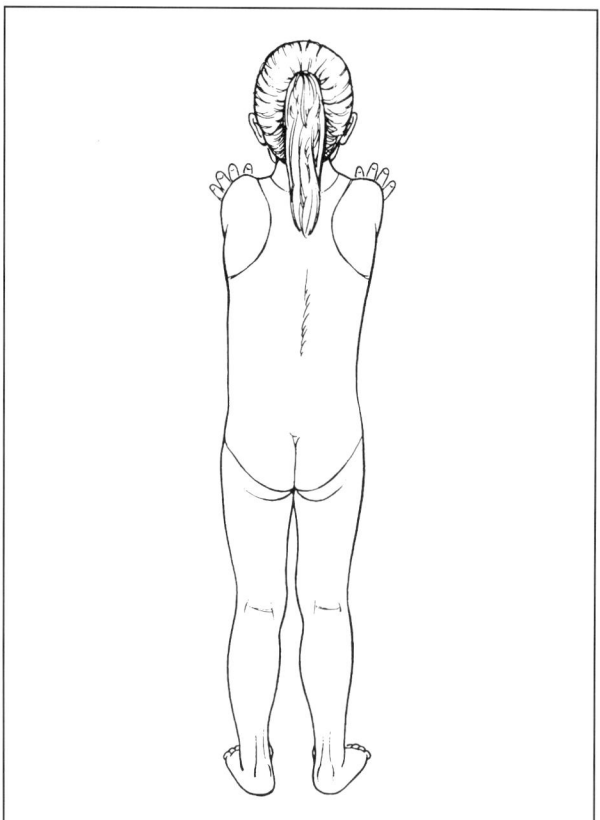

Figura 6-35

Aducción escapular y abducción del hombro

Posición del test: El niño está en decúbito prono sobre una superficie. El fisioterapeuta sostiene un juguete por encima de la cabeza de éste[4].

Respuesta: 6 meses — El niño levanta la cabeza, tronco y extremidades superiores, realizando una aducción escapular bilateral para reforzar la extensión.

Posición del test: Niño sentado, mientras el examinador sostiene un juguete al lado de éste[4].

Respuesta: 9-10 meses — El niño levanta el brazo para alcanzar el juguete.

Más de 10 meses — Pueden colocarse pequeñas pesas en las muñecas del niño durante el ejercicio, para observar su movimiento frente a una resistencia, o puede pedirse al niño que alcance al fisioterapeuta un objeto pesado (por ejemplo, una bolsa conteniendo judías, un juguete pesado).

Posición del test: El niño coloca las piernas a los lados del cuerpo del examinador. Después el examinador le sostiene por ambos lados del tórax, para que el tronco esté arqueado. Más tarde el examinador se pone en pie y pide al niño que «vuele»[7].

Respuesta: 5 años — El niño se mantiene «volando» más de 16 segundos, cuando se le sostiene por las caderas. Los brazos están separados a nivel de los hombros, con los codos extendidos (ver Fig. 6-19).

Posición del test: Niño colocado en decúbito prono sobre el suelo; se le pide que adopte la postura de «avión», elevando la cabeza, brazos y piernas del suelo[3, 5].

Respuesta: 8 años — El niño puede mantener esta postura de «avión» durante 20-30 segundos (ver Fig. 6-20).

Flexión del hombro

Posición del test:	Niño en decúbito supino, sobre una superficie plana. El examinador toma sus manos y le anima a que se siente[4].	
Respuesta:	6 meses	El niño se impulsa para sentarse con las extremidades superiores, realizando una flexión activa de los hombros, brazos y abdominales.

Posición del test:	Niño sentado; el examinador sostiene un juguete por encima de su cabeza[4].	
Respuesta:	11 meses	El niño es capaz de alcanzar los 20º de elevación del hombro por encima de la cabeza, mientras está sentado.
	Más de 11 meses	Pueden colocarse pequeñas pesas en las muñecas del niño durante el ejercicio, para observar su movimiento frente a una resistencia, o puede pedírsele que alcance al fisioterapeuta un objeto pesado (por ejemplo, una bolsa conteniendo judías, un juguete pesado).

Extensión del codo

Posición del test:	Niño en decúbito prono sobre una superficie plana. Se agita un sonajero sobre su cabeza[4].	
Respuesta:	6 meses	El niño levanta la cabeza y el estómago, empujando sobre los brazos extendidos (Fig. 6-36).

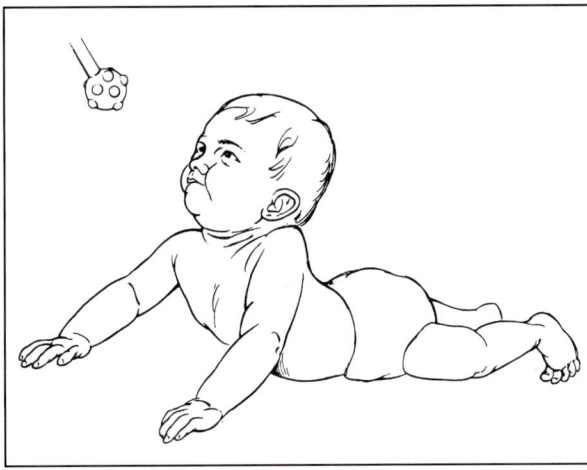

Figura 6-36

Posición del test:	Niño en decúbito prono sobre una superficie plana. El examinador observa sus movimientos[4].	
Respuesta:	6-7 meses	El niño se impulsa hacia atrás, sobre el estómago, extendiendo los codos y realizando una abducción de los omóplatos.

Posición del test:	Niño sentado; el examinador le ofrece un juguete[4].	
Respuesta:	7 meses	El niño es capaz de alcanzar el juguete mediante la extensión del codo.
	Más de 7 meses	Pueden colocarse pequeñas pesas en las muñecas del niño durante el ejercicio, para observar su movimiento frente a una resistencia, o puede pedírsele que alcance al fisioterapeuta un objeto pesado (por ejemplo, una bolsa conteniendo judías, un juguete pesado).

Posición del test:	El niño está de pie, de frente a una silla, con las manos frente a las esquinas de la silla y las caderas y piernas extendidas[3].	
Respuesta:	6-7 años	El niño realiza seis o siete flexiones del codo durante 20 segundos, extendiendo los brazos para elevar el pecho.

Flexión del codo

Posición del test: Niño en decúbito supino; el examinador le ofrece los dedos índice para que los atrape[4].

Respuesta: 4-5 meses — El niño se impulsa para colocarse sentado, con ayuda de los brazos.

Posición del test: Niño en decúbito prono sobre una superficie plana, con un juguete situado frente a él[4].

Respuesta: 6-7 meses — El niño se impulsa hacia el frente una pequeña distancia de un metro, utilizando los brazos.

Posición del test: Niño sentado sobre una tabla giratoria con ruedas, dentro de un aro de *hula-hoop*, sobre un suelo de baldosas o linóleo[7].

Respuesta: 3-5 años — El niño es capaz de empujar y estirar con los codos, hacia adelante y hacia atrás, dentro del aro, cinco o más veces (Fig. 6-37).

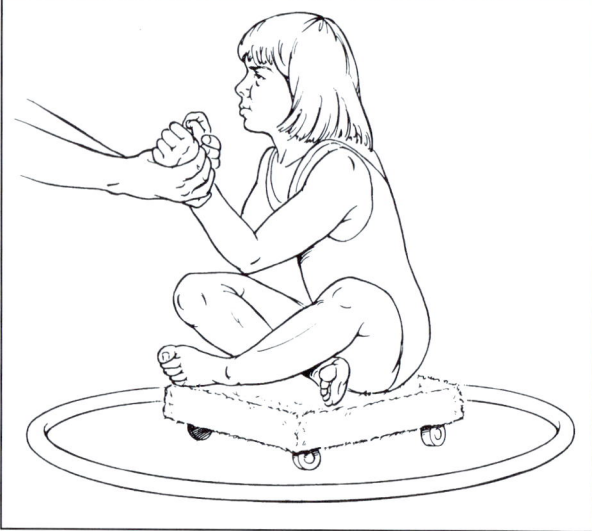

Figura 6-37

Supinación del codo

Posición del test: Niño sentado; el examinador le ofrece un juguete[4].

Respuesta: 11 meses — El niño alcanza el juguete con el antebrazo en supinación y el codo extendido.

Posición del test: Niño de pie, delante de una puerta; se le pide que abra la puerta[4].

Respuesta: 24-29 meses — El niño abre la puerta realizando una rotación del antebrazo al girar el pomo de la puerta.

Posición del test: El examinador ofrece al niño una botella con tapón de rosca, con una pelotita dentro. Se le pide que «coja la pelotita»[4].

Respuesta: 36-41 meses — El niño es capaz de desenroscar el tapón de la botella, realizando una rotación del antebrazo.

Posición del test: Se ofrece al niño un juguete de cuerda con su llave y se le pide que «dé cuerda al juguete», después de que el examinador le demuestre el movimiento[4].

Respuesta: 36-41 meses — El niño es capaz de girar la llave al menos 90°.

BIBLIOGRAFÍA

1. Alexander J, Molnar GE. Muscular strength in children. Preliminary report on objective standards. Arch Phys Med Rehabil 54:424, 1973.
2. Molnar GE, Alexander J. Development of quantitative standards for muscle strength in children. Arch Phys Med Rehabil 55:490, 1974.
3. Pact V, Sirothkin-Roses M, Beatuc J. *The Muscle Testing Handbook*. Boston: Little, Brown, 1984.
4. Folio MR, Fewell RR. Peabody Developmental Motor Scales and Activity Cards. Allen, TX: DLM Teaching Resources, 1983.
5. Fisher AG, Murray EA, Bundy AC. *Sensory Integration: Theory and Practice*. Philadelphia: F.A. Davis, 1991.
6. Effgen SK. Developing postural reactions. In Connolly BH, Montgomery PC (eds): *Therapeutic Exercise in Developmental Disabilities,* 2nd ed. Chattanooga, TN: Chattanooga Group, 1993.
7. Berk RA, DeGangi GA. *DeGangi-Berk Test of Sensory Integration*. Los Angeles: Western Psychological Services, 1983.

Examen de los músculos inervados por los nervios craneales

Introducción a la exploración y puntuación
Músculos extrínsecos del ojo
Músculos de la cara
Músculos de la nariz
Músculos de la boca
Músculos de la masticación
Músculos de la lengua
músculos del paladar
Músculos de la faringe
Músculos de la laringe
Deglución

Nota: Este capítulo describe los músculos inervados por las ramas motoras de los nervios craneales, así como los métodos de exploración para evaluar los músculos del ojo, párpados, cara, mandíbula, lengua, paladar blando, pared faríngea posterior y laringe. Los tests son adecuados para los pacientes con lesiones neurológicas, tanto centrales como periféricas. El único requisito que debe reunir el paciente para poder realizar las pruebas es ser capaz de seguir unas instrucciones sencillas.

Capítulo 7

Introducción a la exploración y puntuación

Los músculos inervados por los nervios craneales no son susceptibles de ser valorados mediante los sistemas clásicos de exploración manual y puntuación musculares. En muchos o en la mayoría de los casos no realizan movimientos mediante una palanca ósea; por este motivo la aplicación de una resistencia manual como instrumento para valorar la potencia y función de los mismos no siempre constituye la técnica principal.

Los fisioterapeutas deben familiarizarse con los músculos inervados por los nervios craneales de los individuos normales. Su aspecto, potencia, recorrido y amplitud de movimiento son diferentes al resto de los músculos esqueléticos, que resultan más familiares. En cuanto a la exploración infantil y pediátrica, el sistema más adecuado de valoración de la función general de estos músculos consiste en observar al niño mientras está llorando. En cualquier caso, la experiencia en su exploración requiere considerable práctica, tanto con individuos normales como con una gran variedad de pacientes en los que se sospecha o se han confirmado déficits motores de los nervios craneales, cuyo origen se debe a lesiones que afectan tanto a la motoneurona superior como a la inferior.

Una anécdota extraída de la experiencia personal de una de las autoras se refiere a un paciente que estaba siendo evaluado de la función bulbar, debido a un trastorno de la motoneurona. Cuando el paciente abrió la boca para decir «Ah-h-h», apareció un objeto «extraño» al fondo de su garganta. No era un tumor, ni un cuerpo extraño, ni una deformación estructural. Se trataba de la epiglotis, que es observable, en estos casos, en un número considerable de pacientes.

La cuestión de la simetría es especialmente importante cuando se exploran los músculos oculares, faciales, de la lengua, mandíbula, faringe y paladar. La simetría de estos músculos, excepto los laríngeos, es visualizable por el examinador. En estos músculos la asimetría es más sencilla de detectar con la observación que en los músculos de las extremidades, y siempre debe ser señalada en el informe.

En todos los tests de este capítulo los movimientos o instrucciones pueden no resultar familiares para los pacientes, por lo que cada prueba debe ser mostrada por el examinador y permitiremos al paciente que la practique. Cuando aparecen resultados poco usuales o inesperados, el examinador debe averiguar si el paciente ha sido sometido previamente a una cirugía facial reconstructiva.

TÉCNICAS GENERALES DE PUNTUACIÓN

La diferenciación que se realiza al explorar los músculos descritos en este capítulo tiene como finalidad averiguar su nivel funcional relativo, con respecto a la acción que se espera de cada uno de ellos. El sistema de puntuación, por tanto, se basa en la funcionalidad, y los movimientos o acciones se puntúan del siguiente modo:

F: Funcional; normal o sólo daño leve.

FD: Función débil; daño moderado que afecta al grado de movimiento activo.

NF: No funcional; daño severo.

O: Ausencia de funcionalidad.

PRECAUCIONES GENERALES EN LA EXPLORACIÓN BULBAR

Cuando se exploran los músculos de la cabeza, cavidad oral y garganta, el examinador tropieza a menudo, con fluidos orgánicos, como saliva, lágrimas y secreciones broncotraqueofaríngeas. Siempre debe guardar la precaución de utilizar guantes. Cuando el paciente porta cualquier proceso infeccioso o presenta secreciones copiosas, el examinador debe utilizar mascarilla, bata y guantes.

El examinador también debe procurar no situarse directamente frente a un paciente al que se le pide que tosa. Esta regla también se aplicará a los pacientes con traqueostomía abierta.

Cuando se utiliza un depresor lingual, éste debe ser estéril, y ha de tenerse cuidado dónde se deja, entre varias pruebas de un paciente determinado.

POSICIONES DEL PACIENTE Y EL EXAMINADOR EN TODOS LOS TESTS

La posición adecuada es la de sentado. La cabeza y el tronco deben estar apoyados lo necesario para mantener el alineamiento normal o para acomodar las deformaciones. Cuando el paciente no puede permanecer sentado por cualquier motivo, se utiliza la posición de decúbito supino, que no influye en las pruebas de exploración de la cabeza y los músculos oculares. No obstante, al explorar los músculos de la cavidad oral y garganta, la cabeza debe mantenerse elevada. El examinador permanece de pie o sentado frente al paciente, pero ligeramente inclinado hacia un lado. Es adecuado utilizar un taburete con ruedas, que permite al fisioterapeuta moverse rápida y eficazmente alrededor del paciente.

MÚSCULOS EXTRÍNSECOS DEL OJO

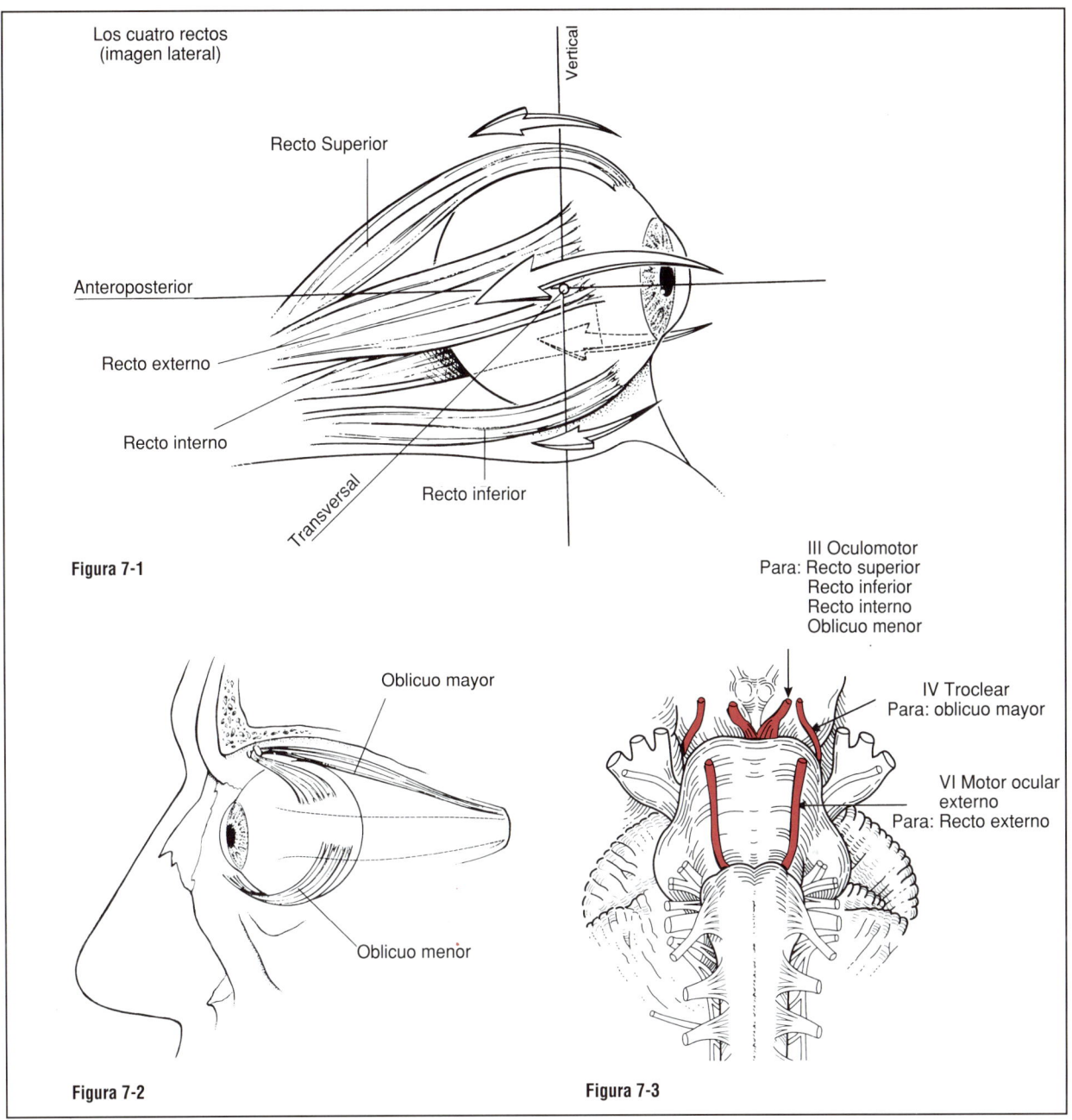

Figura 7-1

Figura 7-2

Figura 7-3

Tabla 7-1	MÚSCULOS EXTRÍNSECOS DEL OJO	
Músculo	**Origen**	**Inserción**
6. Recto superior	Esfenoides	Esclerótica superior
7. Recto inferior	Esfenoides	Esclerótica inferior
8. Recto interno	Esfenoides	Esclerótica medial
9. Recto externo	Esfenoides	Esclerótica lateral
10. Oblicuo mayor	Esfenoides	A través del hueso frontal, se inserta en la esclerótica supralateral
11. Oblicuo menor	Maxilar (cara orbitaria)	Esclerótica lateral por detrás del oblicuo mayor

Capítulo 7 ■ Examen de los músculos inervados por los nervios craneales

MÚSCULOS EXTRÍNSECOS DEL OJO

Los seis músculos extrínsecos del ojo ejecutan los movimientos del globo ocular, en la dirección que corresponde a sus inserciones y de la influencia de los propios movimientos. Es probable que ninguno de estos músculos actúe de forma independiente; debido a que no pueden ser observados, palpados o examinados de forma individual, el conocimiento de su función se deriva de la variedad de sus disfunciones.

Los ejes de movimiento del ojo

El globo ocular rota dentro de la cavidad orbitaria en torno a uno o más de los tres ejes principales (Fig. 7-4), cuya intersección ocurre en el centro del globo ocular[1].

Eje vertical: En torno a este eje se realizan los movimientos laterales (abducción y aducción) en el plano horizontal.
Eje transversal: Constituye el eje de rotación para los movimientos hacia arriba y hacia abajo.
Eje anteroposterior: En torno a este eje se realizan los movimientos de rotación en el plano frontal.

La posición de equilibrio del ojo se produce cuando la mirada es recta y mira a lo lejos. En esta posición los ejes de los dos ojos se sitúan paralelos. Normalmente los movimientos de ambos ojos están conjugados, es decir, coordinados, y los dos ojos se mueven al mismo tiempo.

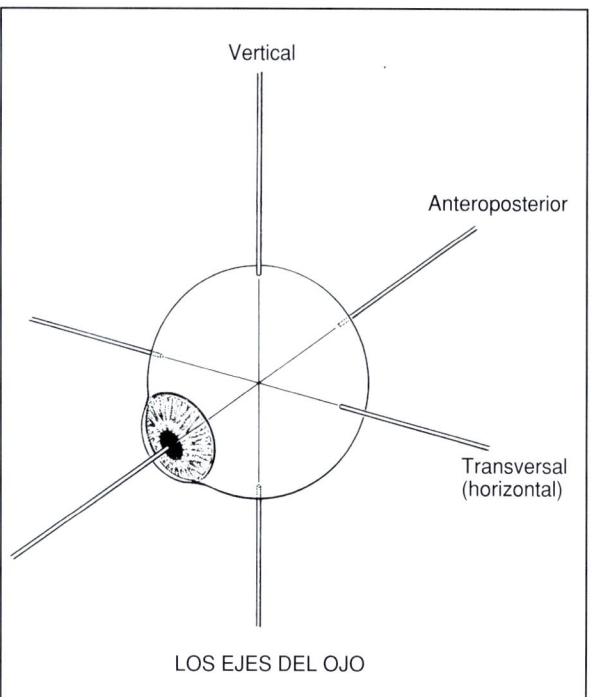

Fig. 7-4 Los tres ejes principales del ojo.

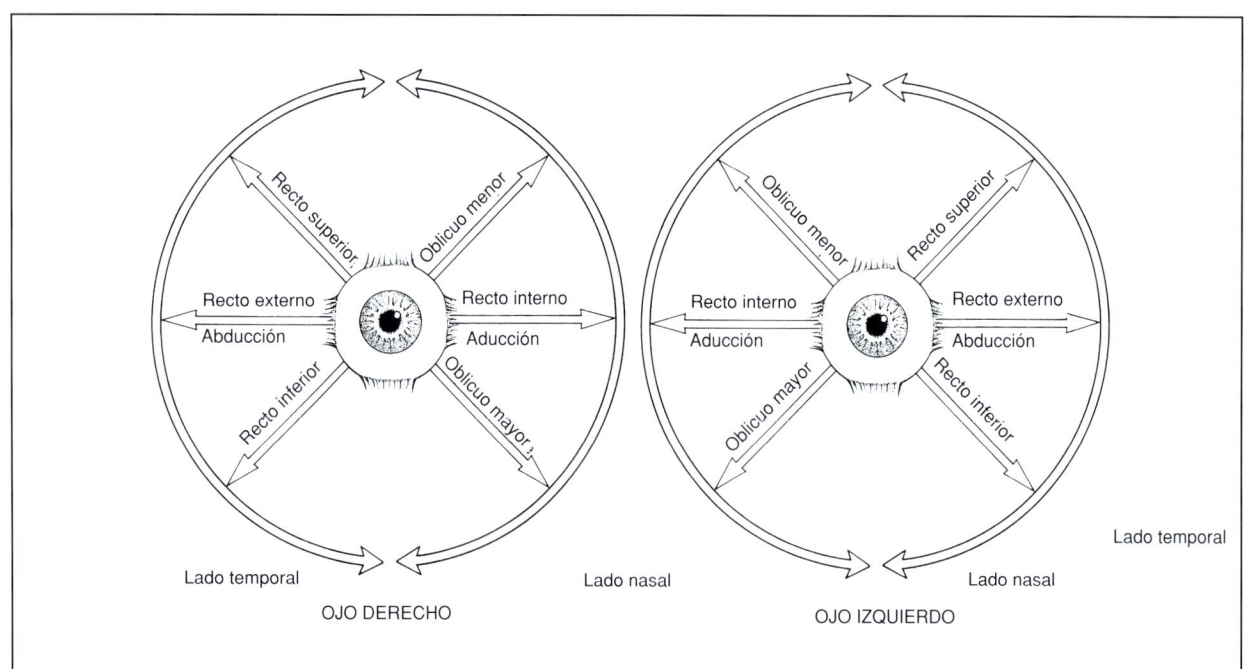

Fig. 7-5 *Músculos extrínsecos y sus acciones.* Los seis músculos extrínsecos permiten a cada ojo describir un arco circular, normalmente acompañado por movimientos de la cabeza, aunque la posición de la cabeza es estática durante la prueba. El emparejamiento clásico de los músculos extrínsecos constituye una simplificación excesiva de sus pautas de movimiento. En cualquier rotación ocular los seis músculos varían de longitud. El punto de referencia para describir los movimientos de los músculos extrínsecos se localiza en el centro de la córnea.

MÚSCULOS EXTRÍNSECOS DEL OJO

Movimientos del ojo

Los músculos extrínsecos del ojo parecen trabajar de forma continuada; cuando la longitud de uno de ellos varía, la longitud y tensión de los otros se modifica, dando lugar a una gran amplitud de movimiento[2, 3]. Aparte de esta actividad continua común, la función de cada músculo puede simplificarse e interpretarse de manera que no se aleje de la exactitud, pero que simplifique los procedimientos del test.

La exploración clínica convencional establece los siguientes movimientos correspondientes a cada músculo extrínseco[1-3] (Fig. 7-5):

6. Recto superior (III, oculomotor)

Movimiento principal: Elevación del globo ocular; movimiento hacia arriba y hacia fuera.

Movimiento secundario:

1. Rotación del globo ocular en aducción, de modo que el extremo superior del eje vertical se dirija hacia dentro (ver Fig. 7-4).
2. Aducción del globo ocular hasta una amplitud limitada.

7. Recto inferior (III, oculomotor)

Movimiento principal: Depresión del globo ocular; movimiento hacia abajo y hacia fuera.

Movimiento secundario:

1. Aducción del ojo.
2. Rotación del globo ocular en aducción, de modo que el extremo superior del eje vertical se dirija hacia fuera.

8. Recto medial (III, oculomotor)

Movimiento principal: Aducción del globo ocular.

Movimiento secundario: Ninguno.

9. Recto lateral (VI, motor ocular externo)

Movimiento principal: Abducción del globo ocular.

Movimiento secundario: Ninguno. Las lesiones del VI par limitan el movimiento lateral. En la parálisis el ojo aparece girado en sentido medial y no puede abducirse.

10. Oblicuo mayor (IV, troclear)

Movimiento principal: Depresión del globo ocular.

Movimiento secundario:

1. Abducción del globo ocular.
2. Las lesiones del IV par limitan la depresión, pero la abducción puede permanecer intacta, ya que la abducción la realiza el VI par.

MÚSCULOS EXTRÍNSECOS DEL OJO

11. Oblicuo menor (III, oculomotor)

Movimiento principal: Elevación del globo ocular, especialmente desde la aducción; movimiento hacia arriba y hacia dentro.

Movimiento secundario:

1. Abducción del globo ocular.
2. Rotación del globo ocular en aducción, de modo que el eje vertical se sitúe por fuera.
3. En la parálisis el globo ocular se desvía hacia abajo y algo lateralmente; no puede moverse hacia arriba cuando se encuentra en abducción.
4. *Nota:* En las lesiones del III par el ojo se desvía hacia fuera y no puede regresar. (Con frecuencia se le llama, de forma irreverente, «ojo del trasero», es decir, mira hacia abajo y fuera). Una lesión de este tipo suele desembocar en una ptosis o caída del párpado superior[2, 3].

Trayectoria del ojo

Los movimientos del ojo se exploran haciendo mirar al paciente hacia los cuatro puntos cardinales (los números entre paréntesis se refieren a los movimientos mostrados en la Fig. 7-6)[2]. Todos los pares de trayectorias son antagonistas.

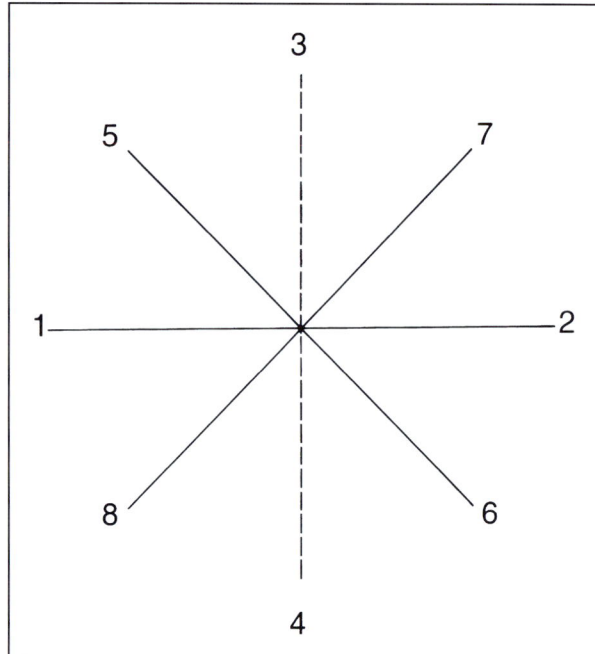

Fig. 7-6 Los ocho puntos cardinales del movimiento ocular.

Lateralmente (1)	Hacia arriba y lateralmente (5)
Medialmente (2)	Hacia arriba y medialmente (6)
Hacia arriba (3)	Hacia abajo y medialmente (7)
Hacia abajo (4)	Hacia abajo y lateralmente (8)

Se pide al paciente que siga el movimiento lento del dedo del examinador (o un puntero o linterna) en cada una de las siguientes pruebas. El objeto que debe seguir el paciente debe estar situado a una distancia cómoda de lectura. Primero se examina un ojo y después el otro, tapando el que no se extá explorando. Tras el examen individual se realiza una exploración conjunta de ambos ojos, para observar los movimientos conjugados. Cada test comienza con la posición en equilibrio del ojo.

Se observará la amplitud, velocidad y coordinación del movimiento, así como la capacidad para mantener la mirada lateral y verticalmente[2-4]. El fisioterapeuta no puede emplear estos métodos para distinguir las desviaciones exactas del movimiento, ya que ello requiere instrumentos sofisticados que se utilizan en oftalmología. Los movimientos del ojo a la exploración aparecerán normales o anómalos, pero no se obtendrán conclusiones más concretas.

Posición del paciente: Cabeza y globo ocular alineados en posición de equilibrio, con la mirada recta de frente al dedo del examinador. La cabeza debe permanecer inmóvil. Si el paciente gira la cabeza mientras sigue con la mirada el dedo del examinador, éste con la otra mano o un ayudante, deben mantener fija la cabeza del paciente mientras dura el ejercicio.

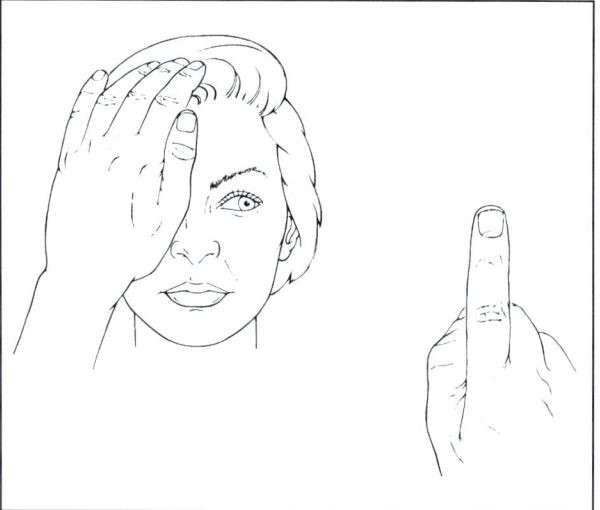

Figura 7-7

MÚSCULOS EXTRÍNSECOS DEL OJO

Instrucciones al paciente: «Mire mi dedo. Sígalo con la mirada» (Fig. 7-7).

Test: Se explora cada ojo individualmente, tapando primero un ojo y después el otro. Más tarde se exploran ambos ojos conjuntamente.

Estos ejemplos de dos pruebas bilaterales muestran el movimiento conjugado de los dos ojos, cuando se mueven hacia arriba y hacia la derecha (Fig. 7-8) y cuando se dirigen hacia abajo y hacia la izquierda (Fig. 7-9).

Criterios para la puntuación

F: Movimiento inmediato, con coordinación durante toda la amplitud del movimiento. Completa todo el recorrido del movimiento de la prueba.

FD y NF: No es posible distinguir exactamente entre los grados intermedios entre F y O sin una exploración detallada de la diplopia.

O: Ausencia de movimiento en la prueba realizada.

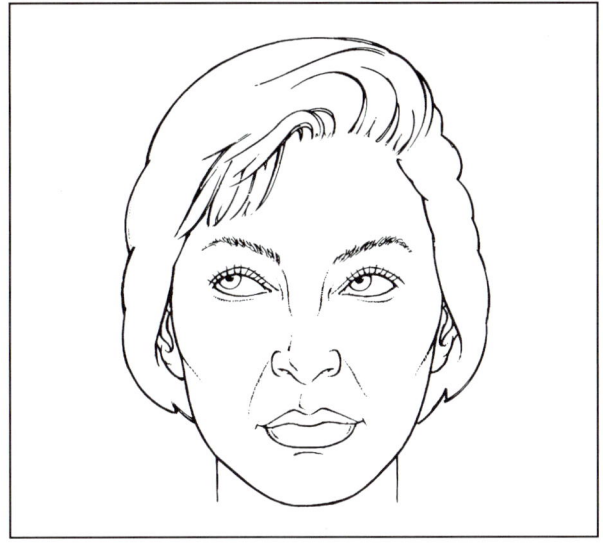

Fig. 7-8 El paciente desplaza la mirada hacia arriba y hacia la derecha. El ojo derecho del paciente refleja el movimiento principal del recto superior; el ojo izquierdo muestra el movimiento principal del oblicuo menor.

Los músculos de la cara

La cara debe explorarse para conocer su grado de movilidad en la expresión, y debe recogerse en el informe cualquier asimetría o incapacidad muscular. Una asimetría mientras el paciente habla o sonríe, una falta de tono (con o sin atrofia), la presencia de fasciculaciones, parpadeo asimétrico o frecuente, incoordinación facial o fruncimiento excesivo son signos de afectación del VII par craneal.

Los músculos faciales (excepto los movimientos mandibulares) son los responsables de manifestar todas las emociones mediante movimientos voluntarios e involuntarios.

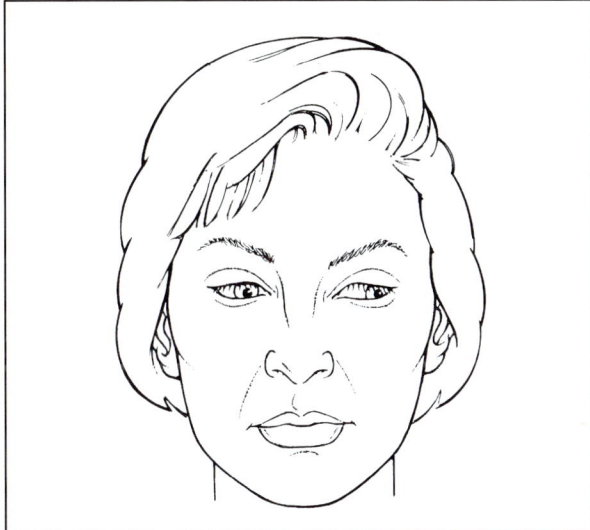

Fig. 7-9 El paciente desplaza la mirada hacia abajo y hacia la izquierda. El ojo derecho del paciente refleja el movimiento principal del oblicuo mayor; el ojo izquierdo muestra el movimiento principal del recto inferior.

MÚSCULOS DE LOS PÁRPADOS, CEJAS Y FRENTE

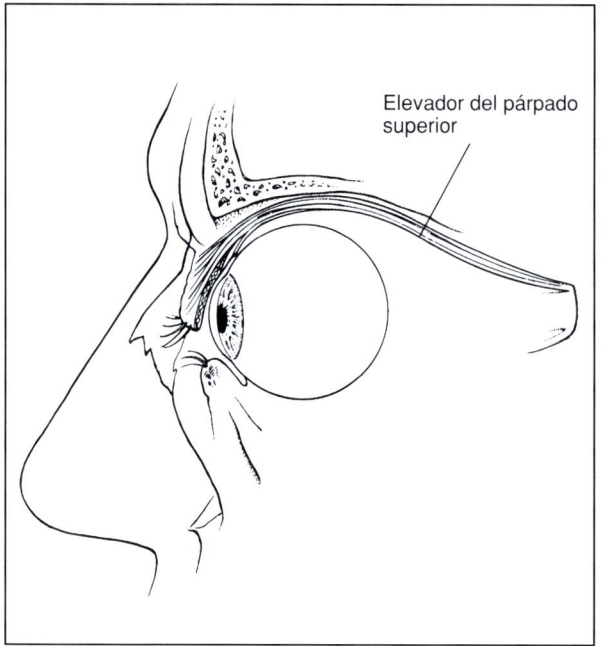

Figura 7-10

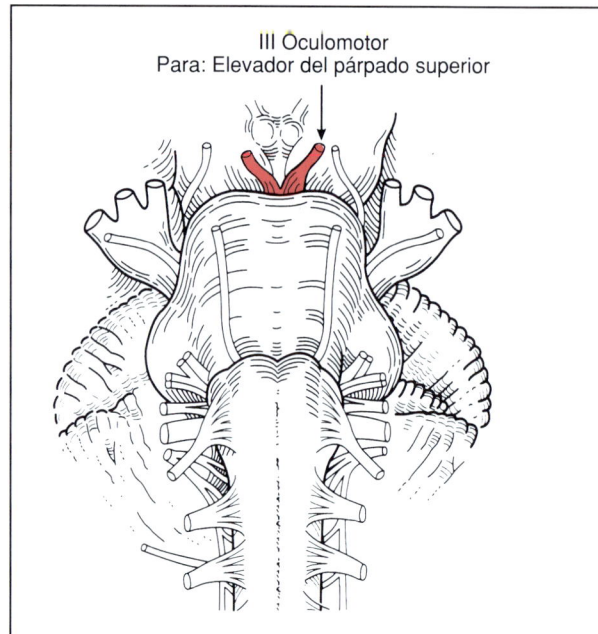

Figura 7-11

Tabla 7-2	MÚSCULOS DE LOS PÁRPADOS Y CEJAS	
Músculo	Origen	Inserción
3. Elevador del párpado superior	Esfenoides	Aponeurosis del tabique orbitario
		Tarso superior
		Vaina del recto superior
4. Orbicular de los párpados	Frontal	Rafe palpebral lateral
	Maxilar (apófisis frontal)	Uniones del occipital y el superciliar
5. Superciliar	Frontal	Espesor de la piel de la ceja

MÚSCULOS DE LOS PÁRPADOS, CEJAS Y FRENTE

Apertura de los ojos (3. Elevador del párpado superior)

La función del elevador del párpado superior consiste en la apertura de los ojos mediante la elevación del párpado superior. El músculo debe ser evaluado pidiendo al paciente que abra y cierre los ojos con o sin resistencia. La función de este músculo se valora por su capacidad para mantener completamente abierto el ojo frente a una resistencia.

El paciente con una lesión del nervio oculomotor (III) carece de esta capacidad y el párpado cae, originando una ptosis parcial o completa. (Un paciente con un trastorno simpático cervical puede presentar ptosis, pero es capaz de elevar el párpado voluntariamente.) La ptosis se evalúa observando la porción del iris cubierta por el párpado.

Cuando existe una lesión del VII par o facial, estará presente el signo del elevador[2]. En este caso se pide al paciente que mire hacia abajo y después cierre lentamente los ojos. Un signo del elevador positivo consiste en que el párpado superior del lado afectado se mueve hacia arriba porque la acción del elevador del párpado superior no encuentra la resistencia del orbicular del ojo.

Test: El paciente intenta mantener los ojos abiertos frente a una resistencia manual (Fig. 7-12). Se exploran ambos ojos a la vez. ¡NUNCA DEBE PRESIONAR EL GLOBO OCULAR EN NINGÚN CASO!

Resistencia manual: Se coloca el pulgar o dedo índice ligeramente sobre el párpado abierto y la resistencia se aplica hacia abajo (para cerrar el ojo). El examinador debe evitar hundir el ojo dentro de la órbita mientras ejerce la resistencia.

Instrucciones al paciente: «Abra completamente los ojos. Manténgalos así. No permita que los cierre.»

Criterios para la puntuación

F: El paciente realiza el movimiento completo y lo mantiene frente a la ligera resistencia que ejerce el examinador. El iris debe aparecer completamente visible.

FD: El paciente puede abrir los ojos, pero cubre parcialmente el iris y no tolera ninguna resistencia. El paciente, de forma alternativa, puede abrir y cerrar los párpados, pero el recorrido es pequeño. También puede contraer el músculo frontal, cuando el paciente intenta abrir el ojo.

NF: El paciente es incapaz de abrir el ojo y el iris está casi completamente cubierto por el párpado.

O: No realiza la apertura de los ojos.

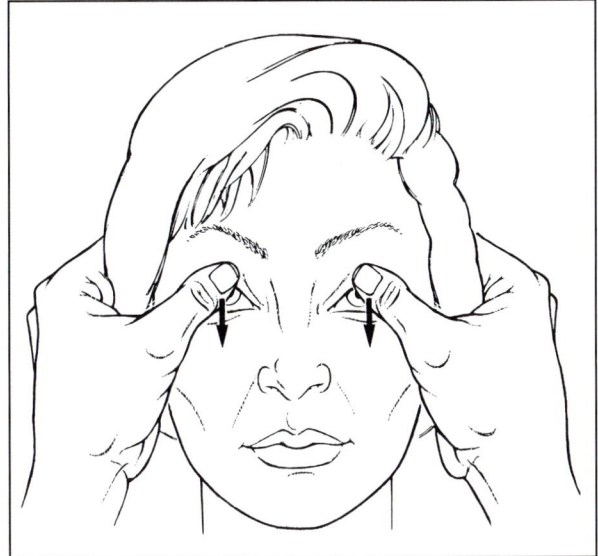

Figura 7-12

LESIONES PERIFÉRICAS FRENTE A LESIONES CENTRALES DEL VII PAR CRANEAL (FACIAL)

La afectación del nervio facial puede estar causada por una lesión que afecte al propio nervio o al núcleo (por ejemplo, por una lesión periférica). Las funciones motoras de la cara también pueden estar dañadas por una lesión central o supranuclear. Los dos puntos de interrupción del VII par desembocan en distintos problemas clínicos[5].

Las lesiones periféricas originan parálisis fláccidas de todos los músculos del lado de la lesión (occipito- frontal, superciliar, orbicular del ojo y músculos de la nariz y boca). El lado afectado de la cara se alisa, el ojo permanece abierto, el párpado inferior cae y el parpadeo no cierra completamente el ojo; la nariz se deprime y puede desviarse hacia el lado opuesto. Los músculos de la mejilla están fláccidos y la mejilla aparece hundida, con la boca desviada lateralmente. Se hace dificultoso comer y beber, ya que está afectada la masticación y retención de fluidos y saliva. Se pronuncian mal las vocales o sonidos que requieran fruncir los labios.

Cuando el origen de la lesión del VII par es central existe una paresia de los músculos inferiores de la cara, muy leve en los músculos superiores. Esto se debe a que el centro nuclear que controla los músculos superiores de la cara presenta ambas conexiones supranucleares, contralateral e ipsilateral, mientras que el que controla los músculos inferiores sólo presenta inervación supranuclear contralateral. Por este motivo la lesión en un hemisferio cerebral origina paresia de los músculos inferiores de la cara del lado contralateral y leve en los músculos superiores. Se denimina «síndrome central del VII par».

Una diferencia importante entre los trastornos centrales y periféricos consiste en que las lesiones periféricas (aunque no siempre) originan parálisis de todos los músculos de la cara; las lesiones centrales permiten que los músculos afectados conserven cierta funcionalidad, por lo que se consideran trastornos parésicos y no paralíticos.

MÚSCULOS DE LOS PÁRPADOS, CEJAS Y FRENTE

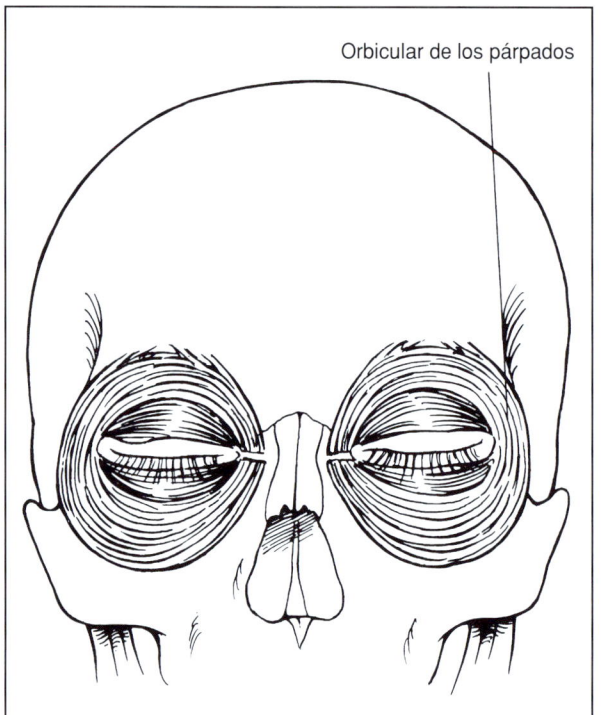

Figura 7-13

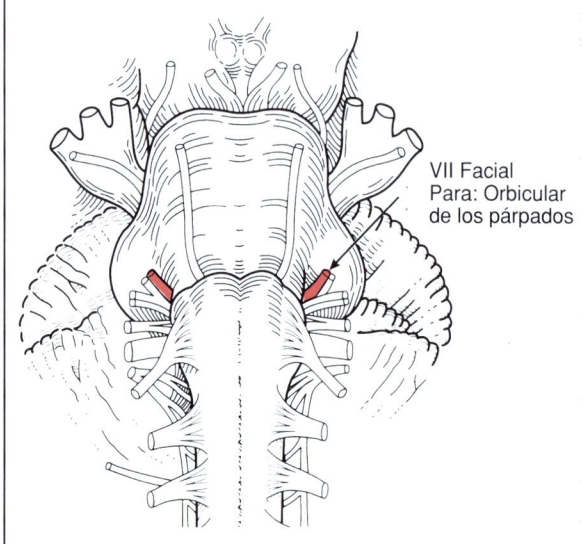

Figura 7-14

MÚSCULOS DE LOS PÁRPADOS, CEJAS Y FRENTE

Cierre de los ojos (4. Orbicular de los párpados)

El orbicular de los párpados constituye el esfínter del ojo[1]. Su porción palpebral cierra suavemente los ojos, como en el parpadeo o al dormir. La porción orbitaria del músculo cierra los ojos con fuerza, como al guiñar. La porción lagrimal desvía lateralmente los párpados y los comprime contra la esclerótica para recibir la secreción lagrimal. Todas las porciones actúan cuando se cierran los ojos herméticamente. La exploración del paciente utilizando una serie de pruebas específicas detectará las lesiones del orbicular de los párpados, ya que estará retrasado el parpadeo del lado afectado.

Test: Se observa al paciente abriendo y cerrando los ojos voluntariamente, primero de forma individual y después ambos ojos conjuntamente (Fig. 7-15). (El cerrar sólo un ojo no es una técnica generalizada.) El paciente cierra los ojos herméticamente, en primer lugar de forma individual y después, de forma conjunta.

En vez de ejercer una resistencia, el examinador puede observar la hendidura donde se insertan las pestañas, cuando los ojos se cierran con fuerza, notándose que las pestañas aparecen más hundidas en el lado que no está afectado.

Resistencia manual: Se coloca el pulgar o dedo índice por debajo y encima (respectivamente) de cada ojo cerrado, con una leve presión (Fig. 7-16). El examinador intenta abrir los párpados, separando los dedos pulgar e índice. ¡NUNCA DEBE PRESIONAR EL GLOBO OCULAR EN NINGÚN CASO!

Instrucciones al paciente: «Cierre completamente los ojos todo lo que pueda. Manténgalos así. No permita que los abra» o «Cierre los ojos, oponiéndose a mis dedos.»

Criterios para la puntuación

F: El paciente cierra herméticamente los ojos y los mantiene frente a la resistencia que ejerce el examinador. El iris no debe aparecer visible.

FD: El paciente no tolera ninguna resistencia frente al cierre de los ojos; el cierre puede ser incompleto, pero sólo debe verse una pequeña porción de esclerótica e iris. Puede realizar el cierre de los ojos, pero el párpado del lado afectado se cerrará con más retraso que el del lado normal.

NF: El paciente es incapaz de cerrar el ojo y el iris no está completamente cubierto por el párpado. (Estos pacientes pueden necesitar un tratamiento con lágrimas farmacológicas, para evitar que el ojo se seque.)

O: Ausencia de actividad del orbicular del ojo.

OBSERVACIONES

Si cuando se cierran los ojos herméticamente el globo ocular rota hacia arriba, indica que el paciente está realizando un esfuerzo para ejecutar la prueba correctamente. Esta rotación se denomina fenómeno de Bell. Cuando el paciente no realiza este esfuerzo, el globo ocular permanece en la posición de equilibrio.

Esta observación puede orientar al examinador en otras pruebas que realice a este tipo de pacientes.

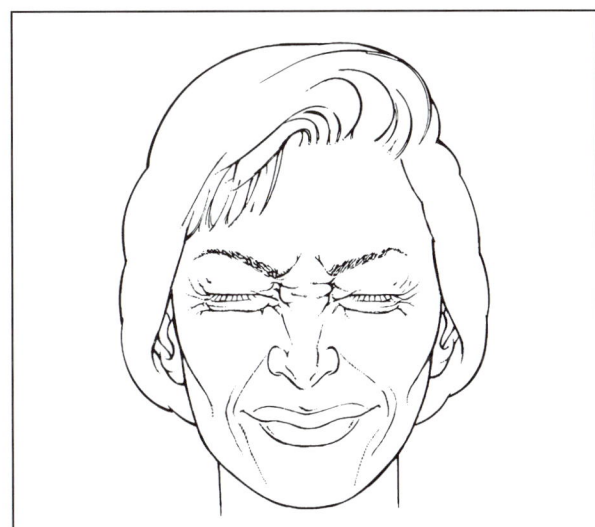

Figura 7-15

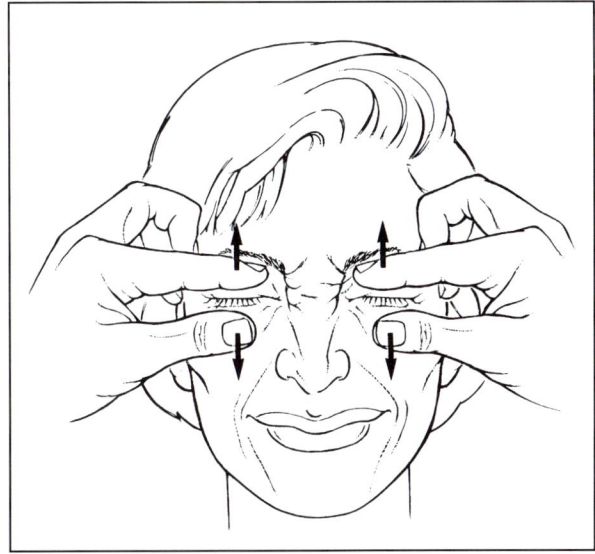

Figura 7-16

MÚSCULOS DE LOS PÁRPADOS, CEJAS Y FRENTE

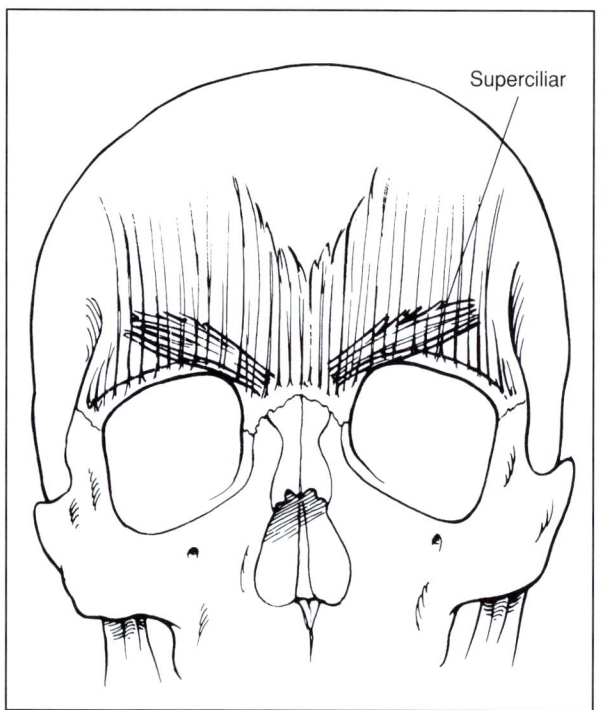

Figura 7-17

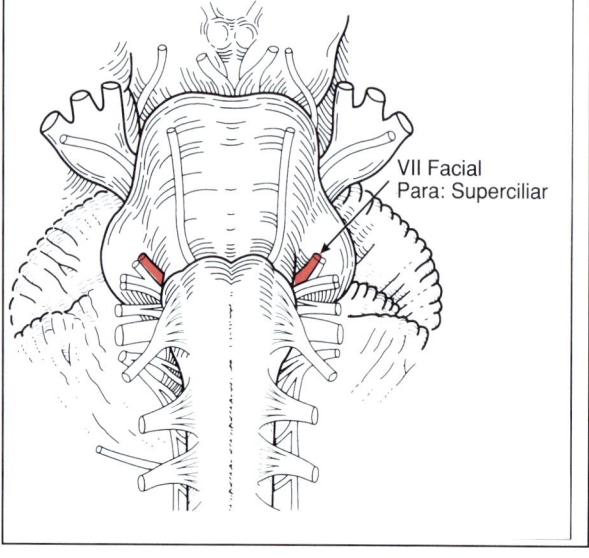

Figura 7-18

MÚSCULOS DE LOS PÁRPADOS, CEJAS Y FRENTE

Fruncimiento de la frente (5. Superciliar)

Para observar la función del músculo superciliar se pide al paciente que frunza el ceño. Este ejercicio desvía las cejas hacia abajo y medialmente, produciendo un fruncimiento vertical de la frente.

Test: Se pide al paciente que frunza el ceño: las cejas se desplazan hacia abajo y se aproximan (Fig. 7-19).

Resistencia manual: El examinador utiliza el pulgar (o dedo índice) de cada mano para sujetar el extremo nasal de cada ceja e intentar separarlas (estirar el fruncimiento) (Fig. 7-20).

Instrucciones al paciente: «Frunza el ceño. No permita que lo borre.»

Criterios de puntuación

F: El paciente realiza el movimiento completo (frunce el ceño notoriamente) y se mantiene frente a una resistencia ligera.

FD: El paciente frunce el ceño, pero las arrugas son superficiales y no muy marcadas; no tolera ninguna resistencia.

NF: Sólo se percibe un ligero movimiento.

O: No hay movimiento.

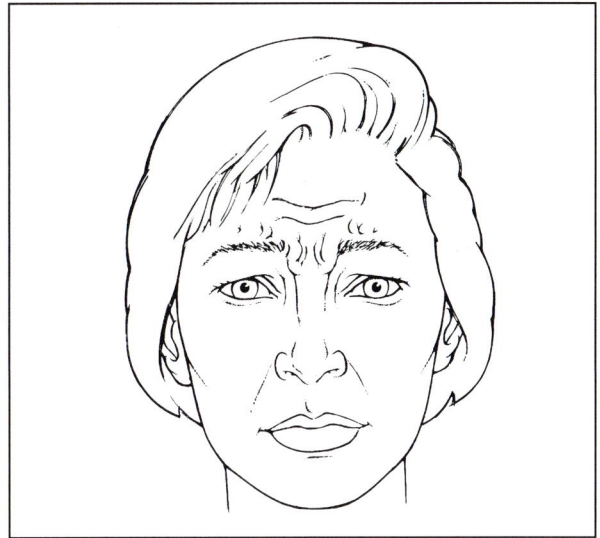

Figura 7-19

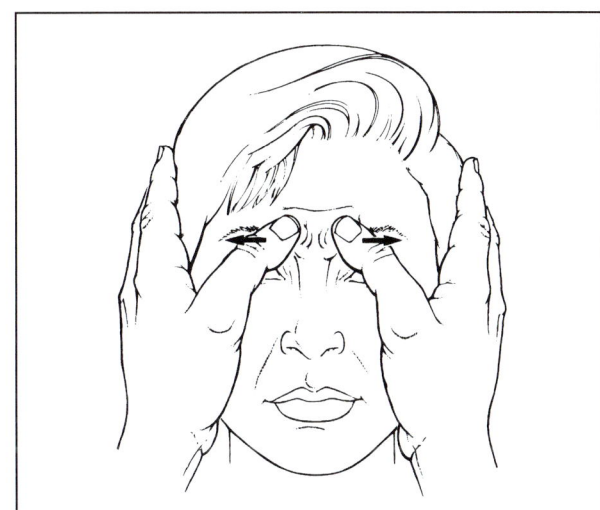

Figura 7-20

MÚSCULOS DE LOS PÁRPADOS, CEJAS Y FRENTE

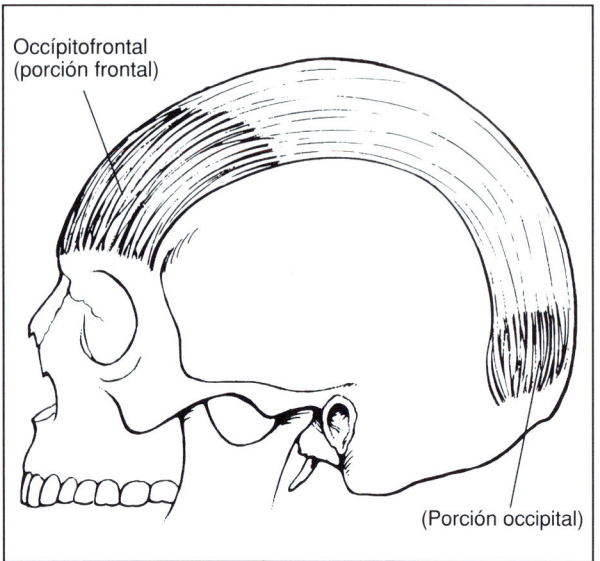

Figura 7-21

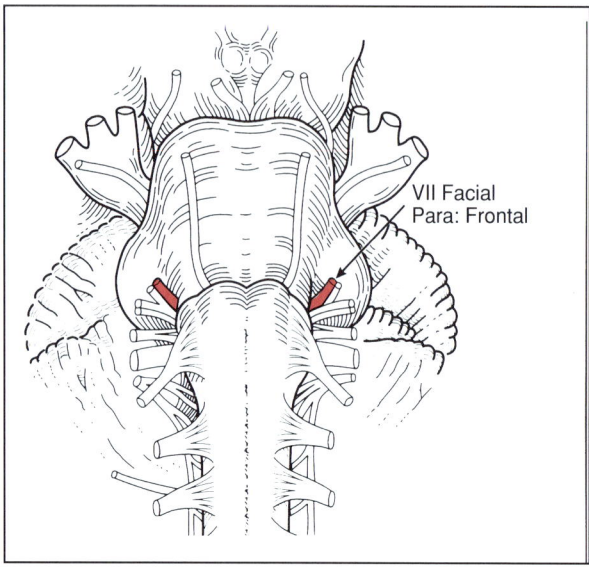

Figura 7-22

MÚSCULOS DE LOS PÁRPADOS, CEJAS Y FRENTE

Elevación de las cejas (1. Occipitofrontal, porción frontal)

Para examinar el vientre frontal del músculo occipitofrontal se pide al paciente que adopte una expresión de sorpresa, en la que la piel de la frente se frunza horizontalmente. El vientre occipital del músculo generalmente no se explora, pero se encarga de llevar hacia atrás el cuero cabelludo.

Test: El paciente eleva las cejas y aparecen líneas horizontales en la frente (Fig. 7-23).

Resistencia manual: El examinador coloca la yema del pulgar por encima de cada ceja y aplica una resistencia en dirección inferior (estirando la frente) (Fig. 7-24).

Instrucciones al paciente: «Eleve las cejas todo lo que pueda. No permita que las empuje hacia abajo.»

Criterios de puntuación

F: El paciente ejecuta el movimiento completo; los pliegues horizontales son prominentes. Tolera una resistencia considerable.

FD: Los pliegues de la frente son superficiales y se borran fácilmente con una resistencia ligera.

NF: Sólo se detecta un ligero movimiento.

O: No se produce elevación de las cejas.

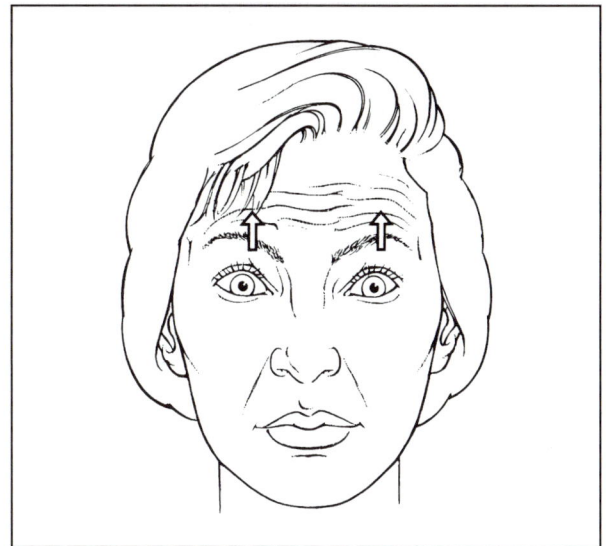

Figura 7-23

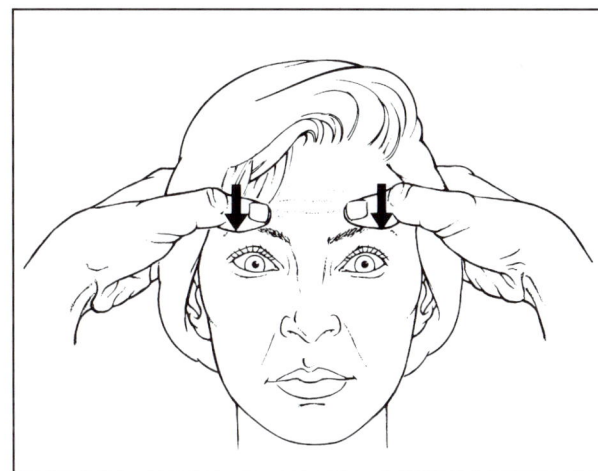

Figura 7-24

MÚSCULOS DE LA NARIZ

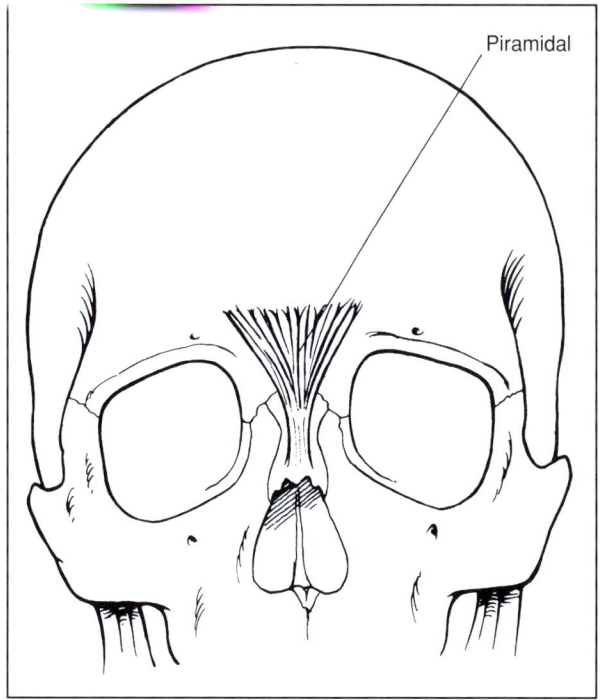

Figura 7-25

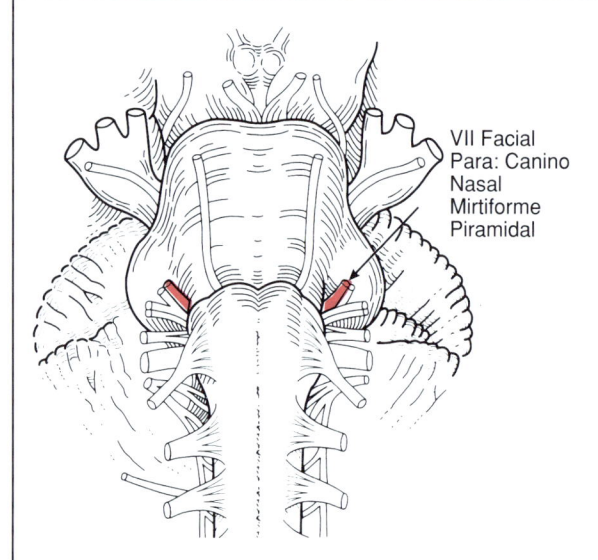

Figura 7-26

Tabla 7-3 MÚSCULOS DE LA NARIZ

Músculo	Origen	Inserción
12. Piramidal	Hueso y cartílago nasal	Piel sobre la porción inferior de la frente, entre las cejas Articulación occipitofrontal
13. Nasal		
Porción transversa (compressor nares)	Maxilar (lateral a la fosa incisiva)	Aponeurosis sobre el puente nasal
Porción alar (dilatador nares)	Maxilar (sobre el incisivo lateral)	Aleta nasal Piel de la punta de la nariz
14. Mirtiforme	Maxilar (sobre la fosa incisiva)	Tabique nasal Cartílago alar

MÚSCULOS DE LA NARIZ

Los tres músculos de la nariz están inervados por el nervio facial (VII). El músculo piramidal desplaza el ángulo medial de las cejas hacia abajo, originando pliegues transversos sobre el puente nasal. El músculo nasal (porción transversal) deprime la porción cartilaginosa de la nariz y tira de la aleta hacia abajo, hacia el tabique nasal. El nasal (porción alar) dilata las ventanas nasales. El mirtiforme tira de las aletas hacia abajo y contrae las ventanas nasales.

De estos tres músculos, sólo el piramidal se explora clínicamente. Los restantes se observan en aquellos pacientes capaces de dilatar y estrechar las ventanas de la nariz.

Fruncimiento del puente de la nariz (12. Piramidal)

Test: El paciente arruga la nariz, como si expresara asco (Fig. 7-27).

Resistencia manual: Se colocan las yemas de los pulgares a los lados del puente de la nariz y se aplica una resistencia lateralmente (estirando los pliegues) (Fig. 7-28).

Instrucciones al paciente: «Arrugue la nariz, como para decir "Yuk".»

Criterios de puntuación

F: Pliegues prominentes; el paciente tolera cierta resistencia.

FD: Pliegues superficiales; el paciente cede ante cualquier resistencia.

NF: Movimiento detectable con dificultad.

O: No se produce ningún cambio de expresión.

OBSERVACIONES

Es difícil aislar el fruncimiento de la nariz de forma individual, y la mayoría de los pacientes utilizan otros músculos adicionales para realizar este expresivo movimiento.

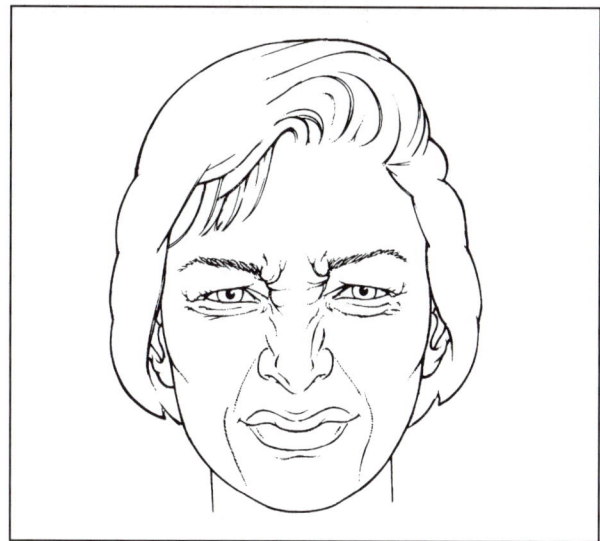
Figura 7-27

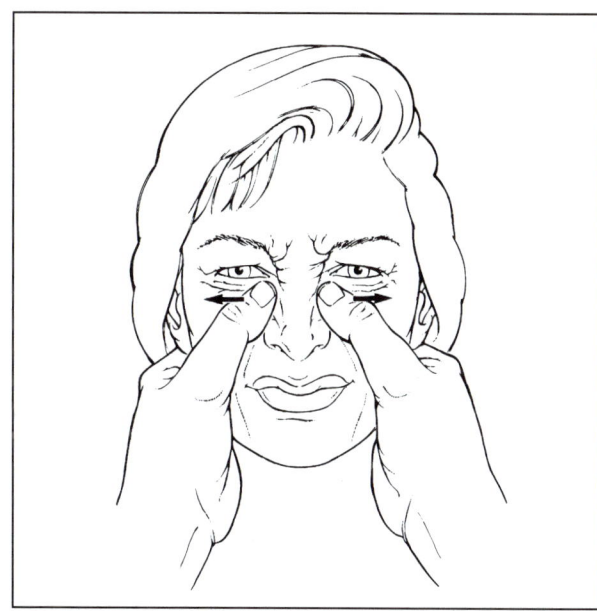
Figura 7-28

MÚSCULOS DE LA BOCA

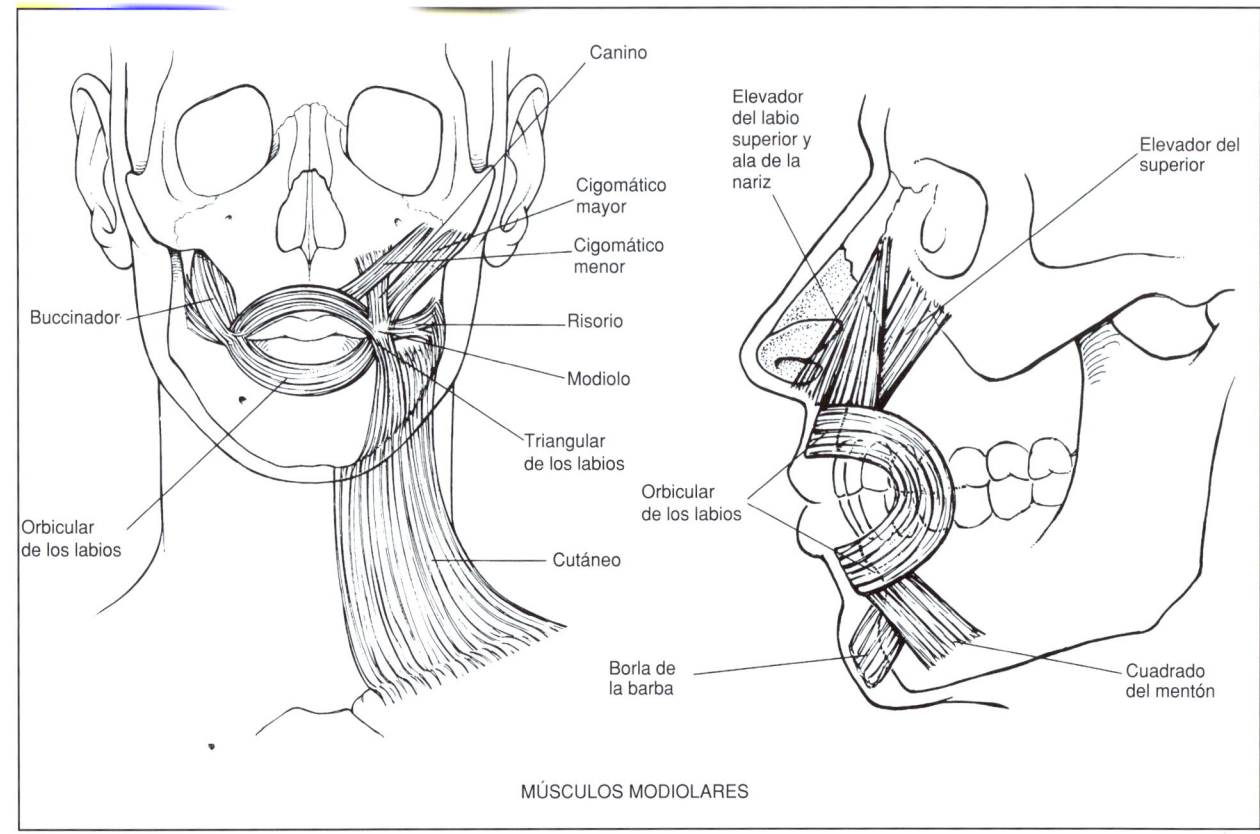

Figura 7-29

Figura 7-30

Tabla 7-4	MÚSCULOS DE LA BOCA	
Músculo	**Origen**	**Inserción**
25. Orbicular de los labios	Modiolo No inserción ósea	Modiolo
15. Elevador del labio superior	Órbita del ojo (inferior) Maxilar Hueso cigomático	Labio superior
17. Canino	Maxilar (fosa canina)	Modiolo Piel del ángulo de la boca
18. Cigomático mayor	Hueso cigomático	Modiolo
24. Cuadrado del mentón	Mandíbula	Modiolo
26. Buccinador	Maxilar y mandíbula (apófisis alveolar)	Modiolo
21. Borla de la barba	Mandíbula (fosa incisiva)	Piel sobre la barbilla
23. Triangular de los labios	Mandíbula (línea oblicua)	Modiolo

Otros:
19. Cigomático menor
20. Risorio
22. Transverso del mentón
88. Cutáneo

MÚSCULOS DE LA BOCA

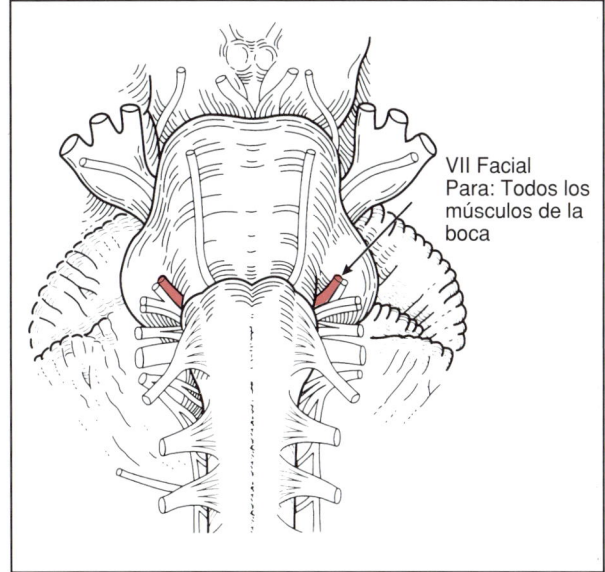

Figura 7-31

Existen numerosos músculos asociados con el movimiento de la boca; todos ellos presentan una función diferenciada, excepto, quizás, el músculo risorio. En lugar de detallar la exploración de cada uno de ellos, sólo se describen los tests correspondientes al buccinador y el orbicular de los labios (el esfínter de la boca). Las funciones de los músculos restantes aparecen en las figuras y las pruebas de exploración individual se dejan al criterio del examinador. Todos los músculos de la boca están inervados por el nervio facial (VII).

EL MODIOLO

La clasificación de la musculatura facial origina a menudo confusión y error. No es de extrañar, puesto que existen 14 pequeños haces musculares que se dirigen en todas direcciones, con largas denominaciones y correspondencias funcionales sin fundamento. De todos los músculos faciales, los de la boca poseen una gran importancia, debido a que son los responsables de la ingestión de los alimentos y del lenguaje.

La principal fuente de confusión radica en las relaciones entre los músculos que rodean la boca. La descripción que se realizaba hasta hace poco tiempo señalaba una serie ininterrumpida de músculos periorales. De hecho, el orbicular de los labios no describe una elipse completa, pero contiene bastantes fibras de los principales músculos extrínsecos, que convergen sobre el ángulo de la boca, así como las fibras intrínsecas[1, 6, 7]. Los autores y otros no lo describen como elipses completas, pero la mayoría de los ilustradores lo representan de ese modo[6].

Constituye la región de la cara con mayor concentración de fibras convergentes y divergentes en múltiples direcciones y se sitúa inmediatamente lateral y ligeramente por encima del ángulo de la boca. Utilizando el pulgar y el índice sobre la piel y por la boca, y comprimiendo el tejido que queda entre ambos dedos, rápidamente se identifica una estructura en forma de nódulo, que recibe el nombre de modiolo[8-10].

El modiolo (del latín «nave de timón») se describe como un nódulo muscular o tendinoso, que constituye el punto de convergencia de las inserciones de numerosos músculos[8, 9]. Su forma más característica es la cónica (aunque de forma simplificada); mide 1 cm de espesor y en la mayoría de los individuos se sitúa casi 1 cm lateral al ángulo de la boca. Su forma y tamaño varían considerablemente según el sexo, raza y edad. Las fibras musculares convergen y divergen del modiolo sobre diferentes planos, superficiales y profundos, o en forma de espiral, pero constituyen fundamentalmente un complejo tridimensional.

Existen diversas clasificaciones de los músculos modiolares, pero a esta estructura se asocian principalmente nueve o diez músculos faciales:

Eferentes:
Canino.
Orbicular de los labios.

Triangular de los labios.
Cigomático mayor.

Buccinador.

Retractores del labio superior:
Elevador del labio superior.
Elevador del ala de la nariz y del labio superior.
Cigomático menor.

Retractores y elevadores del labio superior:
Borla de la barba.
Cuadrado del mentón.

Con frecuencia también se unen algunas fibras especiales del orbicular de los labios (incisivos superior e inferior), cutáneo y risorio (este último no es constante dentro de la musculatura facial).

El orbicular de los labios y el buccinador constituyen una capa muscular casi continua, que puede adoptar diversas posiciones, por la acción del cigomático mayor, canino y triangular de los labios (los tres últimos se utilizan para fijar el modiolo en una posición determinada).

Cuando el modiolo está fijado en una posición, el buccinador puede contraerse, aplicándose sobre los dientes y mejilla; el orbicular de los labios puede contraerse contra la arcada dentaria anterior y, de este modo, aproximar los labios entre sí, cerrando herméticamente la boca[9]. De forma similar, el control de la actividad y reposo de los músculos modiolares permite un ajuste preciso y exacto de los movimientos y presiones labiales al hablar.

MÚSCULOS DE LA BOCA

Cierre de los labios (25. Orbicular de los labios)

Este músculo perioral se utiliza para muchas acciones de la boca. Cierra los labios, los protruye y los mantiene tensos adosados a las arcadas dentarias anteriores. Además moldea los labios para distintas funciones, como besar, silbar, aspirar, beber y adoptar las infinitas formas necesarias para articular las palabras.

Test: El paciente contrae y protruye los labios (Fig. 7-32).

Resistencia manual: Por razones de higiene, se utiliza un depresor lingual, en lugar de un dedo, para aplicar la resistencia. Se coloca diagonalmente, atravesado sobre ambos labios, superior e inferior, y se ejerce una fuerza hacia la cavidad oral (Fig. 7-33).

Instrucciones al paciente: «Frunza los labios. Manténgalos así. Empuje contra el depresor lingual.»

Criterios de puntuación

F: El paciente sella completamente los labios y los mantiene frente a una resistencia relativamente fuerte.

FD: Cierra los labios, pero no tolera ninguna resistencia.

NF: Realiza cierto movimiento labial, pero es incapaz de aproximar los labios.

O: No cierra los labios.

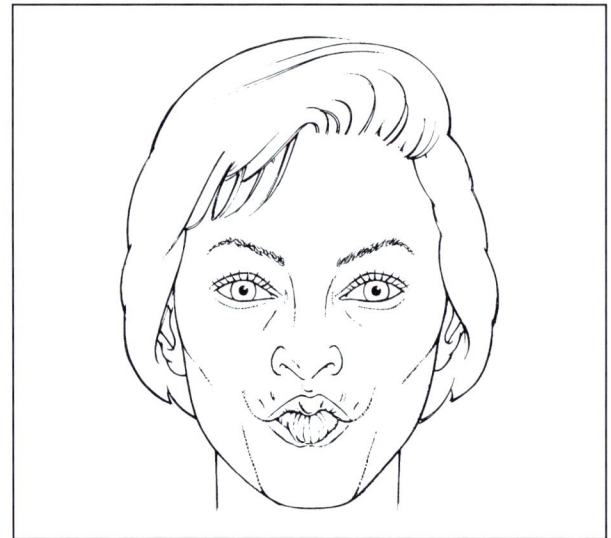

Figura 7-32

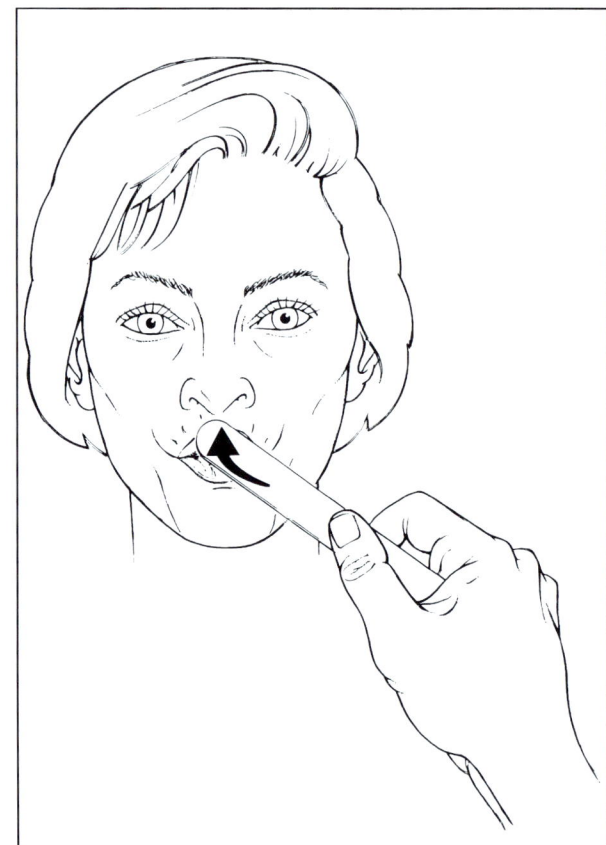

Figura 7-33

MÚSCULOS DE LA BOCA

Compresión de la Mejilla (26. Buccinador)

El buccinador es el músculo que se utiliza principalmente para colocar los alimentos durante la masticación, y para controlar el paso del bolo alimenticio. También comprime la mejilla hacia los dientes y actúa expeliendo el aire acumulado en la cavidad oral cuando las mejillas están distendidas (soplar).

Test: El paciente comprime las mejillas (bilateralmente) y las introduce hacia dentro (hacia la cavidad oral) (Fig. 7-34).

Resistencia manual: Se utiliza un depresor lingual para aplicar la resistencia. Se coloca en el interior de la boca, con la pala aplicada contra el carrillo (Fig. 7-35). La resistencia se aplica utilizando el depresor como palanca, hacia dentro, en el ángulo de la boca, lo cual provoca que el depresor empuje el carrillo hacia fuera.

De forma alternativa, los dedos índices del examinador (utilizando guantes), pueden ofrecer resistencia. En este caso se colocan en el interior de la boca (el dedo izquierdo aplicado en el interior de la mejilla izquierda y viceversa). Los dedos actúan de forma simultánea y tratan de empujar las mejillas hacia fuera. Se requiere precaución, durante la realización de esta prueba, con los pacientes con lesiones cognitivas (¡para que no muerdan!) o aquellos que presenten el reflejo de morder.

Instrucciones al paciente: «Aspire con las mejillas. Manténgalas así. No permita que las empuje hacia fuera.»

Criterios de puntuación

F: Realiza el movimiento correctamente y lo mantiene frente a una resistencia fuerte.

FD: Realiza el movimiento, pero no tolera ninguna resistencia.

NF: Se detecta cierto movimiento, pero no es completo.

O: Ningún movimiento realiza con las mejillas.

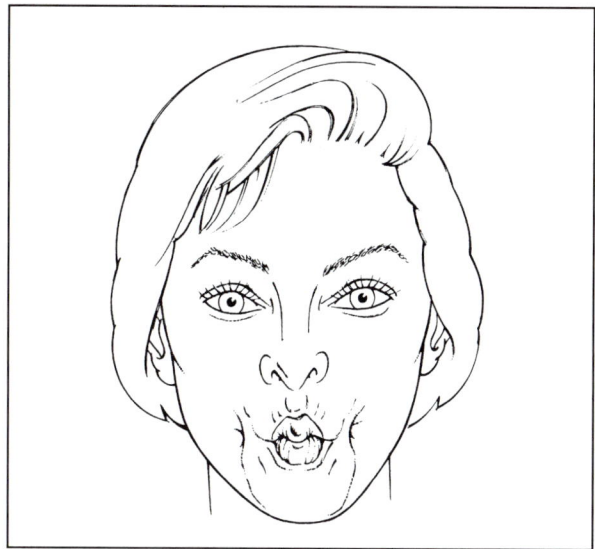

Figura 7-34

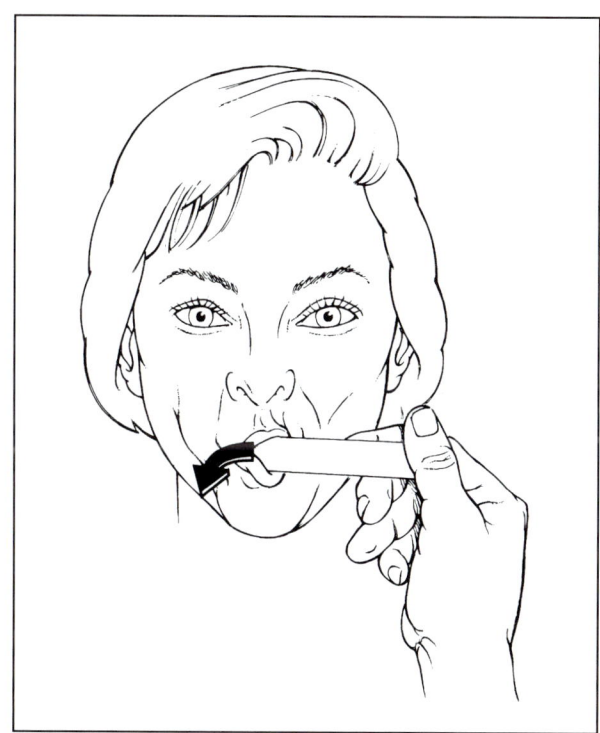

Figura 7-35

MÚSCULOS DE LA BOCA

Otros músculos de la boca

17. *Canino.*

Este músculo eleva los ángulos de la boca y muestra los dientes al sonreír. Cuando se utiliza unilateralmente expresa una mueca de burla (Fig. 7-36). El músculo origina el pliegue nasolabial, que se hace más profundo en la expresión de tristeza y con la edad.

15. *Elevador del labio superior.*

16. *Elevador del ala de la nariz y del labio superior.*

Ambos músculos elevan el labio superior (Fig. 7-37). El elevador del labio superior también protruye el labio superior, y el elevador del ala de la nariz y del labio superior dilata las ventanas nasales.

18. *Cigomático mayor.*

Los músculos cigomáticos desplazan los ángulos de la boca hacia arriba y lateralmente, como en la sonrisa (Fig. 7-38).

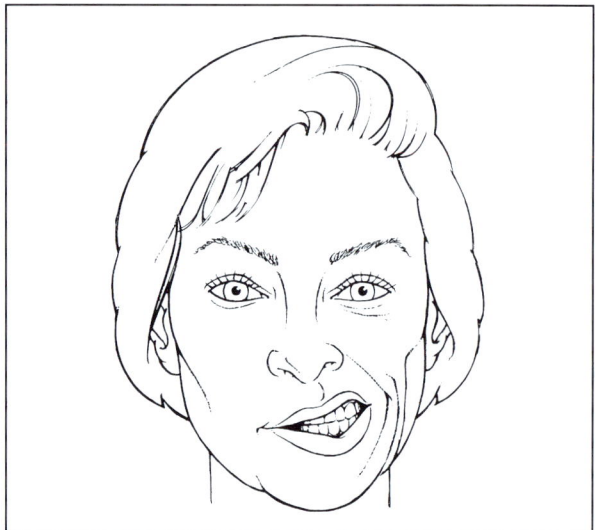

Figura 7-36

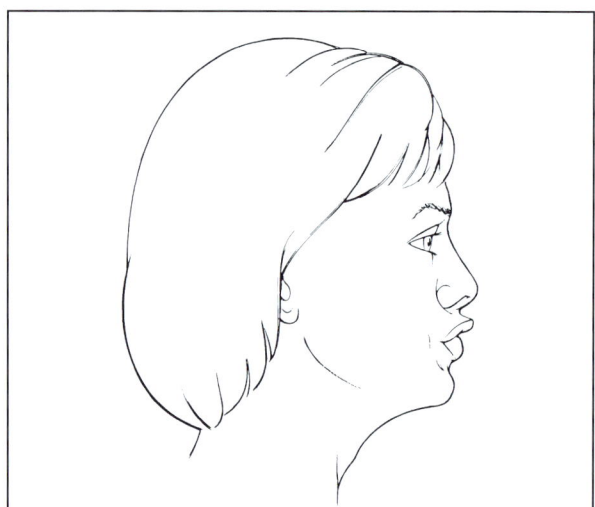

Figura 7-37

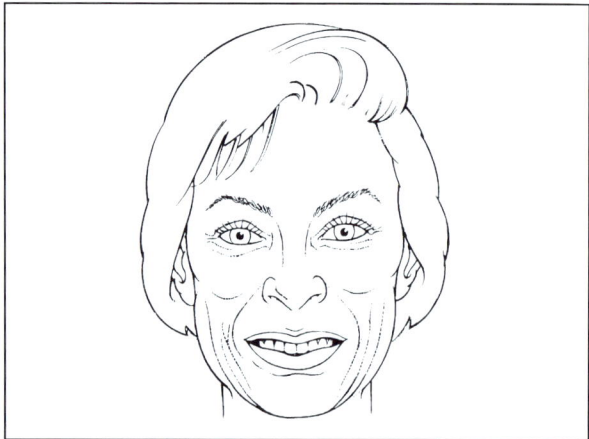

Figura 7-38

MÚSCULOS DE LA BOCA

21. *Borla de la barba.*
Este músculo protruye el labio inferior, como al hacer pucheros o mohines (Fig. 7-39).

23. *Triangular de los labios.*

88. *Cutáneo.*
Estos músculos deprimen el labio inferior y el ángulo bucal, para mostrar una expresión de horror, y este músculo tira de la piel del cuello desde la clavícula (recordando la expresión de «Egad»). Este músculo se explora pidiendo al paciente que abra la boca frente a una resistencia o que apriete los dientes con fuerza (Fig. 7-40).

24. *Cuadrado del mentón.*
Este músculo desplaza hacia abajo y lateralmente el labio inferior, resultando una expresión de melancolía o ironía (Fig. 7-41).

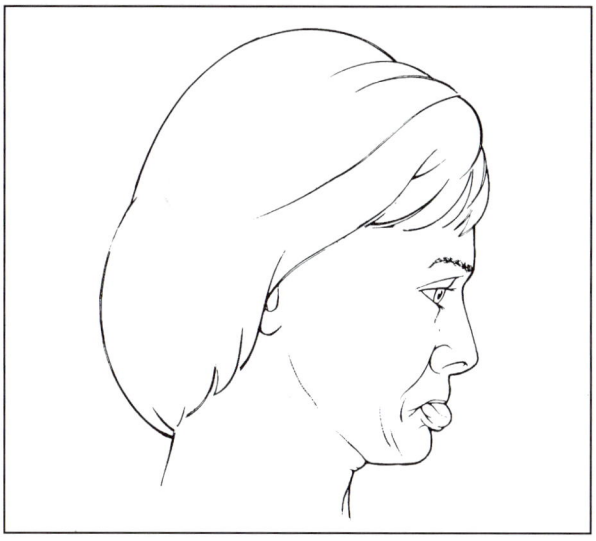

Figura 7-39

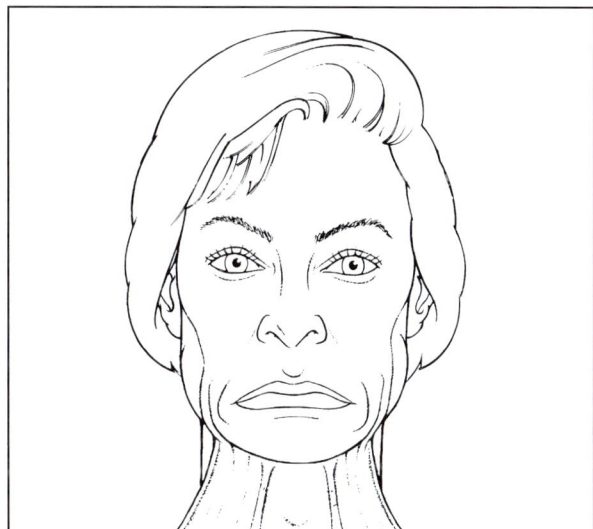

Figura 7-40

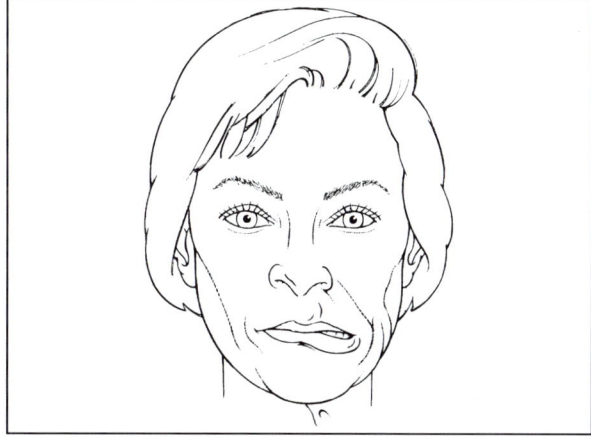

Figura 7-41

Capítulo 7 ■ Examen de los músculos inervados por los nervios craneales

MÚSCULOS DE LA MASTICACIÓN

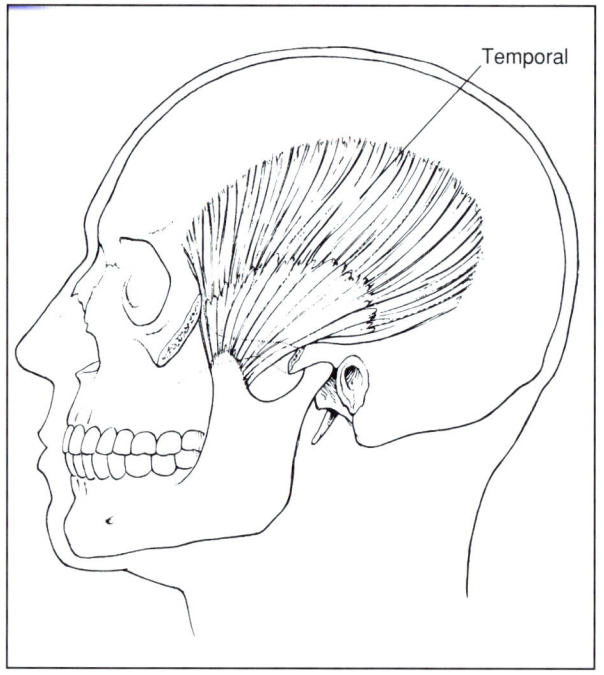

Figura 7-42

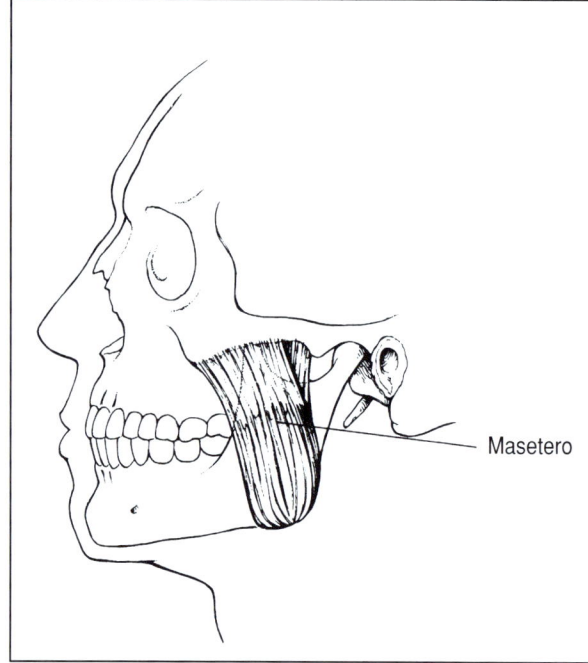

Figura 7-43

Tabla 7-5	MÚSCULOS DE LA MASTICACIÓN	
Músculo	**Origen**	**Inserción**
28. Masetero		
Superficial	Maxilar (proceso cigomático)	Mandíbula (rama)
Intermedio	Arco cigomático	Mandíbula (rama)
Profundo	Arco cigomático	Mandíbula (rama)
29. Temporal	Hueso temporal (fosa)	Mandíbula (apófisis coronoides; rama)
30. Pterogoideo externo		
Superior	Esfenoides (ala mayor)	Mandíbula (cuello del cóndilo)
Inferior	Mandíbula (lámina pterigoidea externa)	Articulación temporomandibular
31. Pterigoideo interno	Esfenoides	Mandíbula (rama)
	Hueso palatino	
	Maxilar (tuberosidad)	
75-78. Suprahioideos	Mandíbula	Hioides

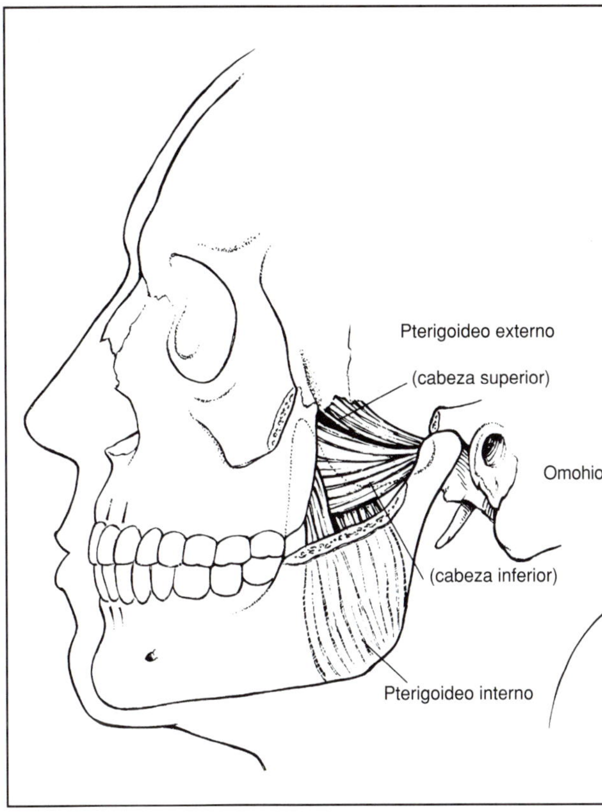

MÚSCULOS DE LA MASTICACIÓN

Figura 7-44

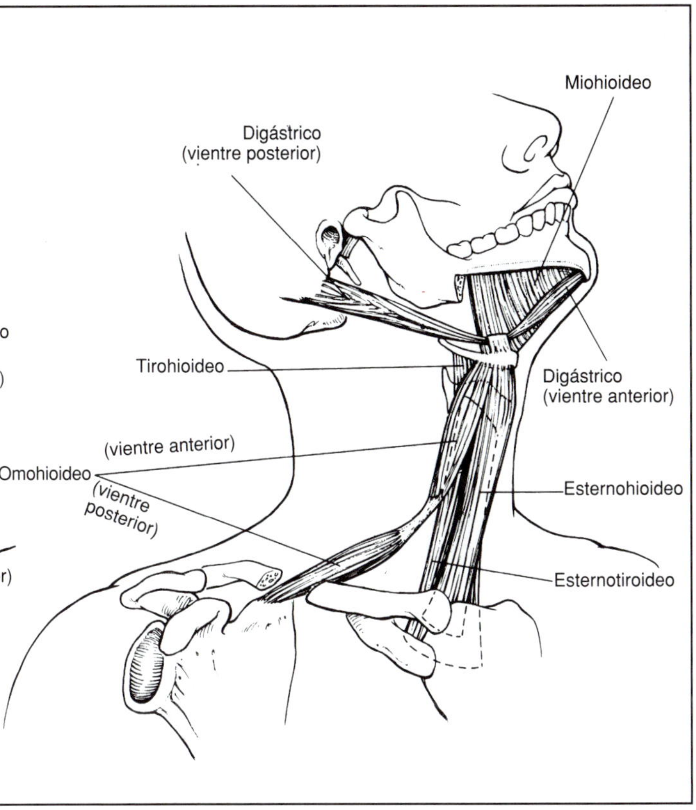

Figura 7-45

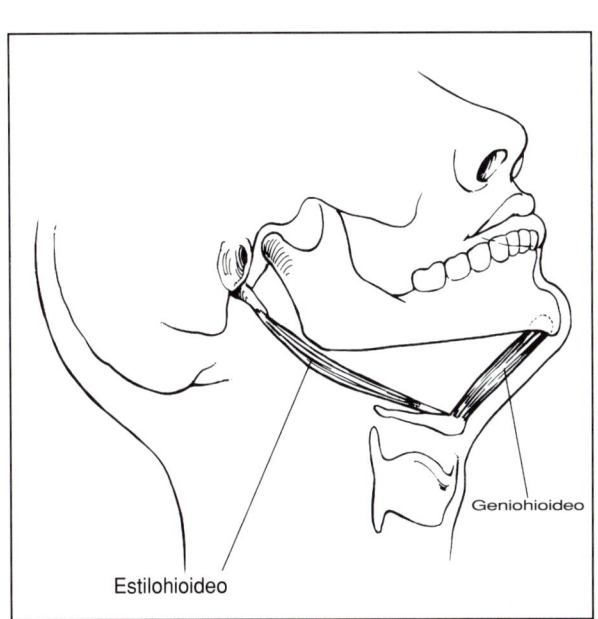

Figura 7-46

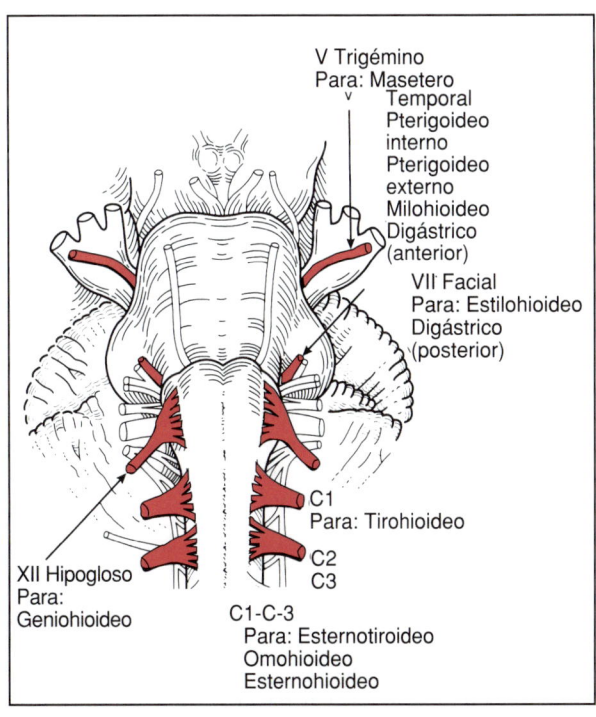

Figura 7-47

MÚSCULOS DE LA MASTICACIÓN

MÚSCULOS DE LA MASTICACION (28. MASETERO, 29. TEMPORAL, 30. PTEROGOIDEO EXTERNO Y 31. PTEROGOIDEO MEDIAL)

La mandíbula constituye el único hueso móvil del cráneo; el movimiento mandibular está muy relacionado con la masticación y el habla. Los músculos que contraen la mandíbula se encuentran todos ellos cerca de la porción posterior de la misma (sobre varias superficies y apófisis de las ramas), donde ejercen la fuerza adecuada para masticar y morder[1]. Los músculos de la masticación desplazan la mandíbula hacia adelante (protrusión) y hacia atrás (retracción), así como movimientos laterales. La amplitud de los movimientos está limitada por los hábitos del individuo, como los cantantes profesinales, que aprenden a abrir mucho la boca para aumentar sus registros vocales. La velocidad de los movimientos masticatorios es relativamente lenta, pero al hablar es muy rápida.

Todos los músculos masticatorios están inervados por la rama motora del V par (trigémino). El masetero eleva y protruye la mandíbula. El temporal eleva y retrae la mandíbula. Los pterigoideos externos, en conjunto, protruyen y deprimen la mandíbula; por separado, originan un desplazamiento lateral hacia el lado opuesto. Los pterigoideos internos, juntos, elevan y protruyen la mandíbula, junto con los externos, pero por separado desplazan la mandíbula hacia adelante, con desviación hacia el lado opuesto (como en la masticación). Los músculos suprahioideos, actuando a través del hueso hioides, ayudan en la depresión de la mandíbula, cuando el hioides está fijo. Los infrahioideos son músculos accesorios débiles que intervienen en la depresión de la mandíbula.

Las lesiones de esta rama motora causan paresia o parálisis de los movimientos de elevación, depresión, protrusión y rotación de la mandíbula. En las lesiones unilaterales la mandíbula se desvía hacia el lado lesionado; en las lesiones bilaterales la mandíbula cae y se «paraliza». Debe explorarse el tono muscular, atrofia (silueta mandibular) y fasciculaciones de la mandíbula.

Apertura de la mandíbula (depresión mandibular) (30. Pterogoideo externo y 75-78. Músculos suprahioideos)

Nota: Previamente a la exploración de los músculos mandibulares debe comprobarse la sensibilidad y crepitaciones de la articulación temporomandibular. Si está presente una de estas características, deben evitarse las exploraciones manuales y, simplemente, observar la apertura y cierre de la mandíbula.

Test: El paciente abre la boca todo lo posible y se mantiene frente a una resistencia manual.

Resistencia manual: El examinador coloca una mano por debajo de la barbilla; la otra se coloca sobre la cabeza, para sujetarla (Fig. 7-48). La resistencia se aplica en dirección vertical hacia arriba, tratando de cerrar la mandíbula.

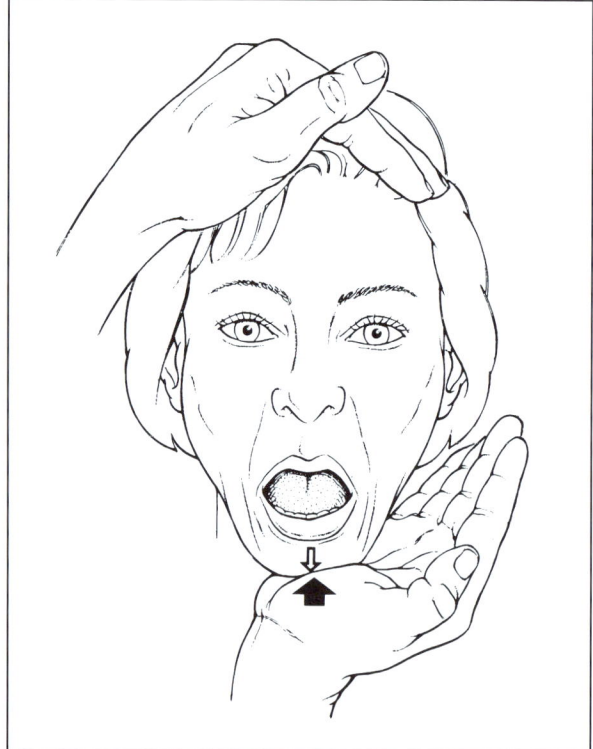

Figura 7-48

MÚSCULOS DE LA MASTICACIÓN

Instrucciones al paciente: «Abra la boca todo lo que pueda. Manténgala así. No permita que la cierre.»

Criterios de puntuación

F: El paciente realiza el movimiento completo y lo mantiene frente a una resistencia fuerte. De hecho, este músculo es tan potente que es difícil superar su fuerza con una resistencia manual, en un individuo normal. La apertura de la boca debe presentar la amplitud correspondiente a tres (algunas veces cuatro) dedos atravesados (en un individuo de estatura media) o 35-40 mm. No deben existir desplazamientos, excepto hacia abajo.

FD: El paciente puede abrir la boca, con una amplitud inferior a la de dos dedos atravesados, y puede tolerar cierta resistencia.

NF: Se produce un movimiento mínimo. Es posible la palpación de los pterigoideos externos mediante la introducción de un dedo dentro de la boca con la punta dirigida hacia el último molar superior, llegando hasta el cóndilo de la rama de la mandíbula. No tolera ninguna resistencia.

O: No se realiza depresión mandibular voluntaria.

Cierre mandibular (Elevación mandibular) (28. Masetero, 29. Temporal y 31. Pterigoideo interno)

Test: El paciente encaja herméticamente las mandíbulas.

Resistencia manual: La barbilla del paciente está sostenida entre el pulgar y el índice del examinador y se sujeta con fuerza en la membrana del pulgar. La otra mano se coloca sobre la cabeza para sostenerla. La resistencia se aplica verticalmente, hacia abajo, tratando de abrir la mandíbula cerrada (Fig. 7-49).

Instrucciones al paciente: «Encaje (o mantenga) los dientes tan fuerte como pueda, manteniendo los labios relajados. Manténgalos así. No permita que abra su boca.»

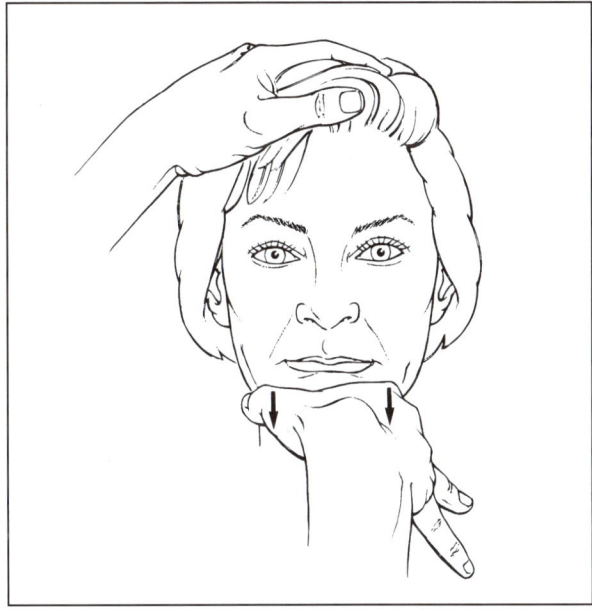

Figura 7-49

Criterios de puntuación

F: El paciente cierra la mandíbula herméticamente. El examinador no es capaz de abrirla. Se trata de un grupo muscular muy potente. Piénsese en los artistas de circo que son capaces de colgarse de los dientes.

FD: El paciente cierra la mandíbula, pero el examinador puede abrirla aplicando una mínima resistencia.

NF: El paciente cierra la boca, pero no tolera ninguna resistencia. A ambos lados se palpan el masetero y el temporal. El masetero se palpa por debajo de la apófisis cigomática, sobre la porción lateral de la mejilla, por encima del ángulo de la mandíbula. El músculo temporal se palpa sobre la sien, en el nacimiento del pelo, por delante del oído y por encima del hueso cigomático.

MÚSCULOS DE LA MASTICACIÓN

O: El paciente es incapaz de cerrar completamente la boca. Se trata, sobre todo, de un problema estético (por ejemplo, al babear), más que un trastorno clínico de gravedad.

Cuando la afectación es unilateral, la mandíbula se desplaza hacia el lado no lesionado mientras el paciente intenta cerrar la boca.

Procedimiento alternativo del test

Se pide al paciente que muerda con fuerza, con los molares, un depresor lingual. Comprobando la profundidad de las marcas del mordisco en cada lado se detectará la potencia de cada uno de ellos. Si el examinador es capaz de extraer el depresor de la boca, mientras el paciente continúa mordiéndolo, existirá una lesión afectando al masetero, temporal y pterigoideos externos. (*Nota:* Este sistema de exploración nunca debe utilizarse en pacientes que presentan reflejo de morder, ya que pueden romper el depresor y herirse con las astillas.)

Desplazamiento lateral de la mandíbula (30. Pterigoideos externos y 31. Internos)

Cuando el paciente desplaza la mandíbula hacia la derecha, actúan el pterigoideo externo derecho y el pterigoideo interno izquierdo. El desplazamiento hacia el lado izquierdo se realiza por el pterigoideo externo izquierdo y el pterigoideo interno derecho.

En las lesiones de estos músculos, cuando el paciente abre la boca, se produce una desviación de la mandíbula hacia el lado lesionado.

El paciente desplaza la mandíbula de un lado a otro frente a una resistencia. Si el V par está afectado, puede mover la mandíbula hacia el lado paralizado, pero no hacia el lado no afectado.

Test: El paciente desplaza la mandíbula hacia la derecha y, a continuación, hacia la izquierda.

Resistencia manual: El examinador utiliza una mano para ofrecer resistencia, colocando el lado palmar de los dedos sobre la mandíbula (Fig. 7-50). Los dedos y la palma de la otra mano se sitúan sobre la sien del lado opuesto para sostener la cabeza. La resistencia se aplica en sentido lateral, desplazando la mandíbula hacia la línea media.

Criterios de puntuación

F: Puede variar la amplitud del desplazamiento lateral de la mandíbula. Se valora comparando la distancia entre los incisivos superiores e inferiores, al desplazarse la mandíbula lateralmente. No debe servir de referencia la posición de los labios. Un lápiz o regla colocados verticalmente en el centro de la nariz también pueden indicar el desplazamiento mandibular.

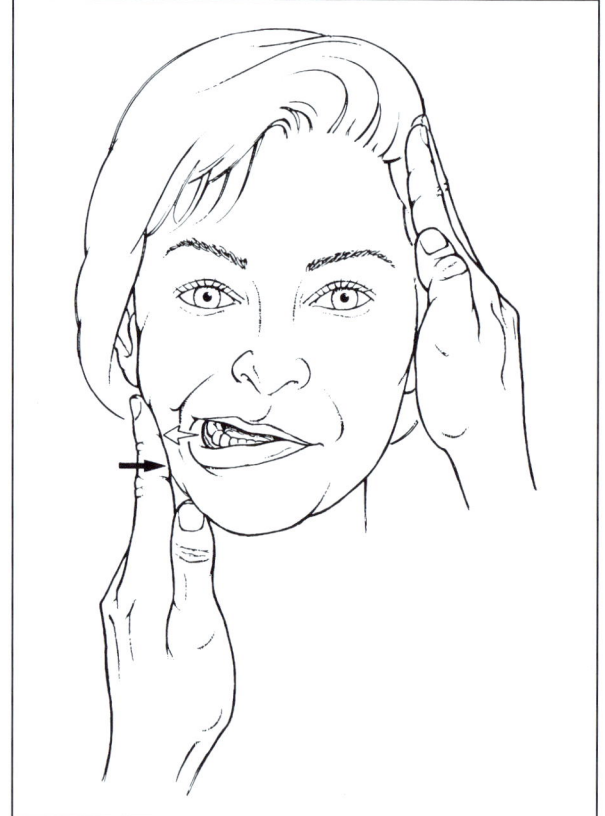

Figura 7-50

MÚSCULOS DE LA MASTICACIÓN

La mayoría de los individuos puede desplazar los incisivos inferiores lateralmente desde la línea media, una distancia equivalente a más de tres piezas dentarias (aproximadamente, 10 mm)[5]. El paciente tolera una resistencia fuerte.

FD: La distancia desplazada equivale a un incisivo superior y tolera una resistencia mínima.

NF: Realiza un desplazamiento mínimo y no tolera ninguna resistencia.

O: Ausencia de movimiento.

Protrusión de la mandíbula (30, 31. Pterigoideos internos y externos)

La función de los pterigoideos internos y externos consiste en protruir la mandíbula, lo cual manifiesta una expresión de agresividad. La protrusión provoca una maloclusión de los dientes, ya que la arcada inferior se proyectará por delante de la superior. En las lesiones unilaterales la mandíbula protruyente se desplaza hacia el lado lesionado.

Test: El paciente protruye la mandíbula, proyectando la arcada dentaria inferior por delante de la superior.

Resistencia manual: Se trata de un movimiento muy potente. El examinador sostiene la cabeza con una mano, colocada por detrás de la misma (Fig. 7-51). La mano que ejerce la resistencia sostiene la barbilla en la membrana del pulgar, con la misma sostenida entre el pulgar y el índice. La resistencia se aplica horizontalmente hacia atrás.

Instrucciones al paciente: «Empuje la mandíbula hacia adelante. Manténgala así. No permita que la empuje hacia atrás.»

Criterios de puntuación

F: El paciente ejecuta el movimiento completo, colocando la arcada inferior por delante de la superior y es capaz de mantenerlo frente a una resistencia fuerte. En la mayoría de los individuos existe suficiente espacio entre ambas arcadas como para observarse un hueco entre ambas.

FD: Desplaza ligeramente la mandíbula hacia adelante, pero no es posible observar el hueco suficiente entre ambas arcadas dentarias, y el paciente sólo tolera una resistencia muy leve.

NF: Se detecta un movimiento mínimo y el paciente no tolera ninguna resistencia.

O: No realiza ningún movimiento ni tolera resistencia.

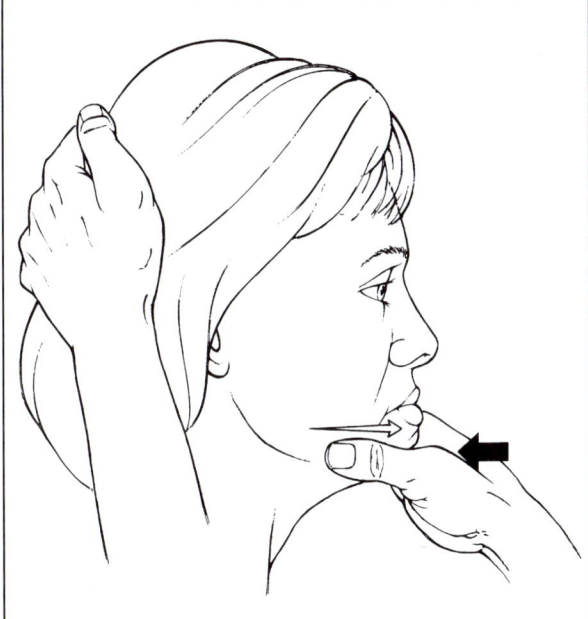

Figura 7-51

MÚSCULOS DE LA LENGUA

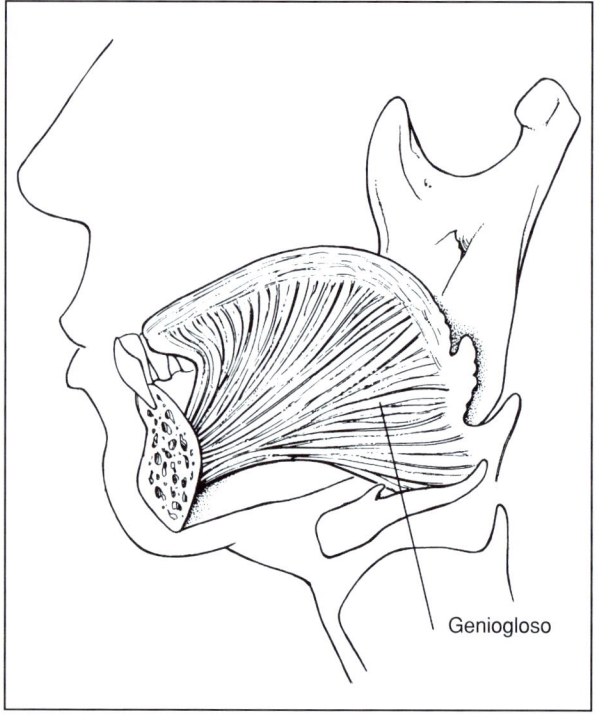

Figura 7-52

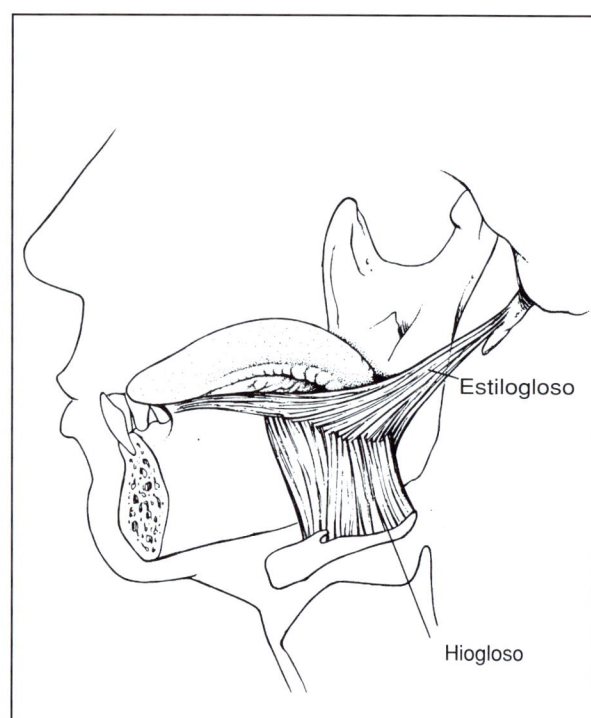

Figura 7-53

Tabla 7-6 MÚSCULOS DE LA LENGUA

Músculo	Origen	Inserción
Músculos extrínsecos:		
32. Geniogloso	Mandíbula (sínfisis)	Hioides
		Cara inferior de la lengua
33. Hiogloso	Hioides (asta mayor)	Lado de la lengua (posterior)
34. Condrogloso	Hioides (asta menor)	Se fusiona con los músculos intrínsecos de la lengua
35. Estilogloso	Apófisis estiloides	Lateral de la lengua
	Ligamento estilomandibular	
36. Palatogloso	Paladar blando (anterior)	Lateral de la lengua
Otros:		
Músculos suprahioideos		
Músculos intrínsecos:		
37. Lingual superior	Raíz de la lengua	Punta de la lengua
38. Lingual inferior	Raíz de la lengua	Punta de la lengua
39. Transverso de la lengua	Septo medial lingual	Dorso y bordes laterales
40. Vertical de la lengua	Dorso de la lengua	Cara ventral

MÚSCULOS DE LA LENGUA

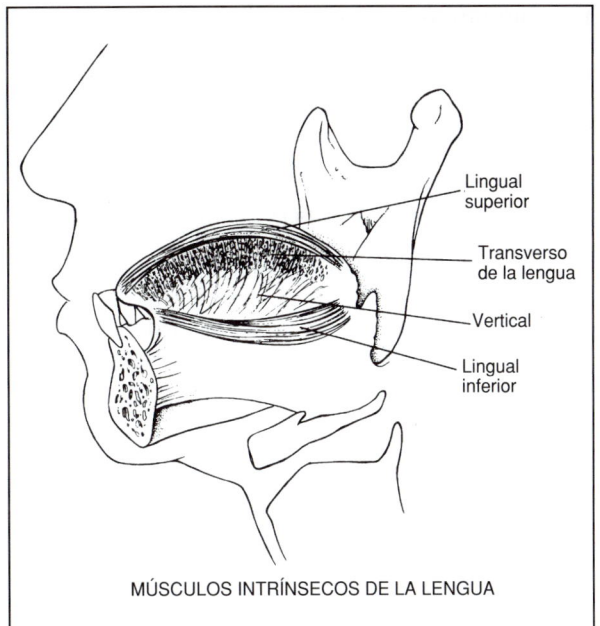

Figura 7-54

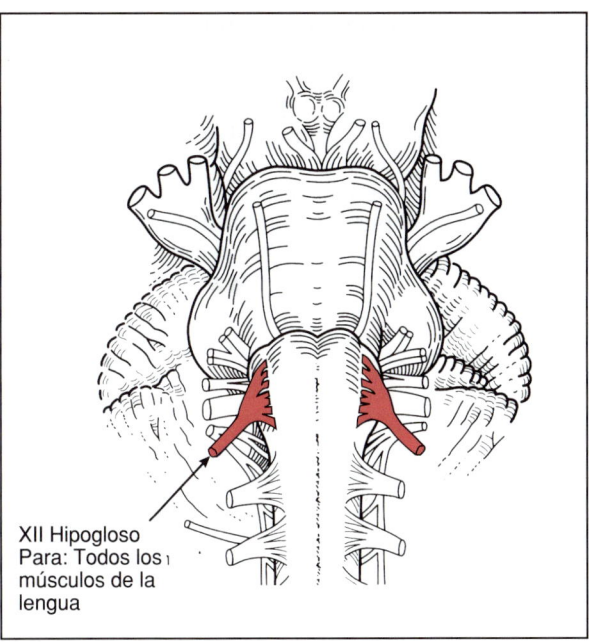

Figura 7-55

MÚSCULOS DE LA LENGUA

Los músculos intrínsecos y extrínsecos de la lengua están inervados por el nervio hipogloso (XII) craneal, un nervio puramente motor. Cada nervio hipogloso inerva una mitad de la lengua (unilateral). No obstante, el núcleo hipogloso recibe ambas fibras cruzadas (la mayoría) procedentes de la motoneurona superior, y no cruzadas (correspondientes a un segmento inferior), procedentes de la porción inferior de la circunvolución frontal ascendente (precentralis), a través de la cápsula interna. Las lesiones del XII par o de sus conexiones centrales pueden causar paresia o parálisis lingual.

Descripción de los músculos de la lengua

Los pares de músculos extrínsecos se dirigen desde el cráneo o desde el hueso hioides hasta la lengua. La masa estructural de la lengua está constituida por músculo.

El principal músculo de la lengua es el geniogloso. Se trata de un músculo triangular, cuyo vértice nace en el de la mandíbula, que es duro e inmóvil, y su base se inserta en la base de la lengua, que es blanda y móvil. El geniogloso es el principal músculo protractor y posee inervación supranuclear cruzada. Las fibras posteriores de los genioglosos desplazan la raíz de la lengua hacia adelante; un geniogloso empuja unilateralmente la lengua hacia el lado opuesto. Las fibras anteriores de los genioglosos pares desplazan la lengua hacia la parte posterior de la cavidad oral, tras protruir y deprimirla. Los genioglosos, actuando de forma conjunta, también deprimen la porción central de la lengua, moldeándola en forma de tubo.

Los hioglosos (pares) y condroglosos retraen y deprimen los lados de la lengua, curvando de forma convexa la superficie superior. Los dos estiloglosos desplazan la lengua hacia arriba y hacia atrás y elevan los lados, constituyendo una concavidad dorsal transversa.

Los músculos suprahioideos participan en los movimientos de la lengua, a través de su acción sobre el hueso hioides.

Los músculos intrínsecos de la lengua también están inervados por el XII par craneal. El músculo lingual superior acorta la lengua y dobla la punta hacia arriba; el lingual inferior acorta la lengua y dobla la punta hacia abajo. La combinación de sus acciones modifica la forma de la lengua con casi infinitas variaciones, aportando a la misma la movilidad necesaria para articular las palabras y para la deglución.

Existe un test de exploración del movimiento lingual utilizado por los fisioterapeutas y denominado «test de la acanaladura», en el cual la lengua se dobla longitudinalmente; este movimiento facilita la acción de aspirar y dirigir los alimentos hacia la faringe. No obstante, la dificultad que plantea este movimiento es que no es constante, sino que constituye un rasgo hereditario dominante, que sólo presenta el 50% de la población. Por tanto, el explorar este movimiento es adecuado en la medida en que la incapacidad para realizarlo no se considere una deficiencia neurológica.

Exploración de la lengua

La lengua es un músculo que carece de reposo y, cuando se examina, se deben pasar por alto los pequeños movimientos que realiza continuamente. La exploración comienza con la observación de la lengua en reposo, sobre el suelo de la boca, y, a continuación, con la lengua protruida. Se observa cómo la lengua se dobla hacia arriba y abajo, sobre el labio, y a continuación, cuando se doblan sus márgenes; ambos movimientos deben ser realizados lenta y rápidamente. En todas las pruebas se observa la capacidad para modificar la forma de la lengua, pero especialmente los movimientos de la punta y la acanaladura. Así mismo deben detectarse las dificultades en la pronunciación, sobre todo de las consonantes.

El examinador debe familiarizarse con el perfil y volumen de una lengua normal. Debe examinar si existen atrofias, lo que se evidencia por la disminución del volumen, con arrugas en los laterales y formación de pliegues longitudinales. La atrofia unilateral es de fácil detección y normalmente se acompaña de desviación hacia aquel lado. Cuando existe una atrofia bilateral, la lengua protruye levemente y la distancia también será escasa.

Las fasciculaciones (pequeños movimientos involuntarios) son sencillas de visualizar cuando la lengua está en reposo (la superficie aparece en constante movimiento), y se diferencian de los movimientos constantes de tremulación que existen en la lengua protruida. Los «temblores» que forman parte de las lesiones supranucleares desaparecen cuando la lengua reposa dentro de la boca, mientras que las fasciculaciones de las lesiones motoneuronales persisten. Las hiperquinesias de la enfermedad de Parkinson aumentan cuando la lengua protruye o durante el habla.

El fisioterapeuta examina la protrusión y desplazamientos de la lengua a velocidad lenta y rápida. La lengua normal puede desplazarse hacia dentro y fuera (en la línea media) con energía, y suele protruir una distancia considerable más allá de los labios[11]. La lengua se desplaza hacia el lado lesionado, cuando la causa del trastorno radica en la motoneurona superior (trastorno supranuclear) o en la motoneurona inferior (trastorno infranuclear).

Lesiones unilaterales de la lengua: Durante el estado de reposo en el interior de la boca la lengua con una lesión unilateral puede desplazarse levemente hacia el lado no afectado, debido a la ausencia de acción opuesta del estilogloso[11]. La lengua protruida se desplaza hacia el lado lesionado y es incapaz de moverse hacia el lado normal. El movimiento de la punta puede ser normal, ya que se conserva la función de los músculos intrínsecos. Estas funciones pueden resultar imposibles de evaluar cuando el cuadro clínico incluye lesiones musculares faciales y mandibulares.

De forma temprana en el transcurso de la alteración, antes de la manifestación de la atrofia, el lado lesionado de la lengua puede aparecer aumentado de tamaño

MÚSCULOS DE LA LENGUA

y elevarse más alto en el interior de la boca. Tras la aparición de la atrofia, el lado lesionado presenta menor tamaño, aparece fruncido y con pliegues en los bordes. En algunos casos una lesión unilateral de la lengua puede originar únicamente trastornos funcionales leves, con alteración mínima del habla y la deglución.

Paresia bilateral: En pacientes con lesiones bilaterales la lengua no puede protruir ni desplazarse lateralmente. Existen dificultades en el habla y deglución. Algunos de estos pacientes pueden experimentar dificultades respiratorias, si está alterada la deglución, ya que la lengua puede caer hacia atrás y ocluir la garganta. La parálisis total de los músculos linguales es poco frecuente (sólo en las lesiones del tronco cerebral o trastornos motoneuronales avanzados).

Diferencias entre las lesiones supranucleares e infranucleares: Si existe una lesión supranuclear del XII par, la lengua protruida se desplaza hacia el lado lesionado, pero es el lado opuesto a la lesión cerebral. No existe atrofia de los músculos linguales. Así mismo presentan espasticidad[11].

En las disquinesias (atetosis, corea, convulsiones, etc.) la lengua puede protruir involuntariamente, así como desplazarse hacia el lado opuesto. Se acompaña de movimientos involuntarios, normalmente lentos, que dificultan y enlentecen el habla y, por tanto, la comprensión.

Los pacientes que presentan hemiparesias por lesiones vasculares (una lesión corticobulbar lateral) pueden manifestar síntomas bulbares, incluyendo disfunciones musculares linguales. Junto a otras manifestaciones bulbares, estos síntomas suelen ser moderados y disminuyen con el tiempo o bien se compensan, de forma que sólo persiste una leve discapacidad funcional[5]. Sólo en los pacientes que sufren un segundo ataque o un ataque bilateral (ya que los músculos poseen inervación cortical bilateral) persisten estos signos bulbares.

La incapacidad para mover con rapidez la lengua hacia dentro y hacia fuera (después de cierta práctica) puede indicar una lesión supranuclear bilateral. Cuando existe una lesión infranuclear (periférica) del nervio, la lengua se desvía hacia el lado lesionado, que coincide con el lado de la lesión central. Existirá atrofia de los músculos linguales. La atrofia bilateral más frecuente está producida por los trastornos de la motoneurona. Asímismo la lengua puede presentar trastornos en el transcurso de la miastenia grave (fatiga tras realizar una serie de protrusiones), pero no existirá atrofia.

La diferenciación entre las lesiones de la motoneurona inferior y superior del XII par depende de la evidencia de otros signos de lesión de la motoneurona superior y de la existencia de los signos clásicos de lesión de motoneurona inferior, como hemiatrofia, fasciculaciones unilaterales y desviación evidente hacia el lado paralizado al protruir la lengua[4].

MÚSCULOS DE LA LENGUA

Protrusión, desviación, retracción, elevación posterior, acanalamiento y doblado de la lengua

Test para la protrusión (32. Geniogloso, fibras posteriores)

El paciente protruye la lengua, de modo que la punta se extiende hacia fuera, más allá de los labios.

Resistencia manual: El examinador utiliza un depresor lingual aplicado sobre la punta de la lengua y ejerce con él una resistencia a su movimiento, en dirección posterior (Fig. 7-56).

Instrucciones al paciente: «Asome la lengua. Manténgala así. No permita que la empuje hacia dentro.»

Test para la desviación de la lengua (32. Geniogloso y otros músculos)

El paciente protruye la lengua y la desplaza hacia un lado y, a continuación, hacia el contrario.

Resistencia manual: El examinador utiliza un depresor lingual e intenta oponerse al movimiento lateral de la lengua, colocándolo en un borde lateral, cerca de la punta (Fig. 7-57). Ejerce con él una resistencia a su movimiento, en dirección opuesta al desplazamiento lateral.

Instrucciones al paciente: «Asome la lengua y muévala hacia la derecha.» (Repetir hacia el lado izquierdo.)

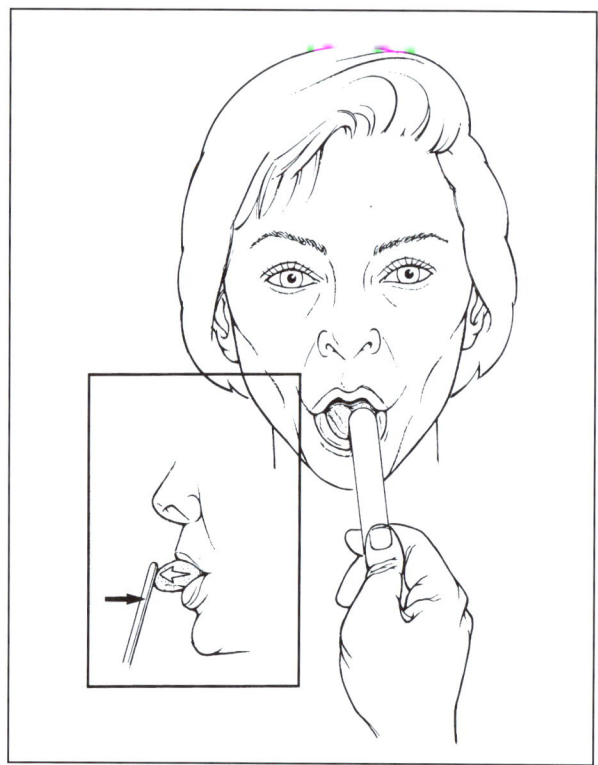

Figura 7-56

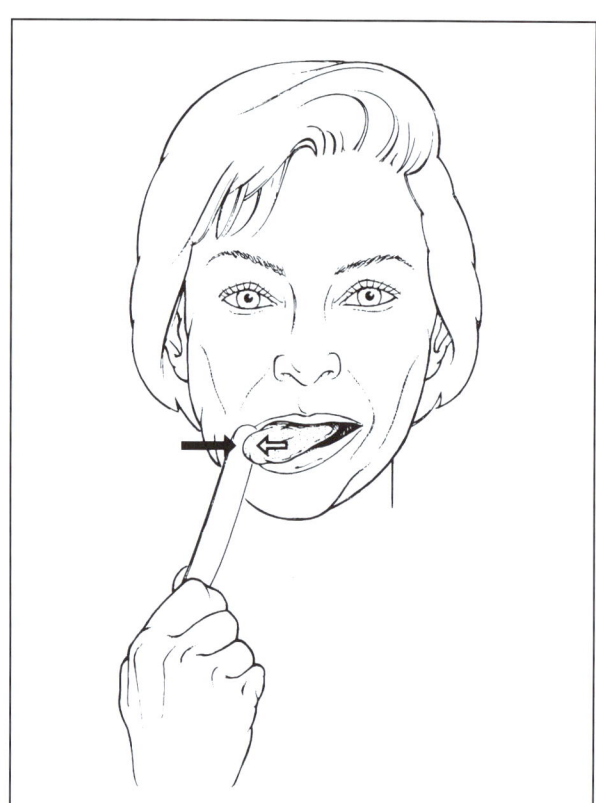

Figura 7-57

MÚSCULOS DE LA LENGUA

**Test para la retracción de la lengua
(32. Geniogloso, fibras anteriores
y 35. Estilogloso)**

El paciente retrae la lengua desde la posición de protrusión.

Resistencia manual: El examinador utiliza una almohadilla de gasa 4x4 para sujetar la porción anterior de la lengua, por sus caras anterior y superior (Fig. 7-58). Ejerce con ella una resistencia a la retracción, manteniendo sujeta con fuerza la lengua y tirando suavemente de ella hacia adelante. (La lengua es muy escurridiza, pero debe evitarse pellizcarla.)

Instrucciones al paciente (advertirle que se le va a sujetar la lengua): «Asome la lengua. Ahora intente introducirla. No permita que la mantenga fuera de la boca.»

**Test para la elevación posterior de la lengua
(35. Estilogloso y 36. Palatogloso)**

El paciente eleva («encorva») el dorso de la lengua por su porción posterior.

Resistencia manual: El examinador coloca un depresor lingual sobre la superficie superior de la lengua, sobre el tercio anterior. Si se coloca excesivamente detrás, puede provocar el reflejo indeseado del vómito (Fig. 7-59).

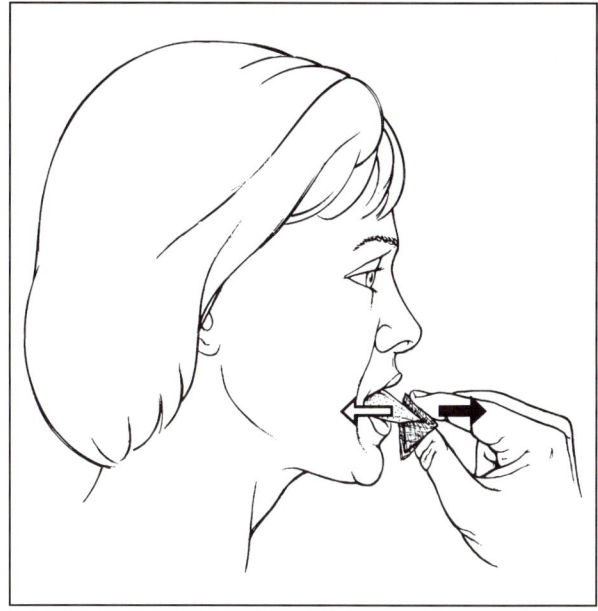

Figura 7-58

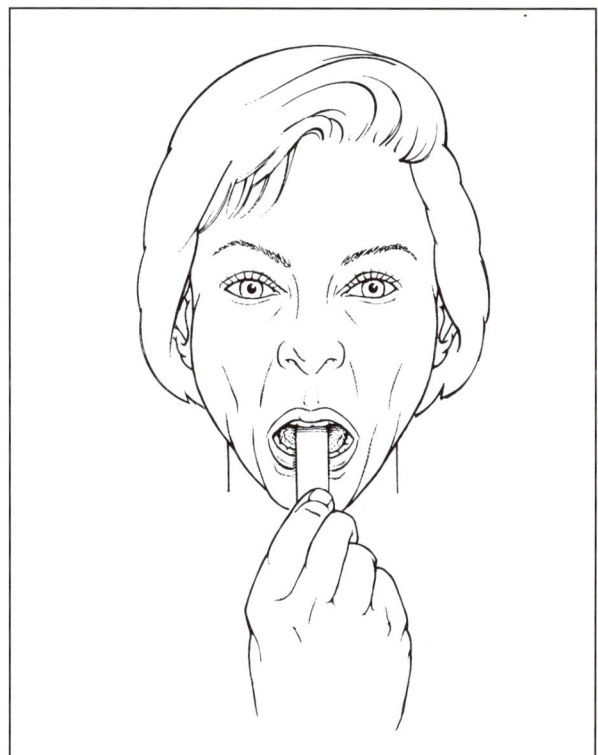

Figura 7-59

Capítulo 7 ■ Examen de los músculos inervados por los nervios craneales

MÚSCULOS DE LA LENGUA

La resistencia se aplica en sentido descendente, y hacia atrás, utilizando el depresor como una palanca, apoyada en la arcada dentaria inferior (Fig. 7-60).

Instrucciones al paciente: Este movimiento resulta difícil de comprender para el paciente. Después de darle las instrucciones, debe permitírsele tiempo para practicar.

El test se inicia con un balanceo del depresor lingual de un lado a otro, para que el paciente experimente la sensación que va a sentir sobre la porción media y posterior de la superficie lingual.

«Empuje contra el palo.»

Test del acanalamiento de la lengua
(32. Geniogloso y 37-40. Músculos intrínsecos)

El paciente desplaza la lengua hacia abajo y dobla los bordes laterales hacia arriba, originando un canal o tubo que facilita la acción de aspirar y dirigir los alimentos hacia la faringe (Fig. 7-61). La incapacidad para realizar este movimiento no se debe interpretar como deficiencia, ya que se trata de un carácter hereditario dominante y su presencia o ausencia dependen de esta característica.

Resistencia manual: Ninguna.

Instrucciones al paciente: Mostrar primero el ejercicio al paciente.

«Forme un tubo con la lengua.»

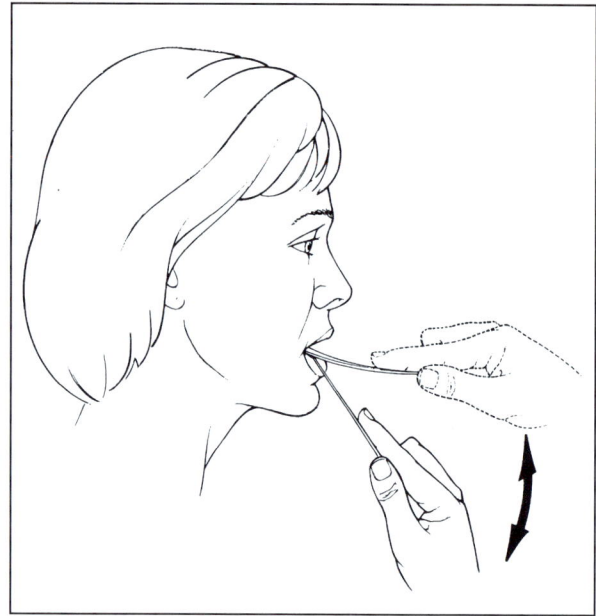

Figura 7-60

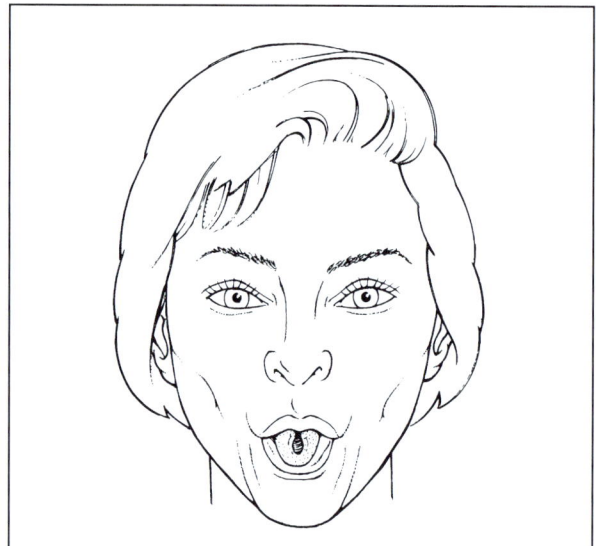

Figura 7-61

MÚSCULOS DE LA LENGUA

Test de la punta o del doblado de la lengua (37. Lingual superior y 38. Lingual inferior)

El paciente protruye la lengua y la dobla hacia arriba, hasta tocar el «filtrum», y a continuación hacia abajo, hasta tocar la barbilla (Fig. 7-62).

Resistencia manual: Ninguna.

Instrucciones al paciente: «Toque el labio superior con la lengua.» «Toque la barbilla con la lengua.»

Criterios de puntuación

F: El paciente realiza el movimiento completo y lo mantiene frente a la máxima resistencia.

Protrusión: La lengua se extiende una distancia considerable más allá de los labios.
Desviación: La lengua alcanza la mejilla o surcos laterales (espacio entre los dientes y la mejilla).
Retracción: La lengua regresa a su posición de reposo en la boca, tolerando la resistencia.
Elevación: La lengua se eleva hasta que la superficie superior contacta con el paladar duro, frente a una resistencia considerable; aísla la cavidad oral de la orofaringe.
Punta: La lengua protruye y la punta alcanza la región situada entre el labio superior y el tabique nasal (filtrum).

FD:

Protrusión: La lengua alcanza el borde de los labios.
Desviación: La lengua alcanza los ángulos de la boca.
Retracción: La lengua regresa a su posición de reposo en la boca, tolerando sólo una resistencia leve.
Elevación: La lengua se eleva hasta que la superficie superior contacta con el paladar duro, frente a una resistencia leve; aísla la cavidad oral de la orofaringe.
Punta: La lengua protruye y la punta se dobla, pero no contacta con el filtrum.

NF:

Protrusión: Protrusión mínima y la lengua no asoma de los labios.
Desviación: La lengua protruye y se desvía levemente hacia un lado.
Retracción: La lengua se retrae con vacilación, sin tolerar ninguna resistencia.
Elevación: La lengua se desplaza hacia el paladar duro, pero no aísla la cavidad oral de la orofaringe con el filtrum.

O: Todos los movimientos: Ausentes.

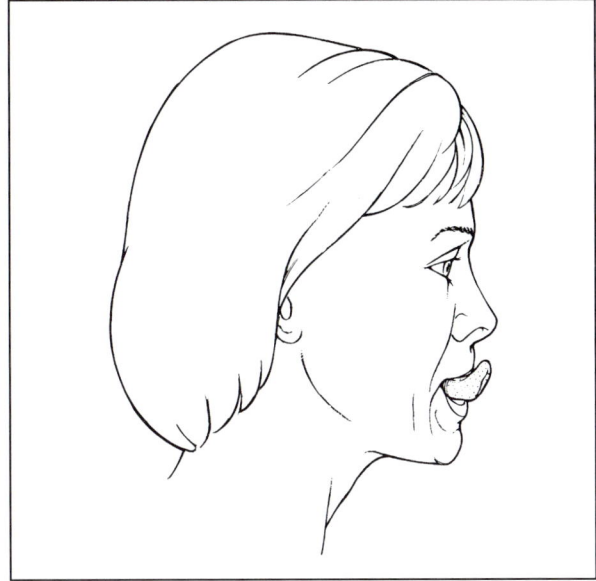

Figura 7-62

MÚSCULOS DEL PALADAR

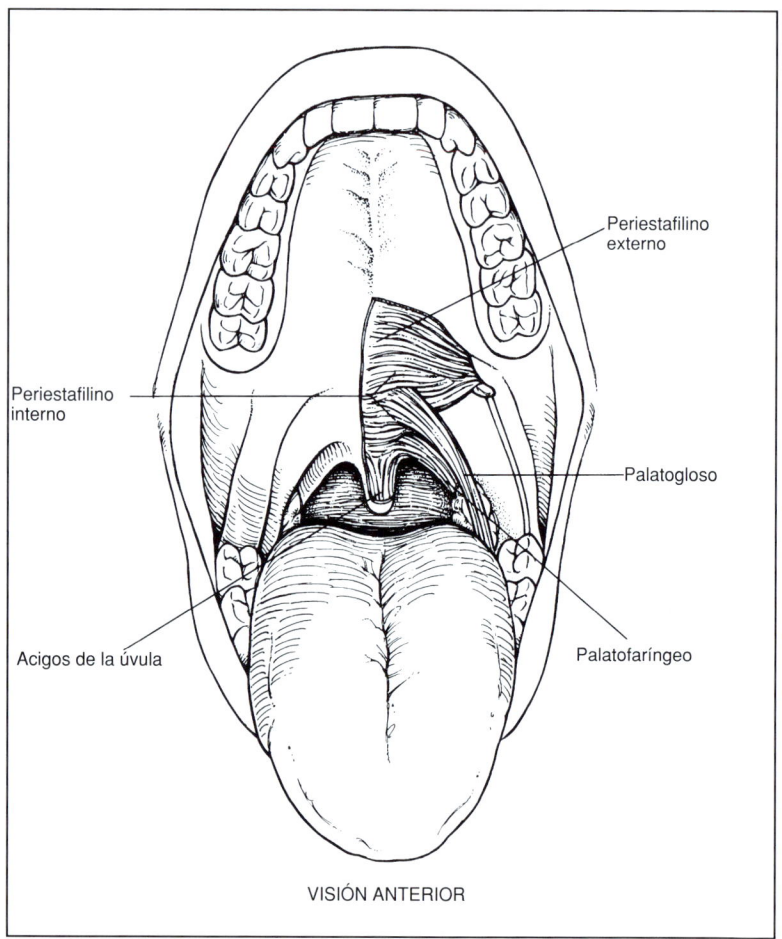

Figura 7-63

Tabla 7-7	MÚSCULOS DEL PALADAR	
Músculo	**Origen**	**Inserción**
46. Periestafilino interno	Hueso temporal Fascia timpánica Trompa auditiva	Aponeurosis palatina
47. Periestafilino externo	Apófisis pterigoides Trompa auditiva Espina del esfenoides	Aponeurosis palatina Hueso palatino
48. Ácigos de la lengua	Hueso palatino Aponeurosis palatina	Úvula
49. Palatofaríngeo	Paladar blando (porción faríngea) Paladar duro	Cartílago tiroides Lateral de la faringe

MÚSCULOS DEL PALADAR

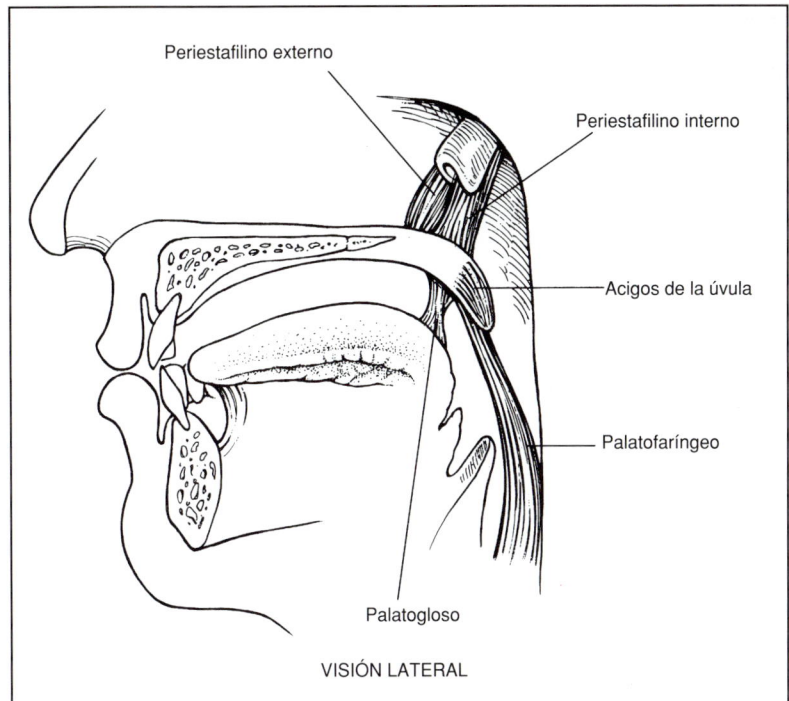

Figura 7-64

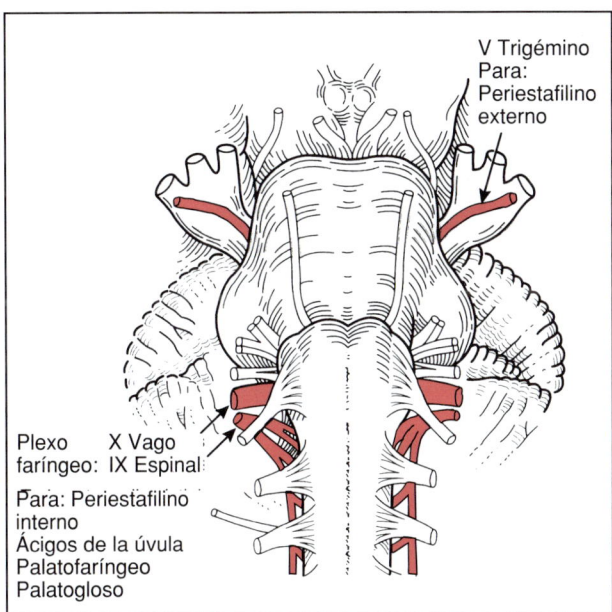

Figura 7-65

MÚSCULOS DEL PALADAR

Los músculos del paladar están inervados por el plexo faríngeo (derivado de los pares nerviosos X [vago] y XI [espinal]), con la única excepción del peristafilino externo, cuya inervación corresponde al nervio trigémino (V par).

El peristafilino interno eleva el paladar blando; la parálisis de este músculo origina una ligera desviación de la úvula hacia el lado no afectado, con el vértice dirigido hacia el lado afectado. La lesión del peristafilino, como elevador del paladar, puede aparecer enmascarada cuando los músculos faríngeos, inervados por el plexo faríngeo, permanecen intactos[1, 11-12]. En cualquier caso, el petro-salpingo-estafilino es el principal elevador del paladar, más que el peristafilino[12].

El petro-salpingo-estafilino también tira del paladar hacia arriba y atrás, para aislar los conductos nasales durante la deglución. El ácigos de la úvula acorta y dobla la úvula y ayuda a bloquear los conductos nasales durante la deglución. El palatofaríngeo eleva la faringe y desciende el paladar blando.

En presencia de una lesión unilateral del nervio vago X, el petro-salpingo-estafilino y el ácigos de la úvula del lado afectado resultan lesionados. Se produce un descenso o aplanamiento resultante del arco palatino y el rafe central se desvía hacia el lado no afectado. Durante la fonación la úvula se desviaría hacia el lado no afectado.

En las lesiones bilaterales del nervio vago no es posible realizar la elevación del paladar durante la fonación, pero no desciende por la acción del peristafilino (V par)[12]. La cavidad nasal no se aísla de la oral en las lesiones bilaterales, lo cual provoca una regurgitación nasal de los líquidos. Así mismo, durante el habla, el aire se escapa por la cavidad nasal y se modifica la resonancia de la voz, dándole un carácter nasal. La disfagia puede resultar grave.

MÚSCULOS DEL PALADAR

DESCRIPCIÓN DEL PALADAR

El paladar o techo de la cavidad oral se visualiza cuando la boca se encuentra completamente abierta, con la lengua protruida (Fig. 7-66). El paladar se divide en dos porciones: el paladar duro o bóveda de la porción fontal de la boca y el paladar blando o techo de la porción posterior[1].

El paladar duro está constituido por el maxilar (apófisis palatina) y las láminas horizontales de los huesos palatinos. Sus límites los constituyen: anterolateralmente, la arcada dentaria y encías, y posteriormente, el paladar blando. La mucosa anterior es gruesa, pálida y arrugada; la mucosa posterior es más oscura, delgada y sin pliegues. La superficie superior del paladar constituye el suelo de la cavidad nasal.

El paladar blando es realmente una solapa tisular blanda y móvil, suspendida del paladar duro, que cae hacia abajo y hacia atrás[1]. Su límite posterior está insertado (o se continúa) con el borde posterior del paladar duro, y sus lados se unen a la pared faríngea. La pared inferior del paladar blando pende libremente y limita la cavidad oral y la faringe. La úvula, cónica, está suspendida de su borde posterior.

Los arcos palatinos presentan dos pliegues curvados tisulares que albergan los músculos, los cuales descienden lateralmente desde la base de la úvula hacia los lados. El más anterior, el arco palatogloso, contiene el músculo palatogloso y desciende para desembocar en los lados de la lengua. El pliegue posterior, arco palatofaríngeo, contiene el músculo del mismo nombre y desciende sobre la pared lateral de la orofaringe[1, 6]. Las tonsilas palatinas se localizan en una escotadura triangular situada entre el punto donde divergen los arcos palatogloso y palatofaríngeo.

El istmo faríngeo (o límite de las fauces) se sitúa entre el borde del paladar blando y la pared posterior de la faringe. Las fauces constituyen el conducto entre la boca y la faringe y poseen una luz y unas estructuras que lo limitan. Las fauces se cierran durante la deglución, como consecuencia de la elevación del paladar y la contracción de los músculos palatofaríngeos (que actúan a modo de esfínter) y por la elevación del dorso posterior de la lengua (palatogloso).

Al examinar el paladar blando se debe observar su posición, así como la de la úvula, en el reposo, la respiración reposada y, a continuación, durante la fonación. Cuando los arcos palatinos se elevan simétricamente, las desviaciones laterales de la úvula deben ser insignificantes (en primer lugar, estas desviaciones son, con frecuencia, consecuencia de una tonsilectomía)[11]. Se debe comprobar la presencia de disartria y disfagia (para ambos, líquidos y sólidos).

Durante la fonación la úvula, generalmente, pende en la línea media y, al elevarse, permanece en esa posición.

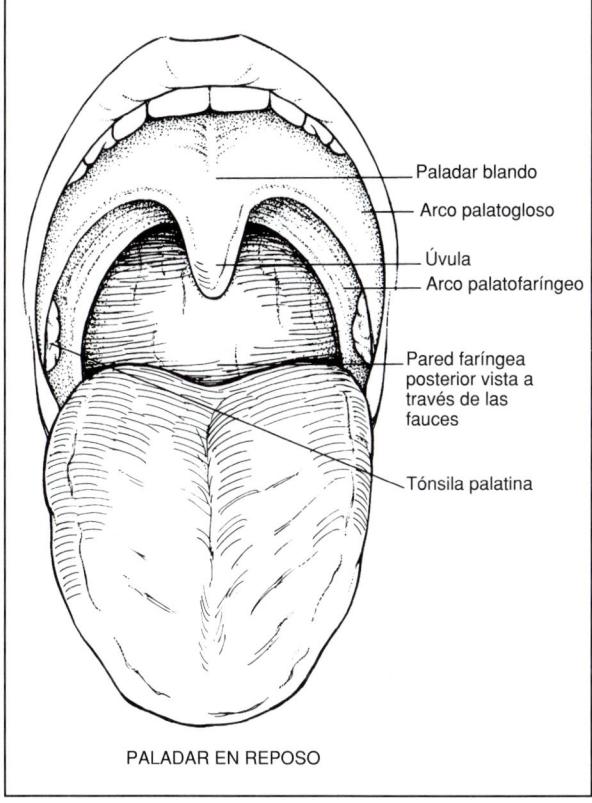

Figura 7-66

MÚSCULOS DEL PALADAR

**Elevación y aducción del paladar blando
(46. Peristafilino interno, 47. Peristafilino externo, 36. Palatogloso
y 48. Ácigos de la lengua)**

Test: El paciente emite un grito en tono alto: «Ah-h-h», para hacer que ascienda el paladar blando y realice una aducción (los arcos se aproximan entre sí, estrechando las fauces) (Fig. 7-67).

Para observar el paladar y fauces de forma adecuada el examinador puede utilizar un depresor lingual, ligeramente apoyado sobre la lengua, y una linterna para iluminar el interior de la boca. Si el depresor se coloca demasiado atrás o ejerciendo una presión muy fuerte, puede provocar el desagradable reflejo de vómito.

Cuando la prueba no aporta la información deseada, el examinador puede tratar de estimular el reflejo del vómito. Con una estimulación ligera, realizada lenta y gradualmente con el aplicador (preferiblemente) o con el depresor lingual colocado sobre la parte posterior de la lengua, se provoca el reflejo y el movimiento deseado, si no resulta con la fonación.

Debe recordarse que el reflejo del vómito no es una característica constante. Algunos individuos normales carecen de este reflejo y otros lo poseen exacerbado.

Resistencia manual: Ninguna.

Instrucciones al paciente: «Diga en voz alta (soprano) "Ah-h-h".»

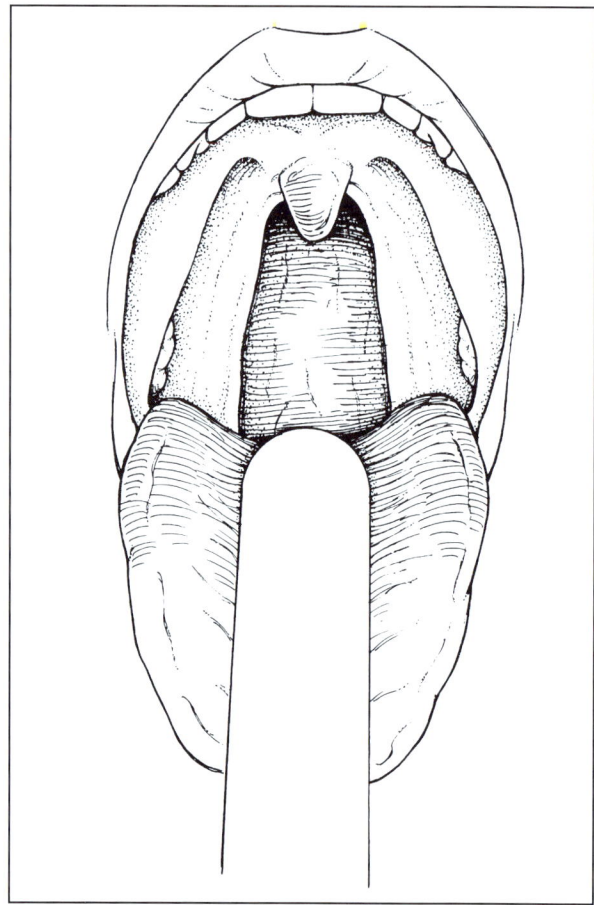

Fig. 7-67. «Diga "Ah-h-h".»

MÚSCULOS DEL PALADAR

Criterios de puntuación (por la observación del movimiento de la úvula y el arco)

F: La úvula se mueve enérgicamente y se eleva, permaneciendo en la línea media. Los arcos palatogloso y palatofaríngeo se elevan y aproximan entre sí, estrechando las fauces.

FD: La úvula se mueve perezosamente y puede desviarse hacia un lado u otro. La desviación se produce hacia el lado no lesionado (Fig. 7-68). Los arcos pueden elevarse ligeramente y de forma asimétrica.

NF: Movimiento casi imperceptible, tanto de la úvula como de los arcos palatinos.

O: Ausencia de movimiento y la úvula permanece fláccida y pendulante.

Oclusión de la nasofaringe (49. Palatofaríngeo)

Test: Apuntando hacia el dedo del examinador, el paciente sopla con la boca, con los labios fruncidos, para ocluir la nasofaringe. Se coloca un espejo plano por encima del labio superior (horizontalmente, tapando la boca), para comprobar si el aire escapa por las ventanas nasales (el espejo se empaña). De forma alternativa, se coloca una pequeña pluma apoyada en un soporte de plástico, por debajo de la nariz, y el movimiento de la pluma detecta la salida del aire.

El tono nasal de voz también indica la incapacidad para ocluir la nasofaringe.

Resistencia manual: Ninguna.

Instrucciones al paciente: «Sople sobre mi dedo.»

Criterios de puntuación

F: No se produce salida de aire por la nariz.

FD: Mínimo escape de aire. El espejo se empaña ligeramente o la pluma se agita levemente.

NF-O: Intenso empañado del espejo o violenta agitación de la pluma.

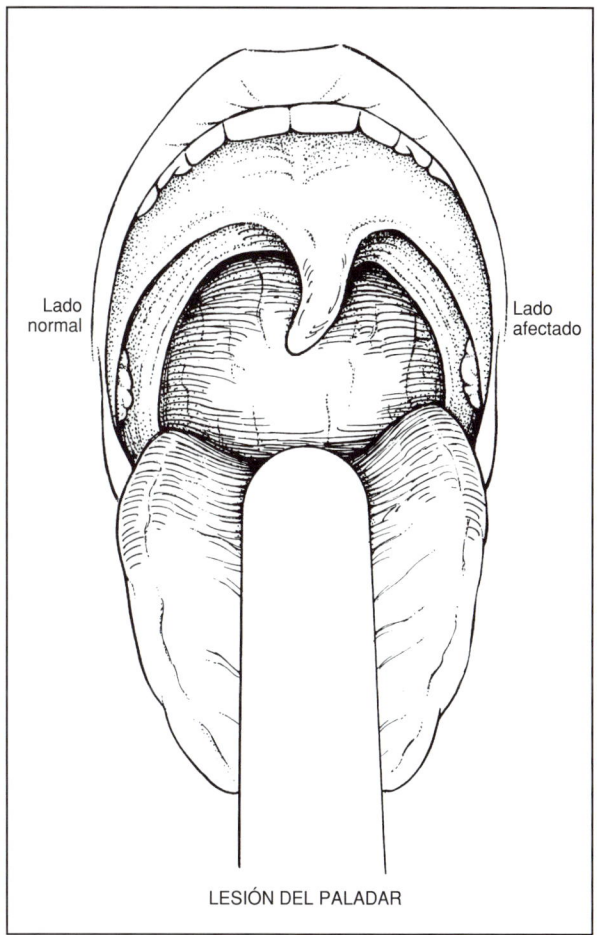

Figura 7-68

MÚSCULOS DE LA FARINGE

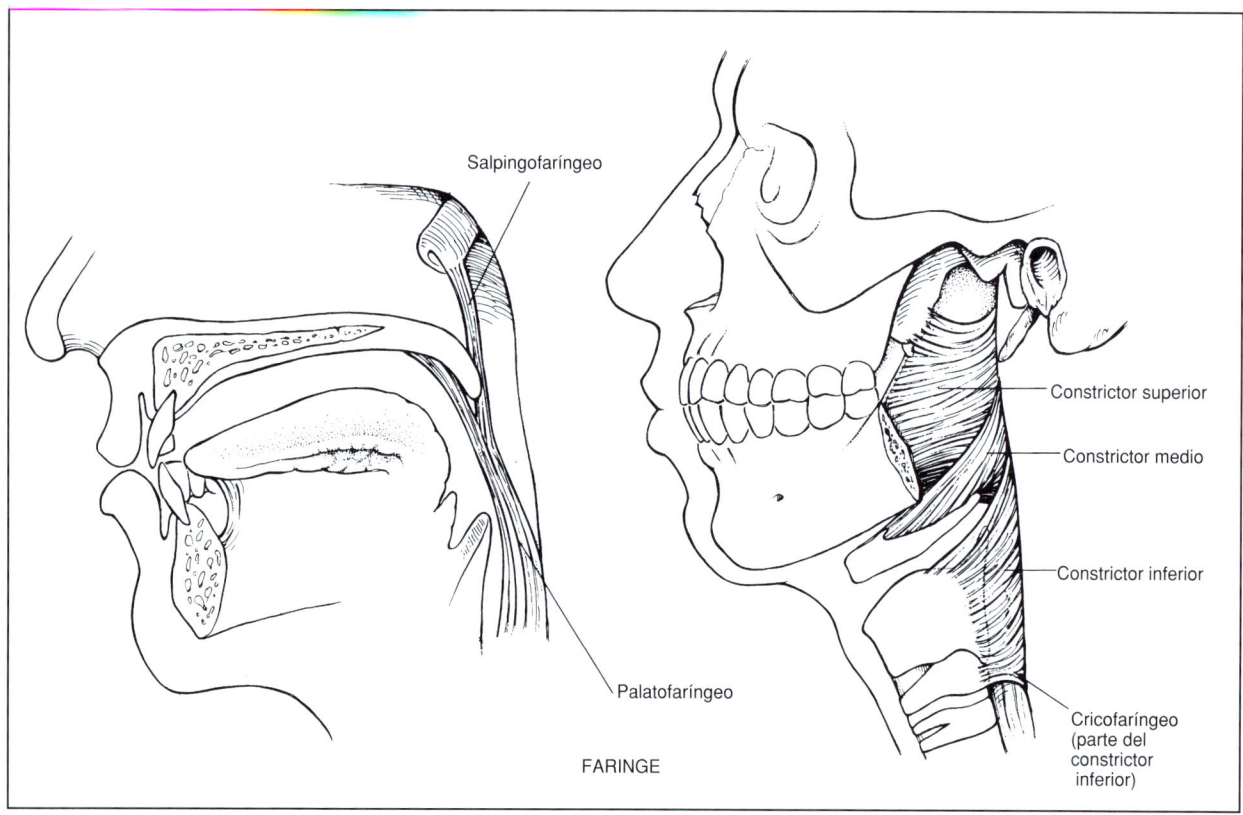

Figura 7-69

Figura 7-7-

Tabla 7-8	MÚSCULOS DE LA FARINGE	
Músculo	**Origen**	**Inserción**
41. Constrictor inferior de la faringe	Cartílago cricoides Cartílago tiroides	Faringe (rafe fibroso posterior)
42. Constrictor medio de la faringe	Hioides Ligamento estilohioideo	Faringe (rafe fibroso medio)
43. Constrictor superior de la faringe	Lámina pterigoidea medial Mandíbula Lateral de la lengua	Faringe (rafe fibroso medio) Hueso occipital
44. Estilofaríngeo	Apófisis estiloides	Cartílago tiroides
45. Salpingofaríngeo	Trompa auditiva	Se fusiona con el palatofaríngeo

MÚSCULOS DE LA FARINGE

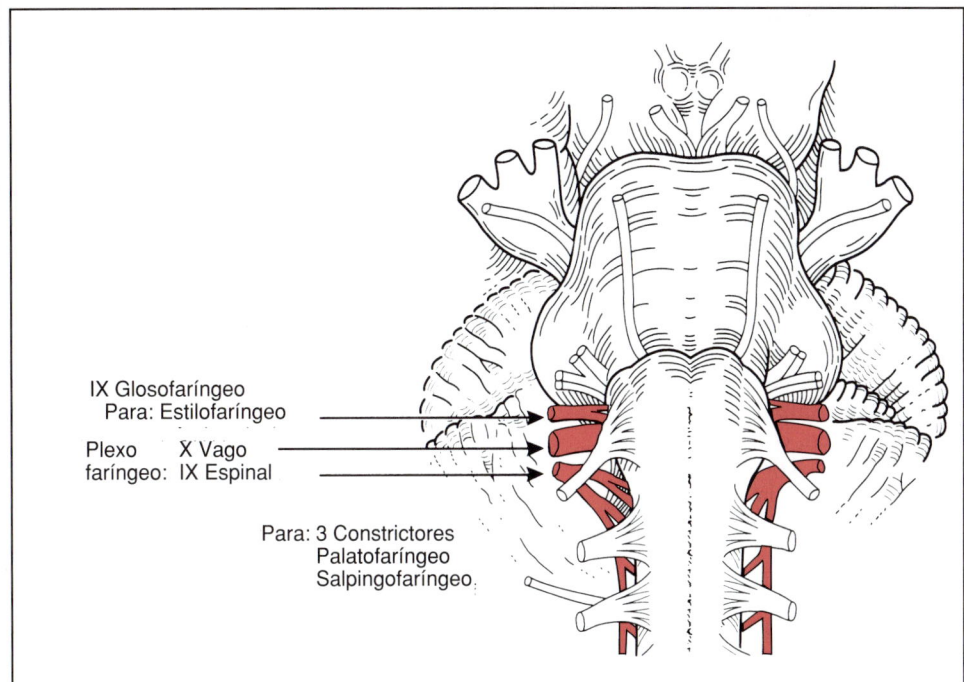

Figura 7-71

MÚSCULOS DE LA FARINGE

La función de los músculos de la faringe se explora observando su contracción durante la fonación y la elevación de la laringe durante la deglución. Así mismo puede provocarse el reflejo faríngeo y comprobar las características de la contracción muscular. Debe describirse el modo en que el paciente maneja los alimentos sólidos y líquidos, así como las características del habla.

Las ramas motoras del nervio glosofaríngeo (IX) se dirigen a la faringe, pero probablemente sólo inervan el músculo estilofaríngeo. Este músculo eleva las paredes laterales superior y posterior de la faringe durante la deglución[16].

Los restantes músculos faríngeos (constrictores inferior, medio y superior, palatofaríngeo y salpingofaríngeo) están inervados por el plexo faríngeo, constituido por ramas del nervio vago (X) y espinal (XI). Los tres músculos constrictores aplanan y contraen la faringe durante la deglución y participan de forma relevante en la progresión del bolo alimenticio hacia el esófago, iniciando así la actividad peristáltica digestiva. El salpingofaríngeo se funde con el palatofaríngeo y eleva la porción superior de la faringe[1]. Debido a que la faringe actúa como una caja de resonancia para los sonidos, las lesiones de los músculos faríngeos modifican la voz.

El constrictor inferior se divide en dos porciones, que a menudo se consideran músculos separados[1]. Uno de ellos, el cricofaríngeo, se une a las fibras circulares esofágicas, para actuar como esfínter distal faríngeo durante la deglución. Estas fibras evitan que el aire penetre en el esófago durante la respiración y exista reflujo de alimentos desde el esófago de nuevo a la faringe. Se ha señalado que cuando este sistema está en reposo, el cricofaríngeo permanece contraído activamente, para evitar que el aire penetre en el esófago[13]. Cuando se inicia la deglución, cierta inhibición neural hace que el cricofaríngeo se relaje[14, 15]. Al mismo tiempo el hueso hioides y la laringe se elevan y se desplazan anteriormente y los músculos constrictores se mueven con contracciones peristálticas, cuya suma permite la progresión del bolo alimenticio hacia los tramos digestivos posteriores[14].

La porción superior del constrictor inferior es el tirofaríngeo, que actúa propulsando el bolo alimenticio distalmente[1].

En las lesiones unilaterales del nervio vago (X) disminuye la elevación laríngea de forma unilateral, y en las lesiones bilaterales disminuye en ambos lados.

MÚSCULOS DE LA FARINGE

Contracción de la pared faríngea posterior

Test: El paciente abre la boca y pronuncia «Ah-h-h» en tono alto. Este sonido provoca la contracción de la pared faríngea posterior (así mismo el paladar blando se aproxima y eleva).

Debido a que resulta complicado observar la pared posterior de la faringe, se puede utilizar una linterna para iluminar el interior de la boca. Probablemente será necesario un depresor lingual para evitar que la lengua dificulte la observación, pero debe evitarse el reflejo del vómito.

Los pacientes con lesiones pueden presentar un acúmulo de saliva en la boca. Se pide al paciente que trague y, si no resulta, realice una aspiración con la boca. Cuando el paciente lleva una sonda nasogástrica, ésta descenderá por delante de la pared posterior, impidiendo parcialmente una clara visión.

Cuando el movimiento de la pared posterior es reducido o nulo, el examinador debe estimular el reflejo faríngeo, para comprobar la integridad de la actividad contráctil del constrictor superior y otros músculos de la pared faríngea. Esta prueba del reflejo faríngeo suele resultar desagradable para el paciente.

Prueba del reflejo faríngeo: Se explora el reflejo faríngeo aplicando un estímulo, con un aplicador, sobre la pared faríngea posterior o en las estructuras adyacentes (Fig. 7-72). El estímulo debe aplicarse bilateralmente. Si es positivo, se produce una elevación y contracción de los músculos faríngeos, junto con una retracción de la lengua.

Criterios de puntuación

F: Contracción violenta de la pared faríngea posterior.

FD: Movimiento menos intenso o perezoso de la pared faríngea posterior.

NF: Movimiento escaso (casi nulo).

O: Ausencia de contractilidad de la pared faríngea.

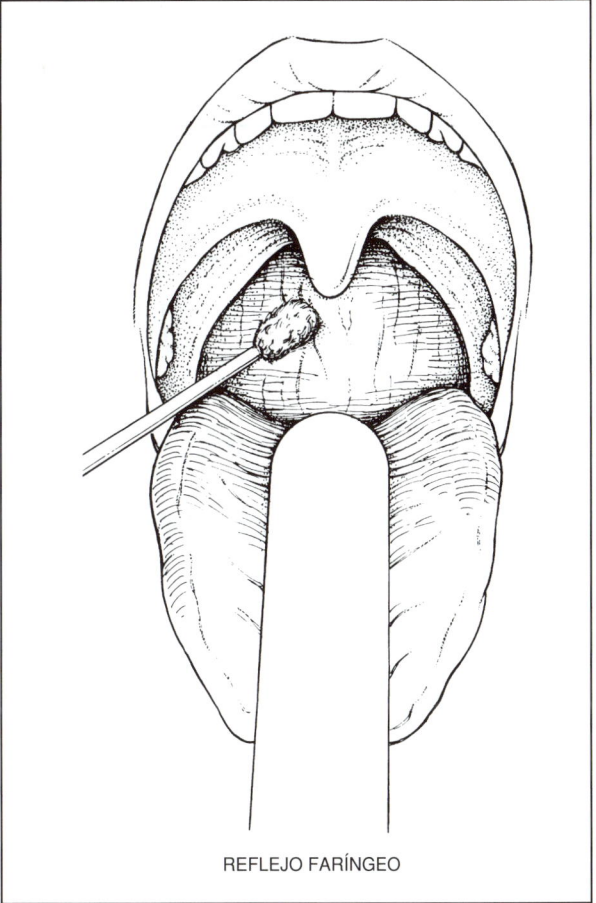

Figura 7-72

MÚSCULOS DE LA LARINGE

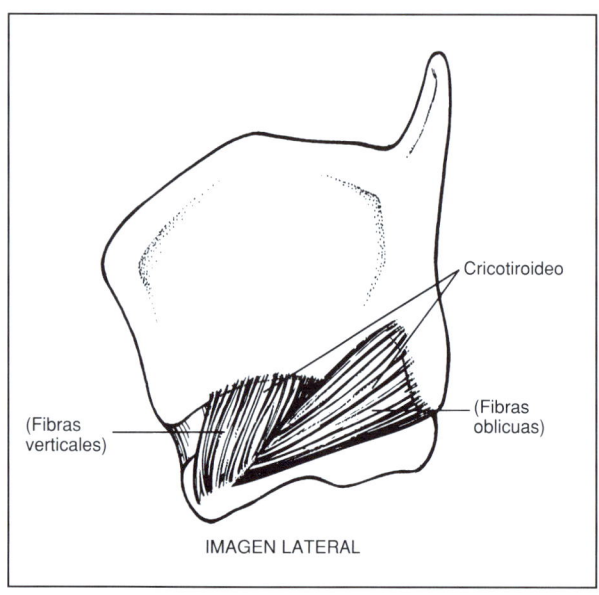

Figura 7-73

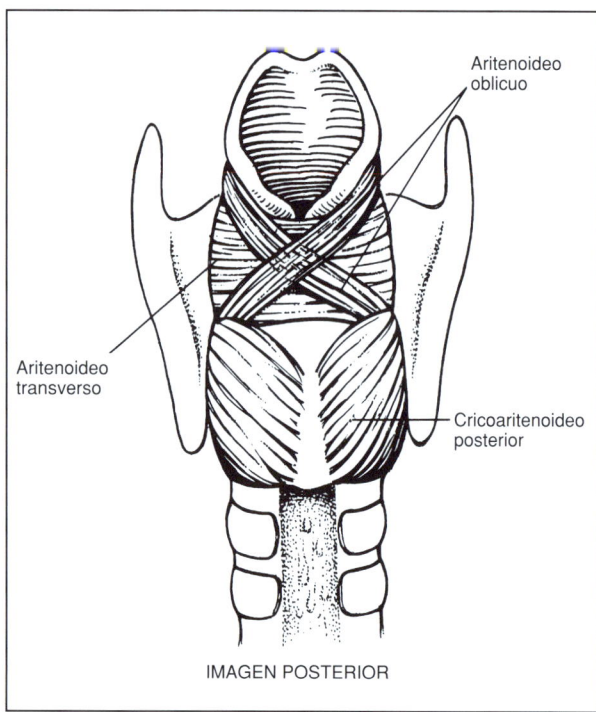

Figura 7-74

Tabla 7-9 MÚSCULOS DE LA LARINGE

Músculo	Origen	Inserción
50. Cricotiroideo	Cartílago cricoides	Laringe (asta inferior) Cartílago tiroides
51. Cricoaritenoideo posterior	Cartílago cricoides	Cartílago aritenoides (posterior)
52. Cricoaritenoideo lateral	Cartílago cricoides	Cartílago aritenoides (anterior)
53. Interaritenoideo transverso	Se atraviesa entre los dos cartílagos aritenoideos	
54. Interaritenoideo oblicuo	Cartílago aritenoides (posterior)	Cartílago aritenoides (vértice) del lado opuesto
55. Tiroaritenoideo	Cartílago tiroides Ligamento cricotiroideo medio	Cartílago aritenoides (base anterior)

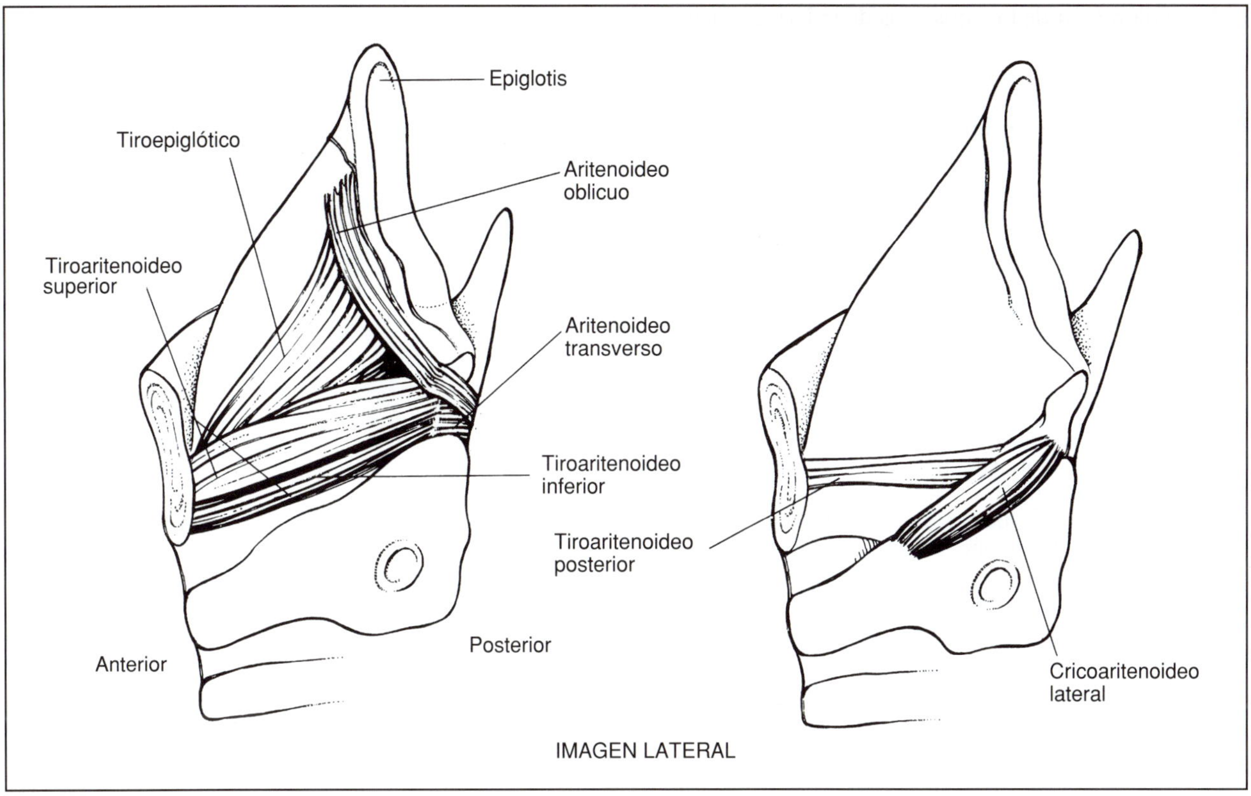

MÚSCULOS DE LA LARINGE

![Figura 7-75: Imagen lateral de los músculos de la laringe con etiquetas: Epiglotis, Tiroepiglótico, Tiroaritenoideo superior, Aritenoideo oblicuo, Aritenoideo transverso, Tiroaritenoideo inferior, Tiroaritenoideo posterior, Anterior, Posterior, Cricoaritenoideo lateral]

IMAGEN LATERAL

Figura 7-75

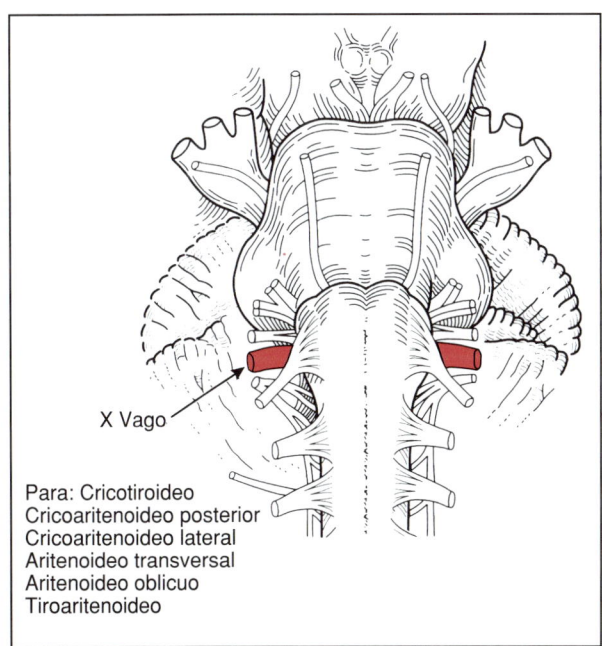

X Vago

Para: Cricotiroideo
Cricoaritenoideo posterior
Cricoaritenoideo lateral
Aritenoideo transversal
Aritenoideo oblicuo
Tiroaritenoideo

Figura 7-76

Capítulo 7 ■ Examen de los músculos inervados por los nervios craneales 309

MÚSCULOS DE LA LARINGE

La exploración de los músculos de la laringe incluye la valoración de las características y naturaleza de la voz, detectando toda anomalía existente durante la fonación o articulación, los trastornos de la tos (ver recuadro adyacente), y las dificultades respiratorias. También es importante comparar la amplitud de apertura y cierre de la glotis.

Algunas definiciones generales se relacionan con este tema. La *fonación* es la emisión de sonidos vocales, sin formación de palabras; la fonación es una función propia de la faringe[5]. La *articulación* o formación de palabras, es una función conjunta de la laringe con la faringe, paladar, lengua, dientes y labios.

Los músculos laríngeos están inervados por las ramas recurrentes del nervio vago (X), con la excepción del cricotiroideo, que recibe inervación motora del nervio laríngeo superior. Los músculos laríngeos regulan la tensión de las cuerdas vocales y abren y cierran la glotis mediante la abducción y aducción de las mismas. Las cuerdas vocales se encuentran normalmente abiertas (abducción) durante la inspiración y cerradas (aducción) al hablar o toser.

Los músculos cricotiroideos (pares) son los principales tensores; su función consiste en alargar las cuerdas vocales[1, 5, 11]. Los cricoaritenoideos posteriores (pares) son los principales abductores y encargados de abrir la glotis; los cricoaritenoideos laterales (pares) son los principales músculos encargados de aducir y cerrar la glotis. Los tiroaritenoideos (pares) acortan y relajan las cuerdas vocales, desplazando los cartílagos aritenoideos hacia delante. El aritenoideo (impar) (cabezas oblicua y transversa) aproxima los cartílagos aritenoideos entre sí; la cabeza oblícua actúa como esfínter de la laringe superior (denominado pliegues ariepiglóticos) y la cabeza transversa actúa como esfínter de la laringe inferior.

La parálisis de los músculos laríngeos de un lado no modifica la voz de forma apreciable, en contraste con las lesiones bilaterales, que originan graves dificultades en la voz. La ausencia de funcionalidad de los cricotiroideos provoca una falta de tonos altos, con una voz profunda que enronquece y se fatiga con facilidad, pero la respiración se mantiene normal.

En la parálisis bilateral de los cricoaritenoideos posteriores ambas cuerdas vocales se aproximan a la línea media y no pueden separarse, lo que provoca una disnea grave y dificultad inspiratoria (estridor inspiratorio)[5]. La espiración se mantiene normal.

En la parálisis bilateral de los aductores (cricoaritenoideos laterales) la inspiración es normal, ya que la abducción no está afectada. No obstante, la voz se pierde o se emite en forma de susurro.

Cuando están lesionadas unilateralmente, tanto la abducción como la aducción de las cuerdas vocales, éstas se paralizan y la voz se emite baja y ronca. Si la lesión es bilateral, las cuerdas permanecen inmóviles en ambos lados, con incapacidad para hablar y toser. Existe una grave dificultad respiratoria y el paciente presenta disnea.

MÚSCULOS DE LA LARINGE

ANATOMÍA FUNCIONAL DE LA TOS

La tos es una maniobra esencial para mantener la permeabilidad de las vías aéreas y para despejar el árbol bronquial y la faringe cuando se acumulan las secreciones. La tos puede ser refleja o bien una respuesta voluntaria a una irritación de cualquier punto de las vías aéreas desde las fosas nasales.

La tos refleja se produce como resultado del estímulo de la mucosa de la faringe, laringe, tráquea o árbol bronquial. Estos tejidos son tan sensibles que un ligero contacto con materia extraña u otra irritación inicia la tos refleja. La vía sensitiva (aferente) del reflejo transmite los impulsos provocados por la irritación a través de los nervios craneales glosofaríngeo y vago, hasta el fascículo solitario del bulbo, de donde parten los impulsos motores (eferentes) que inervan los músculos de la faringe, paladar, lengua y laringe, así como los de la pared abdominal y torácica y el diafragma. La respuesta refleja consiste en una inspiración profunda (unos 2,5 litros de aire), seguida rápidamente por una espiración forzada, durante la cual la glotis se cierra momentáneamente y atrapa el aire en los pulmones[13]. El diafragma se contrae de forma espasmódica, como también los músculos abdominales e intercostales. Esto incrementa la presión intratorácica (por encima de los 200 mmHg) hasta que las cuerdas vocales son obligadas a abrirse y la salida explosiva del aire expulsa el moco y la materia extraña. En estas circunstancias el flujo espiratorio puede alcanzar una velocidad de 75 mph o más[13]. La importancia del reflejo recae en el colapso que se produce en las paredes del árbol bronquial y laringe, que origina una gran compresión pulmonar e invaginación, que a su vez, incrementa la velocidad lineal del flujo de aire que atraviesa estos tejidos, arrastrando el moco y las partículas extrañas, logrando así una tos eficaz.

Las tres fases de la tos (inspiración, compresión y espiración forzada) se deben a los músculos del tórax y el abdomen, así como los de la faringe, laringe y lengua. El esfuerzo inspiratorio profundo se debe al diafragma, intercostales y músculos abductores aritenoideos (los cricoaritenoideos posteriores), que permiten la inhalación de más de 1,5 litros de aire[16]. El palatogloso y el estilogloso elevan la lengua y separan la orofaringe de la nasofaringe.

La fase de compresión requiere la acción de los cricoaritenoideos laterales, para aproximar y cerrar la glotis.

El potente movimiento espiratorio se incrementa por las fuertes contracciones de los músculos torácicos, en especial el dorsal ancho y los músculos oblícuos y transverso del abdomen. Los músculos abdominales aumentan la presión intraabdominal y obligan a relajarse al diafragma, ascendiendo y empujando las últimas costillas hacia abajo y medialmente. La elevación del diafragma incrementa la presión intratorácica hasta más de 200 mmHg, y la expulsión violenta del aire se inicia con la abducción forzada de la glotis.

MÚSCULOS DE LA LARINGE

Evaluación de la laringe durante la deglución

Test: La laringe se eleva durante la deglución. El examinador sostiene levemente la laringe entre el pulgar y el índice, sobre la porción anterior de la garganta, para determinar si existe elevación y su extensión (Fig. 7-77).

NO PRESIONAR DIRECTAMENTE SOBRE LA PORCIÓN ANTERIOR DE LA LARINGE Y NUNCA EJERCER EXCESIVA PRESIÓN SOBRE EL CUELLO.

Resistencia manual: Ninguna.

Instrucciones al paciente: «Trague.»

Criterios de puntuación

F: La laringe se eleva, al menos, 20 mm en la mayoría de los individuos[17]. El movimiento es rápido y controlado.

FD: La amplitud del movimiento es normal o levemente limitado. El movimiento es perezoso y puede ser irregular.

NF: Movimiento perceptible, pero inferior al normal. Puede existir riesgo de aspiración.

O: Ausencia de elevación laríngea. (En este caso puede existir riesgo de aspiración.)

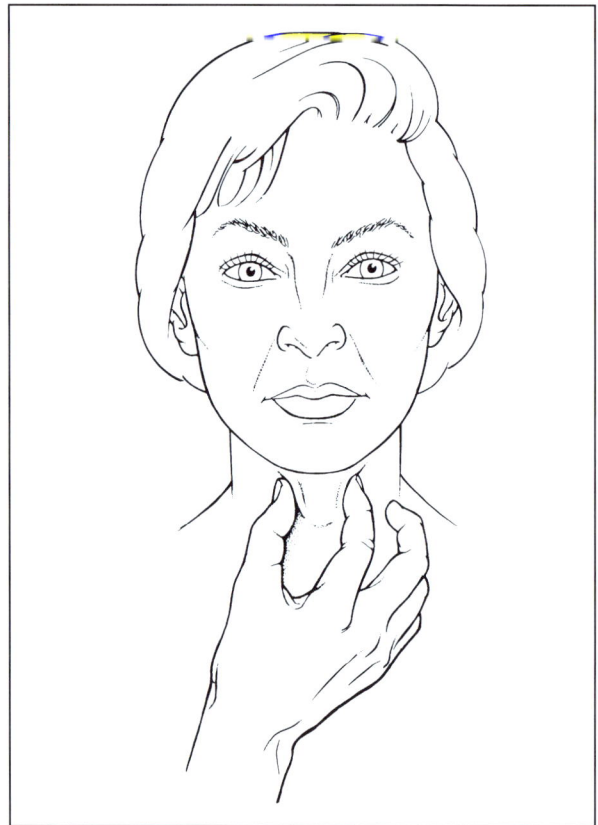

Figura 7-77

Abducción y aducción de las cuerdas vocales (51. Cricoaritenoideo posterior y 52. Cricoaritenoideo lateral)

En esta prueba el examinador investiga si existe ronquera, averigua la amplitud y elevación del tono, si existe disartria o trastornos de la articulación o fonación.

Test e instrucciones al paciente: Se pide al paciente que responda a cuatro preguntas diferentes, para determinar las características del flujo aéreo, el control durante la respiración, la vocalización y la tos.

1. «Diga su nombre.»
El paciente debe ser capaz de pronunciar su nombre completamente, sin tomar aire.
2. «Entone varias notas de la escala musical (do, re, mi,...), primero en tono bajo y a continuación en un tono superior.»
El paciente debe ser capaz de mantener un tono (aunque «desafine») y modificarlo.
3. «Repita cinco veces un sonido de expresión musical "staccatto" fuerte e interrumpida: "Akh, akh, akh".»
El examinador debe mostrar este sonido al paciente. Este debe ser capaz de realizar y romper sonidos secos, deteniéndose entre cada serie de sonidos.
4. «Tosa.»

MÚSCULOS DE LA LARINGE

Evaluación de la tos en el contexto de la función laríngea: Remitimos al lector al recuadro que trata sobre la tos. El examinador debe determinar si el paciente presenta una tos voluntaria y productiva. Una tos voluntaria se inicia tras la orden de realizarla. El reflejo de la tos no se inicia tras una orden y sólo puede evaluarse cuando se produce de forma espontánea, lo que puede ocurrir fuera de la sesión de exploración. El reflejo de la tos se produce como respuesta a una irritación de la mucosa de las vías respiratorias postnasales.

Una tos productiva o funcional, voluntaria o refleja, expulsa las secreciones procedentes de los pulmones y vías aéreas. La tos productiva depende de la coordinación de los músculos respiratorios y laríngeos.

El control de la inspiración debe ser suficiente para llenar los pulmones con el volumen de aire necesario para producir la tos. La espiración productiva de aire durante la tos depende de la fuerza de contracción de los músculos abdominales. Las cuerdas vocales deben realizar una leve aducción, para evitar la salida del aire. Esta aducción debe mantenerse antes de la expulsión del mismo.

La tos improductiva originada por una lesión laríngea tiene un sonido semejante al de aclararse la garganta o como un sonido gutural bajo, o puede existir una ausencia absoluta del mismo durante la tos.

DEGLUCIÓN

La cinética de la deglución es objeto de continua controversia. Muchas de las rápidas acciones están secuenciadas y casi se consideran acciones simultáneas. Los medios utilizados para el estudio de la deglución son muy limitados, por las dificultades inherentes de la palpación, seguimiento de los alimentos ingeridos, videofluoroscopia, manometría y mediciones acústicas.

ACCIONES MUSCULARES DURANTE LA DEGLUCIÓN

Ingestión del alimento y formación del bolo alimenticio (fase preparatoria oral)

* El alimento sólido o líquido se sitúa en la cavidad oral y el orbicular de los labios se contrae para mantener los labios sellados y evitar que salga. El palatogloso mantiene el sellado de la porción posterior, adosando la lengua al paladar blando, lo que evita que el alimento caiga demasiado pronto en la faringe[18].
* Los alimentos son triturados mecánicamente, por la acción integrada de los músculos de la lengua, mandíbula y mejillas.
* Líquidos: Los músculos intrínsecos linguales vierten los líquidos hacia la porción posterior de la boca. El milohioideo se eleva y aumenta el volumen de la porción posterior de la lengua, hasta la orofaringe. Los labios deben continuar cerrados, para retener los fluidos.
* Sólidos: Los músculos de la lengua y mejilla (buccinador) sitúan los alimentos entre los dientes, los cuales los muerden, rompen y muelen, por la acción de los músculos masticatorios (ver Tabla 7-5). Una vez que se van mezclando con la saliva (ver músculos intrínsecos de la lengua), se constituye el bolo alimenticio, que se sitúa por detrás de la punta de la lengua.
* Los músculos linguales (ver Tabla 7-6) elevan la porción anterior de la lengua y la comprimen contra el paladar duro, lo que impulsa hacia atrás el bolo alimenticio, en dirección a las fauces.

Fase oral

* En esta fase de la deglución el bolo es comprimido contra el paladar duro por la lengua, los labios se mantienen sellados y el buccinador continúa evitando la entrada y acúmulo de alimentos en los surcos laterales.
* La lengua se eleva y desplaza hacia atrás por la acción del estilogloso.
* Los músculos del paladar (ver Tabla 7-7) deprimen el paladar blando sobre la lengua, para «atrapar» el bolo alimenticio.
* El hueso hioides y la laringe se elevan y desplazan hacia adelante por la acción de los músculos suprahioideos.
* Los arcos palatinos se aducen por la acción de los músculos palatoglosos (pares).
* El bolo alimenticio es conducido a la orofaringe.
* Como preludio al acto de la deglución, el hueso hioides es elevado levemente y esta acción se acompaña de una interrupción de toda actividad muscular: masticación, habla, desplazamiento del alimento en la cavidad oral, movimientos de la cabeza y cuello y movimientos faciales. Incluso se interrumpe momentáneamente la respiración[15, 18].
* El paladar blando se eleva (peristafilino interno) y tensa (peristafilino externo) para permanecer adosado a la pared faríngea posterior. Esto origina un cierre hermético del istmo faríngeo (palatofaríngeo y constrictor superior), que evita que el bolo alimenticio ascienda hacia la nasofaringe.

Acciones deglutorias en la faringe (fase faríngea)

* La epiglotis asciende y se desplaza hacia adelante, interrumpiendo su movimiento en la raíz de la lengua, y cae literalmente hacia atrás (posiblemente por el peso del bolo alimenticio), para cubrir la entrada de la laringe. El bolo alimenticio se desliza sobre su superficie anterior. (La epiglotis en el hombre no es fundamental para la deglución, que permanece inalterada, incluso cuando existe ausencia de epiglotis)[1].
* Las fauces se estrechan (palatoglosos).
* Nota: El istmo faríngeo se encuentra en el límite del paladar blando y la pared faríngea posterior y constituye la comunicación entre las porciones nasal y oral de la faringe. Su cierre es efectuado mediante la aproximación de los dos músculos palatofaríngeos y el constrictor superior, que constituyen el esfínter palatofaríngeo.
* La laringe y faringe se elevan por detrás del hioides (salpingofaríngeo, estilofaríngeo, tirohioideo y palatofaríngeo).
* Los cartílagos aritenoideos son desplazados hacia arriba y hacia adelante (aritenoideo oblicuo y tiroaritenoideos) y los pliegues ariepiglóticos se aproximan, lo que evita el paso del bolo alimenticio hacia la laringe.
* Durante la deglución el cartílago tiroides y el hueso hioides se aproximan y se produce una elevación general de la faringe, laringe y tráquea. Esto provoca que los numerosos pliegues laríngeos protruyan posteriormente hacia la entrada de la laringe, estrechándola así, durante la deglución[18, 19].
* Más tarde el bolo alimenticio se desplaza más allá, sobre la epiglotis; en parte por la gravedad y en parte por la acción de los músculos constrictores, progresa hacia la porción más inferior de la faringe. El tránsito es facilitado por la contracción de los palatofaríngeos, que elevan y acortan la faringe y tiran así de la pared posterior de la faringe, para permitir que el bolo alimenticio progrese hacia abajo con facilidad[20].
* El conducto laríngeo está estrechado por los pliegues ariepiglóticos (cricoaritenoideo posterior, arite-

DEGLUCIÓN

noideo oblicuo y aritenoideo transverso), que cierran el vestíbulo laríngeo (glotis) y también originan la formación de unos canales laterales que dirigen el bolo alimenticio hacia abajo.

* Cuando existe una lesión o parálisis del cricoaritenoideo posterior, la entrada de la laringe no se cierra completamente durante la deglución, los pliegues ariepiglóticos se desplazan medialmente y los líquidos o alimentos pueden penetrar en la laringe (aspiración).

Fase esofágica

* Al inicio de esta fase el bolo alimenticio comprimido se encuentra en la faringe distal. El constrictor inferior empuja el bolo hacia abajo (movimiento peristáltico) para que penetre en el esófago. Las fibras distales del constrictor inferior, denominado cricofaríngeo, actúan como un esfínter distal; por este motivo deben permanecer relajadas, para permitir la progresión del bolo alimenticio; el mecanismo de esta acción es discutido[20, 21].
* Tras el paso del bolo alimenticio los músculos intrínsecos de la lengua distribuyen la saliva por toda la cavidad oral, para arrastrar los residuos alimenticios.

EXPLORACIÓN DE LA DEGLUCIÓN

La deglución se explora únicamente cuando existe un motivo para sospechar que fallan los mecanismos responsables. No debe afirmarse *a priori* que la presencia de una sonda nasogástrica, una gastrostomía o una dieta líquida excluye la deglución. El examinador también debe repasar toda la información de la historia clínica del paciente y la ficha médica, para identificar la localización de la lesión, la presencia de infecciones de las vías respiratorias altas o circunstancias similares que le puedan orientar en el sentido de la exploración.

Cuando un paciente posee una traqueostomía, resulta imprescindible un aparato de aspiración y el examinador precisa conocer su manejo.

El examinador debe informarse previamente sobre el paciente, mediante la observación directa; por ejemplo, cómo maneja la saliva (la vierte o deglute) y si retiene los líquidos y sólidos al ingerir los alimentos, informes procedentes de las enfermeras y los familiares y datos sobre los problemas anotados en los informes que estén relacionados con la deglución... Toda esta información orientará al examinador para iniciar la exploración.

En la mayoría de las pruebas de exploración de la deglución se debe utilizar un babero, sujeto alrededor

Tabla 7-10 TRASTORNOS FRECUENTES DE LA DEGLUCIÓN Y MÚSCULOS AFECTADOS

Trastorno	Posible causa anatómica
Babeo	Lesión del orbicular de los labios
Acumulación en surcos laterales	Lesión del buccinador
Disminución de la capacidad para descomponer mecánicamente los alimentos durante la fase preparatoria oral	Lesión de los músculos de la masticación
Disminución de la capacidad para formar el bolo alimenticio	Lesión de los músculos linguales intrínsecos y extrínsecos Lesión del buccinador
Disminución de la capacidad para retener el bolo alimenticio en la cavidad oral durante la fase preparatoria oral	Lesión del palatogloso y estilogloso
Regurgitación nasal	Lesión del palatofaríngeo, peristafilino interno y/o externo
Residuos en la pared faríngea posterior tras la deglución	Lesión de los constrictores faríngeos
Tos o atragantamiento previo a la deglución	El alimento puede caer en una vía aérea no protegida, secundario a: 1. Lesión de los músculos linguales intrínsecos y/o extrínsecos que causa una disminución de la capacidad de formación del bolo alimenticio (a su vez produce aspiración del contenido oral, sin iniciación de la deglución). 2. Lesión del palatogloso y estilogloso, que causa una disminución de la capacidad de retención del contenido oral, antes del inicio de la deglución.
Tos o atragantamiento durante la deglución	Lesión de los músculos responsables del cierre de los pliegues de las cuerdas vocales verdaderas, falsas y pliegues ariepiglóticos.
Tos o atragantamiento tras la deglución	Disminución de la potencia del geniogloso, con una menor retracción lingual y presencia de residuos en la fosa glosoepiglótica (vallécula) que se vierten a la vía aérea desprotegida tras la deglución. Lesión de los constrictores faríngeos, con presencia de residuos en las paredes faríngeas que se vierten a la vía aérea desprotegida tras la deglución. Disminución de la apertura cricofaríngea, con vertido de residuos desde el seno piriforme a la vía aérea desprotegida tras la deglución.

DEGLUCIÓN

del cuello del paciente, para evitar que se manche si se vierten los líquidos. Debe protegerse a sí mismo de las aspiraciones repentinas. Es adecuado el empleo de toallitas húmedas o pañuelos como medio de limpieza.

Posición del paciente: Preferiblemente sentado; si es necesario, decúbito supino, pero con la cabeza y tronco elevados, como mínimo, 30°. Debe mantener la cabeza y cuello en posición de equilibrio.

Posición del fisioterapeuta: Sentado frente al paciente, ligeramente ladeado.

Procedimiento preliminar para determinar clínicamente si la ingestión de sólidos o líquidos es segura

Fase 1 del test

Elevación laríngea: El examinador sostiene levemente la laringe entre los dedos pulgar e índice, sobre la cara anterior de la garganta. Se pide al paciente que trague. Debe averiguarse si existe elevación laríngea y su extensión.

Criterios de puntuación

F: La laringe se eleva al menos 20 mm. El movimiento es rápido y controlado.

FD: La amplitud del movimiento laríngeo puede ser normal o ligeramente limitado. El movimiento puede ser perezoso o de apariencia irregular.

NF: La elevación es perceptible, pero considerablemente inferior a la normal.

O: Ausencia de elevación laríngea.

Consecuencias de la puntuación: Si el grado es F (funcional) o FD (funcionalidad débil), se prosigue con la exploración de la deglución. Si el grado es NF (no funcional) u O (nulo) y no presenta traqueostomía, se debe interrumpir la valoración de la deglución. En pacientes con traqueostomía se añade un tinte vegetal azul al bolo alimenticio, para facilitar la identificación de cualquier alimento aspirado durante la deglución.

Fase 2 del test

Ingestión inicial de agua

Requisitos previos: El paciente debe haber obtenido un grado F o FD en la fase 1.

Así mismo debe poseer un grado FD o superior en la prueba de elevación posterior de la lengua (ver pág. 295) y de la contracción de la pared faríngea posterior (ver pág. 307).

Procedimiento: Existen diversos modos de introducir agua en el interior de la boca para esta prueba. No importa cuál se emplee.

El primer ejercicio comienza con una pequeña cantidad de agua (1-3 ml). El motivo es que, si el paciente no consigue deglutir el agua correctamente y es aspirada, los pulmones son capaces de absorber esta pequeña cantidad sin consecuencias. También existen evidencias de que la variación del pH, que provocaría una cantidad importante de agua, es perjudicial para el pulmón, por lo que también constituye un motivo para este ejercicio. Cada ejercicio debe repetirse, al menos, tres o cuatro veces.

1. Cuando el paciente posee capacidad cognitiva, se le ofrece una taza con una pequeña cantidad de agua y se le pide que beba a sorbitos. El test será positivo cuando pueda deglutir el agua en el primer intento, sin atragantarse o toser.
2. Cuando el paciente es incapaz de beber de una taza, se le ofrece una pajita y se le pide que aspire una pequeña cantidad. Cuanto más corta y ancha sea ésta, más fácil le resultará el ejercicio. Si lo logra, como se describe en el apartado 1, se continúa con la fase 3.
3. Cuando el paciente es incapaz de beber a sorbos o aspirar, se toma agua con una jeringa y se introduce en un lado de la cavidad oral del paciente, entre la mejilla y la arcada dentaria inferior. Se advierte al paciente que se le va a introducir agua y se le pide que la trague. Si lo logra, se continúa con la fase 3.
4. Cuando el paciente no posee capacidad cognitiva, debe controlarse la cantidad de agua que se utiliza. Lo más sencillo consiste en introducirle el agua con una jeringa.
5. En los pacientes que vierten los líquidos se intenta aumentar la consistencia del agua administrada añadiendo gelatina, hasta lograr que espese como un puré o una sopa espesa.

Resultados: Cuando alguno de estos ejercicios se realiza correctamente se intenta, con precaución, un ejercicio con alimentos en papilla. Si no logra realizar ninguna de estas pruebas y el paciente no posee traqueostomía, NO SE DEBEN ADMINISTRAR alimentos sólidos por la boca hasta haber realizado pruebas adicionales (por ejemplo, fluoroscopia).

Si no logra realizar ningún ejercicio con agua y el paciente posee una traqueostomía (por la que se pueden succionar los alimentos aspirados), deben iniciarse, con precaución, pruebas con alimentos en papilla, que generalmente resultan más sencillos de deglutir que el agua.

Fase 3 del test

Alimentos en papilla

Los alimentos comerciales en papilla de mayor palatabilidad son las de fruta para bebés, posiblemente ¡porque saben como dicen las etiquetas! Las papillas de carne o verduras no resultan adecuadas, ya que el

DEGLUCIÓN

adulto no está habituado a ellas y con frecuencia le resultan desagradable. Deben evitarse los productos lácteos inicialmente, porque espesan la saliva. Debe interrogarse al paciente sobre sus preferencias alimentarias e intentar utilizar productos que le agraden.

Es importante emplear un aparato de aspiración cuando el paciente posee una traqueostomía. Se recomienda que el alimento esté coloreado con un tinte vegetal (el azul es el más visible y no se confunde con las secreciones o fluidos orgánicos), para detectar con facilidad cualquier aspiración, ya que el color aparecerá en las secreciones de la traqueostomía.

Criterios para iniciar los ejercicios con alimentos en papilla

1. La elevación laríngea debe ser de grado F (funcional) o DF (débilmente funcional).
2. La contracción de la pared faríngea posterior debe poseer, al menos un grado DF.
3. El paciente debe poder lograr retener el agua, verificándolo en la fase 2 o mediante observación.
4. El paciente debe poseer una tos productiva (voluntaria o refleja) o una traqueostomía. Algunos pacientes tienen deprimido el reflejo del vómito, pero la tos es un componente esencial en la deglución. El examinador no debe pensar que un reflejo exacerbado del vómito es sinónimo de tos productiva.
5. El paciente debe poseer un estado cognitivo adecuado para atender a los alimentos que se le administran.
6. No debe presentar dificultades respiratorias, como neumonía por aspiración, que podría verse comprometida por una aspiración adicional.

Procedimientos

1. Se deposita una pequeña cantidad de alimento (media cucharada) sobre la porción anterior de la lengua. Se pide al paciente que lo trague y se observa su capacidad para retener el alimento en la boca y situarlo para la deglución.

    Se permite al paciente que, si es posible, lleve el alimento a la boca por sí mismo, ya que de este modo habrá una mayor coordinación entre la alimentación y el ciclo respiratorio.
2. Si el paciente es incapaz de desplazar el alimento en el interior de la boca, se empuja hacia atrás ligeramente con un depresor lingual, con cuidado de no provocar el reflejo del vómito. Se pide al paciente que trague, mientras se palpa suavemente la laringe, para determinar su elevación.
3. Se pide al paciente que abra la boca y se verifica que el alimento ha sido realmente deglutido y no permanece retenido en el istmo faríngeo ni en la cavidad oral.
4. Para comprobar que las vías aéreas son permeables, se pide al paciente que repita tres secuencias de sonidos secos: «Agh, agh, agh». Cualquier sonido de gorgoteo indica la presencia de alimento en las vías aéreas y se pide al paciente que trague de nuevo.

    Este ejercicio se repite un cierto número de veces y se comprueba cada resultado.

    Tras tres o cuatro intentos con papilla, se descansan 10 minutos para averiguar si el paciente presenta una tos retardada, originada por la presencia de alimento retenido en la faringe, laringe o tráquea. En ocasiones puede aparecer un aspirado azul de la traqueostomía, tras la ingestión del alimento.

Resultados: Cuando el paciente no presenta tos inmediata o retardada, atragantamiento o aspirado positivo tras la deglución y la vía aérea se mantiene permeable, el ejercicio ha sido superado.

Cuando el paciente tose repetidamente, se atraganta o presenta un aspirado positivo, estos hechos constituyen una sólida evidencia de que la deglución es inadecuada y el test concluye sin administración de ningún otro alimento.

En los pacientes con sonda nasogástrica, capaces de deglutir agua y papilla sin aspiración, se continúa administrándoles papillas hasta que ingieran, al menos, 3/4 del recipiente. En la siguiente comida se ordena un plato con papilla. Se observa al paciente durante la ingestión del alimento; se comprueba si aparece dificultad o fatiga.

Utilización de una dieta blanda mecánica: Una dieta «blanda mecánica bulbar» (BMB) puede sustituir los alimentos de consistencia media, en pacientes con alguna de las siguientes características: falta de dientes o dentadura, falta de control intraoral para la masticación, fatiga durante la masticación (por ejemplo, postpolio o Guillain-Barrè), limitación en la amplitud del movimiento mandibular, limitación de la duración de la atención para completar la fase oral preparatoria.

BIBLIOGRAFÍA

1. Williams PL, Warwick R, Dyson M, Bannister LH. *Gray's Anatomy,* 37th British ed. Edinburgh, Churchill-Livingstone, 1989.
2. Walsh FB. *Clinical Neuroopthalmology,* 2nd ed. Baltimore, Williams & Wilkins, 1957.
3. Bender MB, Rudolph SH, Stacy CB. The neurology of the visual and oculomotor systems. *In* Joynt RJ (Ed). *Clinical Neurology.* Philadelphia: J.B. Lippincott, 1993.
4. Van Allen MW. *Pictorial Manual of Neurologic Tests.* Chicago: Year Book, 1969.
5. Haerer AF. *DeJong's The Neurologic Examination,* 5th ed. Philadelphia: J.B. Lippincott, 1992.
6. Clemente CD. *Gray's Anatomy* 30th American ed. Philadelphia: Lea & Febiger, 1985.
7. Hollingshead WH. *Functional Anatomy of the Limbs and Back.* Philadelphia: W.B. Saunders, 1969.
8. DuBrul EL. *Sicher and DuBrul's Oral Anatomy,* 8th ed. St. Louis: Ishiyaku EuroAmerica, 1988.
9. Nairn RI. The circumoral musculature: Structure and function. Br Dental J 138:49–56, 1975.
10. Lightoller GH. Facial muscles: The modiolus and muscles surrounding the rima oris with remarks about the panniculus adiposus. J Anat 60:1–85, 1925.
11. Brodal A. *Neurological Anatomy in Relation to Clinical Medicine.* London: Oxford University Press, 1981.
12. Misuria VK. Functional anatomy of the tensor palatini and levator palatini muscles. Ann Otolaryngol 102:265, 1975.
13. Guyton AC. *Textbook of Medical Physiology,* 8th ed. Philadelphia: W.B. Saunders, 1991.
14. Miller AJ. Neurophysiological basis of swallowing. Dysphagia 1:91–100, 1986.
15. Doty R. Neural organization of deglutition. *In Handbook of Physiology,* Section 6, Alimentary Canal. Washington DC: American Physiologic Society, 1968.
16. Starr JA. Manual techniques of chest physical therapy and airway clearance techniques. *In* Zadai CC. *Pulmonary Management in Physical Therapy. Clinics in Physical Therapy.* New York: Churchill-Livingstone, 1992.
17. Jacob P, Kahrilas PJ, Logemann JA, Shah V, Ha T. Upper esophageal sphincter opening and modulation during swallowing. Gastroenterology 97:1469–1478, 1989.
18. Logemann JA. *Evaluation and Treatment of Swallowing Disorders.* San Diego: College-Hill Press, 1983.
19. Bosma J. Deglutition: Pharyngeal stage. Physiol Rev 37:275–300, 1957.
20. Buthpitiya AG, Stroud D, Russell COH. Pharyngeal pump and esophageal transit. Dig Dis Sci 32:1244–1248, 1987.
21. Kilman WJ, Goyal RK. Disorders of pharyngeal and upper esophageal sphincter motor function. Arch Intern Med 136:592–601, 1976.

Control motor de la posición erecta

Test del control de la posición erecta
Test del control de la flexión
Test del control de la extensión

Capítulo **8**

Las pruebas de exploración muscular manual descritas en los capítulos 2 al 5 no tienen relación con la evaluación de la actividad muscular cuando existe una lesión del sistema nervioso central (SNC). En los pacientes con estas alteraciones del SNC los músculos poseen una inervación normal, pero su control está alterado por el daño en el SNC, tanto en el encéfalo como en la médula espinal. Estos individuos presentan trastornos de la motoneurona superior, que se caracterizan por la presencia de una de las siguientes circunstancias, o una combinación de las mismas:

Patrones anormales del movimiento de una extremidad.
Trastornos del tono muscular (espasticidad, rigidez).
Aberraciones en la selección, amplitud o ritmo de la actividad muscular sinergista y en la duración y velocidad de la actividad de los músculos individuales.
Trastornos de la sensación táctil: parestesias, anestesias o hiperestesias.
Trastornos de la propiocepción y actitud postural.
Trastornos de la orientación espacial.
Distorsión de la imagen corporal.
Trastornos de los mecanismos centrales del equilibrio y reacciones posturales anormales.
Actividad refleja anormal.

La exploración de un paciente con un conjunto de esos trastornos resulta un ejercicio complejo. La exploración manual muscular no estaba diseñada para este tipo de pacientes y no debía ser utilizada para su examen[1]. La exploración manual estaba (y está) diseñada para evaluar a los pacientes con trastornos de la motoneurona inferior, manifestados por paresia o parálisis fláccida. Su utilización en pacientes con trastornos del SNC falsea los resultados clínicos, que no se corresponderán con la fucionalidad. De hecho, las puntuaciones otorgadas en la exploración manual de pacientes con trastornos de la motoneurona inferior tampoco se relacionan necesariamente ni pronostican la función.

Los pacientes con ambos tipos de trastornos, del SNC y de la motoneurona inferior, constituyen una clara excepción de esta afirmación general. Dos buenos ejemplos los forman los pacientes con una lesión medular, y los que tienen esclerosis lateral amiotrófica.

La evaluación del comportamiento muscular, sin embargo, es un importante instrumento para el fisioterapeuta, para los pacientes con trastornos del SNC. Una herramienta de este tipo fue diseñada para explorar el control de las extremidades inferiores durante la bipedestación[2]. Puede emplearse en pacientes que poseen un control *selectivo*, un *movimiento patrón* o una combinación de ambos.

El control *selectivo* consiste en la capacidad para mover una única articulación sin activar el movimiento de una articulación adyacente o próxima de la misma extremidad. Por ejemplo, el paciente debe ser capaz de flexionar el codo sin realizar un movimiento simultáneo a nivel del hombro o la muñeca.

El *movimiento patrón* es la incapacidad para realizar un movimiento fraccionado (como la extensión de la muñeca sin mover el codo o los dedos). Por ejemplo, tras una isquemia o lesión cerebral es frecuente que aparezca un patrón flexor en el movimiento de las extremidades superiores, del modo siguiente (el patrón se denomina como el movimiento que predomina en el codo):

Abducción o extensión del hombro.
Flexión del codo.
Supinación del antebrazo.
Flexión de la muñeca y dedos.

Así mismo es frecuente observar un patrón extensor en el movimiento de las extremidades inferiores:

Extensión de la cadera.
Extensión de la rodilla.
Flexión plantar e inversión.

Estos patrones son completamente estereotipados, pero los estudios revelan múltiples variaciones respecto a los músculos que intervienen y su amplitud en un patrón «típico» de flexión o extensión[3-5].

El test del control de la posición erecta fue diseñado para incluir los efectos de la postura y sostenimiento del peso[2]. Simula la actividad que se requiere para caminar (por ejemplo, flexión, incluyendo el factor velocidad, y extensión, que valora la estabilidad articular). La fiabilidad interexaminadores ha sido establecida en un 96% para la prueba de flexión y un 90% para la prueba de extensión. No se ha establecido la validez en cuanto a la predicción del acto de caminar, a partir de los datos obtenidos en las pruebas de exploración.

Test del control de la posición erecta

Para la realización correcta de esta prueba se requiere la presencia de un examinador y un ayudante. El ayudante debe ser un fisioterapeuta o una persona que haya recibido un entrenamiento intensivo sobre las posturas de sujeción de sí mismo y del paciente, para conseguir una estabilización adecuada (sin ser insuficiente ni excesiva). El paciente debe ser capaz de comprender las instrucciones que le pide el examinador, lo cual se comprueba al observar sus respuestas a las órdenes verbales o a las demostraciones físicas. Así mismo el paciente no debe requerir más de una persona que le ayude a mantener la postura de una o ambas extremidades.

El test se divide en dos fases: el test del control de la flexión y el test del control de la extensión. Cada una de estas fases se divide en tres partes, cada una de las cuales corresponde a las articulaciones de la cadera, rodilla y tobillo.

Test del control de la flexión (partes 1, 2 y 3)

El objetivo de esta fase del control de la flexión es comprobar el control de la flexión de una extremidad sólo sosteniendo su propio peso (por ejemplo, para el avance de una extremidad en la fase de balanceo al caminar).

El test se realiza bilateralmente, excepto si existe la certeza de que uno de los lados carece de alteraciones neurológicas. El ayudante proporciona sujeción manual para que el paciente mantenga el equilibrio, sosteniendo su mano y colocando su brazo de forma que la mano se encuentre aproximadamente a nivel del trocánter mayor. La sujeción se realiza por el lado contralateral al que se explora y debe ser suficiente para que el paciente mantenga el equilibrio en bipedestación durante esta fase del test.

En pacientes que presentan afectación bilateral de las extremidades inferiores puede ser necesaria la estabilización externa de la cadera contralateral y la extensión de la rodilla, durante la prueba de flexión unilateral de la misma. Puede proporcionarse manualmente evitando que el paciente flexione la rodilla y manteniendo su cadera en extensión, o bien puede utilizarse un soporte externo del tipo «inmovilizador de la rodilla».

El examinador puede permanecer de pie, frente al paciente o, si éste confunde los lados, puede permanecer delante de él, pero mirando en la misma dirección. El examinador debe mostrar al paciente los ejercicios, tantas veces como sea preciso, para asegurarse que el paciente lo comprende. Sólo debe permitir que el lo practique una o dos veces, para evitar que se fatigue.

Para recopilar los datos (de los ejercicios, para establecer la puntuación) actualmente se establece una limitación de un ejercicio por cada segmento de la extremidad. Inmediatamente antes de la puntuación la extremidad que se va a explorar debe estar colocada en posición de equilibrio, tanto a nivel de la cadera como en la rodilla (0° en la cadera y 0° en la rodilla). Cuando el paciente es incapaz de adoptar esta posición, se utiliza la postura de extensión máxima.

PARTE 1: FLEXIÓN DE LA CADERA

Instrucciones al paciente: «Manténgase de pie tan recto como pueda. Lleve su rodilla hacia el pecho, tan alto y deprisa como pueda.»

Puntuación. Debe ser capaz de flexionar la cadera. No debe permitirse la sustitución u otra interferencia en el movimiento, como la inclinación hacia atrás, o ladear la pelvis (ver tabla 8-1).

PARTE 2: FLEXIÓN DE LA RODILLA

Instrucciones al paciente: «Manténgase de pie tan recto como pueda. Lleve su rodilla hacia el pecho tres veces, tan alto y deprisa como pueda.»

Puntuación. Ver Tabla 8-2.

Tabla 8-2 FLEXIÓN DE LA RODILLA

Puntuación	Criterios
Lesionado (L)	Ausencia de movimiento o el paciente flexiona de forma activa menos de 30°.
	Tres ejercicios con cualquier amplitud, pero requiere, como grupo, más de 10 segundos para realizarlos.
Moderado (M)	El paciente completa activamente una amplitud de 0° a 30-60°, tres veces en 10 segundos.
Fuerte (S)	El paciente completa activamente una amplitud de 0° más de 60°, tres veces en 10 segundos.

PARTE 3: FLEXIÓN DEL TOBILLO

Instrucciones al paciente: «Manténgase de pie tan recto como pueda. Lleve su rodilla y el pie hacia el pecho, tan alto y deprisa como pueda.»

Puntuación. Ver Tabla 8-3.

Tabla 8-1 FLEXIÓN DE LA CADERA

Puntuación	Criterios
Lesionado (L)	Ausencia de movimiento o el paciente flexiona de forma activa menos de 30°.
	Tres ejercicios con cualquier amplitud, pero requiere, como grupo, más de 10 segundos para realizarlos.
Moderado (M)	El paciente completa activamente una amplitud de 0° (máxima extensión) a 30-60°, tres veces en 10 segundos.
Fuerte (S)	El paciente completa activamente una amplitud de 0° (máxima extensión) a más de 60°, tres veces en 10 segundos.

Tabla 8-3 DORSIFLEXIÓN

Puntuación	Criterios
Lesionado (L)	Ausencia de movimiento o el paciente flexiona de forma activa menos de 90°. (No se debe confundir la extensión del empeine o de los dedos del pie con el movimiento real del tobillo.)
	Tres ejercicios con cualquier amplitud, pero requiere, como grupo, más de 10 segundos para realizarlos.
Moderado (M)	Esta puntuación no se utiliza, ya que la amplitud de la dorsiflexión es muy limitada, y sólo se utiliza una amplitud muy pequeña en la fase de balanceo al caminar.
Fuerte (S)	El paciente completa activamente una amplitud de 90° o superior, tres veces en 10 segundos.

Test del control de la extensión (partes 4, 5 y 6)

El objetivo de esta fase del control motor de la posición erecta es comprobar el control de la extensión de una extremidad, sólo sosteniendo su propio peso (por ejemplo, la postura al caminar de una única extremidad).

Las instrucciones y procedimientos de las pruebas son similares a los que se utilizan en la fase de flexión. El examinador debe mostrar cada ejercicio al paciente lo suficiente para su comprensión, pero sólo permitir que lo practique una o dos veces, para evitar la fatiga. Sólo se permite un ejercicio de puntuación para cada segmento de la extremidad.

La posición inicial para este test consiste en una posición de equilibrio de ambas extremidades, alineadas o en la posición de máxima extensión. Se pide al paciente que eleve del suelo la extremidad opuesta a la que se explora; si no lo logra, el ayudante flexionará al paciente dicha extremidad.

El ayudante facilitará que el paciente mantenga el equilibrio sosteniendo su mano, como se describe en cada parte del test.

Cuando el paciente presenta una contractura fija con pie equino, que sobrepasa la posición de equilibrio del tobillo, debe corregirse la contractura colocando una cuña dura debajo del talón. El objetivo de esta cuña consiste en alinear la tibia en posición vertical.

Cuando el paciente es incapaz de mantener una posición plantígrada estable (con ayuda manual o con una ortosis tobillo-pie) el examinador debe puntuar la cadera y rodilla con un grado IT (incapacidad para el test). La puntuación del tobillo será de E (tono excesivo). Significa que cuando el tono excesivo impide que el paciente adopte una postura plana sobre el suelo, es imposible realizar la prueba del control de la extensión.

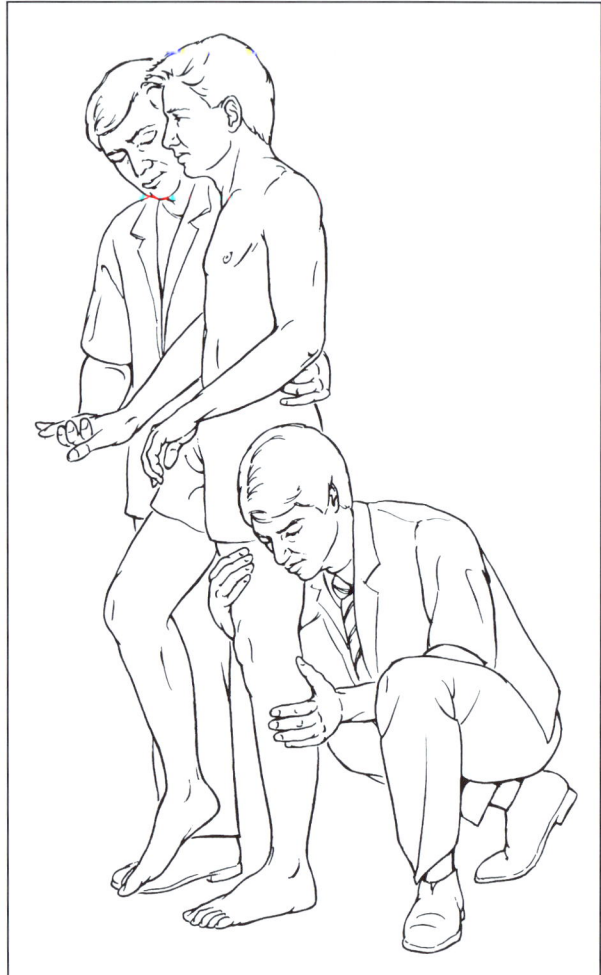

Fig. 8-1. Test de extensión de la cadera. El paciente, alineado en posición de equilibrio, eleva la extremidad opuesta a la que se examina. El examinador (a la derecha del paciente) mantiene el alineamiento del tronco y extremidad en equilibrio, y cuando la rodilla o el tobillo (o ambos) son inestables, el ayudante proporciona sujeción manual, como muestra la figura.

PARTE 4: EXTENSIÓN DE LA CADERA

Posición y estabilización. El examinador se coloca al lado del paciente para ofrecerle una mano de sujeción y para asegurarse que inicia la prueba con una posición alineada de equilibrio o a partir de una extensión máxima de la cadera (Fig. 8-1).

El ayudante ejerce una sujeción manual para mantener la rodilla en extensión de equilibrio y para estabilizar el tobillo. Debe recordarse que el paciente debe ser capaz de adoptar la posición plantígrada del pie.

Instrucciones al paciente: «Manténgase de pie sobre ambas piernas, tan recto como pueda.»

«Ahora sólo sobre su pierna derecha/izquierda.» *(Nota:* Sobre la extremidad lesionada, cuando el test es unilateral.)

«Eleve esta pierna (señale la pierna deseada) y manténgase en pie tan recto como pueda.»

Puntuación. Cuando el paciente se balancea sobre la pierna que se explora, el examinador debe disminuir gradualmente la sujeción manual, para determinar el grado de control de la cadera (ver Tabla 8-4).

Tabla 8-4 EXTENSIÓN DE LA CADERA

Puntuación	Criterios
Lesionado (L)	Se produce una flexión descoordinada del tronco sobre la cadera. (El examinador debe evitar que continúe esta inclinación hacia adelante, proporcionando sujeción manual adicional.)
Moderado (M)	El paciente es incapaz de mantener el tronco completamente erguido o completar la máxima amplitud de extensión de la cadera. No obstante, es capaz de interrumpir el impulso del tronco hacia adelante. De forma alternativa, el tronco se tambalea hacia adelante y atrás o el paciente realiza una hiperextensión del tronco sobre la cadera.
Fuerte (S)	El paciente mantiene el tronco erguido o completa la amplitud posible de extensión de la cadera.

PARTE 5: EXTENSIÓN DE LA RODILLA

Posición y estabilización. El ayudante se coloca detrás del paciente y ayuda al paciente a mantener el equilibrio y mantiene el tronco alineado sobre la cadera (Fig. 8-2).

El examinador coloca ambas rodillas del paciente en flexión de 30°. Cuando éste no es capaz de adoptar la posición plantígrada del pie sobre el suelo, debe colocarse una cuña dura bajo el talón, para compensar la limitación de la amplitud del movimiento de dorsiflexión.

Instrucciones al paciente: «Manténgase de pie sobre ambos pies, con las rodillas dobladas. Manténgalas dobladas y ahora eleve su pierna derecha/izquierda.» *(Nota:* Debe elevar la pierna más fuerte.)

Si el paciente es capaz de sostener el peso corporal sobre una rodilla flexionada, sin derrumbarse y aumentar la flexión, se procede al test para el grado F (fuerte) (Tabla 8-5).

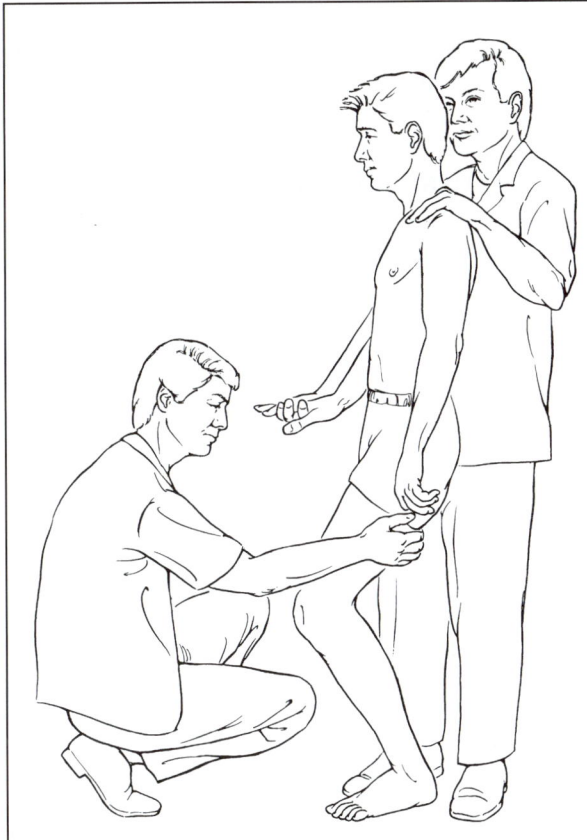

Fig. 8-2.   Test de extensión de la rodilla. El paciente se mantiene de pie con ambos pies apoyados en posición plantígrada. El examinador, de rodillas frente a él, le indica manualmente que flexione ambas rodillas hasta 30o. El ayudante permanece de pie, por detrás del paciente, para ayudarle a mantener el equilibrio, sujetando una de sus manos y utilizando la otra mano para indicarle que se mantenga erguido.

Tabla 8-5 EXTENSIÓN DE LA RODILLA

Puntuación	Criterios
Lesionado (L)	El paciente es incapaz de sostener el peso corporal sobre una rodilla flexionada, por ello la rodilla se desploma y aumenta la flexión o eleva el talón.
Moderado (M)	El paciente sostiene el peso corporal sobre una rodilla flexionada, sin el consiguiente desplome de la misma, con aumento de la flexión o sin elevar el talón.
Fuerte (S)	El paciente sostiene el peso corporal sobre una rodilla flexionada y, al pedírselo, completa la extensión de esta rodilla. Se permite la hiperextensión.
Incapaz para el test (IT)	Ausencia de pie plantígrado u otra circunstancia que reste validez al test.

Puntuación. Ver Tabla 8-5. Cuando el paciente presenta una contractura en flexión de la rodilla, la puntuación asignada no debe ser superior al grado M (moderado).

PARTE 6: EXTENSIÓN DEL TOBILLO (flexión plantar)

El objetivo de esta parte de la fase del control de la extensión consiste en determinar el control relativo del tobillo, mientras el paciente mantiene una posición vertical de la tibia.

Cuando el paciente presenta una contractura de la flexión de la rodilla, en la extremidad que se explora, no es posible realizar correctamente la prueba. Con la rodilla flexionada el grupo muscular del cuadríceps puede mantener la posición de una extremidad, independientemente de la presencia o ausencia de control muscular a nivel del tobillo.

Posición y estabilización. El ayudante se coloca detrás del paciente y ayuda a éste a conservar el equilibrio y mantiene el tronco alineado sobre la cadera (Fig. 8-3).

El examinador se coloca evitando la hiperextensión de la rodilla (por ejemplo, la flexión plantar del tobillo).

Debe determinarse la amplitud del movimiento pasivo del tobillo con la rodilla en extensión. Cuando es necesario, se debe corregir la falta de amplitud de la dorsiflexión (como ocurre en la contractura de la flexión plantar) colocando una cuña dura bajo el talón. Situará el tobillo en una posición de mayor dorsiflexión, y aumenta así la amplitud relativa de la flexión plantar, para el propósito de este test.

Instrucciones al paciente: «Manténgase de pie sobre ambas piernas, todo lo recto que pueda. Eleve y mantenga arriba su pierna derecha/izquierda.» *(Nota: Debe elevar la pierna más fuerte.)*

Si el paciente es capaz de controlar la tibia, con la rodilla en posición de equilibrio, se procede a pedir al paciente que eleve el talón, mientras mantiene la rodilla en extensión (0°):

«Mantenga recta la rodilla y elévese de puntillas todo lo alto que pueda.»

Puntuación. Ver Tabla 8-6.

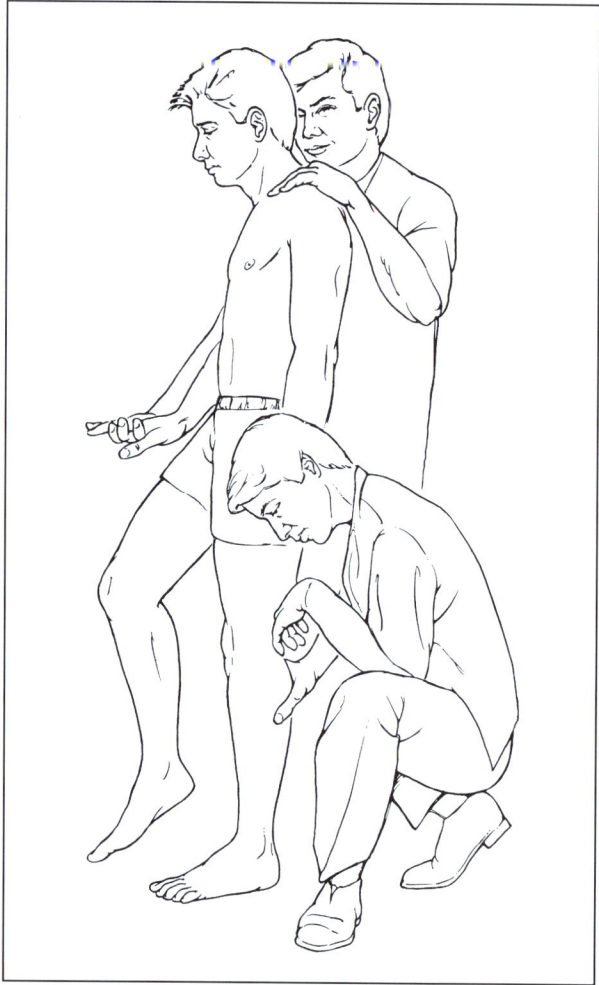

Fig. 8-3. Test de extensión del tobillo. El paciente se mantiene de pie y erguido, en posición plantígrada, y después eleva la extremidad opuesta a la que se explora. El examinador permanece de rodillas a su lado o ligeramente detrás, para evitar la hiperextensión de la rodilla. El ayudante se coloca detrás del paciente para ayudarle a mantener el equilibrio e indicar a éste que se mantenga erguido.

Tabla 8-6 FLEXIÓN PLANTAR

Puntuación	Criterios
Lesionado (L)	El paciente es incapaz de mantener la rodilla en posición de equilibrio; la rodilla se derrumba y flexiona, así como el tobillo, que realiza una dorsiflexión que desplaza hacia adelante a la tibia. De forma alternativa, la rodilla y tobillo se tambalean hacia adelante y atrás, entre la flexión y extensión o hiperextensión. La presencia de un impulso extensor que no puede ser controlado por el examinador, también indica ausencia de adecuado control del tobillo.
Moderado (M)	El paciente no puede controlar la rodilla en una posición de equilibrio (0°) y el tobillo en una posición de equilibrio (0°), para que la tibia se mantenga vertical.
Fuerte (S)	El paciente mantiene la rodilla en equilibrio y eleva el talón del suelo cuando se le pide. (Se acepta cualquier grado de elevación del talón, mientras mantenga la rodilla en equilibrio,)
Excesivo (E)	La gravedad del pie equino o varo es tan elevada, que el paciente no puede mantener el tobillo en posición plantígrada estable.
Incapaz para el test (IT)	Contractura en la flexión de la rodilla.

REFERENCIAS

1. Lovett RW, Martin EG. Certain aspects of infantile paralysis and a description of a method of muscle testing. JAMA 66:729–733, 1916.
2. Montgomery J. Assessment and treatment of locomotor deficits in stroke. *In* Duncan P, Radke M (eds): *Stroke Rehabilitation*. Chicago: Year Book, 1987.
3. Perry J, Giovan P, Harris LJ, et al. The determinants of muscle action in the hemiparetic lower extremity. Clin Orthop 131:71–89, 1978.
4. Sawner K, LaVigne JM. *Brunnstrom's Movement Therapy in Hemiplegia*. Philadelphia: JB Lippincott, 1992.
5. Knutsson E, Richards C. Different types of disturbed motor control in gait of hemiparetic patients. Brain 102:405–430, 1979.

Guía de consulta anatómica

Capítulo **9**

Uso de esta sección de consulta anatómica

Esta sección del libro pretende ser una rápida guía de consulta que proporcione información acerca de los músculos, su descripción anatómica, su participación en los movimientos y su inervación. No se pretende dar una información exhaustiva, pues para un estudio más profundo de la materia se remite al lector a cualquiera de los textos más importantes de anatomía humana. Los autores de este libro recomiendan principalmente *Gray's Anatomy*, tanto en su versión americana [1] como británica[2], y también Sobotta[3], Clemente[4], Netter[5], Hollingshead[6], Grant[7] y Moore[8], entre otros.

En cualquier caso, la 37 edición de *Gray's Anatomy* (versión británica), por Williams *et al*.[2], constituye la referencia definitiva.

Las variaciones en la descripción en los diversos textos de cada músculo en particular son considerables, por lo que se sintetiza la información para proporcionar descripciones concisas.

El origen, inserción, descripción y función de cada músculo en particular se ofrecen de manera resumida, pero permitiendo que el lector localice correctamente cada músculo y comprenda sus acciones más frecuentes; esto puede ayudar, a su vez, a que el lector recabe información para más detalles.

(Los músculos son denominados según la «Nómina anatómica» y en castellano, excepto en aquellos casos en que su nombre no ofrezca dudas, por su gran parecido con el latín.)

NÚMEROS DE REFERENCIA PARA LOS MÚSCULOS

A cada músculo estriado del organismo se le asigna un número, que se utiliza siempre junto al mismo a lo largo de todo el libro. El orden de numeración proviene del listado de músculos según la región anatómica en la que se encuentran, que aparece en la primera parte de esta guía. La numeración permitiría, sin embargo, acceder rápidamente a cada uno de las clasificaciones utilizadas. En la primera parte de esta guía los músculos aparecen ordenados alfabéticamente y a continuación se ordenan por regiones anatómicas. En cada evaluación muscular, los músculos descritos aparecen también precedidos por su número de referencia.

PARTE I. ÍNDICE DE MÚSCULOS POR ORDEN ALFABÉTICO

A

- 159. Abductor digiti minimi o separador propio del dedo meñique.
- 215. Abductor digiti minimi o separador del quinto dedo.
- 224. Abductor hallucis o separador del dedo gordo.
- 171. Abductor pollicis brevis o separador corto del pulgar.
- 166. Abductor pollicis longus o separador largo propio del pulgar.
- 180. Adductor brevis o aproximador menor.
- 225. Adductor hallucis o aproximador del dedo gordo.
- 179. Adductor longus o aproximador mediano del muslo.
- 181. Adductor magnus o aproximador mayor.
- 173. Adductor pollicis o aproximador propio del pulgar.
- 144. Anconeus o ancóneo.
- 27. Auriculares.
- 201. Articularis genus o subcrural.

B

- 140. Biceps brachii o bíceps braquial.
- 192. Biceps femoris o bíceps crural.
- 141. Brachialis o braquial anterior.
- 143. Brachioradialis o supinador largo.
- 26. Buccinator o buccinador.
- 120. Bulbospongiosus o bulbocavernoso.

C

- 116. Coccygeus o coccígeo.
- 34. Condrogloso.
- 41. Constrictor inferior de la faringe.
- 42. Constrictor medio de la faringe.
- 139. Coracobrachialis o coracobraquial.
- 5. Corrugator supercilii o superciliar.
- 52. Cricoaritenoideo lateral.
- 51. Cricoaritenoideo posterior.
- 50. Cricotiroideo.
- 117. Cremáster.

D

- 133. Deltoides.
- 23. Depressor anguli oris o triangular de los labios.
- 24. Depressor labii inferioris o cuadrado del mentón.
- 14. Depressor septi o mirtiforme.
- 101. Diafragma.
- 78. Digástrico.

E

- 1. y 2. Epicraneales.
- 83. Esternocleidomastoideo.
- 86. Esternohioideo.
- 84. Esternotiroideo.
- 35. Estilogloso.
- 76. Estilohioideo.
- 44. Estilofaringeo.
- 149. Extensor carpi radialis brevis o segundo radial o radial corto.
- 148. Extensor carpi radialis longus o primer radial o radial largo.
- 150. Extensor carpi ulnaris o cubital posterior.
- 158. Extensor digiti minimi o extensor propio del dedo meñique.
- 154. Extensor digitorum o extensor común de los dedos.
- 212. Extensor digitorum brevis o pedio o extensor corto común de los dedos.
- 211. Extensor digitorum longus o extensor largo común de los dedos.
- 221. Extensor hallucis longus o extensor del dedo gordo.

155. Extensor indicis o extensor propio del dedo índice.
168. Extensor pollicis brevis o extensor corto propio del pulgar.
167. Extensor pollicis longus o extensor largo del pulgar.

F

151. Flexor carpi radialis o palmar mayor.
153. Flexor carpi ulnaris o cubital anterior.
160. Flexor digiti minimi brevis o flexor corto del dedo meñique.
216. Flexor digiti minimi brevis o flexor corto del quinto dedo.
214. Flexor digitorum brevis o flexor corto plantar.
213. Flexor digitorum longus o flexor largo común de los dedos.
157. Flexor digitorum profundus o flexor común profundo de los dedos.
156. Flexor digitorum superficialis o flexor común superficial de los dedos.
223. Flexor hallucis brevis o flexor corto del dedo gordo.
222. Flexor hallucis longus o flexor largo del dedo gordo.
170. Flexor pollicis brevis o flexor corto del pulgar.
169. Flexor pollicis longus o flexor largo propio del pulgar.

G

205. Gastrocnemius o gemelos del tríceps sural.
190. Gemellus inferior o gémino inferior.
189. Gemellus superior o gémino superior.
32. Geniogloso.
77. Geniohioideo.
182. Gluteus maximus o glúteo mayor.
183. Gluteus medius o glúteo mediano.
184. Gluteus minimus o glúteo menor.
178. Gracilis o recto interno del muslo.

H

33. Hiogloso.

I

176. Iliacus o ilíaco.
66. Iliocostalis cervicis o porción cervical del sacrolumbar.
89. Iliocostalis thoracis o porción torácica del sacrolumbar.
90. Iliocostalis lumborum o porción lumbar del sacrolumbar.
38. Inferior longitudinal o lingual inferior.
84-87. Infahioideos (ver esternotiroideo, tirohioideo, esternohioideo, omohioideo).
136. Infraspinatus o infraespinoso.
54. Interaritenoideo oblicuo.
53. Interaritenoideo transverso.
102. Intercostales externi o intercostales externos.
103. Intercostales interni o intercostales medios.
104. Intercostales intimi o intercostales internos.
164. Interossei (dorsal) o interóseos dorsales.
219. Interossei (dorsal) o interóseos dorsales.
165. Interossei (palmar) o interóseos palmares.
220. Interossei (plantar) o interóseos plantares.
69. Interspinalis cervicis o interespinoso del cuello.
97. Interspinalis thoracis o interespinoso torácico.
98. Interspinalis lumborum o interespinoso lumbar.
70. Intertransversarii cervicis o intertransversos del cuello.
99. Intertransversarii thoracis o intertransversos torácicos.
99. Intertransversarii lumborum o intertransversos lumbares.

L

130. Latissimus dorsi o dorsal ancho.
115. Levator ani o elevador del ano.
17. Levator anguli oris o canino.
15. Levator labii superioris o elevador del párpado superior.
16. Levator labii superioris alaeque nasi o elevador del ala de la nariz y del labio superior.
3. Levator palpebrae superioris o elevador del párpado superior.
127. Levator scapulae o angular de la escápula.
46. Levator veli palatini o peristafilino interno.
107. Levatores costarum o supracostal.
60. Longissimus capitis o complejo menor.
64. Longissimus cervicis o transversario del cuello.
91. Longissimus thoracis o sacrolumbar.
74. Longus capitis o recto anterior mayor de la cabeza.
79. Longus colli o largo del cuello.
163. Lumbricales (mano).
218. Lumbricales (pie).

M

28. Masetero.
21. Mentalis o borla de la barba.
75. Milohioideo.
94. Multifidus o transversoespinoso.
48. Musculus uvulae o ácigos de la lengua.

N

13. Nasalis o nasal.

O

59. Obliquus capitis inferior u oblicuo menor de la cabeza.
58. Obliquus capitis superior u oblicuo mayor de la cabeza.
110. Obliquus externus abdominis u oblicuo externo abdominal.
11. Obliquus inferior u oblicuo menor.
111. Obliquus internus abdominis u oblicuo interno abdominal.
10. Obliquus superior u oblicuo mayor.

188. Obturator externus u obturador externo.
187. Obturator internus u obturador interno.
  1. Occipitofrontalis u occipitofrontal.
 87. Omohioideo.
161. Opponens digiti minimi u oponente del dedo meñique.
172. Opponens pollicis o oponente del dedo pulgar.
  4. Orbicularis oculi u orbicular de los párpados.
 25. Orbicularis oris u orbicular de los labios.

P

 49. Palatofaríngeo.
 36. Palatogloso.
162. Palmaris brevis o palmar cutáneo.
152. Palmaris longus o palmar menor.
177. Pectineus o pectíneo.
131. Pectoralis major o pectoral mayor.
129. Pectoralis minor o pectoral menor.
209. Peroneus brevis o peroneo lateral corto.
208. Peroneus longus o peroneo lateral largo.
210. Peroneus tertius o peroneo anterior.
186. Piriformis o piramidal de la pelvis.
207. Plantaris o plantar delgado.
 88. Platysma o cutáneo.
202. Popliteus o poplíteo.
 12. Procerus o piramidal.
147. Pronator quadratus o pronador cuadrado.
146. Pronator teres o pronador redondo.
174. Psoas major o psoas mayor.
175. Psoas minor o psoas menor.
 30. Pterogoideo externo.
 31. Pterogoideo interno.
114. Pyramidalis o piramidal.

Q

191. Quadratus femoris o cuadrado crural.
100. Quadratus lumborum o cuadrado de los lomos.
217. Quadratus plantae o cuadrado carnoso de Silvio.
196-200. Quadriceps femoris o cuadríceps crural (ver rectus femoris o recto anterior, vastus intermedius o crural, vastus medialis longus o vasto interno largo, vastus medialis obliquus o vasto interno oblicuo, vastus lateralis o vasto externo).

R

113. Rectus abdominis o recto del abdomen.
 72. Rectus capitis anterior o recto anterior menor.
 73. Rectus capitis lateralis o recto lateral de la cabeza.
 56. Rectus capitis posterior major o recto posterior mayor.
 57. Rectus capitis posterior minor o recto posterior menor.
196. Rectus femoris o recto anterior.
  7. Rectus inferior o recto inferior.
  9. Rectus lateralis o recto externo.
  8. Rectus medialis o recto interno.
  6. Rectus superior o recto superior.
 20. Risorius o risorio.
125. Romboideo mayor.
126. Romboideo menor.
 71. Rotatores cervicis o rotadores del cuello.
 96. Rotatores lumborum o rotadores lumbares.
 95. Rotatores thoracis o rotadores torácicos.

S

 45. Salpingofaríngeo.
195. Sartorius o sartorio.
 80. Scalenus anterior o escaleno anterior.
 81. Scalenus medius o escaleno medio.
 82. Scalenus posterior o escaleno posterior.
194. Semimembranosus o semimembranoso.
 62. Semispinalis capitis o complejo mayor.
 65. Semispinalis cervicis o digástrico de la nuca.
 93. Semispinalis thoracis o interespinoso medio.
193. Semitendinosus o semitendinoso.
128. Serratus anterior o serrato mayor.
109. Serratus posterior inferior o serrato posterior e inferior.
108. Serratus posterior superior o serrato posterior y superior.
206. Soleus o sóleo.
123. Sphincter ani externus o esfínter anal externo.
122. Sphincter urethrae o esfínter de la uretra.
 63. Spinalis capitis o espinal de la cabeza.
 68. Spinalis cervicis o espinal del cuello.
 92. Spinalis thoracis o espinal torácico.
 61. Splenius capitis o esplenio de la cabeza.
 67. Splenius cervicis o esplenio del cuello.
132. Subclavius o subclavio.
105. Subcostales o infracostal.
134. Subescapularis o subescapular.
 43. Superior pharyngeal constrictor o constrictor superior de la faringe.
 37. Superior longitudinal o lingual superior.
145. Supinator o supinador corto.
75-78. Suprahioideos (ver milohioideo, estilohioideo, geniohioideo, digástrico).
135. Supraspinatus o supraespinoso.

T

 29. Temporalis o temporal.
  2. Temporoparietalis o temporofrontal.
185. Tensor fasciae latae o tensor de la fascia lata.
 47. Tensor veli palatini o peristafilino externo.
138. Teres major o redondo mayor.
137. Teres minor o redondo menor.
203. Tibialis anterior o tibial anterior.
204. Tibialis posterior o tibial posterior.

85. Tirohioideo.
55. Tiroaritenoideo.
39. Transversus lingual o transverso de la lengua.
112. Transversus abdominis o transverso del abdomen.
22. Transversus menti o transverso del mentón.
119. Transversus perinei profundus o transverso profundo del periné.
118. Transversus perinei superficialis o transverso superficial del periné.
106. Transversus thoracis o triangular del esternón.
124. Trapezius o trapecio.
142. Triceps brachii o tríceps braquial.

U

48. Musculus uvulae o ácigos de la lengua.

V

198. Vastus intermedius o crural.
199. Vastus medialis longus o vasto interno largo.
200. Vastus medialis obliquus o vasto interno oblicuo.
197. Vastus lateralis o vasto externo.
40. Vertical lingual o vertical de la lengua.

Z

18. Zygomaticus major o cigomático mayor.
19. Zygomaticus minor o cigomático menor.

PARTE II. ÍNDICE DE MÚSCULOS POR REGIONES

CABEZA Y FRENTE

1. Occipitofrontalis u occipitofrontal.
2. Temporoparietalis o temporofrontal.

PÁRPADOS

3. Levator palpebrae superioris o elevador del párpado superior.
4. Orbicularis oculi u orbicular de los párpados.
5. Corrugator supercilii o superciliar.

MÚSCULOS OCULARES

6. Rectus superior o recto superior.
7. Rectus inferior o recto inferior.
8. Rectus medialis o recto interno.
9. Rectus lateralis o recto externo.
10. Obliquus superior u oblicuo mayor.
11. Obliquus inferior u oblicuo menor.

NARIZ

12. Procerus o piramidal.
13. Nasalis o nasal.
14. Depresor septi o mirtiforme.

BOCA

15. Levator labii superioris o elevador del párpado superior.
16. Levator labii superioris alaeque nasi o elevador del ala de la nariz y del labio superior.
17. Levator anguli oris o canino.
18. Zygomaticus major o cigomático mayor.
19. Zygomaticus minor o cigomático menor.
20. Risorius o risorio.
21. Mentalis o borla de la barba.
22. Transversus menti o transverso del mentón.
23. Depressor anguli oris o triangular de los labios.
24. Depressor labii inferioris o cuadrado del mentón.
25. Orbicularis oris u orbicular de los labios.
26. Buccinator o buccinador.

OREJA

27. Auriculares.

MANDÍBULA/MASTICACIÓN

28. Masetero.
29. Temporalis o temporal.
30. Pterogoideo externo.
31. Pterogoideo interno.

LENGUA

32. Geniogloso.
33. Hiogloso.
34. Condrogloso.
35. Estilogloso.
36. Palatogloso.
37. Superior longitudinal o lingual superior.
38. Inferior longitudinal o lingual inferior.
39. Transversus lingual o transverso de la lengua.
40. Vertical lingual o vertical de la lengua.

FARINGE

41. Constrictor inferior de la faringe.
42. Constrictor medio de la faringe.
43. Constrictor superior de la faringe.
44. Estilofaringeo.
45. Salpingofaringeo.
49. Palatofaríngeo (ver paladar).

PALADAR

46. Levator veli palatini o peristafilino interno.
47. Tensor veli palatini o peristafilino externo.
48. Musculus uvulae o ácigos de la lengua.
36. Palatogloso (ver lengua).
49. Palatofaríngeo.

LARINGE

50. Cricotiroideo.
51. Cricoaritenoideo posterior.
52. Cricoaritenoideo lateral.
53. Interaritenoideo transverso.
54. Interaritenoideo oblicuo.

55. Tiroaritenoideo
    55a. Vocalis o vocal
    55b. Tiroepiglótico.

CUELLO

56. Rectus capitis posterior major o recto posterior mayor.
57. Rectus capitis posterior minor o recto posterior menor.
58. Obliquus capitis superior u oblicuo mayor de la cabeza.
59. Obliquus capitis inferior u oblicuo menor de la cabeza.
60. Longissimus capitis o complejo menor.
61. Splenius capitis o esplenio de la cabeza.
62. Semispinalis capitis o complejo mayor.
63. Spinalis capitis o espinal de la cabeza.
64. Longissimus cervicis o transversario del cuello.
65. Semispinalis cervicis o digástrico de la nuca.
66. Iliocostalis cervicis o porción cervical del sacrolumbar.
67. Splenius cervicis o esplenio del cuello.
68. Spinalis cervicis o espinal del cuello.
69. Interspinalis cervicis o interespinoso del cuello.
70. Intertransversarii cervicis o intertranversario del cuello.
71. Rotatores cervicis o rotadores del cuello.
72. Rectus capitis anterior o recto anterior menor.
73. Rectus capitis lateralis o recto lateral de la cabeza.
74. Longus capitis o recto anterior mayor de la cabeza.
75. Milohioideo.
76. Estilohioideo.
77. Geniohioideo.
78. Digástrico.
79. Longus colli o largo del cuello.
80. Scalenus anterior o escaleno anterior.
81. Scalenus medius o escaleno medio.
82. Scalenus posterior o escaleno posterior.
83. Esternocleidomastoideo.
84. Esternotiroideo.
85. Tirohioideo.
86. Esternohioideo.
87. Omohioideo.
88. Platysma o cutáneo.

ESPALDA

61. Splenius capitis o esplenio de la cabeza (ver cuello).
67. Splenius cervicis o esplenio del cuello (ver cuello).
66. Iliocostalis cervicis o porción cervical del sacrolumbar (ver cuello).
89. Iliocostalis thoracis o porción torácica del sacrolumbar.
90. Iliocostalis lumborum o porción lumbar del sacrolumbar.
60. Longissimus capitis o complejo menor (ver cuello).
64. Longissimus cervicis o transversario del cuello (ver cuello).
91. Longissimus thoracis o sacrolumbar.
63. Spinalis capitis o espinal de la cabeza.
68. Spinalis cervicis o espinal del cuello.
92. Spinalis thoracis o espinal torácico.
62. Semispinalis capitis o complejo mayor (ver cuello).
65. Semispinalis cervicis o digástrico de la nuca (ver cuello).
93. Semispinalis thoracis o interespinoso medio.
94. Multifidus o transversoespinoso.
71. Rotatores cervicis o rotadores del cuello.
95. Rotatores thoracis o rotadores torácicos.
96. Rotatores lumborum o rotadores lumbares.
69. Interspinalis cervicis o interespinoso del cuello.
97. Interspinalis thoracis o interespinoso torácico.
98. Interspinalis lumborum o interespinoso lumbar.
70. Intertransversarii cervicis o intertransversos del cuello.
99. Intertransversarii thoracis o Intertransveros torácicos.
99. Intertransversarii lumborum o intertransversos lumbares.
100. Quadratus lumborum o cuadrado de los lomos.

TÓRAX (RESPIRACIÓN)

101. Diafragma.
102. Intercostales externi o intercostales externos.
103. Intercostales interni o intercostales medios.
104. Intercostales intimi o intercostales internos.
105. Subcostales o infracostal.
106. Transversus thoracis o triangular del esternón.
107. Levatores costarum o supracostal.
108. Serratus posterior superior o serrato posterior y superior.
109. Serratus posterior inferior o serrato posterior e inferior.

ABDOMEN

110. Obliquus externus abdominis u oblicuo externo abdominal.
111. Obliquus internus abdominis u oblicuo interno abdominal.
112. Transversus abdominis o transverso del abdomen.
113. Rectus abdominis o recto del abdomen.
114. Pyramidalis o piramidal.

PERINÉ

115. Levator ani o elevador del ano.
116. Coccygeus o coccígeo.
117. Cremaster.
118. Transversus perinei superficialis o transverso superficial del periné.
119. Transversus perinei profundus o transverso profundo del periné.

120. Bulbospongiosus o bulbocavernoso.
121. Ischiocavernosus o isquiocavernoso.
122. Sphincter urethrae o esfínter de la uretra.
123. Sphincter ani externus o esfínter anal externo.

EXTREMIDAD SUPERIOR
Cintura escapular
124. Trapezius o trapecio.
125. Romboideo mayor.
126. Romboideo menor.
127. Levator scapulae o angular de la escápula.
128. Serratus anterior o serrato mayor.
129. Pectoralis minor o pectoral menor.

Vertebrohumeral
130. Latissimus dorsi o dorsal ancho.
131. Pectoralis major o pectoral mayor.

Hombro
132. Subclavius o subclavio.
133. Deltoides.
134. Subescapularis o subescapular.
135. Supraspinatus o supraespinoso.
136. Infraspinatus o infraespinoso.
137. Teres minor o redondo menor.
138. Teres major o redondo mayor.

Codo
139. Coracobrachialis o coracobraquial.
140. Bíceps brachii o bíceps braquial.
141. Brachialis o braquial anterior.
142. Triceps brachii o tríceps braquial.
143. Brachioradialis o supinador largo.
144. Anconeus o ancóneo.

Antebrazo
145. Supinator o supinador corto.
146. Pronator teres o pronador redondo.
147. Pronator quadratus o pronador cuadrado.
140. Biceps brachii o bíceps braquial (ver codo).

Muñeca
148. Extensor carpi radialis longus o primer radial o radial largo.
149. Extensor carpi radialis brevis o segundo radial o radial corto.
150. Extensor carpi ulnaris o cubital posterior.
151. Flexor carpi radialis o palmar mayor.
152. Palmaris longus o palmar menor.
153. Flexor carpi ulnaris o cubital anterior.

Dedos de la mano
154. Extensor digitorum o extensor común de los dedos.
155. Extensor indicis o extensor propio del dedo índice.
156. Flexor digitorum superficialis o flexor común superficial de los dedos.
157. Flexor digitorum profundus o flexor común profundo de los dedos.
163. Lumbricales.
164. Interossei (dorsal) o interóseos dorsales.
165. Interossei (palmar) o interóseos palmares.

Meñique y eminencia hipotenar
158. Extensor digiti minimi o extensor propio del dedo meñique.
159. Abductor digiti minimi o separador propio del dedo meñique.
160. Flexor digiti minimi brevis o flexor corto del dedo meñique.
161. Opponens digiti minimi u oponente del dedo meñique.
162. Palmaris brevis o palmar cutáneo.

Pulgar y eminencia tenar
166. Abductor pollicis longus o separador largo propio del pulgar.
167. Extensor pollicis longus o extensor largo del pulgar.
168. Extensor pollicis brevis o extensor corto propio del pulgar.
169. Flexor pollicis longus o flexor largo propio del pulgar.
170. Flexor pollicis brevis o flexor corto del pulgar.
171. Abductor pollicis brevis o separador corto del pulgar.
172. Opponens pollicis u oponente del dedo pulgar.
173. Adductor pollicis o aproximador propio del pulgar.

EXTERMIDAD INFERIOR
Cadera/muslo
174. Psoas major o psoas mayor.
175. Psoas minor o psoas menor.
176. Iliacus o ilíaco.
177. Pectineus o pectíneo.
178. Gracilis o recto interno del muslo.
179. Adductor longus o aproximador mediano del muslo.
180. Adductor brevis o aproximador menor.
181. Adductor magnus o aproximador mayor.
182. Gluteus maximus o glúteo mayor.
183. Gluteus medius o glúteo mediano.
184. Gluteus minimus o glúteo menor.
185. Tensor fasciae latae o tensor de la fascia lata.
186. Piriformis o piramidal de la pelvis.
187. Obturator internus u obturador interno.
188. Obturator externus u obturador externo.
189. Gemellus superior o gémino superior.
190. Gemellus inferior o gémino inferior.
191. Quadratus femoris o cuadrado crural.
192. Biceps femoris o bíceps crural.
193. Semitendinosus o semitendinoso.
194. Semimembranosus o semimembranoso.
195. Sartorius o sartorio.

Rodilla
196-200. Quadriceps femoris o cuádriceps crural.
196. Rectus femoris o recto anterior.
197. Vastus lateralis o vasto externo.
198. Vastus intermedius o crural.

199. Vastus medialis longus o vasto interno largo.
200. Vastus medialis obliquus o vasto interno oblicuo.
201. Articularis genus o subcrural.
192. Biceps femoris o bíceps crural.
193. Semitendinosus o semitendinoso.
194. Semimembranosus o semimembranoso.
202. Popliteus o poplíteo.

Tobillo

203. Tibialis anterior o tibial anterior.
204. Tibialis posterior o tibial posterior.
205. Gastrocnemius o gemelos del tríceps sural.
206. Soleus o sóleo.
207. Plantaris o plantar delgado.
208. Peroneus longus o peroneo lateral largo.
209. Peroneus brevis o peroneo lateral corto.
210. Peroneus tertius o peroneo anterior.

Dedos del pie

211. Extensor digitorum longus o extensor largo común de los dedos.
212. Extensor digitorum brevis o pedio o extensor corto común de los dedos.
213. Flexor digitorum longus o flexor largo común de los dedos.
214. Flexor digitorum brevis o flexor corto plantar.
215. Abductor digiti minimi o separador del quinto dedo.
216. Flexor digiti minimi brevis o flexor corto del quinto dedo.
217. Quadratus plantae o cuadrado carnoso de Silvio.
218. Lumbricales.
219. Interossei (dorsal) o interóseos dorsales.
220. Interossei (plantar) o interóseos plantares.

Dedo gordo o primer dedo del pie

221. Extensor hallucis longus o extensor del dedo gordo.
222. Flexor hallucis longus o flexor largo del dedo gordo.
223. Flexor hallucis brevis o flexor corto del dedo gordo.
224. Abductor hallucis o separador del dedo gordo.
225. Adductor hallucis o aproximador del dedo gordo.

PARTE III. MÚSCULOS ESQUELÉTICOS DEL CUERPO HUMANO

CABEZA 335
    Cuero cabelludo 335
    Párpados 335
    Ojos 336
    Nariz 338
    Boca 339
    Mandíbula (masticación) 344
    Oreja 344
    Lengua 346
    Faringe 347
    Paladar 349
    Laringe 350
CUELLO 351
TRONCO 360
    Espalda 360
    Respiración 363
    Abdomen 366
    Periné 368
EXTREMIDAD SUPERIOR 371
    Escápula 371
    Vertebrohumeral 373
    Escapulohumeral 374
    Codo 376
    Antebrazo 378
    Muñeca 378
    Dedos 380
    Pulgar 385
EXTREMIDAD INFERIOR 387
    Cadera/muslo 387
    Rodilla 393
    Tobillo 395
    Dedos 397
    Primer dedo o dedo grueso 400

Músculos de la frente

EPICRÁNEO (DOS MÚSCULOS)

1. Occipitofrontalis u occipitofrontal.
2. Temporoparietalis o temporofrontal.

1. OCCIPITOFRONTALIS O DIGÁSTRICO OCCIPITOFRONTAL

Vientre occipital (occipitalis):

Origen:

Occipital (en los dos tercios laterales de la línea curva occipital superior).
Hueso temporal (mastoides).

Inserción:

Aponeurosis epicraneana.

Vientre frontal (frontalis):

Origen:

No tiene inserciones óseas.
Las fibras mediales se continúan con el piramidal.
Las fibras intermedias se unen al superciliar y al orbicular de los párpados.
Las fibras laterales también se unen al orbicular de los párpados.

Inserción:

Aponeurosis epicraneana.

Descripción:

El epicráneo está constituido por el occipitofrontal con sus cuatro ramas delgadas a cada lado de la cabeza, la extensa aponeurosis, llamada aponeurosis epicraneana, y el temporoparietal con sus dos finas ramas. Los bordes mediales de los dos vientres discurren juntos hacia arriba cubriendo la frente.

La aponeurosis epicraneana cubre el cráneo situado entre los vientres frontal y occipital del epicráneo y entre los dos vientres occipitales sobre el hueso occipital. Se adhiere íntimamente a las capas dérmicas (cuero cabelludo) permitiendo que éste se mueva libremente sobre el cráneo.

Función:

La contracción de ambos vientres tracciona el cuero cabelludo hacia arriba y atrás, elevando las cejas (sorpresa) y ayudando a fruncir el ceño.
Cuando actúa aisladamente el vientre frontal eleva las cejas.

Inervación:

Nervio facial (VII par craneal).
Ramas temporales para el frontal.
Rama auricular posterior para el occipital.

2. TEMPOROPARIETAL

Origen:

En la fascia temporal (superior y anterior a la oreja, y luego se despliega en forma de abanico hacia fuera y hacia arriba sobre la fascia temporal).

Inserción:

En la aponeurosis epicraneana (borde lateral).
En la piel y en la fascia temporal en la zona elevada del borde lateral de la cabeza.

Descripción:

Es una delgada y extensa capa de músculo digástrico que se dipone a cada lado de la cabeza. Es muy variable. Ver también la descipción del occipitofrontal.

Función:

Tensa el cuero cabelludo.
Estira la piel de las sienes.
Eleva el pabellón auricular.
Unido al occipitofrontal eleva las cejas, abre los ojos y arruga la piel de la frente (expresión de sorpresa y miedo).

Inervación:

Nervio facial (VII par craneal) (ramas temporales).

Músculos de los párpados

3. Levator palpebrae superioris o elevador del párpado superior.
4. Orbicularis oculi u orbicular de los párpados.
5. Corrugator supercilii o superciliar.

3. LEVATOR PALPEBRAE SUPERIORIS O ELEVADOR DEL PÁRPADO SUPERIOR

Origen:

Esfenoides (cara inferior del ala menor).

Inserción:

En tres cintillas (lamellae):
　Aponeurosis del septo orbitario.
　Tarso superior.
　Vaina del recto superior (y con él se reune con el fondo de saco oculoconjuntival).

Descripción:

Es un músculo delgado y plano que se extiende de forma posterior y superior en la órbita. En su origen es tendinoso, ensanchándose, para acabar como una amplia aponeurosis que se divide en tres cintillas.

Función:

Eleva el párpado superior.

Inervación:

Nervio motor ocular común (III par craneal).

4. ORBICULLARIS OCULI U ORBICULAR DE LOS PÁRPADOS

Origen:

Hueso frontal (porción nasal).
Maxilar superior (apófisis frontal por delante del surco lacrimal).
Ligamento palpebral medial.

Inserción:

Porción palpebral: rafe palpebral lateral.
Porción orbitaria: después de formar una elipse completa se une a los músculos occípitofrontal y superciliar. Algunas fibras (depressor supercilli) también se insertan en la piel de las cejas y participan en su descenso.

Descripción:

Forma una capa delgada y extensa que rellena los párpados y rodea la circunferencia de la órbita, pero también se extiende sobre la sien y la mejilla. La porción orbitaria actúa a modo de esfínter.

Función:

La porción palpebral cierra los párpados en el parpadeo y al dormir.
La porción orbitaria cierra los párpados pero con más fuerza, como al guiñar.
La porción lacrimal tracciona medialmente los párpados y los conductos lacrimales, comprimiéndolos contra el globo ocular para recoger las lágrimas
También comprime el surco lacrimal durante el parpadeo.
El músculo completo tensa la piel de la frente, las sienes y las mejillas hacia el ángulo interno de la órbita, cerrando fuertemente la hendidura palpebral.
Los músculos orbitarios que rodean el ojo son importantes porque producen el parpadeo, manteniendo la lubricación del ojo y previniendo la deshidratación de la conjuntiva.

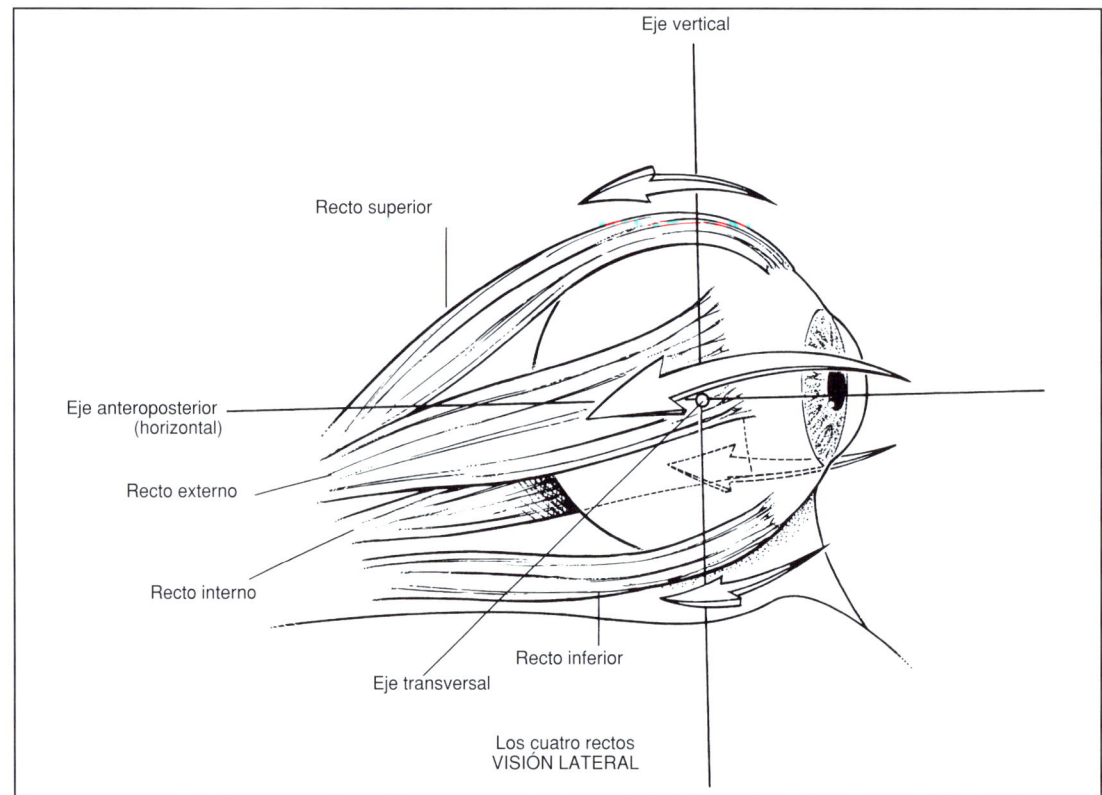

Figura 9-1. Los cuatro rectos.

Inervación:

Nervio facial (VII par) (ramas temporal y cigomática).

5. CORRUGATOR SUPERCILII O SUPERCILIAR

Origen:

Hueso frontal (extremo interno del arco superciliar).

Inserción:

Cara profunda de la piel de la ceja, cubriendo la mitad del arco orbitario.

Descripción:

Las fibras de este pequeño músculo piramidal pasan por encima y por fuera de la cara nasal de la órbita hacia su localización por debajo de la cara externa del occipitofrontal.

Función:

Traccionan las cejas hacia abajo y hacia dentro, produciendo arrugas verticales en la frente (frunciendo el entrecejo).

Inervación:

Rama temporal del nervio facial (VII par craneal).

Músculos oculares

6. Rectus superior o recto superior.
7. Rectus inferior o recto inferior.
8. Rectus medialis o recto interno.
9. Rectus lateralis o recto externo.
10. Obliquus superior u oblicuo mayor.
11. Obliquus inferior u oblicuo menor.

6-9. LOS CUATRO RECTOS (Fig 9-1)

Rectus superior, inferior, interno y externo

Origen:

Esfenoides (desde un tubérculo del ala mayor a través de un tendón común anular que rodea los bordes superior, interno e inferior del foramen óptico (canal).

El anillo se completa por una extensión fibrosa inferior (tendón de Zinn), que da origen al recto inferior, parte del recto interno y la porción inferior del origen del recto externo. Una extensión fibrosa superior da origen al recto superior, parte del recto interno y la porción superior del recto externo.

Inserción:

Cada uno de los rectos se dirige hacia delante según la posición que les da nombre, y se inserta mediante una expansión fibrosa en la esclerótica, un poco por detrás de la córnea.

Descripción:

Los cuatro rectos comparten un origen común y se insertan en distintos puntos de la esclerótica (Fig. 9-1). El recto superior es el más delgado y de menor tamaño y se inserta en la zona superoanterior de la esclerótica, por debajo del techo de la órbita. El músculo inferior se inserta en la zona inferointerior de la esclerótica, inmediatamente por encima del suelo de la órbita.

El recto interno es el más ancho de los rectos y se inserta en la zona interna de la pared escleral, bastante por delante de su ecuador. El recto externo, el más largo de los rectos, se dirige a lo largo de la cara lateral del globo ocular hasta insertarse por delante de su ecuador.

Función:

Los músculos oculares giran el globo ocular en distintas direcciones que dependen de la geometría de sus relaciones y que pueden ser alteradas por los propios movimientos del ojo. Los movimientos oculares también se acompañan de movimientos de cabeza, que contribuyen a las variedades increíblemente complejas de visión estereoscópica.

Los músculos oculares no son accesibles a una inspección directa o de rutina. Es importante conocer que una alteración en la tensión de uno de estos músculos hace variar las relaciones tensiónlongitud de los seis músculos. Es probable que los seis músculos estén continuamente relacionados y la valoración aislada de cada uno de ellos no sea del todo funcional. Es interesante, sin embargo, considerar la relación funcional entre los cuatro rectos y los dos oblicuos como dos fuerzas diferentes.

Los rectos superior, inferior e interno actúan en conjunto como aproximadores o músculos de convergencia.

El recto externo, junto con los dos oblicuos actúan como músculos de abducción o divergencia.

La convergencia generalmente se asocia con la elevación del eje visual y la divergencia con el descenso del eje visual.

Estas descripciones son obligadamente resumidas y la brevedad con que se estudian puede atribuir funciones a los musculos extraoculares que no corresponden a la realidad. Remitimos al lector, para más detalles a la edición inglesa de *Gray's Anatomy*[2]. Para las funciones específicas, ver el capítulo 7 (músculos extraoculares).

Inervación:

Nervio motor ocular común (III par craneal): recto superior, inferior, interno y oblicuo menor.
Nervio. motor ocular externo (VI par): recto externo.
Nervio. patético (IV par): oblicuo mayor.

10. OBLIQUUS SUPERIOR OCULI U OBLICUO SUPERIOR O MAYOR

Origen:

Hueso esfenoides (por encima y por dentro del canal y el recto superior).

Inserción:

Hueso frontal (a través de un tendón circular que se inserta a través de una polea [un anillo cartilaginoso denominado tróclea] en la fóvea troclear)
Esclerótica (por detrás del ecuador en la cara superolateral)

Descripción:

El oblicuo mayor se extiende de manera superomedial en la órbita (Fig. 9-2). Se dirige hacia delante, acabando

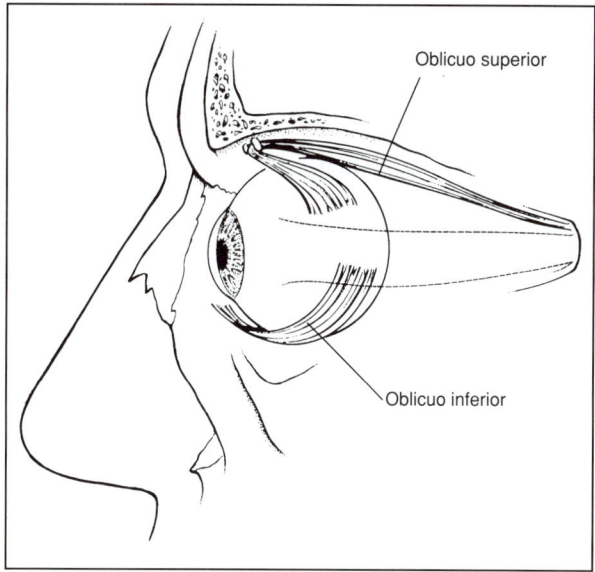

Figura 9-2. Músculos oblicuos extraoculares.

en un tendón redondeado que pasa alrededor de la polea troclear, que se encuentra fijada a la fóvea troclear. Luego gira bruscamente hacia detrás y hacia fuera y se dirige desde allí a la esclerótica, para acabar entre el recto superior y el externo.

Función:

El oblicuo mayor actúa sobre el ojo desde arriba, mientras que el inferior lo hace directamente desde abajo; el oblicuo superior eleva la cara posterior del globo ocular, y el inferior la desciende. El oblicuo mayor, por tanto, gira eje visual hacia abajo y el menor hacia arriba, utilizando ambos movimientos como eje al transversal.

Inervación:

Nervio patético (IV par craneal).

11. OBLIQUUS INFERIOR OCULI U OBLICUO INFERIOR O MENOR

Origen:

Maxilar (cara orbitaria, externa al saco lacrimal).

Inserción:

En la esclerótica (cara lateral), entre las inserciones de los rectos superior y externo y cerca, pero por detrás, de la inserción del oblicuo mayor.

Descripción:

Desde cerca del borde anterior del suelo de la órbita se dirige lateralmente por debajo del globo ocular entre el recto inferior y el hueso orbitario. Luego gira hacia arriba sobre la cara externa del globo ocular, pasando por debajo del recto externo, insertándose en la esclerótica por debajo de dicho músculo (Fig. 9-2).

Función:

Ver oblicuo mayor.

Inervación:

Nervio motor ocular común (III par).

Músculos de la nariz

12. Procerus o piramidal.
13. Nasalis o nasal.
14. Depresor septi o mirtiforme.

12. PROCERUS O PIRAMIDAL

Origen:

Hueso propio de la nariz (dorso de la nariz, porción inferior).
Cartílago de la nariz (lateral, porción superior).

Inserción:

En la cara profunda de la piel de la región interciliar. Se une al occipitofrontal.

Descripción:

Desde su origen, por encima del dorso de la nariz, asciende para unirse al frontal.

Función:

Produce arrugas frontales sobre el dorso de la nariz. Desciende las cejas.

Inervación:

Rama bucal del n. facial (VII).

13. NASALIS O NASAL

Porción transversal (transverso de la nariz)

Origen:

Maxilar superior (por encima y por fuera de la fosa incisiva).

Inserción:

Aponeurosis sobre el dorso de la nariz, donde se reúne con el del lado contralateral.

Porción alar (dilatador de la ventana nasal)

Origen:

Maxilar superior (por ecima del incisivo lateral).
Cartílago del ala de la nariz.

Inserción:

Ala nasal.
Piel del borde nasal.

Descripción:

El músculo posee dos porciones que cubren las superficies distal y medial de la nariz. Las fibras de cada una de ellas ascienden hacia arriba y medialmente, reuniéndose en una estrecha aponeurosis cerca del dorso de la nariz.

Función:

El transverso de la nariz deprime la porción cartilaginosa de la nariz y tracciona de las alas hacia el tabique.
El dilatador de la ventana nasal ejerce esta acción (durante la respiración lucha contra la tendencia a cerrarse por la presión atmosférica). Muy evidente en momentos de cólera o en la respiración forzada.

Inervación:

Ramas bucales del nervio facial (VII).

14. DEPRESSOR SEPTI O MIRTIFORME

Origen:

En el maxilar superior (por encima y fuera de la fosa incisiva, es decir, del diente incisivo medial).

Inserción:

En el tabique nasal (porción móvil) y en el cartílago del ala de la nariz.

Descripción:

Sus fibras ascienden verticalmente desde su origen maxilar central. El músculo se dispone profundo a la membrana mucosa del labio superior. A menudo se considera parte del dilatador de la ventana nasal (del nasal).

Función:

Baja el ala de la nariz (estrechando el orificio nasal).

Inervación:

Ramas bucales del nervio facial (VII).

Músculos de la boca

15. Levator labii superioris o elevador del párpado superior.
16. Levator labii superioris alaeque nasi o elevador del ala de la nariz.
17. Levator anguli oris o canino.
18. Zygomaticus major o cigomático mayor.
19. Zygomaticus minor o cigomático menor.
20. Risorius o risorio.
21. Mentalis o borla de la barba.
22. Transversus menti o transverso del mentón.
23. Depressor anguli oris o triangular de los labios.
24. Depressor labii inferioris o cuadrado del mentón.
25. Orbicularis oris u orbicular de los labios.
26. Buccinator o buccinador.

COMENTARIO

Los músculos de la cara se diferencian del resto de los músculos esqueléticos del cuerpo humano, pues los primeros son músculos cutáneos localizados en las capas profundas de la piel, que carecen con frecuencia de inserciones óseas. Todos ellos (cuero cabelludos, cejas, nariz, labios, mejillas, boca y pabellón auricular) originan las «expresiones» y transmiten el «pensamiento», el más visible de los sitemas del lenguaje corporal.

Los músculos de la órbita de la boca participan en el habla, la ingestión de bebida y de comida. Aunque el músculo buccinador está incluido en esta sección, no es un músculo de la expresión, pero juega un papel importante en la regulación de la posición y acción sobre la comida en la boca.

Estos músculos permanecen continuamente contraídos para tensar la piel de la cara, y ésta se afloja (apareciendo las patas de gallo y la papada) cuando se produce una denervación o por atrofia en relación con la edad. Existen amplias diferencias en cuanto a estos músculos, individuales y raciales, y para hacer frente a estas diferencias los cirujanos plásticos clasifican con frecuencia los músculos de la cara de forma distinta a lo que aquí se presenta (por ejemplo, músculo con una sola porción en lugar de constar de varias...).

El tono continuo de la piel también origina grandes heridas abiertas en las laceraciones faciales, y los cirujanos tienen mucho en cuenta los planos musculares, para minimizar las cicatrices tras la reparación de dichas heridas.

Todos los músculos faciales proceden del mesodermo del segundo arco branquial (hioideo). Los músculos se distribuyen por todas las áreas de la cara y la cabeza, pero conservan su inervación por el VII par craneal (facial).

15. LEVATOR LABII SUPERIORIS O ELEVADOR DEL LABIO SUPERIOR

Origen:

Órbita ocular (borde inferior).
Maxilar superior.
Hueso cigomático.

Inserción:

Labio superior.

Descripción:

Desde un origen bastante ancho en la órbita inferior, sus fibras van afilándose y descienden al labio superior entre los otros músculos elevadores y el cigomático menor.

Función:

Eleva y prolonga el labio superior.

Inervación:

Ramas bucales del nervio facial (VII).

16. LEVATOR LABII SUPERIORIS ALAEQUE NASI O ELEVADOR DEL ALA DE LA NARIZ Y DEL LABIO SUPERIOR

Origen:

Maxilar superior (apófisis frontal).

Inserción:

Ala de la nariz y labio superior.

EL MODIOLO

La disposición de la musculatura facial es con frecuencia materia de confusión y mal entendimiento. Ello no es sorprendente, pues existen catorce músculos pequeños dirigidos en varias direcciones, con nombres largos y funciones no del todo claras. De todos los músculos de la cara, los más importantes son los que se disponen en torno a la boca, pues son los responsables de la ingestión de la comida y del habla.

La relación que existe entre los diversos músculos alrededor de la boca es motivo de confusión. La descripción habitual hasta hace muy poco tiempo era de músculos periorales ininterrumpidos. Pero, en realidad, el orbicular de los labios no forma una elipse completa, pero contiene fibras de los músculos extrínsecos mayores que convergen en la comisura de la boca, así como fibras intrínsecas[1, 6].

El área facial donde se concentran las fibras convergentes y divergentes en múltiples direcciones se sitúa inmediatamente por fuera y ligeramente por encima de la comisura labial. Colocando el pulgar y el índice sobre las caras externa e interna de la boca y comprimiendo el tejido entre ambas, rápidamente se identifica una estructura nudosa conocida como el modiolo[9, 11].

El modiolo (del latín, que significa nave de timón) es un nódulo muscular o tendinoso donde se localizan las inserciones de muchos músculos[9] (Fig. 9-3). Su forma es cónica (aunque esta descripción está simplificada en exceso); tiene 1 cm de espesor y, en la mayoría de las personas, se encuentra 1 cm por fuera de la comisura de la boca. Su forma y tamaño varían según el sexo, la raza y la edad. Las fibras musculares penetran y salen en distintos planos, superficial y profundo con alguna espiral, abarcando las tres dimensiones del espacio.

Existen varias clasificaciones de los músculos del modiolo, pero básicamente se asocian a esta estructura nueve o diez músculos de la cara[10].

IRRADIÁNDOSE DESDE EL MODIOLO

Levator anguli oris o canino.
Orbicularis oris u orbicular de los labios.
Depressor anguli oris o triangular de los labios.
Zygomaticus major o cigomático mayor.
Buccinator o buccinador.

RETRACTORES DEL LABIO SUPERIOR

Levator labii superioris o elevador del párpado superior.
Levator labii superioris alaeque nasi o elevador del ala de la nariz y del labio superior.
Zygomaticus minor o cigomático menor.

RETRACTORES Y DEPRESORES DEL LABIO INFERIOR

Mentalis o borla de la barba.
Depressor labii inferioris o cuadrado del mentón.

Frecuentemente se asocian las fibras especiales del orbicular de los labios (incisivo superior e inferior), el cutáneo y el risorio (la presencia de este último no es constante en la musculatura de la cara).

El orbicular de los labios y el buccinador forman una capa muscular casi continua que puede fijarse en ciertas localizaciones para el zigomático mayor, canino y el triangular de los labios (estos tres últimos músculos son los «pasivos» empleados para inmovilizar el modiolo en cualquier posición).

Cuando el modiolo está firmemente fijo, el buccinador puede contraerse para aplicar fuerza sobre los dientes adyacentes al carrillo; el orbicular de los labios se aplica contra los dientes anteriores de la arcada; además sella los labios y cierra fuertemente la boca[10]. De igual modo, la función de los músculos activos y pasivos del modiolo permite el correcto control de los movimientos de la boca y de la presión al hablar.

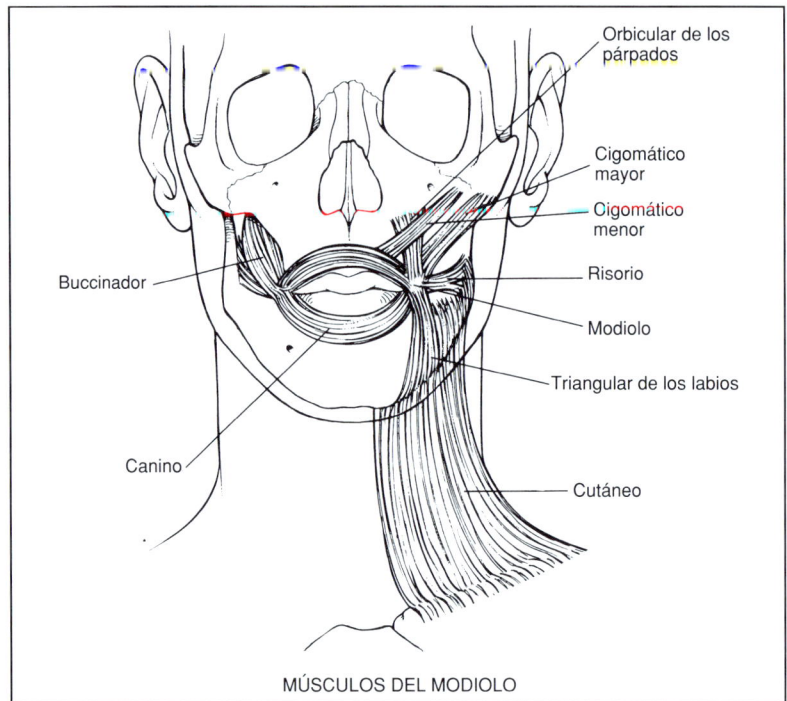

Figura 9-3. El Modiolo.

Descripción:
Las fibras musculares descienden oblicuamente hacia fuera y se dividen en dos fascículos: uno para el cartílago mayor del ala de la nariz y el otro que se une al elevador del labio superior y al orbicular de los labios (y desde allí al modiolo).

Función:
Dilata las ventanas nasales.
Eleva el labio superior.

Inervación:
Ramas bucales del nervio facial (VII).

17. CANINO

Origen:
Maxilar superior (fosa canina).

Inserción:
Modiolo.
Inserción dérmica a nivel de la comisura bucal.

Descripción:
El músculo desciende de manera inferolateral a la órbita desde el maxilar superior hasta el modiolo. Se sitúa parcialmente profundo al cigomático menor.

Función:
Origina la comisura labial y muestra los dientes al sonreír. Participa en el surco nasolabial (desde el lado externo de la nariz al borde del labio superior). Se acentúa con la tristeza (y con la edad).

Inervación:
Ramas bucales del nervio facial (VII).

18. ZYGOMATICUS MAJOR O CIGOMÁTICO MAYOR

Origen:
Hueso cigomático (por delante de la sutura cigomaticotermporal).

Inserción:
Modiolo.

Descripción:
Desciende de manera oblicua hacia fuera para unirse con los restantes músculos del modiolo. Un pequeño y variable grupo de los fascículos superficiales, llamado malar, se considera parte de este músculo.

Función:
Dirige hacia fuera y hacia arriba la comisura de los labios (como al reir).

Inervación:
Rama bucal del nervio facial (VII).

19. ZYGOMATICUS MINOR O MENOR

Origen:
Hueso cigomático (cara malar) medial al origen del cigomático mayor.

Inserción:
En el labio superior se une al elevador del labio superior.
Modiolo.

Descripción:
Inicialmente desciende con el zigomático mayor, luego se dispone medialmente sobre el elevador del labio superior, al que se une.

Función:

Eleva y frunce el labio superior, mostrando los dientes superiores (como al poner gesto de desprecio o al sonreír).
Hace más profundo el surco nasolabial.

Inervación:

Rama bucal del nervio facial (VII).

20. RISORIUS O RISORIO

Origen:

Aponeurosis masetérica.

Inserción:

Modiolo.

Descripción:

Es un músculo extremadamente variable, que apenas merece la denominación de músculo. Cuando existe, se dispone por delante casi horizontalmente. Puede constar de unas pocas fibras o constituir una lámina ancha, delgada y superficial, con forma de abanico. Se suele denominar el músculo de la risa, pero esta acción no es exclusiva del risorio, pues también participan otros músculos del modiolo.

Función:

Cuando está presente retrae la comisura bucal.

Inervación:

Rama bucal del nervio facial (VII).

21. MENTALIS O BORLA DE LA BARBA

Origen:

Mandíbula (fosa incisiva).

Inserción:

Piel sobre el mentón.

Descripción:

Desciende medialmente desde su origen por fuera del frenillo labial hacia el centro del tegumento del mentón.

Función:

Frunce la piel del mentón.
Hace protruir el labio inferior (como en un gesto de mal humor).

Inervación:

Rama mandibular del nervio facial (VII).

22. TRANSVERSUS MENTI

Origen:

Piel del mentón, lateralmente.

Inserción:

Piel del mentón.
Se une con el músculo contralateral.

Descripción:

Está presente o ausente indistintamente. Este pequeño músculo atraviesa transversalmente el mentón, por abajo, y es llamado suspensorio del mentón. A menudo se continúa con el triangular de los labios.

Función:

Desciende la comisura labial; sostiene la piel del mentón.

Inervación:

Rama mandibular del nervio facial.

23. DEPRESSOR ANGULI ORIS O TRIANGULAR DE LOS LABIOS

Origen:

Mandíbula (maxilar inferior) (línea oblicua).

Inserción:

Modiolo.

Descripción:

Desde su extenso origen por debajo del tubérculo de la mandíbula asciende de forma curva y se convierte en un delgado fascículo, dirigiéndose hacia el modiolo. A menudo se continúa por debajo del músculo cutáneo.

Función:

Desciende el labio inferior.
Desvía hacia abajo la comisura bucal (como en un gesto de tristeza).

Inervación:

R. mandibular del nervio facial (VII).

24. DEPRESSOR LABII INFERIORIS O CUADRADO DEL MENTÓN

Origen:

Mandíbula (entre la sínfisis y el agujero mentoniano).

Inserción:

Labio inferior y comisura labial.

Descripción:

Asciende medialmente desde su extenso origen, luego se estrecha y se une con el orbicular de los labios y su homónimo contralateral.

Función:

Desvía el labio inferior hacia abajo y hacia fuera.
Participa en las expresiones de ironía, pena y melancolía.

Inervación:

Rama mandibular del nervio facial (VII).

25. ORBICULARIS ORIS U ORBICULAR DE LOS LABIOS

Origen:

No posee inserciones aponeuróticas a excepción del modiolo. Es un músculo compuesto que, con contribuciones de otros músculos de la boca, forma una estructura compleja seudoesfinteriana, sin ser un verdadero esfínter. A través de sus componentes incisivos se inserta en el maxilar superior (incisivo superior) y en la mandíbula (incisivo inferior).

Inserción:
Modiolo.

Descripción:
Este músculo no constituye una elipse completa en torno a la boca. Las fibras forman, en realidad, cuatro cuadrantes funcionales a cada lado, separados entre sí, que proporcionan la diversidad de los movimientos orales. Existe un solapamiento funcional entre los cuadrantes (superior, inferior, izquierdo y derecho). Este músculo está conectado con el maxilar superior y el tabique nasal mediante músculos accesorios laterales y mediales.

El *incisivo superior* es un músculo accesorio del labio superior dentro del orbicular de los labios, y existe un músculo accesorio similar, el *incisivo inferior*, para el labio inferior. Ambos dan inserciones óseas para el suelo de la fosa incisiva maxilar (superior) y la fosa incisiva mandibular (inferior). Los incisivos se curvan hacia fuera entre las fibras orbiculares de su labio respectivo y, después de atravesar la comisura bucal, se insertan en el modiolo. El modiolo actúa como un sistema de transmisión de fuerza hacia los labios procedente de los músculos que se insertan en él.

El orbicular de los labios tiene otro músculo accesorio, el *nasolabial*, que se dispone medialmente y conecta el labio superior con el tabique nasal (el espacio entre los dos nasolabiales corresponde al filtrum, la depresión del labio superior por debajo del tabique nasal).

Función:
Cierra los labios.
Hace protruir los labios.
Comprime los labios contra los dientes.
Da forma a los labios para silbar, besar, succionar, beber...
Varía la forma de los labios para articular las palabras.

Inervación:
Nervio facial (VII) (ramas bucales, bilaterales).
Esta inervación es interesante, pues cuando se daña un nervio facial distalmente al agujero estilomastoideo sólo la mitad del músculo orbicular de los labios se paraliza. Cuando esto ocurre, como en la parálisis de Bell, la boca se decuelga y se dispone medialmente en el lado de la parálisis (se desvía hacia el lado sano).

26. BUCCINATOR O BUCCINADOR

Origen:
Maxilar superior y mandíbula (caras externas de los procesos alveolares).

Inserción:
Modiolo.

Descripción:
El músculo más importante de la mejilla se clasifica como facial (por su inervación), a pesar de su participación en la masticación. Constituye la pared lateral de la cavidad oral, situándose profundamente respecto a los otros músculos faciales y rellenando el espacio entre el maxilar superior y la mandíbula.

Función:
Comprime el carrillo contra los dientes.
Expulsa el aire cuando la boca está distendida (soplar).
Interviene en la masticación controlando el paso de la comida y la formación del bolo alimenticio.

Inervación:
Rama bucal del nervio facial (VII).

Músculos de la oreja

27. AURICULARES

Auricular anterior

Origen:
Fascia anterior del área temporal (borde lateral de la aponeurosis epicraneal).

Inserción:
Espina del hélix.

Auricular superior

Origen:
Fascia temporal.

Inserción:
Pabellón auricular (superficie craneal).

Auricular posterior

Origen:
Apófisis mastoides del temporal mediante una aponeurosis muy corta.

Inserción:
Pabellón auricular (superficie craneal, concha).

Función (todos):
Su función es muy limitada en el hombre, ¡excepto en las fiestas! El músculo anterior eleva el pabellón auricular y lo dirige hacia delante; el superior eleva ligeramente el pabellón y el posterior lo dirige hacia atrás. Los estímulos auditivos pueden provocar respuestas muy pequeñas de este músculo.

Inervación:
Nervio facial (VII) (rama auricular posterior).

Músculos de la mandíbula y la masticación

28. Masetero.
29. Temporalis o temporal.
30. Pterogoideo externo.
31. Pterogoideo interno.

28. MASETERO

Haz superficial

Origen:

Maxilar superior (apófisis cigomática a través de una aponeurosis).
Hueso cigomático (apófisis maxilar y borde inferior del arco).

Inserción:

Mandíbula (ángulo y mitad inferior de la cara externa de la rama).

Haz medio

Origen:

Arco cigomático (cara profunda de los dos tercios anteriores).

Inserción:

Mandíbula (porción central de la rama).

Haz profundo

Origen:

Arco cigomático (tercio posterior y parte contigua del haz medio).

Inserción:

Mandíbula (mitad superior de la rama y apófisis coronoides).

Descripción:

Es un grueso músculo que conecta los maxilares superior e inferior, que consta de tres capas que se mezclan por delante. La capa superfical desciende por detrás del ángulo y la rama inferior de la mandíbula. (Las capas media y profunda componen la porción profunda citada en la «Nómina anatómica».) Este músculo es fácilmente palpable y se sitúa por debajo y por detrás de la glándula parótida; el borde anterior cubre al buccinador.

Función:

Eleva la mandíbula (ocluyendo los dientes en la masticación).
Realiza los movimientos de masticación (arriba y abajo).

Inervación:

Ramas maseséricas de la rama mandibular del nervio trigémino (V).

29. TEMPORALIS O TEMPORAL

Origen:

Hueso temporal (fosa temporal).
Aponeurosis temporal (cara profunda).

Inserción:

Mandíbula (apófisis coronoides, cara medial, ápex y borde anterior; borde anterior de la rama casi hasta el tercer molar).

Descripción:

Este músculo ancho se irradia como un abanico a cada lado de la cabeza por casi la totalidad de la fosa temporal, descendiendo para converger en la apófisis coronoides del maxilar inferior. Las fibras descendentes confluyen en un tendón que discurre entre el arco cigomático y la pared del cráneo. Las fibras más anteriores descienden verticalmente, pero las medias son oblicuas y las posteriores llevan un curso casi horizontal.

Función:

Elevan la mandíbula para cerrar la boca y aproximan los dientes (masticación)
Retraen la mandíbula (fibras posteriores).
Participan en el movimiento de molido (lateral).

Inervación:

Rama mandibular del nervio trigémino (V)

30. PTERIGOIDEO EXTERNO

Origen:

Haz superior: Hueso esfenoides (ala mayor, cresta y cara infratemporal).
Haz inferior: Mandíbula (cara lateral de la carilla pterigoidea lateral).

Inserción:

Mandíbula (cuello del cóndilo, en la fosa de la porción anterior).
Articulación temporomandibular (borde anterior de la cápsula y disco articular).

Descripción:

Es un músculo corto y grueso con dos haces que discurren posterolateralmente al cóndilo de la mandíbula, cuello y disco de la articulación temporomandibular (ATM). Las fibras del haz superior se dirigen hacia abajo y hacia fuera, mientras que las de la cabeza inferior discurren horizontalmente. El músculo se sitúa por debajo de la rama de la mandíbula.

Función:

Extiende el cóndilo de la mandíbula y el disco de la ATM hacia delante, mientras que el haz mandibular hace girar el disco (ayuda a abrir la boca).
El pterigoideo lateral, junto con los elevadores de la mandíbula, determina la propulsión de la mandíbula, provocando la maloclusión de los dientes (es decir, los dientes inferiores se proyectan por delante de los superiores).
Cuando los dos pterigoideos del mismo lado (lateral y medial) actúan juntos, la mandíbula y el maxilar inferior (barbilla) giran hacia el lado contrario (movimiento de masticación).

Inervación:

Rama mandibular del nervio trigémino (V).

31. PTEROGOIDEO INTERNO

Origen:
Hueso esfenoides (carilla pterogoidea lateral).
Hueso palatino (cara estriada de la apófisis piramidal).
En el maxilar superior (tuberosidad) se une mediante un haz en la cara lateral de la apófisis piramidal del hueso palatino.

Inserción:
Cara interna de la rama de la mandíbula a través de un grueso tendón, a la altura del agujero mandibular.

Descripción:
Este músculo grueso y corto ocupa la cara interna de la rama de la mandíbula, mientras que el masetero se sitúa en la externa. El pterogoideo medial se encuentra separado del lateral desde la rama de la mandíbula. Las fibras profundas nacen del hueso palatino; las superficiales, del maxilar superior, y se disponen superficiales al pteroigoideo lateral. Las fibras descienden posterolateralmente hacia la rama mandibular.

Función:
Eleva la mandíbula para ocluir los dos maxilares (masticar).
Propulsa la mandíbula hacia delante (con el pterogoideo lateral).
Los pterigoideos lateral y medial del mismo lado juntos rotan la mandíbula hacia delante y hacia el lado opuesto. Este movimiento alternante produce la masticación.
El pterogoideo medial y el masetero están dipuestos de manera que forman un soporte que sostiene a la mandíbula. Este soporte es una articulación funcional en la que la ATM actúa como guía. Cuando se abre y cierra la boca, la mandíbula se mueve sobre un centro de rotación que establecen el soporte y el ligamento esfenomandibular.

Inervación:
Rama pterigoidea medial de la rama mandibular del nervio trigémino (V).

Músculos de la lengua

MÚSCULOS EXTRÍNSECOS DE LA LENGUA

32. Geniogloso.
33. Hiogloso.
34. Condrogloso.
35. Estilogloso.
36. Palatogloso.

32. GENIOGLOSO

Origen:
Mandíbula (sínfisis mentoniana o cara interna de la espina mentoniana superior).

Inserción:
Hueso hioides a través de una delgada aponeurosis (fibras inferiores).
Músculo constrictor medio de la faringe (fibras intermedias).
Cara inferior de la lengua, mezclandose en toda su longitud con la musculatura intrínseca (fibras superiores).

Descripción:
La lengua se separa en dos mitades por el septum lingual, que se extiende a lo largo de toda su longitud y se inserta por debajo en el hueso hioides. Los extrínsecos se extienden por la cara externa de la lengua.
El geniogloso es un músculo ancho y plano que se despliega como un abanico hacia atrás desde su origen mandibular, discurriendo paralelamente a la línea media, muy cerca de ella. Las fibras inferiores descienden hacia el hioides, las medias se dirigen hacia atrás y se unen al constrictor medio de la faringe; las fibras superiores ascienden para insertarse en toda la cara inferior de la lengua. Los músculos de ambos lados se unen por delante y están separados por detrás por el septum lingual.

Función:
Tracción anterior de la lengua (la punta se sitúa por fuera de la boca).
Deprime la parte central de la lengua (mediante la acción bilateral).

Inervación:
Nervio hipogloso (XII)

33. HIOGLOSO

Origen:
Hueso hioides (en el cuerpo y en toda la extensión del asta mayor).

Inserción:
A los lados de la lengua.

Descripción:
Músculo aplanado y cuadrilátero, cuyas fibras se disponen verticalmente.

Función:
Baja la lengua.

Inervación:
Nervio hipogloso (XII).

34. CONDROGLOSO

Origen:
Hueso hioides (cara medial y base del asta menor).

Inserción:
Se une con la musculatura intrínseca entre el hiogloso y el geniogloso.

Descripción:
Es un músculo muy pequeño (2 cm de longitud), que a veces se considera parte del hiogloso.

Función:
Ayuda en el descenso de la lengua.

Inervación:
Nervio hipogloso (XII).

35. ESTILOGLOSO

Origen:
Hueso temporal (vértice de la apófisis estiloides).
Ligamento estilomaxilar (extremo estiloideo).

Inserción:
Borde lateral de la lengua, cerca de la superficie dorsal, para unirse con la musculatura intrínseca (porción longitudinal).
Se superpone al hiogloso y se une a él (porción oblicua).

Descripción:
Es el más pequeño y corto de los músculos extrínsecos de la lengua. Se dirige hacia abajo y se curva hacia delante, dividiéndose en dos haces: longitudinal y oblicuo. Se dispone entre las arterias carótidas interna y externa.

Función:
Lleva la lengua hacia arriba y hacia atrás.

Inervación:
Hipogloso (XII).

36. PALATOGLOSO

Origen:
Paladar blando (cara anterior).

Inserción:
Borde de la lengua, entremezclándose con la musculatura intrínseca.

Descripción:
Técnicamente pertenece a la musculatura extrínseca, pero funcionalmente se asemeja a los músculos del paladar. Es un pequeño fascículo, más estrecho en el centro que en los extremos. Discurre en situación anteroinferior y lateral, por delante de la amígdala, para alcanzar el borde lateral de la lengua. El palatogloso, junto con la mucosa que recubre la lengua, forma el arco o pliegue palatogloso.

Función:
Eleva la raíz de la lengua.
Aproxima el arco palatogloso para cerrar la cavidad oral de la orofaringe.

Inervación:
Hipogloso (XII).

MÚSCULOS INTRÍNSECOS DE LA LENGUA

37. Superior longitudinal o lingual superior.
38. Inferior longitudinal o lingual inferior.
39. Transverse lingual o transverso de la lengua.
40. Vertical lingual o vertical de la lengua.

37. LINGUAL SUPERIOR

Inserciones y descripción:
Las fibras oblicuas y longitudinales discurren inmediatamente por debajo de la mucosa del dorso de la lengua.
Nace de la capa fibrosa submucosa cerca de la epiglotis y del septum lingual. Las fibras se disponen por delante de los bordes de la lengua.

Función:
Ver 40. Vertical lingual.

38. LINGUAL INFERIOR

Inserciones y descripción:
Es una banda estrecha de fibras próximas a la cara inferior de la lengua. Se extienden desde la raíz hasta la punta de la lengua. Algunas fibras se unen al cuerpo del hioides. Se une por delante con el estilogloso.

39. TRANSVERSO DE LA LENGUA

Inserciones y descripción:
Cruza lateralmente la lengua desde el septum lingual hasta los bordes de la lengua. Se une al palatofaríngeo.

40. VERTICAL DE LA LENGUA

Inserciones y descripción:
Localizado sólo en la región anterolateral. Se extiende desde la superficie dorsal de la lengua a la ventral.

Función de los músculos intrínsecos:
Estos músculos cambian la forma y el contorno de la lengua. Los músculos superior e inferior la acortan. El lingual superior también lleva la punta y los lados hacia arriba, formando una concavidad dorsal. El lingual inferior lleva la punta y los lados hacia abajo, formando una convexidad dorsal. El transverso estrecha y alarga la lengua. El vertical la aplana y ensancha.
Todas estas modificaciones casi ilimitadas conceden a la lengua la versatilidad y precisión necesarias para el lenguaje y la deglución.

Inervación:
Hipogloso (XII).

Músculos de la faringe

41. Constrictor inferior de la faringe.
42. Constrictor medio de la faringe.
43. Constrictor superior de la faringe.
44. Estilofaríngeo.
45. Salpingofaríngeo.
49. Palatofaríngeo (ver paladar).

41. CONSTRICTOR INFERIOR DE LA FARINGE

Origen:
Cartílago cricoides (bordes laterales).
Cartílago tiroides (en la línea oblicua lateral y en el asta inferior).

Inserción:

Faringe (en el rafe fibroso mediano posterior, junto al contralateral).

Descripción:

Es el más largo y grueso de los constrictores de la faringe. Posee dos porciones: el cricofaríngeo y el tirofaríngeo. Ambas porciones se extienden posteromedialmente y se unen con el músculo del lado opuesto en el rafe fibroso medio. Las fibras inferiores se disponen horizontalmente y rodean la zona más estrecha de la faringe. Las fibras restantes ascienden oblicuamente para superponerse al constrictor medio.

Durante la deglución el cricofaríngeo actúa como un esfínter; el tirofaríngeo realiza una acción peristáltica para propulsar la comida.

Función:

Durante la deglución todos los constrictores actúan como esfínteres con movimientos peristálticos.

Inervación:

Plexo faríngeo formado por un componente vagal (X), espinal (XI), glosofaríngeo (IX) y los nervios laríngeos externos.

42. CONSTRICTOR MEDIO DE LA FARINGE

Origen:

Hueso hioides (toda la longitud del borde superior del asta mayor).
Ligamento estilohioideo.

Inserción:

Faringe (rafe fibroso medio posterior).

Descripción:

Desde su origen las fibras se extienden en abanico en tres direcciones: las inferiores descienden para disponerse bajo el constrictor inferior; las medias se sitúan transversalmente, y las superiores ascienden para solaparse con el constrictor superior. En su inserción se unen con el músculo del otro lado.

Función:

Actúa como un esfínter e interviene en el peristaltismo de la deglución.

Inervación:

Plexo faríngeo (ver constrictor inferior).

43 CONSTRICTOR SUPERIOR DE LA FARINGE

Origen:

Hueso esfenoides (fosa pterigoidea medial y su gancho (hamulus).
Rafe pterigomandibular.
Mandíbula (surco milohioideo).
Borde de la lengua.

Inserción:

Rafe faríngeo posterior.
Hueso occipital (tubérculo faríngeo de la porción basilar).

Descripción:

Es el más pequeño de los constrictores y sus fibras se curvan hacia atrás y se extienden por una aponeurosis hasta alcanzar el occipital. Las inserciones de este músculo se diferencian como el pterigofaríngeo, bucofaríngeo, milofaríngeo y glosofaríngeo.
La hendidura entre el borde superior de este músculo y la base del cráneo se cierra mediante la fascia faringobasilar conocida como el seno de Morgagni.
Una pequeña banda se une con el constrictor superior desde la cara superior de la aponeurosis palatina denominada esfínter palatofaríngeo. Esta banda es visible cuando se eleva el paladar blando; a menudo se hipertrofia en sujetos con paladar hendido.

Función:

Actúa como un esfínter y participa en el peristaltismo de la deglución.

Inervación:

Plexo faríngeo.

44. ESTILOFARÍNGEO

Origen:

Hueso temporal (cara interna de la base de la apófisis estiloides).

Inserción:

Cartílago tiroides (borde posterior).
Se une con los constrictores de la faringe y con el faringoestafilino.

Descripción:

Es un músculo delgado y alargado que desciende por los lados de la faringe entre los constrictores medio y superior, para extenderse por debajo de la mucosa.

Función:

Elevación de la pared faríngea lateral superior con la deglución.

Inervación:

Glosofaríngeo (IX).

45 SALPINGOFARÍNGEO

Origen:

Cara inferior del cartílago cerca del orificio del conducto auditivo.

Inserción:

Se une al faringoestafilino.

Descripción:

Es un pequeño músculo cuyas fibras se dirigen hacia abajo, por fuera de la úvula, para unirse con las fibras del faringoestafilino.

Función:

Eleva la faringe para movilizar el bolo alimenticio.

Inervación:

Plexo faríngeo.

Músculos del paladar

46. Levator veli palatini o peristafilino interno.
47. Tensor veli palatini o peristafilino externo.
48. Musculus uvulae o ácigos de la lengua.
36. Palatogloso (ver lengua).
49. Palatofaríngeo.

46. LEVATOR VELI PALATINI O PERISTAFILINO INTERNO

Origen:

Hueso temporal (cara inferior del peñasco).
Fascia timpánica.
Cartílago tubárico.

Inserción:

Aponeurosis palatina (cara superior, donde se une con el músculo del otro lado a nivel de la línea media).

Descripción:

Las fibras de este pequeño músculo descienden medialmente desde el peñasco del temporal hasta pasar por debajo del borde del constrictor superior de la faringe y por delante del salpingofaríngeo.

Función:

Eleva el paladar blando.

Inervación:

Plexo faríngeo (porción craneal del espinal (XI) y vago (X).

47. TENSOR VELI PALATINI O PERISTAFILINO EXTERNO

Origen:

Hueso esfenoides (fosa escafoidea de la apófisis pterogoidea).
Cartílago tubárico (lámina lateral).
Espina esfenoidal (porción medial).

Inserción:

Aponeurosis palatina.
Hueso palatino (lámina horizontal).

Descripción:

Este músculo es delgado y pequeño y se sitúa por fuera del peristafilino interno y de la trompa. Desciende verticalmente entre la lámina pterigoidea interna y el músculo pterigoideo medio y converge en un fino tendón, que rodea medialmente al gancho pterigoideo.

Función:

Desplaza lateralmente al paladar blando (unilateralmente).
Engruesa el paladar al hundirlo, aplanando su arco (con su equivalente contralateral).

Inervación:

Rama mandibular del trigémino (V).

48. MUSCULUS UVULAE O ÁCIGOS DE LA LENGUA

Origen:

Hueso palatino (espina nasal posterior).
Aponeurosis palatina.

Inserción:

Úvula.

Descripción:

Es un músculo bilateral; sus fibras descienden hacia la mucosa de la úvula.

Función:

Eleva y retrae la úvula.

Inervación:

Plexo faríngeo.

49. FARINGOESTAFILINO

Origen:

Fascículo anterior

Paladar blando (aponeurosis palatina).
Paladar duro (borde posterior).

Fascículo posterior

Cara faríngea del paladar blando (aponeurosis palatina).

Inserción:

Cartílago tiroides (borde posterior).
Borde de la faringe sobre una aponeurosis.

Descripción:

Junto con la mucosa que la recubre, forma el arco palatofaríngeo. Nace mediante dos fascículos separados por el peristafilino interno, que se reúnen en la línea media con su homónimo del otro lado. Los dos músculos se unen y se reúnen con el salpingofaríngeo para descender por detrás de las amígdalas. El músculo forma una pared longitudinal incompleta en la cara interna de la faringe.

Función:

Eleva la faringe y la impulsa hacia delante y la acorta durante la deglución. También aproxima los arcos palatofaríngeos.

Inervación:

Plexo faríngeo (espinal [XI] y vago [X]).

36. PALATOGLOSO

Ver músculos de la lengua.

Músculos de la laringe (intrínsecos)

50. Cricotiroideo.
51. Cricoaritenoideo posterior.
52. Cricoaritenoideo lateral.
53. Interaritenoideo transverso.
54. Interaritenoideo oblicuo.
55. Tiroaritenoideo.
    55a. Vocal.
    55b. Tiroepiglótico.

50. CRICOTIROIDEO

Origen:

Cartílago cricoides (anterior y externo).

Inserción:

Asta inferior de la laringe (borde anterior).
Cartílago tiroides (borde inferior de la lámina).

Descripción:

Las fibras de este músculo par se disponen en dos grupos: uno oblicuo inferior (porción oblicua), que se inclina posterolateralmente hacia el asta inferior, y otro grupo superior (porción recta o fibras verticales), que ascienden posteriormente hacia la lámina.

Función:

Regulan la tensión de las cuerdas vocales.
Tensan los ligamentos vocales al descender el arco cricoideo, aumentando la tensión en las cuerdas vocales.

Inervación:

Nervio vago (X) (rama externa del nervio laríngeo superior).

51. CRICOARITENOIDEO POSTERIOR

Origen:

Cartílago cricoides (depresión extensa que corresponde a la mitad de la cara posterior).

Inserción:

Cartílago aritenoides (cara posterior de la apófisis muscular).

Descripción:

Las fibras se disponen craneal y lateralmente hasta reunirse en la cara posterior del cartílago aritenoides del mismo lado. Las fibras más inferiores son casi verticales, pero se transforman en oblicuas y, finalmente, casi verticales en el borde superior.

Función:

Regulan la tensión de las cuerdas vocales.
Abren la glotis mediante el giro lateral de los cartílagos aritenoides, separando las cuerdas vocales.
Retraen los cartílagos aritenoides y, de ese modo, ayudan a tensar las cuerdas vocales.

Inervación:

Nervio laríngeo recurrente (X).

52. CRICOARITENOIDEO LATERAL

Origen:

Cartílago cricoides (borde craneal del arco).

Inserción:

Cartílago aritenoides (por delante de la apófisis muscular).

Descripción:

Las fibras se dirigen oblicuamente hacia arriba y hacia atrás.

Función:

Cierra la glotis mediante el giro medial de los cartílagos aritenoides, aproximando las cuerdas vocales.

Inervación:

Nervio laríngeo recurrente (X).

53. INTERARITENOIDEO TRANSVERSAL

Inserciones y descripción:

Es un músculo único que se dispone transversalmente entre los dos cartílagos aritenoides. Es considerado a menudo una rama del músculo aritenoideo. Se inserta por detrás de la apófisis muscular y en los bordes externos de ambos cartílagos aritenoides.

Función:

Aproxima los cartílagos aritenoides, cerrando la glotis.

Inervación:

Rama laríngea recurrente del X (vago).

54. INTERARITENOIDEO OBLICUO

Origen:

Cartílago aritenoides (zona posterior de la apófisis muscular).

Inserción:

Cartílago aritenoides (vértice del borde opuesto).

Descripción:

Son dos músculos situados por encima del interaritenoideo transversal. Se disponen como dos fascículos que cruzan la línea media posterior. Se consideran con frecuencia parte de un músculo aritenoideo. Las fibras que continúan externamente, rodeando el vértice del aritenoides, se denominan a veces músculo aritenoepiglótico.

Función:

Actúa como esfínter a la entrada de la laringe (mediante la aproximación de los pliegues aritenoepiglóticos y aproximando los cartílagos aritenoides).

Inervación:

Rama laríngea recurrente del X par.

55. TIROARITENOIDEO

Origen:

Cartílago tiroides (mitad caudal del ángulo).
Ligamento cricotiroideo medio.

Inserción:

Cartílago aritenoides (base y cara anterior).

Descripción:

Se dispone por fuera de la cuerda vocal, ascendiendo posterolateralmente. Muchas fibras se dirigen al pliegue ariepiglótico. Las fibras más inferiores y profundas, que se sitúan medialmente, parecen constituir una banda, que se inserta en la apófisis vocal del cartílago aritenoides. Esta banda se denomina *músculo vocal*. Se adhiere al ligamento vocal, que es lateral y paralelo.

Otras fibras de este músculo continúan como músculo *tiroepiglótico*, que se inserta en el borde epiglótico; otras fibras que se balancean a lo largo de la pared del seno hasta el borde de la epiglotis se denominan *tiroaritenoideo superior*.

Función:

Regulan la tensión de las cuerdas vocales.
Dirigen los cartílagos aritenoides hacia el cartílago tiroides, acortando y relajando los *ligamentos vocales*.
Giran medialmente los cartílagos aritenoides, aproximando las cuerdas vocales.
El *músculo vocal* relaja las cuerdas vocales posteriores, mientras que las cuerdas anteriores permanecen tensas, aumentando el tono de la voz.
El *tiroepiglótico* dilata la entrada laríngea mediante la acción de los pliegues ariepiglóticos.

Inervación:

Nervio laríngeo recurrente del X.

Músculos del cuello

MÚSCULOS EXTENSORES DE LA CABEZA

Este grupo de ocho músculos consta de músculos suboccipitales que se extienden entre el atlas, axis y cráneo y unos músculos largos que se superponen desde la sexta vértebra torácica hasta la tercera cervical, alcanzando el cráneo.

56. Rectus capitis posterior major o recto posterior mayor.
57. Rectus capitis posterior minor o recto posterior menor.
58. Obliquus capitis superior u oblicuo mayor de la cabeza.
59. Obliquus capitis inferior u oblicuo menor de la cabeza.
60. Longissimus capitis o complejo menor.
61. Splenius capitis o esplenio de la cabeza.
62. Semispinalis capitis o complejo mayor.
63. Spinalis capitis o espinal de la cabeza.

Los músculos extensores de la cabeza controlan a ésta como una entidad aislada de la columna cervical[12].

56. RECTUS CAPITIS POSTERIOR MAJOR O RECTO POSTERIOR MAYOR

Origen:

Axis (apófisis espinosa).

Inserción:

Occipital (porción lateral de la línea curva inferior, cara inmediatamente inferior a la línea curva).

Descripción:

Comienza como un pequeño tendón y se extiende a medida que asciende y se lateraliza (revisar triángulo suboccipital en un texto de anatomía).

Función:

Extensión de la cabeza.
Rotación de la cabeza hacia el mismo lado.
Inclinación lateral de la cabeza hacia el mismo lado.

Inervación:

Nervio raquídeo C1 (rama dorsal del nervio suboccipital).

57. RECTUS CAPITIS POSTERIOR MINOR O RECTO POSTERIOR MENOR

Origen:

Atlas (tubérculo del arco posterior).

Inserción:

Occipital (porción medial de la línea curva inferior, en la superficie entre la línea curva inferior y el agujero occipital).

Descripción:

Comienza como un delgado tendón, que se extiende como una ancha banda muscular a medida que asciende.

Función:

Extensión de la cabeza.
Inclinación lateral de la cabeza hacia el mismo lado.

Inervación:

Nervio raquídeo C1 (rama dorsal, nervio suboccipital).

58. OBLIQUUS CAPITIS SUPERIOR U OBLICUO MENOR

Origen:

Atlas (cara superior de la apófisis transversa), donde se une a la inserción del oblicuo mayor.

Inserción:

Occipital (entre las líneas curvas occipital superior e inferior, se sitúa lateral al complejo mayor).

Descripción:

Comienza como un músculo estrecho y luego se ensancha a medida que se dirige hacia arriba y hacia dentro.

Función:

Extensión de la cabeza sobre el atlas (ambos músculos).
Inclinación lateral hacia el mismo lado (acción de un solo músculo).

Inervación:

Nervio raquídeo C1 (rama dorsal del nervio suboccipital).

59. OBLIQUUS CAPITIS INFERIOR U OBLICUO MAYOR

Origen:

Axis (apófisis espinosa).

Inserción:

Atlas (porción inferior y dorsal de la apófisis transversa).

Descripción:

Discurre lateral y ligeramente ascendente. Es el más largo de los oblicuos.

Función:

Extensión de la cabeza.
Inclinación lateral (músculo del mismo lado).
Rotación de la cabeza hacia el mismo lado.

Inervación:

Nervio raquídeo C1 (rama dorsal, nervio suboccipital).

60. LONGISSIMUS CAPITIS O COMPLEJO MENOR

Origen:

Apófisis transversas vértebras T1-T5.
Apófisis articulares vértebras C4-C7.

Inserción:

Hueso temporal (borde posterior de la apófisis mastoides).

Descripción:

Es un músculo con varios tendones que se extiende por debajo del esplenio del cuello. Se extiende hacia arriba y hacia fuera y se considera la continuación del sacrolumbar.

Función:

Extensión de la cabeza.
Inclinación lateral y rotación de la cabeza hacia el mismo lado.

Inervación:

Nervios cervicales C3-C8, con algunas variaciones (ramas dorsales).

61. SPLENIUS CAPITIS O ESPLENIO DE LA CABEZA

Origen:

Ligamento cervical posterior a nivel de C3-C7.
Vértebras C7-T4 (apófisis espinosas), con algunas variaciones.

Inserción:

Hueso temporal (apófisis mastoides).
Occipital (superficie por debajo del tercio lateral de la línea curva superior).

Descripción:

Las fibras se dirigen hacia arriba y hacia fuera a medida que se extiende como una banda profunda del esternocleidomastoideo.

Función:

Extensión de la cabeza.
Rotación de la cabeza hacia el mismo lado (controvertido).
Inclinación lateral de la cabeza hacia el mismo lado.

Inervación:

Nervios cervicales C3-C6, con variaciones (ramas dorsales).

62. SEMIESPINALIS CAPITOS O COMPLEJO MAYOR

Origen:

En las vértebras C7 y T1-T6 (variable) como series de tendones desde los vértices de las apófisis transversas.
Vértebras C4-C6 (apófisis articulares).

Inserción:

Occipital (entre las líneas curvas).

Descripción:

Los tendones se unen para formar un músculo ancho en la región superior y posterior del cuello, que asciende verticalmente.

Función:

Extensión de la cabeza (ambos músculos).
Rotación de la cabeza hacia el lado opuesto (controvertido).
Inclinación lateral de la cabeza hacia el mismo lado.

Inervación:

Nervios raquídeos C2-T1 (ramas dorsales).

63. SPINALIS CAPITIS O ESPINAL DE LA CABEZA

Origen:

Vértebras C5-C7 y T1-T3 (apófisis espinosas).

Inserción:

Occipital (entre las líneas curvas).

Descripción:

Es el más pequeño y delgado de los espinales o músculos de los canales vertebrales, que se sitúan muy próximos a la columna vertebral.

Función:

Extensión de la cabeza.

Inervación:

Nervios raquídeos C3-T1 (ramas dorsales).

MÚSCULOS CERVICALES EXTENSORES

Grupo formado por ocho músculos cervicales que se superponen y nacen de las vértebras torácicas o de las costillas y se insertan en las vértebras cervicales.

64. Longissimus cervicis o transversario del cuello.
65. Semispinalis cervicis o digástrico de la nuca.
66. Iliocostalis cervicis o porción cervical del sacrolumbar.
67. Splenius cervicis o esplenio del cuello.
68. Spinalis cervicis o espinal del cuello.
69. Interespinalis cervicis o interespinoso del cuello.
70. Intertransversarii cervicis o intertranversos del cuello.
71. Rotatores cervicis o rotadores del cuello.
124. Trapezius o trapecio (ver *cintura escapular*).

Este grupo muscular es responsable de la extensión de la columna cervical en oposición a la extensión de la cabeza.

64. LONGISSIMUS CERVICIS O TRANSVERSARIO DEL CUELLO

Origen:

Vértebras T1-T5 (variable) (vértices de las apófisis transversas).

Inserción:

Vértebras C2-C6 (tubérculos posteriores de las apófisis transversas).

Descripción:

Son continuación del grupo sacrolumbar, con tendones largos y delgados; el músculo se dirige hacia arriba y ligeramente hacia dentro.

Función:

Extensión de la columna cervical.
Inclinación lateral de la columna cervical hacia el mismo lado.
Es un músculo accesorio para el descenso de las costillas.

Inervación:

Nervios raquídeos C3-T6 (variable) (ramas dorsales).

65. SEMISPINALIS CERVICIS O DIGÁSTRICO DE LA NUCA

Origen:

Vértebras T1-T5 (variable) (apófisis transversas).

Inserción:

Desde el axis (C2) hasta la vértebra C5 (apófisis espinosas).

Descripción:

Es un músculo espeso y delgado que nace mediante una serie de tendones y asciende verticalmente.

Función:

Extensión de la columna cervical.
Rotación de la columna cervical hacia el lado opuesto.
Inclinación lateral hacia el mismo lado.

Inervación:

Nervios raquídeos C2-C5 (ramas dorsales).

66. ILIOCOSTALIS CERVICIS O PORCIÓN CERVICAL DEL SACROLUMBAR

Origen:

Costillas 3.ª a 6.ª (ángulos); a veces también en la 1.ª y 2.ª costillas.

Inserción:

Vértebras C4-C6 (apófisis transversas, tubérculos posteriores).

Descripción:

Nace mediante tendones aplanados de la zona posterior de las costillas y se vuelve muscular cuando asciende y gira hacia adentro para insertarse en las vértebras cervicales. Se sitúa por fuera del transversario del cuello. Este grupo forma la columna externa del grupo sacrolumbar.

Función:

Extensión de la columna cervical.
Inclinación lateral hacia el mismo lado.
Depresión de las costillas (accesorio).

Inervación:

Nervios raquídeos C4-T6 (variable) (ramas dorsales).

67. SPLENIUS CERVICIS O ESPLENIO DEL CUELLO

Origen:

Vértebras T3-T6 (apófisis espinosas).

Inserción:

Vértebras C1-C3 (variable) (apófisis transversas, tubérculo posterior).

Descripción:

Nace como una banda tendinosa estrecha desde el hueso y los ligamentos intraespinosos y forma una lámina ancha junto con el esplenio de la cabeza. Este músculo se dirige hacia arriba y hacia afuera, por debajo del trapecio y del romboides, y por dentro del angular de la escápula.

Función:

Extensión de la columna cervical.
Rotación de la columna cervical hacia el mismo lado.
Inclinación lateral de la cabeza hacia el mismo lado.
Agonista del esternocleidomastoideo opuesto.

Inervación:

Nervios raquídeos C4-C8 (variable) (ramas dorsales).

68. SPINALIS CERVICIS O ESPINAL DEL CUELLO

Origen:

C6-C7 y T1-T2 (apófisis espinosas).

Inserción:

C1-C3 (apófisis espinosas).

Descripción:

Es el más pequeño y delgado de los espinales; se sitúa íntimamente adherido a la columna vertebral. Son inconstantes y difíciles de separar.

Función:

Extensión de la columna cervical.

Inervación:

Nervios raquídeos (C3-C8) (ramas dorsales).

69. INTERESPINALIS CERVICIS O INTERESPINOSO DEL CUELLO

Origen e inserción:

Apófisis espinosas de las vértebras contiguas cervicales. Se distinguen seis pares entre el axis y la primera vértebra torácica.

Función:

Extensión de la columna cervical.

Inervación:

Nervios raquídeos C3-C8 (ramas dorsales).

70. INTERTRANSVERSARII CERVICIS O INTERTRANSVERSOS DEL CUELLO

Origen e inserción:

Ambos pares (anterior y posterior) aparecen en cada segmento. Los músculos anteriores unen los tubérculos anteriores de las apófisis transversas contiguas y están inervados por las ramas ventrales primarias. Los músculos posteriores unen los tubérculos posteriores de las apófisis transversas contiguas y están inervados por la primera rama dorsal.

Descripción:

Consta de fascículos situados entre las apófisis transversas de las vértebras contiguas. La porción cervical es el fascículo más desarrollado del grupo.

Función:

Extensor de la columna (los músculos de ambos lados).
Inclinación lateral hacia el mismo lado (un solo lado).

Inervación:

Porción anterior: Nervios raquídeos C3-C8 (rama ventral).
Porción posterior: Nervios raquídeos C3-C8 (rama dorsal).

LOS ROTADORES

Son los músculos más profundos del grupo transversoespinoso, formado por once pares de músculos muy cortos por debajo del transverso espinoso. Las fibras se dirigen oblicuamente hacia arriba y hacia adentro o casi horizontalmente. En su curso ascendente puede atravesar más de una vértebra, pero lo más frecuente es que se inserten en la inmediatamente superior. Se encuentra a lo largo de toda la columna vertebral; pueden verse como músculos desarrollados sólo en la región torácica.

71. ROTATORES CERVICIS O ROTADORES DEL CUELLO

Origen:

Apófisis transversas de una vértebra cervical.

Inserción:

Base de la apófisis espinosa de la vértebra inmediatamente superior.

Descripción:

Este músculo se sitúa profundamente respecto al transverso espinoso y no puede aislarse de sus fibras más profundas. Son irregulares y variables.

Función:

Extensión de la columna cervical (colabora).
Rotación de la columna hacia el lado opuesto.

Inervación:

Nervios raquídeos C3-C8 (ramas dorsales).

MÚSCULOS FLEXORES DE LA CABEZA

Los principales músculos flexores de la cabeza son los rectos cortos que se disponen entre el atlas y el cráneo y el recto anterior mayor de la cabeza. Reforzando este músculo se encuentran los suprahioideos del área mandibular.

72. Rectus capitis anterior o recto anterior menor.
73. Rectus capitis lateralis o recto lateral de la cabeza.
74. Longus capitis o recto anterior mayor de la cabeza.

Suprahioideos:

75. Milohioideo.
76. Estilohioideo.
77. Geniohioideo.
78. Digástrico.

72. RECTUS CAPITIS ANTERIOR O RECTOA ANTERIOR MENOR

Origen:

Atlas (1.ª vértebra cervical) (cara anterior de la cara lateral).

Inserción:

Occipital (cara inferior de la apófisis basilar).

Descripción:

Es un músculo corto y plano situado inmediatamente por detrás del recto mayor de la cabeza. Se dirige hacia arriba y hacia adentro.

Función:

Flexión anterior de la cabeza.
Estabiliza la articulación atlantooccipital.

Inervación:

Nervios raquídeos C1-C2 (ramas ventrales).

73. RECTUS CAPITIS LATERALIS O RECTO LATERAL DE LA CABEZA

Origen:

Atlas (C1) (cara superior de las apófisis transversas).

Inserción:

Occipital (apófisis yugular).

Descripción:

Músculo plano y corto que se dirige hacia arriba y hacia afuera.

Función:

Inclinación lateral de la cabeza.
Participa en la rotación de la cabeza (oblicuidad).
Participa en la estabilización de la articulación atlantooccipital.

Inervación:

Nervios raquídeos C1-C2.

74. LONGUS CAPITIS O RECTO ANTERIOR MAYOR DE LA CABEZA

Origen:
Vértebras C3-C6 (tubérculos anteriores de las apófisis transversas).

Inserción:
Occipital (apófisis basilar inferior).

Descripción:
Surge en forma de cuatro bandas tendinosas, que se funden en el músculo que se ensancha y engruesa a medida que se une en la línea media con su homónimo contralateral.

Función:
Flexión de la cabeza.
Rotación de la cabeza hacia el mismo lado.

Inervación:
Nervios raquídeo C1-C3 (ramas ventrales).

75. MILOHIOIDEO

Origen:
Mandíbula (a lo largo de toda la línea milohioidea desde la sínfisis, por delante, hasta el último molar, por detrás).

Inserción:
Hueso hioides (cuerpo).

Descripción:
Músculo triangular aplanado que, desde los dos lados, forma el suelo de la cavidad oral.

Función:
Eleva el hueso hioides y la lengua para la deglución.
Desciende la mandíbula cuando está fija.
Flexión de la cabeza (actúa como un músculo débil).

Inervación:
Rama alveolar inferior de la rama mandibular del V (trigémino).

76. ESTILOHIOIDEO

Origen:
Hueso temporal (apófisis estiloides, cara posterolateral).

Inserción:
Hueso hioides (cuerpo en su unión con el asta mayor).

Descripción:
Este músculo delgado desciende y se dirige hacia adelante; es perforado por el digástrico cerca de su inserción distal. A veces está ausente.

Función:
Asciende y lleva hacia atrás al hueso hioides (en la deglución).
Flexión de la cabeza (accesorio débil).
Colabora en la apertura de la boca.
Participa en la masticación y el habla (funciones no muy claras).

Inervación:
Nervio facial (VII).

77. GENIOHIOIDEO

Origen:
Mandíbula (cara profunda inferior de la sínfisis mentoniana).

Inserción:
Hueso hioides (cara anterior del cuerpo).

Descripción:
Es un músculo estrecho, en situación superficial respecto al milohioideo; se dirige hacia atrás y algo hacia abajo. Está en contacto con su homónimo contralateral en la línea media.

Función:
Eleva y extiende el hueso hioides.
Muestra la lengua.
Flexión de la cabeza (accesorio débil).
Depresor de la mandíbula (colabora).

Inervación:
Nervios raquídeos C1-C2 (fibras transportadas por el XII).

78. DIGÁSTRICO

Origen:
Vientre posterior: Hueso temporal (ranura del digástrico).
Vientre anterior: Mandíbula (cara lingual del borde inferior).

Inserción:
Tendón intermedio y, desde éste, al hueso hioides a través de un soporte fibroso.

Descripción:
Consta de dos vientres unidos por un tendón redondeado intermedio. Se sitúa por debajo de la mandíbula y se extiende como un ligamento desde la apófisis mastoides hasta la sínfisis mentoniana, perforando al estilohioideo, donde los dos vientres se unen por el tendón intermedio.

Función:
Depresor de la mandíbula (ambos músculos).
Eleva el hueso hioides (en la deglución).
Vientre anterior: Adelanta el hioides.
Vientre posterior: Tracciona el hioides hacia atrás.
Flexor de la cabeza (agonista débil).
En el electromiograma los músculos bilaterales siempre trabajan juntos.

Inervación:
Vientre anterior: Nervio alveolar inferior del V.
Vientre posterior: Nervio facial (VII).

FLEXORES DE LA COLUMNA CERVICAL

El principal flexor de la columna cervical es el largo del cuello (una masa prevertebral), los tres escalenos y el esternocleidomastoideo. Los músculos infrahioideos y el cutáneo actúan como accesorios superficiales.

79. Longus colli o largo del cuello.
80. Escaleno anterior.
81. Escaleno medio.
82. Escaleno posterior.
83. Esternocleidomastoideo.

Infrahioideos

84. Esternotiroideo.
85. Tirohioideo.
86. Esternohioideo.
87. Omohioideo.
88. Platysma o cutáneo.

79. LONGUS COLLI O LARGO DEL CUELLO

Tres porciones

Oblicua superior

Origen:

Vértebras C3-C5 (tubérculo anterior de las apófisis transversas).

Inserción:

Atlas (tubérculo del arco anterior).

Oblicua inferior

Origen:

Vértebras T1-T3 (variables) (cuerpos anteriores).

Inserción:

Vértebras C5-C6 (tubérculos anteriores de las apófisis transversas).

Ventral

Origen:

Vértebras T1-T3 y C5-C7 (cuerpos anterolaterales).

Inserción:

Vértebras C2-C4 (cuerpos anteriores).

Descripción:

Se encuentra situado sobre la cara anterior de la columna vertebral, desde el atlas hasta la vértebra T3. Es cilíndrico y se afila en los extremos.

Función:

Flexión cervical.
Rotación del cuello hacia el lado opuesto (porción oblicua inferior).
Inclinación lateral (porciones oblicuas superior e inferior).

Inervación:

Nervios raquídeos C2-C6 (ramas ventrales).

LOS ESCALENOS

Estos músculos son muy variables en cuanto a su anatomía específica; esto conduce a grandes controversias respecto a sus funciones secundarias.

80. ESCALENO ANTERIOR

Origen:

Vértebras C3-C6 (tubérculo anterior de la apófisis transversa).

Inserción:

Primera costilla (tubérculo escaleno en el borde interno y extremo en su cara superior).

Descripción:

Se sitúa profundo y lateral en el cuello, por debajo del esternocleidomastoideo; desciende verticalmente. Las inserciones son muy variables.

Función:

Flexión de la columna cervical.
Eleva la primera costilla en la inspiración.
Rota la columna cervical hacia el lado contrario.
Inclinación lateral del cuello hacia el mismo lado.

Inervación:

Nervios cervicales C4-C6 (ramas ventrales).

81. ESCALENO MEDIO

Origen:

C2-C7 (tubérculo posterior de las apófisis transversas). Axis, a veces.

Inserción:

Primera costilla (sobre la cara superior).

Descripción:

Es el más largo y el mayor de los escalenos. Desciende verticalmente a los lados vertebrales.

Función:

Flexión cervical (débil).
Inclinación lateral de la columna cervical hacia el mismo lado.
Elevación de la primera costilla en la inspiración.
Rotación del cuello hacia el lado opuesto.

Inervación:

Nervios cervicales C3-C8 (ramas ventrales).

82. ESCALENO POSTERIOR

Origen:

Vértebras C4-C6 (variable; tubérculo posterior de las apófisis transversas).

Inserción:

Segunda costilla (cara externa).

Descripción:

Es el más pequeño y profundo de los escalenos. Las inserciones son extremadamente variables. A menudo se encuentra unido al escaleno medio.

Función:

Flexión cervical (débil).
Elevación de la segunda costilla en inspiración.
Inclinación lateral de la columna cervical (accesorio).
Rotación de la columna cervical hacia el lado opuesto.

Inervación:

Nervios cervicales C6-C8 (ramas ventrales).

83. ESTENOCLEIDOMASTOIDEO

Origen:

Haz esternal (interno): Esternón, manubrio (cara ventral).
Haz clavicular (externo): Clavícula (cara superior y anterior del tercio medio).

Inserción:

Hueso temporal, apófisis mastoides (cara lateral).
Occipital (mitad externa de la línea curva superior).

Descripción:

Los dos haces que se distinguen en el origen gradualmente se van fusionando en el cuello a medida que ascienden lateral y posteriormente.

Función:

Flexión de la columna cervical (ambos músculos).
Inclinación lateral de la columna cervical hacia el mismo lado.
Rotación de la cabeza hacia el lado opuesto.
Extensión de la cabeza (fibras posteriores).
Eleva el esternón en la inspiración forzada.

Inervación:

Nervio espinal (XI) (porción espinal).
Nervios cervicales C2-C3 (ramas ventrales).

84. ESTERNOTIROIDEO

Origen:

Manubrio esternal (cara posterior).
Primera costilla (cartílago).

Inserción:

Cartílago tiroides (cresta oblicua).

Descripción:

Es un músculo profundo, algo ancho, que discurre ligeramente lateral y vertical por fuera de la glándula tiroides.

Función:

Flexión cervical (débil).
Deprime el hioides, la mandíbula y la lengua (después de su elevación).
Desciende la laringe después de la deglución.

Inervación:

Nervios cervicales C1-C3.

85. TIROHIOIDEO

Origen:

Cartílago tiroides (cresta oblicua).

Inserción:

Hueso hioides (borde inferior del asta mayor).

Descripción:

Aparece como una extensión superior del esternotiroideo. Es un músculo pequeño, rectangular, lateral al cartílago tiroides.

Función:

Flexión cervical.
Tracción del hueso hioides hacia abajo.
Elevación de la laringe y el cartílago tiroides.

Inervación:

Nervio cervical C1 (que sigue su recorrido en el nervio hipogloso).

86. ESTERNOHIOIDEO

Origen:

Clavícula (extremo medial, cara posterior).
Manubrio esternal (posterior).
Ligamento esternoclavicular.

Inserción:

Hueso hioides (cuerpo, borde inferior).

Descripción:

Banda delgada muscular que asciende ligeramente medial desde la clavícula hasta el hueso hioides.

Función:

Flexión cervical (débil).
Deprime el hueso hioides después de la deglución.

Inervación:

Nervios C1-C3.

87. OMOHIOIDEO

Vientre inferior

Origen:

Escápula (borde superior, extensión variable).
Ligamento transverso superior.

Inserción:

Tendón intermedio del omohioideo, por debajo del esternocleidomastoideo.
Clavícula mediante una prolongación fibrosa.

Vientre superior

Origen:

Tendón intermedio del omohioideo.

Inserción:

Hueso hioides (borde inferior del cuerpo).

Descripción:

El músculo consta de dos vientres carnosos unidos por un tendón central. El vientre inferior es una estrecha banda que se dirige hacia delante y ligeramente hacia arriba a través de la zona inferior del cuello. El vientre superior asciende verticalmente, lateral al esternohioideo.

Función:

Desciende el hioides después de la elevación.
Desciende la mandíbula (colabora).

Inervación:

Nervios cervicales C1-C3.

88. PLATYSMA O CUTÁNEO

Origen:

Aponeurosis que cubre el pectoral mayor y el deltoides.

Inserción:

Mandíbula (por debajo de la línea oblicua).
Modiolo.
Piel y tejido subcutáneo del labio inferior.

Descripción:

Es un músculo plano y ancho, que asciende desde el hombro, cruza la clavícula y asciende medial y oblicuamente.

Función:

Tracciona del labio inferior hacia abajo y hacia atrás (expresión de horror y sorpresa).
Participa en la apertura de la mandíbula.
Flexión cervical (débil).
El electromiograma muestra gran actividad en el esfuerzo máximo y en la inspiración profunda brusca.
Puede estirar la piel desde la región clavicular, aumentando el diámetro del cuello. Frunce la piel de la nuca oblicuamente, y así disminuye la concavidad del cuello.

Inervación:

Nervio facial (VII) (rama cervical).

Músculos del tronco

Espalda.
Tórax (respiración).

Abdomen.
Periné y ano.

MÚSCULOS PROFUNDOS DE LA ESPALDA

Estos músculos consisten en grupos de músculos dispuestos en serie, que se extienden desde el occipital hasta el sacro. Son cuatro subgrupos, más el cuadrado de los lomos.

En esta sección el lector advertirá que no están incluidas las porciones cervicales de cada grupo muscular. Estos músculos se describen integrados con los del cuello, porque sus funciones afectan los movimientos de la cabeza y del cuello. Sin embargo, para conseguir una visión de conjunto, son mencionados dentro de su subgrupo.

Esplenio (sólo en el cuello).
Espinales.
Grupo transverso espinal.
Grupo interespinal-intertransverso.

Cuadrado de los lomos.

Erector spinae o músculos de los canales vertebrales

Los músculos de este grupo se disponen a lo largo de la columna vertebral como una gran masa musculotendinosa cubierta por la aponeurosis toracodorsal y el serrato posterior menor por debajo y el romboideo y el esplenio por encima. Varían en su tamaño y composición en los distintos niveles.

Región sacra: estrechos, tendinosos y fuertes.
Región lumbar: se extienden como una masa muscular gruesa (palpable); cara estriada visible en la zona externa.
Región torácica: una superficie estriada continúa desde los ángulos costales hasta cubrir la escápula.

Desde todas las zonas de inserción tendinosas los músculos ascienden para formar una gran masa, que se divide en la región lumbar en tres columnas longitudinales.

Columna muscular lateral

66. Iliocostalis cervicis o porción cervical del sacrolumbar (ver cuello).
89. Iliocostalis thoracis o porción torácica del sacrolumbar.
90. Iliocostalis lumborum o porción lumbar del sacrolumbar.

Columna muscular media

60. Longissimus capitis o complejo menor (ver cuello).
64. Longissimus cervicis o transversario del cuello (ver cuello).
91. Longissimus thoracis o sacrolumbar.

Columna muscular medial

63. Spinalis capitis o espinal de la cabeza.
68. Spinalis cervicis o espinal del cuello.
92. Spinalis thoracis o espinal torácico.

Origen común de los espinales o músculos de los canales vertebrales (erector spinae)

Sacro (crestas medial y lateral, cara anterior); vértebras L1-L5 y T12 (apófisis espinosas); ligamentos supraespinoso, sacrociático mayor y sacroilíaco; crestas ilíacas (cara interna de la porción dorsal).

Columna lateral

89. ILIOCOSTALIS THORACIS O PORCIÓN TORÁCICA DEL SACROLUMBAR

Origen:

Costillas 12 a 7 (bordes superiores de los ángulos).

Inserción:

Desde la primera costilla desciende hasta la sexta (ángulo).
C7 (cara posterior de la apófisis transversa).

90. ILIOCOSTALIS LUMBORUM O PORCIÓN LUMBAR DEL SACROLUMBAR

Origen:

Cresta ilíaca (labio externo).
Sacro (cara posterior).

Inserción:

Costillas 5 ó 6 a 12 (ángulo en su borde inferior).

Descripción (todos):

Ésta es la columna más lateral de los espinales. Estos músculos se sitúan en un surco lateral a cada lado de la columna vertebral. El lumbar es el más largo y se subdivide en su ascensión.

Función:

Extensión de la columna.
Inclinación lateral de la columna.
Desciende las costillas (porción lumbar).

Inervación:

Nervios raquídeos T7-L2 (distribución variable) (ramas dorsales).

Columna intermedia

91. LONGISSIMUS THORACIS O SACROLUMBAR

Origen:

Sacro.
Vértebras L1-L5 (apófisis transversas).

Inserción:

L1-L3 (apófisis costiformes).
T1-T12 (apófisis transversas).
Costillas 2 a 12 (entre los tubérculos y los ángulos).

Descripción (todos):

Son los intermedios de los espinales o de los músculos de los canales vertebrales. Se sitúan entre los ileocostales (laterales) y los espinales (mediales). Son los más largos y mayores de las tres columnas que componen los músculos de los canales vertebrales. El sacrolumbar se separa de la porción lumbar del iliocostal y espinal dorsal en la región lumbar superior.

Función (sacrolumbar):

Extensión de la columna.
Inclinación lateral de la columna hacia el mismo lado.
Descenso de las costillas.

Inervación:

Nervios raquídeos cervicales, torácicos y lumbares inferiores (ramas dorsales).

Columna medial

92. SPINALIS THORACIS O EPIESPINOSO MEDIO

Origen:

Vértebras T11-T12 y L1-L2 (apófisis espinosas).

Inserción:

Vértebras T1-T4 a T8 (apófisis espinosas).

Descripción:

Es el más pequeño y delgado de los músculos espinales, íntimamente adherido a la columna vertebral. Es inconstante y difícil de aislar.

Función:

Extensión de la columna vertebral.

Inervación:

Nervios raquídeos (rama dorsal).

Grupo transverso espinoso

Los músculos de este grupo se sitúan profundos a los de los canales vertebrales, rellenando el espacio cóncavo entre las apófisis espinosas y transversas de las vértebras. Ascienden oblicua y medialmente desde la apófisis transversa de una vértebra hasta la espinosa de la vértebra inmediatamente superior, y a veces vértebras situadas más arriba. No es frecuente que superen distancias superiores a cuatro o seis vértebras.

62. Semispinalis capitis o complejo mayor (ver cuello).
65. Semispinalis cervicis o digástrico de la nuca (ver cuello).
93. Semispinalis thoracis o interespinoso medio.
94. Multifidus o transversoespinoso.
71. Rotatores cervicis o rotadores del cuello (ver cuello).
95. Rotatores thoracis o rotadores torácicos.
96. Rotatores lumborum o rotadores lumbares.

93. SEMISPINALIS CERVICIS O INTERESPINOSO MEDIO

Origen:

Vértebras T6-T10 (apófisis transversas).

Inserción:

Vértebras C6-C7 y T1-T4 (apófisis espinosas).

Descripción:

Este grupo sólo se encuentra en las regiones cervical y torácica, extendiéndose hacia la cabeza. Son profundos respecto a las columnas intermedia y medial de los músculos de los canales vertebrales.

Función:

Extensión de la columna torácica.
Rotación de la columna torácica hacia el lado contrario.

Inervación:

Nervios raquídeos torácicos (ramas dorsales).

94. MULTIFIDUS O TRANSVERSO-ESPINOSO

Origen:

Sacro (por encima del agujero sacro S4).
Fascia de los espinales.
Ilíaco (espina ilíaca superior posterior y cresta adyacente).
Ligamentos sacroilíacos (posterior).
Vértebras T1-T12 (apófisis transversas y tubérculos mamilares).
Vértebras C4-C7 (apófisis articulares).

Inserción:

Una o dos vértebras por encima (apófisis espinosas); puede ascender dos o cuatro vértebras antes de insertarse.

Descripción:

Estos músculos rellenan los canales de ambos lados de las apófisis espinosas de las vértebras desde el sacro al axis. Son profundos respecto a los espinales en la región lumbar y profundos a los semiespinales en las regiones superiores. Cada fascículo asciende oblicuamente dos o cuatro vértebras a medida que se dirige hacia la línea media para insertarse en la apófisis espinosa de la vértebra superior.

Función:

Extensión de la columna (ambos lados).
Inclinación lateral de la columna.
Rotación hacia el lado opuesto (uno).

Inervación:

Nervios raquídeos, según segmentos (ramas dorsales).

Los rotadores

Son los músculos más profundos del grupo transversoespinal, que se diponen como once pares de músculos muy cortos por debajo del transversoespinoso. Las fibras ascienden oblicua y lateralmente o casi horizontal. Pueden sobrepasar más de una vértebra en su ascensión, pero lo más habitual es alcanzar la inmediatamente superior. Se encuentra en toda la longitud de la columna vertebral y se distingue como un músculo desarrollado sólo en la región torácica.

95. ROTATORES THORACIS O ROTADORES TORÁCICOS

Origen:

Apófisis transversa de una vértebra torácica.

Inserción:

Base de la espina de la vértebra inmediatamente superior.

Función:

Extensión de la columna dorsal.

Inervación:

Nervios raquídeos.

96. ROTATORES LUMBORUM O ROTADORES LUMBARES

Los rotadores son extremadamente variables e irregulares en estas regiones.

Descripción:

Son profundos repecto al transverso espinoso y están íntimamente unidos a sus fibras profundas.

Función:

Extensión de la columna.
Rotación de la columna hacia el lado opuesto.

Inervación:

Nervios raquídeos (ramas dorsales).

Grupo interespinal-intertranverso

69. Interespinalis cervicis o interespinoso del cuello (ver cuello).
97. Interespinalis thoracis o interespinoso torácico.
98. Interespinalis lumborum o interespinoso lumbar.
70. Intertransversarii cervicis o intertransversario del cuello.
99. Intertransversarii thoracis o intertransversario torácico.
99. Intertransversarii lumborum o intertransversario lumbar.

Los interespinosos

Los músculos de este grupo alcanzan una vértebra desde la adyacente. Son cortos, constan de dos fascículos, localizándose entre las apófisisis espinosas de las vértebras contiguas. Están más desarrollados a nivel cervical.

97. INTERESPINALIS THORACIS O INTERESPINOSO TORÁCICO

Origen e inserción:

Entre las apófisis espinosas de las vértebras contiguas. Tres pares: 1) entre la 1.ª y 2.ª vértebras torácicas; 2) entre la 2.ª y la 3.ª vértebras torácicas (variable); 3) entre la 11.ª y la 12.ª vértebras torácicas.

Función:

Extensión de la columna.

Inervación:

Nervios raquídeos (ramas dorsales).

98. INTERESPINALIS LUMBORUM O INTERESPINOSO LUMBAR

Origen e inserción:

Son cuatro pares situados entre las cinco vértebras lumbares.

Función:

Extensión de la columna.

Inervación:

Nervios raquídeos (ramas dorsales).

Los intertransversos

Son pequeños fascículos situados entre las apófisis transversas de las vértebras contiguas. Se encuentran más desarrollados en la región cervical.

99. INTERTRANSVERSARII THORACIS, I. LUMBORUM O INTERTRANSVERSOS TORÁCICOS Y LUMBARES

En la región torácica constan de haces fibrosos únicos situados entre las apófisis transversas de las tres últimas vértebras torácicas y la primera lumbar.
En la región lumbar se disponen de nuevo en parejas a cada lado de la columna vertebral como músculos

mediales y laterales. Los músculos mediales conectan los tubérculos accesorios de una vértebra con el tubérculo mamilar de la vértebra situada debajo. Los intertransversos laterales rellenan los espacios entre las apófisis transversas de las vértebras contiguas.

Función:

Extensión de la columna.
Inclinación lateral hacia el mismo lado (músculos unilaterales).

Inervación:

Nervios raquídeos.
Músculos mediales (ramas dorsales).
Músculos laterales (ramas ventrales.

100. QUADRATUS LUMBORUM O CUADRADO DE LOS LOMOS

Origen:

Ilíaco (cresta, labio interno).
Ligamento iliolumbar.

Inserción:

Decimosegunda costilla (borde inferior).
Vértebras L1-L4 (vértices de las apófisis transversas).
Cuerpo de la vértebra T12 (ocasionalmente).

Descripción:

Es un músculo cuadrilátero irregular situado contra la pared posterior (dorsal) del abdomen encerrado por las capas de la fascia toracolumbar. Rellena el espacio entre la 12ª costilla y las apófisis transversas de las vértebras lumbares. Su existencia y tamaño son variables.

Función:

Extensión de la columna lumbar (bilateral).
Inclinación lateral de la columna hacia el mismo lado (pelvis fija).
Fija y desciende a la 12ª costilla.

Inervación:

Nervios raquídeos T12 y L1-L3 (ramas ventrales).

MÚSCULOS DEL TÓRAX (RESPIRACIÓN)

101. Diafragma.
102 Intercostales externi o intercostales externos.
103. Intercostales interni o intercostales medios
104. Intercostales intimi o intercostales internos.
105. Subcostales o infracostal.
106. Transversus thoracis o triangular del esternón.
107. Levatores costarum o supracostal.
108. Serratus posterior superior o serrato posterior y superior.
109. Serratus posterior inferior o serrato posterior e inferior.

101. DIAFRAGMA

Origen:

Las fibras musculares se originan alrededor de la circunferencia de la salida torácica en tres grupos:
Esternal: Xifoides (cara posterior).
Costal: Costillas 7 a 12 (bilateralmente, cara interna de los cartílagos y la cara profunda de cada lado).
Lumbar: Vértebras L1-L3 (desde los ligamentos arcuatos medial y lateral y desde los cuerpos vertebrales mediante los pilares musculares).

Inserción:

Centro frénico del diafragma.
Inmediatamente por debajo del diafragma y unido a él. El centro frénico no tiene inserciones óseas. Tiene tres divisiones llamadas foliolos (por su patrón en hoja de trébol) unidas en una lámina muscular que proporcionan gran fuerza al músculo.

Descripción:

Este músculo en forma de semibóvedas, de estructura contráctil y fibrosa, forma el suelo del tórax (superfie superior convexa) y el techo del abdomen (superficie inferior cóncava) (Fig. 9-4).
El diafragma es muscular en la periferia y tendinoso en su centro. Cierra el orificio inferior del tórax y forma un suelo para la cavidad torácica. El músculo en su centro es más aplanado que en la periferia y más elevado en el lado derecho (alcanzando la quinta costilla) que en el lado izquierdo (alcanzando la sexta costilla). Desde los vértices de cada lado el diafragma desciende bruscamente hacia sus inserciones costales y vertebrales. Esta inclinación descendente es mucho más abrupta y larga en la zona posterior.

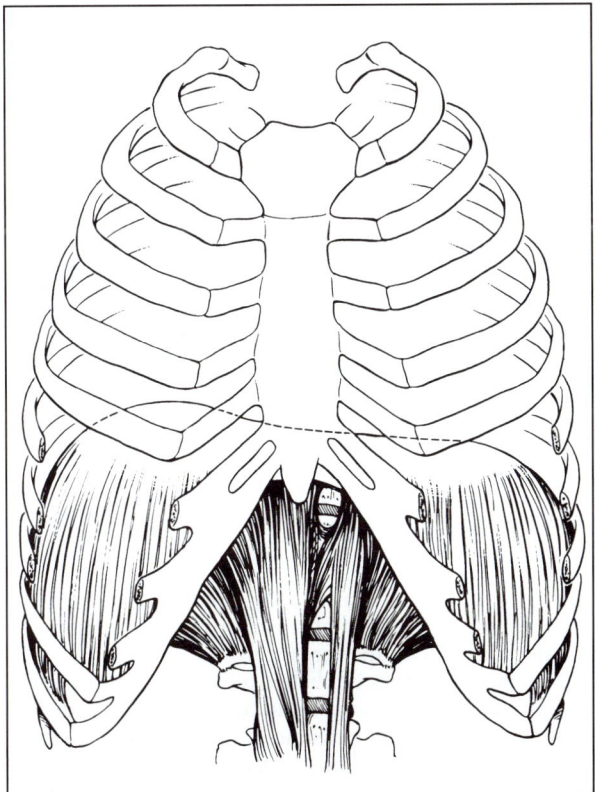

Figura 9-4. El diafragma.

Función:

Inspiración: La contracción del diafragma tracciona al centro frénico hacia abajo y hacia delante. Ello aumenta el diámetro vertical del tórax y rechaza el abdomen hacia abajo. También desciende la presión intratorácica, permitiendo la entrada de aire en los pulmones a través de la glotis abierta.

Esto se produce con la acción conjunta de los músculos intercostales que elevan las costillas, el esternón y las vértebras, aumentando los diámetros anteroposterior y transversal del tórax en la inspiración.

Espiración: La relajación pasiva permite la ascensión de las cúpulas, con disminución del volumen en la cavidad torácica y aumento de la presión en ella.

Inervación:

Nervio frénico, C4 (con contribuciones de C3 y C5).

Los intercostales

Los intercostales son delgadas capas musculares y tendinosas que ocupan los espacios intercostales; los externos son los más superficiales, los medios son los siguientes y los más profundos son los más internos.

102. INTERCOSTALIS EXTERNI O INTERCOSTALES EXTERNOS

Origen:

Costillas 1 a 11 (bordes inferiores y tuberosidades costales).

Inserción:

Costillas 2 a 12 (bordes superiores).
Membrana aponeurótica intercostal externa, que se prolonga hacia el esternón.

Descripción:

Son once pares de músculos a cada lado del tórax. Cada uno nace del borde inferior de una costilla y se inserta en el borde superior de la costilla situada por debajo. Se extienden por el espacio intercostal desde la tuberosidad costal, por detrás, hasta el cartílago, por delante.

Las fibras musculares se disponen de forma oblicua inferolateralmente en el tórax dorsal, discurren inferomedialmente y algo ventrales en la zona anterior del tórax (hacia abajo y hacia el esternón).

Los externos son los más gruesos de los tres músculos intercostales. En apariencia parecen ser la continuación de los músculos oblicuos externos del abdomen.

Función:

Elevación de las costillas con la inspiración. Existen datos que avalan esta afirmación para los cuatro o cinco músculos superiores, pero las fibras más dorsales y laterales de dichos músculos también son activas en la espiración temprana. Es posible que la actividad de los intercostales durante la respiración varíe con la profundidad de ésta[13, 14].

Depresión de las costillas en la espiración (datos poco consistentes).

Rotación de la columna dorsal hacia el lado opuesto (unilateral).
Estabilización de la jaula costal.

Inervación:

Nervios intercostales T1-T12. Estos nervios se numeran secuencialmente de acuerdo con el espacio (por ejemplo, el quinto nervio intercostal inerva los músculos situados entre la quinta y sexta costillas).

103. INTERCOSTALIS INTERNI O INTERCOSTALIS MEDIOS

Origen:

Primera a decimoprimera costillas (extremo de la cara interna, dirigiéndose luego hacia abajo y hacia la espina).
Cartílago costal de la misma costilla.

Inserción:

Segunda a decimosegunda costillas (borde superior de la costilla inmediatamente inferior).

Descripción:

Son once pares de músculos. Se extienden desde el borde esternal de las costillas, por delante, hasta el ángulo costal, por detrás. Sus fibras descienden oblicuamente, pero formando un ángulo de 90° con los intercostales externos.

Función:

Elevación de las costillas en la inspiración. Esto puede ser cierto para los músculos, primero a quinto. Los músculos más laterales, cuyas fibras se disponen más oblicuamente hacia abajo y hacia atrás, se activan en la espiración[15].
Estabilización de la jaula costal.

Inervación:

Nervios intercostales T1-T11.

104. INTERCOSTALIS INTIMI O INTERCOSTALIS INTERNOS

Origen:

Surco costal de la costilla superior en los espacios intercostales inferiores, pero no existe evidencia de su existencia en los espacios intercostales superiores 5 y 6.

Inserción:

Borde superior de la costilla inferior en los espacios intercostales inferiores.

Descripción:

Existe controversia acerca de su existencia como músculo aislado o perteneciente a los intercostales medios, pero los argumentos a favor de un músculo separado de éstos no son convincentes. Si son músculos distintos, sólo son cinco o seis pares, sin existir en los espacios intercostales superiores.

Función:

Presumiblemente idéntica a la de los medios.

Inervación:
Nervios intercostales.

105. SUBCOSTALES O INFRACOSTALES

Origen:
Costillas inferiores (variable) en la cara interna próxima al ángulo.

Inserción:
Cara interna de dos o tres costillas por debajo de la original.

Descripción:
Se sitúa sobre la pared posterior del tórax y se desarrolla sólo en el tórax inferior. Las fibras se disponen en la misma dirección que el intercostal medio.

Función:
Traccionan de las costillas próximas o descienden las costillas (datos no suficientes).

Inervación:
Nervios intercostales.

106. TRANSVERSUS THORACIS O TRIANGULAR DEL ESTERNÓN

Origen:
Esternón (tercio caudal) y xifoides.
Costillas 3 a 6 (cartílago costal, cara interna).

Inserción:
Costilas 2 a 5 (cartílagos costales, bordes caudales).

Descripción:
Es una lámina delgada de la cara posterior de la pared anterior del tórax. Las fibras ascienden oblicua y lateralmente, separándose más en su inserción. Las fibras inferiores son horizontales y se continúan con el músculo transverso del abdomen. Las fibras más altas son casi verticales. Las inserciones varían a cada lado en la misma persona y entre personas diferentes.

Función:
Desciende las costillas.
Actúan en la espiración forzada.

Inervación:
Nervios intercostales.

107. LEVATORES COSTARUM O SUPRACOSTAL

Origen:
Vértebras C7 y T1-T11 (apófisis transversas).

Inserción:
En la costilla inmediatamente por debajo de la vértebra original (en la cara externa entre la tuberosidad y el ángulo).

Descripción:
Existen once pares de músculos a ambos lados del tórax, en su pared posterior. Las fibras son oblicuas y discurren inferolateralmente, como los músculos intercostales externos. Las fibras más inferiores se dividen en dos fascículos, uno de los cuales se inserta como se ha descrito y el otro desciende hacia la segunda costilla por debajo de su origen.

Función:
Elevación de las costillas con la inspiración.
Inclinación lateral de la columna.

Inervación:
Nervios intercostales T1-T12.

108. SERRATUS POSTERIOR SUPERIOR O SERRATO POSTERIOR Y SUPERIOR

Origen:
Vértebras C7 y T1-T3 (apófisis espinosas).
Ligamento cervical posterior.
Ligamentos supraespinoso.

Inserción:
Costilas 2 a 5 (bordes superiores, laterales a los ángulos).

Descripción:
El músculo se sitúa en el tórax superior dorsal, sobre los músculos de los canales vertebrales (espinales) y bajo el romboides. Las fibras discurren inferolateralmente.

Función:
Eleva las costillas superiores.
Probablemente aumenta el volumen torácico (función algo incierta).

Inervación:
Nervios intercostales T1-T4 (ramas ventrales).

109. SERRATUS POSTERIOR INFERIOR O SERRATO POSTERIOR E INFERIOR

Origen:
Vértebras T11-T12 y L1-L2 (apófisis espinosas a través de la fascia intermedia de los músculos serratos).

Inserción:
Costillas 9 a 12 (borde inferior, lateral a los ángulos).

Descripción:
Es un músculo delgado, compuesto por cuatro digitaciones situadas en el límite entre las regiones torácica y lumbar. Es mucho más ancho que el serrato posterior superior y se sitúa cuatro costillas por debajo del mismo. Se dispone por encima de los espinales y por debajo de los oblicuos externos. Estos músculos pueden tener menos de cuatro digitaciones o no existir.

Función:
Desciende las costillas inferiores y las desplaza dorsalmente.
Juega un dudoso papel en la respiración.

Inervación:

Nervios intercostales T9-T12.

MÚSCULOS DEL ABDOMEN
Pared anterolateral

110. Obliquus externus abdominis u oblicuo externo abdominal.
111. Obliquus internus abdominis u oblicuo interno abdominal.
112. Transversus abdominis o transverso del abdomen.
113. Rectus abdominis o recto del abdomen.
114. Pyramidalis o piramidal.

110. OBLIQUUS EXTERNUS ABDOMINIS U OBLICUO EXTERNO DEL ABDOMEN

Origen:

Costillas 4 a 12 (por digitaciones que se insertan en las caras externa e inferior, alternándose con las digitaciones del serrato anterior.

Inserción:

Cresta ilíaca (mitad anterior del labio externo).
Aponeurosis desde la prominencia del noveno cartílago costal a la EISA (espina ilíaca superior anterior); ambos lados se encuentran en la línea alba.

Descripción:

Este músculo delgado y aplanado es el más largo y más superficial. Se curva alrededor de las paredes anterior y lateral. Las fibras musculares se disponen sobre la pared lateral, mientras que su aponeurosis cruza la pared anterior, encontrándose con su homónima contralateral para formar la línea alba. Las digitaciones forman una línea oblicua que se dirige hacia abajo y hacia atrás. La línea alba se extiende desde la apófisis xifoides hasta la sínfisis del pubis.

Las cinco digitaciones superiores aumentan su tamaño a medida que descienden y se alternan con las digitaciones del serrato anterior. Las tres digitaciones distales disminuyen de tamaño a medida que descienden, alternándose con las digitaciones del dorsal ancho. Las fibras superiores discurren inferomedialmente; las posteriores son más verticales.

Función:

Flexión del hombro (bilateral).
Basculan la pelvis hacia atrás.
Rotación del tronco (unilateral).
Sostiene y comprime las vísceras abdominales, contrarrestando el efecto de la gravedad sobre el contenido abdominal.
Participa en la defecación, micción, vómito y en el parto (por ejemplo, expulsión del contenido de las vísceras abdominales y del aire de los pulmones).
Es un importante músculo accesorio de la espiración forzada (durante la espiración dirige el contenido abdominal hacia arriba para elevar el diafragma).

Inervación:

Nervios raquídeos T7-T12 (ramas ventrales).

111. OBLIQUUS INTERNUS ABDOMINIS U OBLICUO INTERNO DEL ABDOMEN

Origen:

Aponeurosis toracolumbar.
Ligamento inguinal (dos tercios laterales).
Cresta ilíaca (dos tercios anteriores del labio intermedio).

Inserción:

Costillas 9 a 12 (bordes inferiores mediante digitaciones que parecen continuarse con los intercostales medios).
La aponeurosis que se funde con la del oblicuo externo y la línea alba.
Cartílagos de las costillas 7 a 9 (mediante una aponeurosis).
Pubis (línea pectínea, con una vaina tendinosa del transverso del abdomen).

Descripción:

Este músculo es más pequeño y delgado que el oblicuo externo por debajo del cual se sitúa, sobre la pared lateral y ventral del abdomen. Las fibras desde la cresta ilíaca se dirigen hacia arriba y medialmente hacia las costillas 9 a 12 y la aponeurosis; las fibras más laterales discurren en su mayor parte verticalmente. Las fibras más inferiores se dirigen casi horizontalmente hacia el abdomen inferior.

Función:

Rotación de la columna.
Flexión de la columna (bilateral).
Inclinación lateral de la columna (unilateral).
Aumenta la presión abdominal en la defecación.
Asciende el contenido abdominal durante la espiración para elevar el diafragma.

Inervación:

Nervios raquídeos T8-T12.
Nervios raquídeos L1 (ramas abdominogenitales mayor y menor).

112. TRANSVERSUS ABDOMINIS O TRANSVERSO DEL ABDOMEN

Origen:

Ligamento inguinal (tercio lateral).
Cresta ilíaca (dos tercios anteriores del labio interno).
Fascia toracolumbar (entre la cresta iliaca y la costilla 12).
Costillas 7 a 12 (cartílagos costales).

Inserción:

Línea alba (las fibras superiores y medias se disponen medialmente para unirse con su extensa aponeurosis).
Pubis, cresta pectínea (fibras inferiores mediante una aponeurosis bilateral que se inclina inferomedialmente con el tendón conjunto; se mezcla con el oblicuo interno).

Descripción:

Es el más interno de los músculos planos del abdomen, que se sitúa por debajo del oblicuo interno. Su nombre proviene de la dirección de sus fibras, que cruzan horizontalmente el abdomen lateral hacia una aponeurosis y hacia la línea alba. La longitud de sus fibras varía considerablemente según el sitio de inserción, siendo las inferiores, que se dirigen hacia el pubis, las más largas. En su origen, en las costillas 7 a 12 el músculo se entrelaza con las digitaciones diafragmáticas, de las que se encuentra separado mediante un estrecho rafe.

Función:

Constriñe el abdomen (aplana, comprimiendo las vísceras abdominales y ayudando a expulsar su contenido).
Espiración forzada.

Inervación:

Nervios raquídeos T7-T12.
Nervios raquídeos abdominogenitales mayor y menor.

113. RECTUS ABDOMINIS O RECTO DEL ABDOMEN

Origen:

Costillas 5 a 7 (cartílagos costales mediante tres fascículos de distinto tamaño).
Esternón (ligamentos costoxifoideos).

Inserción:

Mediante dos tendones inferiormente.
Pubis (tubérculo sobre la cresta).
Ligamentos que cubren la zona anterior de la sínfisis.

Descripción:

Es un largo músculo que se extiende desde la zona ventral inferior del esternón hasta el pubis. Sus fibras verticales se sitúan en el centro del abdomen, separado de sus contralaterales mediante la línea alba. Este músculo se interrumpe (pero no en todas sus direcciones) por tres (o más) bandas fibrosas, llamadas intersecciones tendinosas, que cruzan el músculo a modo de zig-zag. La intersección superior generalmente se encuentra a nivel del xifoides, la inferior a nivel del ombligo y la segunda a medio camino de las dos. Son muy evidentes en los culturistas o en quienes tienen la musculatura muy desarrollada.

Función:

Flexión de la columna (aproxima la sínfisis del pubis y el esternón).
Bascula la pelvis hacia atrás.
Junto con los demás músculos abdominales comprime el contenido abdominal.

Inervación:

Nervios raquídeos T7-T12.
El T7 inerva las fibras por encima de la inserción tendinosa superior; el T8 inerva las fibras entre las intersecciones superior y media; el T9 inerva las fibras entre las intersecciones media y distal.

114. PYRAMIDALIS O PIRAMIDAL

Origen:

Pubis (zona anterior del cuerpo).

Inserción:

Línea alba (a medio camino entre el ombligo y el pubis).

Descripción:

Es un pequeño músculo triangular localizado en la porción más distal de la pared abdominal, anterior a la parte inferior del recto. Su origen en el pubis es amplio y se estrecha a medida que se aproxima a su inserción. Varía considerablemente en ambos lados y puede estar presente o ausente.

Función:

Tensor de la línea alba.

Inervación:

Nervios raquídeos T12 (rama ventral).

MÚSCULOS DEL PERINÉ

115. Levator ani o elevador del ano.
116. Coccygeus o coccígeo.
117. Cremaster.
118. Transversus perinei superficialis o transverso superficial del periné.
119. Transversus perinei profundus o transverso profundo del periné.
120. Bulbospongiosus o bulbocavernoso.
121. Ischiocavernosus o isquiocavernoso.
122. Sphincter urethrae o esfínter de la uretra.
123. Sphincter ani externus o esfínter anal externo

Corrugator cutis ani (músculo involuntario, no se describe).
Esfínter anal interno (músculo involuntario, no se describe).

115. LEVATOR ANI O ELEVADOR DEL ANO

Origen:

Porción pubococcígea: Pubis (cara interna de la rama superior).
Porción iliococcígea: Isquion (cara interna de la espina).
Aponeurosis obturatriz.

Inserción:

Coccis (los últimos segmentos).
Rafe anococcígeo.
Esfínter anal externo.

Descripción:

Es una lámina muscular extensa y delgada que se une con su homónima contralateral para formar el suelo de la pelvis. Por delante se une al pubis por fuera de la sínfisis, por detrás de la espina isquiática y entre éstas, hacia la fascia obturatriz. Las fibras se dirigen medialmente con diversa oblicuidad.

Función:

Constricción del recto y la vagina

Junto con el coccígeo, el elevador forma un diafragma muscular pélvico que sostiene las vísceras pélvicas y contrarresta los aumentos bruscos de presión abdominal, como en una espiración forzada o con la maniobra de Valsalva.

Inervación:

Nervio raquídeo S4, nervio pudendo (a veces S3 y S5).

116. COCCYGEUS O COCCÍGEO

Origen:

Isquion (espina).
Ligamento sacrociático menor.

Inserción:

Coccis (bordes laterales).
Sacro (último segmento, cara lateral).

Descripción:

Es una pareja de músculos situados por detrás y por encima del elevador del ano y localizados en el mismo plano. A veces está ausente. Se considera la porción pélvica del ligamento sacrociático menor.

Función:

El coxígeo tracciona el coccis hacia delante y hacia arriba, después de que se haya situado detrás, para la defecación o en el parto.

Junto con el elevador del ano y el piramidal de la pelvis comprime la cavidad pélvica posterior y el agujero pélvico inferior (el canal del parto).

Inervación:

Nervios raquídeos S4-S5 (plexo pudendo).

117. CREMASTER

Origen:

Ligamento inguinal (continúa con el oblicuo interno).
Técnicamente es un músculo abdominal.

Inserción:

Pubis (tubérculo y cresta).
Vaina de los rectos y transverso del abdomen.

Descripción:

Consta de fascículos laxos dispuestos a lo largo del cordón espermático, unidos por el tejido areolar, para formar la fascia cremastérica alrededor del cordón y los testículos. A menudo es considerado como la continuación del oblicuo interno o del transverso. Después de atravesar el anillo inguinal superficial, el músculo se extiende sobre el cordón espermático dispuesto en asas de longitud variable.

Aunque las fibras son estriadas, no es un músculo voluntario. La estimulación de la piel sobre la cara medial del músculo provoca una respuesta refleja denominada reflejo cremastérico.

En la mujer aparece como un resto embrionario.

Función:

Elevación de los testículos hacia el anillo inguinal superficial.
Termorregulación de los testículos, modificando su localización.

Inervación:

Nervios raquídeos L1-L2 (nervio genitocrural).

118. TRANSVERSUS PERINEI SUPERFICIALIS O TRANSVERSO SUPERFICAL DEL PERINÉ

Origen:

Tuberosidad isquiática (porción interna y anterior).

Inserción:

Núcleo fibroso central del periné (una estructura central de forma modiolar en la que convergen los músculos y fascias perineales).

Descripción:

Es una estrecha banda muscular del periné, tanto del hombre como de la mujer, que discurre casi transversalmente a lo largo del área perineal, por delante del ano. Se une al núcleo fibroso central del periné mediante el músculo del lado opuesto. A veces está ausente o duplicado.

Función:

La acción bilateral sirve para fijar el núcleo fibroso del periné en situación central.

Inervación:

Nervios raquídeos S2-S4 (nervio pudendo).

119. TRANSVERSUS PERINEI PROFUNDUS O TRANSVERSO PROFUNDO DEL PERINÉ

Origen:

Isquion (rama inferior).

Inserción:

Hombre: Núcleo fibroso central del periné.
Mujer: Núcleo fibroso central del periné.

Descripción:

Es un pequeño músculo profundo con estructura y función similar tanto en el hombre como en la mujer. Cuando actúan bilateralmente se encuentran a nivel de la línea media en el núcleo fibroso central del periné. Este músculo se sitúa en el mismo plano que el esfínter de la uretra y juntos forman la mayor parte del diafragma urogenital (se denominan constrictor de la uretra).

Función:

Fijación del núcleo fibroso central del periné (incierto).

Inervación:

Nervios raquídeos S2-S4 (pudendo).

120. BULBOSPONGIOSUS O BULBOCAVERNOSO

Llamado antiguamente:
   Hombre: Bulbo cavernoso (acelerador de la orina).
   Mujer: Esfínter de la vagina.

En la mujer

Origen:
Núcleo fibroso central del periné.
Se une al esfínter anal externo.

Inserción:
Cuerpos cavernosos del clítoris.

Descripción:
Rodea el orificio de la vagina y cubre las paredes laterales del bulbo vestibular. Las fibras se dirigen hacia delante a cada lado de la vagina y envían un haz para cubrir el cuerpo del clítoris.

Función:
Constrictor de la vagina.
Constrictor de la vena dorsal profunda del clítoris mediante las fibras anteriores, contribuyendo a la erección del clítoris.

Inervación:
Nervios raquídeos S2-S4 (pudendo).

En el hombre

Origen:
Núcleo fibroso central del periné y su prolongación ventral hacia el rafe medio.

Inserción:
Diafragma urogenital (fascia inferior).
Albugínea del cuerpo esponjoso.
Cuerpo del pene, anterior al isquiocavernoso.
Prolongación tendinosa sobre las venas dorsales del pene.

Descripción:
Localizado en la línea media del periné anterior hasta el ano, consta de dos parte simétricas unidas por un rafe tendinoso. Sus fibras se dividen como las mitades de una pluma. Las fibras posteriores se dispersan en la fascia inferior del diafragma urogenital; las fibras medias rodean el bulbo del pene y el cuerpo esponjoso y forman una fuerte aponeurosis con fibras del lado opuesto; las fibras anteriores se dispersan sobre los cuerpos cavernosos.

Función:
Vacía la uretra al final de la micción (es capaz de provocar micciones muy cuantiosas). Las fibras medias colaboran en la erección mediante la compresión del tejido eréctil bulbar; las fibras anteriores colaboran en la constricción de la vena dorsal profunda del pene.
Se contrae repetidamente durante la eyaculación.

Inervación:
Nervios raquídeos S2-S4 (pudendo).

121. ISCHIOCAVERNOSUS O ISQUIOCAVERNOSO

Origen:
Antiguamente llamado:
 En la mujer: Erector del clítoris.
 En el hombre: Erector del pene.

En la mujer

Origen:
Isquion (tuberosidad, cara anterior y ramas).
Rodilla del clítoris (superficie).

Inserción:
Aponeurosis que se inserta en las caras lateral e inferior de la rodilla del clítoris.

Descripción:
Cubre la superficie libre (sin inserciones) de la rodilla del clítoris. Este músculo es más pequeño en la mujer que en el hombre.

Función:
Comprime la rodilla del clítoris, retrasando el retorno venoso y colabora en la erección.

Inervación:
S2-S4 (pudendo).

En el hombre

Origen:
Isquion (tuberosidad posterior a la crus penis y ramas).
Pubis (ramas).

Inserción:
Aponeurosis en los lados y la cara inferior del cuerpo del pene.

Descripción:
Es una pareja de músculos que cubre la crus penis.

Función:
Comprime la crus penis manteniendo la erección, retrasando el retorno venoso.

Inervación:
Nervios raquídeos S2-S4 (pudendos).

122. SPHINCTER URETHRAE O ESFÍNTER DE LA URETRA

En la mujer

Origen:
Pubis (rama inferior a cada lado).
Ligamento perineal transverso.

Inserción:
Se mezcla con las fibras del lado opuesto por detrás de la uretra.

Descripción:
Tiene tanto fibras externas como internas. Las fibras externas nacen en el pubis y cruzan el arco del pubis por delante de la uretra para rodearla. Las fibras internas rodean el extremo inferior de la uretra.

Función:
Constrictor de la uretra.

Inervación:
Nervios raquídeos S2-S4 (pudendos).

En el hombre

Origen:

Rama isquiopubiana (fibras superiores).
Ligamento perineal transverso (fibras inferiores).

Inserción:

Se reúne con el músculo del otro lado en el núcleo fibroso central del periné.

Descripción:

Rodea la porción membranosa de la uretra en toda su longitud y queda cubierto por la aponeurosis del diafragma urogenital.

Función:

Compresión de la uretra (acción bilateral).
Participa en la eyaculación.
Se relaja durante la micción.

Inervación:

Nervios raquídeos S2-S4 (pudendo).

123. SPHINCTER ANI EXTERNUS O ESFÍNTER ANAL EXTERNO

Origen:

Piel que rodea el margen anal.
Coccis (a través del rafe anococcígeo).

Inserción:

Núcleo fibroso central del periné.
Se une con otros músculos del área.

Descripción:

Rodea por completo el canal anal. Consta de tres partes, todas ellas de músculo estriado:
1. Subcutánea: alrededor del canal anal inferior; las fibras se disponen horizontalmente por debajo de la piel del orificio anal.
2. Superficial: es la única porción unida a hueso (segmento final coccígeo), núcleo fibroso central del periné.
3. Profunda: es una gruesa banda alrededor del esfínter interno superior, con fibras que se unen al puborrectal del elevador del ano y su fascia.

Función:

Mantiene cerrado el orificio anal. Siempre mantiene una contracción tónica y no tiene antagonista. El músculo se relaja durante la defecación, permitiendo la apertura del orificio. Este músculo se puede contraer de manera voluntaria para cerrar fuertemente el orificio, como en la espiración forzada o en la maniobra de Valsalva.

Inervación:

Nervios raquídeo S2-S3 (pudendo).
Nervios raquídeo S4.

Músculos de la extremidad superior (cintura escapular, codo, antebrazo, muñeca, dedos y pulgar)

MÚSCULOS DE LA CINTURA ESCAPULAR CON ACCIÓN SOBRE LA ESCÁPULA

124. Trapezius o trapecio.
125. Romboideo mayor.
126. Romboideo menor.
127. Levator scapulae o angular de la escápula.
128. Serratus anterior o serrato mayor.
129. Pectoralis minor o pectoral menor.

124. TRAPEZIUS O TRAPECIO

Origen:

Superior
Occipital (protuberancia occipital externa y tercio medial de la línea curva occipital superior).
Ligamento cervical posterior.
Vértebra C7 (apófisis espinosa).

Medio
Vértebras T1-T6 (apófisis espinosa y ligamentos interespinosos).

Inferior
Vértebras T7-T12 (apófisis espinosas).

Inserción:

Superior
Clavícula (cara posterior, tercio externo).
Escápula (apófisis anterior del acromion).

Medio
Escápula (borde medial del acromion y labio superior del borde posterior de la espina).

Inferior
Escápula (aponeurosis en la raíz de la espina, luego en el tubérculo del vértice de la cara triangular de la raíz).

Descripción:

Es un músculo plano triangular dispuesto sobre la zona posterior del cuello y superior del tórax. Las fibras del trapecio superior se dirigen hacia abajo y hacia fuera desde el occipital; las fibras medias son horizontales y las inferiores se dirigen hacia arriba y fuera desde las vértebras hacia la espina escapular. Su nombre proviene de la forma que adquiere con su homónimo contralateral: una figura cuadrilátera en forma de diamante o trapezoide.

Función:

Superior e inferior
Rotación de la escápula de forma que la cavidad glenoidea se dirige hacia arriba (el ángulo inferior se dirige hacia fuera y hacia delante).

Superior
Elevación de la escápula y el hombro («encogerse de hombros»).

Rotación de la cabeza hacia el lado contrario (uno).
Extensión de la cabeza (ambos).
Extensión del cuello (ambos).

Medio
Aproximación de la escápula (retracción).

Inferior
Aproxima, desciende y gira hacia arriba la escápula.

Inervación:
Nervio espinal (XI).

125. ROMBOIDEO MAYOR

Origen:
Vértebras T2-T5 (apófisis espinosas).
Ligamentos interespinosos.

Inserción:
Escápula (borde medial entre la raíz de la espina, por encima, y el ángulo inferior, por debajo).

Descripción:
Las fibras musculares discurren inferolateralmente entre la columna torácica y el borde medial de la escápula.

Función:
Aproximación de la escápula.
Rotación inferior de la escápula (la cavidad glenoidea mira hacia abajo).
Elevación de la escápula.

Inervación:
Nervio del angular y del romboideo, C5

126. ROMBOIDEO MENOR

Origen:
Vértebras C7-T1 (apófisis espinosas).
Ligamento cervical posterior.

Inserción:
Escápula (raíz de la espina en su borde medial).

Descripción:
Es superior al romboideo mayor y sus fibras discurren paralelamente al músculo mayor.

Función:
Aproximación de la escápula.
Rotación infraescapular (la cavidad glenoidea mira hacia abajo).
Elevación de la escápula.

Inervación:
Nervio del angular y del romboideo, C5.

127. LEVATOR SCAPULAE O ANGULAR DE LA ESCÁPULA

Origen:
C1 (atlas), C2 (axis) (apófisis transversas).
Vértebras C3-C4 (apófisis transvesas y tuberosidades posteriores).

Inserción:
Escápula (borde vertebral entre el ángulo superior y la raíz de la espina).

Descripción:
Se sitúa en la zona dorsolateral del cuello y desciende profundamente respecto al esternocleidomastoideo en el suelo del triángulo posterior del cuello.

Función:
Eleva y aproxima la escápula.
Rotación de la escápula (glenoides hacia abajo).
Inclinación lateral de la columna cervical al mismo lado (uno).
Rotación del cuello hacia el mismo lado (uno).
Extensión del cuello (ambos).

Inervación:
Nervio del angular y del romboideo, C5.

128. SERRATUS ANTERIOR O SERRATO MAYOR

Origen:
Costillas 1 a 8 por digitaciones (caras superior y externa).
Cada digitación (excepto la primera) nace de su correspondiente costilla.
La aponeurosis de los músculos intercostales.

Inserción:
Escápula (cara ventral de todo el borde vertebral).
Primera digitación: ángulo superior de la escápula en su cara anterior.
Segunda y tercera digitaciones: cara anterior de todo el borde vertebral.
Cuarta a octava digitaciones: ángulo inferior de la escápula.

Descripción:
Es una gran lámina muscular que se curva en torno al tórax y que nace de las 8 ó 9 costillas superiores por múltiples digitaciones. En la zona posterior del tórax se sitúa entre las costillas y la escápula y se extiende alrededor y por debajo para alcanzar el borde medial de la escápula. Las inserciones inferiores se entrelazan con los haces superiores del oblicuo externo del abdomen.

Función:
Separación de la escápula.
Rotación superior de la escápula (glenoides hacia arriba).
El borde medial de la escápula se aplica a la pared torácica (evitando el «aleteo»).

Relaciones funcionales:
El serrato trabaja con el trapecio en la rotación superior de la escápula (cavidad glenoidea arriba), permitiendo la elevación completa del brazo (150^0 o 180^0). Tres componentes de fuerzas actúan alrededor de un centro de rotación localizado en el centro de la escápula: 1) tracción superior del acromion por el trapecio superior; 2) tracción

inferior de la base de la espina de la escápula por el trapecio inferior; 3) tracción lateral y anterior del ángulo inferior por las fibras inferiores del serrato [16, 17].

Para más detalles se remite al lector a textos de cinesiología.

Inervación:

Nervio del serrato mayor.

129. PECTORALIS MINOR O PECTORAL MAYOR

Origen:

Costillas 3 a 5 (caras superior y externa cerca de los cartílagos).
Aponeurosis de los músculos intercostales.

Inserción:

Escápula (apófisis coronoides, borde medial y cara superior).

Descripción:

Este músculo, más ancho en su origen, se encuentra en el tórax superior, por debajo del pectoral mayor. Forma parte de la pared anterior de la axila (junto con el pectoral mayor). Las fibras se dirigen hacia arriba y hacia fuera y se reúnen en un tendón plano.

Función:

Separación de la escápula (protrusión) (la escápula se dirige hacia delante rodeando la pared del tórax con una inclinación inferior).
Elevación de las costillas en la inspiración forzada cuando la escápula permanece fijada por el angular de la escápula.

Inervación:

Nervios pectorales medial y lateral, C8-T1.

MÚSCULOS VERTEBROHUMERALES

130. Latissimus dorsi o dorsal ancho.
131. Pectoralis major o pectoral mayor.

130. LATISSIMUS DORSI O DORSAL ANCHO

Origen:

Vértebras T6-T12 (apófisis espinosas).
Vértebras L1-L2 y sacras (apófisis espinosas).
Costillas 9 a 12.
Escápula (ángulo inferior).
Ligamentos interespinosos.
Ilíaco (tercio posterior de la cresta ilíaca).

Inserción:

Húmero (corredera bicipital, distal).
Fascia profunda del brazo.

Descripción:

Es un músculo ancho que cubre la zona lumbar y la porción inferior del tórax posterior. Desde su amplio origen las fibras musculares se reúnen en el húmero proximal. Las fibras superiores son casi horizontales, pasando sobre el ángulo inferior de la escápula, mientras que las fibras inferiores son casi verticales. El músculo se dispone alrededor del borde inferior del redondo mayor y gira sobre sí mismo, de manera que las fibras superiores son primero posteriores y luego inferiores; de igual modo las fibras inferiores orientadas verticalmente giran por delante y se hacen superiores.

Función:

Extensión, aproximación y rotación interna del hombro.
Hiperextensión de la columna (ambos lados), como al incorporarse.
El músculo es más poderoso en acciones en las que se eleva por encima de la cabeza, como al nadar (a braza), escalar, caminar con muletas (elevación del tronco hacia los brazos, es decir, al deprimir el hombro) o al columpiarse.

Inervación:

Nervio del dorsal ancho C6-C8 (rama ventral).

131. PECTORALIS MAJOR O PECTORAL MAYOR

Origen:

Porción clavicular (superior)
Clavícula, cara anterior de la mitad esternal.

Porción esternocostal
Esternón: mitad de la cara anterior hasta la inserción de la sexta costilla.
Costillas (cartílagos de todas las costillas verdaderas, excepto la primera y algunas veces la séptima).
Aponeurosis del oblicuo externo.

Inserción:

Húmero (corredera bicipital, borde lateral).

Descripción:

Es un músculo grande, grueso, que se extiende, a modo de abanico, cubriendo las caras anteriores del tórax. El pectoral mayor forma parte de la pared anterior de la axila (el pliegue axilar, visible en el movimiento de separación). Este músculo se divide en dos porciones que confluyen hacia la axila.
Las fibras *claviculares* se dirigen hacia abajo y hacia fuera hasta su inserción en el húmero. Las fibras *esternocostales* se dirigen horizontalmente desde la zona media del esternón hacia arriba y hacia fuera desde las inserciones costales. Las fibras inferiores se dirigen casi verticalmente hacia la axila. Ambas porciones se unen en un tendón común para insertarse en el húmero.

Función:

Separación del hombro (articulación glenohumeral) (músculo completo, con la inserción proximal fija).
Rotación interna del hombro.

Elevación del tórax en la inspiración forzada (con ambas extremidades superiores fijas).

Fibras claviculares
Rotación interna del hombro.
Flexión del hombro.
Aproximación horizontal del hombro.

Fibras esternocostales
Aproximación horizontal del hombro.
Extensión del hombro (con la gravedad y con el dorsal ancho y el redondo mayor).
Asciende y adelanta el tronco al escalar.

Inervación:

Fibras claviculares: Nervio pectoral lateral, C5-C7.
Fibras esternocostales: Nervio pectoral medial y lateral, C8-T1.

MÚSCULOS ESCAPULOHUMERALES

Son seis músculos del hombro, que se extienden desde la escápula hasta el húmero. También se incluyen aquí el subclavio y el coracobraquial.

132. Subclavius o subclavio.
133. Deltoides.
134. Subescapularis o subescapular.
135. Supraspinatus o supraespinoso.
136. Infraspinatus o infraespinoso.
137. Teres minor o redondo menor.
138. Teres major o redondo mayor.
139. Coracobrachialis o coracobraquial.

Todos actúan sobre la articualción del hombro (glenohumeral). El más largo (deltoides) también se une a la clavícula y cubre al resto de los músculos.

132. SUBCALVIUS O SUBCLAVIO

Origen:

Primera costilla y su cartílago (a nivel de su unión).

Inserción:

Clavícula (cara inferior, tercio medio del surco).

Descripción:

Es un músculo pequeño alargado que se encuentra bajo la clavícula, entre ésta y la primera costilla. Las fibras se dirigen hacia arriba y hacia fuera siguiendo el contorno de la clavícula.

Función:

Desciende el hombro (colabora).
Desciende y dirige la clavícula hacia delante, estabilizándola durante los movimientos del hombro.

Inervación:

C5-C6 (nervio del subclavio del plexo braquial).

133. DELTOIDES

Origen:

Fibras anteriores: Clavícula (tercio lateral de la zona anterior).

Fibras medias: Escápula (acromion, borde lateral y cara superior).

Fibras posteriores: Escápula (borde posterior del labio inferior de la espina).

Inserción:

Húmero (en la V. deltoidea, en la mitad lateral de su diáfisis).

Descripción:

Es un músculo largo formado por múltiples haces, triangular, que cubre el hombro por delante, por detrás y lateralmente. Desde su amplio origen en la escápula y en la clavícula todas las fibras se reúnen a nivel de su inserción en el húmero, donde da una extensión para la fascia profunda del brazo. Las fibras anteriores descienden oblicuamente hacia atrás y hacia fuera; las fibras medias descienden verticalmente; las posteriores descienden oblicuamente hacia delante y hacia fuera.

Función:

Separación del hombro (articulación glenohumeral), principalmente por las fibras medias acromiales. Las fibras anteriores y posteriores en este movimiento estabilizan el miembro en su posición voladiza.
Flexión y rotación interna del brazo.
Extensión y rotación externa: las fibras posteriores.
El deltoides tiende a desplazar la cabeza humeral hacia arriba.

Inervación:

Nervio circunflejo C5-C6.

134. SUBESCAPULARIS O SUBESCAPULAR

Origen:

Escápula (fosa subescapular o surco a lo largo del borde axilar).
La aponeurosis que separa este músculo del redondo mayor y el tríceps (haz largo).
Tabique fibroso.

Inserción:

Húmero (troquín y cápsula anterior de la articulación glenohumeral).

Descripción:

Es uno de los cuatro músculos rotadores. Es un músculo grande triangular que ocupa la fosa subescapular de la escápula. El tendón de inserción está separado del cuello de la escápula por una bolsa de gran tamaño, que en realidad es una prolongación de la sinovial que recubre la articulación. Las variaciones son raras.

Función:

Rotación interna del hombro.
Estabilización de la articulación glenohumeral mediante el descenso del húmero (mantiene la cabeza humeral en la cavidad glenoidea).

Inervación:

Nervios subescapulares superior e inferior, C5-C6.

135. SUPRASPINATUS O SUPRAESPINOSO

Origen:

Escápula (fosa supraespinosa, los dos tercios mediales).
Aponeurosis del supraespinoso.

Inserción:

Húmero (troquíter, carilla superior).
Cápsula articular de la articulación glenohumeral.

Descripción:

Es uno de los cuatro músculos rotadores. Ocupa toda la fosa supraespinosa; sus fibras se unen para formar un tendón plano que cruza la articulación por encima, camino de su inserción humeral. Este tendón es el elemento que con más frecuencia se rompe en el mecanismo de rotación alrededor de la articulación.

Función:

Mantiene la cabeza humeral en la cavidad glenoidea (con los otros músculos rotadores).
Separación del hombro.
Rotación externa del hombro.

Inervación:

Nervio supraescapular, C5-C6.

136. INFRASPINATUS O INFRAESPINOSO

Origen:

Escápula (fosa infraespinosa, dos tercios mediales).
Aponeurosis del infraespinoso.

Inserción:

Húmero (troquíter, carilla media).

Descripción:

Ocupa toda la fosa infraespinosa. Las fibras se unen para formar el tendón de inserción, que se desliza sobre el borde lateral de la espina de la escápula y luego cruzan la cara posterior de la cápsula articular para insertarse en el húmero. Es el tercero de los músculos rotadores.

Función:

Estabiliza la articulación del hombro al descender la cabeza humeral hacia la cavidad glenoidea.
Rotación externa del hombro.

Inervación:

Nervio supraescapular, C5-C6.

137. TERES MINOR O REDONDO MENOR

Origen:

Escápula (los dos tercios proximales de la supreficie plana en la zona dorsal del borde axilar).
Tabiques fibrosos (dos), que le separan del redondo mayor y del infraespinoso.

Inserción:

Húmero: las fibras superiores en el troquíter, en la carilla inferior, y las fibras inferiores en la diáfisis del húmero por debajo de la carilla articular.

Descripción:

Es un músculo cilíndrico y alargado que asciende lateralmente desde su origen formando un tendón que se inserta en el troquíter humeral. Es inferior al infraespinoso y sus fibras son paralelas a las de este último. Es uno de los cuatro rotadores.

Función:

Mantiene la cabeza humeral en la cavidad glenoidea, estabilizando la articulación glenohumeral.
Rotación externa del hombro.
Aproximación del hombro (débil).

Inervación:

Nervio circunflejo, C5-C6.

138. TERES MAJOR O REDONDO MAYOR

Origen:

Escápula (cara dorsal cerca del ángulo inferior en su borde lateral).
Tabique fibroso entre este músculo y el redondo menor y el infraespinoso.

Inserción:

Húmero (corredera bicipital, labio medial).

Descripción:

El redondo mayor es un músculo aplanado, pero grueso que se dirige hacia arriba y hacia fuera con dirección al húmero. Su tendón es posterior al del dorsal ancho, del que generalmente está separado por una corta distancia.

Función:

Aproximación y extensión del hombro.
Extensión del hombro desde la posición de flexión.
Rotación interna del hombro.

Inervación:

Nervio subescapular (inferior) C5-C6.

139. CORACOBRACHIALIS O CORACOBRAQUIAL

Origen:

Escápula, apófisis coracoides (vértices).
Tabique intermuscular.

Inserción:

Húmero (a lo largo del borde medial de la diáfisis).

Descripción:

Es el más pequeño de los músculos del brazo y se encuentra a lo largo de la porción medial superior de éste, como un pequeño haz, redondeado. Las fibras musculares se disponen a lo largo del eje del húmero.

Función:

Flexión del brazo.
Aproximación del brazo.

Inervación:

Nervio musculocutáneo, C6-C7.

MÚSCULOS CON ACCIÓN SOBRE EL CODO

139. Coracobrachialis o coracobraquial.
140. Biceps brachii o bíceps braquial.
141. Brachialis o braquial anterior.
142. Triceps brachii o tríceps braquial.
143. Brachioradialis o supinador largo.
144. Anconeus o ancóneo.

140. BICEPS BRACHII O BÍCEPS BRAQUIAL

Origen:

Porción corta: Escápula (vértice de la apófisis coracoides).
Porción larga: Escápula (tubérculo supraglenoideo).

Inserción:

Radio (superfice rugosa de la tuberosidad bicipital).
Expansión aponeurótica del bíceps que se fusiona con la aponeurosis de los músculos epitrocleares.

Descripción:

Es un músculo alargado dispuesto sobre la cara anterior del brazo, que consta de dos porciones. El tendón de origen de la porción corta es grueso y plano; el tendón de la porción larga es alargado y estrecho y se curva hacia arriba, por encima y debajo de la cabeza humeral, antes de transformarse en vientre muscular. Las fibras musculares pueden ser fácilmente individualizadas, excepto en la porción distal cerca de la articulación del codo, donde se reúnen antes de acabar en un tendón plano.
El tendón distal se torsiona de forma que su cara anterior se hace lateral en la zona de inserción.

Función:

Ambas porciones:
 Flexión del codo.
 Supinación del antebrazo (poderoso).
 Flexión del hombro (débil).

Porción larga:
Estabiliza y desciende la cabeza humeral en la cavidad glenoidea durante la acción del deltoides.

Inervación:

Nervio musculocutáneo.

141. BRACHIALIS O BRAQUIAL ANTERIOR

Origen:

Húmero (dos tercios distales de la diáfisis anterior).
Tabique intermuscular.

Inserción:

Cúbito (tuberosidad cubital y superficie rugosa de la apófisis coronoides).
Ligamento anterior de la articulación del codo.

Descripción:

Situado sobre la mitad distal del húmero y la superficie anterior de la articulación del codo.

Función:

Flexión del codo.

Inervación:

Nervio musculocutáneo, C5-C6.

142. TRICEPS BRACHII O TRÍCEPS BRAQUIAL

Origen:

Haz largo: Escápula (tuberosidad subglenoidea).
Haz lateral: Húmero (en el extremo posterior estrecho y líneal de la diáfisis); tabique intermuscular (lateral).
Haz medial: Húmero (cara posterior de la diáfisis distal al surco radial, casi en la tróclea); tabique intermuscular.

Inserción:

Cúbito (olécranon, cara posterior proximal).
Aponeurosis antebraquial.

Descripción:

Se encuentra localizado a lo largo de la zona dorsal de todo el brazo en el compartimento de los extensores. Es un músculo largo que surge en forma de tres haces: largo, lateral y medial. Todos ellos se reúnen en un tendón común de inserción, que comienza en el punto medio del músculo. No es frecuente un cuarto haz.

Función:

Extensión del codo.
Porciones larga y lateral: Especialmente activas en la extensión forzada.
Porción larga: Extensión y aproximación del hombro (colabora).

Inervación:

Nervio radial, C7-C8.

143. BRACHIORADIALIS O SUPINADOR LARGO

Origen:

Húmero (cara anterior de los dos tercios proximales del extremo lateral supracondíleo).
Tabique intermuscular lateral.

Inserción:

Radio (cara lateral de la base, inmediatamente por encima de la apófisis estiloides).

Descripción:

Es el músculo más superficial de la cara radial del antebrazo, que forma la pared lateral de la fosa cubital. Tiene un vientre más o menos delgado, que desciende hacia la zona media del antebrazo, donde comienza su largo tendón, que continúa hasta el radio distal.

Función:

Flexión del codo.

Nota: Este músculo se desarrolla con los músculos extensores y está inervado por el nervio radial, pero su acción es la flexión del antebrazo.
El músculo es menos activo cuando el antebrazo está en supinación, porque cruza la articulación de forma lateral más que anterior.

Inervación:

Nervio radial, C5-C6 (a veces se descubre la participación de C7).

144. ANCONEUS O ANCÓNEO

Origen:

Húmero (epicóndilo, mediante un tendón propio).
Cápsula de la articulación del codo (porción dorsal).

Inserción:

Cúbito (olécranon, cara lateral y superficie dorsal del tercio superior del cuerpo).

Descripción:

Es un pequeño músculo triangular situado en la zona posterior del codo, cuyas fibras descienden de forma medial una corta distancia hasta su inserción cubital. Se considera una prolongación del tríceps.

Función:

Extensión del codo (colabora).

Inervación:

Nervio radial, C7-C8.

MÚSCULOS CON ACCIÓN SOBRE EL ANTEBRAZO

145. Supinator o supinador corto.
146. Pronator teres o pronador redondo.
147. Pronator quadratus o pronador cuadrado.
140. Biceps brachii o bíceps braquial (ver codo).

145. SUPINATOR O SUPINADOR CORTO

Origen:

Húmero (epicóndilo).
Ligamento anular de la articulación radiocubital.
Cúbito (cara dorsal de la diáfisis, cresta de los supinadores).

Inserción:

Radio (plano superficial: extremo lateral, tuberosidad radial; plano profundo: cara medial y posterior de la tuberosidad radial y caras dorsal y medial del tercio superior de la diáfisis).

Descripción:

Es un músculo cuyas fibras constituyen dos planos que se curvan alrededor del radio superior. Los dos planos nacen juntos en el epicóndilo; el plano superficial, desde el tendón y el profundo de las fibras musculares. El músculo es objeto de considerables variaciones.

Función:

Supinación del antebrazo.

Inervación:

Nervio radial, C5-C6.

146. PRONATOR TERES O PRONADOR REDONDO

Origen:

Haz humeral (superficial).
 Extremo epitroclear distal.
 Epitróclea.
 Tendón común de origen de los músculos flexores.
Haz cubital (profundo).
 Apófisis coronoides del cúbito medial.

Inserción:

Radio (porción media de la cara externa del radio).

Descripción:

La porción humeral es mucho mayor; la porción delgada cubital se une a la primera en un ángulo agudo y, posteriormente, ambas cruzan de manera oblicua el antebrazo, para acabar como un tendón de inserción aplanado cerca del radio. El borde lateral de este músculo constituye la pared medial de la fosa cubital, que se sitúa inmediatamente por delante de la articulación del codo.

Función:

Pronación del antebrazo.
Flexión del codo (accesorio).

Inervación:

Nervio mediano, C6-C7.

147. PRONATOR QUADRATUS O PRONADOR CUADRADO

Origen:

Cúbito (caras anterior y medial del cuarto distal y cresta cubital oblicua del cuerpo).
Aponeurosis que cubre el tercio medio del músculo.

Inserción:

Radio (cara anterior del cuarto distal de la diáfisis; las fibras profundas en un área triangular estrecha por encima de la escotadura cubital).

Descripción:

Este pequeño músculo cuadrilátero plano atraviesa la cara anterior del cúbito distal hacia el radio distal. Sus fibras son bastante horizontales.

Función:

Pronación del antebrazo.

Inervación:

Nervio mediano, C8-T1.

MÚSCULOS CON ACCIÓN SOBRE LA MUÑECA

148. Extensor carpi radialis longus o primer radial o radial largo.
149. Extensor carpi radialis brevis o segundo radial o radial corto.
150. Extensor carpi ulnaris o cubital posterior.
151. Flexor carpi radialis o palmar mayor.
152. Palmaris longus o palmar menor.
153. Flexor carpi ulnaris o cubital anterior.

148. EXTENSOR CARPI RADIALIS LONGUS O PRIMER RADIAL O RADIAL LARGO

Origen:

Húmero (tercio distal de la cresta epitroclear).
Tabique intermuscular lateral.
Tendón extensor común.

Inserción:

Segundo metacarpiano (porción externa de la cara dorsal de la base). A veces se extiende hasta el primer o tercer metacarpiano.

Descripción:

Desciende por fuera del supinador largo. Las fibras musculares terminan en un tendón aplanado en el antebrazo medio.

Función:

Extensión y desviación radial de la muñeca.
Agonista de la flexión de los dedos mediante la estabilización de la muñeca.
Colabora en la flexión de la muñeca.

Inervación:

Nervio radial, C6-C7 (también se han descrito C5 y C8).

149. EXTENSOR CARPI RADIALIS BREVIS O SEGUNDO RADIAL O RADIAL CORTO

Origen:

Húmero (epicóndilo mediante el tendón extenso común).

Ligamento radial colateral de la articulación del codo.
Vaina aponeurótica y tabique intermuscular.

Inserción:

Tercer metacarpiano (porción externa de la cara dorsal de la base, inmediatamente por debajo de la apófisis estiloides).
A menudo envía una prolongación al segundo metacarpiano.

Descripción:

Es un músculo corto y grueso, parcialmente cubierto por el radial largo, en el antebrazo proximal. Sus fibras musculares acaban por encima de la muñeca, en un tendón aplanado que desciende al lado del tendón del radial largo hacia la muñeca.

Función:

Extensión de la muñeca.
Desviación radial de la muñeca (débil).
Agonista de la flexión de los dedos (mediante la estabilización de la muñeca).

Inervación:

Nervio radial, C6-C7.

150. EXTENSOR CARPI ULNARIS O CUBITAL POSTERIOR

Origen:

Húmero (epicóndilo a través del tendón extensor común).
Cúbito (borde dorsal con una aponeurosis común al cubital anterior y al flexor profundo de los dedos).

Inserción:

Quinto metacarpiano (tubérculo de la cara cubital de la base).

Descripción:

Las fibras musculares descienden por la cara dorsocubital del antebrazo y se unen en un tendón localizado en el tercio distal del mismo, siendo el tendón más medial del dorso de la mano. Este tendón puede palparse por fuera del surco situado inmediatamente por encima del borde posterior del cúbito.

Función:

Extensión de la muñeca.
Desviación cubital de la mano.

Inervación:

Nervio radial, C6 (rama profunda).

151. FLEXOR CARPI RADIALIS O PALMAR MAYOR

Origen:

Húmero (epitróclea a través del tendón flexor común).
Tabique intermuscular.
Aponeurosis antebraquial.

Inserción:

Segundo y tercer metacarpianos (bases).

Descripción:

Es un delgado músculo aponeurótico en su origen, que desciende por el antebrazo entre el pronador redondo y el palmar menor. A medida que desciende va aumentando su tamaño, para acabar en un tendón en la mitad distal del antebrazo.

Función:

Flexión de la muñeca.
Desviación radial de la muñeca.
Extensión de los dedos.
Flexión del codo (débil colaboración).
Pronación del antebrazo (débil colaboración).

Inervación:

Nervio mediano, C6-C7.

152. PALMARIS LONGUS O PALMAR MENOR

Origen:

Húmero (epitróclea a través del tendón flexor común).
Tabique intermuscular.

Inserción:

Ligamento anterior del carpo.
Aponeurosis palmar.
Frecuentemente envía una prolongación a los músculos cortos del pulgar.

Descripción:

Es un músculo delgado fusiforme que en el antebrazo medio se transforma en un largo tendón. Es muy variable y con frecuencia está ausente.

Función:

Tensor de la aponeurosis palmar.
Flexión de la muñeca (débil).
Flexión del codo (débil).

Inervación:

Nervio mediano, C6-C7.

153. FLEXOR CARPI ULNARIS O CUBITAL ANTERIOR

Origen:

Porción humeral: Húmero (epitróclea a través del tendón flexor común).

Porción cubital: Cúbito (olécranon, apófisis medial y los dos tercios superiores del cuerpo mediante una aponeurosis).
Tabique intermuscular.

Inserción:

Hueso pisiforme.
Hueso ganchoso.
Quinto metacarpiano.

Descripción:

Es el más distal de los flexores del antebrazo. La porción humeral es pequeña, a diferencia del origen tan extenso de la porción cubital. Las dos porciones se unen mediante un arco tendinoso, por debajo del cual desciende el nervio cubital. Las fibras musculares continúan en un tendón que discurre a lo largo del borde anterolateral de la mitad distal del músculo.

Función:

Flexión de la muñeca.
Desviación cubital de la muñeca.
Flexión del codo (colabora).

Inervación:

Nervio cubital, C8-T1.

MÚSCULOS CON ACCIÓN SOBRE LOS DEDOS

(Figs. 9-5 y 9-6)

154. Extensor digitorum o extensor común de los dedos.
155. Extensor indicis o extensor propio del dedo índice.
156. Flexor digitorum superficialis o flexor común superficial de los dedos.
157. Flexor digitorum profundus o flexor común profundo de los dedos.

154. EXTENSOR DIGITORUM O EXTENSOR COMÚN DE LOS DEDOS

Origen:

Húmero (epicóndilo a través del tendón extensor común).
Tabique intermuscular.
Fascia antebraquial.

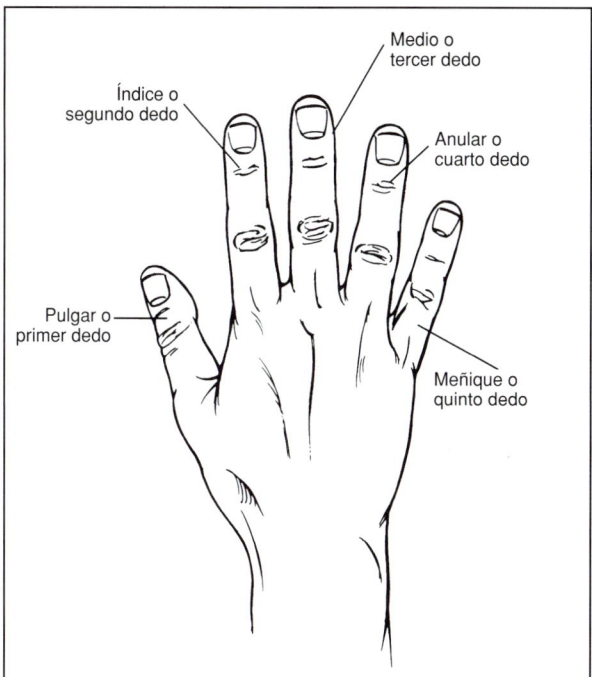

Figura 9-5. Dedos de la mano.

Inserción:

Se divide distalmente en cuatro tendones que se insertan en tres conexiones intertendinosas variables sobre los dedos 2 a 5.
Haz intermedio: Dorso de la base de la falange media.
Haces laterales (dos): Dorso de la base de la falange distal mediante una prolongación dorsal.

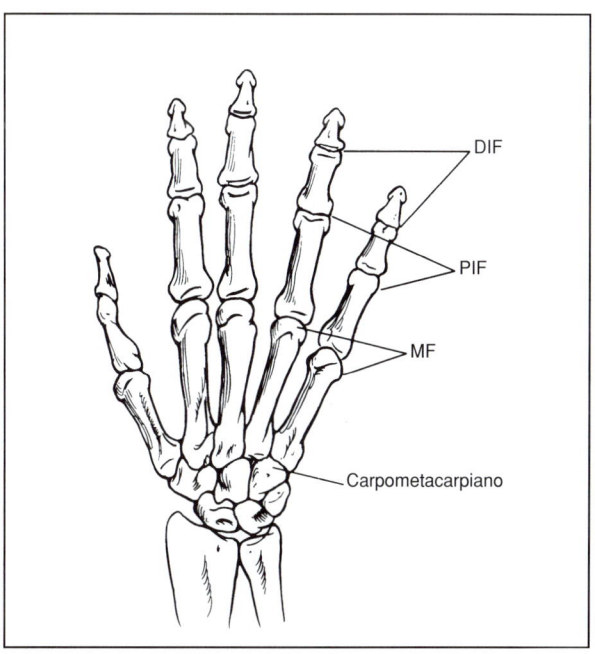

Figura 9-6. Huesos y articulaciones de la mano. (DIF: interfalángicas distales; PIF: interfalángicas proximales; MF: metacarpofalángicas.)

Descripción:

El músculo se divide, por encima de la muñeca, en cuatro tendones que atraviesan (con el extensor propio del índice) un túnel por debajo del ligamento anterior del carpo en una vaina común. Por encima del dorso de la mano los cuatro tendones se separan hacia sus dedos respectivos. El tendón para el dedo índice acompaña al tendón del extensor propio del índice.

Las inserciones digitales se llevan a cabo mediante una expansión dorsal que alcanza las falanges proximales. Todos los extensores de los dedos, junto con los lumbricales y los interóseos, están integrados en este mecanismo.

Función:

Extensión de las articulaciones metacarpofalángicas (MF) e interfalángicas (IF):
MF (falanges proximales), directamente.
IF (falanges medias y distales), indirectamente con las MF flexionadas.
Extensión de la muñeca (accesorio).
Separación del anular, índice y meñique, pero no actúa sobre el tercer dedo.

Inervación:

Nervio radial, C6-C8.

155. EXTENSOR INDICIS O EXTENSOR PROPIO DEL DEDO ÍNDICE

Origen:

Cúbito (cara posterior del cuerpo por debajo del origen del extensor largo del pulgar).
Ligamento interóseo.

Inserción:

Segundo dedo (vaina extensora).

Descripción:

Nace inmediatamente por debajo del extensor largo del pulgar y desciende junto a él hasta la muñeca. Después de atravesar el ligamento anterior del carpo, cerca de la cabeza del segundo metacarpiano, se une al tendón para el índice perteneciente al extensor de los dedos, en su cara cubital, y se inserta en la vaina extensora del segundo dedo.

Función:

Extensión de la articulación MF del índice.
Extensión de las articulaciones IF (con los intrínsecos).
Aproximación del índice (accesorio).
Extensión de la muñeca (accesorio).

Inervación:

Nervio radial, C6-C7.

156. FLEXOR DIGITORUM SUPERFICIALIS O FLEXOR COMÚN SUPERFICIAL DE LOS DEDOS

Origen:

Porción cúbito-radial
Húmero (epitróclea a través del tendón flexor común).
Cúbito (ligamento colateral cubital de la articulación del codo).
Tabique intermuscular.

Porción radial
Radio (porción oblicua en la cara anterior de la diáfisis).

Inserción:

Falanges medias (dedos 2 a 5) mediante cuatro tendones en las caras laterales.

Descripción:

Se sitúa profundo a los demás flexores del antebrazo, pero es el mayor flexor superficial. El músculo se separa en dos planos de fibras: superficial y profundo. El plano superficial (unido a la porción radial) se divide en dos tendones para los dedos medio y anular. Las fibras del plano profundo se dividen y unen a los tendones para los dedos índice y meñique.

Los cuatro tendones se extienden bajo el ligamento anterior del carpo dispuestos en parejas (medio y anular, índice y meñique). Los tendones se separan de nuevo en la palma; en la base de las falanges proximales se dividen en dos haces, para permitir el paso del flexor profundo de los dedos de cada dedo.

Los haces se unen y *de nuevo* se dividen para insertarse a ambos lados de la falange media correspondiente. La porción radial puede estar ausente.

Función:

Flexión de las PIF de los dedos 2 a 5.
Flexión de las MF de los dedos 2 a 5 (colabora).
Flexión de la muñeca (accesorio, especialmente en la prensión).

Inervación:

Nervio mediano, C7-C8.

157. FLEXOR DIGITORUM PROFUNDUS O FLEXOR COMÚN PROFUNDO DE LOS DEDOS

Origen:

Cúbito (tres cuartos superiores de las caras anterior y medial del cuerpo y la apófisis coronoides).
Ligamento interóseo.

Inserción:

Prolongaciones tendinosas para los dedos 2 a 5.
Falanges distales y base de los dedos 2 a 5.

Cada tendón pasa a través de un ojal en el tendón continuo del flexor superficial y se inserta en la base de la falange distal de cada dedo.

Descripción:

Es profundo respecto a los flexores superficales y se sitúa en la cara cubital del antebrazo. Las fibras musculares acaban en cuatro tendones en el antebrazo medio; los tendones pasan a la mano bajo el ligamento anular anterior del carpo. El tendón para el índice es distinto, pero los restantes se interponen entre tejido areolar y prolongaciones tendinosas que descienden por la palma.

Después de atravesar los tendones del flexor supeficial se dirigen a sus inserciones. Los cuatro lumbricales surgen con ellos en la profundidad de la palma.

Función:

Flexión de las articulaciones DIF de los dedos 2 a 5.
Flexión de las articulaciones MF y PIF de los dedos 2 a 5 (colabora).
Flexión de la muñeca (accesorio).

Inervación:

Nervio mediano, C8-T1 para los dedos 2 y 3.
Nervio cubital, C8-T1 para los dedos 4 y 5.

MÚSCULOS CON ACCIÓN SOBRE EL DEDO MEÑIQUE (Y MÚSCULOS DE LA EMINENCIA HIPOTENAR)

158. Extensor digiti minimi o extensor propio del dedo meñique.
159. Abductor digiti minimi o separador propio del dedo meñique.
160. Flexor digiti minimi brevis o flexor corto del dedo meñique.
161. Opponens digiti minimi u oponente del dedo meñique.
162. Palmaris brevis o palmar cutáneo.

158. EXTENSOR DIGIT MINIMI O EXTENSOR PROPIO DEL DEDO MEÑIQUE

Origen:

Húmero (mediante el tendón extensor común).
Tabique intermuscular.

Inserción:

Falange proximal del quinto dedo (meñique) en la cara radial, dividido proximalmente en dos tendones que se unen con la expansión y el tendón del extensor de los dedos.

Descripción:

Este delgado músculo extensor se sitúa medial al extensor común. Desciende por el antebrazo entre el extensor común de los dedos y el cubital posterior, pasa por debajo del ligamento anular dorsal del carpo en su propio compartimento y luego se divide en dos tendones. El tendón lateral se une directamente con el tendón del extensor común de los dedos; los tres se unen a la expansión del extensor y se insertan en la falange proximal del quinto dedo.

Función:

Extensión de MF e IF del quinto dedo (meñique).
Extensión de la muñeca (accesorio).
Separación del quinto dedo (accesorio).

Inervación:

Nervio radial, C6-C8 (rama profunda).

159. ABDUCTOR DIGITI MINIMI O SEPARADOR PROPIO DEL DEDO MEÑIQUE

Origen:

Hueso pisiforme.
Tendón del cubital anterior.

Inserción:

Quinto dedo (base de la falange proximal en la cara cubital).
En la expansión dorsal del extensor propio del meñique.

Descripción:

Localizado en el borde cubital de la mano.

Función:

Separación del quinto dedo respecto al anular (cuarto dedo).
Flexión de la falange proximal del quinto dedo en la MF.
Oposición del quinto dedo (colabora).

Inervación:

Nervio cubital, C8-T1.

160. FLEXOR DIGITI MINIMI BREVIS O FLEXOR CORTO DEL DEDO MEÑIQUE

Origen:

Hueso ganchoso.
Ligamento anular anterior del carpo.

Inserción:

Quinto dedo (base de la falange proximal en la cara cubital).

Descripción:

Este flexor corto del meñique se sitúa en el mismo plano que el separador propio del meñique, por su cara radial.

Función:

Flexión del quinto dedo en la articulación MF. Oposición (colabora).

Inervación:

Nervio cubital, C8-T1.

161. OPPONENS DIGITI MINIMI U OPONENTE DEL DEDO MEÑIQUE

Origen:

Hueso ganchoso.
Ligamento anular anterior del carpo.

Inserción:

Quinto metacapiano (toda la longitud del borde cubital).

Descripción:

Es un músculo triangular que se sitúa profundamente al separador y al flexor. Se une frecuentemente con sus vecinos.

Función:

Oposición del meñique (separación, flexión y rotación lateral, deprimiendo el hueco de la palma).

Inervación:

Nervio cubital, C8-T1.

162. PALMARIS BREVIS O PALMAR CUTÁNEO

Origen:

Ligamento anterior del carpo y aponeurosis palmar.

Inserción:

Piel del borde cubital de la palma.

Descripción:

Es un músculo delgado superficial cuyas fibras discurren lateralmente por la eminencia tenar.

Función:

Tracciona la piel de la palma. Esto incrementa la altura de la eminencia hipotenar, posiblemente ayudando a la prensión.

Inervación:

Nervio cubital, C8-T1.

MÚSCULOS INTRÍNSECOS DE LA MANO

163. Lumbricales.
164. Interossei (dorsal) o interóseos dorsales.
165. Interossei (plamar) o interóseos palmares.

163. LUMBRICALES (Fig. 9-7)

Origen:

Tendones del flexor común profundo de los dedos.

Primero y segundo lumbricales: Nacen, formando un solo haz, de las caras radiales y la superficie palmar de los tendones del flexor común profundo para los dedos segundo y tercero.

Tercero y cuarto lumbricales: Nacen mediante dos haces de las caras adyacentes de los tendones del flexor común profundo para los dedos tercero, cuarto y quinto.

Inserción:

Expansión tendinosa del extensor de los dedos.
Cada músculo se extiende distalmente hasta la cara radial de su dedo correpondiente (variable).

Descripción:

Estos cuatro músculos pequeños nacen del tendón del flexor común profundo de los dedos, por encima de los metacarpianos. Pueden constar de uno o dos

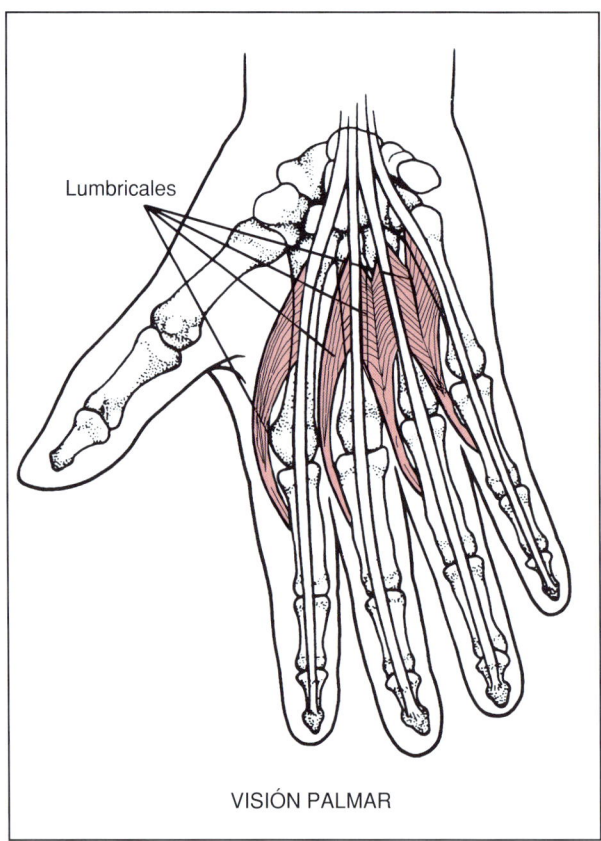

Figura 9-7. Umbricales.

haces. Se extienden hacia las falanges medias de los dedos 2 a 5, donde se unen con la expansión dorsal del extensor en la cara radial de cada dedo (Fig. 9-7). Fundamentalmente enlazan los sistemas tendinosos flexores y extensores de la mano. Las inserciones son muy variables. Esto origina gran complejidad de movimientos y, como consecuencia, diferencias a la hora de describirlos[19].

Función:

Flexión de las MF (falanges proximales) de los dedos 2 a 5 y extensión simultánea de las IF.

Inervación:

Primero y segundo lumbricales: Nervio mediano, C8-T1.
Tercero y cuarto lumbricales: N. cubital, C8-T1.
Nota: El tercer lumbrical puede recibir su inervación tanto del cubital como del mediano, o bien todos del mediano.

164. INTEROSSEI (DORSAL) O INTERÓSEOS DORSALES (Fig. 9-8)

Primer interóseo dorsal (también llamado separador del índice)

Origen:

Haz lateral: Primer metacarpiano (pulgar), mitad proximal del borde cubital.
Haz medial: Segundo metacarpiano (índice), todo el borde radial.

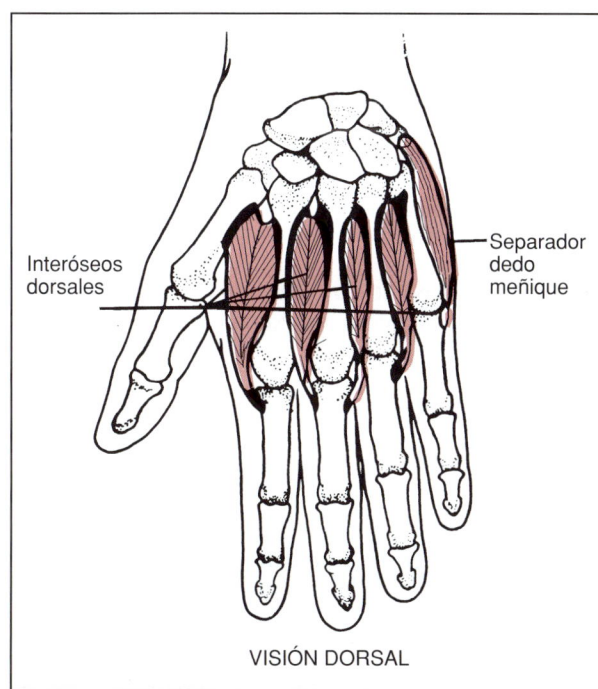

Figura 9-8. Interóseos dorsales.

Inserción:

Índice (dedo 2), falange proximal, cara radial de la base.
Cápsula de la segunda MF.

Segundo interóseo dorsal

Origen:

Caras adyacentes de los metacarpianos del índice y del mediano.

Inserción:

Dedo mediano (cara radial de la falange proximal).

Tercer interóseo dorsal

Origen:

Caras adyacentes de los metacarpianos del mediano y del anular.

Inserción:

Dedo mediano (cara cubital de la falange proximal).
Expansión dorsal del extensor.

Cuarto interóseo dorsal

Origen:

Caras adyacentes de los metacarpianos del anular y meñique.

Inserción:

Dedo anular (cara cubital de la falange proximal).
Expansión dorsal del extensor.

Descripción:

Este grupo comprende cuatro músculos, que constan de dos porciones (Fig. 9-8). En general se originan mediante dos haces desde los metacarpianos adyacentes, pero en mayor grado del metacarpiano del dedo en donde se acaba insertando. La inserción tiene lugar en la base de la falange proximal.

Función:

Separación de los dedos respecto a un eje trazado en el centro del dedo medio.
Flexión de los dedos en la articulación MF (colabora).
Extensión de los dedos en las articulaciones IF (colabora).
Aproximación del pulgar.

Inervación:

Nervio cubital, C8-T1.

165. INTEROSSEI (PALMAR O VOLAR) O INTERÓSEOS PALMARES (Fig. 9-9)

Primer interóseo palmar

Origen:

Segundo metacarpiano (toda la cara cubital).

Inserción:

Dedo índice (base de la falange proximal, cara cubital).
Expansión dorsal del extensor común de los dedos.

Segundo interóseo palmar.

Origen:

Cuarto metacarpiano (cara radial completa).

Inserción:

Anular (base de la falange proximal, cara radial).
Expansión dorsal del extensor común de los dedos.

Tercer interóseo palmar

Origen:

Quinto metacarpiano (toda la cara radial).

Inserción:

Meñique (base de la falange proximal, cara radial).
Expansión dorsal del extensor de los dedos.

Descripción:

Los interóseos palmares son más pequeños que sus compañeros dorsales. Se encuentran en la superficie palmar de la mano, a nivel de los metacarpianos. Existen tres interóseos palmares muy distintos (Fig. 9-9) y algunos autores describen un cuarto interóseo, al que le dan el número 1 por su inserción en el pulgar. Cuando existe como un discreto músculo, los otros interóseos palmares se numeran como 2, 3 y 4, respectivamente. Cuando el interóseo del pulgar existe, se localiza en la cara cubital del metacarpiano y la falange proximal. Algunos autores (incluidos nosotros) consideran al interóseo del pulgar como parte del separador del pulgar.

Función:

Aproximación de los dedos índice, anular y meñique hacia un eje trazado en el centro del mediano.
Flexión de las MF (colabora).
Flexión de las IF (colabora).

Inervación:

Nervio cubital, C8-T1.

MÚSCULOS CON ACCIÓN SOBRE EL PULGAR

166. Abductor pollicis longus o separador largo propio del pulgar.
167. Extensor pollicis longus o extensor largo del pulgar.
168. Extensor pollicis brevis o extensor corto propio del pulgar.
169. Flexor pollicis longus o flexor largo propio del pulgar.
170. Flexor pollicis brevis o flexor corto del pulgar.
171. Abductor pollicis brevis o separador corto del pulgar.
172. Opponens pollicis o oponente del dedo pulgar.
173. Adductor pollicis o aproximador propio del pulgar.

166. ABDUCTOR POLLICIS LONGUS O SEPARADOR LARGO DEL PULGAR

Origen:

Cúbito (cara posterior de la diáfisis).
Radio (tercio medio de la cara posterior del cuerpo).

Inserción:

Primer metacarpiano (cara radial de la base).
Trapecio.

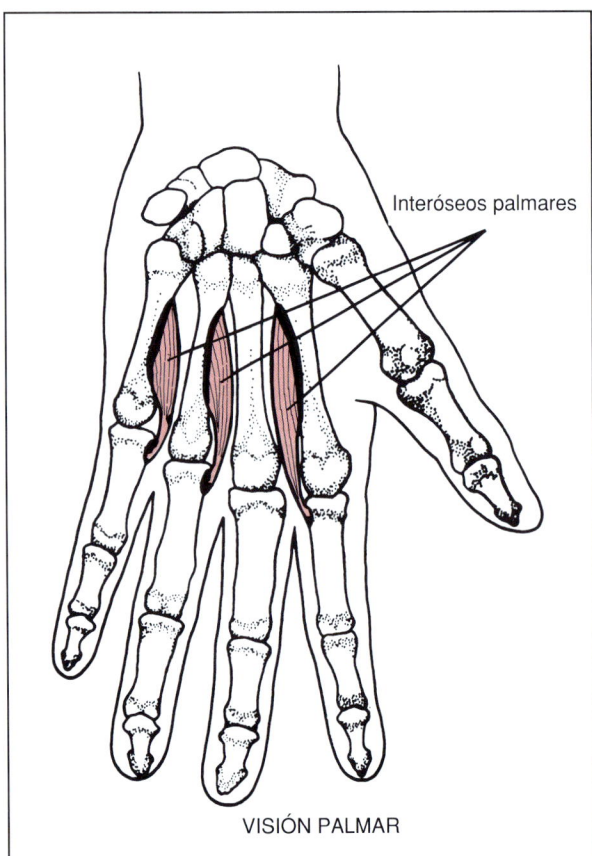

Figura 9-9. Interóseos palmares (volares).

Descripción:

Situado inmediatamente por debajo del supinador y a veces fusionado con este músculo. Se dirige oblicuamente hacia abajo y hacia fuera, para acabar a nivel de la muñeca en un tendón. Este tendón pasa a través de un surco de la cara lateral del radio distal junto al tendón del extensor corto del pulgar. Con frecuencia este tendón se divide: un haz se inserta en la cara radial del primer metacarpiano y otro en el trapecio.

Función:

Separación y extensión del pulgar en la articulación CMC.
Desviación radial de la muñeca (débil).
Flexión de la muñeca (débil).

Inervación:

Nervio radial, C6-C7; a veces C8 (interóseo posterior).

167. EXTENSOR POLLICIS LONGUS O EXTENSOR LARGO DEL PULGAR

Origen:

Cúbito (cara posterolateral de la diáfisis medial).
Membrana interósea.

Inserción:

Pulgar (zona dorsal de la base de la falange distal).

Descripción:

Este músculo se origina distalmente al separarse del largo del pulgar y se dirige hacia abajo y hacia fuera, en un tendón que pasa por encima del radio distal, situándose en un estrecho surco oblicuo en el radio dorsal. Desciende oblicuamente sobre los tendones de los extensores del carpo. Se separa del extensor corto y puede verse en la extensión del pulgar como el borde radial de un triángulo denominado tabaquera anatómica. Es más largo que el extensor corto.

Función:

Extensión del pulgar (en IF, MF y CMC).
Desviación radial de la muñeca (accesorio).

Inervación:

Nervio radial, C6-C8 (nervio interóseo posterior).

168. EXTENSOR POLLICIS BREVIS O EXTENSOR CORTO DEL PULGAR

Origen:

Radio (cara posterior de la diáfisis).
Membrana interósea.

Inserción:

Pulgar (cara dorsal de la base de la falange proximal).
Es frecuente la inserción en la falange distal mediante un tendón del extensor largo del pulgar.

Descripción:

Surge distalmente y luego se sitúa medial al separador largo del pulgar y desciende con él, de forma que los tendones pasan a través del mismo surco en la cara lateral del radio distal. A menudo se relaciona con el separador. Puede no estar presente.

Función:

Extensión de la articulación MF del pulgar.
Extensión y separación de la primera articulación CM del pulgar.
Desviación radial de la muñeca (accesorio).

Inervación:

Nervio radial, C6-C7, a veces C8.

169. FLEXOR POLLICIS LONGUS O FLEXOR LARGO DEL PULGAR

Origen:

Radio (cara estriada anterior de la mitad medial del cuerpo).
Membrana interósea.
Cúbito (apófisis coronoides), variable.
Húmero (epitróclea), variable.

Inserción:

Pulgar (cara palmar de la base de la falange distal).

Descripción:

Desciende por la cara radial del antebrazo en el mismo plano pero lateral al flexor profundo de los dedos.

Función:

Flexión de la articulación IF del pulgar.
Flexión de las articulaciones MF y CMC del pulgar (accesorio).
Flexión de la muñeca (accesorio).

Inervación:

Nervio mediano (rama interósea anterior), C8-T1.

170. FLEXOR POLLICIS BREVIS O FLEXOR CORTO DEL PULGAR

Origen:

Haz superficial
  Ligamento anterior del carpo (borde distal).
  Trapecio (tubérculo).

Haz profundo

Trapezoide.
Grande.

Inserción:

Pulgar (cara radial de la base de la primera falange).
Expansión del extensor.

Descripción:

La porción superficial discurre más lateralmente y acompaña al flexor largo del pulgar. Su tendón de inserción contiene al hueso sesamoideo radial a la altura donde se une con el tendón del haz profundo. La porción profunda a veces está ausente.

Función:

Flexión de MF y CMC del pulgar.
Oposición del pulgar (colabora).

Inervación:

Nervio mediano, C8-T1 (haz superficial).
Nervio cubital, C8-T1 (haz profundo).

171. ABDUCTOR POLLICIS BREVIS O SEPARADOR CORTO DEL PULGAR

Origen:

Ligamento anterior del carpo.
Escafoides (tubérculo).
Trapecio (tubérculo).

Inserción:

Pulgar (cara radial de la base de la falange proximal).
Expansión del extensor.

Descripción:

Es el músculo más superficial de la cara radial de la eminencia tenar.

Función:

Separación de CMC y MF (en un plano a 90° de la palma).
Oposición del pulgar (accesorio).
Extensión de IF (accesorio).

Inervación:

Nervio mediano, C8-T1.

172. OPPONENS POLLICIS U OPONENTE DEL PULGAR

Origen:

Trapecio (tubérculo).
Ligamento anterior del carpo.

Inserción:

Primer metacarpiano (a lo largo de toda la cara radial de la diáfisis).

Descripción:

Es un pequeño músculo triangular situado profundamente respecto al separador.

Función:

Flexión de CMC medialmente, sobre la palma.
Separación de CMC.
Rotación medial de CMC.
Estos movimientos se producen simultáneamente en la llamada oposición, que pone al pulgar en contacto con cualquiera de los otros dedos en su cara palmar (almohadillado).

Inervación:

Nervio mediano, C8-T1.

173. ADDUCTOR POLLICIS O APROXIMADOR DEL PULGAR

Origen:

Haz oblicuo

Grande.
Segundo y tercer metacarpianos (bases).
Ligamento palmar del carpo.
Vaina tendinosa del palmar mayor.
Ligamento anterior del carpo (haz pequeño).

Haz transverso

Tercer metacarpiano (dos tercios distales de la superficie palmar).

Inserción (ambas porciones):

Pulgar (cara cubital de la base de la falange proximal).

Descripción:

Las fibras de la porción oblicua se dirigen hacia abajo y convergen en un tendón que contiene un hueso sesamoideo, antes de unirse con la porción transversal. La porción transversal más profunda (el más profundo de los músculos de la eminencia tenar) tiene forma triangular. El tamaño de ambas porciones varía de forma considerable.

Función:

Aproxima la articulación CMC del pulgar.
Aproxima y flexiona la articulación MF (colabora).

Inervación:

Nervio mediano, C8-T1.

MÚSCULOS DE LA EXTREMIDAD INFERIOR (cadera, rodilla, tobillo, dedos, dedo gordo)

MÚSCULOS DE LA CADERA

174. Psoas major o psoas mayor.
175. Psoas minor o psoas menor.
176. Iliacus o ilíaco.
177. Pectineus o pectíneo.
178. Gracilis o recto interno del muslo.
179. Adductor longus o aproximador mediano del muslo.
180. Adductor brevis o aproximador menor.
181. Adductor magnus o aproximador mayor.
182. Gluteus maximus o glúteo mayor.
183. Gluteus medius o glúteo mediano.
184. Gluteus minimus o glúteo menor.
185. Tensor fasciae latae o tensor de la fascia lata.
186. Piriformis o piramidal de la pelvis.
187. Obturator internus u obturador interno.
188. Obturator externus u obturador externo.
189. Gemellus superior o gémino superior.
190. Gemellus inferior o gémino inferior.
191. Quadratus femoris o cuadrado crural.
192. Biceps femoris o bíceps crural.
193. Semitendinosus o semitendinoso.
194. Semimembranosus o semimembranoso.
195. Sartorius o sartorio.

174. PSOAS MAJOR O PSOAS MAYOR

Origen:

Vértebras L1-L5 (apófisis transversas, borde inferior).
Vértebras T12-L5 (cuerpos y discos intervertebrales entre ellos).
Arcos tendinosos de los cuerpos vertebrales lumbares.

Inserción:

Fémur (trocánter menor).

Descripción:

Es un músculo largo que se encuentra próximo a la columna vertebral, descendiendo sus fibras hacia fuera. A medida que desciende por el borde de la pelvis va disminuyendo su tamaño. Pasa por delante de la articulación de la cadera y se une mediante un tendón al ilíaco para insertarse en el trocánter menor. Este músculo también se denomina iliopsoas, debido a su unión con el ilíaco.

Función:

Flexión de la cadera cuando se fija en su origen [21].
Flexión del tronco (levantarse del asiento) con su inserción fija. (Estas dos funciones se producen al actuar conjuntamente con el ilíaco.)
Rotación externa (lateral) de la columna lumbar (ambos).
Inclinación lateral de la columna lumbar hacia el mismo lado (unilateral).

Inervación:

Plexo lumbar, con fibras para L2-L4 (ramas ventrales).

175. PSOAS MINOR O PSOAS MENOR

Origen:

Cuerpos vertebrales T12-L1 (caras laterales) y los discos intervertebrales situados entre ellos.

Inserción:

Ilíaco (eminencia iliopectínea y cresta pectínea, en la cara interna de la pelvis).
Aponeurosis del psoas ilíaco.

Descripción:

Es un músculo delgado y alargado, anterior del psoas mayor, cuyo vientre se sitúa enteramente en el abdomen a lo largo de su pared posterior, pero su tendón, plano y alargado, desciende hasta el ilíaco. Este músculo con frecuencia está ausente.

Función:

Flexión del tronco y la columna lumbar (ambos, débil).

Inervación:

Nervios raquídeos L1.

176. ILIACUS O ILÍACO

Origen:

Ilíaco (los dos tercios superiores de la fosa ilíaca).
Cresta ilíaca (labio interno).
Ligamentos iliolumbar y sacroilíaco anterior.

Inserción:

Fémur (trocánter menor a través de la inserción en el tendón del psoas mayor, y la diáfisis por debajo del trocánter menor).

Descripción:

Es un músculo ancho y aplanado, que ocupa la fosa ilíaca, descendiendo a través de éste para unirse lateralmente al tendón del psoas mayor.

Función:

Flexión de la cadera.
Flexión del tronco.

(Estas acciones se producen en conjunción con el psoas mayor.)
Rotación externa de la cadera.

Inervación:

Nervio crural, L2-L3.

177. PECTINEUS O PECTÍNEO

Origen:

Pubis (cresta pectínea entre la eminencia iliopectínea y espina del pubis).
Fascia anterior.

Inserción:

Fémur (cresta pectínea en su cara posterior).

Descripción:

Es un músculo plano que forma parte de la pared del triángulo femoral, en la cara medial superior del musculo. Desciende hacia atrás y hacia fuera en el muslo medio.

Función:

Aproximación de la cadera.
Flexión de la cadera (accesorio).

Inervación:

Nervio crural, L2-L4.
Nervio obturador accesorio cuando está presente.

178. GRACILIS O RECTO INTERNO DEL MUSLO

Origen:

Pubis (rama descendente del pubis, cerca de la sínfisis).

Inserción:

Tibia (cara medial de la diáfisis por debajo de la tuberosidad interna de la tibia).

Descripción:

Es un músculo ancho y delgado situado muy superficialmente en la cara medial del muslo, que se afila distalmente. Las fibras son verticales y se reúnen en un tendón que rodea el cóndilo interno del fémur y luego a la tuberosidad interna de la tibia. Su tendón es uno de los tres que forman la «pata de ganso» (con el sartorio y el semitendinoso).

Función:

Aproximación de la cadera.
Flexión de la rodilla.
Rotación interna (medial) de la rodilla (accesorio).

Inervación:

Nervio obturador (rama anterior), L2-L3.

179. ADDUCTOR LONGUS O APROXIMADOR MEDIANO DEL MUSLO

Origen:

Pubis (anterior al ángulo donde la cresta se une a la sínfisis).

Inserción:

Fémur (mediante una aponeurosis en el tercio medio de la línea áspera, en su labio medial).

Descripción:

Es el más anterior de los músculos aproximadores y se origina mediante un tendón estrecho y se ensancha transformándose en un vientre muscular a medida que desciende hacia atrás y hacia fuera para insertarse en el fémur.

Función:

Aproximaxión de la cadera.
Flexión de la cadera (accesorio).
Rotación de la cadera (según la posición del muslo).
Rotación externa (lateral) de la cadera (cuando la cadera se encuentra en extensión, accesorio).

Inervación:

Nervio obturador (rama anterior), L2-L4.

180. ADDUCTOR BREVIS O APROXIMADOR MENOR DEL MUSLO

Origen:

Pubis (rama descendente).

Inserción:

Fémur (tercio proximal del labio medial de la línea áspera y cresta pectínea distal).

Descripción:

Se encuentra bajo el pectíneo y el aproximador mediano y sus fibras discurren hacia fuera y hacia atrás a medida que se ensancha y desciende.

Función:

Aproximación de la cadera.
Flexión de la cadera.

Inervación:

Nervio obturador, L2-L4.

181. ADDUCTOR MAGNUS O APROXIMADOR MAYOR

Origen:

Pubis (rama descendente).
Isquion (rama descendente del isquion y caras lateral e inferior de la tuberosidad isquiática).

Inserción:

Fémur (toda la longitud de la línea áspera mediante una aponeurosis, línea supracondílea medial, tuberosidad del aproximador mayor en el epicóndilo interno). Ocasionalmente las fibras que nacen de la rama del pubis se insertan en una línea que se extiende desde el trocánter mayor a la línea áspera y parece formar un músculo distinto. Cuando esto ocurre se le denomina aproximador mínimo.

Descripción:

Es el más largo del grupo aproximador. Se localiza en la cara interna del muslo; consta de tres porciones distintas. Las fibras superiores del pubis son cortas y horizontales. Las fibras medias se dirigen hacia abajo y hacia fuera. El haz más distal desciende casi verticalmente hasta el tendón en el tercio distal del muslo.

Función:

Aproximación de la cadera.
Extensión de la cadera (fibras inferiores).
Flexión de la cadera (fibras superiores; débil).
Todo el aproximador mayor en la acción de rotación de la cadera depende de la posición del muslo.

Inervación:

Fibras superiores y medias: Nervio obturador (rama posterior), L2-L4.
Fibras inferiores: Nervio ciático, L4-S1.

182. GLUTEUS MAXIMUS O GLÚTEO MAYOR

Origen:

Ilíaco (cresta ilíaca y línea semicircular posterior de la fosa ilíaca externa).
Sacro (cara posterior).
Coccis (posterior).
Fascia de los espinales.
Ligamento sacrociático mayor.

Inserción:

Cinta de Maissat.
Fémur (cresta del glúteo mayor).

Descripción:

Es el mayor y más superficial de los músculos glúteos y forma la prominencia de las nalgas. Las fibras descienden lateralmente, insertándose ampliamente en el grueso tracto tendinoso iliotibial.

Función:

Extensión de la cadera (poderoso).
Rotación externa (lateral) de la cadera.
Extensión del tronco (cuando está fija su inserción).
Separación de la cadera (fibras superiores).
Aproximación de la cadera (fibras inferiores).
Estabiliza el cuello a través de su inserción en la banda iliotibial.

Inervación:

Nervio glúteo inferior, L5-S2.

183. GLUTEUS MEDIUS O GLÚTEO MEDIANO

Origen:

Ilíaco (cara externa entre las líneas semicircular anterior y posterior).
Aponeurosis del glúteo.

Inserción:

Fémur (trocánter mayor, cara lateral de la cresta oblicua).

Descripción:

Las fibras posteriores del mediano son profundas respecto al mayor; los dos tercios anteriores están cubiertos por la aponeurosis glútea. Se sitúa en la cara externa de la pelvis.

Función:

Separación de la cadera (en todas las posiciones).
Rotación interna de la cadera (fibras anteriores).
Rotación externa (lateral) de la cadera (fibras posteriores).
Flexión de la cadera (fibras anteriores) y extensión de la cadera (fibras posteriores), como funciones accesorias.
El glúteo mediano ayuda a mantener la posición erecta al caminar. Cuando una de las extremidades inferiores sirve de sostén, mientras que la otra se despega del suelo, todo el peso del cuerpo se desplaza hacia la fija, y esto hundiría la pelvis del lado elevado. La acción del glúteo medio es evitar esta inclinación del miembro elevado. Cuando el glúteo mediano es débil, el tronco se balancea (inclinación lateral) hacia el lado débil a cada paso, en un intento de mantener el equilibrio (éste es una compensación del signo de Trendelenburg positivo). Se llama el signo o la marcha del glúteo mediano. El signo de Trendelenburg positivo no compensado provoca la caída de la pelvis del lado contralateral. Se denomina marcha de Trendelenburg.

Inervación:

Nervio glúteo superior, L4-L5.

184. GLUTEUS MINIMUS O GLÚTEO MENOR

Origen:

Ilíaco (cara externa entre ambas líneas semicirculares anterior e inferior; escotadura ciática mayor).

Inserción:

Fémur (trocánter mayor, borde anterior).
Expansión aponeurótica para la cápsula de la articulación de la cadera.

Descripción:

El menor es el más pequeño de los músculos glúteos y se sitúa inmediatamente por debajo del mediano. Sus fibras se dirigen oblicuamente hacia fuera y hacia abajo, dándole forma de abanico, y se reúnen después en el trocánter mayor.

Función:

Separación de la cadera.
Rotación interna (medial de la cadera).

Inervación:

Nervio glúteo superior, L4-S1.

185. TENSOR FASCIAE LATAE O TENSOR DE LA FASCIA LATA

Origen:

Ilíaco (cresta ilíaca, porción anterior del labio externo, espina ilíaca superior anterior).
Fascia lata (hoja profunda).

Inserción:

Cinta de Maissiat (tractus iliotibialis).

Descripción:

El tensor de la fascia lata desciende insertado entre las capas profunda y superfical de la cinta de Maissiat. El vientre muscular presenta una longitud variable. El músculo se encuentra superficialmente en el borde anterior y lateral del muslo.

Función:

Flexión de la cadera.
Separación de la cadera.
Rotación interna (medial) de la cadera.
Flexión de la rodilla (accesorio a través de la cinta de Maissiat) una vez que ésta está flexionada más de 30°.
Rotación externa (lateral) de la rodilla (colabora).

Inervación:

Nervio glúteo superior, L4-S1.

186. PIRIFORMIS O PIRAMIDAL DE LA PELVIS

Origen:

Sacro (digitaciones insertadas en las porciones de este hueso entre los agujeros sacros anteriores primero, segundo, tercero y cuarto).
Ilíaco (margen superior de la escotadura ciática mayor).
Ligamento sacrociático mayor (cara pélvica).

Inserción:

Fémur (trocánter mayor; borde superior de la porción medial).

Descripción:

Corre paralelo al borde posterior del glúteo mediano, posterior a la articulación de la cadera. Se apoya en la pared posterior de la pelvis. Su ancho vientre muscular se estrecha, para emerger a través del agujero ciático mayor y se inserta en el trocánter mayor. El tendón de inserción a menudo se une al tendón común del obturador interno y de los géminos.

Función:

Rotación externa (lateral) de la cadera.

Inervación:

Nervios raquídeos S1-S2.

187. OBTURATOR INTERNUS U OBTURADOR INTERNO

Origen:

Pelvis (agujero isquiopubiano, alrededor de la mayor parte de su borde, desde el borde de la pelvis al agujero ciático mayor por arriba y el agujero isquiopubiano por debajo).
Isquion (ramas).
Pubis (rama descendente).
Membrana obturatriz (cara pélvica).
Aponeurosis obturatriz.

Inserción:

Fémur (trocánter mayor, cara medial próxima a la fosa digital).

Descripción:

El músculo es interno a la pelvis osteoligamentosa y externo por detrás de la articulación de la cadera. Las fibras convergen hacia el agujero ciático menor y rodean el cuerpo del isquion, donde actúa como una polea, sale de la pelvis a través del agujero ciático menor, cruza la cápsula de la articulación de la cadera y avanza hacia el trocánter mayor.

Función:

Rotación externa (lateral) de la cadera.
Separación de la cadera flexionada (colabora).

Inervación:

Nervio obturador interno, L5-S2.

188. OBTURATOR EXTERNUS U OBTURADOR EXTERNO

Origen:

Pubis e isquion (borde medial del agujero isquiopubiano, formado por las dos ramas del pubis y el isquion).
Membrana obturatriz.

Inserción:

Fémur (fosa digital).

Descripción:

Es un músculo plano triangular que cubre la superfice externa de la pared anterior de la pelvis desde un origen muy ancho en el borde medial del agujero isquiopubiano. Las fibras se dirigen hacia atrás y hacia fuera, en una espiral, hacia un tendón que pasa por detrás del cuello del fémur, para insertarse en la fosa digital.
Este músculo, junto con los otros rotadores laterales pequeños, puede originar muchas acciones musculares, además de su movimiento principal.

Función:

Rotación externa (lateral) de la cadera.
Aproximación de la cadera (colabora).

Inervación:

Nervio obturador, L3-L4.

189. GEMELLUS SUPERIOR O GÉMINO SUPERIOR

Origen:

Espina isquiática (cara glútea).

Inserción:

Fémur (trocánter mayor).

Descripción:

Se sitúa por encima y en paralelo al tendón del obturador interno, al que se une. Puede estar ausente.

Función:

Rotación externa (lateral) de la cadera.
Separación de la cadera (accesorio).

Inervación:

Nervio obturador interno, L5-S2.

190. GEMELLUS INFERIOR O GÉMINO INFERIOR

Origen:

Isquion (tuberosidad, cara superior).

Inserción:

Fémur (trocánter mayor).

Descripción:

Este pequeño músculo es paralelo al tendón del obturador interno, al que se une en su cara inferior.

Función:

Rotación externa (lateral) de la cadera.

Inervación:

Nervio cuadrado crural, L5-S1.

191. QUADRATUS FEMORIS O CUADRADO CRURAL

Origen:

Isquion (tuberosidad, borde superior externo).

Inserción:

Fémur (tuberosidad del cuadrado en su cara posterior).

Descripción:

Es un músculo cuadrilátero plano situado entre el gémino inferior y el aproximador mediano. Sus fibras se dirigen casi horizontalmente por detrás de la articulación de la cadera y el cuello del fémur.

Función:

Rotación externa (lateral) de la cadera.

Inervación:
Nervio del cuadrado crural, L5-S1.

192. BICEPS FEMORIS O BÍCEPS CRURAL

Origen:

Porción larga
Isquion: tuberosidad, caras inferior y medial, junto con el tendón del semitendinoso.
Ligamento sacrociático mayor.

Porción corta
Fémur: línea áspera, toda la longitud de su labio externo; línea supracondílea externa (dos tercios proximales).
Tabique intermuscular lateral.

Insercíón:

Peroné (cabeza, cara lateral).
Tibia (cóndilo lateral).
Aponeurosis que recubre el vientre muscular.
Fascia lateral de la pierna.

Descripción:

Este músculo flexor de la pierna posee dos porciones en la zona posterolateral. Su porción larga es un músculo de doble inserción. Las fibras musculares de la porción larga descienden lateralmente, acabando en una aponeurosis que cubre la cara posterior del músculo. Las fibras de la porción corta también se unen a dicha aponeurosis, que se estrecha en el tendón de inserción en la cara externa del hueco poplíteo. A nivel de la inserción el tendón se divide en dos haces que abrazan el ligamento lateral del peroné. La porción corta a veces no existe.

Función:

Flexión de la rodilla (sólo la porción corta es un flexor puro).
Rotación externa de la rodilla.
Extensión de la cadera y rotación externa (lateral) (porción larga).

Inervación:

Porción larga: Nervio ciático poplíteo interno, L5-S3.
Porción corta: Nervio ciático poplíteo externo, L5-S2.

193. SEMITENDINOSUS O SEMITENDINOSO

Origen:

Isquion (tuberosidad, cara inferior medial).
Aponeurosis que comparte con el tendón del bíceps crural (porción larga).

Inserción:

Tibia (cara medial proximal de la diáfisis).
Fascia profunda de la pierna.

Descripción:

Situado en la porción posteromedial del muslo, es conocido por su tendón largo y redondeado, que se extiende desde la mitad del muslo hacia la tibia. El semitendinoso se une con el tendón del sartorio y del recto interno del muslo para formar una aponeurosis plana llamada «pata de ganso».

Función:

Flexión de la rodilla.
Rotación interna de la rodilla.
Extensión de la cadera.
Rotación interna (medial) de la cadera (accesorio).

Inervación:

Nervio ciático poplíteo interno, L5-S2.

194. SEMIMEMBRANOSUS O SEMIMEMBRANOSO

Origen:

Isquion (tuberosidad, caras superior y lateral).
Tendón conjunto proximal y su aponeurosis.

Inserción:

Tibia (tuberosidad interna, cara posterior y medial).
Fémur (cóndilo externo, cara posterior, a través de una expansión fibrosa que forma parte del ligamento poplíteo oblicuo).
Aponeurosis sobre al porción distal del músculo (variable).

Descripción:

Uno de los dos flexores de la pierna, el semimembranoso, obtiene su nombre de su tendón de origen, plano y membranoso. Sus fibras descienden, entrecruzándose a veces con las del semitendinoso y el bíceps crural. El semitendinoso se superpone a este músculo a través de su expansión.

Función:

Flexión de la rodilla.
Rotación interna de la rodilla.
Extensión de la cadera.
Rotación interna (medial) de la cadera (accesorio).

Inervación:

Nervio ciático poplíteo interno, L5-S2.

195. SARTORIUS O SARTORIO

Origen:

Ilíaco (espina ilíaca anterior superior, y la escotadura inferior a ésta).

Inserción:

Tibia (cara medial de la diáfisis, distal a la tuberosidad externa de la tibia).

Descripción:

Es el músculo más largo del organismo; sus fibras paralelas originan un músculo estrecho y delgado. Desciende oblicuamente de fuera a dentro, inmediatamente por encima de la rodilla, donde bruscamente se dirige hacia abajo por detrás del cóndilo externo del fémur. Se prolonga mediante una ancha aponeurosis antes de insertarse en la cara medial de la tibia. El sartorio es el más superficial de los músculos anteriores del muslo.

Función:

Rotación externa, separación y flexión de la cadera.
Flexión de la rodilla.
Rotación interna de la rodilla.
Colabora en «cruzar las piernas».

Inervación:

Nervio crural (generalmente dos ramas), L2-L3.

MÚSCULOS DE LA RODILLA

196-200. Quadriceps femoris o cuadríceps crural.
201. Articularis genus o subcrural.
192. Biceps femoris o Bíceps crural (ver *Músculos con acción sobre la cadera*).
193. Semitendinosus o semitendinoso (ver *Músculos con acción sobre la cadera*).
194. Semimembranosus o semimembranoso (ver *Músculos con acción sobre la cadera*).
202. Popliteus o poplíteo.

196-200. QUADRICEPS FEMORIS O CUÁDRICEPS CRURAL

Esta masa muscular situada en la zona anterior del muslo tiene cinco componentes musculares (o haces), que juntos convierten a éste en el grupo muscular más poderoso del cuerpo humano.

196. Rectus femoris o recto anterior.
197. Vastus lateralis o vasto externo.
198. Vastus intermedius o crural.
199. Vastus medialis longus o vasto interno largo.
200. Vastus medialis obliquus o vasto interno oblicuo.

Son los principales extensores de la rodilla.

196. RECTUS FEMORIS O RECTO ANTERIOR

Origen:

Nace mediante dos tendones que se unen para formar una aponeurosis, de las que surgen las fibras musculares.
Ilíaco (espina ilíaca anterior inferior).
Acetábulo (surco por encima del borde posterior y superior de la ceja cotiloidea).

Inserción:

Rótula (desde una aponeurosis que gradualmente se estrecha en un tendón para insertarse en la porción central del tendón del cuadríceps).

Descripción:

Es el más anterior del cuadríceps, situándose medial respecto al eje del fémur. Sus fibras superficiales poseen dos direcciones, pero las profundas son paralelas. Sigue un curso vertical a lo largo del muslo.

197. VASTUS LATERALIS O VASTO EXTERNO

Origen:

Nace mediante una ancha aponeurosis desde el fémur: línea áspera, labio lateral, alcanzando proximalmente el trocánter mayor; bordes anterior e inferior de este último; línea intertrocantérea proximal anterior.
Tabique intermuscular externo.

Inserción:

Rótula, en una aponeurosis, que cubre la cara profunda del músculo, que se estrecha y se une al borde lateral del tendón del cuadríceps; a una expansión lateral, que se une con la cápsula de la rodilla y la cinta de Maissiat.

Descripción:

Es el más largo del cuadríceps y, como sugiere su nombre, da forma a la musculatura lateral del muslo. Sus fibras forman un ángulo de 17º con el eje del fémur. Desciende a lo largo del muslo por debajo de la cinta de Maissiat. Es el músculo de elección para biopsiar la extremidad inferior.

198. VASTUS INTERMEDIUS O CRURAL

Origen:

Fémur (caras anterior y lateral de los dos tercios superiores de la diáfisis).
Tabique intermuscular lateral (porción inferior).

Inserción:

Rótula, mediante una aponeurosis de la cara anterior del muslo que se inserta en la zona media del tendón del cuadríceps.

Descripción:

Es el más profundo del cuadríceps, situado por debajo del recto anterior, el vasto inferior y el externo. Rodea casi completamente los dos tercios proximales de la diáfisis del fémur. A veces se distingue, aparte del crural, un pequeño músculo, el subcrural, que generalmente está incluido en éste.

199. VASTUS MEDIALIS LONGUS O VASTO INTERNO LARGO[22, 23]

Origen:

Fémur (línea intertrocantérea, mitad inferior; línea áspera, labio interno, porción proximal).

Tendones de los aproximadores mayor y mediano del muslo.
Tabique intermuscular medial.

Inserción:

Rótula a través de una aponeurosis, en el borde superior y medial del tendón del cuadríceps.

Descripción:

Las fibras de este músculo se dirigen hacia, arriba formando un ángulo de $15°$ ó $18°$, respecto al eje longitudinal del fémur.

200. VASTUS MEDIALIS OBLIQUUS O VASTO INTERNO OBLICUO[22, 23]

Origen:

Fémur (línea áspera, labio medial, porción distal; línea supracondílea interna, porción proximal).
Tendón del aproximador mayor.
Tabique intermuscular medial.

Inserción:

Rótula (en el tendón del cuadríceps medial y a lo largo del borde interno de la rótula).
Expansión de la aponeurosis hacia la cápsula de la articulación de la rodilla.

Descripción:

Las fibras de este músculo se disponen formando un ángulo de $50°$-$55°$ respecto al eje longitudinal del fémur. Éste se desarrolla rápidamente con el entrenamiento y se atrofia por la falta de uso antes de que se produzca algún cambio en cualquiera de los otros músculos del cuadríceps. Ello se debe a que el interno oblicuo tiene la fascia de revestimiento muy poco densa y delgada, haciéndose más evidentes sus modificaciones a la exploración.

Inserción (todos):

Los tendones de las cinco porciones se unen en la zona distal del muslo, formando un grueso tendón común (tendón del cuadríceps) que se inserta en el borde proximal de la rótula. Las fibras continúan cruzando su cara anterior, constituyendo el tendón rotuliano, que se inserta en la tuberosidad de la tibia.

Función (todos):

Extensión de la rodilla (ninguna de las porciones actúa de manera independiente).
Flexión de la cadera (por el recto anterior, que atraviesa la articulación de la cadera).

Inervación (todos):

Nervio crural, L2-L4.

201. ARTICULARIS GENUS O SUBCRURAL

Origen:

Fémur (cara anterior de la diáfisis inferior).

Inserción:

Articulación de la rodilla (parte superior de la membrana sinovial).

Descripción:

Es un músculo pequeño a menudo inseparable del crural.

Función:

Retrae la membrana sinovial durante la extensión de la rodilla para evitar el atrapamiento de esta membrana entre la rótula y el fémur.

Inervación:

Nervio crural, L2-l4.

202. POPLITEUS O POPLÍTEO

Origen:

Fémur (cóndilo lateral, surco de la cara anterior).
Ligamento arcuato.
Cápsula de la articualción de la rodilla.

Inserción:

Tibia (cara triangular posterior, por encima de la línea del sóleo).
Expansión tendinosa.

Descripción:

Atraviesa la porción superior de la pierna de fuera a dentro, inmediatamente por encima de la rodilla. Constituye el suelo del hueco poplíteo.

Función:

Flexión de la rodilla.
Rotación interna de la rodilla (con la inserción proximal fija).
Rotación externa (lateral) de la cadera (inserción distal fija).

Inervación:

Nervio tibial posterior, L4-S1.

MÚSCULOS DEL TOBILLO

203. Tibialis anterior o tibial anterior.
204. Tibialis posterior o tibial posterior.
205. Gastrocnemius o gemelos del tríceps sural.

206. Soleus o sóleo.
207. Plantaris o plantar delgado.
208. Peroneus longus o peroneo lateral largo.
209. Peroneus brevis o peroneo lateral corto.
210. Peroneus tertius o peroneo anterior.

203. TIBIALIS ANTERIOR O TIBIAL ANTERIOR

Origen:

Tibia (tuberosidad externa y superficie lateral en sus dos tercios proximales).
Membrana interósea.
Cara profunda de la fascia crural.

Inserción:

Primer cuneiforme (medial) (en las caras medial y plantar).
Primer metatarsiano (base).

Descripción:

Localizado en la zona lateral de la tibia, posee un grueso vientre muscular proximalmente, pero se convierte en tendinoso a nivel distal. Las fibras descienden verticalmente y acaban mediante un prominente tendón en la cara anterior de la zona inferior de la pierna. Está incluido en el compartimento más medial del ligamento anterior del carpo.

Función:

Dorsiflexión del tobillo (articulación tibiotarsiana o de la garganta del pie).
Inversión y aproximación del pie (supinación) en la articulación astragalocalcánea y mediotarsiana.

Inervación:

Nervio tibial anterior, L4-L5.

204. TIBIALIS POSTERIOR O TIBIAL POSTERIOR

Origen:

Tibia (dos tercios proximales de la diáfisis posterior y distal a la tuberosidad externa).
Peroné (dos tercios proximales de la diáfisis y cara posterior de la cabeza).
Membrana interósea.

Inserción:

Escafoides (tuberosidad).
Calcáneo (apófisis menor).
Los tres cuneiformes.
Metatarsianos segundo, tercero y cuarto (bases).

Descripción:

Es el más profundo del grupo flexor, asciende por la zona posterior de la pierna, donde queda cubierto por el flexor largo del dedo gordo y el flexor largo de los dedos. Se origina como dos porciones estrechas y desciende oblicuamente por la pierna, cruzando su tendón distal en el cuarto distal. El tendón pasa por detrás del maleolo interno (con el flexor largo de los dedos), entra por la superficie plantar (donde contiene un hueso sesamoideo) y luego se divide para sus diversas inserciones.
Durante la carga el tibial posterior colabora en el sostén del arco transverso y en la distribución del peso sobre los pies, para mantener el equilibrio.

Función:

Inversión del pie.
Flexión plantar del tobillo (accesorio).

Inervación:

Nervio tibial posterior, L5-S1.

205. GASTROCNEMIUS O GEMELOS DEL TRÍCEPS SURAL

Origen:

Porción medial
Fémur (cóndilo medial, fosa de la porción posterior superior, superficie poplítea adyacente al cóndilo medial).
Cápsula de la articulación de la rodilla.

Porción lateral
Fémur (cóndilo lateral y cara posterior de la diáfisis por encima del cóndilo lateral).
Cápsula de la articulación de la rodilla.

Inserción:

Calcáneo (a través del tendón de Aquiles, en la zona posterior).
Rafe tendinoso en la línea media del músculo.

Descripción:

Es el más superficial de los músculos de la pantorrilla, rodeando a la misma de manera característica. Es un músculo con dos haces, que nacen de los cóndilos y descienden hacia el calcáneo. La porción medial es más larga y sus fibras se extienden distalmente antes de continuar como una expansión tendinosa, como ocurre con la porción lateral. Las dos porciones se unen a medida que la aponeurosis se estrecha y forman el tendón de Aquiles.

Función:

Flexión plantar del tobillo.
Flexión de la rodilla (accesorio).

Inervación:

Nervio tibial posterior, S1-S2.

206. SOLEUS O SÓLEO

Origen:

Peroné (cabeza, cara posterior, tercio proximal de la diáfisis en su cara posterior).
Tibia (línea oblicua de la tibia y tercio medio de la cara medial de la diáfisis).
Aponeurosis intramuscular del sóleo.

Inserción:

Calcáneo (cara posterior a través del tendón de Aquiles, junto con los gemelos).
La fascia que cubre la cara posterior del músculo, que, con el tendón de los gemelos, se transforma en el tendón de Aquiles.

Descripción:

Es el más largo del tríceps sural. Es ancho y plano, localizado inmediatamente por debajo de los gemelos. Su inserción anterior es una amplia aponeurosis; la mayoría de sus fibras se disponen oblicuamente hacia el tendón que desciende en su cara posterior.

Función:

Flexión plantar del tobillo.
El sóleo está permanentemente contraído en bipedestación. Responde al centro gravitatorio, para evitar que el cuerpo caiga hacia delante.

Inervación:

Nervio tibial posterior, L5-S2.

207. PLANTARIS O PLANTAR DELGADO

Origen:

Fémur (línea áspera, labio lateral).
Ligamento oblicuo (poplíteo) de la articulación de la rodilla.

Inserción:

Calcáneo (posterior).

Descripción:

Este pequeño músculo fusiforme se sitúa entre los gemelos y el sóleo. A veces está ausente; en otras es doble. Su corto vientre muscular se continúa por un tendón delgado largo que discurre a lo largo del borde medial del tendón de Aquiles y se inserta con él en la zona posterior del calcáneo.

Función:

Flexión plantar del tobillo.
Flexión de la rodilla (accesorio débil).

Inervación:

Nervio tibial posterior, L4-S1.

208. PERONEUS LONGUS O PERONEO LATERAL LARGO

Origen:

Peroné (cabeza y dos tercios superiores de la diáfisis lateral).
Tibia (cóndilo lateral, ocasionalmente).
Fascia profunda y tabique intermuscular.

Inserción:

Primer metatarsiano (cara plantar lateral de la base).
Primer cuneiforme (medial) (cara plantar lateral).
Segundo metatarsiano (ocasionalmente por una banda).

Descripción:

Se localiza proximalmente en la zona peroneal de la pierna, donde es superficial al peroneo corto. El vientre acaba en un largo tendón que pasa por detrás del maleolo lateral (con el corto) y luego se dirige oblicuamente hacia delante para alcanzar la cara externa del calcáneo y cruzar la cara plantar del pie hacia el primer metatarsiano.

Función:

Eversión del pie.
Flexión plantar del tobillo (colabora).
Desciende el primer metatarsiano.
Sostiene el arco transverso.

Inervación:

Nervio musculocutáneo, L4-S1.

209. PERONEUS BREVIS O PERONEO LATERAL CORTO

Origen:

Peroné (diáfisis, dos tercios distales de la cara lateral).
Tabique intermuscular.

Inserción:

Quinto metatarsiano (tuberosidad de la cara lateral de la base).

Descripción:

El peroneo lateral corto es profundo respecto al largo, pero más corto y pequeño. Las fibras musculares descienden verticalmente para acabar en un tendón que se dirige (con el largo) por detrás del maleolo lateral (la pareja de músculos comparte una vaina sinovial). Se dirige por delante hacia el calcáneo y hacia el quinto metatarsiano.

Función:

Eversión del pie.
Flexión plantar del tobillo (accesorio).

Inervación:

Nervio musculocutáneo, L4-S1.

210. PERONEUS TERTIUS O PERONEO ANTERIOR

Origen:

Peroné (tercio distal de la cara medial).
Membrana interósea.
Tabique intermuscular.

Inserción:

Quinto metatarsiano (cara dorsal de la base).

Descripción:

Este músculo forma parte del extensor de los dedos (es decir, el quinto tendón). El músculo desciende por la cara lateral de la pierna, dividiéndose bajo el ligamento anterior del tarso, de la misma manera que el extensor largo de los dedos, para insertarse en el quinto metatarsiano.

Función:

Dorsoflexión del tobillo.
Eversión del pie (accesorio).

Inervación:

Nervio tibial anterior, L5-S1.

MÚSCULOS CON ACCIÓN SOBRE LOS DEDOS DE LOS PIES

211. Extensor digitorum longus o extensor largo común de los dedos.
212. Extensor digitorum brevis o pedio o extensor corto común de los dedos.
213. Flexor digitorum longus o flexor largo común de los dedos.
214. Flexor digitorum brevis o flexor corto plantar.
215. Abductor digiti minimi o separador del quinto dedo.
216. Flexor digiti minimi brevis o flexor corto del quinto dedo.
217. Quadratus plantae o cuadrado carnoso de Silvio.
218. Lumbricales (pie).
219. Interossei (dorsal) o interóseos dorsales.
220. Interossei (plantar) o interóseos plantares.

211. EXTENSOR DIGITORUM LONGUS O EXTENSOR COMÚN LARGO DE LOS DEDOS

Origen:

Tibia (tuberosidad externa en la cara lateral).
Peroné (diáfisis, tres cuartos superiores de la cara anterior).
Membrana interósea.
Fascia profunda y tabique intermuscular.

Inserción:

El tendón de inserción se divide en cuatro tendones para el dorso del pie, que forman una expansión sobre cada uno de los dedos.
Dedos 2 a 5: Falanges proximales de los cuatro dedos pequeños (haz intermedio para el dorso de la base de cada uno de ellos).

Descripción:

El músculo se encuentra en la cara lateral de la zona anterior de la tibia. Desciende por fuera del tibial anterior y su tendón distal acompaña al del peroneo anterior antes de dividirse.

Función:

Extensión de MF de los cuatro últimos dedos.
Extensión de las PIF y DIF de los cuatro últimos dedos (colaboran).
Dorsiflexión del tobillo (accesorio).
Eversión del pie (accesorio).

Inervación:

Nervio tibial anterior, L4-S1.

212. EXTENSOR DIGITORUM BREVIS O PEDIO O EXTENSOR CORTO COMÚN DE LOS DEDOS

Origen:

Calcáneo (superficie proximal superior que se encuentra por arriba y por fuera del surco calcáneo).
Ligamento astragalocalcáneo externo.
Ligamento anterior del tarso.

Inserción:

Terminan en cuatro tendones:
 1. Primer dedo (falange proximal). Este tendón es el más largo y más medial. Se suele describir como un músculo aparte, el extensor corto del dedo gordo.
 2, 3 y 4. Los tres tendones se unen al extensor común de los dedos (caras laterales).

Descripción:

Este músculo atraviesa medial y distalmente el dorso del pie, para acabar en cuatro tendones, uno para el dedo gordo (primer dedo) y tres para los dedos 2, 3 y 4. Varía considerablemente.

Función:

Extensión MF del primer dedo.
Extensión MF de los dedos 2 a 4.
Extensión IF de los dedos 2 a 4 (colabora).

Inervación:

Nervio tibial anterior, L5-S1.

213. FLEXOR DIGITORUM LONGUS O FLEXOR LARGO COMÚN DE LOS DEDOS

Origen:

Tibia (cara posterior de los dos tercios medios de la diáfisis).
La fascia que cubre el tibial posterior.

Inserción:

Dedos 2 a 5 (falange distal en su base).

Descripción:

Se sitúa profundamente en la cara tibial de la pierna y va aumentando su tamaño a medida que desciende. El tendón de inserción comprende casi toda la longitud del músculo y se une en la planta del pie mediante el tendón del cuadrado carnoso de Silvio. Finalmente se divide en cuatro tendones, que se insertan en los cuatro dedos laterales.

Función:

Flexión MF, PIF y DIF de los dedos 2 a 5.
Flexión plantar del tobillo (accesorio).
Inversión del pie (accesorio).

Inervación:

Nervio tibial posterior, L5-S1.

214. FLEXOR DIGITORUM BREVIS O FLEXOR CORTO PLANTAR

Origen:

Calcáneo (tuberosidad posterior interna).
Aponeurosis plantar (parte central).
Tabique intermuscular (adyacente).

Inserción:

Dedos 2 a 5 (mediante cuatro tendones hacia las falanges medias, a ambos lados).

Descripción:

Este músculo se localiza en el centro de la planta del pie, inmediatamente por encima de la aponeurosis plantar. Se divide en cuatro tendones, uno para cada dedo de los cuatro laterales. En la base de las falanges proximales cada uno se divide en dos haces, que rodean al tendón del flexor largo común de los dedos. Los tendones se dividen por segunda vez y se insertan a ambos lados de las falanges medias.

Función:

Flexión de las MF y PIF (falanges medias) de los dedos 2 a 5.

Inervación:

Nervio plantar interno, L5-S1.

215. ABDUCTOR DIGITI MINIMI O SEPARADOR DEL QUINTO DEDO

Origen:

Calcáneo (tuberosidades posteriores externa e interna).
Aponeurosis plantar y tabique intermuscular.

Inserción:

Quinto dedo (falange proximal, cara lateral de la base).
La inserción se realiza junto con el flexor corto del quinto dedo.

Descripción:

A lo largo del borde lateral del pie.

Función:

Separación del quinto dedo.
Flexión de la articulación IF proximal (PIF) (accesorio).

Inervación:

Nervio plantar externo, S2-S3.

216. FLEXOR DIGITI MINIMI BREVIS O FLEXOR CORTO DEL QUINTO DEDO

Origen:

Quinto metatarsiano (cara plantar de la base).
Vaina del tendón del peroneo largo.

Inserción:

Quinto dedo (cara lateral de la base de la falange proximal).

Descripción:

El músculo es superficial al quinto metatarsiano, asemejándose a un interóseo. A veces las fibras se insertan en la mitad distal lateral del quinto metatarsiano y se describen como un músculo aparte denominado oponente del quinto dedo.

Función:

Flexión MF del quinto dedo.

Inervación:

Nervio plantar externo, S2-S3.

217. QUADRATUS PLANTAE O CUADRADO CARNOSO DE SILVIO

Origen:

Haz lateral: Calcáneo (desde el borde lateral distal a la tuberosidad externa de la cara plantar).

Ligamento calcaneocuboideo lateral.

Haz medial: Calcáneo (superfice cóncava medial y cara anterior de la tuberosidad mayor).
Ligamento calcaneocuboideo (borde medial).

Inserción:

Tendón del flexor común de los dedos (borde lateral).

Descripción:

También se denomina flexor accesorio de los dedos. La porción medial es mayor y más musculosa, mientras que la lateral es más tendinosa. Surgen a cada lado del calcáneo, siguen en la zona medial y se unen en un ángulo agudo a nivel de la mitad del pie, para acabar en el borde lateral del tendón del flexor común.

Función:

Flexión DIF de los dedos 2 a 5 (agonista del flexor común).
«Corrige» el vector de fuerza diagonal del flexor común.

Inervación:

Nervio plantar externo, S1-S3.

218. LUMBRICALES (pie)

Son cuatro músculos pequeños considerados como accesorios del flexor común.

Origen:

1.º Se origina por un único haz de la cara medial del tendón del flexor común para el segundo dedo.
2.º, 3.º y 4.º Se originan por dos haces diferentes de las caras adyacentes de los tendones del flexor común para los dedos 2, 3, 4 y 5.

Inserción (todos):

Desde 2 a 5 (falanges proximales y expansiones dorsales de los tendones del extensor común de los dedos).

Descripción:

Los lumbricales son cuatro pequeños músculos intrínsecos del pie. Se numeran desde el lado medio del pie (dedo gordo), de modo que el primer lumbrical se dirige al segundo dedo y el cuarto va a insertarse al quinto dedo.

Función:

Flexión MF, dedos 2 a 5.
Extensión PIF y DIF, dedos 2 a 5 (colabora).

Inervación:

Primer lumbrical: Nervio plantar interno, L5-S1.
Segundo, tercero y cuarto lumbricales: Nervio plantar externo, S2-S3.

219. INTERÓSEOS DORSALES

Origen:

Metatarsianos (cada haz nace de las caras adyacentes de los metatarsianos, entre los cuales se origina).

Inserción:

1.º Falange proximal del segundo dedo, cara medial de la base.
2.º Falange proximal del segundo dedo, cara lateral de la base.
3.º Falange proximal del tercer dedo, cara lateral de la base.
4.º Falange proximal del cuarto dedo, cara lateral de la base.
Todos: tendones del extensor común.

Descripción:

Los interóseos dorsales son cuatro músculos formados por dos haces, respectivamente. Son similares a los de la mano, excepto por su eje de acción, que se considera la línea media del segundo dedo (el eje longitudinal del pie).

Función:

Separación de los dedos 2 a 4 respecto al eje longitudinal del pie que atraviesa el segundo dedo.
Flexión MF de los dedos 2 a 4 (accesorio).
Extensión IF de los dedos 2 a 4 (posiblemente).

Inervación:

Nervio plantar externo, S2-S3.

220. INTERÓSEOS PLANTARES

Origen:

Tercero, cuarto y quinto metatarsianos (base y cara medial).

Inserción:

Falanges proximales de los mismos dedos (base y cara medial).
Aponeurosis dorsal del extensor común.

Descripción:

Son tres músculos que discurren a lo largo de la cara plantar de los metatarsianos, más que entre ellos. Cada uno conecta con un solo metatarsiano.

Función:

Aproximación de los dedos 3, 4 y 5 (hacia el eje del segundo dedo).

Flexión MF de los dedos 3, 4 y 5.
Extensión IF de los dedos 3, 4 y 5 (colaboran).

Inervación:

Nervio plantar externo, S2-S3.

MÚSCULOS CON ACCIÓN SOBRE EL DEDO GORDO O PRIMER DEDO DEL PIE

221. Extensor hallucis longus o extensor del dedo gordo.
222. Flexor hallucis longus o flexor largo del dedo gordo.
223. Flexor hallucis brevis o flexor corto del dedo gordo.
224. Abductor hallucis o separador del dedo gordo.
225. Adductor hallucis o aproximador del dedo gordo.

221. EXTENSOR HALLUCIS LONGUS O EXTENSOR DEL DEDO GORDO

Origen:

Peroné (cara medial a lo largo de la mitad central del cuerpo).
Membrana interósea.

Inserción:

Primer dedo (base de la falange distal).
Expansión de la base de la falange proximal.

Descripción:

Este músculo delgado desciende por la pierna entre el tibial anterior y el extensor común, cubierto por ellos. Su tendón no emerge a la superfice hasta alcanzar el tercio distal de la pierna.

Función:

Extensión MF e IF del primer dedo.
Dorsiflexión del tobillo (accesorio).
Inversión del pie (accesorio).

Inervación:

Nervio tibial anterior, L4-S1.

222. FLEXOR HALLUCIS LONGUS O FLEXOR LARGO DEL DEDO GORDO

Origen:

Peroné (dos tercios inferiores de la cara posterior de la diáfisis).
Membrana interósea y tabique intermuscular.

Inserción:

Primer dedo (falange distal en al cara plantar de su base).

Descripción:

Profundo en la cara lateral de la pierna. Sus fibras descienden oblicuamente a través de un tendón que sigue toda la longitud de su cara posterior y luego se cruza sobre el extremo distal de la tibia, el astrágalo y la cara inferior del calcáneo hacia la planta del pie, para alcanzar el primer dedo.

Función:

Flexión IF del primer dedo.
Flexión MF del primer dedo (accesorio).
Flexión plantar de tobillo e inversión del pie (accesorio).

Inervación:

Nervio tibial posterior, L5-S2.

223. FLEXOR HALLUCIS BREVIS O FLEXOR CORTO DEL DEDO GORDO

Origen:

Cuboides (parte medial de la cara plantar).
Cuneiforme (lateral).
Tendón del tibial posterior.

Inserción:

Primer dedo.
El tendón se divide distalmente en dos partes: medial y lateral, que se insertan en las caras medial y lateral de la base de la primera falange del primer dedo.

Descripción:

Localizado muy próximo a la cara plantar del primer metatarsiano. El tendón medial se une al del separador del primer dedo antes de su inserción; el tendón lateral se inserta cerca del aproximador del primer dedo.

Función:

Flexión MF del primer dedo.

Inervación:

Nervio plantar interno, L5-S1.

224. ABDUCTOR HALLUCIS O SEPARADOR DEL DEDO GORDO

Origen:

Calcáneo (tuberosidad posterior interna).
Ligamento posterior del tarso.
Aponeurosis plantar y tabique intermuscular.

Inserción:

Primer dedo (base de la falange proximal, cara medial).

Descripción:

Se localiza a lo largo del borde medial del pie.
Su tendón se inserta distalmente en el tendón medial del flexor corto del primer dedo.

Función:

Separación del primer dedo (respecto al segundo).
Flexión MF del primer dedo (accesorio).

Inervación:

Nervio plantar interno, S2-S3.

225. ADDUCTOR HALLUCIS O APROXIMADOR DEL DEDO GORDO

Origen:

Haz oblicuo
Segundo, tercero y cuarto metatarsianos (bases).
Vaina del tendón del peroneo largo.

Haz transverso
Ligamentos metatarsofalángicos plantares de los dedos 3, 4 y 5.
Ligamentos metatarsianos transversales.

Inserción:

Primer dedo (falange proximal, cara lateral de la base).

Descripción:

Las dos porciones son de tamaños distintos: la oblicua, mayor y más muscular. La porción oblicua atraviesa el pie desde el centro hasta la cara medial, siguiendo un eje oblicuo; la porción transversa lo cruza transversalmente a nivel de las articulaciones MF.

Función:

Aproximador del primer dedo (hacia el segundo).
Flexión MF del primer dedo (accesorio).
Sostén del arco metatarsiano transversal.

Inervación:

Nervio plantar externo, S2-S3.

PARTE IV. MOVIMIENTOS Y MÚSCULOS PARTICIPANTES *(MOVIMIENTOS DEL CUELLO, TRONCO Y EXTREMIDADES)*

En esta parte del capítulo, que sirve como «Guía anatómica» se enumeran los movimientos del eje axial y el tronco, junto con los músculos que intervienen en ellos, indicando el grado de participación de los mismos.

Como ocurre en todos los aspectos de la anatomía humana, existen diversas opiniones sobre la anatomía funcional. Los autores han utilizado (principalmente) las versiones americana y británica de la *Anatomía* de Gray como referencias, pero en ocasiones los imperativos cinesiológicos han obligado a apartarse de la ortodoxia en lo que respecta a varios músculos.

Movimientos de la columna cervical y la cabeza

Extensión de la cabeza *(todos los músculos actúan bilateralmente)*

56.	Rectus capitis posterior major o recto posterior mayor	C1, suboccipital
57.	Rectus capitis posterior minor o recto posterior menor	C1, suboccipital
58.	Obliquus capitis superior u oblicuo mayor de la cabeza	C1, suboccipital
59.	Obliquus capitis inferior u oblicuo menor de la cabeza	C1, suboccipital
60.	Longissimus capitis o complejo menor	C3-C8
61.	Splenius capitis o esplenio de la cabeza	C3-C6
62.	Semispinalis capitis o complejo mayor	C2-T1
63.	Spinalis capitis o espinal de la cabeza	C3-T1
83.	Sternocleidomastoid o esternocleidomastoideo	Espinal (XI par), C2-C3
124.	Trapezius o trapecio	Espinal (XI par)

Flexión de la cabeza *(todos los músculos actúan bilateralmente)*

72.	Rectus capitis anterior o recto anterior menor	C1-C2
73.	Rectus capitis lateralis o recto lateral de la cabeza	C1-C2
74.	Longus capitis o recto anterior mayor de la cabeza	C1-C3
75.	Milohioideo	Trigémino (V par)
76.	Estilohioideo	Facial (VII par)
77.	Geniohioideo	C1-C2 (con el hipogloso, XII par)
78.	Digástrico Vientre anterior Vientre posterior	Trigémino (V par) Facial (VII par)

Extensión cervical *(todos los músculos actúan bilateralmente)*

64.	Longissimus cervicis o transversario del cuello	C3-T6
65.	Semispinalis cervicis o digástrico de la nuca	C2-T5
66.	Iliocostalis cervicis o porción cervical del sacrolumbar	C4-T6
67.	Splenius cervicis o esplenio del cuello	C2-C8
69.	Interespinalis cervicis o interespinoso del cuello	C3-C8
68.	Spinalis cervicis o espinal del cuello	C3-C8
124.	Trapezius o trapecio	Espinal (XI), C2-C3
70.	Intertransversarii cervicis o intertransversario del cuello	C3-C8
71.	Rotatores cervicis o rotadores del cuello	C3-C8
94.	Multifidus o nervios raquídeos	Transversoespinoso segmentarios

Flexión cervical *(todos los músculos actúan bilateralmente)*

79.	Longus colli o largo del cuello	C2-C6
80.	Scalenus anterior o escaleno anterior	C4-C6
81.	Scalenus medius o escaleno medio	C3-C8
82.	Scalenus posterior o escaleno posterior	C6-C8
83.	Esternocleidomastoideo	Espinal (XI), C2-C3
84.	Esternotiroideo	C1-C3
85.	Tirohioideo	C1
86.	Esternohioideo	C1-C3
87.	Omohioideo	C1-C3
88.	Platysma o cutáneo	Facial (VII)

Inclinación lateral *(la oreja hacia el hombro)*

Los músculos que intervienen en este movimiento son los extensores y flexores de la cabeza, por un lado, y los flexores y extensores cervicales, por otro.

Rotación hacia el mismo lado *(la cara mira al mismo lado)*

56.	Rectus capitis posterior major o recto posterior mayor	C1 (suboccipital)
59.	Obliquus capitis inferior u oblicuo menor de la cabeza	C1 (suboccipital)
60.	Longissimus capitis o complejo menor	C3-C8
61.	Splenius capitis o esplenio de la cabeza	C3-C6
67.	Splenius cervicis o esplenio del cuello	C2-C8
74.	Longus capitis o recto anterior mayor de la cabeza	C1-C3
127.	Levator scapulae o angular de la escápula	C5 (escapular dorsal)

Rotación hacia el lado opuesto

124.	Trapezius o trapecio	Espinal (XI)
62.	Semispinalis capitis o complejo mayor	C2-T1
65.	Semispinalis cervicis o digástrico de la nuca	C2-T5
71.	Rotatores cervicis o rotadores del cuello	C3-C8
79.	Longus colli o largo del cuello	C2-C6
80.	Scalenus anterior o escaleno anterior	C4-C6
81.	Scalenus medius o escaleno medio	C3-C8
82.	Scalenus posterior o escaleno posterior	C6-C8
83.	Esternocleidomastoideo	Espinal (XI) C2-C3
94.	Multifidus o transversoespinoso	Nervios raquídeos segmentarios

Movimientos de la columna torácica

Extensión torácica

89.	Iliocostalis thoracis o porción torácica del sacrolumbar	Nervios raquídeos torácicos
91.	Longissimus thoracis o sacrolumbar	Nervios raquídeos torácicos y lumbares
92.	Spinalis thoracis o espinal	Nervios raquídeos segmentarios torácicos
93.	Semispinalis thoracis o o interespinoso medio	Nervios raquídeos torácicos
94.	Multifidus o transversoespinoso	Nervios raquídeos segmentarios
95.	Rotatores thoracis o rotadores	Nervios raquídeos torácicos
97.	Interespinalis thoracis o interespinoso torácico	Nervios raquídeos
99.	Intertransversarii thoracis o intertransversario torácico	Nervios raquídeos

Movimientos de la columna lumbar y la pelvis

Flexión lumbar

110.	Obliquus externus abdominis u oblicuo externo abdominal	T7-T12
111.	Obliquus internus abdominis u oblicuo interno abdominal	T8-L1
113.	Rectus abdominis o recto del abdomen	T7-T12
174.	Psoas major o psoas mayor	L2-L4
175.	Psoas minor o psoas menor	L1
176.	Iliacus o ilíaco	L2-L3 (crural)

Extensión lumbar

90.	Iliocostalis lumborum o porción lumbar del sacrolumbar	Nervios raquídeos segmentarios
94.	Multifidus o transverso-espinoso	Nervios raquídeos segmentarios
96.	Rotatores lumborum o rotadores lumbares	Nervios raquídeos segmentarios
98.	Interespinalis lumborum o interespinoso lumbar	Nervios raquídeos segmentarios
100.	Quadratus lumborum o cuadrado de los lomos	T12-L3

Inclinación lateral lumbar

90.	Iliocostalis lumborum o porción lumbar del sacrolumbar	Nervios raquídeos segmentarios
99.	Intertransversarii lumborum o inter-tranversos torácicos	L1-L5
100.	Quadratus lumborum o cuadrado de los lomos	T12-L3
110.	Obliquus externus abdominis u oblicuo externo abdominal	T7-T12
111.	Obliquus internus abdominis u oblicuo interno abdominal	T8-L1
174.	Psoas major o psoas mayor	L2-L4

Rotación lumbar hacia el mismo lado

111.	Obliquus internus abdominis u oblicuo interno abdominal	T8-L1

Rotación lumbar hacia el lado contrario

94.	Multifidus o transverso-espinoso	Nervios raquídeos segmentarios
96.	Rotatores lumborum o rotadores lumbares	Nervios raquídeos segmentarios
110.	Obliquus externus abdominis u oblicuo externo abdominal	T7-T12

Movimientos respiratorios

Inspiración

101.	Diafragma	C4, frénico
102.	Intercostales externi o intercostales externos	T1-T11, nervios intercostales
103.	Intercostales interni o intercostales medios	T1-T11, nervios intercostales
104.	Intercostales intimi o intercostales internos	T1-T11, nervios intercostales
107.	Levatores costarum o supracostal	T1-T12, nervios intercostales
80.	Scalenus anterior o escaleno anterior	C4-C6, nervios cervicales
81.	Scalenus medius o escaleno medio	C3-C8, nervios cervicales
82.	Scalenus posterior o escaleno posterior	C6-C8, nervios cervicales
108.	Serratus posterior superior o serrato posterior y superior	T1-T4, nervios intercostales
	Extensores profundos de la espalda	Nervios raquídeos segmentarios

Espiración *(en el ejercicio, con la tos o la maniobra de Valsalva)*

110.	Obliquus externus abdominis u oblicuo externo abdominal	T7-T12, nervios intercostales
111.	Obliquus internus abdominis u oblicuo interno abdominal	T8-T12, nervios intercostales
113.	Rectus abdominis o recto del abdomen	T7-T12, nervios raquídeos
112.	Transversus abdominis o transverso del abdomen	T7-T12, nervios intercostales
102.	Intercostales externi o intercostales externos	T1-T11, nervios intercostales
106.	Transversus thoracis o triangular del esternón	T1-T11, nervios intercostales
130.	Latissimus dorsi o dorsal ancho	C6-C8, toracodorsal

Inspiración forzada

Todos los músculos de la inspiración normal junto con:

Capítulo 9 ■ Guía de consulta anatómica

83.	Esternocleidomastoideo	Espinal (XI), C2-C3
88.	Platysma o cutáneo	Facial (VII)
131.	Pectoralis major o pectoral mayor	C5-T1, pectorales medial y lateral
129.	Pectoralis minor o pectoral menor	C8-T1, pectoral medial
130.	Latissimus dorsi o dorsal ancho	C6-C8, toracodorsal

Movimientos de la extremidad superior

ESCÁPULA

Elevación de la escápula *(encogerse de hombros)*

124.	Trapezius o trapecio (superior)	Espinal (XI), C3-C4
127.	Levator scapulae o angular de la escápula	C5, escapular dorsal
125.	Romboideo mayor	C5, escapular dorsal

Descenso de la escápula

124.	Trapezius o trapecio (inferior)	Espinal (XI)

Separación de la escápula *(prolongación)*

128.	Serratus anterior o serrato mayor	C5-C7, torácico largo
129.	Pectoralis minor o pectoral menor	C8-T1, pectoral medial

Aproximación de la escápula *(retracción)*

124.	Trapezius o trapecio	Espinal (XI), C3-C4
125.	Romboideo mayor	C5, escapular dorsal
126.	Romboideo menor	C5, escapular dorsal

Rotación superior de la escápula *(glenoides hacia arriba)*

124.	Trapezius o trapecio	Espinal (XI), C3-C4
128.	Serratus anterior o serrato mayor	C5-C7, torácico largo

Rotación inferior de la escápula *(glenoides hacia abajo)*

125.	Romboideo mayor	C5, escapular dorsal
126.	Romboideo menor	C5, escapular dorsal
127.	Levator scapulae o angular de la escápula	C3-C4, C5, escapular dorsal
129.	Pectoralis minor o pectoral menor	C8-T1, pectoral medial

HOMBRO (MOVIMIENTOS GLENOHUMERALES)

Separación del hombro

133.	Deltoides	C5-C6, circunflejo
135.	Supraspinatus o supraespinoso	C5-C6, supraescapular

Aproximaxición del hombro

130.	Latissimus dorsi o dorsal ancho	C6-C8, toracodorsal
131.	Pectoralis major o pectoral mayor y lateral	C5-T1, pectorales medial
137.	Teres minor o redondo menor	C5-C6, axilar
138.	Teres major o redondo mayor	C5-C6, subescapular (inferior)
139.	Coracobrachialis o coracobraquial	C6-C7, musculocutáneo

Rotación interna del hombro *(rotación medial)*

130.	Latissimus dorsi o dorsal ancho	C6-C8, toracodorsal
131.	Pectoralis major o pectoral mayor	C5-T1, pectorales medial y lateral
134.	Subescapularis o subescapular	C5-C6, subescapular (superior e inferior)
138.	Teres mayor o redondo mayor	C5-C6, subescapular (inferior)
133.	Deltoides	C5-C6, circunflejo

Rotación externa del hombro *(rotación lateral)*

133.	Deltoides (posterior)	C5-C6, circunflejo
136.	Infraspinatus o infraspinatus	C5-C6, supraescapular
137.	Teres minor o redondo menor	C5-C6, circunflejo

Flexión del hombro

133.	Deltoides (anterior)	C5-C6, circunflejo
131.	Pectoralis major o pectoral mayor (clavicular)	C5-C7, pectoral lateral
139.	Coracobrachialis o coracobraquial	C6-C7, musculocutáneo
140.	Biceps brachii o bíceps braquial	C5-C6, musculocutáneo

Extensión del hombro

130.	Latissimus dorsi o dorsal ancho	C6-C8, toracodorsal
133.	Deltoides (posterior)	C5-C6, circunflejo
138.	Teres major o redondo mayor	C5-C6, subescapular (inferior)

142. Triceps brachii o tríceps braquial (porción larga)	C7-C8, radial

MOVIMIENTOS DEL CODO Y EL ANTEBRAZO

Flexión del codo

140. Biceps brachii o bíceps braquial	C5-C6, musculocutáneo
141. Brachialis o braquial anterior	C5-C6, musculocutáneo
143. Brachioradialis o supinador largo	C5-C6, radial
146. Pronator teres o pronador redondo	C6-C7, mediano
148. Extensor carpi radialis longus o primer radial o radial largo	C6, radial
151. Flexor carpi radialis o palmar mayor	C6-C7, mediano
152. Palmaris longus o palmar menor	C6-C7, mediano
153. Flexor carpi ulnaris o cubital anterior	C8-T1, cubital

Extensión del codo

142. Triceps brachii o tríceps braquial	C7-C8, radial
144. Anconeus o ancóneo	C7-C8, radial

Pronación del antebrazo

146. Pronator teres o pronador redondo	C6-C7, mediano
147. Pronator quadratus o pronador cuadrado	C8-T1, mediano

Supinación del antebrazo

145. Supinator o supinador corto	C5-C6, radial
140. Biceps brachii o bíceps braquial	C5-C6, musculocutáneo

MOVIMIENTOS DE LA MUÑECA Y DE LA MANO

Flexión de la muñeca

151. Flexor carpi radialis o palmar mayor	C6-C7, mediano
153. Flexor carpi ulnaris o cubital anterior	C8-T1, cubital
152. Palmaris longus o palmar menor	C6-C7, mediano
166. Abductor pollicis longus o separador largo propio del pulgar	C6-C7, radial
156. Flexor digitorum superficialis o flexor común superficial de los dedos	C7-C8, mediano
169. Flexor pollicis longus o flexor largo propio del pulgar	C8-T1, mediano
157. Flexor digitorum profundus o flexor común profundo de los dedos	
Dedos 2-3	C8-T1, mediano
Dedos 4-5	C8-T1, cubital

Extensión de la muñeca

148. Extensor carpi radialis longus o primer radial o radial largo	C6, radial
149. Extensor carpi radialis brevis o segundo radial o radial corto	C6-C7, radial
150. Extensor carpi ulnaris o cubital posterior	C6-C8, radial
154. Extensor digitorum o extensor común de los dedos	C6-C8, radial
158. Extensor digiti minimi o extensor propio del dedo meñique	C6-C8, radial
155. Extensor indicis o extensor propio del dedo índice	C6-C8, radial

Desviación radial de la muñeca (separación)

148. Extensor carpi radialis longus o primer radial o radial largo	C6, radial
149. Extensor carpi radialis brevis o segundo radial o radial corto	C6-C7, radial
151. Flexor carpi radialis o palmar mayor	C6-C7, mediano
167. Extensor pollicis longus o extensor largo del pulgar	C6-C8, radial
168. Extensor pollicis brevis o extensor corto propio del pulgar	C6-C7, radial
166. Abductor pollicis longus o separador largo propio del pulgar	C6-C7, radial

Desviación cubital de la muñeca (aproximación)

150. Extensor carpi ulnaris o cubital posterior	C6-C8, radial
153. Flexor carpi ulnaris o cubital anterior	C8-T1, cubital

MOVIMIENTOS DEL PULGAR

Flexión del pulgar

Carpometacarpiana (CMC)

169. Flexor pollicis longus C8-T1, mediano
o flexor largo propio
del pulgar
172. Opponens pollicis o C8-T1, mediano
oponente del dedo pulgar
170. Flexor pollicis brevis
o flexorcorto del pulgar
Porción superficial C8-T1, mediano
Porción profunda C8-T1, cubital

Metacarpofalángica (MF)

170. Flexor pollicis brevis
o flexorcorto del pulgar
Porción superficial C8-T1, mediano
Porción profunda C8-T1, cubital
169. Flexor pollicis longus C8-T1, mediano
o flexor largo propio
del pulgar
173. Adductor pollicis o C8-T1, mediano
aproximador propio
del pulgar

Interfalángica (IF)

169. Flexor pollicis longus C8-T1, mediano
o flexor largo propio
del pulgar

Extensión del pulgar

Carpometacarpiana (CMC)

166. Abductor pollicis C6-C7, radial
longus o separador largo
propio del pulgar
168. Extensor pollicis brevis C6-C7, radial
o extensor corto propio
del pulgar
167. Extensor pollicis longus C6-C8, radial
o extensor largo
del pulgar

Metacarpofalángica (MF)

168. Extensor pollicis brevis C6-C7, radial
o extensor corto propio
del pulgar
167. Extensor pollicis longus C6-C8, radial
o extensor largo
del pulgar

Interfalángica (IF)

167. Extensor pollicis longus C6-C8, radial
o extensor argo
del pulgar

171. Abductor pollicis brevis C8-T1, mediano
o separador corto
del pulgar

Separación del pulgar *(respecto al segundo dedo [índice])*

Carpometacarpiana (CMC)

166. Abductor pollicis C6-C7, radial
longus o separador largo
propio del pulgar (en el
plano de la palma)
168. Extensor pollicis brevis C6-C7, radial
o extensor corto propio
del pulgar
171. Abductor pollicis brevis C8-T1, mediano
o separador corto del
pulgar (perpendicular
a la palma)
172. Opponens pollicis o C8-T1, mediano
oponente del dedo
pulgar

Metacarpofalángica (MF)

171. Abductor pollicis brevis C8-T1, mediano
o separador corto
del pulgar

Aproximación del pulgar *(hacia el segundo dedo)*

Carpometacarpiana (CMC)

173. Adductor pollicis o C8-T1, cubital
aproximador propio
del pulgar
164. Interossei (dorsal) o C8-T1, cubital
interóseos dorsales,
primero

Metacarpofalángica (MF)

173. Adductor pollicis o C8-T1, cubital
aproximador propio
del pulgar

Oposición del pulgar *(combinación de rotación interna, separación y flexión)*

172. Opponens pollicis u C8-T1, mediano
oponente del dedo
pulgar
171. Abductor pollicis brevis C8-T1, mediano
o separador corto
del pulgar
170. Flexor pollicis brevis
o flexor corto del pulgar
Porción superficial C8-T1, mediano
Porción profunda C8-T1, cubital

MOVIMIENTOS DE LOS DEDOS 2, 3 Y 4 (ÍNDICE, MEDIO Y ANULAR)

Flexión del dedo

Metacarpofalángica (MF)

163. Lumbricales
 1.º y 2.º para los dedos 3 y 4 — C8-T1, mediano
 3.º y 4.º para los dedos 4 y 5 — C8-T1, cubital
165. Interossei (palmar) o interóseos palmares para los dedos 2, 4 y 5 — C8-T1, cubital
164. Interossei (dorsal) o interóseos dorsales para los dedos 2, 3 y 4 — C8-T1, cubital
156. Flexor digitorum superficialis o flexor común superficial de los dedos 2 a 5 — C7-C8, mediano
157. Flexor digitorum profundus o flexor común profundo de los dedos:
 2 y 3 — C8-T1, mediano
 4 y 5 — C8-T1, cubital

Interfalángica proximal (PIF)

156. Flexor digitorum superficialis o flexor común superficial de los dedos — C7-C8, mediano
157. Flexor digitorum profundus o flexor común profundo de los dedos:
 2 y 3 — C8-T1, mediano
 4 y 5 — C8-T1, cubital

Interfalángica distal (DIF)

157. Flexor digitorum profundus o flexor común profundo de los dedos:
 2 y 3 — C8-T1, radial
 4 y 5 — C8-T1, cubital

Extensión de los dedos

Metacarpofalángica (MF)

154. Extensor digitorum o extensor común de los dedos (dedos 2-5) — C6-C8, radial
155. Extensor indicis o extensor propio del dedo índice — C6-C7, radial

Interfalángicas proximal y distal (PIF) y (DIF)

154. Extensor digitorum o extensor común de los dedos 2 a 5 — C6-C8, radial
155. Extensor indicis o extensor propio del dedo índice — C6-C7, radial
163. Lumbricales
 1.º y 2.º para los dedos 2 y 3 — C8-T1, mediano
 3.º y 4.º para los dedos 4 y 5 — C8-T1, cubital
165. Interossei (palmar) o interóseos palmares para los dedos 2, 4 y 5 — C8-T1, cubital
164. Interossei (dorsal) o interóseos dorsales para los dedos 2, 3 y 4 — C8-T1, cubital

Separación de los dedos

164. Interossei (dorsal) o interóseos dorsales
 1.º y 2.º para los dedos 2 y 3 — C8-T1, cubital
 3.º y 4.º para los dedos 3 y 4 — C8-T1, radial
154. Extensor digitorum o extensor común de los dedos 2, 4 y 5 — C6-C8, radial

Aproximación de los dedos

165. Interossei (palmar) o interóseos palmares 1.º, 2.º y 3.º para los dedos 2, 4 y 5 — C8-T1, cubital

Flexión del índice

Carpometacarpiana (CMC)

161. Opponens digiti minimi u oponente del dedo meñique — C8-T1, cubital

Metacarpofalángica (MF)

160. Flexor digiti minimi brevis o flexor corto del dedo meñique — C8-T1, cubital
159. Abductor digiti minimi o separador propio del dedo meñique — C8-T1, cubital
163. Cuarto lumbrical — C8-T1, cubital
165. Tercer interóseo palmar — C8-T1, cubital
156. Flexor digitorum superficialis o flexor común superficial de los dedos — C7-C8, mediano
157. Flexor digitorum profundus o flexor común profundo de los dedos, para el dedo 5 — C8-T1, cubital

Interfalángicas proximales (PIF)

156. Flexor digitorum superficialis o flexor común superficial de los dedos — C7-C8, mediano
157. Flexor digitorum profundus o flexor común profundo de los dedos para el quinto dedo — C8-T1, cubital

Interfalángicas distales (DIF)

157. Flexor digitorum profundus o flexor común profundo de los dedos para el quinto dedo — C8-T1, cubital

Extensión del meñique

Metacarpofalángica (MF)

154. Extensor digitorum o extensor común de los dedos — C6-C8, radial
158. Extensor digiti minimi o extensor propio del dedo meñique — C6-C8, radial

Interfalángicas proximales y distales (PIF y DIF)

154. Extensor digitorum o extensor común de los dedos — C6-C8, radial
158. Extensor digiti minimi o extensor propio del dedo meñique — C6-C8, radial
163. Cuarto lumbrical — C8-T1, cubital
165. Tercer interóseo palmar — C8-T1, cubital

Separción del meñique

158. Extensor digiti minimi o extensor propio del dedo meñique — C6-C8, radial
159. Abductor digiti minimi o separador propio del dedo meñique — C8-T1, cubital

Aproximación del dedo meñique

165. Tercer interóseo palmar — C8-T1, cubital

Oposición del dedo meñique

159. Abductor digiti minimi o separador propio del dedo meñique — C8-T1, cubital
161. Opponens digiti minimi u oponente del dedo meñique — C8-T1, cubital

160. Flexor digiti minimi brevis o flexor corto del dedo meñique — C8-T1, cubital
163. Cuarto lumbrical — C8-T1, cubital
165. Tercer interóseo palmar — C8-T1, cubital

Movimientos de la extremidad inferior

MOVIMIENTOS DE CADERA

Flexión de cadera

176. Iliacus o ilíaco — L2-L3, crural
174. Psoas major o psoas mayor — L2-L4, nervios raquídeos
196. Rectus femoris o recto anterior — L2-L4, crural
195. Sartorius o sartorio — L2-L3, crural
177. Pectineus o pectíneo — L2-L4, crural
179. Adductor longus o aproximador mediano del muslo — L2-L4, obturador
180. Adductor brevis o aproximador menor — L2-L4, obturador
181. Adductor magnus o aproximador mayor (superior) — L2-L4, obturador
185. Tensor fasciae latae o tensor de la fascia lata superior — L4-S1, glúteo
183. Gluteus medius o glúteo mediano (anterior) — L4-S1, glúteo superior

Extensión de cadera

182. Gluteus maximus o glúteo mayor — L5-S2, glúteo inferior
192. Biceps femoris o bíceps crural (porción larga) poplíteo interno — L5-S3, ciático
193. Semitendinosus o semitendinoso poplíteo interno — L5-S2, ciático
194. Semimembranosus o semimembranoso poplíteo interno — L5-S2, ciático
181. Adductor magnus o aproximador mayor (inferior) — L4-S1, ciático
183. Gluteus medius o glúteo mediano (posterior) — L4-S1, glúteo superior
186. Piriformis o piramidal de la pelvis (cadera flexionada) — S1-S2, nervios raquídeos

Separación de cadera

183. Gluteus medius o glúteo mediano — L4-S1, glúteo superior

184.	Gluteus minimus o glúteo menor	L4-S1, glúteo superior	
185.	Tensor fasciae latae o tensor de la fascia lata	L4-S1, glúteo superior	
195.	Sartorius o sartorio	L2-S3, crural	
182.	Gluteus maximus o glúteo mayor (superior)	L5-S2, glúteo inferior	
186.	Piriformis o piramidal de la pelvis	S1-S2, nervios sacros	
189.	Gemellus superior o gémino superior interno	L5-S2, nervio del obturador	
187.	Obturator internus u obturador interno interno	L5-S2, nervio del obturador	

Aproximación de cadera

181.	Adductor magnus o aproximador mayor (superior y medio)	L2-L4, obturador
180.	Adductor brevis o aproximador menor	L2-L4, obturador
179.	Adductor longus o aproximador mediano del muslo	L2-L4, obturador
177.	Pectineus o pectíneo	L2-L3, crural
188.	Obturator externus u obturador externo	L3-L4, obturador
182.	Gluteus maximus o glúteo mayor (inferior)	L5-S2, glúteo inferior
178.	Gracilis o recto interno del muslo	L2-L3, obturador

Rotación interna de cadera *(rotación medial)*

183.	Gluteus medius o glúteo mediano	L4-S1, glúteo superior
184.	Gluteus minimus o glúteo menor	L4-S1, glúteo superior
185.	Tensor fasciae latae o tensor de la fascia lata	L4-S1, glúteo superior
194.	Semimembranosus o semimembranoso interno	L5-S2, ciático poplíteo interno
193.	Semitendinosus o semitendinoso interno	L5-S2, ciático poplíteo interno
181.	Adductor magnus o aproximador mayor (según la posición) interno	L2-L4, obturador L4-S1, ciático

Rotación externa de cadera *(rotación lateral)*

182.	Gluteus maximus o glúteo mayor	L5-S2, glúteo inferior
188.	Obturator externus u obturador externo	L3-L4, obturador
191.	Quadratus femoris o cuadrado crural interno	L5-S1, nervio obturador
189.	Gemellus superior o gémino superior interno	L5-S1, nervio obturador
190.	Gemellus inferior o gémino inferior crural	L5-S1, nervio del cuadrado crural
187.	Obturator internus u obturador interno	L5-S2, nervio del obturador interno
186.	Piriformis o piramidal	S1-S2, nervios sacros de la pelvis
195.	Sartorius o sartorio	L2-L3, crural
192.	Biceps femoris o bíceps crural	L5-S3, ciático poplíteo interno
183.	Gluteus medius o glúteo mediano (posterior)	L4-S1, glúteo superior
174.	Psoas major o psoas mayor	L2-L4, nervios raquídeos

MOVIMIENTOS DE LA RODILLA

Flexión de la rodilla

194.	Semimembranosus o semimembranoso	L5-S2, ciático poplíteo interno
193.	Semitendinosus o semitendinoso	L5-S2, ciático poplíteo interno
192.	Biceps femoris o bíceps crural	
	Porción larga	L5-S3, ciático poplíteo interno
	Porción corta	L5-S2, ciático poplíteo externo
178.	Gracilis o recto interno del muslo	L2-L3, obturador
195.	Sartorius o sartorio	L2-L3, crural
202.	Popliteus o poplíteo	L4-S1, tibial posterior
185.	Tensor fasciae latae o tensor de la fascia lata	L4-S1, glúteo superior
207.	Plantaris o plantar delgado	L4-S1, tibial posterior
205.	Gastrocnemius o gemelos del tríceps sural	S1-S2, tibial posterior

Extensión de la rodilla

196-200.	Quadriceps femoris o cuadriceps crural	L2-L4, crural
196.	Rectus femoris o recto anterior	
197.	Vastus lateralis o vasto externo	
198.	Vastus intermedius o crural	
199.	Vastus medialis longus o vasto interno largo	
200.	Vastus medialis obliquus o vasto interno oblicuo	

Rotación interna de la rodilla (rodilla flexionada)

194.	Semimembranosus o semimembranoso	L5-S2, ciático poplíteo interno

193.	Semitendinosus o semitendinoso	L5-S2, ciático poplíteo interno	
195.	Sartorius o sartorio	L2-L3, crural	
178.	Gracilis o recto interno del muslo	L2-L3, obturador	
202.	Popliteus o poplíteo	L4-S1, tibial posterior	

Rotación externa de la rodilla (rodilla flexionada)

192.	Biceps femoris o bíceps crural	
	Porción larga	L5-S3, ciático poplíteo interno
	Porción corta	S1-S3, ciático poplíteo externo
185.	Tensor fasciae latae o tensor de la fascia lata	L4-S1, glúteo superior

MOVIMIENTOS DEL PIE Y DEL TOBILLO

Flexión plantar del tobillo

205.	Gastrocnemius o gemelos del tríceps sural	S1-S2, tibial posterior
206.	Soleus o sóleo	L5-S2, tibial posterior
204.	Tibialis posterior o tibial posterior	L5-S1, tibial posterior
208.	Peroneus longus o peroneo lateral largo	L4-S1, musculocutáneo
209.	Peroneus brevis o peroneo lateral corto	L4-S1, musculocutáneo
207.	Plantaris o plantar delgado	L4-S1, tibial posterior
222.	Flexor hallucis longus o flexor largo del quinto dedo	L5-S2, tibial posterior
213.	Flexor digitorum longus o flexor largo común de los dedos	L5-S1, tibial posterior

Dorsiflexión del tobillo

203.	Tibialis anterior o tibial anterior	L4-S1, tibial anterior
210.	Peroneus tertius o peroneo anterior	L5-S1, tibial anterior
221.	Extensor hallucis longus o extensor del dedo gordo	L4-S1, tibial anterior
211.	Extensor digitorum longus o extensor largo común de los dedos	L4-S1, tibial anterior

Inversión del pie

204.	Tibialis posterior o tibial posterior	L5-S1, tibial posterior
203.	Tibialis anterior o tibial anterior	L4-S1, tibial anterior

221.	Extensor hallucis longus o extensor del dedo gordo	L4-S1, tibial anterior
222.	Flexor hallucis longus o flexor largo del dedo gordo	L5-S2, tibial posterior
213.	Flexor digitorum longus o flexor largo común de los dedos	L5-S1, tibial posterior

Eversión del pie

208.	Peroneus longus o peroneo lateral largo	L4-S1, musculocutáneo
209.	Peroneus brevis o peroneo lateral corto	L4-S1, musculocutáneo
210.	Peroneus tertius o peroneo anterior	L5-S1, tibial anterior
211.	Extensor digitorum longus o extensor largo común de los dedos	L4-S1, tibial anterior

MOVIMIENTOS DEL PRIMER DEDO

Flexión del dedo gordo

Articulación proximal (MF)

223.	Flexor hallucis brevis o flexor corto del dedo gordo	S2-S3, plantar interno
222.	Flexor hallucis longus o flexor largo del dedo gordo	L5-S2, tibial posterior
224.	Abductor hallucis o separador del dedo gordo	S2-S3, plantar interno
225.	Adductor hallucis o aproximador del dedo gordo	S2-S3, plantar externo

Articulación distal (IF)

222.	Flexor hallucis longus o flexor largo del dedo gordo	L5-S2, tibial posterior

Extensión del dedo grueso *(primer dedo)*

Articulación proximal (MF)

212.	Extensor digitorum brevis o pedio o extensor corto común de los dedos	L5-S1, tibial anterior
221.	Extensor hallucis longus o extensor del dedo gordo	L4-S1, tibial anterior

Articulación distal (IF)

221.	Extensor hallucis longus o extensor del dedo gordo	L4-S1, tibial anterior

Separación del dedo grueso *(respecto al segundo dedo)*

224. Abductor hallucis o separador del dedo gordo   S2-S3, plantar interno

Aproximación del dedo gordo *(respecto al segundo dedo)*

225. Adductor hallucis o aproximador del dedo gordo   S2-S3, plantar externo

MOVIMIENTOS DE LOS DEDOS 2, 3 Y 4

Flexión de los dedos

Articulaciones MF

218. Lumbricales
 1.º para el dedo 2   L5-S1, plantar interno
 2.º, 3.º y 4.º para los dedos 3, 4 y 5   S2-S3, plantar externo
220. Interóseos plantares 1.º, 2.º y 3.º para los dedos 3, 4 y 5   S2-S3, plantar externo
219. Interóseos dorsales 1.º, 2.º, 3.º y 4.º para los dedos 2-5   S2-S3, plantar externo
214. Flexor digitorum brevis o flexor corto plantar   L5-S1, plantar interno
213. Flexor digitorum longus o flexor largo común de los dedos   L5-S1, tibial posterior

Articulaciones PIF

214. Flexor digitorum brevis o flexor corto plantar   L4-S1, plantar interno
213. Flexor digitorum longus o flexor largo común de los dedos   L5-S1, tibial posterior

Articulaciones DIF

213. Flexor digitorum longus o flexor largo común de los dedos   L5-S1, tibial posterior
217. Quadratus plantae o cuadrado carnoso de Silvio   S2-S3, plantar externo

Extensión de los dedos

Articulaciones proximales (MF)

211. Extensor digitorum longus o extensor largo común de los dedos   L4-S1, tibial anterior
212. Extensor digitorum brevis o pedio o extensor corto común de los dedos   L5-S1, tibial anterior

Articulaciones medias y distales (PIF y DIF)

211. Extensor digitorum longus o extensor largo común de los dedos   L4-S1, tibial anterior
212. Extensor digitorum brevis o pedio o extensor corto común de los dedos   L4-S1, tibial anterior
218. Lumbricales
 1.º para el dedo 2   L5-S1, plantar interno
 2.º, 3.º y 4.º para los dedos 3, 4 y 5   S2-S3, plantar externo
220. Interóseos plantares 1.º, 2.º y 3.º para los dedos 3, 4 y 5   S2-S3, plantar externo
219. Interóseos dorsales 1.º, 2.º, 3.º y 4.º para los dedos 2-5   S2-S3, plantar externo

Separación de los dedos *(respecto al eje axial del segundo dedo)*

219. Interóseos dorsales 2.º, 3.º y 4.º para dedos 2, 3 y 4   S2-S3, plantar externo

Aproximación de los dedos *(respecto al eje axial del segundo dedo)*

220. Interóseos plantares 1.º, 2.º y 3.º para los dedos 3, 4 y 5   S2-S3, plantar externo

MOVIMIENTOS DEL QUINTO DEDO

Flexión del quinto dedo

Articulación MF

216. Flexor digiti minimi brevis o flexor corto del quinto dedo   S2-S3, plantar externo
218. Lumbricales, 4.º   S1-S2, plantar externo
220. Interóseos plantares, 3.º   S2-S3, plantar externo
214. Flexor digitorum brevis o flexor corto plantar   L5-S1, plantar interno
213. Flexor digitorum longus o flexor largo común de los dedos   L5-S1, tibial posterior

Articulación PIF

214. Flexor digitorum brevis o flexor corto plantar   L5-S1, plantar interno
213. Flexor digitorum longus o flexor largo común de los dedos   L5-S1, tibial posterior
215. Abductor digiti minimi o separador del quinto dedo   S2-S3, plantar externo

Articulación DIF

213. Flexor digitorum longus o flexor largo común de los dedos — L5-S1, tibial posterior
217. Quadratus plantae o cuadrado carnoso de Silvio — S2-S3, plantar externo

Extensión del quinto dedo

Articulación proximal (MF)

211. Extensor digitorum longus o extensor largo común de los dedos — L4-S1, tibial anterior

Articulaciones media y distal (PIF y DIF)

211. Extensor digitorum longus o extensor largo común de los dedos — L4-S1, tibial anterior
218. Lumbricales, 4.º — S2-S3, plantar externo
220. Interóseos plantares, 3.º — S2-S3, plantar externo

Separación del quinto dedo *(respecto al cuarto dedo)*

215. Abductor digiti minimi o separador del quinto dedo — S2-S3, plantar externo

Aproximación del quinto dedo *(respecto al cuarto dedo)*

220. Interóseos plantares, 3.º — S2-S3, plantar externo

PARTE V. NERVIOS CRANEALES Y PERIFÉRICOS Y MÚSCULOS QUE INERVAN

Nervios craneales y músculos inervados por ellos

III PAR CRANEAL O MOTOR OCULAR COMÚN

3. Levator palpebrae superioris o elevador del párpado superior.
6. Rectus superior o recto superior.
7. Rectus inferior o recto inferior.
8. Rectus medialis o recto interno.
11. Obliquus inferior u oblicuo menor.

IV PAR CRANEAL O PATÉTICO

10. Obliquus superior u oblicuo mayor.

V PAR CRANEAL O TRIGEMINO *(el más largo de los nervios craneales)*

28. Masetero (rama mandibular).
29. Temporalis o temporal (rama mandibular).
30. Pterogoideo externo (rama mandibular).
31. Pterogoideo medial.
78. Digástrico (vientre anterior) (nervio mandibular).
75. Milohioideo (nervio lingual).
46. Levator veli palatini o peristafilino interno.

VI PAR O MOTOR OCULAR EXTERNO

9. Rectus lateralis o recto externo.

VII PAR CRANEAL O FACIAL

1. Occipitofrontalis u occipital:
   Frontalis (rama temporal).
   Occipitalis (rama auricular posterior).
2. Temporoparietalis o temporofrontal (rama temporal).
4. Orbicularis oculi u orbicular de los párpados (ramas temporal y cigomática).
5. Corrugator supercilii o superciliar (rama temporal).
12. Procerus o piramidal (rama bucal).
13. Nasalis o nasal (rama bucal).
14. Depresor septi o mirtiforme (rama bucal).
15. Levator labii superioris o elevador del párpado superior (rama bucal).
16. Levator labii superioris alaeque nasi o elevador del ala de la nariz y del labio superior (rama bucal).
17. Levator anguli oris o canino (rama bucal).
18. Zygomaticus major o zigomático mayor (rama bucal).
19. Zygomaticus minor o zigomático menor (rama bucal).
20. Risorius o risorio (rama bucal).
21. Mentalis o borla de la barba (rama mandibular).
22. Transversus menti o transverso del mentón (rama mandibular).
23. Depressor anguli oris o triangular de los labios (rama mandibular).
24. Depressor labii inferioris o cuadrado del mentón (rama mandibular).
25. Orbicularis oris u orbicular de los labios (rama bucal).
26. Buccinator o buccinador (rama bucal).
27. Auriculares (rama auricular posterior).
78. Digástrico, vientre posterior (nervio auricular posterior).
76. Estilohioideo (nervio auricular posterior).
88. Platysma o cutáneo.

IX PAR CRANEAL O GLOSOFARÍNGEO

44. Estilofaríngeo.

X PAR CRANEAL O VAGO

41. Constrictor inferior de la faringe (mediante el plexo faríngeo).
42. Constrictor medio de la faringe (mediante el plexo faríngeo).
43. Constrictor superior de la faringe (mediante el plexo faríngeo).
45. Salpingofaríngeo (mediante el plexo faríngeo).
49. Palatofaríngeo (mediante el plexo faríngeo).
46. Levator veli palatini o peristafilino interno (mediante el plexo faríngeo).
48. Musculus uvulae o ácigos de la lengua (mediante el plexo faríngeo).
50. Cricotiroideo (nervio laríngeo superior).
51. Cricoaritenoideo posterior (nervio laríngeo recurrente).
52. Cricoaritenoideo lateral (nervio laríngeo recurrente).
53. Interaritenoideo transverso (nervio laríngeo recurrente).
54. Interaritenoideo oblicuo (nervio laríngeo recurrente).
55. Tiroaritenoideo (nervio laríngeo recurrente).

XI PAR CRANEAL O ESPINOSO *(forma con el vago el plexo faríngeo)*

48. Musculus uvulae o ácigos de la lengua (plexo faríngeo).
46. Levator veli palatini o peristafilino interno (plexo faríngeo).
43. Constrictor superior de la faringe (plexo faríngeo).
42. Constrictor medio de la faringe (plexo faríngeo).
41. Constrictor inferior de la faringe (plexo faríngeo).
45. Salpingofaríngeo (plexo faríngeo).
83. Esternocleidomastoideo (porción espinal y comunicación con C2-C3).
124. Trapezius o trapecio.
49. Palatofaríngeo (plexo faríngeo).

XII PAR CRANEAL O HIPOGLOSO *(nervio motor para la lengua)*

32. Geniogloso.
33. Hiogloso.
34. Condrogloso.
35. Estilogloso.
36. Palatogloso.
37. Superior longitudinal o lingual superior.
38. Inferior longitudinal o lingual inferior.
39. Transverso de la lengua.
40. Vertical lingual o vertical de la lengua.
77. Geniohioideo (con fibras del primer nervio cervical).
85. Tirohioideo.

Nervios periféricos

NERVIOS PARA LOS PLEXOS CERVICAL Y BRAQUIAL (INERVACIÓN DE LA MUSCULATURA DE LA EXTREMIDAD SUPERIOR)

PLEXO CERVICAL (FIG. 9-10)

1. Ramas primarias ventrales de los cuatro primeros nervios cervicales (C1-C4).
2. C2, C3, y C4 se dividen en ramas superiores e inferiores.
3. El plexo cervical comunica con tres pares craneales motores (vago, espinal e hipogloso).
4. Algunos nervios especiales abandonan a menudo el plexo cervical y el braquial y proporcionan inervación a músculos aislados. Estos nervios se denominan por el nombre del músculo al que inervan (por ejemplo, nervio del recto anterior menor). Estos nervios se clasifican según los nervios raquídeos correspondientes (miotomas) en la parte IV de esta «Guía anatómica».

Plexo cervical

Nervio suboccipital (C1)

56. Rectus capitis posterior major o recto posterior mayor.
57. Rectus capitis posterior minor o recto posterior menor.
58. Obliquus capitis superior u oblicuo mayor de la cabeza.
59. Obliquus capitis inferior u oblicuo menor de la cabeza.

Nervio frénico (C4: contribuciones para C4 y C5)

101. Diafragma.

PLEXO BRAQUIAL (FIG. 9-11)

1. Comprende las ramas primarias ventrales de los cuatro últimos nervios cervicales (C5-C8) y primera torácica (T1).
2. Da origen a los nervios del miembro superior.

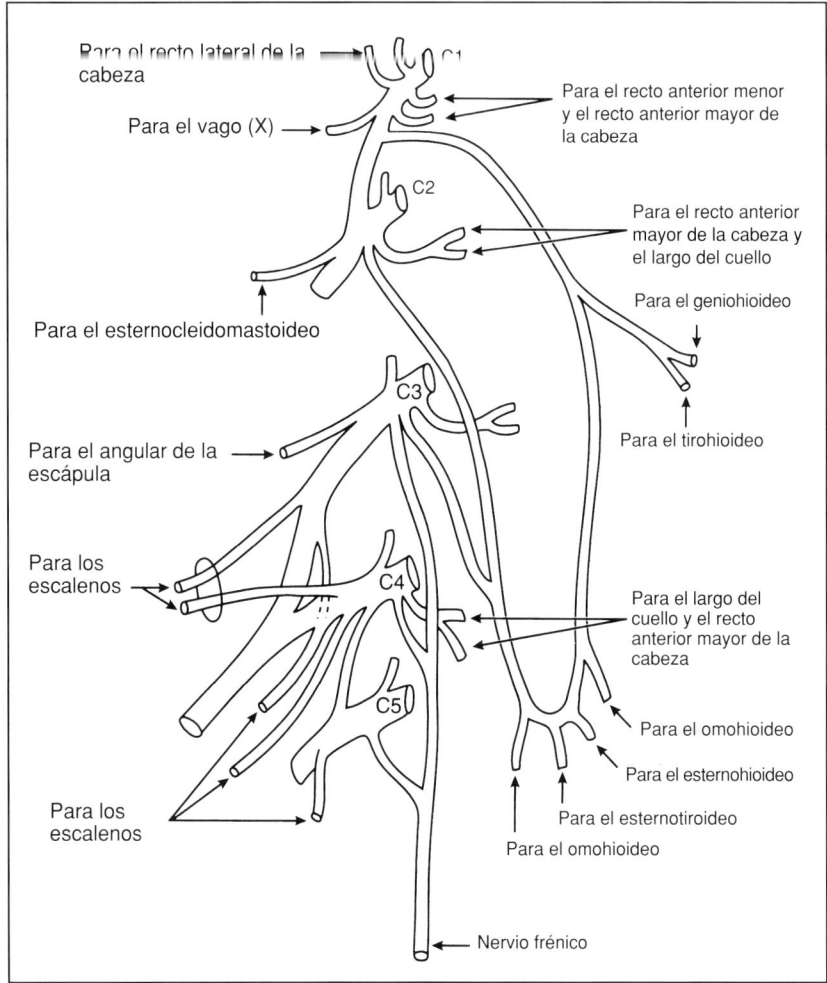

Figura 9-10. Plexo cervical.

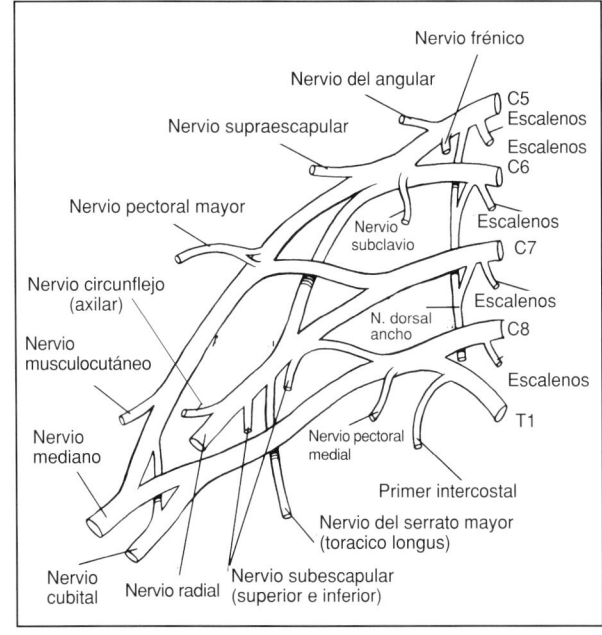

Figura 9-11. Plexo braquial.

Plexo braquial

Nervio del angular (C5)

127. Levator scapulae o angular de la escápula.
125. Romboideo mayor.
126. Romboideo menor.

Nervio del serrato mayor (C5-C7)

128. Serratus anterior o serrato mayor.

Nervio supraescapular (C5, C6)

135. Supraspinatus o supraespinoso.
136. Infraspinatus o infraespinoso.

Nervio pectoral lateral (C5-C7)

131. Pectoralis major o pectoral mayor (clavicular).

Nervio pectoral medial (C8-T1)

131. Pectoralis major o pectoral mayor (esternocostal).
129. Pectoralis minor o pectoral menor.

Nervio subescapular (superior e inferior) (C5-C6)

134. Subescapularis o subescapular C5-C6 (superior e inferior).
138. Teres major o redondo mayor C5-C6 (inferior).

Nervio del dorsal ancho (C6-C8)

130. Latissimus dorsi o Dorsal ancho C6-C8

Nervio musculocutáneo (C5-C7)

140. Biceps brachii o bíceps braquial C5-C6.
141. Brachialis o braquial anterior C5-C6.
139. Coracobrachialis o coracobraquial C6-C7.

Nervio circunflejo (C5-C6)

137. Teres minor o Redondo menor
133. Deltoides

Nervio mediano (C6-T1)

Inerva la mayoría de los músculos flexores del antebrazo y de la eminencia tenar de la mano. No tiene ramas por encima del codo, excepto cuando el nervio del pronador redondo nace de él.

* **Ramas musculares del antebrazo:**

151.	Flexor carpi radialis o palmar mayor	C6-C7
146.	Pronator teres o pronador redondo	C6-C7
152.	Palmaris longus o palmar menor	C6-C7
156.	Flexor digitorum superficialis o flexor común superficial de los dedos	C7-C8

* **Nervios interóseos anteriores:**

169.	Flexor pollicis longus o flexor largo propio del pulgar	C8-T1
157.	Flexor digitorum profundus o flexor común profundo de los dedos (dedos 2 y 3)	C8-T1
147.	Pronator quadratus o pronador cuadrado	C8-T1

* **Primera rama o tenar:**

171.	Abductor pollicis brevis o separador corto del pulgar	C8-T1
172.	Opponens pollicis u oponente del dedo pulgar	C8-T1
170.	Flexor pollicis brevis o flexor corto del pulgar (superficial)	C8-T1

* **Nervio colateral palmar del primer dedo:**

163. Lumbricales, 1.º   C8-T1

* **Nervio colateral palmar del segundo dedo:**

163. Lumbricales, 2.º   C8-T1

Nervio radial (C5-C8)

Inerva los músculos extensores del brazo y del antebrazo.

142.	Triceps brachii o tríceps braquial	C7-C8
144.	Anconeus o ancóneo	C7-C8
143.	Brachioradialis o supinador largo	C5-C6
148.	Extensor carpi radialis longus	C6 (con C5 y C7)

* **Rama profunda del nervio radial:**

145.	Supinator o supinador corto	C5-C6
149.	Extensor carpi radialis o segundo radial o radial corto	C6-C7
158.	Extensor digiti minimi o extensor propio del dedo meñique	C6-C8
150.	Extensor carpi ulnaris o cubital posterior	C6-C8
154.	Extensor digitorum o extensor común de los dedos	C6-C8
155.	Extensor indicis o extensor propio del dedo índice	C6-C7
167.	Extensor pollicis longus o extensor largo del pulgar	C6-C8
168.	Extensor pollicis brevis o extensor corto propio del pulgar	C6-C7
166.	Abductor pollicis longus o separador largo propio del pulgar o primer radial o radial largo	C6-C7

Nervio cubital (C8-T1)

Inerva los músculos de la cara cubital del antebrazo y de la mano (todos son C8-T1).

173. Adductor pollicis o aproximador propio del pulgar.
159. Abductor digiti minimi o separador propio del dedo meñique.
161. Opponens digiti minimi u oponente del dedo meñique.
157. Flexor digitorum profundus o flexor común profundo de los dedos (dedos 4 y 5).
163. Lumbricales, 3.º, 4.º y 5.º.
153. Flexor carpi ulnaris o cubital anterior.
162. Palmaris brevis o palmar cutáneo.
164. Interossei (dorsal) o interóseos dorsales.
170. Flexor pollicis brevis o flexor corto del pulgar (haz profundo).

NERVIOS DE LA REGIÓN TORÁCICA

Nervios torácicos superiores (T1-T6) (nervios intercostales torácicos)

102.	Intercostales externi o intercostales externos	T1-T11
103.	Intercostales interni o intercostales medios	T1-T11
104.	Intercostales intimi o intercostales internos	T1-T11
105.	Subcostales o infracostal	T1-T11
107.	Levatores costarum o supracostal	T1-T12
108.	Serratus posterior superior o serrato posterior y superior	T1-T4
106.	Transversus thoracis o triangular	T1-T11

Nervios torácicos inferiores (T7-T12) (nervios intercostales toracoabdominales)

102.	Intercostales externi o intercostales externos	T1-T11
103.	Intercostales interni o intercostales medios	T1-T11
104.	Intercostales intimi o intercostales internos	T1-T11
110.	Obliquus externus abdominis u oblicuo externo abdominal	T7-T12
111.	Obliquus internus abdominis u oblicuo interno abdominal	T8-T12
112.	Transversus abdominis o transverso del abdomen	T7-T12
113.	Rectus abdominis o recto del abdomen	T7-T12
109.	Serratus posterior inferior o serrato posterior e inferior	T9-T12

Nervio subcostal (T12)

114. Pyramidalis o piramidal.
112. Transversus abdominis o transverso del abdomen.

NERVIOS PARA LOS PLEXOS LUMBAR SACRO (INERVACIÓN DE LA EXTREMIDAD INFERIOR)

Músculos inervados directamente por fuera del plexo lumbar (Fig. 9-12)

100.	Quadratus lumborum o cuadrado de los lomos	T12-L3
174.	Psoas major o psoas mayor	L2-L4
175.	Psoas minor o psoas menor	L1

Abdominogenital mayor (L1 [T12])

112.	Transversus abdominis o transverso del abdomen	L1 (y T7-T12)
111.	Obliquus internus abdominis u oblicuo interno abdominal	L1 (y T8-T12)

Abdominogenital menor (L1)

112.	Transversus abdominis o transversodel abdomen	L1 (y T7-T12)
111.	Obliquus internus abdominis uoblicuo interno abdominal	L1 (y T8-T12)

Genitocrural (L1-L2)

117.	Cremaster	L1-L2

Obturador accesorio (cuando está presente) (L3-L4)

177.	Pectineus o pectíneo	L2-L4 (y L2-L4 crural)

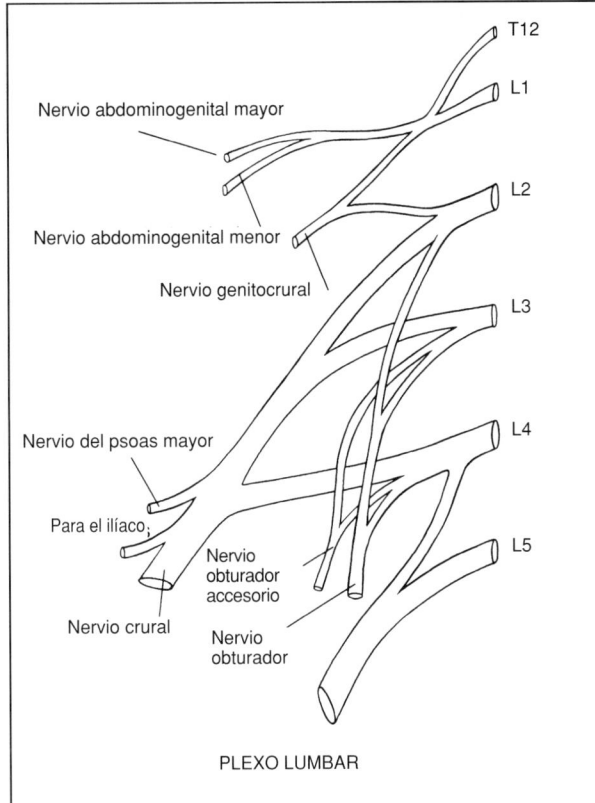

Figura 9-12

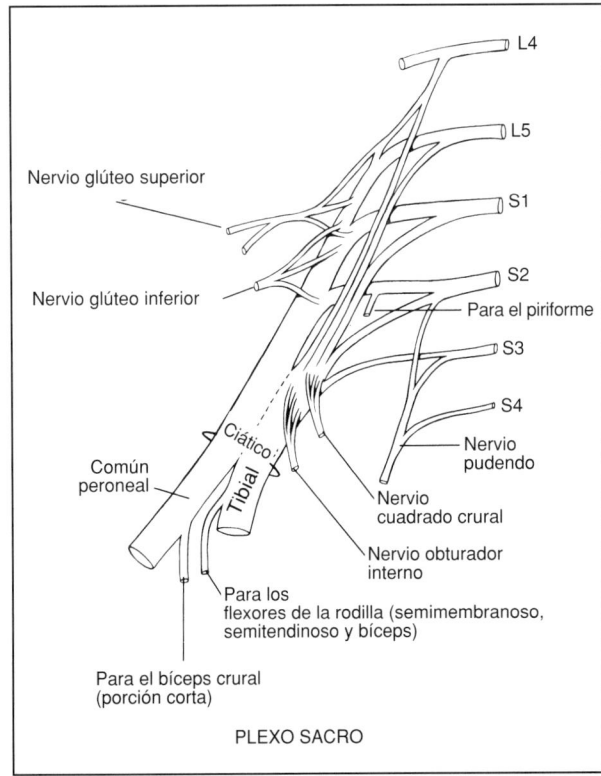

Figura 9-13

Obturador

* **Rama anterior:**

180.	Adductor brevis o aproximador menor del muslo	L2-L4
179.	Adductor longus o aproximador mediano del muslo	L2-L4
178.	Gracilis o recto interno del muslo	L2-L3

* **Rama posterior:**

181.	Adductor magnus o aproximador mayor	L2-L4
188.	Obturator externus u obturador externo	L3-L4

Crural (L2-L4)

176.	Iliacus o ilíaco	L2-L3
177.	Pectineus o pectíneo	L2-L4
195.	Sartorius o sartorio	L2-L3
196.	Rectus femoris o recto anterior	L2-4
198.	Vastus intermedius o crural	L2-4
197.	Vastus lateralis o vasto externo	L2-4
199.	Vastus medialis longus o vasto interno largo	L2-4
200.	Vastus medialis obliquus o vasto interno oblicuo	L2-4
201.	Articularis genus o subcrural	L2-4

Músculos inervados directamente por fuera del plexo sacro

191.	Quadratus femoris o cuadrado crural	L5-S1
190.	Gemellus inferior o gémino inferior	L5-S1
189.	Gemellus superior o gémino superior	L5-S2
187.	Obturator internus u obturador interno	L5-S2
186.	Piriformis o piramidal de la pelvis	S1-S2

Glúteo superior (L4-L5)

* **Rama superior:**

184.	Gluteus minimus o glúteo menor	L4-S1

Capítulo 9 ■ Guía de consulta anatómica 413

* **Rama inferior:**

183. Gluteus medius o glúteo mediano	L4-S1
185. Tensor fasciae latae o tensor de la fascia lata	L4-S1

Glúteo inferior (L5-S2)

182. Gluteus maximus o glúteo mayor	L5-S2

Nervio ciático (L4-S3)

Es el nervio más largo del organismo; inerva los músculos posteriores del muslo y todos los de la pierna y el pie. El tronco ciático tiene un componente tibial (ciático poplíteo interno) y otro componente peroneal (ciático poplíteo externo) que inervan cinco músculos antes de dividirse para formar los nervios ciáticos poplíteos interno y externo.

Componente peroneal (divisiones dorsales L4-L5 y S1-S2)

192. Biceps femoris o bíceps crural	L5-S2
Componente tibial (divisiones ventrales)	L4-L5 y S1-S3
181. Adductor magnus o aproximador mayor (inferior)	L4-S1
192. Biceps femoris o bíceps crural (haz largo)	L5-S3
194. Semimembranosus o semimembranoso	L5-S2
193. Semitendinosus o semitendinoso	L5-S2

Rama ciática poplítea interna (L4-S3)

Ésta es la mayor de las dos ramas del nervio ciático. Envía sus ramas muy precozmente en la pierna para los músculos posteriores de la pierna (Triceps surae) y poplíteo. Las ramas inferiores inervan los músculos posteriores más distales. Sus ramas se denominan nervios plantares externo e interno.

Ramas altas

205. Gastrocnemius o gemelos del tríceps sural (ambos)	S1-S2
207. Plantaris o plantar delgado	L4-S1
206. Soleus o sóleo	L5-S2
202. Popliteus o poplíteo	L4-S1

Ramas inferiores

206. Soleus o sóleo	L5-S2
204. Tibialis posterior o tibial posterior	L5-S1
213. Flexor digitorum longus o flexor largo común de los dedos	L5-S1
222. Flexor hallucis longus o flexor largo del dedo grueso	L5-S2

Nervio plantar externo (S2-S3)

217. Quadratus plantae o cuadrado carnoso de Silvio	S2-S3
215. Abductor digiti minimi o separador del quinto dedo	S2-S3

Rama profunda

218. Lumbricales, 2.º, 3.º y 4.º.	S2-S3
225. Adductor hallucis o aproximador del dedo gordo	S2-S3
219. Interossei (dorsal) o interóseos dorsales, 1.º, 2.º y 3.º.	S2-S3
220. Interossei (plantar) o interóseos plantares, 1.º, 2.º y 3.º.	S2-S3

Rama superficial

216. Flexor digiti minimi brevis o flexor corto del quinto dedo	S2-S3
219. Interossei (dorsal) o interóseos dorsales, 4.º.	S2-S3

Nervio plantar interno (L5-S1)

218. Lumbricales, 1.º pie.	L5-S1
224. Abductor hallucis o separador del dedo gordo	S2-S3
223. Flexor hallucis brevis o flexor corto del dedo gordo	S2-S3
214. Flexor digitorum brevis o flexor corto plantar	L5-S1

Rama ciática poplítea externa (L4-S2)

Es la más pequeña de las dos divisiones del nervio ciático, que, a su vez, se ramifica, originando los nervios musculocutáneo y tibial anterior.

Nervio tibial anterior

203.	Tibialis anterior o tibial anterior	L4-S1
221.	Extensor hallucis longus o extensor del dedo grueso	L4-S1
211.	Extensor digitorum longus o extensor largo común de los dedos	L4-S1
212.	Extensor digitorum brevis o pedio o extensor corto común de los dedos	L5-S1
210.	Peroneus tertius o peroneo anterior	L5-S1

Nervios musculocutáneo

208.	Peroneus longus o peroneo lateral largo	L4-S1
209.	Peroneus brevis o peroneo lateral corto	L4-S1

Plexo pudendo (ramas musculares) (S2-S4)

115.	Levator ani o elevador del ano	S4
116.	Coccygeus o coccígeo	S4-S5
123.	Sphincter ani externus o esfínter anal externo	S2-S4

Pudendo (rama perineal) (S2-S4)

118.	Transversus perinei superficialis o transverso superficial del periné	S2-S4
119.	Transversus perinei profundus o transverso profundo del periné	S2-S4
120.	Bulbospongiosus o bulbocavernoso	S2-S4
121.	Ischiocavernosus o isquiocavernoso	S2-S4
122.	Sphincter urethrae o esfínter de la uretra	S2-S4

PARTE VI. MIOTOMAS: RAÍCES RAQUÍDEAS Y MÚSCULOS A LOS QUE INERVAN

En esta sección del capítulo de «Guía anatómica» se describen las raíces raquídeas para los músculos esqueléticos axiales y del tronco, así como los músculos a los que inerva cada raíz. Existen muchas variaciones en estos patrones de inervación, pero en este libro se presenta un consenso entre la anatomía clásica y los textos de neurología.

Los músculos se clasifican, según la inervación, por las ramas ventrales o dorsales. Cada músculo viene siempre precedido por su número de referencia para su identificación. El nombre de los nervios periféricos que inervan músculos aislados aparece entre paréntesis después del nombre del músculo.

Raíces raquídeas y músculos a los que inervan (miotomas)

Los nervios raquídeos nacen de la médula y emergen por los orificios de conjunción. Hay treinta y un pares : cervicales (8), torácicos (12), lumbares (5), sacros (5) y coccígeo (1).

Cada nervio raquídeo posee dos raíces que se unen para formar el nervio: la raíz ventral (motora), que sale de la médula a través del asta ventral (anterior), y la raíz dorsal (sensitiva), que penetra en la médula por el asta dorsal (posterior). Sólo describiremos las raíces motoras (ventrales).

Cada raíz motora se divide en dos partes:

1. *Ramas ventrales primarias* (Fig. 9-14)
   Las ramas ventrales inervan los músculos anteriores y laterales del tronco y todos los músculos de las extremidades. Las ramas ventrales cervicales, lumbares y sacras emergen cerca de su origen para formar los plexos. Las ramas ventrales torácicas permanecen aisladas y se distribuyen por segmentos.

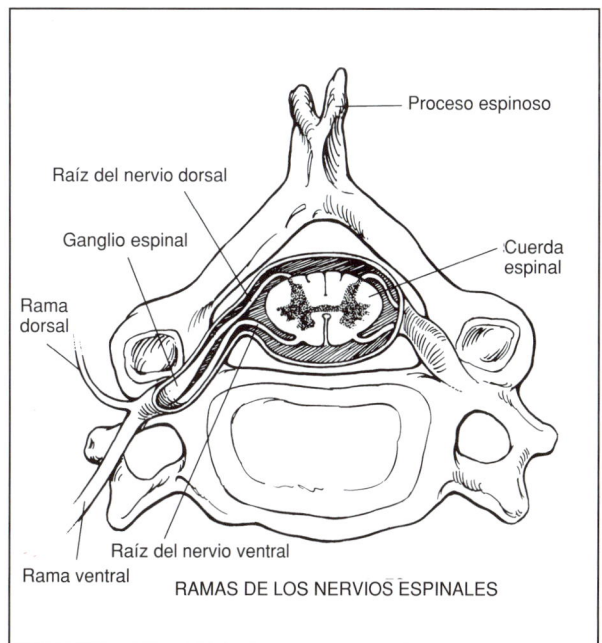

Figura 9-14

2. *Ramas dorsales primarias*
   Las ramas dorsales inervan los músculos posteriores del cuello y del tronco. Las ramas dorsales no se unen formando plexos.

Los principales plexos formados por los nervios cervicales, lumbares y sacros son los siguientes:

Plexo cervical (ramas ventrales primarias de C1-C4 y pares craneales relacionados).
Plexo braquial (ramas ventrales primarias de C5-T1 y conexiones de C4 y T2).
Plexo lumbosacro (ramas ventrales primarias de los nervios lumbares, sacros, pudendos y coccígeo).
Plexo lumbar (ramas ventrales primarias de L1-L4 y comunicante de T12).
Plexo pudendo (ramas primarias ventrales de S2-S4).
Plexo coccígeo (S2-S5).

RAÍCES Y NERVIOS CERVICALES

C1

Rama primaria ventral

73. Rectus capitis lateralis o recto lateral de la cabeza.
72. Rectus capitis anterior o recto anterior menor.
74. Longus capitis o recto anterior mayor de la cabeza.
77. Geniohioideo.
84. Esternotiroideo.
85. Tirohioideo.
86. Esternohioideo.
87. Omohioideo.

Rama primaria dorsal

56. Rectus capitis posterior major o recto posterior mayor.
57. Rectus capitis posterior minor o recto posterior menor.
58. Obliquus capitis superior u oblicuo mayor de la cabeza.
59. Obliquus capitis inferior u oblicuo menor de la cabeza.

C2

Rama primaria ventral

72. Rectus capitis anterior o recto anterior menor.
73. Rectus capitis lateralis o recto lateral de la cabeza.
74. Longus capitis o recto anterior mayor de la cabeza.
79. Longus colli o largo del cuello.
70. Intertransversarii cervicis o intertranversario del cuello (anterior).
83. Esternocleidomastoideo.
77. Geniohioideo.
84. Esternotiroideo.
86. Esternohioideo.
87. Omohioideo.

Rama primaria dorsal[2, 3]

62. Semispinalis capitis o complejo mayor.
65. Semispinalis cervicis o digástrico de la nuca.
67. Splenius cervicis o esplenio del cuello.

C3

Rama primaria ventral

79. Longus colli o largo del cuello.
74. Longus capitis o recto anterior mayor de la cabeza.
70. Intertransversarii cervicis o intertranversario del cuello (anterior).
87. Omohioideo.
86. Esternohioideo.
84. Esternotiroideo.
127. Levator scapulae o angular de la escápula.
81. Scalenus medius o escaleno medio.
83. Esternocleidomastoideo.
101. Diafragma (frénico).

Rama primaria dorsal

60. Longissimus capitis o complejo menor.
61. Splenius capitis o esplenio de la cabeza.
62. Semispinalis capitis o complejo mayor.
63. Spinalis capitis o espinal de la cabeza.
64. Longissimus cervicis o transversario del cuello.
65. Semispinalis cervicis o digástrico de la nuca.
67. Splenius cervicis o esplenio del cuello.
68. Spinalis cervicis o espinal del cuello.
69. Interespinalis cervicis o interespinoso del cuello.
70. Intertransversarii cervicis o intertranversario del cuello (posterior).
71. Rotatores cervicis o rotadores del cuello.
94. Multifidus o transversoespinoso.

C4

Rama primaria ventral

79. Longus colli o largo del cuello.
70. Intertransversarii cervicis o intertranversario del cuello (anterior).
127. Levator scapulae o angular de la escápula.
80. Scalenus anterior o escaleno anterior.
81. Scalenus medius o escaleno medio.
101. Diafragma (frénico).

Rama primaria dorsal

60. Longissimus capitis o complejo menor.
61. Splenius capitis o esplenio de la cabeza.
62. Semispinalis capitis o complejo mayor.
63. Spinalis capitis o espinal de la cabeza.
64. Longissimus cervicis o transversario del cuello.
65. Semispinalis cervicis o digástrico de la nuca.
66. Iliocostalis cervicis o porción cervical del sacrolumbar.
67. Splenius cervicis o esplenio del cuello.
68. Spinalis cervicis o espinal del cuello.
69. Interspinalis cervicis o interespinoso del cuello.
70. Intertransversarii cervicis o intertranversario del cuello (posterior).
71. Rotatores cervicis o rotadores del cuello.
94. Multifidus o transversoespinoso.

C5

Rama primaria ventral

79. Longus colli o largo del cuello.
70. Intertransversarii cervicis o intertranversario del cuello (anterior).
80. Scalenus anterior o escaleno anterior.
81. Scalenus medius o escaleno medio.
132. Subclavius o subclavio.
101. Diafragma (frénico).
127. Levator scapulae o angular de la escápula (nervio del angular).
125. Romboideo mayor (nervio del angular).
126. Romboideo menor (nervio del angular).
128. Serratus anterior o serrato mayor (nervio del serrato mayor).
131. Pectoralis major o pectoral mayor (nervio del pectoral).
135. Supraspinatus o supraespinoso (supraescapular).
136. Infraspinatus o infraespinoso (supraescapular).
134. Subescapularis o subescapular (subescapular, superior e inferior).
138. Teres major o redondo mayor (subescapular, inferior).
133. Deltoides (circunflejo).
137. Teres minor o redondo menor (circunflejo).
140. Biceps brachii o bíceps braquial (musculocutáneo).
141. Brachialis o braquial anterior (musculocutáneo).
143. Brachioradialis o supinador largo (radial).
145. Supinator o Supinador corto (radial).

Rama primaria dorsal

60. Longissimus capitis o complejo menor.
61. Splenius capitis o esplenio de la cabeza.
62. Semispinalis capitis o complejo mayor.
63. Spinalis capitis o espinal de la cabeza.
64. Longissimus cervicis o transversario del cuello.
65. Semispinalis cervicis o digástrico de la nuca.
66. Iliocostalis cervicis o porción cervical del sacrolumbar.
67. Splenius cervicis o esplenio del cuello.
68. Spinalis cervicis o espinal del cuello.
69. Interspinalis cervicis o interespinoso del cuello.
70. Intertransversarii cervicis o intertranversario del cuello (posterior).
71. Rotatores cervicis o rotadores del cuello.
94. Multifidus o transversoespinoso.

C6

Rama primaria ventral

79. Longus colli o largo del cuello.
70. Intertransversarii cervicis o intertranversario del cuello (anterior).
80. Scalenus anterior o escaleno anterior.
81. Scalenus medius o escaleno medio.
82. Scalenus posterior o escaleno posterior.
132. Subclavius o subclavio.
128. Serratus anterior o serrato mayor (nervio del serrato mayor).
131. Pectoralis major o pectoral mayor (nervio del pectoral mayor).
136. Infraspinatus o infraespinoso (supraescapular).
135. Supraspinatus o supraespinoso (supraescapular.
134. Subescapularis o subescapular (subescapular, superior e inferior).
138. Teres major o redondo mayor (subescapular, inferior).
133. Deltoides (circunflejo).
137. Teres minor o redondo menor (circunflejo).
139. Coracobrachialis o coracobraquial (musculocutáneo).
140. Biceps brachii o bíceps braquial (musculocutáneo).
141. Brachialis o braquial anterior (musculocutáneo).
143. Brachioradialis o supinador largo (radial).
145. Supinator o supinador corto (radial).
148. Extensor carpi radialis longus o primer radial o radial largo (radial).
149. Extensor carpi radialis brevis o segundo radial o radial corto (radial).
150. Extensor carpi ulnaris o cubital posterior (radial).
154. Extensor digitorum o extensor común de los dedos (radial).
155. Extensor indicis o extensor propio del dedo índice (radial).
158. Extensor digiti minimi o extensor propio del dedo meñique (radial).
166. Abductor pollicis longus o separador largo propio del pulgar (radial).

167. Extensor pollicis longus o extensor largo del pulgar (radial).
168. Extensor pollicis brevis o extensor corto propio del pulgar (radial).

146. Pronator teres o pronador redondo (mediano).
151. Flexor carpi radialis o palmar mayor (mediano).
152. Palmaris longus o palmar menor (mediano).

130. Latissimus dorsi o dorsal ancho (nervio del dorsal ancho).

Rama primaria dorsal

60. Longissimus capitis o complejo menor.
61. Splenius capitis o esplenio de la cabeza.
62. Semispinalis capitis o complejo mayor.
63. Spinalis capitis o espinal de la cabeza.
64. Longissimus cervicis o transversario del cuello.
65. Semispinalis cervicis o digástrico de la nuca.
66. Iliocostalis cervicis o porción cervical del sacrolumbar.
67. Splenius cervicis o esplenio del cuello.
68. Spinalis cervicis o espinal del cuello.
69. Interspinalis cervicis o interespinoso del cuello.
70. Intertransversarii cervicis o intertranversario del cuello (posterior).
71. Rotatores cervicis o rotadores del cuello.
94. Multifidus o transversoespinoso.

C7

Rama primaria ventral

70. Intertransversarii cervicis o intertranversario del cuello (anterior).
81. Scalenus medius o escaleno medio.
82. Scalenus posterior o escaleno posterior.
128. Serratus anterior o serrato mayor (nervio del serrato mayor).
130. Latissimus dorsi o dorsal ancho (nervio del dorsal ancho).
131. Pectoralis major o Pectoral mayor (pectoral lateral).
139. Coracobrachialis o coracobraquial (musculocutáneo).

142. Triceps brachii o tríceps braquial (radial).
144. Anconeus o ancóneo (radial).
148. Extensor carpi radialis longus o primer radial o radial largo (radial).
149. Extensor carpi radialis brevis o segundo radial o radial corto (radial).
150. Extensor carpi ulnaris o cubital posterior (radial).
154. Extensor digitorum o extensor común de los dedos (radial).
155. Extensor indicis o extensor propio del dedo índice (radial).

158. Extensor digiti minimi o extensor propio del dedo meñique (radial).
166. Abductor pollicis longus o separador largo propio del pulgar (radial).
167. Extensor pollicis longus o extensor largo del pulgar (radial).
168. Extensor pollicis brevis o extensor corto propio del pulgar (radial).

146. Pronator teres opronador redondo (mediano).
151. Flexor carpi radialis o palmar mayor (mediano).
152. Palmaris longus o palmar menor (mediano).
156. Flexor digitorum superficialis o flexor común superficial de los dedos (mediano).

Rama primaria dorsal

60. Longissimus capitis o complejo menor.
62. Semispinalis capitis o complejo mayor.
63. Spinalis capitis o espinal de la cabeza.
64. Longissimus cervicis o transversario del cuello.
65. Semispinalis cervicis o digástrico de la nuca.
66. Iliocostalis cervicis o porción cervical del sacrolumbar.
67. Splenius cervicis o esplenio del cuello.
68. Spinalis cervicis o espinal del cuello.
69. Interspinalis cervicis o interespinoso del cuello.
70. Intertransversarii cervicis o intertranversario del cuello (posterior).
71. Rotatores cervicis o rotadores del cuello.
94. Multifidus o transversoespinoso.

C8

Rama primaria ventral

70. Intertransversarii cervicis o intertranversario del cuello (anterior).
81. Scalenus medius o escaleno medio.
82. Scalenus posterior o escaleno posterior.
130. Latissimus dorsi o dorsal ancho (nervio del dorsal ancho).
131. Pectoralis major o pectoral mayor (pectoral medial).
129. Pectoralis minor o pectoral menor (pectoral medial).

142. Triceps brachii o tríceps braquial (radial).
144. Anconeus o ancóneo (radial).
150. Extensor carpi ulnaris o cubital posterior (radial).
154. Extensor digitorum o extensor común de los dedos (radial).
158. Extensor digiti minimi o extensor propio del dedo meñique (radial).
166. Abductor pollicis longus o separador largo propio del pulgar (radial).
167. Extensor pollicis longus o extensor largo del pulgar (radial).

168. Extensor pollicis brevis o extensor corto propio del pulgar (radial).
147. Pronator quadratus o pronador cuadrado (mediano).
156. Flexor digitorum superficialis o flexor común superficial de los dedos (mediano).
157. Flexor digitorum profundus o flexor común profundo de los dedos 2 y 3 (mediano).
163. Lumbricales primero y segundo (mediano).
169. Flexor pollicis longus o flexor largo propio del pulgar (mediano).
170. Flexor pollicis brevis o flexor corto del pulgar, superficial (mediano).
171. Abductor pollicis brevis o separador corto del pulgar (mediano).
172. Opponens pollicis u oponente del dedo pulgar (mediano).
170. Flexor pollicis brevis o flexor corto del pulgar, profundo (cubital).
173. Adductor pollicis o aproximador propio del pulgar (cubital).
153. Flexor carpi ulnaris o cubital anterior (cubital).
157. Flexor digitorum profundus o flexor común profundo de los dedos 4 y 5 (cubital).
163. Lumbricales, tercero y cuarto (cubital).
164. Interossei (dorsal) o interóseos dorsales (cubital).
165. Interossei (palmar) o interóseos palmares (cubital).
159. Abductor digiti minimi o separador propio del dedo meñique (cubital).
161. Opponens digiti minimi u oponente del dedo meñique (cubital).
160. Flexor digiti minimi brevis o flexor corto del dedo meñique (cubital).
162. Palmaris brevis o palmar cutáneo (cubital).

Rama primaria dorsal

60. Longissimus capitis o complejo menor.
62. Semispinalis capitis o complejo mayor.
63. Spinalis capitis o espinal de la cabeza.
64. Longissimus cervicis o transversario del cuello.
65. Semispinalis cervicis o digástrico de la nuca.
66. Iliocostalis cervicis o porción cervical del sacrolumbar.
67. Splenius cervicis o esplenio del cuello.
68. Spinalis cervicis o espinal del cuello.
69. Interspinalis cervicis o interespinoso del cuello.
70. Intertransversarii cervicis o intertranversario del cuello (posterior).
71. Rotatores cervicis o rotadores del cuello.
94. Multifidus o transversoespinoso.

RAÍCES Y NERVIOS TORÁCICOS

Exiten doce pares de nervios torácicos que surgen de las ramas primarias ventrales: T1 a T11 se denominan intercostales y T12 es el nervio subcostal. Estos nervios no forman parte de ningún plexo. T1 y T2 inervan la extremidad superior y el tórax; T3-T6 inervan sólo los músculos torácicos; los nervios torácicos inferiores inervan sólo los músculos torácicos y abdominales.

T1

Rama primaria ventral

107. Levatores costarum o supracostal.
102. Intercostales externi o intercostales externos.
103. Intercostales interni o intercostales medios.
104. Intercostales intimi o intercostales internos.
108. Serratus posterior superior o serrato posterior y superior.
106. Transversus thoracis o triangular del esternón.
131. Pectoralis major o pectoral mayor (esternocostal) (pectoral medial).
129. Pectoralis minor o pectoral menor (pectoral medial).
147. Pronator quadratus o pronador cuadrado (mediano).
157. Flexor digitorum profundus o flexor común profundo de los dedos 2 y 3 (mediano).
163. Lumbricales, primero y segundo (mediano).
169. Flexor pollicis longus o flexor largo propio del pulgar (mediano).
170. Flexor pollicis brevis o flexor corto del pulgar (mediano).
171. Abductor pollicis brevis o separador corto del pulgar (mediano).
172. Opponens pollicis u oponente del dedo pulgar (mediano).
153. Flexor carpi ulnaris o cubital anterior (cubital).
157. Flexor digitorum profundus o flexor común profundo de los dedos 4 y 5 (cubital).
159. Abductor digiti minimi o separador propio del dedo meñique (cubital).
160. Flexor digiti minimi brevis o flexor corto del dedo meñique (cubital).
161. Opponens digiti minimi u oponente del dedo meñique (cubital).
162. Palmaris brevis o palmar cutáneo (cubital).
163. Lumbricales tercero y cuarto (cubital).
164. Interossei (dorsal) o interóseos dorsales (cubital).
165. Interossei (palmar) o interóseos palmares (cubital).
170. Flexor pollicis brevis o flexor corto del pulgar (cubital).
173. Adductor pollicis o aproximador propio del pulgar (cubital).

Rama primaria dorsal

62. Semispinalis capitis o complejo mayor.
93. Semispinalis thoracis o interespinoso medio.

64. Longissimus cervicis o transversario del cuello.
91. Longissimus thoracis o sacrolumbar.
63. Spinalis capitis o espinal de la cabeza.
92. Spinalis thoracis o espinal torácico.
89. Iliocostalis thoracis o porción torácica del sacrolumbar.
66. Iliocostalis cervicis o porción cervical del sacrolumbar.
94. Multifidus o transversoespinoso.
99. Intertransversarii thoracis o intertranversario torácico.
95. Rotatores thoracis o rotadores torácicos.
97. Interspinalis thoracis o interespinoso torácico.

T2

Rama primaria ventral

107. Levatores costarum o supracostal.
102. Intercostales externi o intercostales externos.
103. Intercostales interni o intercostales medios.
104. Intercostales intimi o intercostales internos.
105. Subcostales o infracostal.
108. Serratus posterior superior o serrato posterior y superior.
106. Transversus thoracis o triangular del esternón.

Rama primaria dorsal

93. Semispinalis thoracis o interespinoso medio.
64. Longissimus cervicis o transversario del cuello.
91. Longissimus thoracis o sacrolumbar.
92. Spinalis thoracis o espinal torácico.
66. Iliocostalis cervicis o porción cervical del sacrolumbar.
89. Iliocostalis thoracis oporción torácica del sacrolumbar.
94. Multifidus o transversoespinoso.
95. Rotatores thoracis o rotadores torácicos.
97. Interspinalis thoracis o interespinoso torácico.
99. Intertransversarii thoracis o intertransversos torácicos.

T3

Rama primaria ventral

107. Levatores costarum o supracostal.
102. Intercostales externi o intercostales externos.
103. Intercostales interni o intercostales medios.
104. Intercostales intimi o intercostales internos.
105. Subcostales o infracostal.
108. Serratus posterior superior o serrato posterior y superior.
106. Transversus thoracis o triangular del esternón.

Rama primaria dorsal

93. Semispinalis thoracis o interespinoso medio.

64. Longissimus cervicis o transversario del cuello.
66. Iliocostalis cervicis o porción cervical del sacrolumbar.
91. Longissimus thoracis o sacrolumbar.
92. Spinalis thoracis o espinal torácico.
89. Iliocostalis thoracis o porción torácica del sacrolumbar.
94. Multifidus o transversoespinoso.
95. Rotatores thoracis o rotadores torácicos.
97. Interspinalis thoracis o interespinoso torácico.
99. Intertransversarii thoracis o intertransversos torácicos.

T4, T5, T6

Rama primaria ventral

107. Levatores costarum o supracostal.
102. Intercostales externi o intercostales externos.
103. Intercostales interni o intercostales medios.
104. Intercostales intimi o intercostales internos.
105. Subcostales o infracostal.
106. Transversus thoracis o triangular del esternón.

Rama primaria dorsal

93. Semispinalis thoracis o interespinoso medio.
91. Longissimus thoracis o sacrolumbar.
92. Spinalis thoracis o espinal torácico.
89. Iliocostalis thoracis o porción torácica del sacrolumbar.
94. Multifidus o transvers-espinoso.
95. Rotatores thoracis o rotadores torácicos.
97. Interspinalis thoracis o interespinoso torácico.
99. Intertransversarii thoracis o intertransversos torácicos.

T7

Rama primaria ventral

107. Levatores costarum o supracostal.
103. Intercostales interni o intercostales medios.
102. Intercostales externi o intercostales externos.
104. Intercostales intimi o intercostales internos.
106. Transversus thoracis o triangular del esternón.
105. Subcostales o infracostal.
110. Obliquus externus abdominis u oblicuo externo abdominal.
112. Transversus abdominis o transverso del abdomen.
113. Rectus abdominis o recto del abdomen.

Rama primaria dorsal

93. Semispinalis thoracis o interespinoso medio.
91. Longissimus thoracis o sacrolumbar.

92. Spinalis thoracis o espinal torácico.
89. Iliocostalis thoracis o porción torácica del sacrolumbar.
94. Multifidus o transversoespinoso.
95. Rotatores thoracis o rotadores torácicos.
97. Interspinalis thoracis oi nterespinoso torácico.
99. Intertransversarii thoracis o intertransversos torácicos.

T8

Rama primaria ventral

107. Levatores costarum o supracostal.
103. Intercostales interni o intercostales medios.
102. Intercostales externi o intercostales externos.
104. Intercostales intimi o intercostales internos.
106. Transversus thoracis o triangular del esternón.
105. Subcostales o infracostal.
110. Obliquus externus abdominis u oblicuo externo abdominal.
111. Obliquus internus abdominis u oblicuo interno abdominal.
112. Transversus abdominis o transverso del abdomen.
113. Rectus abdominis o recto del abdomen.

Rama primaria dorsal

93. Semispinalis thoracis o interespinoso medio.
91. Longissimus thoracis o sacrolumbar.
92. Spinalis thoracis o espinal torácico.
89. Iliocostalis thoracis o porción torácica del sacrolumbar.
94. Multifidus o transversoespinoso.
95. Rotatores thoracis o rotadores torácicos.
97. Interspinalis thoracis o interespinoso torácico.
99. Intertransversarii thoracis o intertransversos torácicos.

T9, T10, T11

Rama primaria ventral

107. Levatores costarum o supracostal.
103. Intercostales interni o intercostales medios.
102. Intercostales externi o intercostales externos.
104. Intercostales intimi o intercostales internos.
106. Transversus thoracis o triangular del esternón.
105. Subcostales o infracostal.
109. Serratus posterior inferior o serrato posterior e inferior.
110. Obliquus externus abdominis u oblicuo externo abdominal.
111. Obliquus internus abdominis u oblicuo interno abdominal.
112. Transversus abdominis o transverso del abdomen.
113. Rectus abdominis o recto del abdomen.

Rama primaria dorsal

93. Semispinalis thoracis o interespinoso medio.
91. Longissimus thoracis o sacrolumbar.
92. Spinalis thoracis o espinal torácico.
89. Iliocostalis thoracis o porción torácica del sacrolumbar.
94. Multifidus o transversoespinoso.
95. Rotatores thoracis o rotadores torácicos.
97. Interspinalis thoracis o interespinoso torácico.
99. Intertransversarii thoracis o intertransversos torácicos.

T12

Rama primaria ventral

100. Quadratus lumborum o cuadrado de los lomos.
107. Levatores costarum o supracostal.
112. Transversus abdominis o transverso del abdomen.
109. Serratus posterior inferior o serrato posterior e inferior.
110. Obliquus externus abdominis u oblicuo externo abdominal.
111. Obliquus internus abdominis u oblicuo interno abdominal.
113. Rectus abdominis o recto del abdomen.
114. Pyramidalis o piramidal.

Rama primaria dorsal

93. Semispinalis thoracis o interespinoso medio.
91. Longissimus thoracis o sacrolumbar.
92. Spinalis thoracis o espinal torácico.
89. Iliocostalis thoracis o porción torácica del sacrolumbar.
94. Multifidus o transversoespinoso.
95. Rotatores thoracis o rotadores torácicos.
97. Interspinalis thoracis o interespinoso torácico.
99. Intertransversarii thoracis o intertransversos torácicos.

RAÍCES Y NERVIOS LUMBARES

El plexo lumbar está formado por los cuatro primeros nervios lumbares y una rama comunicante de T12. El cuarto nervio lumbar da su porción mayor al plexo lumbar y la menor al plexo sacro. El quinto nervio lumbar y el segmento pequeño del cuarto nervio lumbar forman el tronco lumbosacro, que forma parte del plexo sacro.

L1

Rama primaria ventral

100. Quadratus lumborum o cuadrado de los lomos.

175. Psoas minor o psoas menor.
112. Transversus abdominis o transverso del abdomen.
111. Obliquus internus abdominis u oblicuo interno abdominal.
117. Cremaster (genitocrural).

Rama primaria dorsal

90. Iliocostalis lumborum o porción lumbar del sacrolumbar.
91. Longissimus thoracis o sacrolumbar.
96. Rotatores lumborum o rotadores lumbares.
94. Multifidus o transversoespinoso.
98. Interspinalis lumborum o interespinoso lumbar.
99. Intertransversarii lumborum o intertransversos lumbares.

L2

Rama primaria ventral

100. Quadratus lumborum o cuadrado de los lomos.
174. Psoas major o psoas mayor.
176. Iliacus o ilíaco.
117. Cremaster (genitocrural).
177. Pectineus o pectíneo (crural).
178. Gracilis o recto interno del muslo (obturador).
179. Adductor longus o aproximador mediano del muslo (obturador).
180. Adductor brevis o aproximador menor (obturador).
181. Adductor magnus o aproximador mayor, fibras superiores y medias (obturador).
195. Sartorius o sartorio (crural).
196-200. Quadriceps femoris o cuadríceps crural (crural).
    196. Rectus femoris o recto anterior.
    197. Vastus lateralis o vasto externo.
    198. Vastus intermedius o crural.
    199. Vastus medialis longus o vasto interno largo.
    200. Vastus medialis obliquus o vasto interno oblicuo.
201. Articularis genus o subcrural.

Rama primaria dorsal

90. Iliocostalis lumborum o porción lumbar del sacrolumbar.
96. Rotatores lumborum o rotadores lumbares.
94. Multifidus o transversoespinoso.
98. Interspinalis lumborum o interespinoso lumbar.
99. Intertransversarii lumborum o intertransversos lumbares.

L3

Rama primaria ventral

100. Quadratus lumborum o cuadrado de los lomos.

174. Psoas major o psoas mayor.
176. Iliacus o ilíaco (crural).
177. Pectineus o pectíneo (crural).
178. Gracilis o recto interno del muslo (obturador).
179. Adductor longus o aproximador mediano del muslo (obturador).
180. Adductor brevis o aproximador menor (obturador).
181. Adductor magnus o aproximador mayor, fibras superiores y medias (obturador).
188. Obturator externus u obturador externo (obturador).
195. Sartorius o sartorio (crural).
196-200. Quadriceps femoris o cuadríceps crural (crural).
    196. Rectus femoris o recto anterior.
    197. Vastus lateralis o vasto externo.
    198. Vastus intermedius o crural.
    199. Vastus medialis longus o vasto interno largo.
    200. Vastus medialis obliquus o vasto interno oblicuo.
201. Articularis genus o subcrural.

Rama primaria dorsal

90. Iliocostalis lumborum o porción lumbar del sacrolumbar.
96. Rotatores lumborum o rotadores lumbares.
94. Multifidus o transversoespinoso.
98. Interspinalis lumborum o interespinoso lumbar.
99. Intertransversarii lumborum o intertransversos lumbares.

L4

Rama primaria ventral

175. Psoas minor o psoas menor.
177. Pectineus o pectíneo (crural).
179. Adductor longus o aproximador mediano del muslo (obturador).
180. Adductor brevis o aproximador menor (obturador).
181. Adductor magnus o aproximador mayor:
    Superior y medio (obturador).
    Inferior (ciático poplíteo interno).
183. Gluteus medius o glúteo mediano (glúteo superior).
184. Gluteus minimus o glúteo menor (glúteo superior).
185. Tensor fasciae latae o tensor de la fascia lata (glúteo superior).
188. Obturator externus u obturador externo (obturador).

196-200. Quadriceps femoris o cuadríceps crural (crural).
    196. Rectus femoris o recto anterior.
    197. Vastus lateralis o vasto externo.

198. Vastus intermedius o crural.
199. Vastus medialis longus o vasto interno largo.
200. Vastus medialis obliquus o vasto interno oblicuo.
201. Articularis genus o subcrural (crural).
207. Plantaris o plantar delgado (tibial posterior).
202. Popliteus o poplíteo (tibial posterior).

208. Peroneus longus o peroneo lateral largo (musculocutáneo).
209. Peroneus brevis o peroneo lateral corto (musculocutáneo).
203. Tibialis anterior o tibial anterior (tibial anterior).
211. Extensor digitorum longus o extensor largo común de los dedos (tibial anterior).
221. Extensor hallucis longus o extensor del dedo gordo (tibial anterior).

Rama primaria dorsal

90. Iliocostalis lumborum o porción lumbar del sacrolumbar.
96. Rotatores lumborum o rotadores lumbares.
94. Multifidus o transversoespinoso.
98. Interspinalis lumborum o interespinoso lumbar.
99. Intertransversarii lumborum o intertransversos lumbares.

L5

Rama primaria ventral

181. Adductor magnus o aproximador mayor (ciático poplíteo interno).
182. Gluteus maximus o glúteo mayor (glúteo inferior).
183. Gluteus medius o glúteo mediano (glúteo superior).
184. Gluteus minimus o glúteo menor (glúteo superior).
185. Tensor fasciae latae o tensor de la fascia lata (glúteo superior).
187. Obturator internus u obturador interno (nervio del obturador interno).
189. Gemellus superior o gémino superior (nervio del obturador interno).
190. Gemellus inferior o gémino inferior (nervio del obturador interno).
191. Quadratus femoris o cuadrado crural (nervio del cuadrado crural).
192. Biceps femoris o bíceps crural (porción corta) (ciático poplíteo externo).
194. Semimembranosus o semimembranoso (ciático poplíteo interno).
193. Semitendinosus o semitendinoso (ciático poplíteo interno).
207. Plantaris o plantar delgado (tibial posterior).
202. Popliteus o poplíteo (tibial posterior).
206. Soleus o sóleo (tibial posterior).

203. Tibialis anterior o tibial anterior (tibial anterior).
204. Tibialis posterior o tibial posterior (tibial posterior).
208. Peroneus longus o peroneo lateral largo (musculocutáneo).
209. Peroneus brevis o peroneo lateral corto (musculocutáneo).
210. Peroneus tertius o peroneo anterior (tibial anterior).
211. Extensor digitorum longus o extensor largo común de los dedos (tibial anterior).
212. Extensor digitorum brevis o pedio o extensor corto común de los dedos (tibial anterior).
213. Flexor digitorum longus o flexor largo común de los dedos (tibial posterior).
214. Flexor digitorum brevis o flexor corto plantar (plantar interno).
221. Extensor hallucis longus o extensor del dedo gordo (tibial anterior).
222. Flexor hallucis longus o flexor largo del dedo gordo (tibial posterior).
218. Lumbricales primer (pie) (plantar interno).

Rama primaria dorsal

90. Iliocostalis lumborum o porción lumbar del sacrolumbar.
96. Rotatores lumborum o rotadores lumbares.
94. Multifidus o transversoespinoso.
98. Interspinalis lumborum o interespinoso lumbar.
99. Intertransversarii lumborum o intertransversos lumbares.

LAS RAÍCES Y NERVIOS LUMBOSACROS

La mezcla de las ramas primarias ventrales de los nervios lumbares, sacros y coccígeos se conoce como plexo lumbar. Existen dudas acerca de la existencia de inervación motora a partir de las ramas primarias dorsales por debajo de S3. Las ramas de este plexo inervan en parte la extremidad inferior y también las áreas perineal y coccígea a través de los plexos pudendo y coccígeo.

S1

Rama primaria ventral

181. Adductor magnus o aproximador mayor (ciático poplíteo interno).
182. Gluteus maximus o glúteo mayor (glúteo inferior).
183. Gluteus medius o glúteo mediano (glúteo superior).
184. Gluteus minimus o glúteo menor (glúteo superior).
185. Tensor fasciae latae o tensor de la fascia lata (glúteo superior).

186. Piriformis o piramidal de la pelvis.
187. Obturator internus u obturador interno (nervio del obturador interno).
189. Gemellus superior o gémino superior (nervio del obturador interno).
190. Gemellus inferior o gémino inferior (nervio del obturador interno).
191. Quadratus femoris o cuadrado crural (nervio del cuadrado crural).
192. Biceps femoris o bíceps crural:
    Porción corta (ciático poplíteo externo).
    Porción larga (ciático poplíteo interno).
194. Semimembranosus o semimembranoso (ciático poplíteo interno).
193. Semitendinosus o semitendinoso (ciático poplíteo interno).
205. Gastrocnemius o gemelos del tríceps sural (tibial posterior).
207. Plantaris o plantar delgado (tibial posterior).
202. Popliteus o poplíteo (tibial posterior).
206. Soleus o sóleo (tibial posterior).
203. Tibialis anterior o tibial anterior (tibial anterior).
204. Tibialis posterior o tibial posterior (tibial posterior).
208. Peroneus longus o peroneo lateral largo (musculocutáneo).
209. Peroneus brevis o peroneo lateral corto (musculocutáneo).
210. Peroneus tertius o peroneo anterior (tibial anterior).
211. Extensor digitorum longus o extensor largo común de los dedos (tibial anterior).
212. Extensor digitorum brevis o pedio o extensor corto común de los dedos (tibial anterior).
213. Flexor digitorum longus o flexor largo común de los dedos (tibial posterior).
214. Flexor digitorum brevis o flexor corto plantar (plantar interno).
221. Extensor hallucis longus o extensor del dedo gordo (tibial anterior).
222. Flexor hallucis longus o flexor largo del dedo gordo (tibial posterior).
218. Lumbricales segundo, tercero y cuarto (pie) (plantar externo).

Rama primaria dorsal

94. Multifidus o transversoespinoso.

S2

Rama primaria ventral

182. Gluteus maximus o glúteo mayor (glúteo inferior).
186. Piriformis o piramidal de la pelvis.
187. Obturator internus u obturador interno (nervio del obturador interno).
189. Gemellus superior o gémino superior (nervio del obturador interno).
192. Biceps femoris o bíceps crural:
    Porción corta (ciático poplíteo externo).
    Porción larga (ciático poplíteo interno).
194. Semimembranosus o semimembranoso (ciático poplíteo interno).
193. Semitendinosus o semitendinoso (ciático poplíteo interno).
205. Gastrocnemius o gemelos del tríceps sural (tibial posterior).
206. Soleus o sóleo (tibial posterior).
217. Quadratus plantae o cuadrado carnoso de Silvio (plantar externo).
215. Abductor digiti minimi o separador del quinto dedo (plantar externo).
216. Flexor digiti minimi brevis o flexor corto del quinto dedo (pie) (plantar externo).
222. Flexor hallucis longus o flexor largo del dedo gordo (tibial).
225. Adductor hallucis o aproximador del dedo gordo (plantar externo).
218. Lumbricales segundo, tercero y cuarto (pie) (plantar externo).
219. Interossei (dorsal) o interóseos dorsales (plantar externo).
220. Interossei (plantar) o interóseos plantares (plantar externo).
224. Abductor hallucis o separador del dedo gordo (plantar externo).
118. Transversus perinei superficialis o transverso superficial del periné (pudendo interno).
119. Transversus perinei profundus o transverso profundo del periné (pudendo interno).
120. Bulbospongiosus o bulbocavernoso (pudendo interno).
121. Ischiocavernosus o isquiocavernoso (pudendo interno).
122. Sphincter urethrae o esfínter de la uretra (pudendo interno).
123. Sphincter ani externus o esfínter anal externo (pudendo interno).

Rama primaria dorsal

94. Multifidus o transversoespinoso.

S3

Rama primaria ventral

192. Biceps femoris o bíceps crural (porción larga) (ciático, rama tibial).
217. Quadratus plantae o cuadrado carnoso de Silvio (plantar externo).
215. Abductor digiti minimi o separador del quinto dedo (plantar externo).
216. Flexor digiti minimi brevis o flexor corto del quinto dedo (plantar externo).

225. Adductor hallucis o aproximador del dedo gordo (plantar externo).
218. Lumbricales segundo, tercero y cuarto (pie) (plantar externo).
219. Interossei (dorsal) o interóseos dorsales (plantar externo).
220. Interossei (plantar) o interóseos plantares (plantar externo).
118. Transversus perinei superficialis o transverso superficial del periné (pudendo interno).
119. Transversus perinei profundus o transverso profundo del periné (pudendo interno).
120. Bulbospongiosus o bulbocavernoso (pudendo interno).
121. Ischiocavernosus o isquiocavernoso (pudendo interno).
122. Sphincter urethrae o esfínter de la uretra (pudendo interno).
123. Sphincter ani externus o esfínter anal externo (pudendo interno).

S4 Y S5

Rama primaria ventral

115. Levator ani o elevador del ano (S4).
116. Coccygeus o coccígeo (S4 y S5).
123. Sphincter ani externus o esfínter anal externo (S4).
118. Transversus perinei superficialis o transverso superficial del periné (S4, pudendo interno).
119. Transversus perinei profundus o transverso profundo del periné (S4, pudendo interno).
120. Bulbospongiosus o bulbocavernoso (S4, pudendo interno).
121. Ischiocavernosus o isquiocavernoso (S4, pudendo interno).
122. Sphincter urethrae o esfínter de la uretra (S4, pudendo interno).

REFERENCIAS

BIBLIOGRAFIAS

Basmajian JV, De Luca DJ. *Muscles Alive,* 5th ed. Baltimore: Williams & Wilkins, 1985.

Clemente CD. *Gray's Anatomy,* 30th Am ed. Philadelphia: Lea & Febiger, 1985.

Clemente CD. *Anatomy: A Regional Atlas of the Human Body.* Baltimore: Urban & Schwarzenberg, 1987.

Figge FHJ. *Sobotta's Atlas of Human Anatomy.* Vol. 1. *Atlas of Bones, Joints and Muscles,* 8th English ed. New York: Hafner, 1968.

Grant JCB. *An Atlas of Anatomy,* 5th ed. Baltimore: Williams & Wilkins, 1962.

Hollingshead WH. *Functional Anatomy of the Limbs and Back.* Philadelphia: W.B. Saunders, 1969.

Hoppenfeld S. *Physical Examination of the Spine and Extremities.* New York: Appleton Century Crofts, 1976.

Kendall FP, McCreary EK, Provance PG. *Muscles: Testing and Function,* 4th ed. Baltimore: Williams & Wilkins, 1993.

Long C, Brown ME. Electromyographic kinesiology of the hand: Muscles moving the long finger. J Bone Joint Surg (Am) 46:1683–1706, 1964.

Netter FH. *Atlas of Human Anatomy.* Summit, NJ: CIBA-Geigy Corp, 1989.

Pernkopf E. *Atlas of Topographical and Applied Human Anatomy.* Philadelphia: W.B. Saunders, 1980.

Williams PL, Warwick R, Dyson M, Bannister LH. *Gray's Anatomy,* 37th Br ed. London: Churchill-Livingstone, 1989.

REFERENCIAS

1. Clemente CD. *Gray's Anatomy,* 30th Am ed. Philadelphia: Lea & Febiger, 1985.
2. Williams PL, Warwick R, Dyson M, Bannister LH. *Gray's Anatomy,* 37th Br ed. London: Churchill-Livingstone, 1989.
3. Figge FHJ. *Sobotta's Atlas of Human Anatomy.* Vol. 1. *Atlas of Bones, Joints and Muscles,* 8th English ed. New York: Hafner, 1968.
4. Clemente CD. *Anatomy: A Regional Atlas of the Human Body.* Baltimore: Urban & Schwarzenberg, 1987.
5. Netter FH. *Atlas of Human Anatomy.* Summit, NJ: CIBA-Geigy Corp, 1989.
6. Hollingshead WH. *Functional Anatomy of the Limbs and Back.* Philadelphia: W.B. Saunders, 1969.
7. Grant JCB. *An Atlas of Anatomy,* 5th ed. Baltimore: Williams & Wilkins, 1962.
8. Moore KL. *Clinically Oriented Anatomy,* 3rd ed. Baltimore: Williams & Wilkins, 1992.
9. DuBrul EL. *Sicher and DuBrul's Oral Anatomy,* 8th ed. St. Louis: Ishiyaku EuroAmerica, 1988.
10. Nairn RI. The circumoral musculature: Structure and function, Br Dental J 138:49–56, 1975.
11. Lightoller GH. Facial muscles: The modiolus and muscles surrounding the rima oris with remarks about the panniculus adiposus. J Anat 60:1–85, 1925.
12. Perry J, Nickel VL. Total cervical-spine fusion for neck paralysis. J Bone Joint Surg 41A:37–60, 1959.
13. Hoskiko D. Electromyographic investigation of the intercostal muscles during speech. Arch Phys Med 43:115–119, 1962.
14. Basmajian JV. *Muscles Alive,* 2nd ed. Baltimore: Williams & Wilkins, 1967.
15. Jones DS, Beargie RJ, Pauly JE. An electromyographic study of some muscles of costal respiration in man. Anat Rec 117:17–24, 1953.
16. Sodeberg SL. *Kinesiology: Application to Pathologic Motion.* Baltimore: Williams & Wilkins, 1986.
17. Doody SG, Freedman L, Waterland JC. Shoulder movements during abduction in the scapular plane. Arch Phys Med Rehabil 10:595–604, 1970.
18. Perry J. Muscle control of the shoulder. In: Rowe CR (ed). *The Shoulder.* New York: Churchill-Livingstone, 1988, pp. 17–34.
19. Flatt AE. Kinesiology of the hand. Am Acad Orthop Surg Instructional Course Lectures XVIII. St. Louis: C.V. Mosby, 1961.
20. McKibben B. Action of the iliopsoas muscle in the newborn. J Bone Joint Surg (Br) 50:161–165, 1968.
21. Lieb FJ, Perry J. Quadriceps function: An anatomical and mechanical study using amputated limbs. J Bone Joint Surg (Am) 53:749–758, 1971.
22. Lieb FJ, Perry J. Quadriceps function: An electromyographic study under isometric conditions. J Bone Joint Surg (Am) 53:749–758, 1971.

Indice

Nota: los números de página seguidos por t se refieren a las tablas.

A

Abdomen, músculos del, 366-368
Abdómino-genital mayor (ilio hypogastricus), nervio, 414
Abdómino-genital menor (ilio inguinalis), nervio, 414
Abducción, dedos, 142-144, 406-407
  cadera, 182-185, 408
    flexionada, 186-189
    infantil y pediátrica, 249-250
    con flexión y rotación externa, 173-175
  escápula, 58-63, 404
    infantil y pediátrica, 253-254
  hombro, 90-93, 404
    horizontal, 94-96
    infantil y pediátrica, 225
  pulgar, 156-159, 406
  cuerdas vocales, 312
Abducens (motor ocular externo (VI par), nervio, 411
Abductor digiti minimi, músculo, 382
  en la abducción del dedo de la mano, 142-144
  en el pie, 399
Abductor hallucis, músculo, 401
Abductor pollicis brevis, músculo, 387
  en la abducción del pulgar, 158-159
  en la oposición del pulgar, 163^t
Abductor pollicis longus, músculo, 385-386
  en la abducción del pulgar, 156-157
  en la flexión de la muñeca, 124^t
Abductores de la cadera, músculos, en la flexión de la cadera, con abducción y rotación externa, 173^t
Aducción, cadera, 190-194, 408
  infantil y pediátrica, 251
  cuerdas vocales, 312
  dedos, 145-147, 407
  escápula, 58-63, 404
    con rotación inferior, 76-80
    infantil y pediátrica, 255
    y depresión de la escápula, 73-75
  hombro, 404
    horizontal, 97-101
    infantil y pediátrica, 225
  paladar blando, 302-303
  pulgar, 160-162, 406
Adductor brevis, músculo, 389
  en la aducción de la cadera, 190-194
  en la flexión de la cadera, 196^t
Adductor hallucis, músculo, 401
Adductor longus, músculo, 389
  en la aducción de la cadera, 190-194
  en la flexión de la cadera, 196^t
Adductor magnus, músculo, 389-390
  en la aducción de la cadera, 190-194
  en la flexión de la cadera, 196^t
Adductor pollicis, músculo, 387
  en la aducción del pulgar, 160-162
Amplitud de movimiento disponible, 6
Ancóneo, músculo, 377-378
Angular, nervio del, 413
Antebrazo, movimientos del, 405
  músculos que actúan sobre el, 378
  pronación del, 121-123, 405
  supinación del, 118-120, 405
Articulaciones, interfalangianas (IF), IFD, distales (IFD),
  dedos de la mano, flexión de, 135, 138, 406, 407
    dedos del pie, extensión de, 232-233, 410

IFP, proximales, de los dedos de la mano, flexión de, 135-137, 406, 407
  de los dedos del pie, extensión de, 232-233, 410
  metacarpofalangianas (MF), extensión de, 139-141, 406, 407
    flexión de, 132-134, 406, 407
  metatarsofalangianas (MF), extensión de, 232-233, 410
    flexión de, 227-229, 409
Articularis genus, músculo, 395
Arytenoideus obliquus, músculo 308, 309, 351
Arytenoideus transversus, músculo, 308, 309, 351
Auriculares, músculos, 344

B

Biceps brachii, músculo, 376-377
  en la abducción del hombro, 90^t, 93
  en la circunducción del hombro, 88^t
  en la flexión del codo, 108-113
  en la flexión del hombro, 81^t, 83
  en la supinación del antebrazo, 118-120
Biceps femoris, músculo, 392-393
  en la extensión de la cadera, 176
  en la flexión de la rodilla, 202, 204-205
Bien (grado 4), músculo, 5
Boca, músculos de, 278-283, 339-344
Brachialis, músculo, 377
  en la flexión del codo, 108-113
Brachioradialis, músculo, 377
  en la flexión del codo, 108-113
Buccinador, músculo, 278, 343-344
  en la compresión de la mejilla, 281
Bulbospongiosus, músculo, 369-370

C

Cabeza, movimientos de, 15, 402.
  rotación de, 31
Cadera, (ver), abducción de, 182-185, 408
  en posición de flexión, 186-189
  infantil y pediátrica, 249-250
  (ver) con flexión y rotación externa, 173-175
  aducción de, 190-194, 408
    infantil y pediátrica, 251
  extensión de, 176-181, 407-408
    en el control motor de la posición erguida, 322
    Glúteo mayor, test para aislar el, 179-180
    infantil y pediátrica, 247-248
  movimientos de, 407-408
  músculos de, 387-393
  rotación externa de, 195-197, 408
    con flexión y abducción, 173-175
  rotación interna de, 198-201, 408
  (ver) flexión de, 169-172, 407
    en el control motor de la posición erguida, 322
    infantil y pediátrica, 247-248
    tensión de la flexión de la cadera, test modificado para la, 181
  (ver) con abducción y rotación externa, 173-175
Cara. Ver también estructura específica.
  músculos de la, observación de, 267
Cejas, músculos de las, 268^t, 273-275, 335-336
Cervicales, raíces espinales de los nervios, 418-420
Chondroglossus, músculo, 290^t, 346
Ciático mayor, nervio, 415-416

Ciático poplíteo externo (peroneus communis), nervio, 416
Ciático-poplíteo interno, nervio, 416
Cinturón escapular, músculos del, 371-373
Circunducción, del hombro, 88-89
Coccygeus, músculo, 368-369
Codo, extensión del 114-117, 405
  infantil y pediátrica, 257
  flexión del, 108-113, 404
    infantil y pediátrica, 258
  movimientos del, 404-405
  músculos que actúan sobre el, 376-378
  supinación del, infantil y pediátrica, 259
Columna, cervical, movimientos de, 402
  lumbar. Ver también Pelvis; Tronco.
    extensión de, 36, 403
    movimientos de, 403
  torácica. Ver también Tronco.
    extensión de, 35, 402-403
    movimientos de, 402-403
Compresión de las mejillas, 281
Constrictor pharyngis inferior, 304, 348
Constrictor pharyngis medius, músculo, 304, 348
Constrictor pharyngis superior, músculo, 304, 348
Control motor, de la posición erguida, 320-324
Coracobrachialis, músculo, 376
  en la circunducción del hombro, 88^t
  en la flexión del hombro, 81-83
Corrugator supercilii, músculo, 268^t, 272, 336
  en el fruncimiento de las cejas, 273
Craneales, nervios, 410-411. Ver nombres de los nervios.
Cremaster, músculo, 389
Cricoarytenoideus, músculo, 350-351
Crico arytenoideus lateralis, músculo, 308^t, 309, 351
  en la abducción y aducción de las cuerdas vocales, 312
Cricoarytenoideus posterior, músculo, 308, 350-351
  en la abducción y aducción de las cuerdas vocales, 312
Cricothyroideus, 308, 350
Crural o femoral, nervio, 415
Cubital, nervio, 414
Cuello, extensión de, cabeza, 12-15, 402
  conjunta (cabeza y cuello), 15, 19-20
  cuello, 15-18, 402
  infantil y pediátrica, 237
  flexión de, cabeza, 15, 21-23, 402
    conjunta (cabeza y cuello), 15, 28-29
    cuello, 15, 24-27, 402
    infantil y pediátrica, 238-239
  movimientos del, 15, 402
  músculos del, 351-360
Cuerdas vocales. Ver también Laringe.
  abducción y aducción de, 312
Cutáneo peroneo, nervio, 416

D

Dedo(s) de la mano, 380
  abducción de, 142-144, 406-407
  aducción de, 145-147, 407
  extensión de, 139-141, 406, 407
  flexión de, interfalangiana, distal, 135, 138, 406, 407
    proximal, 135-137, 406, 407
    metacarpofalangiana, 132-134, 406, 407
  meñique, músculos que actúan sobre, 382-383
  oposición del pulgar con el, 163-165, 406
  músculos que actúan sobre, 380-383

427

Dedo grueso del pie, extensión de, 232-233, 409
　flexión de, articulación distal, 230-231, 409
　　articulación proximal, 227-228, 409
　movimientos del, 409
　músculos que actúan sobre el, 400-401
Dedo(s) del pie, dedo grueso. Ver Dedo grueso.
　extensión de, 232-233, 410
　flexión de, articulación distal, 230-231, 409-410
　　articulación proximal, 227, 229, 409
　músculos que actúan sobre, 397-401
Dedo pulgar, abducción del, 156-159, 406
　aducción del, 160-162, 406
　extensión del, interfalangiana, 154-155, 406
　　metacarpofalangiana, 152-153, 405
　flexión del, interfalangiana (IF), 148, 150, 405
　　metacarpofalangiana, 148-149, 405
　movimientos del, 405-406
　músculos que actúan sobre, 385-387
　oposición del, 163-165, 406
Deglución, 314-317
　acciones musculares en la, 314-315
　elevación de la faringe, 312
　exploración de la, 315-317
　problemas frecuentes en, 315t
Deltoideus, músculo, 374-375
　anterior, en la aducción horizontal del hombro, 97t
　　en la circunducción del hombro, 88-89
　　en la flexión del hombro, 81-83
　　en la rotación interna del hombro, 105t
　medio, en la abducción del hombro, 90-93
　　en la circunducción del hombro, 88-89
　　en la flexión del hombro, 81-83
　posterior, en la abducción horizontal del hombro, 94-96
　　en la aducción escapular, 72
　　en la extensión del hombro, 84-87
　　en la rotación externa del hombro, 102t
Depresión de la escápula, 73-75
Depressor anguli oris, músculo, 278, 283, 343
Depressor labii inferioris, músculo, 278, 283, 343
Depressor septi, músculo, 276t, 277, 339
Desplazamiento, de la lengua, 294
　de la mandíbula, lateral, 288-289
Diafragma, 363-364
　en la respiración reposada, 50-53
Digastricus, músculo, 357
Dorsal ancho, nervio del, 413
Dorsiflexión, tobillo, 218-220, 409
　con eversión del pie, 224-226
　en el control motor de la postura erguida, 321
　infantil y pediátrica, 252

E
Elevación, de la escápula, 65-68, 403
　de la laringe, en la deglución, 312
　de la lengua, posterior, 295-296
　de la pelvis, 38-40
　del paladar blando, 302-303
Epicráneo, 335
Erector spinae, músculos, 360
Escápula, abducción de, 58-63, 404
　infantil y pediátrica, 253-254
　aducción de, 69-72, 404
　　con rotación inferior, 76-80
　　depresión y, 73-75
　　infantil y pediátrica, 255
　elevación de, 65-68, 403
　movimientos de, 64, 403-404
Escapulohumerales, músculos, 374-376
Escaso (grado 1), músculo, 5
Espalda, músculos de, 360
　profundos, en la rotación del tronco, 45t
Espinal (accesorius) (XI par craneal), nervio, 411
Espiración forzada, 53-54, 403
Exploración manual muscular. Ver Exploración muscular.
Exploración muscular, bulbar, control motor de la posición erguida, 320-324

manual, aplicación de resistencia, 2-3
　criterios de puntuación, 4-6
　examinador y valoración de, 3-4
　ficha de documentación para, 7-8
　infantil y pediátrica, 236-259
　influencia del paciente sobre, 4
　preparación para, 6-9
　sistema de puntuación en, 2
　tests eliminatorios para, 6
　puntuación en la, 262
　　introducción de, 262
　　posiciones del paciente y examinador, 262
　　precauciones, 262
Extensión, cabeza, 12-15, 402
　cadera, 176-181, 407-408
　　en el control motor de la posición erguida, 322
　　Glúteo mayor, test para aislar el, 179-180
　　infantil y pediátrica, 247-248
　　tensión de la flexión de la cadera, test modificado para la, 181
　codo, 114-117, 405
　　infantil y pediátrica, 257
　cuello, conjunta (cabeza y cuello), 15, 19-20
　　de la cabeza, 12-14, 15, 402
　　del cuello, 15, 16-18, 402
　　infantil y pediátrica, 237
　dedo grueso del pie, 232-233, 409
　dedos de la mano, 139-141, 406, 407
　dedos del pie, 232-233, 410
　en el control motor de la posición erguida, 321-324
　hombro, 84-87
　muñeca, 128-131, 405
　pulgar, interfalangiana, 154-155, 406
　　metacarpofalangiana, 152-153, 405
　rodilla, 207-210, 408
　　infantil y pediátrica, 247-248
　　en el control motor de la posición erguida, 323
　tronco, 34-37, 402-403
　　infantil y pediátrica, 243-244
　　lumbar, 36, 403
　　lumbar y torácica, 36-37
　　torácica, 35, 402-403
Extensión cervical, 15, 16-18, 402
Extensión lumbar, 36, 403
Extensión torácica, 35, 402-403
Extensor carpi radialis brevis, músculo, 379
　en la extensión de la muñeca, 128-131
Extensor carpi radialis longus, músculo, 378-379
　en la extensión de la muñeca, 128-131
Extensor carpi ulnaris, músculo, 379
　en la extensión de la muñeca, 128-131
Extensor digiti minimi, músculo, 382
　en la extensión MF del dedo, 139-141
　en la extensión de la muñeca, 128t
Extensor digitorum brevis, músculo, 398
　en la extensión de los dedos del pie, 232-233
Extensor digitorum longus, músculo, 398
　en la extensión de los dedos del pie, 232-233
　en la eversión del pie, 224t
Extensor digitorum, músculo, 380-381
　en la extensión MF de los dedos de la mano, 139-141
　en la extensión de la muñeca, 128t
Extensor hallucis longus, en la extensión del dedo grueso, 232-233
Extensor indicis, 381
　en la extensión MF de los dedos de la mano, 139-141
　en la extensión de la muñeca, 128t
Extensor pollicis brevis, músculo, 386
　en la extensión MF del pulgar, 152-153
Extensor pollicis longus, músculo, 386
　en la extensión IF del pulgar, 154-155
　en la extensión de la muñeca, 128t
Extensores de la cabeza, músculos 12-14, 351-353
Extensores del cuello, músculos, 16-18, 353-355
Extremidad inferior. Ver también estructura específica.
　movimientos de, 407-410
　músculos de, 387-401

　inervación de, 414-416
Extremidad superior. Ver también estructura específica.
　movimientos de, 403-407
　músculos de, 371-387
　　inervación, 412-414
Extrínsecos, músculos. Ver Ojo(s), músculos del.
Eversión del pie, 224-226, 409

F
Facial (VII par craneal), nervio, 411
　lesiones periféricas frente a centrales del, 269
Faringe, en la deglución, 314
　pared posterior de, constricción de, 307
　músculos de, 304-307, 347-349
Femoral o crural, nervio, 415
Flexión, cabeza, 15, 21-23, 402
　cadera, 169-172, 407
　　con abducción y rotación externa, 173-175
　　en el control motor de la posición erguida, 321
　　infantil y pediátrica, 245-246
　　tensión de la flexión de la cadera, test modificado para la, 181
　cuello del, cabeza, 15, 21-23, 402
　cuello, 15, 24-27, 402
　　conjunta (cabeza y cuello), 15
　　para aislar un único esternocleidomastoideo, 30
　　infantil y pediátrica, 238-239
　codo, 108-113, 404
　　infantil y pediátrico, 258
　dedo grueso del pie, articulación distal, 230-231, 409
　　articulación proximal, 227-228, 409
　dedo de la mano, interfalangiana, distal, 135, 138, 406, 407
　　proximal, 135-137, 406, 407
　　metacarpofalangiana, 132-134, 406, 407
　dedo del pie, articulación distal, 230-231, 409-410
　　articulación proximal, 227, 229, 409
　en el control motor de la posición erguida, 320-321
　hombro, 81-83
　　infantil y pediátrica, 256
　muñeca, 124-127, 405
　pulgar, interfalangiana, 148, 150, 405
　　metacarpofalangiana, 148-149, 405
　rodilla, 202-206, 408
　　con flexión, abducción y rotación externa de la cadera, 173-175
　　en el control motor de la posición erguida, 321
　　infantil y pediátrica, 245-246
　tobillo. Ver también Dorsiflexión, tobillo.
　　plantar, 211-217, 409
　　　con eversión del pie, 224-226
　　　en el control motor de la postura erguida, 324
　　　infantil y pediátrica, 252
　tronco, 41-44, 403
　　infantil y pediátrica, 240-241
Flexión plantar, tobillo, 211-217, 409
　en el control de la posición erguida, 324
　eversión del pie con, 224-226
　infantil y pediátrica, 252
Flexor carpi radialis, músculo, 379
　en la flexión de la muñeca, 124-127
　en la pronación del antebrazo, 124-127
Flexor carpi ulnaris, músculo, 380
　en la flexión de la muñeca, 124-127
Flexor digiti minimi brevis, músculo, 382-383
　en el pie, 399
　en la flexión MF de los dedos, 227t
Flexor digitorum brevis, músculo, 398-399
　en la flexión IF de los dedos del pie, 230-231
　en la flexión MF de los dedos del pie, 227t
Flexor digitorum longus, músculo, 398-399
　en la flexión IF de los dedos del pie, 230-231
　en la flexión MF de los dedos del pie, 227t
　en la inversión del pie, 221t
Flexor digitorum profundus, músculo, 382
　en la flexión MF de los dedos de la mano, 132t
　en la flexión de la muñeca, 124t

428

Flexor digitorum superficialis, músculo, 381
 en la flexión IFP de los dedos de la mano, 135-137
 en la flexión MF de los dedos de la mano, 132^t
 en la flexión de la muñeca, 124^t
Flexor hallucis brevis, músculo, 401
 en la flexión MF del dedo grueso del pie, 227-228
Flexor hallucis longus, músculo, 400-401
 en la flexión IF del dedo grueso del pie, 230-231
 en la inversión del pie, 221^t
Flexor pollicis brevis, músculo, 386-387
 en la flexión MF del pulgar, 148-149
Flexor pollicis longus, músculo, 386
 en la flexión IF del pulgar, 148, 150
 en la flexión MF del pulgar, 148-149
 en la flexión de la muñeca, 124^t
Flexores de la cadera, músculos, en la flexión de la cadera, con abducción y rotación externa, 173^t
Flexores del cuello, músculos, 24-27, 357-360
Frénico, nervio, 412
Frente, músculos de la, 268, 274-275, 335
Fruncimiento de las cejas, 273

G
Gastrocnemius, músculo, 396
 en la flexión plantar del tobillo, 211-214
 en la inversión del pie, 221^t
Gemellus inferior, músculo, 392
 en la rotación externa de la cadera, 194-197
Gemellus superior, músculo, 392
 en la rotación externa de la cadera, 194-197
Genioglossus, músculo, 290, 346
 en el acanalamiento de la lengua, 296
 en la desviación de la lengua, 294
 en la protrusión de la lengua, 294
 en la retracción de la lengua, 295
Geniohyoideus, músculo, 356-357
Génitocrural (genito femoralis), nervio, 414
Glosofaríngeo (IX par craneal), nervio, 411
Glúteo inferior, nervio, 415
Glúteo superior, nervio, 415
Gluteus maximus, músculo, 390
 en la abducción de la cadera, 182^t
 en la extensión de la cadera, 176-181
  test para su aislamiento, 179-180
 en la rotación externa de la cadera, 194-197
Gluteus medius, músculo, 390
 en la abducción de la cadera, 182-185
  en posición de flexión, 186^t
 en la rotación interna de la cadera, 198-201
Gluteus minimus, músculo, 390-391
 en la abducción de la cadera, 182-185
  en posición de flexión, 186^t
 en la rotación interna de la cadera, 198-201
Gracilis, músculo, 389
 en la aducción de la cadera, 190-194

H
Hipogloso (XII par craneal), nervio, 411
Hombro, abducción del, 90-93, 404
  horizontal, 94-96
  infantil y pediátrica, 255
 aducción del, 404
  horizontal, 97-101
 circunducción del, 88-89
 extensión del, 84-87, 404
 flexión del, 81-83, 404
  infantil y pediátrica, 256
 movimientos del, 404
 rotación externa del, 102-104, 404
 rotación interna del, 105-107, 404
Hyoglossus, músculo, 290, 346

I
IF, articulaciones. Ver Interfalangianas (IF), articulaciones.
IFD, articulación. Ver Articulaciones interfalangianas distales (IFD), dedos de la mano, flexión de, 135, 138, 406, 407

dedos del pie, extensión de, 232-233, 410
IFP, articulaciones. Ver Articulaciones interfalangianas proximales (IFP).
Iliacus, músculo, 388
 en la flexión de la cadera, 169-172
Iliocostalis cervicis, músculo, 354
 en la extensión del cuello, 16-18
 en la rotación del cuello, 31
Iliocostalis lumborum, músculo, 360-361
 en la elevación de la pelvis, 38^t
 en la extensión del tronco, 34-37
Iliocostalis thoracis, músculo, 360
 en la extensión del tronco, 34-37
Infrahioidos, músculos, 308^t, 350-359
Infranucleares, lesiones, lengua y, 293
Infraspinatus, músculo, 375
 en la abducción horizontal del hombro, 94^t
 en la rotación externa del hombro, 102-104
Inspiración, en reposo, 50-53, 403
 forzada, 403
Intercostales externi, músculos, 364
 en la respiración en reposo, 50-53
Intercostales interni, músculos, 364-365
 en la respiración en reposo, 50-53
 en la respiración forzada, 54-55
Intercostales intimi, músculos, 365
 en la respiración en reposo, 50-53
Interfalangianas (IF), articulaciones. Ver Articulaciones.
 de los dedos, distal, flexión de, 135, 138, 406, 407
  proximal, flexión de, 135-137, 406, 407
 flexión de, 230-231, 409-410
Interfalangianas proximales (IFP), articulaciones, de los dedos de la mano, flexión de, 135-137, 406, 407
 de los dedos del pie, extensión de, 232-233, 410
Interespinales cervicis, músculos, 355
Interespinales lumborum, músculos, 362
Interespinales thoracis, músculos, 362
Interossei dorsales, 384
 en la abducción de los dedos de la mano, 142-144
 en la aducción del pulgar, 160^t
 en la flexión MF de los dedos de la mano, 132-134
  en el pie, 400
   en la flexión MF de los dedos del pie, 227^t
Interossei palmares, músculos, 384-385
 en la aducción de los dedos, 145-147
 en la flexión MF de los dedos, 132-134
Interossei plantares, músculos, 400
 en la flexión MF de los dedos del pie, 227^t
Intertransversarii cervicis, músculos, 355
Intertransversarii lumborum, músculos, 363
Intertransversarii thoracis, músculos, 363
Inversión, del pie, 221-223, 409
 con dorsiflexión, 218-220
Ischiocavernosus, músculo, 370

L
Labios, cierre de, 280
Laringe, elevación de, en la deglución, 312
 músculos de, 308-313, 350-351
Latissimus dorsi, músculo, 373-374
 en la aducción de la escápula, 69^t
  con rotación inferior, 76^t
 en la depresión y aducción de la escápula, 73^t
 en la elevación de la pelvis, 38^t
 en la extensión del hombro, 84-87
 en la rotación interna del hombro, 105^t
 en la rotación del tronco, 45^t
Lengua, acanalado de, 296
 desviación de, 294
 doblado de, 297
 diferencias entre lesiones supranucleares e infranucleares, 293
 elevación posterior de, 295-296
 exploración de, 292
 lesión unilateral de, 292-293
 movimientos de, criterios de puntuación, 297

músculos de, 290-297, 346-347
 extrínsecos, 290, 346-347
 intrínsecos, 290^t, 291, 347
 protrusión de, 294
 retracción de, 295
Levator anguli oris, músculo, 278, 282, 341-342
Levator ani, músculo, 368
Levator labii superioris aleque nasi, músculo, 278, 282, 341
Levator labii superioris, músculo, 278, 282, 340-341
Levator palpebrae superioris, músculo, 268, 336
 en la apertura del ojo, 269
Levator scapulae, 372
 en la aducción escapular, con rotación inferior, 76^t
 en la elevación escapular, 65-68
Levator veli palatini, músculo, 298-299, 349
 en la elevación y aducción del paladar blando, 302-303
Levatores costarum, músculos, 365-366
Longissimus capitis, músculo, 352-353
 en la extensión de la cabeza, 12-14
 en la rotación del cuello, 31
Longissimus cervicis, músculo, 353-355
 en la extensión cervical, 16-18
Longissimus thoracis, músculo, 361
 en la extensión del tronco, 34-37
Longitudinalis inferior, músculo, de la lengua, 290^t, 291, 347
 en el acanalado de la lengua, 296
 en el doblado de la lengua, 297
Longitudinalis superior, músculo, 290^t, 291, 347
 en el acanalado de la lengua, 296
 en el doblado de la lengua, 297
Longus capitis, músculo, 356
 en la flexión de la cabeza, 21-23
 en la rotación del cuello, 31
Longus colli, músculo, 357
 en la rotación cervical, 31
Lumbares, nervios, raíces raquídeas de, 422-424
Lumbosacros, nervios, raíces raquídeas de, 424-425
Lumbricales, músculos, 383-384
 en la flexión MF de los dedos de la mano, 132-134
 en el pie, 399-400
  en la flexión MF de los dedos del pie, 399-400

M
Mal (grado 2), músculo, 5
Mal- (grado 2-), músculo, 6
Mandíbula, apertura de, 286-287
 cierre de, 287-288
 desplazamiento lateral, 288-289
 músculos de, 284-289, 344-346
 protrusión de, 289
Mano. Ver también Dedo(s) de la mano; Pulgar; Muñeca.
 huesos y articulaciones de la, 380
 movimientos de, 405
 músculos intrínsecos de, 383-385
Masseter, músculo, 284, 286, 344-345
 en el cierre de la mandíbula, 287-288
Masticación, músculos de. Ver Mandíbula, músculos de.
Mediano, nervio, 413
Mentalis, músculo, 278, 283, 342
Metacarpofalangianas (MF) articulaciones, extensión de, 139-141, 406, 407
 flexión de, 132-134, 406, 407
Metatarsofalangianas (MF) articulaciones, extensión de, 232-233, 410
 flexión de, 227-229, 409
MF, articulaciones. Ver Metacarpofalangianas (MF) y Metatarsofalangianas (MF), articulaciones.
Miotomos, 417-425
 cervical, 418-420
 lumbar, 422-424
 lumbosacro, 424-425
 torácico, 420-422
Modiolo, 279, 340, 341
Motor ocular común (III par), nervio, 410-411

Motor ocular externo (abducens) (VI par craneal), nervio, 411
Motoras nerviosas, raíces, 417-425
   cervicales, 418-420
   lumbares, 422-424
   lumbosacras, 424-425
   torácicas, 420-422
Muñeca, extensión de, 128-131, 405
   flexión de, 124-127, 405
   movimientos de, 405
   músculos que actúan sobre, 378-380
Multifidus, músculo, 361-362
   en la extensión del tronco, 34-37
Músculo(s), accesorio del flexor largo común de los dedos (quadratus plantae), 399
   ácigos de la lengua (musculus uvulae), 298-299, 349-350
     en la elevación y aducción del paladar blando, 302-303
   ancóneo (anconeus), 377-378
   angular del omóplato (levator scapulae), 372
     en la aducción escapular, con rotación inferior, 76t
     en la elevación escapular, 65-68
   aproximador mayor (adductor magnus), 389-390
     en la aducción de la cadera, 190-194
     en la flexión de la cadera, 169t
   aproximador mediano del muslo (adductor longus), 389
     en la aducción de la cadera, 190-194
     en la flexión de la cadera, 169t
   aproximador menor (adductor brevis), 389
     en la aducción de la cadera, 190-194
     en la flexión de la cadera, 169t
   aproximador del dedo grueso del pie (adductor hallucis), 401
   aproximador del dedo pulgar (adductor pollicis), 387
     en la aducción del pulgar, 160-162
   aritenoideo oblícuo, 308, 309, 351
   aritenoideo transverso, 308, 309, 351
   auriculares, 344
   bíceps braquial (biceps brachii), 376-377
     en la abducción del hombro, 90t
     en la circunducción del hombro, 88t
     en la flexión del codo, 108-113
     en la flexión del hombro, 81t, 83
     en la supinación del antebrazo, 118-120
   bíceps crural (biceps femoris), 392-393
     en la extensión de la cadera, 176
     en la flexión de la rodilla, 202, 204-205
   bien (grado 4), 5
   borla de la barba (mentalis), 278, 283, 342
   braquial anterior (brachialis), 377
     en la flexión del codo, 108-113
   buccinador (buccinator), 278, 343-344
     en la compresión de la mejilla, 281
   bulbo-cavernoso (bulbospongiosus), 369-370
   canino (levator anguli oris), 278, 282, 341-342
   coccígeo (coccygeus), 368-369
   complexo mayor (semispinalis capitis), 353
     en la extensión de la cabeza, 12-14
     en la rotación del cuello, 31
   complexo menor (longissimus capitis), 352-353
     en la extensión de la cabeza, 12-14
     en la rotación del cuello, 31
   condrogloso (chondroglossus), 290t, 346
   constrictor inferior de la faringe (constrictor pharyngis inferior), 304, 348
   constrictor medio de la faringe (constrictor pharyngis medius), 304, 348
   constrictor superior de la faringe (constrictor pharyngis superior), 304, 348
   córaco-braquial (coracobrachialis), 376
     en la circunducción del hombro, 88t
     en la flexión del hombro, 81-83
   cremáster (cremaster), 369
   cricoaritenoideo lateral (cricoarytenoideus lateralis), 308t, 309, 351
     en la abducción y aducción de las cuerdas vocales, 312

cricoaritenoideo posterior (cricoarytenoideus posterior), 308, 350-351
   en la abducción y aducción de las cuerdas vocales, 312
crural (vastus intermedius), 394
   en la extensión de la rodilla, 207-209
cuadrado crural (quadratus femoris), 392
   en la rotación externa de la cadera, 194-197
cuadrado de los lomos (quadratus lumborum), 363
   en la elevación de la pelvis, 38-40
cuadrado del mentón (depressor labii inferioris), 278, 283, 343
cuadríceps crural (quadriceps femoris), 394
   en la extensión de la rodilla, 207-210
cubital anterior (flexor carpi ulnaris), 380
   en la flexión de la muñeca, 124-127
cubital posterior (extensor carpi ulnaris), 379
   en la extensión de la muñeca, 128-131
cutáneo (platysma), 359-360
de la boca, 278-283, 339-344
de la cadera, 387-393
de la espalda, 360
   profundos, en la rotación del tronco, 45t
de la extremidad inferior, 387-401
   inervación de, 414-416
de la extremidad superior, 371-387
   inervación de la, 412-414
de la faringe, 304-307, 347-349
de la frente, 268, 274-275, 335
de la laringe, 308-313, 350-351
de la lengua, 290-297, 346-347
   extrínsecos, 290, 346-347
   intrínsecos, 290t, 291, 347
de la mandíbula, 284-289, 344-346
de la mano, intrínsecos, 383-385
de la nariz, 276-277, 338-339
de la rodilla, 393-395
de las cejas, 268t, 273-275, 335-336
del abdomen, 366-368
del cinturón escapular, 371-373
del codo, 395-397
del cuello, 351-360
del oído, 334
del ojo. Ver Músculo(s) oculares.
del paladar, 298-303, 349-350
del periné, 368-371
del tórax, de la respiración, 363-366
del tronco, 360-371
deltoides (deltoideus), 374-375
   anterior, en la aducción horizontal del hombro, 97t
     en la circunducción del hombro, 88-89
     en la flexión del hombro, 81-83
     en la rotación interna del hombro, 105t
   medio, en la abducción del hombro, 90-93
     en la circunducción del hombro, 88-89
     en la flexión del hombro, 81-83
   posterior, en la abducción horizontal del hombro, 94-96
     en la aducción escapular, 72
     en la extensión del hombro, 84-87
     en la rotación externa del hombro, 102t
digástrico (digastricus), 357
digástrico de la nuca (semispinalis cervicis), 354
   en la extensión del cuello, 16-18
   en la rotación del cuello, 31
dorsal ancho (latissimus dorsi), 373-374
   en la aducción de la escápula, 69t
     con rotación inferior, 76t
   en la depresión y aducción de la escápula, 73t
   en la elevación de la pelvis, 38t
   en la extensión del hombro, 84-87
   en la rotación interna del hombro, 105t
   en la rotación del tronco, 45t
dorsal largo torácico (longissimus thoracis), 361
   en la extensión del tronco, 34-37
elevador del ala de la nariz y del labio superior (levator labii superioris alaeque nasi), 278, 282, 341

elevador del ano (levator ani), 368
elevador del labio superior (levator labii superioris), 278, 282, 340-341
elevador del párpado superior (levator palpebrae superioris), 268, 336
   en la apertura del ojo, 269
epiespinoso (erector spinae), 360
escaleno anterior (scalenus anterior), 358
   en la flexión del cuello, 24-27
   en la rotación del cuello, 31
escaleno medio (scalenus medius), 358
   en la flexión del cuello, 24-27
   en la rotación del cuello, 31
escaleno posterior (scalenus posterior), 358
   en la flexión del cuello, 24-27
   en la rotación del cuello, 31
escápulohumerales, 374-376
escaso (grado 1), 5
esfínter externo del ano (sphincter ani externus), 371
esfínter de la uretra (sphincter urethrae), 370-371
espinal de la cabeza (spinalis capitis), 353
espinal del cuello (spinalis cervicis), 354
espinal torácico (spinalis thoracis), 361
   en la extensión del tronco, 34-37
esplenio de la cabeza (splenius capitis), 353
   en la extensión de la cabeza, 12-14
   en la rotación del cuello, 31
esplenio del cuello (splenius cervicis), 354
   en la elevación del cuello, 16-18
   en la rotación del cuello, 31
esternocleidohioideo (sternohyoideus), 359
esternocleidomastoideo (sternocleidomastoideus), 358
   flexión conjunta cervical para aislar un, 30
   en la flexión del cuello, 24-27
   en la rotación del cuello, 31
esternotiroideo (thyreohyoideus), 358-359
estilofaríngeo (stylopharyngeus), 304, 348-349
estilogloso (styloglossus), 290, 346-347
   en la elevación posterior de la lengua, 295-296
   en la retracción de la lengua, 295
estilohioideo (stylohyoideus), 356
exploración de los. Ver Exploración de los músculos.
extensor común de los dedos (extensor digitorum), 380-381
   en la extensión MF del dedo, 139-141
   en la extensión de la muñeca, 128t
extensor corto del dedo pulgar (extensor pollicis brevis), 386
   en la extensión MF del pulgar, 152-153
extensor del dedo grueso (extensor hallucis longus), 400
   en la extensión del dedo grueso, 232-233
extensor del dedo índice (extensor indicis), 381
   en la extensión MF del dedo, 139-141
   en la extensión de la muñeca, 128t
extensor del dedo meñique (extensor digiti minimi), 382
   en la extensión MF del dedo, 139-141
   en la extensión de la muñeca, 128t
extensor largo común de los dedos (extensor digitorum longus), 398
   en la extensión de los dedos del pie, 232-233
   en la eversión del pie, 224
extensor largo del dedo pulgar (extensor pollicis longus), 386
   en la extensión IF del pulgar, 154-155
   en la extensión de la muñeca, 128t
extensores de la cabeza, 12-14, 351-353
extensores del cuello, 16-18, 353-355
extrínsecos del ojo. Ver Músculo(s), oculares
flexor de la cadera, flexionada, con abducción y rotación externa, 173t
flexor común profundo de los dedos (flexor digitorum profundus)
   en la flexión MF de los dedos de la mano, 132t
   en la flexión de la muñeca, 124t
flexor común superficial de los dedos (flexor digitorum superficialis)

en la flexión IFP de los dedos de la mano, 135-137
en la flexión MF de los dedos de la mano, 132ᵗ
en la flexión de la muñeca, 124ᵗ
flexor corto del dedo grueso (flexor hallucis brevis)
  en la flexión MF del dedo grueso del pie, 227-228
flexor corto del dedo meñique (flexor digiti minimi brevis), 382-383
  en el pie, 399
  en la flexión MF del dedo, 227ᵗ
flexor corto del dedo pulgar (flexor pollicis brevis), 386-387
  en la flexión MF del pulgar, 148-149
flexor corto plantar (flexor digitorum brevis), 398-399
  en la flexión IF de los dedos del pie, 230-231
  en la flexión MF de los dedos del pie, 227ᵗ
flexor largo común de los dedos (flexor digitorum longus), 398
  en la flexión IF de los dedos del pie, 230-231
  en la flexión MF de los dedos del pie, 227ᵗ
  en la inversión del pie, 221ᵗ
flexor largo del dedo grueso (flexor hallucis longus), 400-401
  en la flexión IF del dedo grueso del pie, 230-231
  en la inversión del pie, 221ᵗ
flexor largo del dedo pulgar (flexor pollicis longus), 386
  en la flexión IF del pulgar, 148, 150
  en la flexión MF del pulgar, 148-149
  en la flexión de la muñeca, 124ᵗ
flexores de la cabeza, 21-23, 355-357
flexores del cuello, 24-27, 357-360
gemelo del tríceps sural (gastrocnemius), 396
  en la flexión plantar del tobillo, 211-214
  en la inversión del pie, 221ᵗ
gémino inferior (gemellus inferior), 392
  en la rotación externa de la cadera, 194-197
gémino superior (gemellus superior)
  en la rotación externa de la cadera, 194-197
genioglos (genioglossus), 290ᵗ, 346
  en el acanalamiento de la lengua, 296
  en la desviación de la lengua, 294
  en la protrusión de la lengua, 294
  en la retracción de la lengua, 295
geniohioideo (geniohyoideus), 356-357
glúteo mayor (gluteus maximus), 390
  en la abducción de la cadera, 182ᵗ
  en la extensión de la cadera, 176-181
  test para su aislamiento, 179-180
  en la rotación externa de la cadera, 194-197
glúteo mediano (gluteus medius), 390
  en la abducción de la cadera, 182-185
  en posición de flexión, 186ᵗ
  en la rotación interna de la cadera, 198-201
glúteo menor (gluteus minimus), 390-391
  en la abducción de la cadera, 182-185
  en posición de flexión, 186ᵗ
  en la rotación interna de la cadera, 198-201
hiogloso (hyoglossus), 290, 346
ilíaco (iliacus), 388
  en la flexión de la cadera, 169-172
iliocostal cervical (iliocostalis cervicis) (cervical ascendente o accesorio), 354
  en la extensión del cuello, 16-18
  en la rotación del cuello, 31
iliocostal lumbar (iliocostalis lumborum), 360-361
  en la elevación de la pelvis, 38ᵗ
  en la extensión del tronco, 34-37
iliocostal torácico (iliocostalis thoracis), 360
  en la extensión del tronco, 34-37
inervados directamente por el plexo lumbar, 414
inervados directamente por el plexo sacro, 415
inervados por los nervios craneales, 410-411
inervados por el plexo pudendo, 416
inervados por las raíces cervicales, 418-420
inervados por las raíces lumbares, 422-424
inervados por las raíces lumbosacras, 424-425
inervados por las raíces torácicas, 420-422
infracostal (subcostalis), 365

infraespinoso (infraspinatus), 375
  en la abducción horizontal del hombro, 94ᵗ
  en la rotación externa del hombro, 102-104
infrahioideos (infrahyoidei), 308ᵗ, 358-359
intercostales externos (intercostales externi), 364
  en la inspiración en reposo, 50-53
intercostales internos (intercostales interni), 364-365
  en la espiración forzada, 54-55
  en la inspiración en reposo, 50-53
intercostales medios (intercostales intimi), 365
  en la inspiración en reposo, 50-53
interespinosos del cuello, 355
interespinosos lumbares, 362
interespinosos torácicos, 362
interóseos dorsales de la mano (interossei dorsales), 384
  en la abducción de los dedos de la mano, 142-144
  en la aducción del pulgar, 160ᵗ
  en la flexión MF de los dedos de la mano, 132-134
  en el pie, 400
  en la flexión MF de los dedos del pie, 227ᵗ
interóseos del pie (interossei palmares), 384-385
  en la aducción de los dedos, 145-147
  en la flexión MF de los dedos, 132-134
interóseos plantares (interossei plantares), 400
  en la flexión MF de los dedos del pie, 227ᵗ
intertransversarios del cuello, 355
intertransversarios lumbares, 363
intertransversarios torácicos, 363
isquiocavernoso (ischiocavernosus), 370
largo del cuello (longus colli), 357
  en la rotación del cuello, 31
lingual inferior (longitudinalis inferior), 290ᵗ, 291, 347
  en el acanalado de la lengua, 296
  en el doblado de la lengua, 297
lingual superior (longitudinalis superior), 290ᵗ, 291, 347
  en el acanalado de la lengua, 296
  en el doblado de la lengua, 297
linguales, 347
lumbricales palmares (lumbricales manus), 383-384
  en la flexión MF de los dedos, 132-134
lumbricales plantares (lumbricales pedis), 399-400
  en la flexión MF de los dedos del pie, 227, 229
mal (grado 2), 5
mal- (grado 2-), 6
masétero (masseter), 284, 286, 344-345
  en el cierre de la mandíbula, 287-288
mayor y menor grado, 5-6
milohioideo (milohyoideus), 356
mirtiforme (depressor septi), 276ᵗ, 277, 339
nasal (nasalis), 276ᵗ, 277, 339
normal (grado 5), 4-5
nulo (grado 0), 5
oblicuo externo abdominal (obliquus externus abdominis), 366-367
  en la elevación de la pelvis, 38ᵗ
  en la espiración forzada, 54-55
  en la flexión del tronco, 41ᵗ
  en la rotación del tronco, 45-49
oblicuo interno abdominal (obliquus internus abdominis), 367
  en la elevación de la pelvis, 38ᵗ
  en la espiración forzada, 54-55
  en la flexión del tronco, 41ᵗ
  en la rotación del tronco, 45-49
oblicuo mayor (obliquus superior oculi), 263, 338
  acciones del, 265
oblicuo menor (obliquus inferior oculi), 263, 338
  acciones de, 266
oblicuo mayor de la cabeza (obliquus capitis superior), 352
  en la extensión de la cabeza, 12-14
oblicuo menor de la cabeza (obliquus capitis inferior), 352
  en la extensión de la cabeza, 12-14
  en la rotación del cuello, 31
obturador externo (obturatorius externus), 391-392
  en la rotación externa de la cadera, 194-197
obturador interno (obturatorius internus), 391

en la rotación externa de la cadera, 194-197
occipital (occipitofrontalis), 274, 335
  en la elevación de las cejas, 275
oculares, 263-267, 336-338
  acciones de los, 264-266
omohioideo (omohyoideus), 359
oponente del dedo meñique (opponens digiti minimi), 383
  en la oposición del pulgar, 163-165
oponente del dedo pulgar (opponens pollicis), 387
  en la oposición del pulgar, 163-165
orbicular de los labios (orbicularis oris), 278, 343
  en el cierre de los labios, 280
orbicular de los párpados (orbicularis oculi), 268ᵗ, 270, 336
  en el cierre del ojo, 271
palatofaríngeo (palatopharyngeus), 298-299, 350
  en la oclusión de la nasofaringe, 303
palatogloso (palatoglossus), 290ᵗ, 347
  en la elevación y aducción del paladar blando, 302-303
  en la elevación posterior de la lengua, 295-296
palmar cutáneo (palmaris brevis), 383
palmar mayor (flexor carpi radialis), 379
  en la flexión de la muñeca, 124-127
  en la pronación del antebrazo, 121ᵗ
palmar menor (palmaris longus), 379-380
  en la abducción del pulgar, 156ᵗ
  en la flexión de la muñeca, 124ᵗ
pectíneo (pectineus), 388-389
  en la aducción de la cadera, 190-194
  en la flexión de la cadera, 169ᵗ
pectoral mayor (pectoralis major), 374
  en la aducción escapular, con rotación inferior, 76ᵗ
  en la aducción horizontal del hombro, 97-101
  en la depresión y aducción escapular, 73ᵗ
  en la flexión del hombro, 81ᵗ, 83
  en la rotación interna del hombro, 105ᵗ
pectoral menor (pectoralis minor), 373
  en la aducción escapular, con rotación inferior, 76ᵗ
  en la depresión y aducción escapular, 73ᵗ
pedio o extensor corto común de los dedos (extensor digitorum brevis), 398
  en la extensión de los dedos del pie, 232-233
periestafilino externo (tensor veli palatini), 298-299, 349
  en la elevación y aducción del paladar blando, 302-303
periestafilino interno (levator veli palatini), 298-299, 349
  en la elevación y aducción del paladar blando, 302-303
peroneo anterior (peroneus tertius), 397
  en la eversión del pie, 224ᵗ, 226
peroneo lateral corto (peroneus brevis), 397
  en la eversión del pie, 224-226
peroneo lateral largo (peroneus longus), 397
  en la eversión del pie, 224-226
  aislamiento de, 226
piramidal (procerus), 276, 339
  en el fruncimiento del puente nasal, 277
piramidal de la pelvis (piriformis), 391
  en la rotación externa de la cadera, 194-197
piramidal del abdomen (pyramidalis), 368
plantar delgado (plantaris), 396-397
poplíteo (popliteus), 395
poplíteos, en la extensión de la cadera, 176-181
  en la flexión de la rodilla, 202-206
primer radial (extensor carpi radialis longus), 378-379
  en la extensión de la muñeca, 128-131
pronador cuadrado (pronator quadratus), 378
  en la pronación del antebrazo, 121-123
pronador redondo (pronator teres), 378
  en la pronación del antebrazo, 121-123
psoas mayor (psoas major), 388
  en la flexión de la cadera, 169-172
  en la flexión del tronco, 41ᵗ
psoas menor (psoas minor), 388
  en la flexión del tronco, 41ᵗ
pterigoideo externo (pterygoideus lateralis), 284ᵗ, 285, 286, 345
  en la apertura de la mandíbula, 286-287
  en el desplazamiento lateral de la mandíbula, 288-289

en la protrusión de la mandíbula, 289
pterigoideo interno (pterygoideus medialis), 284t, 285, 286
 en el cierre de la mandíbula, 287-288
 en el desplazamiento lateral de la mandíbula, 288-289
 en la protrusión de la mandíbula, 289
que actúan sobre el antebrazo, 378
que actúan sobre el codo, 376-378
que actúan sobre el dedo grueso del pie, 400-401
que actúan sobre el dedo meñique, 382-383
que actúan sobre el dedo pulgar, 385-387
que actúan sobre los dedos de la mano, 380-383
que actúan sobre los dedos del pie, 397-401
que actúan sobre la muñeca, 378-380
recto del abdomen (rectus abdominis), 367-368
 en la espiración forzada, 54-55
 en la flexión del tronco, 41-44
 en la rotación del tronco, 45t
recto anterior (rectus femoris), 394
 en la extensión de la rodilla, 207-209
 en la flexión de la cadera, 169t
recto anterior mayor de la cabeza (longus capitis), 356
 en la rotación del cuello, 31
recto anterior menor (rectus capitis anterior), 355-356
 en la flexión de la cabeza, 21-23
recto externo (rectus lateralis bulbi), 263, 336-338
 acciones de, 265
recto inferior (rectus inferior bulbi), 263, 336-338
 acciones de, 265
recto interno (rectus medialis bulbi), 263, 336-338
 acciones de, 265
recto interno del muslo (gracilis), 389
 en la aducción de la cadera, 190-194
recto lateral de la cabeza (rectus capitis lateralis), 356
 en la flexión de la cabeza, 21-23
recto posterior mayor (rectus capitis posterior major), 352
 en la extensión de la cabeza, 12-14
 en la rotación del cuello, 31
recto posterior menor (rectus capitis posterior minor), 352
 en la extensión de la cabeza, 12-14
 en la rotación del cuello, 31
recto superior (rectus superior bulbi), 263, 336-338
 acciones de, 265
redondo mayor (teres major), 376
 en la extensión del hombro, 84-87
 en la rotación interna del hombro, 105t
redondo menor (teres minor), 375-376
 en la abducción horizontal del hombro, 94t
 en la rotación externa del hombro, 102-104
regular (grado 3), 5
regular+ (grado 3+), 6
risorio (risorius), 342
romboideo mayor (rhomboideus major), 372
 en la aducción escapular, 69t, 72
  con rotación inferior, 76-80
 en la elevación escapular, 65t, 68
romboideo menor (rhomboideus minor), 372
 en la aducción escapular, 69t, 72
  con rotación inferior, 76-80
 en la elevación escapular, 65t, 68
rotador externo de la cadera, flexionada, con abducción y rotación externa, 173t
rotadores del cuello (rotatores cervicis), 355
rotadores lumbares (rotatores lumborum), 362
 en la extensión del tronco, 34t
rotadores torácicos (rotatores thoracis), 362
 en la extensión del tronco, 34t
salpingofaríngeo (salpingopharyngeus), 304, 349
sartorio (sartorius), 393
 en la flexión de la cadera, 169t
  con abducción y rotación externa, 173-175
segundo radial (extensor carpi radialis brevis), 379
 en la extensión de la muñeca, 128-131
semiespinal torácico (semispinalis thoracis), 361
 en la extensión del tronco, 34, 34t
semimembranoso (semimembranosus), 393

en la extensión de la cadera, 176
en la flexión de la rodilla, 202-203
semitendinoso (semitendinosus), 393
 en la extensión de la cadera, 176
 en la flexión de la rodilla, 202-203
separador de la cadera, flexionada, con abducción y rotación externa, 173t
separador corto del pulgar (abductor pollicis brevis), 387
 en la abducción del pulgar, 158-159
 en la oposición del pulgar, 163t
separador del dedo grueso del pie (abductor hallucis), 401
separador del dedo meñique (abductor digiti minimi), 382
 en la abducción del dedo, 142
 en el pie, 399
separador largo del pulgar (abductor pollicis longus), 385-386
 en la abducción del pulgar, 156-157
 en la flexión de la muñeca, 124t
serrato mayor (serratus anterior), 372-373
 en la abducción escapular, 58-63
 en la circunducción del hombro, 88t
serrato posterior inferior (serratus posterior inferior), 366
serrato posterior superior (serratus posterior superior), 366
sóleo (soleus), 396
 en la flexión plantar del tobillo, 211-217
subclavio (subclavius), 374
subcrural (articularis genus), 395
subescapular (subscapularis), 375
 en la rotación interna del hombro, 105-107
superciliar (corrugator supercilii), 268t, 272, 336
 en el fruncimiento de las cejas, 273
supinador corto (supinator), 378
 en la supinación del antebrazo, 118-120
supinador largo (brachioradialis), 377
 en la flexión del codo, 108-113
supracostales (levatores costarum), 365-366
supraespinoso (supraspinatus), 375
 en la abducción del hombro, 90-93
 en la circunducción del hombro, 88-89
 en la flexión del hombro, 81-83
suprahioideos (suprahyoidei), 284t, 285, 290t, 356-357
 en la apertura de la mandíbula, 286-287
temporal (temporalis), 284, 286, 345
 en el cierre de la mandíbula, 287-288
temporofrontal (temporoparietalis), 355
tensor de la fascia lata (tensor fasciae latae), 391
 en la abducción de la cadera, 182t
  flexionada, 186-189
 en la flexión de la cadera, 169t
 en la rotación interna de la cadera, 198-201
tibial anterior (tibialis anterior), 395-396
 en la dorsiflexión e inversión del pie, 218-220
tibial posterior (tibialis posterior), 396
 en la inversión del pie, 221-223
tiroaritenoideo superior (tyreoarytenoideus), 308t, 309, 351
tirohioideo (tyreohyoideus), 359
transversario del cuello (longissimus cervicis), 353-355
 en la extensión del cuello, 16-18
transverso del abdomen (transversus abdominis), 367
 en la espiración forzada, 54-55
 en la inspiración en reposo, 50
transverso de la lengua (transversus linguae), 290t, 291, 347
 en el acanalado de la lengua, 296
transverso del mentón (transversus menti), 342-343
transverso-espinoso (multifidus), 361-362
 en la extensión del tronco, 34-37
transverso profundo del periné (transversus perinei profundus), 369
transverso superficial del periné (transversus perinei superficialis), 369
trapecio (trapezius), 371-372
 en la abducción escapular, 58t
 en la aducción escapular, 69-72
 en la circunducción del hombro, 88t

en la depresión y aducción escapular, 73-75
en la elevación escapular, 65-68
triangular del esternón (transversus thoracis), 365
triangular de los labios (depressor anguli oris), 278, 283, 343
tríceps braquial (triceps brachii), 377
 en la abducción horizontal del hombro, 96
 en la extensión del codo, 114-117
 en la extensión del hombro, 84t
vasto externo (vastus lateralis), 394
 en la extensión de la rodilla, 207-209
vasto interno largo (vastus medialis longus), 394
 en la extensión de la rodilla, 207-209
vasto interno oblicuo (vastus medialis obliquus), 394-395
 en la extensión de la rodilla, 207-209
vertical de la lengua (verticalis linguae), 290t, 291, 347
 en el acanalado de la lengua, 296
zigomático mayor (zygomaticus major), 278, 282, 342
zigomático menor (zygomaticus minor), 342
Músculo-cutáneo, nervio, 413
Musculus uvulae, 298-299, 349-350
 en la elevación y aducción del paladar blando, 302-303
Mylohyoideus, músculo, 356

N

Nariz, músculos de, 276-277, 338-339
 fruncimiento del puente nasal, 277
Nasalis, músculo, 276t, 277, 339
Nasofaringe, oclusión de la, 303
Nervio(s)
 abducens (VI par), 411
 abdominogenital mayor (iliohypogastricus), 414
 abdominogenital menor (ilioinguinalis), 414
 axilar o circunflejo, 413
 cervicales, raíces nerviosas de, 418-420
 ciático mayor, 415-416
 ciático-poplíteo externo (peroneus), 416
 ciático-poplíteo interno (tibialis), 416
 circunflejo o axilar, 413
 craneales, 410-411
 crural o femoral, 415
 cubital, 414
 de la región torácica, 414
 del angular (dorsalis scapulae), 413
 del dorsal ancho (thoracodorsalis), 413
 del plexo braquial, 413-414
 del plexo cervical, 412
 del plexo lumbar, 414-415
 del plexo sacro, 415-416
 del serrato mayor (thoracicus longus), 413
 del subescapular, 413
 espinal (XI par craneal), 411
 facial (VII par), 411
  diferencia entre lesiones periféricas y centrales de, 269
 femoral o crural, 415
 frénico, 412
 génitocrural, 414
 glosofaríngeo (IX par), 411
 glúteo inferior, 415
 glúteo superior, 415
 hipogloso (XII par), 411
 lumbares, raíces raquídeas de, 422-424
 lumbosacras, raíces raquídeas de, 424-425
 mediano, 413
 motor ocular común (óculomotor) (III par), 410-411
 motor ocular externo (abducens) (VI par craneal), 411
 musculocutáneo, 413
 obturador, 415
 obturador accesorio, 414
 oculomotor (motor ocular común) (III par), 410-411
 patético (troclear) (IV par), 411
 pectoral externo, 413
 pectoral interno, 413
 periféricos, 412-416
 plantar externo, 416
 plantar interno, 416

poplíteo interno, 416
pudendo interno, 416
radial, 413-414
raquídeas, raíces, 417-425
subcostal, 414
suboccipital, 412
supraescapular, 413
torácicas, raíces raquídeas de, 420-422
torácico inferior, 414
torácico superior, 414
trigémino (V par), 411
troclear (patético) (IV par), 411
vago o neumogástrico (X par), 411
Neumogástrico o vago (X par), nervio, 411
Normal (grado 5), músculo, 4-5
Nulo (grado 0), músculo, 5

O

Obliquus capitis superior, 352
 en la extensión de la cabeza, 12-14
Obliquus capitis inferior, músculo, 352
 en la extensión de la cabeza, 12-14
 en la rotación del cuello, 31
Obliquus externus abdominis, músculo, 366-367
 en la elevación de la pelvis, 38^t
 en la espiración forzada, 54-55
 en la flexión del tronco, 41^t
 en la rotación del tronco, 45-49
Obliquus inferior oculi, músculo, 263, 338
 acciones de, 266
Obliquus internus abdominis, músculo, 367
 en la elevación de la pelvis, 38^t
 en la espiración forzada, 54-55
 en la flexión del tronco, 41^t
 en la rotación del tronco, 45-49
Obliquus superior oculi, músculo, 263, 338
 acciones del, 265
Obturador, nervio, 415
Obturador accesorio, nervio, 414
Obturatorius externus, músculo, 391-392
 en la rotación externa de la cadera, 194-197
Obturatorius internus, músculo, 391
 en la rotación externa de la cadera, 194-197
Occipitofrontalis, músculo, 274, 335
 en la elevación de las cejas, 275
Oculares, músculos, 263-267, 336-338
 acciones de, 264-266
Oculomotor (motor ocular común) (III par), nervio, 410-411
Oído, músculos del, 344
Ojo (s), apertura del, 269
 cierre del, 271
 desplazamiento de la mirada del, 266-267
 ejes del, 264
 movimientos del, 265-266
 músculos del, 263-267, 336-338
 acciones de, 264-266
Omohyoideus, músculo, 359
Oposición, del dedo pulgar, 163-165, 406
Opponens digiti minimi, músculo, 383
 en la oposición del pulgar, 163-165
Opponens pollicis, músculo, 387
 en la oposición del pulgar, 163-165
Orbicularis oculi, músculo, 268^t, 270, 336
 en el cierre del ojo, 271
Orbicularis oris, músculo, 278, 343
 en el cierre de los labios, 280

P

Paladar, descripción de, 301
 elevación y aducción del paladar blando, 302-303
 músculos de, 298-303, 349-350
Palatoglossus, músculo, 290^t, 347
 en la elevación y aducción del paladar blando, 302-303
 en la elevación posterior de la lengua, 295-296
Palatopharyngeus, músculo, 298-299, 350

 en la oclusión de la nasofaringe, 303
Palmaris brevis, músculo, 383
Palmaris longus, músculo, 379-380
 en la abducción del pulgar, 156^t
 en la flexión de la muñeca, 124^t
Paresia, bilateral, lengua y, 293
Párpados, músculos de los, 268-271, 335-336
Patético o troclear (IV par), nervio, 411
Pectineus, músculo, 388-389
 en la aducción de la cadera, 190-194
 en la flexión de la cadera, 169^t
Pectoral lateral, nervio, 413
Pectoral medial, nervio, 413
Pectoralis major, músculo, 374
 en la aducción escapular, con rotación inferior, 76^t
 en la aducción horizontal del hombro, 97-101
 en la depresión y aducción escapular, 73^t
 en la flexión del hombro, 81^t, 83
 en la rotación interna del hombro, 105^t
Pectoralis minor, músculo, 373
 en la aducción escapular, con rotación inferior, 76^t
 en la depresión y aducción escapular, 73^t
Pelvis. Ver también Lumbar.
 elevación de, 38-40
 movimientos de, 403
Periféricos, nervios, 412-416
Periné, músculos de, 368-371
Peroneus brevis, músculo, 397
 en la eversión del pie, 224-226
Peroneus longus, músculo, 397
 en la eversión del pie, 224-226
 aislamiento de, 226
Peroneus tertius, músculo, 397
 en la eversión del pie, 224^t, 226
Pie. Ver también Tobillo, Dedo Grueso del pie, Dedo(s) del pie.
 eversión del, 224-226, 409
 inversión del, 221-223, 409
 con dorsiflexión, 218-220
Piriformis, músculo, 391
 en la rotación externa de la cadera, 194-197
Plantar externo (plantaris lateralis), nervio, 416
Plantar interno (plantaris medialis), nervio, 416
Plantaris, músculo, 396-397
Platysma, músculo, 359-360
Plexo braquial, 412, 413
 nervios del, 413-414
Plexo cervical, 412
Plexo lumbar, 415
 músculos inervados directamente por, 414
 nervios del, 414-415
Plexo pudendo, músculos inervados por, 416
Plexo sacro, 415
 músculos inervados directamente por, 415
 nervios del, 415-416
Poplíteos, músculos, en la extensión de la cadera, 176-181
 en la flexión de la rodilla, 202-206
Popliteus, músculo, 395
Procerus, músculo, 276, 339
 en el fruncimiento del puente nasal, 277
Pronación, antebrazo del, 121-123, 405
Pronator quadratus, músculo, 378
 en la pronación del antebrazo, 121-123
Pronator teres, músculo, 378
 en la pronación del antebrazo, 121-123
Protrusión, de la lengua, 294
 de la mandíbula, 289
Psoas major, músculo, 388
 en la flexión de la cadera, 169-172
 en la flexión del tronco, 41^t
Psoas minor, músculo, 388
 en la flexión del tronco, 41^t
Pterygoideus lateralis, músculo, 284^t, 285, 286, 345
 en la apertura de la mandíbula, 286-287
 en el desplazamiento lateral de la mandíbula, 288-289
 en la protrusión de la mandíbula, 289
Pterygoideus medialis, músculo, 284^t, 285, 286, 345-346

 en el cierre de la mandíbula, 287-288
 en el desplazamiento lateral de la mandíbula, 288-289
 en la protrusión de la mandíbula, 289
Pudendo interno, nervio, 416
Pyramidalis, músculo, 368

Q

Quadratus femoris, músculo, 392
 en la rotación externa de la cadera, 194-197
Quadratus lumborum, músculo, 363
 en la elevación de la pelvis, 38-40
Quadratus plantae), músculo, 399
Quadriceps femoris, músculo, 394
 en la extensión de la rodilla, 207-210

R

Radial, nervio, 413-414
Raíces nerviosas raquídeas, 417-425
 cervicales, 418-420
 lumbares, 422-424
 lumbosacras, 417-425
 torácicas, 420-422
Rectus abdominis, músculo, 367-368
 en la espiración forzada, 54-55
 en la flexión del tronco, 41-44
 en la rotación del tronco, 45^t
Rectus capitis anterior, músculo, 355-356
 en la flexión de la cabeza, 21-23
Rectus capitis lateralis, músculo, 356
 en la flexión de la cabeza, 21-23
Rectus capitis posterior major, músculo, 352
 en la extensión de la cabeza, 12-14
 en la rotación del cuello, 31
Rectus capitis posterior minor, músculo, 352
 en la extensión de la cabeza, 12-14
 en la rotación del cuello, 31
Rectus femoris, músculo, 394
 en la extensión de la rodilla, 207-209
 en la flexión de la cadera, 169^t
Rectus inferior bulbi, músculo, 263, 336-338
 acciones de, 265
Rectus lateralis bulbi, músculo, 263, 336-338
 acciones de, 265
Rectus medialis bulbi, músculo, 263, 336-338
 acciones de, 265
Rectus superior bulbi, músculo, 263, 336-338
 acciones de, 265
Reflejo faríngeo, test, 307
Regular (grado 3), músculo, 5
Regular+ (grado 3+), músculo, 6
Resistencia, aplicación de, en la exploración manual muscular, 2-3
Respiración, movimientos de, 50-55, 403
 músculos torácicos de la, 363-366
Rhomboideus major, músculo, 372
 en la aducción escapular, 69^t, 72
 con rotación inferior, 76-80
 en la elevación escapular, 65^t, 68
Rhomboideus minor, músculo, 372
 en la aducción escapular, 69^t, 72
 con rotación inferior, 76-80
 en la elevación escapular, 65^t, 68
Risorius, músculo, 342
Rotación, de la cadera, con flexión y rotación externa, 173-175
 externa, 195-197, 408
 del cuello, 31, 402
 de la escápula, inferior, 76-80, 404
 superior, 58-63, 404
 del hombro, externa, 102-104, 404
 interna, 105-107, 404
 del tronco, 45-49, 403
 infantil y pediátrica, 242
Rotadores externos de la cadera, en la flexión de la
 con abducción y rotación externa, 173^t

433

Rotatores cervicis, músculos, 355
Rotatores lumborum, músculos, 362
　en la extensión del tronco, 34ᵗ
Rotatores thoracis, músculos, 362
　en la extensión del tronco, 34ᵗ

S
Salpingopharyngeus, músculo, 304, 349
Sartorius, músculo, 393
　en la flexión de la cadera, 169ᵗ
　　con abducción y rotación externa, 173-175
Scalenus anterior, músculo, 358
　en la flexión del cuello, 24-27
　en la rotación del cuello, 31
Scalenus medius, músculo, 358
　en la flexión del cuello, 24-27
　en la rotación del cuello, 31
Scalenus posterior, músculo, 358
　en la flexión del cuello, 24-27
　en la rotación del cuello, 31
Semimembranosus, músculo, 393
　en la extensión de la cadera, 176
　en la flexión de la rodilla, 202-203
Semispinalis capitis, músculo, 353
　en la extensión de la cabeza, 12-14
　en la rotación del cuello, 31
Semispinalis cervicis, músculo, 354
　en la extensión del cuello, 16-18
　en la rotación del cuello, 31
Semispinalis thoracis, músculo, 361
　en la extensión del tronco, 34, 34ᵗ
Semitendinosus, músculo, 393
　en la extensión de la cadera, 176
　en la flexión de la rodilla, 202-203
Serrato mayor (thoracicus longus), nervio del, 413
Serratus anterior, músculo, 372-373
　en la abducción escapular, 58-63
　en la circunducción del hombro, 88ᵗ
Serratus posterior inferior, músculo, 366
Serratus posterior superior, músculo, 366
Soleus, músculo, 396
　en la flexión plantar del tobillo, 211-217
Sphincter ani externus, músculo, 371
Sphincter urethrae, músculo, 370-371
Spinalis capitis, músculo, 353
Spinalis cervicis, músculo, 354
Spinalis thoracis, músculo, 361
　en la extensión del tronco, 34-37
Splenius capitis, músculo, 353
　en la extensión de la cabeza, 12-14
　en la rotación del cuello, 31
Splenius cervicis, músculo, 354
　en la extensión del cuello, 16-18
　en la rotación del cuello, 31
Sternocleidomastoideus, músculo, 358
　flexión conjunta cervical para aislar un, 30
　en la flexión del cuello, 24-27
　en la rotación del cuello, 31
Sternohyoideus, músculo, 359
Styloglossus, músculo, 290, 346-347
　en la elevación posterior de la lengua, 295-296
　en la retracción de la lengua, 295

Stylohyoideus, músculo, 356
Stylopharyngeus, músculo, 304, 348-349
Subclavius, músculo, 374
Subcostal, nervio, 414
Subcostalis, músculos, 365
Suboccipital, nervio, 412
Subescapular, nervio del, 413
Subescapularis, músculo, 375
　en la rotación interna del hombro, 105-107
Supinación, antebrazo, 118-120, 405
　codo, infantil y pediátrica, 259
Supinator, músculo, 378
　en la supinación del antebrazo, 118-120
Supraescapular, nervio, 413
Suprahyoidei, músculos, 284ᵗ, 285, 290ᵗ, 356-357
　en la apertura de la mandíbula, 286-287
Supranucleares, lesiones, lengua y, 293
Supraspinatus, músculo, 375
　en la abducción del hombro, 90-93
　en la circunducción del hombro, 88-89
　en la flexión del hombro, 81-83

T
Temporalis, músculo, 284, 286, 345
　en el cierre de la mandíbula, 287-288
Temporoparietalis, músculo, 355
Tensor fasciae latae, músculo, 391
　en la abducción de la cadera, 182ᵗ
　　flexionada, 186-189
　en la flexión de la cadera, 169ᵗ
　en la rotación interna de la cadera, 198-201
Tensor veli palatini, músculo, 298-299, 349
　en la elevación y aducción del paladar blando, 302-303
Teres major, músculo, 376
　en la extensión del hombro, 84-87
　en la rotación interna del hombro, 105ᵗ
Teres minor, músculo, 375-376
　en la abducción horizontal del hombro, 94ᵗ
　en la rotación externa del hombro, 102-104
　en la extensión de la rodilla, 207-209
Test bulbar. Ver Exploración muscular, bulbar.
Test del reflejo faríngeo, 307
Test de resistencia activa, 2
Test de la ruptura, 2
Tests eliminatorios, 6
Tibial anterior (peroneus profundus), nervio, 416
Tibialis anterior, músculo, 395-396
　en la dorsiflexión e inversión del pie, 218-220
Tibialis posterior, músculo, 396
　en la inversión del pie, 221-223
Tobillo, dorsiflexión del, 218-220, 409
　con eversión del pie, 224-226
　en el control motor de la postura erguida, 321
　infantil y pediátrica, 252
　flexión plantar del, 211-217, 409
　　con eversión del pie, 224-226
　　en el control motor de la postura erguida, 324
　　infantil y pediátrica, 252
　movimientos del, 409
　músculos del, 395-397
Torácica, columna. Ver también Tronco.
　extensión de, 35, 402-403

　movimientos de, 402-403
Torácicos inferiores, nervios, 414
Torácicos superiores, nervios, 414
Tórax, extensión, 15, 16-18, 402
Tórax, músculos del, para la respiración, 363-366
Tos, exploración de, y función laríngea, 313
　anatomía funcional de la, 55, 311
　para el test de la espiración forzada, 54
Transversus abdominis, músculo, 367
　en la espiración forzada, 54-55
　en la inspiración en reposo, 50
Transversus linguae, músculo, 290ᵗ, 291, 347
　en el acanalado de la lengua, 296
Transversus menti, músculo, 342-343
Transversus perinei profundus, músculo, 369
Transversus perinei superficialis, músculo, 369
Transversus thoracis, músculo, 365
Trapezius, músculo, 371-372
　en la abducción escapular, 58ᵗ
　en la aducción escapular, 69-72
　en la circunducción del hombro, 88ᵗ
　en la depresión y aducción escapular, 73-75
　en la elevación escapular, 65-68
Triceps brachii, músculo, 377
　en la abducción horizontal del hombro, 96
　en la extensión del codo, 114-117
　en la extensión del hombro, 84
Trigémino (V par), nervio, 411
Troclear o patético (IV par), nervio, 411
Tronco, extensión, 34-37
　infantil y pediátrica, 243-244
　lumbar, 36, 403
　lumbar y torácica, 36-37
　torácica, 35, 402-403
　flexión del, 41-44, 403
　　infantil y pediátrica, 240-241
　músculos del, 45-49, 403
　　infantil y pediátrica, 242
Tyreoarytenoideus, músculo, 308ᵗ, 309, 351
Thyreohyoideus, músculo, 358-359

U
Úvula, músculo de. Ver Musculus uvulae.

V
Vago o neumogástrico (X par), nervio, 411
Vastus intermedius, músculo, 394
　en la extensión de la rodilla, 207-209
Vastus lateralis, músculo, 394
Vastus medialis longus, músculo, 394　　en la extensión de la rodilla, 207-209
Vastus medialis obliquus, músculo, 394-395
　en la extensión de la rodilla, 207-209
Vértebrohumerales, músculos, 373-374
Verticalis linguae, músculo, 290ᵗ, 291, 347
　en el acanalado de la lengua, 296

Z
Zygomaticus major, músculo, 278, 282, 342
Zygomaticus minor, músculo, 342